实用中医临床诊疗学

（上）

彭小菊等◎主编

吉林科学技术出版社

图书在版编目（CIP）数据

实用中医临床诊疗学/ 彭小菊，隋希文，杨宪章主
编. -- 长春：吉林科学技术出版社，2016.2
ISBN 978-7-5578-0126-7

Ⅰ．①实… Ⅱ.① 彭…②隋…③杨…Ⅲ.①中医诊
断学②中医治疗法 Ⅳ．① R24

中国版本图书馆CIP数据核字（2016）第026356号

实用中医临床诊疗学
SHIYONG ZHONGYI LINCHUANG ZHENLIAOXUE

主　　编　彭小菊　　隋希文　　杨宪章
出 版 人　李　梁
责任编辑　孟　波　陈绘新
封面设计　长春创意广告图文制作有限责任公司
制　　版　长春创意广告图文制作有限责任公司
开　　本　787mm×1092mm　1/16
字　　数　822千字
印　　张　34
版　　次　2016年2月第1版
印　　次　2017年6月第1版第2次印刷

出　　版　吉林科学技术出版社
发　　行　吉林科学技术出版社
地　　址　长春市人民大街4646号
邮　　编　130021
发行部电话/传真　0431-85635177　85651759　85651628
　　　　　　　　　85652585　85635176
储运部电话　0431-86059116
编辑部电话　0431-86037565
网　　址　www.jlstp.net
印　　刷　虎彩印艺股份有限公司

书　　号　ISBN 978-7-5578-0126-7
定　　价　135.00元

编委会

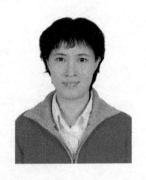

彭小菊,女,1961 年出生,中医专业,主任医师。1978～1983年,山东中医学院(现山东中医药大学)中医系就读,1983 年毕业,获医学学士学位。1992～1993 年,加拿大 Augustana University College 心理系就读,修课:普通心理学,生理心理学,行为与学习,社会学基础,西方哲学,政治学等。中医学院毕业后,出外出学习,一直在青岛大学医学院附属医院从事中医、中西医结合临床工作。承担并完成山东省教育厅立项课题"性传播疾病高危人群的心理状态及社会相关控制研究",2005 年 11 月通过鉴定,2006 年 9 月获得"山东软科学优秀成果奖"三等奖。参编著作 4 部,发表论文5 篇。

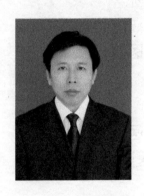

隋希文,男,1964 年 4 月,东营市第二人民医院中医理疗科主任,副主任医师,山东省中医药工作专业委员会委员。1983 年 7月,毕业于北镇卫生学校中医专业,1989 年 8 月毕业于山东中医学院中医专业,1994 年 8 月到中国中医研究院广安门医院肿瘤科,师从全国著名中医肿瘤专家余桂清、孙桂芝进修学习,深得其学术精髓。从事中医临床工作 30 余年,对中医内科疑难病症如中风,哮证,喘证,胃脘痛,嗳膈等有较深研究:擅长中西医结合治疗各种肿瘤,如肺癌,胃癌,食管癌,乳腺癌,肝癌。对扶正抗癌有深入研究。完成《针吸术结合中药补阳还五汤加减治疗脑出血临床研究》等课题 2 项,获东营市科技进步二等奖 2 项。在《中医杂志》等省级以上医学期刊发表论文 15 篇,出版著作 2 部,获国家发明专利 2 项。

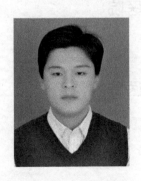

杨宪章,男,1978 年生,济宁医学院附属医院康复医学科,主治医师,医学硕士,毕业于安徽中医学院,从事康复医学、中医针灸推拿工作十余年。临床经验丰富,曾受中医针灸泰斗石学敏院士亲手传授针刺技法,深谙"醒脑开窍"针刺法。临床熟练运用中药、毫针、芒针、梅花针、三棱针、灸法、穴位贴敷、推拿、拔罐等中医传统治疗方法,治疗面瘫、中风后遗症偏瘫、言语不利、颈椎病、肩周炎、腰肌劳损、腰椎间盘突出症等。擅长"一针疗法"治疗落枕、腰扭伤、踝扭伤;小儿推拿治疗小儿厌食、发育不良、体质虚弱易于感冒、发热、咳嗽等。在省级医学杂志发表论文多篇,取得国家专利3 项,主持省级中医药课题 1 项。

前　言

中国医药学具有数千年的悠久历史,丰富的科学内容是我们中华民族优秀文化的重要组成部分。千百年来,它不仅保证、促进了中华民族的繁衍生息,作出了卓越贡献,至今,在人民保健事业中,仍然发挥着重要的作用,而且中医对人类医文化的特殊意义和作用,也逐渐为世界人民所认识、应用,从而产生了越来越大的影响。因此,学习中医、研究中医,让祖国的传统医学与成就在与疾病作斗争中发挥独特的作用,为人类的健康事业作出应有的贡献,是一件非常有意义的工作。为把中医融入现代医学临床中,我们组织全国数十名专家、学者,在繁忙的工作之余,广泛搜集国内外各种文献,悉心访问研究,认真总结自已的临床经验,编写成《实用中医临床诊疗学》一书,旨在为临床工作中医同行奉献一本简明、系统、实用的著作。

全书共分十三章,着重介绍了中医肺系病证、心脑系病证、脾胃病证、肾系病证、眼科病证、骨伤科病证、常见病的中医针灸治疗及中医康复等内容,其内容既有前人研究的成果和总结,又有作者自己的学术创见。由于每一章节均由该领域专家学者编写,在内容格式上不能做到完全统一。本书所载临床实用内容,有的比较简单实用,有的比较复杂,加上一些疾病比较顽固,在此,必须加强学习,深入研究,博取诸家精华,方能提高疗效,增长技能,达到解除人民大众疾苦的目的。

本书在编写过程中,得到了许多同志的大力支持和指导,虽然我们尽了最大努力,但书中错误和缺点在所难免,敬祈广大读者提出宝贵意见,在此表示衷心的感谢。让我们共同携起手来,为进一步推动我国中医事业的发展,为人类的健康做出积极的贡献。

《实用中医临床诊疗学》编委会

2016 年 2 月

目　　录

第一章　肺系病证

第一节　感冒

一、概述

感冒是以鼻塞、流涕、喷嚏、头痛、恶寒、发热、全身不适、脉浮等为临床特征的常见外感疾病。四时皆有，尤以冬、春季节为多见。病情轻者称为伤风，重者称重伤风或时行感冒。

本病涉及西医所述的急性上呼吸道感染、流行性感冒等疾病，凡临床表现为感冒特征者均可参照本篇辨证论治。

二、病因病机

（一）病因

1. 外感六淫，风邪为先

六淫邪气侵袭人体而致感冒者最多见，其中又以风邪为主因。因风为六淫之首，流动于四时之中，故外感为病，常以风邪为先导。但在不同季节，每与当令之气相合伤人，而表现为不同证候，如秋冬寒冷之季，风与寒合，多为风寒证；春夏温暖之时，风与热合，多见风热证；夏秋之交，暑多夹湿，每又表现为风暑夹湿证候。一般以风寒、风热为多见，夏令暑湿之邪亦常杂感为病。至于梅雨季节之夹湿，秋季兼燥等亦较为多见。

2. 时行病邪，非时之气

四时六气失常，非其时而有其气，伤人致病者，一般较感受当令之气为重。而非时之气夹时行疫毒伤人，则病情重而多变，往往相互传染，造成广泛的流行，且不限于季节性。正如《诸病源候论·时气病诸候》所言："夫时气病者，此皆因岁时不和，温凉失节，人感乖戾之气而生，病者多相染易。"

（二）病机

外邪侵袭人体是否发病，关键在于卫气之强弱，同时与感邪的轻重有关。《灵枢·百病始生》曰："风雨寒热不得虚，邪不能独伤人。"若卫外功能减弱，肺卫调节疏懈，外邪乘袭卫表，即可致病。如气候突变，冷热失常，六淫时邪猖獗，卫外之气失于调节，每见本病发病率升高。或因生活起居不当，寒热失调，以及过度疲劳，以致腠理不密，营卫失和，外邪侵袭为病。若体质虚弱，卫表不固，稍有不慎，即易见虚体感邪。他如肺经素有痰热，或痰湿内蕴，肺卫调节功能低下，则每易感受外邪，如素体阳虚者易感受风寒，阴虚者易感受风热、燥热，痰湿之体易受外湿。正如清代李用粹《证治汇补·伤风》中说："肺素有痰热，复受风邪束缚，内火不得疏泄，谓之寒暄。此表里两因之实证也。有平昔元气虚弱，表疏腠松，略有不慎，即显风证者。此表里两因之虚证也。"

外邪侵犯肺卫的途径有二，或从口鼻而入，或从皮毛内侵。风性轻扬，为病多犯上焦。故《素问·太阴阳明论》说："伤于风者，上先受之。"肺处胸中，位于上焦，开窍于鼻，外合皮毛，职司卫外，为人身之藩篱。故外邪从口鼻、皮毛入侵，肺卫首当其冲，感邪之后，随即出现卫表不和及上焦肺系症状。因病邪在外、在表，故尤以卫表不和为主。

由于四时六气不同，以及体质的差异，故临床表现有风寒、风热、暑湿之证。若感受风寒湿邪，则皮毛闭塞，邪郁于肺，肺气失宣；感受风热暑燥，则皮毛疏泄不畅，邪热犯肺，肺失清肃。如感受时行病毒则病情多重，甚或有变生他病者。在病程中且可见寒与热的转化或错杂。

三、诊断与病证鉴别

（一）诊断依据

1. 临证以卫表鼻咽症状为主，可见鼻塞、流涕、多嚏、咽痒、咽痛、周身酸楚不适、恶风或恶寒，或有发热等。由于风邪有夹暑、夹湿、夹燥的不同，还可见相应症状。

2. 时行感冒多呈流行性，在同一时期发病人数剧增，且病证相似，多突然起病，恶寒、发热（多为高热）、周身酸痛、疲乏无力，病情一般较普通感冒为重。

3. 病程一般3～7日，普通感冒一般不传变，时行感冒少数可传变入里，变生他病。

4. 四季皆可发病，而以冬、春两季为多。

（二）病证鉴别

1. 感冒与风温

本病与诸多温病早期症状相类似，尤其是风热感冒与风温初起颇为相似，但风温病势急骤，寒战发热甚至高热，汗出后热虽暂降，但脉数不静，身热旋即复起，咳嗽胸痛，头痛较剧，甚至出现昏迷、惊厥、谵妄等传变入里的证候。而感冒发热一般不高或不发热，病势轻，不传变，服解表药后，多能汗出热退，脉静身凉，病程短，预后良好。

2. 普通感冒与时行感冒

普通感冒病情较轻，全身症状不重，少有传变。在气候变化时发病率可以升高，但无明显流行特点。若感冒1周以上不愈，发热不退或反见加重，应考虑感冒继发他病，传变入里。时行感冒病情较重，发病急，全身症状显著，可以发生传变，化热入里，继发或合并他病，具有广泛的传染性、流行性。

（三）相关检查

本病通常可进行血白细胞计数及分类计数、胸部X线检查。部分患者可见白细胞总数及中性粒细胞升高或降低。有咳嗽、痰多等呼吸道症状者，胸部X线摄片可见肺纹理增粗。

四、辨证

（一）风寒束表证

症状：恶寒重，发热轻，无汗，头痛，肢节酸痛，鼻塞声重，或鼻痒喷嚏，时流清涕，咽痒，咳嗽，痰吐稀薄色白，口不渴或渴喜热饮，舌苔薄白而润，脉浮或浮紧。

病机分析：本证为风寒外束，卫阳被郁，腠理闭塞，肺气不利。风邪夹寒，外袭皮毛，寒邪郁遏卫阳，肌表失于温煦，故恶寒重，发热轻；寒性收引，玄府闭合则无汗；寒性凝滞，营卫流行不畅，则头身肢体关节皆痛；风性轻扬，易伤上部，故出现鼻痒，鼻塞，流涕，喷嚏等头面部症状；肺与皮毛相表里，风寒束表，肺气失宣，则咳嗽，痰白；舌苔薄白而润，脉浮或浮紧，皆提示风寒袭表，脏腑未伤。

（二）风热犯表证

症状：身热较重，微恶风，汗泄不畅，头胀痛，面赤，咳嗽，痰黏或黄，咽燥，或咽喉乳蛾红肿疼痛，鼻塞，流黄浊涕，口干欲饮，舌苔薄白微黄，舌边尖红，脉浮数。

病机分析：本证为风热犯表，热郁肌腠，卫表失和，肺失清肃。风热袭于卫表，见发热恶风，身热重而恶寒轻；热邪开泄腠理，不至无汗，但肌表有邪，故出而不畅；风热善攻头面，见头胀痛，面赤；风热多伤气血而化毒，故咽喉乳蛾红肿疼痛；咳嗽痰黄而黏，口干欲饮，舌苔脉象皆为风热之征。

（三）暑湿伤表证

症状：身热，微恶风，汗少，肢体酸重或疼痛，头昏重胀痛，咳嗽痰黏，鼻流浊涕，心烦口渴，或口中黏腻，渴不多饮，胸闷脘痞，泛恶，腹胀，大便或溏，小便短赤，舌苔薄黄而腻，脉濡数。

病机分析：本证为暑湿遏表，湿热伤中，表卫不和，肺气不清。暑湿之邪重浊黏滞，易蒙清窍，抑遏气机，使中焦枢机不利，故本证除恶风身热、咳嗽鼻涕等外感见症外，更见肢体酸重或疼痛，头昏重胀痛，胸闷脘痞，泛恶，腹胀等。鼻流浊涕，大便溏，小便短赤及舌脉皆体现出暑湿之邪外侵机体的致病特征。

（四）气虚感冒

症状：恶寒较甚，发热，无汗，头痛身楚，咳嗽，痰白，咯痰无力，平素神疲体弱，气短懒言，反复易感，舌淡苔白，脉浮而无力。

病机分析：本证为表虚卫弱，风寒乘袭，气虚无力达邪。气虚之体最易感受风寒邪气，在表则见恶寒发热，恶寒较甚；寒郁肌表则无汗，头痛身楚；风寒壅肺，肺气失宣则咳嗽，痰白；素体气虚，兼见咳嗽咯痰无力，神疲体弱，气短懒言，反复易感；舌苔脉象均为气虚外感之象。

（五）阴虚感冒

症状：身热，微恶风寒，少汗，头昏，心烦，口干，干咳少痰，舌红少苔，脉细数。

病机分析：本证为阴亏津少，外受风热，表卫失和，津液不能作汗。素体阴虚内热，易受风热之邪外袭。身热、微恶风寒为风热在表之征；阴虚复加风热，热更伤阴，则见少汗，口干，干咳少痰；阴虚阳旺则见头昏心烦；舌红少苔，脉细数皆可佐证。

五、治疗

（一）治疗思路

1. 解表达邪

感冒的病位在卫表肺系，治疗应因势利导，从表而解，采用解表达邪的治疗大法，取《素问·阴阳应象大论》"其在皮者，汗而发之"之义。

2. 根据不同病邪辨证论治

风寒证治以辛温发汗；风热证治以辛凉清解；暑湿杂感者，又当清暑祛湿解表。体虚感冒，宜兼顾正虚，扶正解表。

（二）基本治法

1. 辛温解表法

适应证：风寒束表证。

代表方：荆防达表汤或荆防败毒散加减。两方均为辛温解表剂，前方疏风散寒，用于风寒感冒轻证；后方辛温发汗，疏风祛湿，用于时行感冒，风寒夹湿证。

常用药：荆芥、防风、苏叶、豆豉、葱白、生姜解表散寒；杏仁、前胡、桔梗、甘草、橘红宣通肺气。

加减:若表寒重,头身疼痛,憎寒发热,无汗者,配麻黄、桂枝以增强发表散寒之功用;表湿较重,肢体酸痛,头重头胀,身热不扬者,加羌活、独活祛风除湿,或用羌活胜湿汤加减;湿邪蕴中,脘痞食少,或有便溏,苔白腻者,加苍术、厚朴、半夏化湿和中;头痛者,配白芷、川芎散寒止痛;身热较重者,加柴胡、薄荷疏表解肌。

2.辛凉解表法

适应证:风热犯表证。

代表方:银翘散或葱豉桔梗汤加减。两方均有辛凉解表、轻宣肺气的功能,但前方长于清热解毒,适用于风热表证热毒较重者;后方重在清宣解表,适用于风热袭表,肺气不宣者。

常用药:金银花、连翘、黑山栀、豆豉、薄荷、荆芥辛凉解表,疏风清热;竹叶、芦根清热生津,牛蒡子、桔梗、甘草宣利肺气,化痰利咽。

加减:风热上壅,头胀痛较甚,加桑叶、菊花以清利头目;痰阻于肺,咳嗽痰多,加贝母、前胡、杏仁化痰止咳;痰热较盛,咯痰黄稠,加黄芩、知母、瓜蒌皮;气分热盛,身热较著,恶风不显,口渴多饮,尿黄,加石膏、鸭跖草清肺泄热;热毒壅阻咽喉,乳蛾红肿热痛,加一枝黄花、土牛膝、玄参清热解毒利咽;时行感冒热毒较盛,壮热恶寒,头痛身重,咽喉肿痛,咳嗽气粗,配大青叶、蒲公英、草河车等清热解毒;若风寒外束,入里化热,热为寒遏,烦热恶寒,少汗,咳嗽气急,痰稠,声哑,苔黄白相兼,可用石膏合麻黄内清肺热,外散表寒;风热化燥伤津,或秋令感受温燥之邪,伴有呛咳痰少,口、咽、唇、鼻干燥,苔薄,舌红少津等燥象,可酌配南沙参、天花粉、梨皮清肺润燥,不宜再配伍辛温之品。

3.清暑祛湿解表法

适应证:暑湿伤表证。

代表方:新加香薷饮加减。

常用药:金银花、连翘、鲜荷叶、鲜芦根清暑解热;香薷发汗解表;厚朴、扁豆化湿和中。

加减:若暑热偏盛,可加黄连、山栀、黄等、青蒿清暑泄热;湿困卫表,肢体酸重疼痛较甚,加豆卷、藿香、佩兰等芳化宣表;里湿偏盛,口中黏腻,胸闷脘痞,泛恶,腹胀,便溏,加苍术、白蔻仁、半夏、陈皮和中化湿;小便短赤加滑石、甘草、赤茯苓清热利湿。

(三)复法应用

1.解表清里,疏风宣肺法

适应证:表寒里热证。症见发热,恶寒,无汗口渴,鼻塞声重,咽痛,咳嗽气急,痰黄黏稠,尿赤便秘,舌苔黄白相兼,脉浮数。

代表方:疏风清解汤加减。

常用药:麻黄、荆芥、防风、薄荷解表疏风;黄芩、栀子、连翘、生石膏清里除热;桔梗、前胡开提宣肺;甘草调和诸药。

加减:咳喘重者,加杏仁、桑白皮、枇杷叶止咳平喘;大便秘结不通者,加大黄、芒硝通腑泄热。

2.益气解表法

适应证:素体气虚复感外邪,症见憎寒发热,无汗,咳嗽,气短,脉弱。

代表方:参苏饮加减。

常用药:党参、甘草、茯苓补气扶正以祛邪;苏叶、葛根、前胡疏风解表;半夏、陈皮、枳壳、桔梗宣肺化痰止咳。

加减：表虚自汗，易伤风邪者，平时可服玉屏风散益气固表，以防感冒。若见恶寒重，发热轻，四肢欠温，语音低微，舌质淡胖，脉沉细无力，为阳虚外感，当助阳解表，用再造散加减，药用党参、黄芪、桂枝、附子、炙甘草温阳益气，细辛、防风、羌活、独活解表散寒。

3. 滋阴解表法

适应证：素体阴虚复感外邪，症见头痛身热，微恶风寒，汗少，咳嗽咽干，舌红，脉数。

代表方：加减葳蕤汤化裁。

常用药：玉竹滋阴，以资汗源；甘草、大枣甘润和中；豆豉、薄荷、葱白、桔梗疏表散邪；白薇清热和阴。

加减：阴伤较重，口渴，咽干明显，加沙参、麦冬以养阴生津；血虚，面色无华，唇甲色淡，脉细，加地黄、当归滋阴养血。

六、预防与调护

本病在流行季节需积极防治。生活上应慎起居，适寒温，在冬春之际尤当注意防寒保暖，盛夏亦不可贪凉露宿。注意锻炼，增强体质，以御外邪，常易患感冒者，可坚持每天按摩迎香穴，并服用防治方药。冬春风寒当令季节，可服贯众汤（贯众、紫苏、荆芥各10g，甘草5g）；夏令暑湿当令季节，可服藿佩汤（藿香、佩兰各5g，薄荷1.5g，鲜者用量加倍）；如时行毒盛，流行广泛，可用贯众、板蓝根、生甘草煎服。此外，在流行季节，应尽量少去人口密集的公共场所，防止交叉感染。室内可用食醋熏蒸，每立方米空间用食醋5～10mL，加水1～2倍，加热熏蒸2小时，每日或隔日1次，作空气消毒，以预防传染。

治疗期间应认真护理，发热者适当休息。对时行感冒重症及老年、婴幼儿、体虚者，需加强观察，注意病情变化，如高热动风，邪陷心包，合并或继发其他疾病等。注意煎药和服药方法。汤剂煮沸后5～10分钟即可，过煮则降低药效。趁温热服，服后避风覆被取汗，或进米粥以助药力。得汗、脉静、身凉为病邪外达之象，无汗是邪尚未祛。出汗后尤应避风寒，以防复感。

（马红霞）

第二节　咳嗽

一、概述

咳嗽是指由于外感六淫或内伤疾患导致肺脏功能失调，肺气上逆作声，咯吐痰液的一种病证，为肺系疾病的主要证候之一。分别言之，有声无痰为咳，有痰无声为嗽，然一般多痰声并见，难以截然分开，故以咳嗽并称。

咳嗽既是独立性的疾病，又是肺系多种疾病的一个症状。本篇所论重点是以咳嗽为主要表现的一类疾病，如急、慢性支气管炎，支气管扩张，慢性咽喉炎等。其他疾病如肺痈、风温、肺痨等兼见咳嗽者，可参阅有关篇章辨治。部分慢性咳嗽经久反复，可发展致喘，称为咳喘，属痰饮病中的"支饮"，可参阅有关篇章辨证论治。

二、病因病机

咳嗽的病因有外感、内伤两大类。外感咳嗽为六淫外邪侵袭肺系;内伤咳嗽为脏腑功能失调,内邪干肺。不论邪从外入,或自内而发,均可引起肺失宣肃,肺气上逆作咳。

(一)病因

1. 外感六淫

外感六淫,从口鼻或皮毛而入,侵袭肺系。多因起居不慎,寒温失宜,或各种原因导致肺的卫外功能减退或失调,以致在天气冷热失常,气候突变的情况下,六淫外邪或从口鼻或从皮毛而受,内舍于肺而致咳嗽。由于四时主气不同,因而人体所感受的致病外邪亦有区别。《河间六书·咳嗽论》谓:"寒、暑、燥、湿、风、火六气,皆令人咳。"即是此意。风为六淫之首,其他外邪多随风邪侵袭人体,所以外感咳嗽常以风为先导,或夹寒,或夹热,或夹燥,其中尤以风邪夹寒者居多。张景岳说:"六气皆令人咳,风寒为主。"

2. 内邪干肺

内伤咳嗽总由脏腑功能失调、内邪干肺所致,可分其他脏腑病变涉及于肺和肺脏自病两端。

(1)情志失调:情志刺激,或情志不遂,郁怒伤肝,均可致肝失条达,气机不畅,日久气郁化火,气火循经上逆犯肺,发为咳嗽。

(2)饮食不节:饮食不当,或因嗜烟好酒,熏灼肺胃;或因过食肥甘辛辣炙煿,酿湿生痰;或因平素脾运不健,饮食精微不归正化,痰浊内生,痰邪上干于肺,乃生咳嗽。

(3)久病肺虚:常因肺系疾病迁延不愈,肺脏虚弱,久则阴伤气耗,肺的主气功能失常,以致肃降无权,肺气上逆作咳。

(二)病机

咳嗽的病机主要是肺失宣肃,肺气上逆。无论外感咳嗽或内伤咳嗽,均系肺系受病,肺失宣肃,肺气上逆所致。肺为五脏之华盖,上连咽喉,开窍于鼻,外合皮毛,司呼吸,为气体出入的重要器官,一旦肺系受病,或外邪从口鼻、皮毛而犯,肺卫受邪;或他脏及肺,均可致肺气壅塞不宣,失其清肃之常,势必影响到气机之升降出入,因而产生咳嗽。

咳嗽的病位主要在肺,涉及肝、脾、肾。《景岳全书·咳嗽》说:"咳证虽多,无非肺病。"肺脏的生理功能为主气,司呼吸,上连气道、喉咙,开窍于鼻,外合皮毛,内为五脏华盖,其气贯百脉而通他脏,不耐寒热,称为"娇脏",故易受内、外之邪侵袭而致宣肃失司。既病则肺脏为了祛邪外达,致肺气上逆,宣肃失常,冲激声门而发为咳嗽,故咳嗽的主要病位在肺。正如《医学心悟》所述:"肺体属金,譬若钟然,钟非叩不鸣。风寒暑湿燥火六淫外邪,自外击之则鸣;劳欲情志,饮食炙煿之火,自内攻之亦鸣。"提示咳嗽是内、外病邪犯肺,肺脏为了祛邪外达所产生的一种病理反应。由于五脏相互关联,肝经气火上犯,木火刑金;脾湿生痰上干;肾脏亏损,气失摄纳,气逆于上,或肾阴亏虚,虚火灼金等,皆为咳嗽之因。故咳嗽常与肝、脾、肾有关。如《素问·咳论》所说:"五脏六腑皆令人咳,非独肺也。"

外感咳嗽属于邪实,为外邪犯肺,肺气壅遏不畅所致,若不能及时使邪外达,可进一步发生演变转化,表现风寒化热、风热化燥,或肺热蒸液成痰(痰热)等情况。内伤咳嗽多属邪实与正虚并见。他脏及肺者,多因邪实导致正虚,如肝火犯肺每见气火耗伤肺津,炼液为痰。痰湿犯肺者,多因脾失健运,水谷不能化为精微上输以养肺,反而聚为痰浊,上贮于肺,肺气壅塞,上逆为咳。若病久肺脾两虚，气不化津，则痰浊更易滋生，此即"脾为生痰之源，肺为贮痰之器"的之理。甚者病延及肾，由咳致喘。如痰湿蕴肺，遇外感引触，转从热化，则可表现为痰热咳嗽；若转从寒化，则可表现为寒痰咳嗽。至于肺脏自病的咳嗽则多因虚致实，如肺阴不足每致阴虚火旺，灼津为痰，肺失濡润，气逆作咳，或肺气亏虚，肃降无权，气不化津，津聚成痰，气逆于上，引起咳嗽。

病理因素主要为"痰"与"火"。但痰有寒热之别，火有虚实之分。如燥热伤肺，肝火犯肺，或肺肾亏虚，阴虚火旺，见咳而痰少而黏，咯吐血痰者，多属燥热、气火、阴虚；寒邪袭肺，痰湿犯肺，肺热内郁，或肺气虚弱，见咳而痰多者，常属寒痰、湿痰、痰热、虚寒。痰火每常互为因果，痰可郁而化火，火能炼液灼津为痰。

外感咳嗽与内伤咳嗽还可相互影响为病，病久则邪实转为正虚。外感咳嗽如迁延失治，邪伤肺气，更易反复感邪，而致咳嗽屡作，转为内伤咳嗽；内伤咳嗽，肺脏有病，卫外不固，易受外邪引发或加重，特别在气候变化时尤为明显。久则从实转虚，肺脏虚弱，阴伤气耗。由此可知，咳嗽虽有外感、内伤之分，但有时两者又可互为因果。

三、诊断与病证鉴别

（一）诊断依据

1.临床以咳嗽、咯痰为主要表现。

2.外感咳嗽，起病急，病程短，咳嗽声重，常伴有身热、恶风、肢体酸楚、头痛等肺卫表证。

3.内伤咳嗽，常反复发作，病程长，多见脏腑功能失调征象。临床可见到肝气郁结、脾气虚弱、肾气不足等临床表现。

（二）病证鉴别

咳嗽与咳喘：咳嗽仅以咳嗽为主要临床表现，不伴喘证；咳喘则咳而伴喘，为呼吸异常，以呼吸困难，张口抬肩，甚至不能平卧等特征，常因咳嗽反复发作，由咳致喘，临床以咳喘并作为特点。

（三）相关检查

外感咳嗽，常见于上呼吸道感染、急性支气管炎、肺炎等，慢性咳嗽常见于慢性支气管炎、肺结核、肺心病、肺癌等。可结合病史、病情、体检进行相关检查。如血常规、血沉、痰培养、胸部X线透视，以资协助诊断。

四、辨证

（一）风寒袭肺证

症状：咳嗽声重，气急，咽痒，咯痰稀薄色白，常伴鼻塞、流清涕、头痛、肢体酸楚、恶寒发热、无汗等表证，舌苔薄白，脉浮或浮紧。

病机分析：风寒束肺，肺失宣通，故咳而声重、气急；风寒上受，肺窍不利，则鼻塞流涕，咽喉作痒；寒邪郁肺，气不布津，凝聚为痰，故咯痰稀薄色白；风寒外束肌腠，故伴有头痛身楚、寒热无汗等表寒证；舌苔薄白，脉浮或浮紧为风寒在表之征。

（二）风热犯肺证

症状：咳嗽频剧，气粗或咳声嘎哑；喉燥咽痛，咯痰不爽，痰黏稠或稠黄，咳时汗出，可伴鼻流黄涕、口渴、头痛、身楚、恶风、身热等表证，舌苔薄黄，脉浮数或浮滑。

病机分析:风热犯肺,肺失清肃故咳嗽气粗,或咳声嘎哑,肺热伤津则见口渴,喉燥咽痛;肺热内郁,蒸液成痰,故痰吐不爽,黏稠色黄,鼻流黄涕;风热犯表,卫表不和而见头痛、身楚、恶风、身热等表热证;苔薄黄,脉浮数,皆是风热在表之征。

（三）风燥伤肺证

症状:干咳,连声作呛,喉痒,咽喉干痛,唇鼻干燥,无痰或痰少而粘连成丝,不易咯出,或痰中带有血丝,口干,初起或伴鼻塞、头痛、微寒、身热等表证,舌质红干而少津,苔薄白或薄黄,脉浮数。

病机分析:风燥伤肺,肺失清润,肺气上逆,故见干咳作呛,喉痒,咽喉干痛;燥热灼津则咽喉口鼻干燥,痰黏不易咯吐;燥热伤肺,肺络受损,故痰中夹血。本证多发于秋季,乃燥邪与风热并见的温燥,故见鼻塞、头痛、寒热、舌苔薄白或薄黄,舌质干红少津,脉小数等卫表不和,燥热伤津之征。

（四）痰湿蕴肺证

症状:咳嗽反复发作,咳声重浊,痰多,因痰而嗽,痰出咳平,痰黏腻或稠厚成块,色白或带灰色,每于早晨或食后则咳甚痰多,进甘甜油腻食物加重,或伴胸闷、脘痞、呕恶、食少、体倦、大便时溏,舌苔白腻,脉象濡滑。

病机分析:本证为脾湿生痰,上渍于肺,壅遏肺气。病情反复发作,提示内伤咳嗽;痰湿上干,壅遏肺气,故咳嗽痰多,咳声重浊,痰多易咯;因痰而咳,故痰出则嗽止咳平;痰湿为黏浊之邪,故痰质黏腻或稠厚成块,色白或带灰色;清晨脾气动而积痰上渍于肺,故痰量多而咳重;脾运不健,故进肥甘油腻物则助湿生痰,而见痰多咳甚;湿痰中阻则胸闷、脘痞、呕恶;脾气虚弱,则见食少,体倦,便溏;舌苔白腻,脉濡滑为痰湿内盛之征。

（五）痰热郁肺证

症状:咳嗽气息粗促,或喉中有痰声,痰多质黏厚或稠黄,咯吐不爽,或有热腥味,或吐血痰,胸胁胀满,咳时引痛,面赤,或有身热,口干而黏,欲饮水,舌质红,舌苔薄黄腻,脉滑数。

病机分析:痰热壅阻肺气,肺气失于清肃。痰热壅肺,肺失肃降,故咳嗽气急粗促,痰多,喉中有痰声;热蒸津液成痰,故痰稠厚质黏,色黄,咯吐不爽;痰热郁蒸,则痰有腥味;肺气膹郁,热伤肺络,故胸胁胀痛,咳引痛,或咯吐血痰;肺热内郁,则见身热,口干欲饮;舌苔薄黄腻,质红,脉滑数均属痰热之候。

（六）肝火犯肺证

症状:咳逆上气阵作,咳时面赤,咽干口苦,常感痰滞咽喉而咯之难出,量少质黏,或如絮条,胸胁胀痛,咳时引痛。症状可随情绪波动而增减。舌红或舌边红,舌苔薄黄少津,脉弦数。

病机分析:肝气郁结化火,上逆侮肺,肺失肃降。以致气逆作咳;肝火上炎,故咳时面红,口苦咽干;火木刑金,炼液成痰,则痰黏或成絮条,难以咯吐;肝脉布两胁,上注于肺,肝肺络气不和,故胸胁胀痛,咳而引痛;舌苔薄黄少津,脉弦数,皆为肝火肺热之征。

（七）肺阴亏耗证

症状:干咳,咳声短促,或痰中带血丝,或声音逐渐嘶哑,口干咽燥,或午后潮热,颧红,盗汗,口干,日渐消瘦,神瘁,舌质红,少苔,脉细数。

病机分析:肺阴亏虚,虚热内灼,肺失润降,则干咳,咳声短促;虚火灼津为痰,肺损络伤,故痰少黏白或见夹血;阴虚肺燥,津液不能濡润上承,则咳声逐渐嘶哑,口干咽燥;阴虚火旺,故午后潮热,颧红,盗汗;阴精不能充养而致形瘦神瘁;舌质红,脉细数,均为阴虚内热之征。

五、治疗

（一）治疗思路

1.分清邪正虚实

外感咳嗽多属邪实，治当祛邪利肺，按病邪性质风寒、风热、风燥分别治以疏风散寒、疏风清热、疏风润燥。内伤咳嗽多属邪实正虚，治以祛邪止咳，扶正补虚，标本兼顾，并应当分清虚实主次处理。外感咳嗽一般均忌敛涩留邪，当因势利导，肺气宣畅则咳嗽自止；内伤咳嗽应防宣散伤正，从调护正气着眼。

2.整体治疗

咳嗽的治疗，除直接治肺外，还应从整体出发注意治脾、治肝、治肾等。另外尚需注意咳嗽是人体祛邪外达的一种反应，故治疗决不能单纯见咳止咳，必须按照不同的病因区别对待。

（二）基本治法

1.疏风散寒，宣肺止咳法

适应证：风寒袭肺证。

代表方：三拗汤合止嗽散加减。两方均能宣肺止咳化痰，但前方以宣肺散寒为主，用于风寒闭肺；后方以疏风润肺为主，用于咳嗽迁延不愈或愈而复发。

常用药：麻黄宣肺散寒；杏仁、桔梗、前胡、甘草、橘皮、金沸草等宣肺利气，化痰止咳。

加减：胸闷、气急等肺气闭实之象不著，而外有表证者，可去麻黄之辛散，加荆芥、苏叶、生姜以疏风解表；夹痰湿，咳而痰黏，胸闷，苔腻，加半夏、厚朴、茯苓以燥湿化痰；咳嗽迁延不已，加紫菀、百部温润降逆，避免过于温燥辛散伤肺；表寒未解，里有郁热，咳嗽音哑，气急似喘，痰黏稠，口渴，心烦，或有身热，加生石膏、桑白皮、黄芩以解表清里。

2.疏风清热，宣肺止咳法

适应证：风热犯肺证。

代表方：桑菊饮加减。本方功能疏风清热，宣肺止咳，用于咳嗽痰黏，咽干，微有身痛者。

常用药：桑叶、菊花、薄荷、连翘疏风清热；前胡、牛蒡子、杏仁、桔梗、大贝母、枇杷叶清肃肺气，化痰止咳。

加减：肺热内盛，身热较著，恶风不显，口渴喜饮，加黄芩、知母清肺泄热；热邪上壅，咽痛、声哑，加射干、山豆根、挂金灯、赤芍清热利咽；若风热伤络，见鼻衄或痰中带血丝者，加白茅根、生地凉血止血；热伤肺津，咽燥口干，舌质红，加南沙参、天花粉清热生津；夏令夹暑加六一散、鲜荷叶清解暑热。

3.疏风清肺，润燥止咳法

适应证：风燥伤肺证。

代表方：桑杏汤加减。本方清宣凉润，用于风燥伤津，干咳少痰，外有表证者。常用药：桑叶、薄荷、豆豉疏风解表；杏仁、前胡、牛蒡子肃肺止咳；南沙参、大贝母、天花粉、梨皮、芦根生津润燥。

加减：若津伤较甚，干咳咯痰不多，舌干红少苔，配麦冬、北沙参滋养肺阴；热重不恶寒，心烦口渴，酌加石膏、知母、黑山栀清肺泄热；肺络受损，痰中夹血，配白茅根清热止血。

另有凉燥证，乃燥证与风寒并见，表现干咳少痰或无痰，咽干鼻燥，兼有恶寒发热，头痛无汗，舌苔薄白而干等症。用药当以温而不燥，润而不凉为原则，方取杏苏散加减。药用苏叶、杏仁、前胡辛以宣散；紫菀、款冬花、百部、甘草温润止咳。若恶寒甚，无汗，可配荆芥、防风以解表发汗。

4.燥湿化痰，理气止咳法

适应证：痰湿蕴肺证。

代表方：二陈平胃散合三子养亲汤加减。前方燥湿化痰，理气和中，用于咳而痰多，痰质稠厚，胸闷脘痞，苔腻者；后方降气化痰，用于痰浊壅肺，咳逆痰涌，胸满气急，苔滑腻者。两方同治痰湿，前方重点在胃，痰多脘痞者适用；后方重点在肺，痰涌气急者较宜。常用药：法半夏、陈皮、茯苓、苍术、川朴燥湿化痰；杏仁、佛耳草、紫菀、款冬花温肺降气。

加减：咳逆气急，痰多胸闷，加白前、苏午、莱菔子化痰降气；寒痰较重，痰黏白如沫，怯寒背冷，加干姜、细辛、白芥子温肺化痰；久病脾虚，神疲，加党参、白术、炙甘草，症状平稳后可服六君子丸以资调理，或合杏苏二陈丸标本兼顾。

5.清热肃肺，豁痰止咳法

适应证：痰热郁肺证。

代表方：清金化痰汤加减。本方功在清热化痰，用于咳嗽气急、胸满、痰稠色黄者。

常用药：黄芩、山栀、知母、桑白皮清泄肺热；杏仁、贝母、瓜蒌、海蛤壳、竹沥半夏、射干清肺化痰。

加减：痰热郁蒸，痰黄如脓或有热腥味，加鱼腥草、金荞麦、象贝母、冬瓜子、薏苡仁等清化痰热泄浊；痰热壅盛，腑气不通，胸满咳逆，痰涌，便秘配葶苈子、大黄、风化硝泻肺通腑逐痰；痰热伤津，口干，舌红少津配北沙参、天冬、天花粉养阴生津。

6.清肺泻肝，顺气降火法

适应证：肝火犯肺证。

代表方：黛蛤散合加减泻白散加减。前方泻肝化痰，后方清肺泄热，两方相合，使气火下降，肺气得以清肃，咳逆自平。

常用药：桑白皮、地骨皮、黄芩清肺热；山栀、丹皮泻肝火；青黛、海蛤壳化痰热；粳米、甘草和胃气，使泻肺而不伤脾胃；苏子、竹茹、枇杷叶降逆气。

加减：肺气郁滞，胸闷气逆，加葶苈子、瓜蒌、桔梗、枳壳利气降逆；胸痛配郁金、丝瓜络理气和络；痰黏难咯加海浮石、贝母、冬瓜子清热豁痰；火郁伤津，咽燥口干，咳嗽日久不减，酌加北沙参、百合、麦冬、诃子养阴生津敛肺。

7.滋阴润肺，化痰止咳法

适应证：肺阴亏耗证。

代表方：沙参麦冬汤加减。本方有甘寒养阴、润燥生津之功。可用于阴虚肺燥，干咳少痰者。

常用药：沙参、麦冬、天花粉、玉竹、百合滋养肺阴；桑叶清散肺热；扁豆、甘草甘缓和中；贝母、甜杏仁润肺化痰；桑白皮、地骨皮清肺泄热。

加减：如肺气不敛，咳而气促，加五味子、诃子以敛肺气；阴虚潮热，酌加功劳叶、银柴胡、青蒿、鳖甲、胡黄连以清虚热；阴虚盗汗，加乌梅、瘪桃干、浮小麦收敛止涩；肺热灼津，咯吐黄痰，加海蛤粉、知母、黄芩清热化痰；热伤血络，痰中带血，加丹皮、山栀、藕节清热止血。

(三)复法应用

1.解表散寒，清肺泄热法

适应证:咳嗽外寒内热证。症见咳嗽声重音哑,痰稠不易咯出,咳引胸痛,恶寒鼻塞,或有身热,口渴咽痛,甚则气逆而喘,舌苔白腻或黄,舌质红,脉滑数。

代表方:麻杏石甘汤加减。本方解表散寒,宣肺泄热。用于风寒客肺,未能及时宣散,郁而化热,或肺有蕴热而外感风寒,表现"寒包火证"者。

常用药:麻黄、苏叶宣肺散寒;桑白皮、黄芩、石膏清泄里热;杏仁、瓜蒌皮、贝母降气化痰。

2.疏散风寒,温化寒饮法

适应证:咳嗽风寒夹饮证。症见咳嗽,痰多稀薄色白,咽痒,胸闷气急,恶寒,无汗,舌质淡红,苔薄白滑利,脉浮紧或弦滑。

代表方:小青龙汤加减。本方解表化饮,止咳平喘。适用于风寒客表,水饮内停,恶寒发热,无汗,喘咳,痰多而稀者。

常用药:麻黄、桂枝解表散寒,宣肺止咳;干姜、细辛、半夏温肺化饮降逆;紫菀、款冬花化痰止咳;五味子收敛肺气。

3.和胃降逆,宣肺化痰法

适应证:胃失通降,母病及子,肺气上逆证。症见咳嗽骤作,且多见于进餐后,或在卧睡中呛咳而醒,伴有咽喉干燥,声音嘶哑。饭后时有饱胀感、嗳气,重者呕恶泛酸,或有胸骨后烧灼、嘈杂感,舌质红,苔白或黄腻,脉象弦滑。

代表方:旋覆代赭汤合清金化痰汤加减。前方降逆化痰,益气和胃,适用于正虚痰浊内阻之恶心呕吐,噫气频作;后方清热化痰,用于咳嗽气急,胸满,痰稠色黄者。

常用药:旋覆花、代赭石和胃降逆;杏仁、枇杷叶宣肺降气;乌贼骨、白芍抑酸和胃;法半夏、橘皮理气化痰,降逆止咳;蝉衣、木蝴蝶清热利咽。泛酸嘈杂加左金丸清泄肝火,和胃降逆。

六、预防与调护

预防的重点在于提高机体卫外功能,增强皮毛腠理御寒抗病能力,若有感冒应及时诊治。若常久咳自汗出者,可予服用玉屏风散。

对于咳嗽的预防,首应注意气候变化,防寒保暖,饮食不宜肥甘、辛辣及过咸,嗜酒及吸烟等不良习惯尤当戒除,避免刺激性气体伤肺。适当参加体育锻炼,以增强体质,提高抗病能力。平素易于感冒者,配合防感冒保健操,面部迎香穴按摩,夜间足三里艾熏。外感咳嗽,如发热等全身症状明显者,应适当休息。内伤咳嗽多呈慢性反复发作,尤其应当注意起居饮食的调护,可据病情适当选择食梨、萝卜、山药、百合等。注意劳逸结合,缓解期应坚持"缓则治本"的原则,补虚固本以图根治。

(马红霞)

第三节　哮病

一、概述

哮病是一种发作性的痰鸣气喘疾患,发时喉中哮鸣有声,呼吸气促困难,甚则喘息不能平卧。

根据哮病的临床表现,属于痰饮病的"伏饮"证;相当于西医学的支气管哮喘、喘息性支气管炎、嗜酸性粒细胞增多症(或其他急性肺部过敏性疾患)引起的哮喘。因肺系其他疾病引起的痰鸣气喘,除按各相关病证治疗外,亦可参考本篇内容进行辨证治疗。

二、病因病机

哮病的发生,为痰伏于肺,每因外邪侵袭、饮食不当、情志刺激、体虚劳倦等诱因引动而触发,以致痰壅气道,肺气宣发、肃降功能失常。

(一)病因

1. 外邪侵袭

外感风寒或风热之邪,未能及时表散,邪蕴于肺,壅阻肺气,气不布津,聚液生痰。亦可因吸入烟尘、花粉、动物毛屑、异味气体等,影响肺气的宣降所致。

2. 饮食不当

过食生冷,寒饮内停,或嗜食酸咸肥甘,积痰蒸热,或进食海腥发物,以致脾不健运,痰浊内生,上干于肺,壅塞气道,而致诱发。《医碥·哮喘》曰:"哮者……得之食味酸咸太过,渗透气管,痰入结聚,一遇风寒,气郁痰壅即发。"故又有称为"食哮"、"龟腥哮"、"卤哮"、"糖哮"、"醋哮"者。此类现象尤多见于幼儿及少年患者。

3. 情志刺激

忧郁恼怒、思虑过度等不良精神刺激,使肝失条达,气机不畅,肝肺升降失序,肺气上逆,或肝气郁结,疏泄失职,津液失布,凝而成痰,或肝郁化火,郁火灼津,炼液成痰,或肝气郁滞,横克脾土,脾失健运,酿液为痰,上贮于肺,壅滞肺气,不得宣降。

4. 体虚劳倦

幼年患麻疹、顿咳或反复感冒、咳嗽日久等,久病体质虚弱,复加劳倦太过,脾气耗伤,肾气亏虚,痰饮内停,若遇外邪袭肺,感而即发。

(二)病机

病理因素以痰为主,如朱丹溪说"哮喘专主于痰"。痰的产生主要由于人体津液不归正化,凝聚而成,如伏藏于肺,则成为发病的潜在"夙根",因各种诱因如气候、饮食、情志、劳累等诱发,这些诱因每多错杂相关,其中尤以气候变化为主。《景岳全书·喘促》曰:"喘有夙根,遇寒即发,或遇劳即发者,亦名哮喘。""夙根"指旧有的病根。如《症因脉治·哮病》指出:"哮病之因,痰饮留伏,结成窠臼,潜伏于内,偶有七情之犯,饮食之伤,或外有时令之风寒束其肌表,则哮喘之症作矣。"痰的来源,是在脏腑阴阳失调的基础上,复加气候、饮食、情志、劳累等因素影响津液的运行,以致肺不能布散津液,脾不能输化水精,肾不能蒸化水液,津液凝聚成痰,伏藏于肺,成为发病的潜在病理因素,其中尤与先天肾气亏虚密切相关。

发作时的基本病理变化为"伏痰"遇感引触,痰随气升,气因痰阻,相互搏结,壅塞气道,肺管狭窄,通畅不利,肺气宣降失常,引动停积之痰,而致痰鸣如吼,气息喘促。《证治汇补·哮病》说:"哮即痰喘之久而常发者,因内有壅塞之气,外有非时之感,膈有胶固之痰,三者相合,闭拒气道,搏击有声,发为哮病。"发作时的病理环节为痰阻气闭,以邪实为主。若病因于寒,素体阳虚,痰从寒化,属寒痰为患,则发为冷哮;病因于热,素体阳盛,痰从热化,属痰热为患,则发为热哮;如痰热内郁,风寒外束引起发作者,可以表现外寒内热的寒包热哮;痰浊伏肺,肺气壅实,风邪触发者则表现为风痰哮;反复发作,正气耗伤或素体肺肾不足者,可表现为虚哮。

若长期反复发作,寒痰伤及脾肾之阳,痰热耗灼肺肾之阴,则可从实转虚,平时出表现肺、脾、肾等脏气虚弱之候。肺虚不能主气,气不化津,则痰浊内蕴,肃降无权,并因卫外不固,而更易受外邪的侵袭诱发;脾虚不能化水谷为精微,上输养肺,反而积湿生痰,上贮于肺,则影响肺气的升降;肾虚精气匮乏,摄纳失常,则阳虚水泛为痰,或阴虚虚火灼津成痰,上干于肺,加重肺气之升降失常。由于三脏之间的交互影响,可致合并同病,表现肺脾气虚或肺肾两虚之象。在平时亦觉短气、疲乏,并有轻度喘哮,难以全部消失。一旦大发作时,每易持续不解,邪实与正虚错综并见,肺肾两虚而痰浊又复壅盛,严重者肺不能治理调节心血的运行,肾虚命门之火不能上济于心,则心阳亦同时受累,甚至发生"喘脱"危候。

三、诊断与病证鉴别

(一)诊断依据

1.多与先天禀赋有关,家族中可有哮病史。常由气候突变、饮食不当、情志失调、劳累等诱发。

2.呈反复发作性。

3.发时常多突然,可见鼻痒、喷嚏、咳嗽、胸闷等先兆。喉中有明显哮鸣声,呼吸困难,不能平卧,甚至面色苍白,唇甲青紫,约数分钟、数小时后缓解。

4.平时可一如常人,或稍感疲劳、纳差。但病程日久,反复发作,导致正气亏虚,可常有轻度哮鸣,甚至在大发作时持续难平,出现"喘脱"。

(二)病证鉴别

1.喘证

哮证和喘证都有呼吸急促、困难的表现。哮必兼喘,但喘未必兼哮。哮指声响言,喉中哮鸣有声,是一种反复发作的独立性疾病;喘指气息言,为呼吸气促困难,是多种急慢性疾病的一个症状。如《医学正传·哮喘》指出:"哮以声响言,喘以气息言,夫喘促喉间如水鸡声者谓之哮,气促而连续不能以息者谓之喘。"《临证指南医案·哮》认为喘证之因,若由外邪壅遏而致者,"邪散则喘亦止,后不复发;若夫哮证……邪伏于里,留于肺俞,故频发频止,淹缠岁月"。分别从症状特点及有无复发说明两者的不同。

2.支饮

支饮亦可表现痰鸣气喘的症状,大多由于慢性咳嗽经久不愈,逐渐加重而成咳喘,病势时轻时重,发作与间歇的时间不清,以咳嗽和气喘为主,与哮病之间歇发作,突然起病,迅速缓解,喉中哮鸣有声,轻度咳嗽或不咳有明显的差别。

(三)相关检查

血中嗜酸性粒细胞增高,如并发感染可有白细胞总数增高,分类中性粒细胞比例增高。外源性者血清 IgE 值增加显著,痰检有大量嗜酸性粒细胞。肺功能检查发作期有关呼吸流速的全部指标均显著下降,重症哮喘气道阻塞严重,可使 CO_2 潴留,$PaCO_2$ 上升,表现为呼吸性酸中毒。胸部 X 线检查发作时可见两肺透亮度增加,呈过度充气状态。并发呼吸道感染可见肺纹理增加及炎性浸润阴影。

四、辨证

(一)发作期

1.冷哮证

症状:喉中哮鸣如水鸡声,呼吸急促,喘憋气逆,胸膈满闷如塞,咳不甚,痰少咯吐不爽,色白而多泡沫,口不渴或渴喜热饮,形寒怕冷,天冷或受寒易发,面色青晦,舌苔白滑,脉弦紧或浮紧。

病机分析:本证为寒痰伏肺,遇感触发,痰气相搏,肺失宣畅。肺气郁闭,不得宣畅,故胸膈满闷如塞,咳反不甚而咯痰量少;病因于寒,内无郁热,故痰色白而多泡沫,口不渴或渴喜热饮;外寒每易引动内饮,故天冷或受寒则发;阴盛于内,阳气不能宣达,故面色晦滞带青,形寒怕冷;舌苔白滑,脉弦紧或浮紧为寒盛之象。

2.热哮证

症状:喉中痰鸣如吼,喘而气粗息涌,胸高胁胀,咳呛阵作,咯痰色黄或白,黏浊稠厚,排吐不利,口苦,口渴喜饮,汗出,面赤,或有身热,甚至有好发于夏季者,舌苔黄腻,质红,脉滑数或弦滑。

病机分析:本证为痰热郁肺,肺失清肃,肺气上逆。痰热搏结,壅阻气道,故喉中痰鸣如吼,喘而气粗息涌,胸高胁胀,咳呛阵作;热蒸液聚生痰,痰热胶结,故咯痰色黄或白,黏浊稠厚,排出不利;痰火内蒸,故口苦/口渴喜饮,汗出,面赤或有身热,或好发于夏季;舌质红,舌苔黄腻,脉滑数或弦滑为痰热内盛之征。

3.寒包热哮证

症状:喉中鸣息有声,胸膈烦闷,呼吸急促,喘咳气逆,咯痰不爽,痰黏色黄,或黄白相兼,烦躁,发热,恶寒,无汗,身痛,口干欲饮,大便偏干,舌苔白腻,罩黄,舌边尖红,脉弦紧。

病机分析:本证为痰热内郁,复感风寒,客寒包火,肺失宣降。外寒内热,肺失宣降,故喉中鸣息有声,胸膈烦闷,呼吸急促,喘咳气逆;痰热阻肺,故咯痰不爽,痰黏色黄,或黄白相间;客寒包火,故烦躁,发热,恶寒,无汗,身痛;痰热内蒸,移热于肠,故口干欲饮,大便偏干;舌苔白腻、罩黄,舌边尖红,脉弦紧为寒热夹杂之象。

4.风痰哮证

症状:喉中痰涎壅盛,声如拽锯,或鸣声如吹哨笛,喘急胸满,但坐不得卧,咯痰黏腻难出,或为白色泡沫痰液,无明显寒热倾向,面色青暗,起病多急,常倏忽来去,发前自觉鼻、咽、眼、耳发痒,喷嚏,鼻塞,流涕,胸部憋塞,随之迅即发作。舌苔厚浊,脉滑实。

病机分析:本证为痰浊伏肺,风邪引触,肺气郁闭,升降失常。伏痰因风邪引触,肺气升降失司,故喉中痰涎壅盛,声如拽锯,喘息胸满,但坐不得卧;痰浊为病,胶黏厚浊,故咯痰黏腻难出;风邪偏盛,故喉中鸣声如吹哨笛,咯白色泡沫痰液;痰浊蕴肺,气机郁闭,故面色青暗,胸部憋塞;风邪为病,善行数变,故起病较急,倏忽来去;风邪阻窍,故自觉鼻、咽、眼、耳发痒,喷嚏,鼻塞,流涕;舌苔厚浊,脉滑实为痰浊内盛之象。

5.虚哮证

症状:喉中哮鸣如鼾,声低,气短息促,动则喘甚,发作频繁,甚则持续喘哮,口唇爪甲青紫,咯痰无力,痰涎清稀或质黏起沫,面色苍白或颧红唇紫,口不渴或咽干口渴,形寒肢冷或烦热,舌质淡或偏红,或紫暗,脉沉细或细数。

病机分析:本证为哮病久发,痰气瘀阻,肺肾两虚,摄纳失常。痰气瘀阻日久,肺肾宣降摄纳失常,故喉中哮鸣如鼾,声低,气短息促,动则喘甚;正气亏虚,痰浊内生,外邪易干,故发作频繁,甚则持续喘哮;肺虚治节失职,心血瘀阻,故口唇爪甲青紫;肺肾气虚,痰涎壅盛,无力达邪,故咯痰无力,痰涎清稀或质黏起沫;气虚及阳,故面色苍白,口不渴,形寒肢冷;肺肾阴虚,故颧红唇紫,咽干口渴,或烦热;舌质淡红或偏红,或紫暗,脉沉细或细数为气虚阴伤,血瘀内阻之征。

附:喘脱危证

症状:喘息鼻煽,张口抬肩,气短息促,烦躁,昏蒙,面青,四肢厥冷,汗出如油,脉细数不清,或浮大无根,舌质青暗,苔腻或滑。

病机分析:本病为哮病久发,肺肾两亏,痰浊壅盛,上蒙清窍。肺肾亏虚,痰浊壅盛,故喘息鼻煽,张口抬肩,气短息促;痰浊上蒙清窍,故烦躁,神昏;痰浊壅盛,阳气被郁,故面青,四肢厥冷;气阴俱竭,故汗出如油,脉细数不清;心肾阳衰欲脱,故脉浮大无根;舌质青暗,苔腻或滑为痰瘀交阻之象。

(二)间歇期

1.肺脾气虚证

症状:气短声低,喉中时有轻度哮鸣,痰多质稀,色白,自汗,怕风,常易感冒,倦怠无力,食少便溏,舌质淡,苔白,脉濡软。

病机分析:本病为肺脾气虚,痰饮内蕴,肺气上逆。肺虚不能主气,气不化津,痰饮蕴肺,肺气上逆,故声低气怯,痰多质稀色白,喉中时有轻度哮鸣;肺虚卫弱,腠理不密,外邪易侵,故自汗怕风,常易感冒;脾虚中气不足,健运无权,故倦怠无力,食少便溏;舌质淡,苔白,脉濡软为肺脾气虚之象。

2.肺肾两虚证

症状:短气息促,动则为甚,吸气不利,咯痰质黏起沫,腰酸腿软,心慌,不耐劳累,或五心烦热,颧红,口干,舌质红少苔,脉细数,或畏寒肢冷,面色苍白,舌苔淡白质胖,脉沉细。

病机分析:本病为肺肾两虚,摄纳失常,气不归原,津凝为痰。肺肾亏虚,摄纳无权,故短气息促,动则为甚,吸气不利;精气匮乏,不能充养,故脑转耳鸣,腰酸腿软,心慌,不耐劳累;气不化津,津凝为痰,故咯痰质黏起沫;肾阴亏虚,虚热内生,故五心烦热,颧红,口干,舌质红少苔,脉细数;肾阳亏虚,不能温煦,故畏寒肢冷,面色苍白,舌苔淡白质胖,脉沉细。

临证所见,上述各类证候,就同一患者而言,在其多次发作中,可先后交叉出现。

五、治疗

(一)治疗思路

治疗原则为"发时治标,平时治本"。但临证所见,发时虽以邪实为多,亦有正虚为主,表现哮喘持续状态者;缓解期以正虚为主,但可兼有标实之象,此即新病未必皆实,久病未必皆虚,尤其是病久反复者,更是如此,治当标本兼顾。

具体而言,邪实为主者,治当攻邪治标,祛痰利气,寒痰宜温化宣肺,热痰当清化肃肺,寒热错杂者,当温清并施,属风痰为患者又当祛风涤痰;以正虚为主者应扶正治本,阳气虚者应予温补,阴虚者则予滋养,分别采取补肺、健脾、益肾等法,邪实与正虚并见,治当攻补兼施。若发生喘脱危候,又当急予扶正救脱。

（二）基本治法

1. 宣肺散寒，化痰平喘法

适应证：冷哮证。

代表方：射干麻黄汤合小青龙汤加减。两方皆能温肺化饮，止哮平喘。而前方长于降逆平哮，用于哮鸣喘咳，表证不著者；后方解表散寒力强，用于表寒里饮，寒象较重者。

常用药：麻黄、射干宣肺平喘，化痰利咽；干姜、细辛、半夏温肺化饮降逆；紫菀、款冬花化痰止咳；五味子收敛肺气；大枣、甘草和中。

加减：表寒明显，寒热身疼，配桂枝、生姜辛散风寒；痰涌气逆不得平卧，加葶苈子、苏子泻肺降逆，并酌加杏仁、白前、橘皮等化痰利气；咳逆上气，汗多加白芍以敛肺。

2. 清热宣肺，化痰定喘法

适应证：热哮证。

代表方：定喘汤合越婢加半夏汤加减。两方皆能清热宣肺，化痰平喘。而前方长于清化痰热，用于痰热郁肺，表证不著者；后者偏于宣肺泄热，用于肺热内郁，外有表证者。

常用药：麻黄宣肺平喘；黄芩、桑白皮清热肃肺；杏仁、半夏、款冬花、苏子化痰降逆；白果敛肺，并防麻黄过于耗散，甘草调和诸药。

加减：若表寒外束，肺热内郁，加石膏配麻黄解表清里；肺气壅实，痰鸣息涌，不得平卧，加葶苈子、广地龙泻肺平喘；肺热壅盛，痰吐黄稠，加海蛤壳、射干、知母、鱼腥草以清热化痰；兼有大便秘结者，可用大黄、芒硝、全瓜蒌、枳实通腑以利肺；病久热盛伤阴，气急难续，痰少质黏，口咽干燥，舌红少苔，脉细数者当养阴清热化痰，加沙参、知母、天花粉。

3. 散寒解表，清化痰热法

适应证：寒包热哮证。

代表方：小青龙加石膏汤合厚朴麻黄汤加减。前方用于外感风寒，内有饮邪郁热，而以表寒为主，兼有饮郁化热，喘咳烦躁者；后方用于饮邪迫肺，夹有郁热，咳逆喘满烦躁而表寒不显者。

常用药：麻黄散寒解表，宣肺平喘，石膏清泄肺热，二药相合，辛凉配伍，外散风寒，内清里热；厚朴、杏仁平喘止咳；生姜、半夏化痰降逆；甘草、大枣调和诸药。

加减：表寒重者加桂枝、细辛；喘哮痰鸣气逆加射干、葶苈子、苏子；痰吐黄稠胶黏加黄芩、前胡、瓜蒌皮等。

4. 祛风涤痰，降气平喘法

适应证：风痰哮证。

代表方：三子养亲汤加味。本方涤痰利窍，降气平喘，用于痰壅气实，咳逆息涌，痰稠黏量多，胸闷，苔浊腻者。

常用药：白芥子温肺利气涤痰；苏子降气化痰，止咳平喘；莱菔子行气祛痰；麻黄宣肺平喘；杏仁、僵蚕祛风化痰；厚朴、半夏、陈皮降气化痰；茯苓健脾化痰。

加减：痰壅喘急，不能平卧，加用葶苈子、猪牙皂泻肺涤痰，必要时可暂予控涎丹泻肺祛痰；若感受风邪而发作者，加苏叶、防风、苍耳草、蝉衣、地龙等祛风化痰。

5. 补肺纳肾，降气化痰法

适应证：虚哮证。

代表方：平喘固本汤加减。本方补益肺肾，降气平喘，适用于肺肾两虚，痰气交阻，摄纳失常之喘哮。

常用药:党参、黄芪补益肺气;胡桃肉、沉香、坎脐、冬虫夏草、五味子补肾纳气;苏子、半夏、款冬花、橘皮降气化痰。

加减:肾阳虚加附子、鹿角片、补骨脂、钟乳石;肺肾阴虚,配沙参、麦冬、生地、当归;痰气瘀阻,口唇青紫加桃仁、苏木;气逆于上,动则气喘加紫石英、磁石镇纳肾气。

6.补肺纳肾,扶正固脱法

适应证:喘脱危证。

代表方:回阳急救汤合生脉饮加减。前方长于回阳救逆,后方重在益气养阴。

常用药:人参、附子、甘草益气回阳;山萸肉、五味子、麦冬固阴救脱;龙骨、牡蛎敛汗固脱;冬虫夏草、蛤蚧纳气归肾。如喘急面青,躁烦不安,汗出肢冷,舌淡紫,脉细,另吞黑锡丹镇纳虚阳,温肾平喘固脱,每次服用 3~4.5g,温水送下。

加减:阳虚甚,气息微弱,汗出肢冷,舌淡,脉沉细加肉桂、干姜回阳固脱;气息急促,心烦内热,汗出黏手,口干舌红,脉沉细数加生地、玉竹养阴救脱,人参改用西洋参。

7.健脾益气,补土生金法

适应证:肺脾气虚证。

代表方:六君子汤加味。本方补脾化痰,用于脾虚食少,痰多脘痞,倦怠少力,大便不实等。

常用药:党参、白术健脾益气;山药、薏苡仁、茯苓甘淡补脾;法半夏、橘皮燥湿化痰;五味子敛肺气;甘草补气调中。

加减:表虚自汗加炙黄芪、浮小麦、大枣;怕冷、畏风、易感冒,可加桂枝、白芍、附片;痰多者加前胡、杏仁。

8.肺肾双补法

适应证:肺肾两虚证。

代表方:生脉地黄汤合金水六君煎加减。两方都可用于久哮肺肾两虚证,但前方以益气养阴为主,适用于肺肾气阴两伤,后方以补肾化痰为主,适用于肾虚水泛成痰。

常用药:熟地、山萸肉、胡桃肉补肾纳气;人参、麦冬、五味子补益肺之气阴;茯苓、甘草益气健脾;半夏、陈皮理气化痰。

加减:肺气阴两虚为主者加黄芪、沙参、百合;肾阳虚为主者,酌加补骨脂、仙灵脾、鹿角片、制附片、肉桂;肾阴虚为主者加生地、冬虫夏草。另可常服紫河车粉补益肾精。

(三)复法应用

1.补益肺肾,温化寒痰法

适应证:肺肾气虚,寒痰内伏证。症见哮病日久,气短声低,喉中时有轻度哮鸣,痰多质稀,色白,自汗,怕风,腰膝酸软,常易感冒,舌质淡胖,苔白,脉细弱。

代表方:玉屏风散合平喘固本汤加减。前方补气固表,适用于气虚易于感冒、自汗等症;后方补益肺肾,降气平喘,适用于肺肾两虚,痰气交阻,摄纳失常之哮喘。

常用药:生黄芪、五味子补肺固表,敛肺平喘;山萸肉酸温益肾,紫河车补肾纳气,仙灵脾温补肾阳,蒸化寒痰;姜半夏、款冬花温肺化痰,止咳平喘;僵蚕祛风化痰,以祛伏痰;露蜂房、桃仁祛风解痉,活血化瘀。

加减:如痰多加炙紫菀、陈皮;咳嗽加光杏仁、炙白前;气喘加补骨脂、苏子。兼有阴虚口干欲饮者加北沙参、生地。

2.滋养肺肾,清化痰热法

适应证:肺肾阴虚,痰热内蕴证。症见哮病久发,喉中偶有轻度喘鸣,咳痰色黄质黏,胸闷,口干烦热,腰酸腿软,舌质红,苔黄,脉细数。

代表方:沙参麦冬汤合金水六君煎加减。两者都可用于久哮肺肾两虚,但前者以甘寒养阴为主,适用于肺胃阴伤;后者以补肾化痰为主,适用于肾虚水泛成痰。

常用药:北沙参、麦冬甘寒养阴,清肺化痰;生地、山萸肉滋养肝肾;知母、竹沥半夏清肺化痰;僵蚕祛风化痰;地龙清热息风,通络定喘;露蜂房祛风解痉,桃仁活血化瘀。

加减:若痰多加炙前胡、大贝母;咳嗽加炙枇杷叶、百部;气喘加桑白皮、平地木。兼有气虚,自汗畏风加生黄芪、五味子。

六、预防与调护

注意保暖,防止感冒,避免因寒冷空气的刺激而诱发。根据身体情况,进行适当的体育锻炼,以逐步增强体质,提高抗病能力。饮食宜清淡,忌肥甘油腻,辛辣甘甜,防止生痰生火,避免海腥发物,烟尘异味。保持心情舒畅,避免不良情绪的影响,劳逸适当,防止过度疲劳。平时可常服玉屏风散、肾气丸等药物,以调护正气,提高抗病能力。

(马红霞)

第四节　肺痈

一、概述

肺痈是肺叶生疮,形成脓疡的一种病证,属内痈之一。临床以发热、咳嗽、胸痛、咯吐腥臭浊痰,甚则脓血相兼为主要特征。

根据肺痈的临床表现,与西医学所称肺脓肿基本相同。他如化脓性肺炎、肺坏疽及支气管扩张、支气管囊肿、肺结核空洞等伴化脓感染而表现肺痈证候者,亦可参考本节辨证施治。

二、病因病机

肺痈发病的主要原因为感受外邪,内犯于肺,或因痰热素盛,熏灼肺脏,以致热壅血瘀,蕴酿成痈,血败肉腐化脓。

(一)病因

1.感受风热

多为风热上受,自口鼻或皮毛侵犯于肺。或因风寒袭肺,未得及时表散,内蕴不解,郁而化热,《金匮要略·肺痿肺痈咳嗽上气病脉证并治》主要从外因立论,认为本病的形成,是因"风伤皮毛,热伤血脉,风舍于肺……热之所过,血为之凝滞,蓄结痈脓"。《张氏医通肺痈》曾说:"肺痈者由感受风寒,未经发越,停留胸中,蕴发为热。"肺脏受邪热熏灼,肺气失于清肃,血热壅聚所致。

2.痰热素盛

平素嗜酒太过,或恣食辛辣煎炸炙馎厚味,酿湿蒸痰化热,熏灼于肺。或肺脏宿有痰热,以及他脏痰浊瘀热蕴结日久，上干于肺，形成肺痈。《张氏医通·肺痈》说："或夹湿热痰涎垢腻，蒸淫肺窍，皆能致此。"

如宿有痰热蕴肺，复加外感风热，内外合邪，则更易引发本病。《医宗金鉴·外科心法要诀》曾指出："此症系肺脏蓄热，复伤风邪，郁久或痈。"尤其是劳累过度，正气虚弱，则卫外不固，外邪容易侵袭，导致原有内伏之痰热郁蒸，成为致病的重要内因。如《寿世保元·肺痈》说："盖因调理失宜，劳伤血气，风寒得以乘之。寒生热，风亦生热，壅积不散，遂成肺痈。"

（二）病机

本病病位在肺。总属邪热郁肺，蒸液成痰，邪阻肺络，血滞为瘀，而致痰热与瘀血互结，酝酿成痈，血败肉腐，肺损络伤，脓疡溃破外泄。其病理主要表现为邪盛的实热证候。脓疡溃后方见阴伤气耗之象。成痈化脓的病理基础，主要在于血瘀。血瘀则热聚，血败肉腐酿脓。正如《灵枢·痈疽》所说："荣卫稽留于经脉之中，则血泣而不行，不行则卫气从之而不通，壅遏而不得行，故热。大热不止，热胜则肉腐，肉腐则为脓。"《医门法律·肺痿肺痈门》亦谓："肺痈属在有形之血。"《柳选四家医案·环溪草堂医案》明确指出"瘀热"的病理概念："肺痈之病，皆因邪瘀阻于肺络，久蕴生热，蒸化成脓。"

肺痈的病理演变过程，可以随着病情的发展、邪正的消长，表现为初期（表证期）、成痈期、溃脓期、恢复期等不同阶段。初期因风热（或风寒）之邪侵袭卫表，内郁于肺，或内外合邪，肺卫同病，蓄热内蒸，热伤肺气，肺失清肃，出现恶寒、发热、咳嗽等肺卫表证；成痈期为邪热壅肺，蒸液成痰，气分热毒浸淫及血，热伤血脉，血为之凝滞，热壅血瘀，蕴酿成痈，表现高热、振寒、咳嗽、气急、胸痛等痰瘀热毒蕴肺的证候；溃脓期，痰热与瘀血壅阻肺络，肉腐血败化脓，继而肺损络伤，脓疡内溃外泄，排出大量腥臭脓痰或脓血痰；恢复期，脓疡溃后，邪毒渐尽，病情趋向好转，但因肺体损伤，故可见邪去正虚，阴伤气耗的病理过程。随着正气的逐渐恢复，病灶趋向愈合。溃后如脓毒不净，邪恋正虚，每至迁延反复，日久不愈，病势时轻时重，而转为慢性。《张氏医通·肺痈》曾说："肺痈溃后，脓痰渐稀，气息渐减，忽然臭痰复甚，此余邪未尽，内气复发……但虽屡发，而势渐轻，可许收功，若屡发而痰秒转甚，脉形转疾者，终成不起也。"

凡患本病如能早期确诊，及时治疗，在初期即可阻断病情的发展不致成痈；若在成痈期能使痈肿得到部分消散，则病情较轻，疗程较短。老人、儿童、体弱和饮酒成癖者患之，因正气虚弱，或肺有郁热，需防其病情迁延不愈或发生变化。

三、诊断与病证鉴别

（一）诊断依据

1. 临床表现

发病多急，常突然寒战高热，咳嗽胸痛，咯吐黏浊痰，经旬日左右。咯吐大量腥臭脓痰，或脓血相兼，身热遂降，病情好转，经数周逐渐恢复。如脓毒不净，持续咳嗽，咯吐脓血臭痰，低热，消瘦，则为转成慢性。

2. 验痰法

肺痈患者咳吐的脓血浊痰腥臭，吐在水中，沉者是痈脓，浮者是痰。如《医学入门·肺痈痿》说："肺痈……咳唾脓血腥臭，置之水中则沉。"《医灯续焰·肺痈脉证》谓："凡人胸中隐隐痛，咳嗽有臭痰，吐在水中，沉者是痈脓，浮者是痰。"

3. 验口味

肺痈患者吃生黄豆或生豆汁不觉其腥。《寿世保元·肺痈》曾说："用黄豆一粒,予患者口嚼,不觉豆之气味,是肺痈也。"《张氏医通·肺痈》也说："肺痈初起,疑似未真,生大豆绞浆饮之,不觉腥味,便为真候。"

4. 体征

可见舌下生细粒。《外科全生集·肺痈肺疽》曾载："舌下生一粒如细豆者……且此一粒,患未成脓,定然色淡,患愈亦消,患笃其色紫黑。"迁延之慢性患者,还可见指甲紫而带弯,指端形如鼓槌。脓肿接近胸壁部位者,叩诊可呈浊音,听诊呼吸音减弱,或闻及湿啰音。

(二)病证鉴别

1. 肺痈与痰热蕴肺证

肺系其他疾患表现痰热蕴肺,热伤血络证候时,亦可见发热、咳嗽、胸痛、咯痰带血等症状,但一般痰热证为气分邪热动血伤络,病情较轻;肺痈则为瘀热蕴结成痈酿脓溃破,病情较重。在病理表现上有血热与血瘀的区别,临床特征亦有不同,前者咳吐黄稠脓痰、量多,夹有血色;肺痈则咯吐大量腥臭脓血痰。

若痰热蕴肺迁延失治,邪热进一步瘀阻肺络,也可发展形成肺痈。

2. 肺痈与风温

由于肺痈初期与风温极为类似,故应注意两者之间的区别。风温起病多急,以发热、咳嗽、烦渴或伴气急胸痛为特征,与肺痈初期颇难鉴别。振寒,咯吐浊痰明显,喉中有腥味是肺痈的特点,风温经正确及时治疗后,多在气分而解,如经一周身热不退,或退而复升,咯吐浊痰,应进一步考虑肺痈的可能。

3. 肺痈与肺痿

肺痈与肺痿都可以表现为吐浊唾带血,当注意区别。肺痿是以肺脏萎弱为主要病变的慢性衰弱疾患,起病缓,病程长,形体虚,多继发于其他疾病。肺痈是肺内形成痈肿脓疡的一种疾病,以邪实为主。两者一虚一实,当不难鉴别,正如《金匮要略心典·卷上》说:"肺痿、肺痈二证多同,惟胸中痛、脉滑数、唾脓血,则肺痈所独也。比而论之,痿者萎也,如草木之萎而不荣,为津烁而肺焦也;痈者壅也,如土之壅而不通,为热聚而肺溃也。故其脉有虚实不同,而其数则一也。"

(三)相关检查

血液白细胞计数及中性粒细胞均显著增加。痰液涂片革兰染色检查,痰培养有助于确定病原体。如为血源性肺脓肿,血培养可发现致病菌。胸部X线检查可见肺野大片浓密阴影,其中有脓腔及液平面,或见两肺多发性小脓肿。

四、辨证

(一)初期

症状:恶寒发热,咳嗽,咯白色黏沫痰,痰量由少渐多,胸痛,咳时尤甚,呼吸不利,口干鼻燥,舌苔薄黄或薄白,脉浮数而滑。

病机分析:风热初客,卫表不和,故见寒热表证,风热犯肺,肺气失于宣肃,而见咳嗽、呼吸不利;肺络阻滞则胸痛;邪热煎熬津液成痰,故咯痰黏白;风热上受,则口干鼻燥;风热在表,故苔薄黄,脉浮滑数。

(二)成痈期

症状:身热转甚,时时振寒,继则壮热,汗出烦躁,咳嗽气急,胸满作痛,转侧不利,咳吐浊痰,呈黄绿色,自觉喉间有腥味,口干咽燥,舌苔黄腻,脉滑数。

病机分析:邪热从表入里,热毒内盛,正邪交争,故壮热,振寒,汗出,烦躁;热毒壅肺,肺气上逆,肺络不和,则咳嗽,气急,胸痛;痰浊瘀热郁蒸成痈,则咯吐黄浊痰,喉中有腥味;热入血分,耗津伤液,故口干咽燥而渴不多饮;痰热内盛,故苔黄腻,脉滑数。

(三)溃脓期

症状:咳吐大量脓血痰,或如米粥,腥臭异常,有时咯血,胸中烦满而痛,甚则气喘不能卧,身热,面赤,烦渴喜饮,舌苔黄腻,舌质红,脉滑数或数实。

病机分析:血败肉腐,痈脓内溃外泄,故徒然咳吐大量腥臭脓血痰;热毒瘀结,肺损络伤,则咯血;脓毒蕴肺,肺脉瘀阻肺气不利,则胸中烦满而痛,气喘;热毒内蒸,故身热,面赤,烦渴,苔黄腻,质红或绛,脉滑数或数实。

(四)恢复期

症状:身热渐退,咳嗽减轻,咯吐脓血渐少,臭味亦减,痰液转为清稀,精神渐振,食纳好转,或见胸胁隐痛,难以久卧,气短,自汗,盗汗,低热,午后潮热,心烦,口燥咽干,面色不华,形体消瘦,精神萎靡,舌质红或淡红,苔薄,脉细或细数无力。或见咳嗽,咯吐脓血痰日久不净,或痰液一度清稀而复转臭浊,病情时轻时重,迁延不愈。

病机分析:脓溃之后,邪毒已去,故热降咳轻,脓痰日少,痰转清稀,神振纳佳;但因肺损络伤,溃处未敛,故胸胁隐痛,难以久卧;肺气亏虚则气短,自汗;肺阴耗伤,虚热内灼,则盗汗,低热,潮热,心烦,口干;正虚未复,故面色不华,形瘦神瘁;气阴两伤,故舌质红或淡红,脉细或细数无力。若邪恋正虚,脓毒不尽,则转为慢性病变。

五、治疗

(一)治疗思路

1.治疗当以祛邪为原则,采用清热解毒、化瘀排脓的治法。脓未成应着重清肺消痈,脓已成需排脓解毒。

2.具体处理可根据先后病机演变过程的各个病期,分别施治。初期治以清肺散邪;成痈期,清热解毒,化瘀消痈;溃脓期,应排脓解毒;恢复期,阴伤气耗者养阴益气,如久病邪恋正虚者,当扶正祛邪。

3.把握重点:肺痈之病,其成痈期为治疗的关键,溃脓期为病性顺逆之转折。因此,抓住这两期的治疗尤为重要。未成脓前应予大剂清肺消痈之品以力求消散,已成脓者当解毒排脓,按照"有脓必排"的要求,尤以排脓为首要措施。

(二)基本治法

1.疏风散热,清肺化痰

适应证:肺痈初期。

代表方:银翘散加减。本方疏散风热,轻宣肺气,用于肺痈初起,恶寒发热,咳嗽痰黏。

常用药:金银花、连翘、芦根、竹叶疏风清热解毒;桔梗、浙贝母、牛蒡子、前胡、甘草利肺化痰。

加减:表证重者加薄荷、豆豉疏表清热;热势较甚者,加鱼腥草、黄芩清肺泄热;咳甚痰多者,加杏仁、桑白皮、冬瓜子、枇杷叶肃肺化痰;胸痛加郁金、桃仁活血通络。

2. 清肺解毒,化瘀消痈

适应证:肺痈成痈期。

代表方:千金苇茎汤合如金解毒散加减。前方重在化痰泄热,通瘀散结消痈;后方则以降火解毒,清肺消痈为长。

常用药:薏苡仁、冬瓜仁、桃仁、桔梗化浊行瘀散结;黄芩、金银花、鱼腥草、红藤、蒲公英、紫花地丁、甘草、芦根清肺解毒消痈。

加减:肺热壅盛,壮热,心烦,口渴,汗多,尿赤,脉洪数有力,苔黄腻,配石膏、知母、黄连、山栀清火泄热;热壅络瘀,胸痛,加乳香、没药、郁金、赤芍以通瘀和络;痰热郁肺,咯痰黄稠,配桑白皮、瓜蒌、射干、海蛤壳以清化痰热;痰浊阻肺,咳而喘满,咯痰脓浊量多,不得平卧,配葶苈子、大黄泻肺通腑泄浊;热毒瘀结,咯脓浊痰,有腥臭味,可合用犀黄丸,以解毒化瘀。

3. 排脓解毒

适应证:肺痈溃脓期。

代表方:加味桔梗汤加减。本方清肺化痰,排脓消痈,用于咳嗽气急,胸部闷痛,痰吐脓浊腥臭者。

常用药:桔梗、薏苡仁、冬瓜子排脓散结化浊;鱼腥草、金荞麦根、败酱草清热解毒排脓;金银花、黄芩、芦根以清肺热。

加减:络伤血溢,咯血,加丹皮、山栀、藕节、白茅根,另服三七、白及粉以凉血止血;痰热内盛,烦渴,痰黄稠,加石膏、知母、天花粉清热化痰;津伤明显,口干,舌质红,加沙参、麦冬养阴生津;气虚不能托脓,气短,自汗,脓出不爽,加生黄芪益气托毒排脓。

若形证俱实,咳吐腥臭脓痰,胸部满胀,喘不能卧,大便秘结,脉滑数有力,可予桔梗白散峻驱其脓。因本方药性猛烈,峻下逐脓的作用甚强,一般不宜轻用,体弱者禁用。如下不止,饮冷开水一杯。

4. 清养补肺

适应证:肺痈恢复期。

代表方:沙参清肺汤或桔梗杏仁煎加减。前方益气养阴,清肺化痰,为肺痈恢复期调治之良方;后方益气养阴,排脓解毒,用于正虚邪恋者较宜。

常用药:沙参、麦冬、百合、玉竹滋阴润肺;党参、太子参、黄芪益气生肌;当归养血和营;浙贝母、冬瓜仁清肺化痰。

加减:阴虚发热,低热不退,加功劳叶、青蒿、白薇、地骨皮以清虚热;脾虚,食纳不佳,便溏,配白术、山药、茯苓以培土生金;肺络损伤,咳吐血痰,加白及、白蔹、合欢皮、阿胶以敛补疮口;若邪恋正虚,咯吐腥臭脓浊痰,当扶正祛邪,治以益气养阴,排脓解毒,加鱼腥草、金荞麦根、败酱草、桔梗。

(三)复法应用

1. 清热解毒,祛痰排脓法

适应证:肺痈邪热壅肺,肺失清肃,痰热内生,蕴蒸化脓者,症见恶寒发热,无汗,咳嗽,咳吐黄色脓臭痰,胸闷气急,胸胁刺痛,舌质红,苔黄腻,脉滑数。

常用药:鲜芦根、冬瓜仁、桃仁、桔梗化浊行瘀,散结排脓;黄芩、鱼腥草、七叶一枝花、败酱草、生苡仁清热解毒消痈;前胡、苏子、杏仁、枇杷叶化痰降气止咳;天竺黄、竹茹、竹沥半夏清化痰热。

2.托里排脓法

适应证:肺痈后期,症见咳吐脓痰,气味腥臭或痰中带血,心烦口干,自汗盗汗,咳逆气短。

常用药:生黄芪、党参、当归益气养血以扶正;生地黄、玄参滋阴清热;浙贝母、天花粉、皂角刺化痰排脓。

加减:如痰中带血者,可加白及、白茅根、丹皮;自汗盗汗者,加碧桃干、浮小麦。

六、预防与调护

凡属肺虚或原有其他慢性疾患,肺卫不固,易感外邪者,当注意寒温适度,起居有常,以防受邪致病;并禁烟酒及辛辣食物,以免燥热伤肺。一旦发病,则当及早治疗,为求在未成脓前得到消散,以减轻病情。

对于肺痈患者的护理,应做到安静卧床休息,每天观察记录体温、脉象的变化和咳嗽情况,以及咯痰的色、质、量、味。在溃脓后可根据肺部病位,予以体位引流。如见大量咯血,应警惕血块阻塞气道,或出现气随血脱的危候,当按"咯血"采取相应的护理措施。

(马红霞)

第五节 肺胀

一、概述

肺胀是多种慢性肺系疾患反复发作,迁延不愈,导致肺气胀满,不能敛降的一种病证。临床以胸部膨满,憋闷如塞,喘息上气,咳嗽痰多,烦躁,心悸,面色晦暗,或唇甲紫绀,脘腹胀满,肢体水肿等为表现。严重者可出现神昏、惊厥、出血、喘脱等危重证候。

本病证可涉及西医学中慢性阻塞性肺部疾病,主要见于慢性支气管炎、支气管哮喘、支气管扩张、矽肺、重度陈旧性肺结核等合并肺气肿、肺心病等,当这些疾病出现肺胀的临床特征时,可参考本篇内容进行辨证论治。

二、病因病机

本病的发生多因久病肺虚,致痰瘀潴留,肺气壅滞,肺不敛降,气还肺间,胸膺胀满而成,逐渐损及脾肾与心,每因复感外邪诱使病情发作或加剧。

(一)病因

1.久病肺虚

内伤久咳、久哮、久喘、肺痨等慢性肺系疾患迁延不愈,一方面引起肺气宣降失常,津液不布;或肺气虚损,气不布津,津液凝聚为痰浊;或肺阴虚火旺,灼津为痰,痰浊潴留,伏于肺间。另一方面痰浊滞留日久,气滞血瘀,或肺虚不能助心主治节而血行不畅,致痰浊与瘀血互结,痰瘀滞留于心肺,进一步加重肺气胀满,不能敛降,而成为肺胀。此外,长期吸烟、吸入粉尘,亦是损伤肺脏,肺失宣降的重要因素。

2.感受外邪

久病肺虚,卫外不固,易致六淫外邪反复乘袭。肺中痰瘀内结也是外邪入侵的重要因素,易于形成内外相引。外邪犯肺,愈加闭郁肺气,损伤肺脏,加重痰、瘀的形成。反复感邪是肺胀日益加重的主要原因。六淫之中以风寒、风热多见,尤以风寒常见,故肺胀冬春寒冷时节最易复发。

（二）病机

肺胀病变早期在肺,继则影响脾、肾,后期病及于心。因肺主气,开窍于鼻,外合皮毛,主表,卫外,故外邪从口鼻、皮毛入侵,每多首先犯肺,导致肺气宣降不利,上逆而为咳,升降失常则为喘,久则肺虚不能主气。若肺病及脾,子耗母气,脾失健运,则可导致肺脾两虚。肺为气之主,肾为气之根,肺肾金水相生,如金不生水,肺伤及肾,肾气衰惫,肺不主气,肾不纳气,则吸入困难,气短不续,动则益甚,日益加剧。脾肾虚弱,阳虚阴盛,气不化津,生痰化饮成水,水饮迫肺凌心则咳逆上气、心悸、气短;痰湿困脾,则纳减呕恶、脘腹胀满、便溏;水饮溢于肌肤则为水肿、成少;水饮停于胸胁、腹部则为胸水、腹水等。肺脾气虚,气不摄血,可致咳血、吐血、便血等。肺与心脉相通,肺气辅佐心脏运行血脉,肺虚或痰浊阻滞,肺气郁滞,治节失职,则血行涩滞,循环不利,血瘀肺脉,血滞气郁,病久则肺病及心,损及心之阳气,可见心悸、唇甲紫绀、颈脉动甚、舌质暗紫、舌下青筋显露、脉结代等症。心主血,肝主疏泄、藏血,心脉不利,肝失疏调,血郁于肝,瘀结胁下,则致癥积。宗气贯于心肺,心阳根于命门真火,故肺肾虚弱,可进一步导致心之阳气虚衰,而呈现喘脱危候。

肺胀的病理因素主要为痰浊水饮与血瘀互为影响,兼见同病。痰饮的产生,病初由肺气郁滞,脾失健运,津液不归正化而成;渐因肺虚不能化津,脾虚不能转输,肾虚不能蒸化,痰浊潴留益甚,喘咳持续难已。瘀血的产生,主要闪痰浊内阻,气滞血瘀;心之阳气虚损,血失推动,脉失温煦所致。其病理因素之间也可相互影响和转化,如痰从寒化则成饮;饮溢肌表则为水;痰浊久留,肺气郁滞,心脉失畅则血郁为瘀;瘀阻血脉,"血不利则为水"。但一般早期以痰浊为主,渐而痰瘀并见,终至痰浊、血瘀、水饮错杂为患。

病理性质多属标实本虚,但有偏实、偏虚的不同,且多以标实为急。感邪则偏于邪实,平时偏于本虚。本虚早期多属气虚、气阴两虚,由肺而及脾、肾;晚期气虚及阳,以肺、肾、心为主,或阴阳两虚,但纯阴虚者罕见。正虚与邪实每多互为因果,如阳气不足,卫外不固,易感外邪,痰饮难蠲;证属阴虚者则外邪、痰浊易从热化,故虚实证候常夹杂出现,每致愈发愈频,甚则持续不已。

由于痰浊水饮、瘀血内阻,肺、脾、肾虚弱,脏腑功能失调,易于复感外邪,诱使病情发作和加重。如内有停饮,又复感风寒,则可成为外寒内饮证。感受风热或痰郁化热,可表现为痰热证。痰浊壅盛,或痰热内扰,蒙蔽心窍,心神失主,则意识朦胧、嗜睡甚至昏迷;痰热内闭,热邪耗灼营阴,肝肾失养,阴虚火旺,肝火夹痰上扰,气逆痰升,肝风内动则发生肢颤、抽搐;迫血妄行,则动血而致出血。病情进一步发展可阴损及阳,出现肢冷、汗出、脉微弱等元阳欲脱现象。

三、诊断与病证鉴别

（一）诊断依据

1.有慢性肺系疾患病史多年,反复发作。病程缠绵,时轻时重,经久难愈。多见于老年人。

2.常因外感而诱发。其他如劳倦过度、情志刺激等也可诱发。

3.临床表现为咳逆上气,痰多,胸中憋闷如塞,胸部膨满,喘息,动则加剧,甚则鼻煽气促,张口抬肩,目胀如脱,烦躁不安。病情轻重不一,每因感受外邪加重而致伴有寒热表证。

4.日久可见心慌动悸,面唇紫绀,脘腹胀满,肢体水肿,严重者可出现喘脱,或并发悬饮、鼓胀、癥积、神昏、谵语、痉厥、出血等证。

（二）病证鉴别

1.哮证

哮证是一种发作性的痰鸣气喘疾患,常突然发病,迅速缓解,以夜间发作多见。肺胀为多种慢性肺部疾病长期反复发作,迁延不愈发展而来,以喘促、咳嗽、咯痰、胸部膨满、憋闷如塞等为临床特征,两者有明显区别。哮证长期反复发作,可发展为肺胀。

2.喘证

喘证与肺胀均可出现喘促、呼吸困难,喘证因邪壅于肺,宣降失司,或肺不主气,肾失摄纳而成,以喘促气短、呼吸困难,甚至张口抬肩、鼻翼煽动、不能平卧为主要表现,可见于多种急慢性疾病过程中。肺胀为多种慢性肺部疾病长期反复发作,迁延不愈而成,临床除喘促、呼吸困难外,尚具有咳嗽、咯痰、胸部膨满、憋闷如塞等特征,喘促仅是肺胀的一个症状。喘证日久可发展为肺胀。

（三）相关检查

X线检查可见胸廓扩张,肋间隙增宽。肋骨平行,活动减弱,横膈降低且变平,两肺野透亮度增加,肺血管纹理增粗、紊乱,右下肺动脉干扩张,右心室增大。心电图检查表现为右心室肥大的改变,电轴右偏,顺时针转位,出现肺型 P 波等。血气分析检查可见低氧血症或合并高碳酸血症。PaO_2 降低,$PaCO_2$ 升高。血液检查红细胞和血红蛋白可升高,瘀血征象明显时全血黏度和血浆黏度可增加。痰郁化热者白细胞总数可增高,中性粒细胞增加。

四、辨证

1.痰浊壅肺证

症状:胸膺满闷,短气喘息,稍劳即著,咳嗽痰多,色白黏腻,畏风易汗,脘痞纳少,倦怠乏力,舌暗,苔薄腻或浊腻,脉小滑。

病机分析:肺脾虚弱,痰浊内生,上干于肺,肺失宣降,故胸膺满闷,短气喘息,稍劳即著;因肺脾气虚,运化无力,气不布津,痰浊内生,故咳嗽痰多,色白黏腻或呈泡沫状;因肺气亏虚,卫外不固,故畏风易汗;脾虚不运,故脘痞纳少,倦怠乏力;舌暗,苔薄腻或浊腻,脉小滑,均为肺脾虚弱,痰浊内蕴之象。

2.痰热郁肺证

症状:咳逆,喘息气粗,胸满,目胀睛突,痰黄或白,黏稠难咯,或伴身热,微恶寒,有汗不多,口渴欲饮,尿黄,便干,舌边尖红,苔黄或黄腻,脉数或滑数。

病机分析:痰浊内蕴,郁而化热,肺失清肃,肺气上逆,故见咳逆,喘息气粗,胸满,目胀睛突;痰浊化热,痰热蕴肺,故痰黄或白,黏稠难咯;外感风热,故或伴身热,微恶寒,有汗不多;郁热伤津,故口渴欲饮,尿黄,便干;舌边尖红,苔黄或黄腻,脉数或滑数,均为痰热壅盛之象。

3.痰蒙神窍证

症状:神志恍惚,表情淡漠,谵妄,烦躁不安,撮空理线,嗜睡,昏迷,肢体抽搐,咳逆喘促,咯痰不爽,舌质暗红或淡紫,或紫绛,苔白腻或黄腻,脉细滑数。

病机分析:本证为痰蒙神窍,肝风内动。因痰迷心窍,蒙蔽神机,故神志恍惚,表情淡漠,谵妄,烦躁不安,撮空理线,嗜睡,昏迷;肝风内动,故肢体瞤动,抽搐;肺虚痰蕴,故咳逆喘促,咯痰不爽;舌质暗红或淡紫、或紫绛,苔白腻或黄腻,脉细滑数,均为痰浊内蕴之象。

4. 阳虚水泛证

症状:心悸,喘咳不能平卧,咯痰清稀,面浮,下肢水肿,甚则一身尽肿,腹部胀满有水,脘痞,纳差,尿少,怕冷,面唇青紫,舌胖质暗,苔白滑,脉沉细。

病机分析:本证为心肾阳虚,水饮内停。水饮凌心射肺,故心悸,喘咳不能平卧;水化为饮,故咯痰清稀;阳气亏虚,气不化水,水邪泛滥,故面浮,下肢水肿,甚则一身尽肿,腹部胀满有水;脾阳虚衰,运化无力,故脘痞,纳差;阳虚有寒,寒水内盛,故尿少,怕冷;面唇青紫,舌胖质暗,苔白滑,脉沉细,均为阳虚血瘀水停之象。

5. 肺肾气虚证

症状:呼吸浅短难续,声低气怯,甚则张口抬肩,不能平卧,咳嗽,痰白如沫,咯吐不利,胸闷心悸,形寒汗出,腰膝酸软,小便清长,或尿有余沥,舌淡或暗紫,脉沉细无力,或结、代。

病机分析:肺肾两虚,气失摄纳,故呼吸浅短难续,声低气怯,甚则张口抬肩,不能平卧;气虚不能布津,津凝为痰,故咳嗽,痰白如沫,咯吐不利;心肺气虚,阳不外展,故胸闷心悸,形寒汗出;肾气亏虚,肾气不固,故腰膝酸软,小便清长,或尿有余沥;舌淡或暗紫,脉沉细无力,或结、代,均为肺肾气虚,肺失治节,不能帅血,血液瘀滞之象。

五、治疗

(一)治疗思路

治疗当根据本虚标实的病机和"感邪时偏于标实,平时偏于本虚"的原则,扶正与祛邪并施,且有所侧重。标实者,根据病邪的性质,分别采取祛邪宣肺(辛温、辛凉)、降气化痰(温化、清化)、温阳利水(通阳、淡渗)、活血祛瘀,甚或开窍、息风、止血等法。本虚者,当以补养心肺,益肾健脾为主,或气阴兼调,或阴阳兼顾。正气欲脱时则应扶正固脱,救阴回阳。

(二)基本治法

1. 健脾化痰降气法

适应证:痰浊壅肺证。

代表方:苏子降气汤合三子养亲汤加减。两方均能降气化痰平喘,前方偏温,后方偏降。

常用药:苏子、前胡、白芥子、杏仁、款冬花、葶苈子化痰降逆平喘;半夏、厚朴、陈皮、莱菔子燥湿化痰,行气降逆;白术、茯苓、甘草运脾和中。

加减:外感风寒诱发,痰从寒化为饮,喘咳,痰多黏白泡沫,属表寒里饮证者,宗小青龙汤意加麻黄、桂枝、细辛、干姜以温肺化饮;饮郁化热,烦躁而喘,脉浮,用小青龙加石膏汤兼清郁热;痰浊夹瘀,唇甲紫暗,舌苔浊腻者,可用涤痰汤加丹参、地龙、桃仁、红花、赤芍、水蛭。

2. 清肺化痰降逆法

适应证:痰热郁肺证。

代表方:越婢加半夏汤或桑白皮汤加减。前方清肺泄热,后方清肺化痰。

常用药:麻黄宣肺平喘;黄芩、石膏、桑白皮、鱼腥草、蒲公英、金荞麦、金银花、连翘清泄肺热;杏仁、半夏、苏子、瓜蒌皮、浙贝母、海蛤粉化痰降逆平喘。

加减:痰鸣喘息,不得平卧,可加射干、葶苈子泻肺平喘;痰热伤津,口干舌燥,可加天花粉、知母、芦根;痰热壅肺,腑气不通,胸满喘逆,大便秘结,可加大黄、芒硝;阴伤而痰量已少者,加麦冬、沙参。

3.涤痰开窍息风法

适应证:痰蒙神窍证。

代表方:涤痰汤加减。本方涤痰开窍,息风止痉。

常用药:橘红、半夏、茯苓、甘草燥湿化痰;胆南星、枳实、石菖蒲、竹茹、远志、郁金涤痰开窍息风;人参、生姜、大枣益气和中。另服安宫牛黄丸或至宝丹以清心开窍。

加减:痰热内盛见身热,烦躁,神昏,谵语,舌红苔黄者,可加葶苈子、天竺黄;肝风内动见抽搐者,可加钩藤、全蝎、羚羊粉(吞);血瘀明显,唇甲紫绀,加丹参、红花、桃仁;皮肤黏膜出血,咯血,便血鲜红,加水牛角、生地、丹皮、紫珠草。

4.温肾健脾化饮法

适应证:阳虚水泛证。

代表方:真武汤合五苓散加减。前方温阳利水,后方通阳化气利水,两方合用可加强利尿消肿的作用。

常用药:附子、桂枝温肾通阳,化气行水;白术、茯苓、猪苓、泽泻、生姜健脾渗湿利水;赤芍、红花、泽兰、益母草、北五加皮活血化瘀。

加减:水肿势剧,上凌心肺,心悸,喘满,倚息不得卧,可加沉香、黑白丑、椒目、葶苈子、万年青根。

5.补肺摄纳降气法

适应证:肺肾气虚证。

代表方:平喘固本汤合补肺汤。前方补肺摄纳,降气化痰,用于肺肾气虚,喘咳有痰者;后方补肺益气,用于肺气虚弱,喘咳短气不足以息者。

常用药:苏子、款冬花、半夏、橘红燥湿化痰,降气平喘;紫菀、桑白皮止咳化痰平喘;党参、黄芪、五味子、冬虫夏草补益肺肾之气以敛肺;胡桃肉、脐带、沉香、磁石纳气归肾;熟地黄滋阴补肾。

加减:肺虚有寒,怕冷,舌质淡,加肉桂、干姜、钟乳石;兼阴伤低热,舌红,苔少,加麦冬、生地、地骨皮;气虚瘀阻,颈动脉动甚,面唇紫绀明显,加当归、丹参、苏木;喘脱危象用参附汤送服黑锡丹或蛤蚧粉注射剂,生脉、参麦、参附注射液可酌情选用。

(三)复法应用

1.温阳化饮,益气活血法

适应证:肺肾阳虚,痰瘀阻肺,水气凌心,心肺瘀阻证。症见胸闷气憋,咳喘不能平卧,咯痰清稀泡沫状,形寒肢冷,心慌悸动,肢体水肿,面唇紫绀,舌质紫暗,舌下青筋显露,脉沉细滑。

代表方:真武汤合桃红四物汤加减。

常用药:制附子温少阴之寒,补命门之真阳;麻黄辛温发太阳之汗,散在表之寒邪;苏木、桃仁、泽兰、川芎、木防己、泽泻活血化瘀,利水消肿;苏子、葶苈子泻肺降气,涤痰平喘;党参、黄芪益气活血。

2.益气养阴,活血利水法

适应证:肺肾阴虚,痰热瘀阻,瘀阻水停证。症见胸闷气短,痰黏难咯,面部水肿,口干欲饮,唇甲紫绀,舌质暗红,苔少或剥,脉细数。

代表方:生脉散、丹参饮、四苓散加减。

常用药：黄芪、太子参、生地黄、麦冬益气养阴；葶苈子、苏子泻肺降气，涤痰平喘；丹参、苏木、泽兰、泽泻活血利水；浙贝母、瓜蒌皮清热化痰。

六、预防与调护

应重视调治原发病，积极治疗外感，尤其对老年、久病体虚的患者，凡近期内咳喘突然加剧，痰色变黄，舌质变红，虽无发热恶寒表证，亦要考虑复感外邪病情加重的可能，应及时诊治，阻断病势的发展。平时应注意对肺脾肾三脏的调理，提高机体抗病能力。避免劳欲过度，适当参加体育锻炼，增强体质，调节情志，注意保暖。饮食宜清淡而富于营养，忌食辛辣香燥、酸咸肥甘、生冷发物等，杜绝生痰之源，戒烟酒。

痰蒙神窍证神志昏迷或昏聩不语者，要注意保持气道通畅，防止痰液阻塞气道，引起窒息；严密观察血压、脉搏等变化，警惕内闭外脱等危笃病情的出现。病程中出现大出血者，有气随血脱，亡阴亡阳之虞，应严密观察，做好急救准备。

（马红霞）

第六节　肺痨

一、概述

肺痨是具有传染性的慢性虚弱疾患，以咳嗽、咯血、潮热、盗汗及身体逐渐消瘦为主要临床特征。因本病具有传染性及特异的临床症状，故又有尸注、传尸、劳瘵、瘵疾、伏连等名称。

根据本病的临床主症及传染特点，与西医学中的肺结核基本相同。若以瘵瘵而言，还包括某些肺外结核的疾病，其辨证施治可参照本篇内容。至于呼吸系统其他疾病，表现与肺痨类似症状者，亦可参照本篇进行处理。

二、病因病机

肺痨的致病因素，不外内外两端。外因系指痨虫传染，内因系指正气虚弱。痨虫蚀肺，耗损肺阴，进而演变发展，可至阴虚火旺，或导致气阴两虚，甚则阴损及阳。

（一）病因

1. 感染"痨虫"

与患者直接接触，或感受病者之气，致痨虫侵入人体为害。举凡酒食、问病、看护，或与患者朝夕相处，都是导致感染的条件。宋代前即有"痨瘵"之说，提出"痨证有虫，患者相继，诚有是理"的说法。《仁斋直指方》亦有"瘵虫食人骨髓"之论。《世医得效方》更指出"有骨肉亲属绵绵相传，以至于灭族"者。从互相感染的情况下，推断本病有致病的特殊因子，在病原学说上，明确了痨虫感染是形成本病的致病因子。

2. 正气虚弱

（1）禀赋不足：由于先天体质不强，小儿发育未充，"痨虫"入侵致病。明代王纶《名医指掌》中指出："小儿之劳，得之母胎。"

（2）酒色过度：酒色过度，重伤脾胃，耗损精血，正虚受感。正如《名医杂著》所云："男子二十前后，色欲过度，劳损精血，必生阴虚动火之病。"指出青壮之年，摄生不当者，最易感染发病。

(3)忧思劳倦:劳倦过度,或忧思伤脾,脾虚肺弱,痨虫入侵。如清代沈金鳌《杂病源流犀烛·虚损痨瘵》说:"思虑过度,郁热熏蒸胸中,因而生热,而成痨瘵。"

(4)病后失调:如大病或久病后失于调治(如麻疹、哮喘等病),外感咳嗽,经久不愈,胎产之后失于调养(如产后劳)等,正虚受病。

(5)营养不良:生活贫困,营养不充,体虚不能抗邪。正如明代绮石《理虚元鉴·虚证有六因》说:"或贫贱而窘迫难堪,皆能乱人情志,伤人气血。"

综合言之,内外二因往往互为因果,正虚不足之人,最易感染成疾。如明代徐春圃说:"凡人平素保养元气,爱惜精血,痨不可得而传。惟夫纵欲多淫,苦不自觉,精血内耗,邪气外乘。"强调了内因的重要意义,指出内因是发病的关键,外因是致病的因素。

(二)病机

从"痨虫"侵犯的病变部位而言,则主要在肺,由于肺主呼吸,受气于天,吸清呼浊,若肺脏本体虚弱,卫外功能不强,或因其他脏器病变耗伤肺气,导致肺虚,则"痨虫"极易犯肺,侵蚀肺体,而致发病。《证治汇补·传尸痨》曾说:"虽分五脏见症,然皆统归于肺",明确突出病位主要在肺,因而在临床表现上,多见干咳、咽燥、痰中带血,以及喉疮声嘶等肺系症状。故痨疾中以肺痨为最常见。

由于脏腑之间有互相滋生、制约的关系,因此在病理情况下,肺脏局部病变,也必然会影响到其他脏器和整体,故有"其邪辗转,乘于五脏"之说,其中与脾肾两脏的关系最为密切,同时也可涉及心肝。

脾为肺之母。《素问·经脉别论》云:"脾气散精,上归于肺。"肺虚子盗母气则脾亦虚,脾虚不能化水谷精微,上输以养肺,则肺亦虚,终致肺脾同病,土不生金,肺阴虚与脾气虚两候同时出现,伴见疲乏、食少、便溏等脾虚症状。

肺肾相生,肾为肺之子,肺虚肾失滋生之源,或肾虚相火灼金,上耗母气,可致"肺肾两虚"。在肺阴亏损的基础上,伴见骨蒸、潮热、男子遗精、女子月经不调等肾虚症状。

若肺虚不能制肝,肾虚不能养肝,肝火偏旺,上逆侮肺,可见性急善怒、胸胁掣痛等症,如肺虚心火乘客,肾虚水不济火,还可伴见虚烦不寐、盗汗等症。

肺痨久延而病重者,因精血亏损可以发展到肺脾肾三脏交亏,或因肺病及肾,肾虚不能助肺纳气,或因脾病及肾,脾不能化精以资肾,由后天而损及先天。甚则肺虚不能佐心治节血脉之运行,而致气虚血瘀,出现气短、喘息、心慌、唇紫、水肿、肢冷等重症。

病理性质主要在阴虚,并可导致气阴两虚,甚则阴损及阳。肺喜润而恶燥,痨虫犯肺,侵蚀肺叶,肺体受病,阴分先伤,故见阴虚肺燥之候。故《丹溪心法·痨瘵》云:"痨瘵主乎阴虚。"由于病情有轻重之分,病变发展阶段不同,病理也随之演变转化。一般而言,初起肺体受损,肺阴耗伤,肺失滋润,故见肺阴亏损之候;继则阴虚生内热,而致阴虚火旺;或因阴伤气耗,阴虚不能化气,导致气阴两虚,甚则阴损及阳,而见阴阳两虚之候。

三、诊断与病证鉴别

(一)诊断依据

1.有与肺痨患者的长期密切接触史。

2.以咳嗽、咯血、潮热、盗汗及形体明显消瘦为主要临床表现。

3. 初期患者仅感疲劳乏力、干咳、食欲不振,形体逐渐消瘦。

4. 在病变发展过程中,可出现挟瘰等兼证。

(二)病证鉴别

1. 虚劳

《内经》、《金匮要略》均将肺痨(瘰疬)归属于"虚劳"、"虚损"的范围,提示本病的发展,每可导致患者身体日益消瘦,体虚不复,形成劳损。及至唐宋,因认识到本病具有传染性,乃进一步与虚劳明确区分开来,明清医籍有时将瘰疬附于虚劳之后论述,既认为两者有一定的联系,又说明有不同之处。对比言之,肺痨(瘰疬)具有传染的特点,是一个独立的慢性传染性疾患,有其发生发展及传变规律,虚劳病缘内伤亏损,是多种慢性疾病虚损证候的总称;肺痨病位主要在肺,不同于虚劳的五脏并重,以肾为主;肺痨(瘰疬)的病理主要是阴虚,不同于虚劳的阴阳气血并重。但合而言之,肺痨(瘰疬)后期表现虚劳重证者,也可按照虚者补之、损者益之的原则施治。

2. 肺痿

肺痨与肺痿有一定的联系和区别。两者病位均在肺,但肺痿是由肺部多种慢性疾患后期转归而成,如肺痈、肺痨、久嗽等导致肺叶萎弱不用,俱可成痿。正如清代《笔花医镜·虚劳》所说:"肺金痿者,其受病不同,及其成劳则一也。"《外台秘要·传尸方》即曾指出:"传尸之疾……气急咳者名曰肺痿。"提示肺痨后期可以转成肺痿,但必须明确肺痨并不等于就是肺痿,两者有因果轻重的不同。若肺痨的晚期,出现干咳、咳吐涎沫等症者,即已转属肺痿之候,在临床上肺痿是以咳吐浊唾涎沫为主症,而肺痨是以咳嗽、咯血、潮热、盗汗为特征。

(三)相关检查

X 线检查不但可早期发现肺结核,而且可对病灶的部位、范围、性质、发展情况和治疗效果作出判断 X 线表现有浸润、干酪样变和空洞形成,均属于活动性病变。活动性肺结核痰中常可找到结核菌。条索状、结节状病变经一定时期观察稳定不变或已纤维硬化、痰菌阴性者,属于非活动性病灶。结核菌素试验呈强阳性者,常提示体内有活动性病灶,红细胞沉降率也可增快。

四、辨证

(一)肺阴亏损证

症状:干咳,咳声短促,或咯少量黏痰,咯痰不畅,或痰中带有血丝、色鲜红,胸部隐隐闷痛,午后自觉手足心热,或见少血盗汗,皮肤干灼,口干咽燥,疲倦乏力,纳食不香,苔薄白,舌边尖红,脉细数。

病机分析:本证为阴虚肺燥,肺失滋润,阴虚内热,肺病及脾。阴虚肺燥,肺失滋润,故干咳痰少;咳伤肺络,则痰中带有血丝,胸闷隐痛;阴虚生内热,则见手足心热,皮肤干灼;肺阴耗伤,津不上承,故见口干咽燥;肺虚"子盗母气",脾气受累,故疲乏无力,纳食不香;苔薄质红,脉细数者,俱属阴虚之候。

(二)阴虚火旺证

症状:呛咳气急,痰少质黏,或吐黄稠少量之痰,时时咯血,血色鲜红,混有泡沫痰涎,午后潮热,骨蒸,五心烦热,颧红,盗汗量多,口渴心烦,失眠,性情急躁易怒,或胸胁掣痛,男子可见遗精,女子可见月经不调,形体日益消瘦,舌干而红,苔薄黄而剥,脉细数。病机分析:本证为肺肾阴伤,水亏火旺,虚火灼肺,络伤血溢。病情由肺及肾,肺肾阴伤,虚火灼肺,炼津成痰,肺气上逆,肃降无权,故见呛咳气急,痰黏色黄;虚火灼络,迫血妄行,故咯血反复发作;水亏火旺,则潮热骨蒸;营阴为热所迫而津泄于外,则盗汗量多;肝肺脉络不和,乃致胸胁掣痛;仑火上炎,故见神烦不寐,急躁易怒;肾水亏而相火偏旺,故梦遗失精;冲任失养,则为月经失调,且以愆期为多;阴精耗伤,不能充养,则形体消瘦;舌绛,苔黄或光剥,脉细而数,皆由阴精内亏时燥热内盛所致。

(三)气阴耗伤证

症状:咳嗽无力,气短声低,咳痰清稀色白、量较多、偶或夹血,或咯血,血色淡红,午后潮热,伴有畏风、怕冷,自汗与盗汗可并见,纳少神疲,腹胀便溏,面色㿠白,颧红,舌质光淡、边有齿印,苔薄,脉细弱而数。

病机分析:本证为肺脾同病,气阴耗伤,肺虚络损,脾虚失运。病久由肺及脾,肺不主气而为咳,气不化津而成痰;肺虚络损则痰中带血;气虚不能卫外,阳陷于阴,故见午后潮热,畏风怕冷;气虚卫外不同,阴虚迫津外泄,则自汗、盗汗并见;脾气虚弱,运化失职,故食少腹胀、便溏神倦;气阴两伤,不能上荣,故面色㿠白或见颧红;舌质光淡,脉来细弱而数者,亦为气阴两伤之证。

(四)阴阳两虚证

症状:咳逆喘息少气,咯痰色白有沫,或夹血丝,血色暗淡,潮热,自汗、盗汗,声嘶或失音,面浮肢肿,心慌气短,口唇紫暗,肢冷,形寒,腹胀便溏,或见五更泄泻,口苦生糜,大肉尽脱,男子遗精阳痿,女子经闭,苔黄而剥,舌质光淡隐紫,少津,脉微细而数,或虚大无力。

病机分析:本证为阴伤及阳,肺脾肾三脏皆损,精气虚竭。肺痨病久,渐而阴伤及阳,肺脾肾三脏俱损。肾气伤不能摄纳,故咳逆喘促少气;肺损而金破不鸣,故声嘶或失音;肺络损伤,治节无权,脾气虚衰不能摄血,故咯痰色白而有泡沫,或夹血丝,血色暗淡;虚火上炎则口舌生糜;卫气虚弱则形寒自汗;阴虚内热则潮热盗汗;阴伤及阳,阴阳两虚,故热无定时;脾肾两虚,火不暖土,脾运不健,气不化水则面浮肢肿,五更泄泻;肺病及心,心脉不畅而见心慌唇紫;精气虚竭,无以充养形体,而见形体消瘦,大肉尽脱;由于精气俱亏而冲任生化乏源,故在男子则精关不固,阳痿精滑,女子则月经量少,甚则闭经;舌光而淡,质干隐紫,脉来细数或虚大无力者,俱属阴阳两亏之象。总之,本证为五脏真元亏败,病属晚期,病情重笃。

五、治疗

(一)治疗思路

治疗当以补虚培元和抗痨杀虫为原则,根据体质强弱分别主次,但尤需重视补虚培元,增强正气,以提高抗病能力。调补脏腑重点在肺,并应注意脏腑整体关系,同时补益脾肾、培元固本。治疗大法应根据"主乎阴虚"的病理特点,以滋阴为主,火旺者兼以降火,如合并气虚、阳虚见症者,则当同时兼顾。杀虫主要是针对病因治疗。如《医学正传·劳极》即指出"一则杀其虫,以绝其根本,一则补其虚,以复其真元"的两大治则。

(二)基本治法

1.滋阴润肺法

适应证:肺阴亏损证。

代表方:月华丸加减。本方功在补虚抗痨,养阴润肺止咳,化痰消瘀止血,是治疗肺痨的基本方,用于阴虚咳嗽、咳血者。

常用药:北沙参、麦冬、天冬滋阴补肺;白及补肺生肌止血;百部、獭肝润肺止咳,抗痨杀虫;茯苓、山药补脾助肺。

加减:肺阴虚象较著,加玉竹、百合、羊乳滋补肺阴;咳嗽频而痰少质黏者,可合川贝母、甜杏仁以润肺化痰止咳,并可配合琼玉膏以滋阴润肺;痰中带血丝较多者,加蛤粉炒阿胶、仙鹤草、白茅根(花)等以润肺和络止血;低热不退者可配银柴胡、青蒿、胡黄连、地骨皮、功劳叶、漯草等以清热除蒸;咳久不已,声音嘶哑者,加诃子皮、木蝴蝶、凤凰衣等以养肺利咽,开音止咳。

2.滋阴降火法

适应症:阴虚火旺证。

代表方:百合固金汤合秦艽鳖甲散加减。前方重在滋养肺肾之阴,用于阴虚阳浮,肾虚肺燥,咳痰带血,烦热咽干者;后方重在滋阴清热除蒸,用于阴虚骨蒸,潮热盗汗等症。

常用药:南北沙参、大麦冬、玉竹、百合养阴润肺止咳;百部、白及补肺止血,抗痨杀虫;生地、五味子、玄参、阿胶、龟板、冬虫夏草滋养肺肾之阴,培其本元。

加减:火旺较甚,热势明显升高者,当增入胡黄连等以苦寒坚阴清热;骨蒸劳热再加秦艽、白薇、鳖甲等;肝火偏旺,上逆侮肺,伴头痛、口苦、脉弦,加黛蛤散。痰热蕴肺,咳嗽痰黏色黄,酌加桑白皮、天花粉、知母、海蛤粉等以清热化痰。咯血较著者,加丹皮、黑山栀、生地炭、紫珠草、醋制大黄等,或配合十灰散以凉血止血;血色紫暗成块,伴有胸胁刺痛者,加茜草根、炒蒲黄、鲜藕节、参三七、血余炭、花蕊石、广郁金等以化瘀和络止血。盗汗较著,加乌梅、碧桃干、浮小麦、煅龙牡等养阴止汗。咳呛而声音嘶哑者,合诃子肉、血余炭、白蜜等润肺肾而通声音。

3.益气养阴法

适应证:气阴耗伤证。

代表方:保真汤合参苓白术散加减。前方能补气养阴,兼清虚热,主治肺脾气阴耗伤,形瘦体倦,咳而短气,劳热骨蒸等;后方健脾补气,培土生金,主治食少腹胀,便溏,短气,面浮,咳痰清稀等症。

常用药:党参、黄芪、白术、甘草、山药补肺益脾,培土生金;北沙参、大麦冬滋养肺阴;熟地黄、阿胶、五味子、冬虫夏草滋肾水以润肺燥;白及、百合补肺止咳,抗痨杀虫;紫菀、款冬花、苏子温润肺金,止咳化痰。

加减:夹有湿痰者,可加姜半夏、橘红、茯苓等燥湿化痰。咯血量多者,可加山萸肉、仙鹤草、煅龙牡、参三七等,以配合补气药,共奏补气摄血之功。劳热、自汗、恶风者,可宗甘温除热之意,取桂枝、白芍、红枣,配合党参、黄芪、炙甘草等和营气而固卫表。兼有骨蒸盗汗等阴伤症状者,酌加鳖甲、牡蛎、乌梅、地骨皮、银柴胡等以益阴配阳,清热除蒸。纳少腹胀、大便溏薄者,加扁豆、薏苡仁、莲肉、橘白等健脾之品,忌用地黄、麦冬、阿胶等过于滋腻的药物。

4.滋阴补阳法

适应证:阴阳两虚证。

代表方:补天大造丸加减。本方功在温养精气,培补阴阳,用于肺痨五脏俱伤,真气亏损之证。

常用药:人参、黄芪、白术、山药补益肺脾之气;麦冬、生地、五味子滋养肺肾之阴;阿胶、当归、枸杞、山萸肉、龟板培补阴精;鹿角胶、紫河车助真阳而填精髓。

加减:偏肾阴虚者,加黄精、沙苑子;遗精梦泄者,加龙骨、牡蛎、莲子、莲须、夜交藤、五味子滋肾固精；肾虚气逆喘息者，配冬虫夏草、诃子、钟乳石摄纳肾气；心慌者加紫石英、丹参、远志镇心安神；五更泄泻，配煨肉蔻、补骨脂补火暖土，并去地黄、阿胶等滋腻碍脾之品。

（三）复法应用

1. 滋养肺阴，清化痰热法

适应证：肺阴亏虚，痰热内蕴证。症见咳呛气逆，咯痰稠黏，色黄量多，口干口苦，午后潮热，舌苔黄腻，脉弦滑。

代表方：沙参麦冬汤合清金化痰汤加减。前方有甘寒养阴、润燥生津之功，可用于阴虚肺燥，干咳少痰；后方重在清热化痰，用于咳嗽气急，胸满，痰稠色黄者。

常用药：沙参、天冬、麦冬滋养肺阴；黄芩、山栀、知母、桑白皮清泄肺热；天花粉、海蛤壳、鱼腥草清化痰热。

加减：咯血配丹皮、山栀、大黄、血余炭凉血止血；潮热明显加胡黄连、黄芩、银柴胡清热泻火。

2. 补益肺脾，宣化痰湿法

适应证：肺脾气虚，痰湿内阻证。症见咳嗽痰多，黏稠色白，纳差胸闷，气短声低，口干口黏，大便溏薄，舌苔白腻，脉细滑。

代表方：二陈平胃散合补肺汤加减。前方燥湿化痰，理气和中，用于咳而痰多，痰质稠厚，胸闷脘痞，苔腻者；后方重在补肺益肾，适用于咳嗽乏力，短气不足以息等肺肾气虚之证。

常用药：党参、黄芪、白术、山药、炙甘草补益肺脾之气；法半夏、橘红、茯苓、杏仁、薏苡仁宣化痰湿；鸡内金、莲子肉、谷芽健脾助运。

加减：兼有阴虚，潮热盗汗，面颧部发红者加川百合、北沙参、麦冬、地骨皮滋阴清热；咳逆气急，胸闷痰多加白前、苏子、菜菔子化痰降气。

六、预防与调护

在预防与调护方面，历代医家一贯强调对本病应注意防重于治，如元代上清紫庭追仙方，就主张病者死后将尸体火化，防其传染旁人，以至灭门。《古今医统》指出：气虚饥饿忌接近，以免在吊丧问疾时乘虚染触。并对家属、医生提出保健预防措施和药物消毒方法，要求在接触患者时，需要饮食适宜，不可"饥饿"体若虚时，可服补药，身佩安息香、或用雄黄擦鼻。只要平素保养元气，爱惜精血，瘵不可得而传，增强正气是防止传染的重要措施。

既病之后，不但要耐心治疗，还当重视摄生，戒酒色，慎起居，禁恼怒，息妄想，适寒温，适当进行体育锻炼，如太极拳、气功等。加强食养，可吃甲鱼、团鱼、雌鸡、老鸭、牛羊乳、蜂蜜，或常食猪羊肺以脏补脏，以及白木耳、百合、山药、梨、藕、枇杷之类，以补肺润燥生津。忌食一切辛辣刺激动火燥液之物，如辣椒、葱、姜、韭菜、烟酒等。

（马红霞）

第七节　肺痿

一、概述

肺痿是指肺叶萎弱不用，临床以咳吐浊唾涎沫为主症的慢性虚损性疾患。西医学中肺间质纤维化、肺硬变、肺不张等可参照本篇辨证施治。

二、病因病机

(一)病因

1. 久病损肺

如痰热久嗽，热灼阴伤，或肺痨久嗽，虚热内灼，耗伤阴津，或肺痈余毒未清，灼伤肺阴，或消渴津液耗伤，或热病之后，邪热伤津，津液大亏，以致热壅上焦，消灼肺津，变生涎沫，肺燥阴竭，肺失濡养，日渐枯萎。此归虚热一类。若大病久病之后，耗伤阳气，或内伤久咳，冷哮不愈，肺虚久咳等，肺气日耗，渐而伤阳，或虚热肺痿日久，阴伤及阳，亦可致肺虚体寒，气不化津，津液失于温摄，反为涎沫，肺失濡养，肺叶渐痿不用。此即《金匮要略》所谓"肺中冷"之类。

2. 误治津伤

因医者误治，滥用汗、吐、下等治法，重亡津液，肺津大亏，肺失濡养，发为肺痿。《金匮要略·肺痿肺痈咳嗽上气病脉证并治》说："热在上焦者，因咳为肺痿，肺痿之病，或从汗出，或从呕吐，或从消渴，小便利数，或从便难，又被快药下利，重亡津液，故得之。"

(二)病机

本病的发病机理，总为肺脏虚损，津液严重耗伤，以致肺叶枯萎。津伤则燥，燥盛则干，肺叶弱而不用则痿。清代喻嘉言《医门法律·肺痿肺痈门》说："肺痿者，肺气痿而不振也……总由胃中津液不输于肺，肺失所养，转枯转燥……于是肺火日炽，肺热日深，肺中小管日窒。"指出肺脏虚损，津液亡失，则肺叶枯萎而不用。

病理性质有肺燥津伤、肺气虚冷之分。尤在泾在《金匮心典·肺痿肺痈咳嗽上气病脉证并治》说："盖肺为娇脏，热则气灼，故不用而痿；冷则气粗，故亦不用而痿也。"是以其病理表现有虚热、虚寒两类。虚热肺痿，或为本脏自病所转归，或由失治误治或他脏之病导致。因热在上焦，消亡津液，阴虚生内热，津枯则肺燥，肺燥且热，清肃之令不行，脾胃上输之津液转从热化，煎熬而成涎沫。

虚寒肺痿，因肺气虚冷，不能温化、固摄津液，中气虚导致津亏；或阴伤及阳，气不化津，以致肺失濡养，渐致肺叶枯萎不用。肺气虚冷，不能温化、布散脾胃上输之津液则反而聚为涎沫；肺气失于治节，"上虚不能制下"，膀胱失于约束，则小便频数，或遗尿失禁。

综上所述，本病总由肺虚，津气大伤，失于濡养，以致肺叶枯萎。其病位在肺，但与脾、胃、肾等脏密切相关。脾虚气弱，无以生化、布散津液，或胃阴耗伤，胃津不能上输养肺，土不生金，均可致肺燥津枯，肺失濡养，亦可发为肺痿。本病总属内伤虚证，难治之疾，若见张口短气，喉哑，声嘶，咯血，皮肤干枯，脉沉涩而急或细数无神者，预后多不良。

三、诊断与病证鉴别

(一)诊断依据

1. 临床以咳吐浊唾涎沫为主症。唾呈细沫黏稠，或白如雪，或白带丝，咳嗽，或不咳，气息短，或动则气喘。

2. 常伴有面色㿠白或青苍，形体瘦削，神疲，头晕，或时有寒热等全身症状。

3. 有多种慢性肺系疾病史，久病体虚。

(二)病证鉴别

肺痿为多种慢性肺系疾病转化而来,既应注意肺痿与其他肺系疾病的鉴别,又要了解其相互联系。

1.肺痿与肺痈

肺痿以咳吐浊唾涎沫为主症,而肺痈以咳则胸痛,吐痰腥臭,甚则咳吐脓血为主症。虽然多为肺中有热,但肺痈属实,肺痿属虚,肺痈失治久延,可以转为肺痿。

2.肺痿与肺痨

肺痨主症为咳嗽、咳血、潮热、盗汗等,与肺痿有别。肺痨后期可以转为肺痿重症。

(三)相关检查

X线检查可观察病变程度和范围。肺功能检查、血气分析能反映肺的功能状况,动态观察肺功能,对了解病情进展和判断预后有一定参考价值。其他如肺核素扫描、支气管肺泡灌洗、CT、核磁共振成像(MRI)等检查有助于原发病的鉴别。

四、辨证

1.虚热证

症状:咳吐浊唾涎沫,其质较黏稠,或咳痰带血,咳声不扬,甚则音嘎,气急喘促,口渴咽燥,午后潮热,形体消瘦,皮毛干枯,舌红而干,脉虚数。

病机分析:本证为肺阴亏耗,虚火内炽,灼津为痰而致病。虚热灼津,阴虚津亏则见涎液黏稠,口渴咽燥,皮毛干枯;虚热灼伤血络可见痰中带血;虚热迫肺,肺气宣降失常可见气急而喘;虚损日久,形体消瘦;午后潮热,舌苔脉象皆为阴虚有热之象。

2.虚寒证

症状:咯吐涎沫,其质清稀量多,不渴,短气不足以息,头眩,神疲乏力,食少,形寒,小便数,或遗尿,舌质淡,脉虚弱。

病机分析:本证为肺气虚寒,气不化津,津反为涎而致病。久病阳气耗伤,气不化津,聚而为邪,在肺则涎沫清稀量多,饮邪上犯则头眩;素体气虚则短气不足以息,气不固津则小便数或遗尿,津液不亏则不渴;舌苔脉象皆为阳虚里寒之象。

五、治疗

(一)治疗思路

1.以补肺生津为总则。虚热证,治当生津清热,以润其枯;虚寒证,治当温肺益气而摄涎沫。临床以虚热证为多见,但久延伤气,亦可转为虚寒证。

2.治疗应时刻注意保护津液,重视调理脾肾。脾胃为后天之本,肺金之母,培土有助于生金;肾为气之根,司摄纳,温肾可以助肺纳气,补上制下。

(二)基本治法

1.滋阴清热,润肺生津法

适应证:虚热证。

代表方:麦门冬汤合清燥救肺汤加减。前方润肺生津,降逆下气,用于咳嗽气逆,咽喉干燥不利,咯痰黏浊不爽;后方养阴润燥,清金降火,用于阴虚燥火内盛,干咳痰少,咽痒气逆。

常用药:太子参、甘草、大枣、粳米益气生津,甘缓补中;桑叶、石膏清泄肺经燥热;阿胶、麦冬、胡麻仁滋肺养阴;杏仁、枇杷叶、半夏化痰止咳,下气降逆。

加减:火盛,出现虚烦、咳呛、呕逆者,则去大枣,加竹茹、竹叶清热和胃降逆;咳吐浊黏痰,口干欲饮,则可加天花粉、知母、川贝母清热化痰;津伤甚者加沙参、玉竹以养肺津;潮热加银柴胡、地骨皮以清虚热,退骨蒸。

2.温肺益气法

适应证:虚寒证。

代表方:甘草干姜汤或生姜甘草汤加减。前方甘辛合用,甘以滋液,辛以散寒;后方则以补脾助肺,益气生津为主。

常用药:甘草、干姜温脾肺;人参、大枣、白术、茯苓甘温补脾,益气生津。

加减:肺虚失约,唾沫多而尿频者加煨益智;肾虚不能纳气,喘息,短气者,可配钟乳石、五味子,另吞蛤蚧粉。

(三)复法应用

1.润肺滋肾,止咳化痰法

适应证:肺肾阴虚证。症见咳吐浊唾涎沫,量少难咳,形体消瘦,或痰中带血,或声音不清,甚则呼吸气短,饮食困难易呛,伴手足心热,腰膝酸软,遗精,舌颤,舌痿,舌红少苔,脉细数。

代表方:麦门冬汤合麦味地黄丸加减。前方润肺化痰,用于肺热阴伤咳嗽咯痰黏稠者;后方滋阴益肾,用于肾阴亏虚手足心热,腰膝酸软者。

常用药:麦冬、天花粉、半夏、川贝母润肺止咳化痰;生地、百合、五味子滋肾敛肺。

2.补脾益肺,化痰止咳法

适应证:肺脾气虚证。症见咳吐涎沫无力,痰多稀白,食欲不振,腹胀便溏,疲倦乏力,面色苍白,甚则言语不清,呼吸气短不续,吞咽困难,饮水呛咳,舌淡苔白,脉细弱。

代表方:六君子汤或保元汤加减。

常用药:党参、白术、茯苓、甘草益气健脾;黄芪、肉桂温养肺气;生姜、陈皮、半夏化痰止咳。

3.益气养阴,润肺化痰法

适应证:气阴两虚证。症见干咳无痰或少痰,或有咯血,气短乏力,神疲肢倦,呼吸困难,口干咽燥,舌红少津,脉细数。

代表方:生脉散合贝母瓜蒌散。

常用药:党参(或太子参)、麦冬、五味子益气养阴敛肺;贝母、瓜蒌润肺化痰。

4.补肺益肾,活血化瘀法

适应证:肺肾气虚,痰阻血瘀证。症见咳喘无力,动则尤甚,呼多吸少,腰膝酸软,神疲体倦,胸闷或痛,舌暗有紫斑,舌苔白腻,脉细涩。

代表方:补肺汤、何人饮合血府逐瘀汤。补肺汤补肺益肾,清肃肺气,用于肺肾两虚咳吐黄痰;何人饮益气补肾,活血化痰,用于肾气虚弱,痰瘀互结见动则气喘,舌淡瘀紫者;血府逐瘀汤活血化瘀,调气宽胸,用于胸闷胸痛,舌暗瘀紫者。

常用药:党参、黄芪、五味子益气补肺敛肺;熟地、何首乌补肾益精;赤芍、桃仁、当归、川芎活血化瘀;桔梗、枳壳、柴胡调理气机。

六、预防与调护

肺痿属内伤虚证，病情较重而迁延难愈，如治疗正确，调理适宜，病情稳定改善，可带病延年，或可获愈。如治疗不当，或不注意调摄，则使病情恶化，以致不治。若见张口短气，喉哑声嘶，咯血，皮肤干枯，脉沉涩而急或细数无神者，预后多不良。

预防的重点在于积极治疗咳喘等肺部疾患，防止其向肺痿转变。同时根据个人情况，加强体育锻炼。慎起居，生活规律，视气候随时增减衣服。时邪流行时，尽量减少外出，避免接触患者。

本病治疗时间长，要劝说患者安心养病，不可急躁。注意耐寒锻炼，适应气候变化，增强肺卫功能。戒烟，减少对呼吸道刺激，以利于肺气的恢复。饮食宜甘淡，忌寒凉油腻。居处要清洁，避免烟尘刺激。

（马红霞）

第八节　失音

一、概述

失音是指语声嘶哑，甚则不能发音的病证。《内经》名曰"瘖"或"喑"，后世医家根据发病的机理，称为"喉瘖"，以示与中风舌强、语言謇涩的"舌瘖"有所区别。

本篇讨论的失音是以"喉瘖"为主症的一类疾病。西医学中各种原因引起的急、慢性喉炎，喉头结核，声带创伤，息肉及癔病所引起的失音，可参考本篇内容辨证论治。若其他疾病而兼有失音的，亦可参照本篇治疗。他如妇女在怀孕期而失音者，称为"子瘖"，则属妇科范围。

二、病因病机

形成本病的原因虽有多端，但总的可归纳为外感和内伤两大类。

（一）病因

1.感受外邪

由于风寒外袭，肺气为之壅遏，气机不利，则寒邪凝结于喉，以致喉部气血滞流，脉络阻滞，声户开合不利而为瘖。《千金方》提出："风寒之客于中，滞而不能发，故喑不能言。"如感受风热燥邪，或寒郁化热，肺受热灼，清肃之令不行；或热邪灼津为痰，痰热交阻，窒塞肺气，升降失司，气道不利，亦均可致音声不扬。此外还有因肺有蕴热，复感外寒，寒包热邪，肺气壅闭，失于宣畅而致失音者。

2.久病体虚

慢性疾患，久咳劳嗽，迁延伤正，或因酒色过度，体质不强，以致体虚积损成劳，阴虚肺燥，燥火伤阴，津液被灼，肺失濡养，致声道燥涩，发音不利。或肺肾阴虚，虚火上炎，肺失濡润，而致声瘖。亦有久病阴伤气耗，气阴两虚，鼓动无力而致者。如《古今医统》所云："凡患者久嗽声哑，乃是元气不足，肺气不滋。"

3.情志刺激

此因忧思郁怒,或突受惊恐,而致气机郁闭,声喑不出。情志因素致瘖与内脏功能失调密切相关。

4.其他原因

用声过多、过强,声道损伤,津气被耗;外感疾病,表证未除,误用升补之剂,或过用凉遏之品;食道异物及呼吸道下部异物壅阻;各种外伤及氨气、氯气等有害气体亦可灼伤声道而致失音。

(二)病机

失音一症,可归纳为外感与内伤所致两大类。因感受外邪,阻塞肺窍,而致肺气壅遏,失于宣畅,会厌开合不利,声音嘶哑者,此为金实无声,其病属实。内伤失音,多系肺燥津伤,或肺肾阴虚,精气耗损,咽喉、声道失于滋润,而致发音不利,此为"金破不鸣",其病属虚。一般说来,内伤失音临床表现多以阴虚为主,每可兼有气虚。若属情志致病,郁怒伤肝,肝气侮肺,或悲忧伤肺,肺气郁闭,不能发音者,则为内伤中的实证。

失音的病位,虽属喉咙和声道的局部疾患,病变脏器主要在肺系,但同时与肾密切相关。喉属肺系,肺脉通于会厌,肾脉上系于舌,络于横骨,终于会厌。肺主气,声由气而发,肾藏精,精足则能化气,精气充足则上承于会厌,鼓动声道而出声。若客邪闭肺,或肺肾阴气耗损,会厌受病,声道不利,皆可导致失音。

三、诊断与病证的鉴别

(一)诊断依据

1.本病以声音嘶哑为主症。

2.外感失音一般发病急,病程短,伴有肺卫不和的症状。

3.内伤失音起病缓慢,病程较长,失音呈持续性加重,多有慢性病史。

(二)病证鉴别

失音与喉瘖、舌瘖:喉瘖为喉中声嘶,而舌本运转自如;舌瘖为舌本不能运转言语,而喉咽声音如故,每有眩晕,肢麻病史,或同时伴有口眼歪斜及肢体偏瘫等症。

(三)相关检查

间接喉镜、直接喉镜、纤维喉镜检查有助于原发疾病的诊断。喉功能检查对检查喉的解剖、喉肌功能和功能异常以及早期发现病变均有较大的价值。喉部 X 线检查如 X 线平片、断层片、喉部造影以及 CT 检查,对喉异物、喉狭窄、喉外伤后软骨骨折的诊断很有价值,必要时用 MRI 对观察喉肿瘤的侵犯范围有帮助。

四、辨证

1.实证

(1)风寒证

症状:卒然声音不扬,甚则嘶哑,或兼咽痒、咳嗽、胸闷、鼻塞声重、寒热、头痛等症,舌苔薄白,口不渴,脉浮。

病机分析:风寒犯肺,肺气不宣,气道不利,故卒然声音不扬,甚则音哑、咳嗽、鼻塞;风寒束表,皮毛闭塞,故见头痛,恶寒发热,舌苔薄白,脉浮等表证。

(2)痰热证

症状:声音重浊不扬,咳痰稠黄,喉干或痛,口燥,或有身热,舌苔黄腻,脉滑数。

病机分析:风热犯肺,肺失肃降,痰热交阻,壅塞气道,故发音不扬,声音重浊,咳痰黄稠;热伤肺阴,则喉干或痛;舌苔黄腻,脉滑数,为痰热内盛之象。

(3)气郁证

症状:突然声哑不出,或呈发作性,常因情志郁怒悲忧引发,心烦易怒,胸闷气窒,或觉咽喉梗塞不舒,舌苔薄,脉小弦或涩滞。

病机分析:郁怒伤肝,肝气侮肺,悲忧伤肺,肺气郁闭,而致突然声哑不出;气郁化火则心烦易怒;肝气上逆,肺气不降,夹痰交结,则胸闷气窒,咽中梗塞不舒;脉小弦,或涩滞不畅,是肝郁之候。

2.虚证

(1)肺燥津伤证

症状:音哑,咽痛,喉燥,口干,或兼咳呛、气逆,舌红苔薄,脉小数。

病机分析:燥邪伤肺,津不上承,故喉燥,咽痛,口干;津液内耗,肺气不宣,故咳呛,音哑,气逆;舌红苔薄,脉小数均为肺燥津伤之候。

(2)肺肾阴虚证

症状:音哑,喉燥,日久不愈,兼见干咳,少痰,耳鸣,目眩,腰膝酸软,甚或潮热,盗汗,形体日瘦,舌红苔少,脉细数。

病机分析:久病之后,肺肾阴亏,阴液不能上承,咽喉失于滋润,故音哑,咽干,喉燥;肺失清肃,则干咳少痰;阴虚生内热,则手足心热,盗汗;虚火内扰,心神不安,故夜不安寐;腰为肾之府,肾主骨,肾阴不足,则腰膝酸软,耳鸣,目眩;舌红少苔,脉细数,为阴虚火旺之证。

五、治疗

(一)治疗思路

根据起病的缓急,病程的长短,一般可分为暴瘖、久瘖两类。暴瘖者,卒然而起,多因邪气壅遏,窍闭而失音,其病属实,治当宣散清疏;久瘖者,逐渐形成,多因肺肾阴虚,声道燥涩而失音,或兼肺肾气虚,鼓动无力,治当清润滋养或气阴并补。

(二)基本治法

1.疏风散寒,宣肺利气法

适应证:风寒证。

代表方:三拗汤加味。

常用药:麻黄、苏叶、生姜疏散风寒;杏仁、前胡宣降肺气;桔梗、甘草利咽化痰。

加减:鼻流清涕,头痛者,加白芷、防风,并合射干、蝉衣、胖大海利咽喉,开声音。

2.清肺化痰泄热法

适应证:痰热证。

代表方:清咽宁肺汤加减。

常用药:桑白皮、牛蒡子清肺热;前胡、浙贝母、瓜蒌皮清热化痰;杏仁、枇杷叶宣降肺气;桔梗、甘草、蝉衣、胖大海利咽喉。

加减:痰阻喉中,加僵蚕、射干;内热心烦,酌加石膏、知母、黄芩;口渴咽干,加天花粉、玄参。

3.开郁利肺法

适应证:气郁证。

代表方:小降气汤合柴胡清肝汤加减。前方用于肝郁气逆,气闭为瘖,以理气疏郁为主;后方用于气郁化火,具有清肝散郁的功效,并可兼清肺热。

常用药:柴胡、紫苏梗、乌药、白芍、枳壳、郁金疏肝理气;桔梗、玉蝴蝶利咽开音;丹参、百合养心解郁;厚朴花、绿梅花、白蒺藜、合欢花疏肝解郁;川楝子泻肝降气。

加减:肺气郁闭,胸闷气逆,配苏子、瓜蒌皮降气化痰;咯痰不畅者,加川贝母、黛蛤散润燥化痰;忧思劳心,精神恍惚,失眠多梦者,酌配党参、远志、茯神、石菖蒲、龙齿、柏子仁以安定神志。

4.清肺润燥法

适应证:肺燥津伤证。

代表方:桑杏汤加减。

常用药:桑叶轻宣肺燥;杏仁、桔梗宣降肺气;南沙参、天花粉、梨皮凉润生津;桔梗、甘草、蝉衣、玉蝴蝶利咽喉。

加减:咳呛气逆,加川贝母、炙马兜铃;口咽干燥加麦冬;如兼微寒、身热、鼻塞、头痛等表证,可酌配荆芥、薄荷以疏风透表;口干咽燥,津伤较甚者,加麦冬、天花粉。

5.滋肾养肺法

适应证:肺肾阴虚证。

代表方:百合固金汤加减。

常用药:麦冬、百合养阴生津润肺;生地、玄参滋肾水降虚火;当归、白芍养血滋阴;桔梗、甘草、凤凰衣、玉蝴蝶、蜂蜜利咽喉;诃子肉、胡桃肉敛肺。

加减:如兼见潮热、盗汗、口干、心烦、颧红等火旺证候者,加知母、黄柏;兼有气短、自汗、神疲无力、舌质淡红等气虚证候者,酌加生黄芪、太子参、五味子等。此外,由于用声过度,声道损伤,津气被耗而失音者,主要在于适当休息,控制语言,同时可服黄氏响声丸,或用桔梗、甘草、胖大海等泡茶服。

(三)复法治疗

1.疏散风寒,兼清里热法

适应证:失音属"寒包火"证。症见口渴,咽痛,烦热,气粗,苔薄黄,脉浮数。

代表方:大青龙汤加减。本方可散寒解表,兼清里热,适用于风寒束表,里热炽盛的外寒里热证。

常用药:麻黄、桂枝散寒解表;生石膏、黄芩清泄里热;杏仁、桔梗、射干宣肺化痰利咽;蝉衣、木蝴蝶利喉开音。

2.温肾宣肺法

适应证:素体肾阳亏虚,风寒外袭,太阳少阴两感证。症见卒然声喑,咽痛欲咳而咳不畅,恶寒身热,舌苔白,舌质淡,脉沉迟或弦紧。

代表方:麻黄附子细辛汤。本方温经助阳,散寒解表,适用于阳虚之体复感风寒。

常用药:麻黄辛温宣肺疏表;细辛温经散寒;附子温肾祛寒。

六、预防与调护

对失音患者,除药物治疗外,必须注意避免感冒。少进辛辣、厚味,或暴热饮冷等。因于情志郁怒所致的失音,则当避免精神刺激。如与用声有关者,更需避免过度高声多言,以利恢复。

（马红霞）

第二章　心脑系病证

第一节　胸痹

一、概述

胸痹亦称心痛、胸痹心痛,是指以胸部闷痛、甚则胸痛彻背为主症的病证。其轻者仅感胸闷、心痛、气短,重者则有心痛彻背,背痛彻心。

本篇讨论以胸部闷痛为主要表现的病证。胸痹还常与胃痛、痞满、心悸、真心痛等病证并见,应与之互参。

根据本证的临床特点,主要见于西医学所指的冠状动脉粥样硬化性心脏痛(心绞痛、心肌梗死),此外心包炎、二尖瓣脱垂综合征、病毒性心肌炎、心肌病、慢性肺系疾病等,凡出现胸闷、胸痛、短气等症状者,均可参照本病证内容辨证论治。

二、病因病机

本病证的发生多与寒邪内侵、饮食不调、情志失节、劳倦内伤、年迈体虚等因素有关,其病机有虚实两方面,实为寒凝、血瘀、气滞、痰浊痹阻胸阳,阻滞心脉;虚为气虚、阴伤、阳衰,心脾肝肾亏虚,心脉失养。

(一)病因

1.寒邪内侵

寒主收引,可抑遏阳气,络脉绌急而血行瘀滞,发为本病。《素问·调经论》曰:"寒气积于胸中而不泻,不泻则温气去,寒独留则血凝泣,凝则脉不通。"素体阳衰,胸阳不足,阴寒之邪乘虚侵袭,寒凝气滞,痹阻胸阳,而成胸痹。诚如《医门法律·中寒门》所说:"胸痹心痛,然总因阳虚,故阴得乘之。"《类证治裁·胸痹》也说:"胸痹胸中阳微不运,久则阴乘阳位,而为痹结也。"

2.饮食失调

《素问·经脉别论》曰:"食气入胃,浊气归心,淫精于脉。"如过食肥甘厚味,或嗜烟酒而成癖,以致脾胃损伤,运化失健,聚湿生痰,上犯心胸清旷之区,阻遏心阳,胸阳失展,气机不畅,心脉痹阻,则成胸痹。

3.情志失节

忧思伤脾,脾运失健,津液不布,遂聚为痰。郁怒伤肝,肝失疏泄,肝郁气滞,甚则气郁化火,灼津成痰。无论气滞或痰阻,均可使血行失畅,脉络不利,而致气血瘀滞,或痰瘀交阻,胸阳不运,心脉痹阻,不通则痛,而发胸痹。《杂病源流犀烛·心病源流》曰:"总之七情之由作心痛,七情失调可致气血耗逆,心脉失畅,痹阻不通而发心痛。"

4.劳倦内伤

劳倦伤脾,脾虚运化失健,气血生化乏源,无以濡养心脉,拘急而痛。积劳伤阳,心肾阳微,鼓动无力,胸阳失展,阴寒内侵,血气阻滞,而发胸痹。

5. 年高体虚

本病多见于中、老年人，年过半百，精气自半，先天亏耗，如肾阳虚衰，不能鼓舞五脏之阳，可致心气不足或心阳不振，血脉失于温运，痹阻不畅，发为胸痹；肾阴亏虚，不能濡养五脏之阴，上济于心，致心阴耗伤，心脉失于濡养，而致胸痹。朱丹溪《格致余论》曰："夫老人内虚，脾弱，阴亏，性急……视听言动，皆成废懒，百不如意，怒火易炽。"

（二）病机

胸痹的主要病机为心脉痹阻，病位在心，涉及肝、脾、肾三脏。心主血脉，心病则影响血脉运行，血行瘀滞；肝病疏泄失职，肝气郁结，气血凝滞；脾虚失其健运，聚生痰湿，气血乏源；肾虚藏精失常，肾阴亏损，肾阳虚衰；凡此均可引致心脉痹阻而发胸痹。

胸阳不振或胸阳不足是本病的病理基础。因上焦心肺阳气不足，阴寒、痰浊、瘀血等邪易侵，进而痹阻胸阳，心痛乃作。

病理性质为本虚标实，虚实夹杂。其本虚有气虚、阴伤、阳衰，及阴损及阳、阳损及阴，而表现气阴两虚、阴阳两虚，甚至阳衰阴竭，心阳外越；标实为瘀血、寒凝、痰浊、气滞，且又可相互为病，如气滞血瘀、寒凝气滞、痰瘀交阻等。

胸痹发展趋势，由标及本，由轻转剧，轻者多为胸阳不振，阴寒之邪上乘，阻滞气机，临床表现为胸中气塞，短气。重者则为痰瘀交阻，壅塞胸中，气机痹阻，临床表现为不得卧，心痛彻背。同时亦有缓作与急发之异，缓作者，渐进而为，日积月累，始则偶感心胸不舒，继而心痛痛作，发作日频，甚则心胸后背牵引作痛。急作者，可素无不舒之感，或许久不发，因感寒、劳倦、七情所伤等诱因而卒然心痛欲窒，甚则可出现"旦发夕死，夕发旦死"的危候。

胸痹病机转化可因实致虚，亦可因虚致实。因实致虚者，或痰踞心胸，胸阳痹阻，病延日久，耗气伤阳，向心气不足证转化；或阴寒凝结，气失温煦，伤人阳气，病向心阳虚衰转化；或瘀阻脉络，血行滞涩，瘀血不去，新血不生，心血亏耗。因虚而致实者，或心气不足，鼓动无力，瘀血内生；或心肾阴虚，津不化气，水亏火炎，炼液为痰；或心阳虚衰，阴阳并损，阳虚生外寒，寒痰凝络。

三、诊断与病证鉴别

（一）诊断依据

1. 膻中或心前区憋闷疼痛，甚则痛彻左肩背、咽喉、胃脘部、左上臂内侧等部位，呈反复发作性或持续不解，常伴有心悸、气短、自汗，甚则喘息不得卧。

2. 胸闷胸痛一般数秒、数分钟到几十分钟，可自行缓解。严重者疼痛剧烈，持续不解，汗出肢冷，面色苍白，唇甲青紫，心跳加快，或心律失常等。

3. 多见于中年以上，常因操劳过度，抑郁恼怒或多饮暴食，感受寒冷而诱发。

（二）病证鉴别

1. 悬饮

悬饮、胸痹均有胸痛，但胸痹为当胸闷痛，并可向左肩或左臂内侧等部位放射，常因受寒、饱餐、情绪激动，劳累而突然发作，历时短暂，休息或用药后得以缓解。悬饮为胸胁胀痛，持续不解，多伴有咳唾、转侧、呼吸时疼痛加重，肋间饱满，并有咳嗽、咯痰等肺系证候。

2. 胃脘痛

心在脘上，脘在心下，因其部位相近，故有胃脘当心而痛之称，而胸痹不典型者，其疼痛可在胃脘部，极易混淆。但胸痹常以闷痛为主，疼痛程度一般较剧烈，多伴有心慌、气短，为时短暂，休息可缓解。胃脘痛与饮食相关，以胀痛为主，局部常有压痛，持续时间较长，常伴有泛酸、嘈杂、嗳气等胃部证候。

3. 真心痛

真心痛乃胸痹的危重证，症见心痛剧烈，甚则持续不解，伴有汗出、肢冷、面白、唇紫、手足青至节，脉微或结代等，病发突然，病情凶险，变化多端，如处理不当，可危及生命，预后不佳。

(三)相关检查

根据心电图 ST 段或(和)T 波的异常变化来反映心肌缺血的部位及程度，同时根据相应导联所出现病理性 Q 波及 ST 段抬高的表现，来确定心肌梗死的部位。必要时，可选用双倍二级梯运动试验、踏车运动试验、活动平板运动试验等心电图负荷试验，有助于心肌缺血的诊断和评价治疗效果。心脏超声心动图检查，依据节段性心肌动力学异常改变，亦可间接反映心肌缺血部位及程度，同时可作为其他心脏疾病如心肌炎、心肌病、心脏瓣膜病等的鉴别诊断。动态心电图监测观察心肌缺血发作时 ST 段和 T 波改变，有助于诊断、观察药物治疗作用及有无心律失常。放射性核素检查，以^{201}TL、^{99m}Tc 等静脉注射作心肌显像，估测心肌缺血的灌注缺损，来判断冠状动脉狭窄程度。冠状动脉造影及左室造影是胸痹诊断的有力依据，可确定冠状动脉狭窄或阻塞的部位与范围，是否存在室壁运动异常或室壁瘤形成等，为冠状动脉手术前的必备检查。他如眼底检查、心肌酶谱分析、血脂分析、血液流变学检查、血小板功能检查及胸部 X 线摄片等均有助于胸痹的诊断和预后判断。

四、辨证

1. 心血瘀阻证

症状：心胸疼痛剧烈，如刺如绞，痛有定处，甚则心痛彻背，背痛彻心，或痛引肩背，胸闷，舌质暗红，或紫暗，有瘀斑，舌下瘀筋，苔薄，脉涩或结、代、促。

病机分析：本证为瘀血阻滞心胸，络脉运行失畅。瘀血内停，心脉不通，故见胸部刺痛，痛处固定不移，甚则心痛彻背，背痛彻心，或痛引肩背；血瘀阻滞则气行不畅，故见胸闷；舌质紫暗，脉象沉涩，均为瘀血内停之候。

2. 气滞心胸证

症状：心胸满闷不适，隐痛阵发，痛无定处，时欲太息，情绪波动时容易诱发或加重，或兼有脘腹胀闷，得嗳气或矢气则舒，苔薄或薄腻，脉细弦。

病机分析：本证为气机郁滞，气病及血，心血失运，不通则痛。情志抑郁，气滞心胸，血脉不和，故胸闷隐痛，时欲太息，脉弦，情绪波动时容易诱发或加重；气性走窜，故痛无定处；木郁克土，脾胃失和，则脘腹胀闷，得嗳气或矢气则舒。

3. 痰浊闭阻证

症状：胸闷重而心痛微，痰多气短，肢体沉重，形体肥胖，遇阴雨天而易发作或加重，伴有倦怠乏力，纳呆便溏，咯吐痰涎，舌体胖大且边有齿痕，苔浊腻或白滑，脉滑。

病机分析：本证为痰浊阻滞脉道，血行不畅，不通则痛。痰浊盘踞，阻滞脉络，胸阳失展，故胸闷如窒而痛，痛引肩背；气机闭阻不畅，故见气短喘促；脾主四肢，痰浊困脾，脾气不运，故肢体沉重，形体肥胖；痰多，苔浊腻，脉滑，均为痰浊壅阻之候。

4. 寒凝心脉证

症状:卒然心痛如绞,或心痛彻背,背痛彻心,喘不得卧,或感寒痛甚,心悸气短,形寒肢冷,冷汗自出,常因气候骤冷或感寒而发病或加重,苔薄白,脉沉紧或沉细。

病机分析:诸阳受气于胸中,心阳不振,复受寒邪,以致阴寒盛于心胸,寒凝心脉,营血运行失畅,发为本证。心脉不通,故心痛彻背;寒为阴邪,本为心阳不振之体,感寒则阴寒益甚,而心痛易发;心失所养,故心悸不宁;苔白脉紧为阴寒之候。

5.心气不足证

症状:心胸阵阵隐痛,胸闷气短,动则益甚,心中动悸,倦怠乏力,神疲懒言,面色㿠白,或易出汗,舌质淡红,舌体胖且边有齿痕,苔薄白,脉细缓或结代。

病机分析:本证为心气虚弱,运血无力,不通则痛。思虑伤神,劳心过度,损伤心气,气为血帅,心气不足,胸阳不振,则鼓动无力,血滞心脉,故发心痛,胸闷短气,喘息等症。

6.心肾阴虚证

症状:心痛憋闷,心悸盗汗,虚烦不寐,腰酸膝软,头晕耳鸣,口干便秘,舌红少津,舌红或有紫斑,脉细带数或细涩。

病机分析:病延日久,心肾阴虚,不能充润营养五脏。气血失畅,瘀滞痹阻,故见胸闷且痛;心阴亏虚,故见心悸盗汗,心烦不寐,肾阴亏虚,故见耳鸣,腰酸膝软;水不涵木,肝阳偏亢,故见头晕;舌红或有紫斑,脉细带数或细涩,均为阴血亏虚,心血瘀阻之证。

7.心阳虚衰证

症状:心悸而痛,胸闷气短,自汗,动则更甚,面色㿠白,神倦怯寒,四肢欠温或肿胀,舌质淡胖,边有齿痕,苔白或腻,脉沉细迟。

病机分析:素体阳气不足,或心气不足发展为心阳亏虚,或寒湿饮邪损伤心阳。心阳亏虚,失于温煦鼓动,故心悸动而胸闷,神倦气短,脉虚细迟或结代;阳虚则生内寒,寒凝心脉,不通则痛,故见心痛,遇冷加剧;阳气不达于四肢,不充于肌表,故四肢不温而畏寒。

五、治疗

(一)治疗思路

胸痹的治疗应先治其标,后治其本;先祛邪,后扶正;必要时可根据虚实标本的主次,兼顾同治。标实者针对气滞、血瘀、寒凝、痰浊而疏理气机、活血化瘀、辛温通阳、泄浊豁痰,尤重活血通脉治法;本虚应权衡心脏阴阳气血之不足,有无兼见肝、脾、肾等脏之亏虚,补气温阳、滋阴益肾,纠正脏腑之偏衰,尤其重视补益心气之不足。在胸痹的治疗中,必须辨清证候之重危顺逆,一旦,发现脱证之先兆,必须尽早投用益气固脱之品,或采用中西医结合治疗。

(二)基本治法

1.活血化瘀,通脉止痛法

适应证:心血瘀阻证。

代表方:血府逐瘀汤加减。本方祛瘀通脉,行气止痛,用于胸中瘀阻,血行不畅,心胸疼痛,痛有定处,胸闷心悸之胸痹。

常用药:桃仁、红花、川芎、赤芍、牛膝活血祛瘀而通血脉;柴胡、桔梗、枳壳、甘草调气疏肝;当归、生地补血调肝,活血而不耗血,理气而不伤阴。

加减:兼寒者,可加细辛、桂枝等温通散寒;兼气滞者,可加沉香、檀香辛香理气止痛;兼气虚者,加黄芪、党参、白术等补中益气;瘀血痹阻较重,胸痛剧烈者,可加乳香、没药、郁金、延胡索、降香、丹参等加强活血理气止痛的作用。

2. 疏调气机,和血舒脉法

适应证:气滞心胸证。

代表方:柴胡疏肝散加减。本方疏肝理气,适用于肝气抑郁,气滞上焦,胸阳失展,血脉失和之胸胁疼痛等症。

常用药:柴胡、香附、檀香、枳壳疏肝行气解郁;川芎、降香、延胡索活血行气止痛;白芍与甘草同用而缓急舒脉止痛。

加减:兼有脘胀、嗳气、纳少等脾虚气滞的表现,可用逍遥散疏肝行气,理脾和血;气郁日久化热,心烦易怒,口干,便秘,舌红苔黄,脉数者,用丹栀逍遥散疏肝清热;胸闷心痛明显,为气滞血瘀之象,可合用失笑散,以增强活血行瘀、散结止痛之作用。

3. 通阳泄浊,豁痰开结法

适应证:痰浊闭阻证。

代表方:瓜蒌薤白半夏汤合涤痰汤加减。两方均能温通豁痰,前方偏于温阳行气,用于痰阻气滞,胸阳痹阻者;后方偏于健脾益气,豁痰开窍,用于脾虚失运,痰阻心脉证。

常用药:瓜蒌、薤白宣痹化痰,行气止痛;制半夏、陈南星燥湿化痰;枳实、陈皮行气滞,破痰结;石菖蒲化浊开窍;桂枝通阳化气通脉;干姜温中化饮,散寒止痛。

加减:痰黏稠,色黄,大便干,苔黄腻,脉滑数,为痰浊郁而化热之象,用黄连温胆汤加竹茹以清热化痰;痰与瘀血互结为患者,常配伍郁金、川芎理气活血,化瘀通脉;痰浊闭塞心脉,卒然剧痛,可用苏合香丸芳香温通止痛;因于痰热闭塞心脉者用猴枣散,清热化痰,开窍镇惊止痛。

4. 辛温散寒,宣通心阳法

代表方:枳实薤白桂枝汤合当归四逆汤加减。两方皆能辛温散寒,助阳通脉。前方重在通阳理气,用于胸痹阴寒证,见心中痞满,胸闷气短者;后方以温经散寒为主,用于血虚寒厥证,见胸痛如绞,手足不温,冷汗自出,脉沉细者。

常用药:桂枝、细辛温散寒邪,通阳止痛;当归、芍药养血活血;芍药、甘草缓急止痛;通草通利血脉;大枣健脾益气;瓜蒌薤白通阳开痹;延胡索、郁金活血理气定痛。

加减:疼痛剧烈,心痛彻背,背痛彻心,痛无休止,伴有身寒肢冷,气短喘息,脉沉紧或沉微者,为阴寒极盛之胸痹心痛重症,治以温阳逐寒止痛,方用乌头赤石脂丸、苏合丸或冠心苏合丸,以芳香化浊,理气温通开窍,发作时可含化以使疼痛迅速缓解。疼痛不著,伴神疲、乏力,此乃阳虚之象,宜配合温补阳气之剂,药如仙灵脾、仙茅、山萸肉等。

5. 补养心气,鼓动心脉法

适应证:心气不足证。

代表方:保元汤加减。

常用药:人参、黄芪、甘草大补元气,扶助心气;肉桂辛热补阳,温通血脉,补少火而生气,或以桂枝易肉桂,有通阳行瘀之功;生姜温中;丹参、当归养血活血;麦冬、玉竹、黄精等以益气养阴。

加减:兼见心悸气短,头昏乏力,胸闷隐痛,口燥咽干,心烦失眠,舌红或有齿痕者,为气阴两虚,可用养心汤以养心宁神。

6. 滋阴清火,养心和络法

适应证:心肾阴虚证。

代表方:天王补心丹合加减复脉汤。两方均为滋阴养心之剂,前方以养心安神为主,治疗心肾两虚,阴虚血少者;后方以滋阴益气复脉见长,主要用于血虚气弱,心动悸,脉结代。

常用药:生地、玄参、天冬、麦冬滋水养阴,以泻虚火;人参、炙甘草、茯苓补益心气;柏子仁、酸枣仁、五味子、远志交通心肾,养心安神;丹参、当归、芍药、阿胶滋养心血,而通心脉。

加减:阴不敛阳,虚火内扰心神,虚烦不寐,舌尖红少津者,可用酸枣仁汤清热除烦以养血安神;兼见风阳上扰,加用珍珠母、灵磁石、石决明、琥珀等重镇潜阳之品,若不效,再予黄连阿胶汤,滋阴清火,宁心安神;心肾阴虚,兼见头晕目眩,腰酸膝软,遗精盗汗,心悸不宁,口燥咽干,用左归饮以滋阴补肾,填精益髓,补而无泻之剂。

7.温补阳气,振奋心阳法

适应证:心阳虚衰证。

代表方:参附汤合桂枝甘草汤。两方均能补益心气,前方大补元气,温补真阳;后方温阳化气,振奋心阳。

常用药:人参大补元气;附子温补真阳;桂枝振奋心阳;炙甘草益气通脉。

适应证:寒凝心脉证。

加减:心肾阳虚,兼见腰膝酸软,小便清长,可合用肾气丸,从阴引阳,温补心肾而消阴翳;若肾阳虚衰,不能制水,水饮上凌心肺,症见水肿,喘促,心悸,用真武汤,以温暖脾肾,敛阴和阳,化气行水,可加汉防己、猪苓、车前子温肾阳而化水饮;心肾阳虚,虚阳欲脱厥逆者,用四逆加人参汤,温阳益气,回阳救逆,或参附注射液40～60mL加入5%葡萄糖注射液250～500mL中静脉滴注。

(三)复法应用

1.益气滋阴,活血通络法

适应证:气阴两虚,血行失畅证。

代表方:生脉散合桃红四物汤加减。前方主要益心气,敛心阴,适用于心气不足,心阴亏耗者;后方养血活血,适用于心血不足,心血瘀阻等。

常用药:人参、黄芪大补元气,通经利脉;麦冬、玉竹滋养心阴;五味子收敛心气;丹参、当归养血活血;桃仁、红花、川芎、赤芍活血祛瘀通脉。

加减:兼有气滞者可加荜茇、徐长卿以行气止痛;血瘀明显者,可加降香、失笑散以加强活血祛瘀作用;兼见痰浊之象者可合用茯苓、白术、制半夏以健脾化痰;兼见失眠者,可用柏子仁、酸枣仁收敛心气,养心安神。

2.活血祛瘀,化痰开结法

适应证:痰瘀互阻证。

代表方:血府逐瘀汤合瓜蒌薤白半夏汤加减。前方主要活血祛瘀,行气止痛,主要适用于瘀血阻滞证;后方通阳泄浊,豁痰开结,主要适用于痰湿阻滞证。

常用药:桃仁、红花、川芎、赤芍、牛膝活血祛瘀;瓜蒌、薤白宣痹化痰,宽胸散结;制半夏燥湿化痰;石菖蒲化浊开窍;枳壳、陈皮行气滞,破痰结。

加减:兼有气虚者,加党参、黄芪以补气;兼有血虚者,加熟地、当归以补血;瘀血重者,加三棱、莪术,或加虫类药如全蝎、蜈蚣;痰浊明显者,加陈南星、白蔻仁化痰泄浊;疼痛明显者,加延胡索、郁金活血止痛。

六、预防与调护

调摄精神,避免情绪波动,保持心情平静愉快。生活起居有常,寒温适宜。本病的诱发或发生与气候异常变化有关,故应注意避免感受寒冷。饮食宜清淡低盐,禁烟限酒。劳逸结合,适度活动。发作期患者应立即卧床休息,缓解期要注意适当休息,保证充足的睡眠。

加强护理及监护。胸痹具有反复发作、发作时止的特点,急性发病时应让患者卧床休息,立即给予速效止痛药物,并加强巡视,密切观察舌脉、体温、呼吸、血压及精神神志变化,必要时给予吸氧、心电监护及保持静脉通道;并准备好各种抢救设备及药物。

(彭小菊)

第二节　心悸

一、概述

心悸是指患者自觉心中悸动,惊惕不安,甚则不能自主,或见脉象迟、数、参伍不调的一种病证。心悸包括惊悸、怔忡两大类,病情较轻者为惊悸,病情较重者为怔忡。临床有的呈阵发性,有的呈持续性。一般每因情志因素、劳累过度而诱发或加重,且常伴有失眠、健忘、胸闷、胸痛、眩晕、耳鸣等症。

本篇讨论以心悸为主要表现的病证,根据本病的临床特点,西医学中各种原因引起的心律失常,如心动过速、心动过缓、期前收缩、心房颤动或扑动、房室传导阻滞、病态窦房结综合征、预激综合征以及心功能不全、心肌炎、一部分神经官能症等,如以心悸为主要临床表现者,均可参照本病辨证论治,同时结合辨病处理。

二、病因病机

心悸的发生多因感受外邪、七情所伤、饮食失节、体虚劳倦等,以致气血阴阳亏损,心神失养,心主不安,或痰、饮、火、瘀阻滞心脉,扰乱心神。

(一)病因

1.感受外邪

风、寒、湿三气杂至,合而为痹。痹证日久,复感外邪,内舍于心,痹阻心脉,心血运行受阻,发为心悸。或风寒湿热之邪,由血脉内侵于心,耗伤心气心阴,亦可引起心悸。如《素问·痹论》指出:"脉痹不已,复感于邪,内舍于心。"温病、疫毒均可灼伤营阴,心失所养,或邪毒内扰心神,如春温、风温、暑温、白喉、梅毒等病,往往伴见心悸。

2.七情所伤

平素心虚胆怯,突遇惊恐,忤犯心神,心神动摇,不能自主而心悸。如《素问·举痛论》所说:"惊则心无所倚,神无所归,虑无所定,故气乱矣。"《济生方·惊悸论治》指出:"惊悸者,心虚胆怯之所致也。"长期忧思不解,心气郁结,阴血暗耗,不能养心而心悸;或化火生痰,痰火扰心,心神失宁而心悸。此外,大怒伤肝,大恐伤肾,怒则气逆,恐则精却,阴虚于下,火逆于上,动撼心神亦可发为惊悸。

3.饮食失节

嗜食膏粱厚味,煎炸油腻,蕴热化火生痰,或伤脾而滋生痰浊,痰火扰心而致心悸。如唐容川《血证论》指出:"痰入心中,阻其正气,是以心跳不安。"《医学正传》曰:"肥人因痰火而心惕然跳动惊起。"《丹溪心法》亦指出:"心悸时发时止者,痰因火动。"

4.体虚劳倦

禀赋不足,素体虚弱,或久病失养,劳欲过度,而致脏腑虚损,气血阴阳不足,心失所养,心神不藏,发为心悸。《伤寒明理论》曰:"其气虚者,由阳气内弱,心下空虚,正气内动而悸也。"《丹溪心法》指出:"人之所主者心,心之所养者血,心血一虚,神气不守,此惊悸之所肇端。"阳气亏虚,气化失利,水液运化失调,停聚为饮,饮邪上犯,心阳被抑,亦可引发心悸。

(二)病机

心悸的病因虽有上述诸端,然病机不外乎气血阴阳亏虚,心失所养,或邪扰心神,心神不宁。

心悸的病位主要在心,由于心神失养或不宁,引起心神动摇从而悸动不安。但其发病与肝、肾、脾、肺四脏的功能失调亦密切相关。如肝气郁滞,气滞血瘀,或气郁化火,火邪伤阴,阴虚阳亢,致使心脉不畅,或心神受扰,引起心悸。肺气亏虚,不能助心治节以"朝百脉",心脉运行不畅则心悸不安。脾不生血,心血不足,心神失养则动悸;或脾失健运,痰湿内生,扰动心神。肾阴不足,不能上济心火,肾阳亏虚,心阳失于温煦,均可发为心悸。肺、脾、肾三脏功能失调,水湿运化失常而致水饮内停,饮邪上犯亦可致悸。

心悸的病理性质主要有虚实两方面。虚者为气、血、阴、阳亏虚,使心失滋养,而致心悸;实者多由痰火扰心、水饮上凌或心血瘀阻,气血运行不畅所致。虚实之间可以相互夹杂或转化。实证日久,病邪伤正,可分别兼见气、血、阴、阳之亏损,而虚证也可因虚致实,兼见实证表现。临床上阴虚者常兼火盛或痰热;阳虚者易夹水饮、痰湿;气血不足者,易兼气血瘀滞。

总之,本病为本虚标实之证,其本为气血不足、阴阳亏损,其标为气滞、血瘀、痰火、水饮。

三、诊断与病证鉴别

(一)诊断依据

1.常由情志刺激如惊恐、紧张,及劳倦、饮酒、饱食等因素而诱发。

2.觉心搏异常,或快速,或缓慢,或跳动过重,或忽跳忽止,呈阵发性或持续不解,神情紧张,心慌不安,不能自主。

3.伴有胸闷不舒,易激动,心烦寐差,颤抖乏力,头晕等症。中老年患者,可伴有心胸疼痛,甚则喘促,汗出肢冷,或见晕厥。

4.可见数、促、结、代、缓、沉、迟等脉象。

(二)病证鉴别

1.奔豚

奔豚发作之时,自觉胸中躁动不安,由气自小腹上冲咽喉。《难经·五十六难》曰:"发于小腹,上至心下,若豚状,或上或下无时。"《金匮要略·奔豚气病脉证并治》指出:"奔豚气从小腹起,上冲咽喉,发作欲死,复还止,皆从惊恐得之。"其鉴别要点为:心悸属于心中剧烈跳动,发自于心;而奔豚乃上下冲逆,发自小腹,其状如豚。

2.卑惵

卑惵与怔忡相似,如《杂病源流犀烛》曰:"卑惵,心血不足病也,与怔忡病一类,其症胸中痞塞,不能饮食,如痴如醉,心中常有所歉,爱居暗室,或倚门后,见人则惊避。"怔忡亦胸中不适,心中常有所怯,与卑谍的鉴别在于卑谍之胸中不适由于痞塞,而怔忡缘于心悸,有时坐卧不安,并不避人。另外,卑谍一般无促、结、代、疾、迟等脉象出现。

（三）相关检查

心悸患者应进行心电图检查。心电图是检测心律失常有效、可靠、方便的手段,可区分快速性心律失常和缓慢性心律失常;识别过早搏动及心动过速的性质,如房性早搏、结性早搏、室性早搏、窦性心动过速、阵发性室上性心动过速、室性心动过速等;判断Ⅰ度、Ⅱ度、Ⅲ度房室传导阻滞,心房扑动与心房颤动,心室扑动与心室颤动,病态窦房结综合征及预激综合征等。必要时应用24小时动态心电图监测。食道心房调搏、阿托品试验,对评价窦房结功能,诊断病态窦房结综合征有重要意义。心室晚电位检测判断缺血性心脏病及心肌梗死后恶性心律失常与猝死有一定价值。临床应当配合测量血压、X线全胸摄片、心脏超声检查等更有助于明确诊断。

四、辨证

（一）心虚胆怯证

症状:心悸,善惊易恐,坐卧不安,少寐多梦,恶闻声响,舌苔薄白,脉象动数或结代。

病机分析:本证乃气血亏损,心虚胆怯,心神失养,神摇不安所为。心虚则神摇不安,胆怯则善惊易恐;惊则气乱,心神不能自主,故坐卧不安;心虚不能藏神,则心中惕惕,少寐多梦,恶闻声响;脉象动数或结代为心神不安,气血逆乱之象。

（二）心血不足证

症状:心悸头晕,面色无华,倦怠无力,少寐多梦,舌质淡红,舌苔薄白,脉沉细或结代。

病机分析:本证因心血亏耗,心失所养,心神不宁而致。心主血脉,其华在面,心血亏虚,故面色无华;心血不足,不能养心,故心悸;血虚不能上荣于脑,脑失所养而头晕;心血虚不能藏神,故少寐多梦;"血为气之母",血亏气虚,故倦怠乏力;舌为心之苗,心血不足,故舌质淡红;心主血脉,心血亏虚,血脉不能充盈,故脉沉细或结代。

（三）阴虚火旺证

症状:心悸失眠,五心烦热,口干口渴,盗汗,伴腰膝酸软,头晕耳鸣,舌红少苔,脉细数。

病机分析:肝肾阴亏,水不济火,以致心火内动,扰动心神,心神不安,故心悸失眠,五心烦热;虚火耗津而口干口渴;阴虚内热迫津外泄则盗汗;阴亏于下,故见腰膝酸软;阳亢于上,则见头晕耳鸣;污质红少苔,脉细数为肝肾阴虚之征。

（四）心阳不振证

症状:心悸不安,胸闷气短,或胸痛,面色苍白,形寒肢冷,舌质淡,苔薄白,脉沉迟或结代。

病机分析:本证为心阳虚衰,无以温养心神。久病体虚,损伤心阳,心失温养,故心悸不安;胸中阳气不足,阴寒之邪侵犯阳位,或阳虚血滞,故见胸闷气短或胸痛;心阳虚衰,血运迟缓,故面色苍白;肢体失于温煦,故形寒肢冷;舌质淡,苔薄白,脉沉迟或结代,均为心阳不足,鼓动无力,阳虚内寒之象。

（五）心气不足证

症状:心悸怔忡,因事烦扰即易触发,神疲无力,自汗懒言,面色无华,头昏头晕,舌质淡,舌苔白,脉细弱或迟缓。

病机分析:本证因心气不足,运血无力,心失所养而致。心气虚,心神无依,故心悸怔忡,因事烦扰即易触发;心气不足,气血失调,血不上荣,故神疲无力,自汗懒言,面色无华,头昏头晕;舌淡苔白,脉细弱或迟缓,俱为心气不足,气血亏虚之象。

(六)水饮凌心证

症状:心悸眩晕,胸脘痞满,形寒肢冷,小便短少,或下肢水肿,渴不欲饮,恶心吐涎,舌胖,苔白滑,脉弦滑或促。

病机分析:本证乃脾肾阳虚,水饮内停,上凌于心,扰乱心神而成。水为阴邪,赖阳气化之,今阳虚不能化水,水饮内停,上凌于心,故见心悸;阳气亏虚,不能温养四肢肌肤,故形寒肢冷;水饮内阻,清阳不升,则见眩晕;水饮内停,气机不利,故胸脘痞满;水液内停,气化不利,故渴不欲饮,小便短少,或下肢水肿;饮邪上逆,则恶心吐涎;舌胖,苔白滑,脉弦滑或促,均为水饮内停,阳气亏虚之象。

(七)痰火扰心证

症状:心悸烦躁,胸闷痰多,恶心腹胀,口苦不寐,舌红,舌苔黄腻,脉滑数或结代。

病机分析:痰浊内阻,郁而化火,火邪扰心,故心悸烦躁;痰浊阻滞,上焦之气机不得宣畅,故胸闷;中焦气机不畅则腹胀;痰浊中阻,胃失和降,故恶心痰多;心火亢盛则口苦不寐;舌红,苔黄腻,脉滑数或结代,为痰火扰心之候。

(八)气滞血瘀证

症状:心悸怔忡,胸闷胁胀,心痛时作,急躁易怒,或脘腹胀满,嗳气,舌质紫暗或有瘀斑,脉涩或结代。

病机分析:本证由于气滞血瘀,心脉瘀阻,心阳被遏,心失所养而致。心主血脉,肝主疏泄,心血的正常运行需依赖肝的疏泄功能的维持,肝气郁滞,气滞则血瘀。心血瘀阻,心失所养,故心悸怔忡;肝气犯胃,故见脘腹胀满,嗳气;肝气不舒则急躁易怒,胸闷胁胀;心血瘀阻,则心痛时作;舌质紫暗或有瘀斑,脉涩或结代,为气滞血瘀之象。

五、治疗

(一)治疗思路

心悸的治疗应分虚实。虚证分别予以补气、养血、滋阴、温阳;实证则应祛痰、化饮、清火、化瘀。但本病以虚实错杂为多见,且虚实的主次、缓急各有不同,故治当相应兼顾。同时,由于心悸以心神不宁为其病理特点,故应酌情配合宁心安神之法。

(二)基本治法

1.益气养心,镇惊安神法

适应证:心虚胆怯证。

代表方:安神定志丸加减。本方安神定志,益气养心,用于惊恐不安、睡卧不宁。

常用药:人参、炙甘草补益心气;朱砂、龙齿、龙骨、琥珀镇惊安神;茯神、石菖蒲、远志安神定志。

加减:若见气短乏力,头晕目眩,动则为甚,静则悸缓,则重用人参,加黄芪以加强益气之功;兼见心阳不振,用肉桂易桂枝,加附子,以温通心阳;兼心血不足,加阿胶、首乌、龙眼肉以滋养心血;兼心气郁结,心悸烦闷,精神抑郁,加柴胡、郁金、合欢皮、绿萼梅以疏肝解郁;气虚夹湿,加泽泻,重用白术、茯苓益气化湿;气虚夹瘀,加丹参、川芎、红花、郁金活血化瘀。

2. 补血益气,养心安神法

适应证:心血不足证。

代表方:归脾汤加减。本方健脾养心,益气补血,用于心脾两虚,气血不足而致之心悸。

常用药:当归、白芍、阿胶、龙眼肉补养心血;黄芪、人参、白术、炙甘草益气健脾以生血;茯神、远志、酸枣仁宁心安神;木香理气醒脾,使补而不滞。

加减:兼阳虚而肢冷,加附子、桂枝温补心阳;兼阴虚,重用麦冬、地黄、阿胶,加沙参、玉竹、石斛滋养心阴;纳呆腹胀,加陈皮、麦芽、神曲、山楂、鸡内金、枳壳健脾助运;失眠多梦,加合欢皮、夜交藤、五味子、柏子仁、莲子心等养心安神。若热病后期损及心阴而心悸者,以生脉散加减,有益气养阴补心之功。血虚有热者,加黄连、黄柏清热泻火。

3. 滋阴清火,清心安神法

适应证:阴虚火旺证。

代表方:天王补心丹或朱砂安神丸加减。两方均能滋心阴而安心神,但前方偏重于滋心阴,后方偏重于清心火。

常用药:天冬、麦冬、生地、玄参滋养心阴;当归、丹参补血养心;人参、茯苓、五味子补益心气;朱砂、远志、柏子仁宁心安神;黄连、栀子、莲子心清心泻火。

加减:肾阴亏虚,虚火妄动,遗精腰酸者,加龟板、熟地、知母、黄柏滋阴清热;阴虚兼有瘀热者,加赤芍、丹皮、桃仁、红花、郁金等清热凉血,活血化瘀;阴虚兼有气虚,加入参、麦冬、五味子益气养阴。

4. 温补心阳,安神定悸法

适应证:心阳不振证。

代表方:参附汤合桂枝甘草龙骨牡蛎汤加减。前方益气温阳,用于心悸气怯,汗出肢冷;后方温通心阳,镇心安神,用于心阳虚衰之心悸、怔忡。

常用药:桂枝、甘草、人参、黄芪、附子益心气,温心阳;生龙骨、生牡蛎安神定悸。

加减:形寒肢冷者,重用人参、黄芪、附子、肉桂温阳散寒;大汗者重用人参、黄芪、煅龙骨、煅牡蛎、山萸肉益气敛汗,或用独参汤煎服;兼见水饮内停者,加葶苈子、五加皮、车前子、泽泻等化水利饮;夹瘀血者,加丹参、赤芍、川芎、桃仁、红花;兼见阴伤者,加麦冬、枸杞子、玉竹、五味子;若心阳不振,以致心动过缓者,酌加炙麻黄、补骨脂,重用桂枝以温通心阳。若病情严重,汗出肢冷,面青唇紫,喘不得卧者,急用参附龙牡汤,加服黑锡丹以回阳救逆。

5. 养心益气,安神定悸法

适应证:心气不足证。

代表方:四君子汤加减。本方甘温益气,健脾扶中,用于心气不足之心悸、怔忡。

常用药:人参、茯苓、白术、黄芪健脾益气;甘草甘温益气,补中和胃;丹参、红花、川芎活血通脉。

加减:若合并心血不足者,加熟地、阿胶补血养心;兼心气郁结,见心悸烦闷,精神抑郁,胸胁时痛者,加柴胡、郁金、合欢皮、绿萼梅疏肝解郁。

6. 温化水饮,宁心定悸法

适应证:水饮凌心证。

代表方:苓桂术甘汤加减。本方健脾利湿,温化水饮,用于水饮凌心之胸胁胀满、眩晕心悸。

常用药:茯苓、猪苓、葶苈子、泽泻淡渗利水;桂枝、炙甘草通阳化气;白术健脾祛湿。

加减:兼见恶心呕吐,加半夏、陈皮、生姜以和胃降逆;兼见肺气不宣,肺有水湿,咳喘,胸闷者,加杏仁、前胡、桔梗以宣肺,葶苈子、五加皮、防己以泻肺利水;兼见瘀血者,加当归、川芎、益母草活血化瘀;尿少肢肿,加车前子、冬瓜皮利水消肿。

7.清热化痰,宁心安神法

适应证:痰火扰心证。

代表方:黄连温胆汤加减。本方清心降火,化痰安中,用于痰火内扰之心烦失眠、心悸眩晕。

常用药:黄连、黄芩苦寒泻火,清心除烦;半夏和胃降逆,燥湿化痰;陈皮理气和胃,化湿祛痰;竹茹涤痰开郁,清热化痰;枳实下气行痰;甘草和中。

加减:痰热互结,大便秘结者,加生大黄清热通腑;心悸重者,加珍珠母、石决明、磁石重镇安神;火郁伤阴,加麦冬、玉竹、天冬、生地养阴清热;兼见脾虚者加党参、白术、谷麦芽、砂仁益气醒脾;若胸闷痰多,加瓜蒌、贝母宽胸化痰。

8.理气活血,通脉定悸法

适应证:气滞血瘀证。

代表方:柴胡疏肝散或血府逐瘀汤加减。两方均能理气活血,但前方偏于疏肝理气,后方偏于活血化瘀。

常用药:赤芍、桃仁、红花、丹参、川芎、三七活血化瘀;郁金、延胡索、降香、香附行气止痛;琥珀宁心安神。

加减:兼心烦口苦者,加栀子、黄连、莲子心清心除烦;腹胀嗳气,食欲不振者,加佛手、砂仁、生山楂、炒麦芽理气助运;胸痛甚者,加延胡索、三七粉、乳香、没药活血止痛;心悸、失眠重者,加酸枣仁、柏子仁、生龙骨、生牡蛎安神宁心。因虚致瘀者,气虚加黄芪、党参;血虚加首乌、熟地、枸杞子;阴虚者加麦冬、玉竹、沙参;阳虚加附子、桂枝;夹痰浊者,加瓜蒌、薤白、半夏。

(三)复法应用

化痰祛瘀,养心安神法

适应证:痰瘀交阻,心神失养证。症见心悸怔忡,胸闷痰多,心痛时作,恶心腹胀,急躁易怒,口苦不寐,舌质紫暗或有瘀斑,舌苔黄腻,脉象滑数或涩或结代。

代表方:温胆汤合血府逐瘀汤加减。前方长于化痰和中,后方长于活血化瘀。两方合用化痰祛瘀,养心安神,主要治疗痰瘀交阻,心神失养证之心悸。

常用药:法半夏、茯苓、陈皮健脾和胃;炙远志、石菖蒲、郁金、全瓜蒌、炒枳实、厚朴化痰;桃仁、红花、丹参、川芎、三七、赤芍活血祛瘀;柴胡、香附、薤白理气行滞开郁,条达气机;麦门冬、酸枣仁、柏子仁、人参、炙甘草养心安神。

六、预防与调护

心悸初期,若治疗及时,比较容易恢复,若失治或误治,病情亦可由轻转重,由实转虚。如年迈体虚,心病及肾,真气亏损者,治疗较难,恢复亦慢。

本病的证候特点是虚实夹杂,以正虚为主,故疾病的转化主要是虚实的变化。其变化的决定因素是正虚的程度,即阴阳气血和脏腑虚损的程度。本病发病初期,一般多表现为气血阴阳的单一亏虚,且亏虚程度较轻,脏腑亏损以心、胆为主,此时如能及时治以宁心安神、培补虚损,避免外界影响,其症状便可消失。倘若病情发展,气血阴阳亏损程度加重,或由气虚发展为阳虚,血虚发展为阴虚,或气血双亏,阴阳俱虚等。若见多个脏腑功能失调,则病情加重,非短时间所能治愈。若继而出现痰饮内停或血脉瘀阻等实邪相兼,则病情严重。若表现心阳暴脱或水气凌心、脉微欲绝之候,则病势险恶难愈,预后不良。

(彭小菊)

第三节　厥证

一、概述

厥证是以突然昏倒,不省人事,或伴有四肢逆冷为主要表现的一种病证。一般发病后在短时间内苏醒,醒后无偏瘫、失语和口眼歪斜等后遗症,但部分严重者,昏厥时间较长,甚至一厥不复而亡。

厥证,古有寒厥、热厥、阴厥、阳厥、煎厥、薄厥、暴厥、大厥、尸厥、风厥、太阳厥(躁厥)、阳明厥(奸厥)、少阳厥、太阴厥、少阴厥、厥阴厥、首厥、臂厥、四厥、瞀厥、痿厥、气厥、血厥、痰厥、食厥、色厥、蛔厥等多种名称,或从病因病机特性命名,或从病证表现命名,或从六经归属命名,而后世医家有以厥证统之者,或有以中恶统之者,亦有以类中风统之者。近代则大多以厥证命名。

从广义上讲,自古论厥包含有两大类,一类以突然昏倒,不省人事为主症,另一类以四肢逆冷为主症。本节所讨论者,主要为内伤杂病范围内以突然昏倒、不省人事为主症的厥证。另有六经形证的各种厥,目前一般已不再单列讨论。

本病可见于西医学多种疾病,如低血压、低血糖反应、癔病、痰液阻塞气道、急性过敏反应、高血压脑病等,凡以厥证为主要表现者,均可参照本篇内容辨治。

二、病因病机

厥证是由外感六淫或秽毒之邪,内伤七情、饮食、劳倦、失血、亡津,气机逆乱,升降失常,阴阳之气不相顺接所致。诚如《证治汇补·厥》云:"人身气血,灌注经脉,刻刻流行,绵绵不绝,凡一昼夜,当五十营于身,或外因六淫,内因七情,气血痰食,皆能阻遏运行之机,致阴阳二气不相接续,而厥作焉。"

(一)病因

1. 外邪侵袭

机体卒感六淫或秽恶之邪,气机逆乱,阴阳之气不相顺接,即可发为昏厥。此即《素问·缪刺论》所谓:"邪客于手足少阴、太阴、足阳明之络……五络俱竭,令人身脉皆动,而形无知也,其状如尸,或曰尸厥。"六淫致厥,其中以中寒、中暑为多。中寒之厥,多发于严寒之时或高寒地区;中暑之厥,多发于酷暑季节;秽恶之厥,多发于入庙登塚,或深入矿井之内等。

2. 七情内伤

七情内伤,最易气逆。或恼怒气结,或所愿不遂,肝气郁结,郁久化火,肝火上逆;或大怒而气血并走于上,气机逆乱,以致气血阴阳不相顺接而发为厥证。此外,平素胆怯柔弱之人,若突遇外界强烈刺激,如突遇灾难,或惊闻巨响,或见鲜血喷涌等,亦可发为昏厥。

3.饮食劳倦

饮食不节,积滞内停,转输失常,气机受阻,可卒然窒闷而厥;或饱食之后,骤逢恼怒,气逆夹食,上下痞隔,亦可致厥。如《证治准绳》所言:"中食之证,忽然厥逆昏迷,口不能言,肢不能举,状似中风,皆因饮食过伤,醉饱之后,或感风寒,或着气恼,以致填塞胸中,胃气有所不行,阴阳痞隔,升降不通,此内伤之至重者。"元气素虚者如过度饥饿,以致中气不足,脑海失充。此外,过度疲劳,或睡眠不足,阴阳气血暗耗,也是导致昏厥的原因之一。若性事过频,纵欲竭精,精却于下,阴气上冲,可发为色厥。

4.失血亡津

因创伤出血,或生产大量失血,以致气随血脱,神明无主,或因大汗吐下,气随液耗,均可出现厥证。

5.剧烈疼痛

疼痛伤气,并可导致气机逆乱而卒然昏仆。《素问·举痛论》曰:"寒气客于五脏,厥逆上泄,阴气竭,阳气未入,故卒然痛,死不知人,气复反则生矣。"临床上除寒邪疼痛致厥外,创伤、气滞、瘀血疼痛等,也可引起气机逆乱而发生昏厥。

6.痰浊内盛

痰湿内盛之人,如痰浊一时上壅,清阳被阻则可发为昏厥。其中,形盛气弱之人尤为多见,若平素嗜食酒酪肥甘,脾胃受损,运化失常,聚湿生痰,阻滞气道,气机不利,日积月累,痰愈多则气愈阻,气愈滞则痰更甚。《丹溪心法·厥》指出:"痰厥者,乃寒痰迷闷。"陈士铎《辨证录·厥证门》也指出:"肝气之逆,得痰而厥。"

(二)病机

厥证的基本病机总属于气机逆乱,升降乖戾,气血阴阳不相顺接。正如《景岳全书·厥逆》所言:"厥者尽也,逆者乱也,即气血败乱之谓也。"情志变动最易影响气机运行,轻则气郁,重则气逆,逆而不顺则气厥。气盛有余之人,骤遇暴怒郁闷,气逆上冲,而发为气厥实证;虚弱胆怯之人,陡遭惊骇,清阳不升,而发为气厥虚证;肝阳偏亢者,若恼怒气逆,则血随气行,逆乱于上,发为血厥实证;大量失血,气无不附,气血不升,发为血厥虚证;暴饮暴食,气机阻隔,发为食厥;痰盛之体,痰阻气道,气机不通,发为痰厥。

厥证所属脏腑主要以心、肝为主,涉及脾、肺、肾。心主神明,主血脉,肝主气机疏泄,肝气逆则全身皆逆,气机逆乱,升降乖戾,气血或并走于上,或失亡于下,则阴阳不相顺接,神明失主,而厥证成矣。脾主健运,主水湿之运化,肺主气,朝于百脉,若久病肺虚痰浊内盛,或水湿不运,积聚成痰,痰阻气道,均可成厥。肾为元气之根,若失血失精,气血不升,则肾之元气亦将无根,而神明无元气之充养,便成厥矣。

厥证的病理因素以气逆、血瘀、食积、痰浊、暑热、寒凝为主。正虚则以气血亏耗、精气过耗为多。病理性质与平素体质及病因病有关,气盛有余,气逆上冲,血随气逆,痰浊上壅,食隔中焦者多为厥之实证;素体气虚、大量亡血、失精多为厥之虚证。然随病之进退,虚实之主次也可发生变化。

本病多因于气机暴然逆乱,气血阴阳不相顺接所致,若气血阴阳得以顺接,则可转复,神志苏醒,但厥之重症,阴阳气血离乱衰亡,亦可厥而不复至亡。尚有体弱气血大亏之人,或可反复发作厥证,当予重视。

三、诊断与病证鉴别

(一)诊断依据

1.卒然昏倒,不省人事,醒后无口眼㖞斜,无肢体偏废,或伴有四肢逆冷为主症者,为本病的主要特征。

2.部分患者发病前或有头晕、面色苍白、出冷汗等先兆症状。

3.发病前有暴怒气极、劳倦过度、暴饮暴食、大病、手术后、失血后等病史、诱因可资参考。

(二)病证鉴别

1.痫证

痫证是一种发作性神志异常的疾病,其典型发作以突然昏仆,不省人事,口吐涎沫,两目上视,四肢抽搐,口中如作猪羊叫声,或小便失禁,移时苏醒为特征。轻则一过性精神恍惚。病有宿根,反复发作。每次发作,病状相似。厥证与痫证虽然皆有卒然昏仆,但病作之后喉中发出异常叫声和反复发作等为痫证所独有。如周学海《读医随笔·风厥痉痫》说:"厥有一愈不发,癫痫必屡发难愈者。"

2.中风

中风以口眼㖞斜,语言謇涩,半身不遂,甚至突然昏仆,不省人事为特征。厥证与中风均可出现卒然昏仆,但厥证之昏仆,无口眼㖞斜、偏废不用,苏醒后也无后遗症。周学海《读医随笔·风厥痉痫》说:"风之为病,其伤在筋,故有口眼㖞斜、肢节痿缓之象。厥之为病,其伤在气……故气复即醒,醒即如常而无迁延之患。"

3.昏迷

昏迷以神志不清为主症,昏迷患者在发作之前,多患有较重疾病,昏迷之后,病情明显加重,昏迷时间较长,在短时内不易苏醒,醒后常有较重的原发病存在。这与厥证在发作之前一如常人有所区别。

(三)相关检查

血压、血糖、脑血流图、脑电图、脑干诱发电位、心电图、头颅 CT、MRI 等检查有助于明确诊断与鉴别诊断。

四、辨证

(一)气厥

1.实证

症状:形体壮实,或平人之体,多索性争强好胜、急躁易怒,卒受精神刺激,突然昏倒,不省人事,口噤拳握,呼吸气粗,或四肢厥冷,舌苔薄白,脉沉或沉弦。

病机分析:本证为肝气郁结,气机上逆所致。气壅心胸,阻塞窍机,故见突然昏仆,不省人事,口噤拳握;肝气上逆,气机郁闭,肺气不宣,则呼吸气粗;阳气被郁,不能外达则四肢厥冷;气闭于内,肝气郁而不畅,则见脉沉或沉弦。

2.虚证

症状:素体不强,发病前或有紧张、恐惧、疲劳、久立等病因,而突发眩晕昏仆,面色苍白,呼吸微弱,汗出肢冷,舌质淡,脉沉微。

病机分析:本证多因元气素虚,加之悲恐、疲劳过度、睡眠不足,或饥饿、受寒等因素诱发,中气下陷,清阳不升,脑海不充,一时气机不相顺接,而发为眩晕昏仆,面色苍白,气息低微,正气不足之证。

（二）血厥

1.实证

症状:多于争吵恼怒时突然昏倒,不省人事,牙关紧闭,面赤唇紫,舌红,脉多沉弦。

病机分析:本证由于暴怒使肝气上逆,肝阳暴涨,血随气升,上蔽神明,因见突然昏厥,不省人事,牙关紧闭;面赤唇紫,舌红,脉象沉弦,皆为气逆血菀于上之象。

气厥实证和血厥实证,病因近似,临床表现也有相似之处,但血厥实证面赤唇紫,手足温和,与气厥实证面口蒋或如常人,手足逆冷有所区别。由于气血关系密切,病变时常相互累及,故这两种证型多演变成气血同病之证。临证时既要注意两者的联系,又要分清主次。

2.虚证

症状:多发生于鼻衄、咳血、吐血、便血、妇女暴崩、外伤等大量出血之后,或大汗、吐下之后。突然昏厥,面色苍白,口唇无华,四肢震颤,目陷口张,自汗肤冷,呼吸微弱,舌质淡,脉芤或细数无力。

病机分析:本证因大量失血、亡津,血海空虚,髓海失养,故突然晕厥;血不荣于面,故面色苍白,口唇无华;气血不能达于四末,筋失所养,则四肢震颤;营阴内耗,正气不固,故目陷口张,自汗肤冷,气息低微;舌淡,脉细数无力,均为血虚之证。

气厥虚证和血厥虚证,病理性质均属于虚,均可见明显的呼吸气短,乏力倦怠,脉弱无力等气虚证候,但气厥虚证,多发生于平素气虚之体,而血厥虚证则多发于大量失血之后,两者在病因上明显不同,问诊仔细应不难鉴别。需注意的是由于气血互根,失血之证,若气随血脱,则可演变成气血两亏之证。

（三）痰厥

症状:多湿多痰之人,素有咳喘宿痰,剧烈咳嗽或恼怒之后,突然昏厥,喉间痰鸣,或呕吐痰涎,呼吸气粗,舌苔白腻,脉象沉滑。

病机分析:素体多痰湿,复因咳剧、恼怒,痰阻气逆,闭阻气道,神窍不利,故突然昏厥,喉中痰鸣,呕吐痰涎;痰阻气滞,气机不利,故胸闷息粗;而舌苔白腻,脉象沉滑,皆为痰浊内盛之征。

（四）食厥

症状:暴饮暴食后,突然昏厥,气息窒塞,脘腹胀满;舌苔厚腻,脉象滑实。

病机分析:此因饮食不节,暴饮暴食,食滞中脘,胃气不降,气逆于上,闭塞清窍所致,故突然昏厥;胃腑浊气,壅于胸中,肺气不利,故气息窒塞;食滞内停,胃气不利,则脘腹胀满。苔厚腻,脉滑实为食滞不消,浊气不降之候。

（五）酒厥

症状:纵饮不节,饮后昏倒,轻者犹能知人,重者神志昏迷,或烦躁,或痰涎如涌,或气喘发热,脉滑数。

病机分析:酒性慓悍滑疾,弥漫周身,麻痹经络,气冲上头,蒙蔽神明则言语不清,烦躁,昏迷;酒性辛热,令阳气过亢,则身热息粗,脉滑数;嗜酒之人,饮食不节,脾胃湿盛痰聚,酒食痰浊交阻,则痰涎如涌,发为酒厥。

（六）暑厥

症状：酷暑炎热之季，劳作奔忙，未有防护，头晕头痛，胸闷身热，面色潮红，继而卒仆，不省人事，或有谵妄，舌红而干，脉象洪数，或虚弦而数。

病机分析：感受暑邪，气热郁逆，上犯头部，故见眩晕，头痛；气热蒸迫，邪热内闭，则见胸闷身热，面色潮红；暑邪犯心，蒙蔽清窍，则卒然昏仆，甚至谵妄；舌红而十，脉象洪数或虚弦而数，乃暑热伤津之象。本证现多归属于"中暑"门。

（七）色厥

症状：男女同房后，或二三日后，发生昏厥，或伴暴吐，鼻衄，四肢逆冷，汗出，气喘等。

病机分析：本证多发生于中年之后。多因纵欲竭精，精竭于下，气脱于上所致。

（八）中恶

症状：不慎步入某种秽浊或特殊环境，忽然手足厥冷，头面青黑，精神不守，或错言妄语，牙口俱紧，昏晕不知。

病机分析：此证多系正虚之体，冒犯秽恶之气所致，如进塚、问丧，或入地窖、矿井深处，环境恶劣，空气不良，精神紧张，或因毒气侵袭，而发为本证。

五、治疗

（一）治疗思路

厥证乃急候，当以及时救治为要，以厥回神醒为期。而具体治法则需分病因虚实分别处之，气实而厥者，理气降逆；气虚而厥者，益气扶正；血瘀而厥者，祛瘀降逆；血脱而厥者，速收其散亡之气；因痰、食、酒、暑、中恶等致厥者，则分别予以豁痰开闭，消食和中，解酒化滞，祛暑清心，辟秽开窍之法。色厥暴脱宜益气固脱，若阴竭于下，则予益阴归原。

（二）基本治法

1.调气降逆法

适应证：气厥实证。

代表方：通关散合五磨饮子加减。前方辛香通窍，一般先取少许吹鼻取嚏，以促其苏醒；再予后方开郁畅中，调肝降逆。亦可先予苏合香丸或玉枢丹芳香辛散，宣通气机。

常用药：细辛、皂角辛温宣散，通窍醒神；枳壳、乌药、木香、沉香、槟榔降逆导滞，顺气调肝；檀香、丁香、藿香、薄荷宽胸行气，疏肝条达。加减：肝阳偏亢，头晕、头痛、面赤升火，加天麻、钩藤、白蒺藜、石决明、磁石平肝潜阳；气壅痰盛，喉中痰鸣者，加半夏、南星、橘皮、茯苓涤痰泄浊；或用胆星、浙贝、竹沥、橘红、黄芩清化痰热；醒后仍郁郁不解，夜寐不安者，加远志、茯神、香附、丹参、酸枣仁等安神定志；心中躁扰，哭笑无常者或合用甘麦大枣汤养心润燥。

2.益气固本法

适应证：气厥虚证及色厥暴脱证。

代表方：生脉散（生脉注射液）或参附汤（参附注射液）或四味回阳饮。急救时可先予生脉注射液、参附注射液静脉注射，继则予生脉散、参附汤、四味回阳饮。生脉散益气助阴；参附汤补气温阳；四味回阳饮补气温阳，益阴固脱。

常用药：人参大补元气；制附片、炮姜温阳散寒；山萸肉、麦冬、五味子益阴固脱；甘草补气调和药性。

加减：气虚汗多，惊惕者，加黄芪、白术、龙骨、牡蛎益气固表，收涩敛汗；气血两虚，心悸不宁者，加熟地、远志、当归、酸枣仁养血安神。

3. 祛瘀降逆法

适应证：血厥实证。

代表方：急用醋或童便火淬，取烟熏鼻；亦可灌服童便（取男性儿童中段尿）。苏醒后用通瘀煎或通窍活血汤加减。前者侧重活血行气，后者侧重通窍活血。

常用药：归尾、川芎、赤芍、桃仁、红花、山楂活血散瘀；乌药、青皮、香附、木香行气开郁；泽兰、泽泻活血利水；老葱、鲜姜、麝香开窍，通经络。

加减：瘀滞较重可加三棱、莪术、五灵脂、地鳖虫活血行气；急躁易怒，少寐多梦者，加夜交藤、石决明平肝安神；兼风阳内盛而头痛眩晕者，加钩藤、菊花、白蒺藜、枸杞、生地、芍药等柔肝息风。

4. 补气摄血法

适应证：血厥虚证。

代表方：独参汤、当归补血汤、人参养荣汤。独参汤独用人参一味，功专力捷，意在大补元气，收敛亡散之气，所谓"有形之血难以速生，无形之气所当急固"，宜急予频频灌服，亦可予人参注射液、生脉注射液等静脉注射。当归补血汤补血生血；人参养荣汤气血双补，从本调治。

常用药：人参大补元气以固脱；制附片、黄芪、白术、甘草、炮姜温阳益气；当归、熟地、麦冬、五味子滋阴养血固脱。

加减：出血未止者，酌加阿胶、仙鹤草、藕节、茜草根等止血；或三七粉、云南白药化瘀止血；血虚心神失养，心悸少寐者，加酸枣仁、龙眼肉、莲子肉、茯神养心安神；血少阴亏，舌质红绛，口干少津者，去附子、白术，加沙参、黄精、石斛养阴生津。治疗本证，尤当重视益气，因有形之血难以速生，且养血之品多滋腻甘寒，易呆脾胃，气血难以生化。

5. 行气豁痰法

适应证：痰厥证。

代表方：痰在膈上者，宜急用盐汤探吐，并用黑白丑、甘遂研细末，拌和面粉作饼，贴足心；苏醒后，以猴枣散合导痰汤加减。猴枣散重于豁痰开窍，导痰汤长于化痰行气。

常用药：猴枣、羚羊角、青礞石、天竺黄豁痰息风；半夏、南星、川贝、茯苓燥湿化痰；陈皮、枳实、沉香、石菖蒲、生姜行气破滞；麝香开窍通络。

加减：口角流涎，脉沉滑者，多属寒痰，可用巴矾丸研细调水灌服；喉间痰鸣，面赤唇红，脉滑数者，多属热痰，用白金丸研细调莱菔汁灌服。患者苏醒后，可服导痰汤加减，并重视澄本清源。由于厥多夹痰，所以祛痰法不仅用于痰厥证，亦常用于其他各类厥证之夹痰者。陈士铎《石室秘录·厥证》说："治法自宜攻痰为要，然徒攻痰而不开心窍，亦是徒然。方用启迷丹。"方中半夏、人参同用，攻补兼施，则痰易消，气可复；用菟丝子则正气生，邪气散；皂荚、菖蒲、茯神开心窍，使气回而厥定；生姜、甘草和胃调中。立法遣药，颇有巧思。

6. 消导开闭法

适应证：食厥证。

代表方：食后不久宜先予盐汤探吐驱邪外出；再予神术散合保和丸加减。神术散理气化浊，用于食积气滞；保和丸健胃消食，用于饮食积滞。

常用药：山楂、神曲、莱菔子消食；藿香、苍术、厚朴、砂仁等理气化浊；半夏、陈皮、茯苓和胃化湿；连翘宣散郁热。

加减：腹胀而大便不通者，加大黄、枳实导滞通腑；呃逆呕吐者，加竹茹降逆和中。

7. 解酒化滞法

适应证:酒厥。

代表方:急用盐汤探吐,然后用梨汁、绿豆汁、浓茶交替灌之。继用葛花解醒汤分消酒湿,和中健脾。

常用药:葛花解酒宣发,使邪从肌表而出;茯苓、猪苓、泽泻淡渗利水,使邪从小便而去;砂仁、白蔻仁、青皮、陈皮、木香、干姜调气温中;人参、白术、神曲补脾健胃。

加减:酒湿热化,湿热内盛而见面赤烦热,口渴饮冷等症,当酌减辛温之品,配加黄芩、黄连等清热之药。或选用抽薪饮,方用黄芩、栀子、黄柏、木通、泽泻清热利湿,使邪从小便分利;枳壳行气化湿;石斛、甘草生津止渴。

8. 解暑清心法

适应证:暑厥证。

代表方:牛黄清心丸或紫雪灌服,白虎加入参汤或清暑益气汤加减。首应立即将患者移至阴凉通风之处,以牛黄清心丸或紫雪等凉开水调服,继则白虎加入参汤益气清气固脱;或清暑益气汤祛暑清热,益气生津。

常用药:人参益气生津;生石膏、知母、竹叶、黄连清泄气火;生地、麦冬、石斛、荷梗、西瓜翠衣、粳米、甘草养阴生津。

加减:暴受暑邪,邪热蒸迫于内,津液外泄,头晕心悸,四肢无力,面色苍白,多汗肢冷,卒然昏厥,治宜益气固脱,急灸百会、关元、气海,同时予服参附龙牡汤。暑邪伤阴,肝风内动,四肢抽搐,汗多口渴,眩晕恶心,脉象弦数者,治宜平肝息风,养阴清暑,方用羚角钩藤汤加减,可加西瓜皮、鲜荷叶、卷心竹叶以清心解暑。

9. 培本固元法

适应证:色厥。

代表方:独参汤或加减一阴煎。前方益气固脱,用于色厥暴脱者;后方滋补阴精,用于真阴衰耗,阴火上冲者。

常用药:人参大补元气,培本固脱;生地、麦冬、知母、白芍、地骨皮滋阴清热;熟地、龟板、炙甘草滋补精血。

加减:阴竭于下,火不归原,吐血、鼻衄而昏厥不醒,病势垂危者,可用镇阴煎。

10. 辟秽开窍法

适应证:中恶。

代表方:苏合香丸或玉枢丹,急用姜汁调服或用醋炭熏法,苏醒后用调气散合平胃散调之。

常用药:木香、白檀香、丁香、白芷、白豆蔻、砂仁、香附、藿香、苏叶、沉香、苏合香芳香行气,辟秽化浊;苍术、厚朴、白术、茯苓健脾化湿。

加减:偏寒者加荜茇、高良姜温中散寒;偏热者加水牛角或牛黄清心丸清心解毒。

此证首当使厥者迅速撤离有害环境。而暑厥因暑湿秽浊之气郁闭,清窍不利,其证类似中恶表现,可参照本证治疗。

六、预防与调护

厥证的预防重在平时之调摄,保持情绪稳定。素体不足,气血虚弱或大病失血者,要注意调养生息,劳逸结合。盛夏高温作业者,要采取有效保护措施,预防中暑。饮食有节,房事适度。

一旦发生厥证,应及时送医院救治。有条件者亦可就地先急救处理,如指压人中,气厥、血厥者迅速给服糖水等。如发生在烈日之下或高温环境,应及时把患者移至阴凉通风之处。如发生在严寒的野外,应及时把患者移至暖室之内,注意保温。若有喉间痰鸣者,要及时吸痰,保持呼吸道通畅,防止窒息死亡。

(彭小菊)

第四节　痴呆

一、概述

痴呆是由髓减脑消,神机失用所导致的一种神志异常的疾病,以呆傻愚笨,智能低下,善忘等为主要临床表现。其轻者可见神情淡漠,寡言少语,反应迟钝,善忘;重则表现为终日不语,或闭门独居,或口中喃喃,言辞颠倒,行为失常,忽笑忽哭,或不欲食,数日不知饥饿等。

本节以讨论成年以后痴呆为主,小儿先天性痴呆不在本节讨论之列。西医学中老年性痴呆、血管性痴呆及混合性痴呆、脑叶萎缩症、正压性脑积水、脑淀粉样血管病、代谢性脑病、中毒性脑病等疾病可参考本篇内容辨证治疗。

二、病因病机

本病的形成多由于年迈体虚、七情内伤、久病耗损等原因导致气血不足,肾精亏耗,脑髓失养,或气滞、痰阻、血瘀于脑而成。

（一）病因

1.年迈体虚

脑为髓海,元神之府,神机之用。人至老年,脏腑功能减退,年高阴气自半,肝肾阴虚,或肾中精气不足,不能生髓,髓海空虚,髓减脑消,则神机失用而成痴呆。此外,年高气血运行迟缓,血脉瘀滞,脑络瘀阻,亦可使神机失用,而发生痴呆。

2.情志所伤

所欲不遂,或郁怒伤肝,肝失疏泄,可致肝气郁结,脾失健运,聚湿生痰,蒙闭清窍,神机失用而形成痴呆;或日久生热化火,神明被扰,则性情烦乱,忽哭忽笑,变化无常。久思积虑,耗伤心脾,心阴心血暗耗,脾虚气血生化无源,气血不足,脑失所养,神明失用;或脾虚失运,痰浊内生,清窍受蒙;或惊恐伤肾,肾虚精亏,髓海失充,脑失所养,皆可导致神明失用,神情失常,发为痴呆。

3.久病耗伤

中风、眩晕等疾病日久,或失治误治,积损正伤,一是可使肾、心、肝、脾之阴、阳、精、气、血亏损不足,脑髓失养;二是久病入络,脑脉痹阻,脑气与脏气不得相接。

（二）病机

本病是一种全身性疾病,其基本病机为髓海不足,神机失用。由精、气、血亏损不足,髓海失充,脑失所养,或气、火、痰、瘀诸邪内阻,上扰清窍所致。

痴呆病位主要在脑,与心、肝、脾、肾功能失调密切相关。

病理性质多属本虚标实之候,本虚为阴精、气血亏虚,标实为气、火、痰、瘀内阻于脑。

本病在病机上常发生转化。一是气滞、痰浊、血瘀之间可以互相转化,或相兼为病,终致痰瘀交结,使病情缠绵难愈。二是气滞、痰浊、血瘀可以化热,而形成肝火、痰热、瘀热,上扰清窍。进一步发展,可耗伤肝肾之阴,肝肾阴虚,水不涵木,阴不制阳,肝阳上亢,化火生风,风阳上扰清窍,而使痴呆加重。三是虚实之间可相互转化。实证的痰浊、瘀血日久,若损及心脾,则气血不足;或耗伤心阴,神明失养;或伤及肝肾,则阴精不足,脑髓失养,可转化为痴呆的虚证。而虚证病久,气血匮乏,脏腑功能受累,气血运行失畅,或积湿为痰,或留滞为瘀,则可见虚中夹实之证。故本病临床以虚实夹杂证为多见。

三、诊断与病证鉴别

(一)诊断依据

1.主要表现为记忆力、理解力、判断力、定向力、自制力的明显减退。患者思维缓慢,缺乏逻辑性、连贯性,情绪不稳定,动作表情迟钝。严重时缺乏自主能力,饮食、大小便常不能自理。

2.起病隐匿,发展缓慢,渐进加重,病程一般较长。但也有少数病例发病较急。患者可有中风、头晕、外伤等病史。

(二)病证鉴别

1.癫证

癫证是以沉默寡言,情感淡漠,语无伦次,静而多郁为特征的疾病,可因气、血、痰邪,或三者互结为患,亦可由外伤、醉酒致癫。但临床上因痰气郁结所致者为多,以成年人多发。而痴呆则是以智能活动障碍,以神情呆滞、认知障碍为主要临床表现的一种神志疾病,老少皆可见之。

2.狂证

狂证表现为狂乱无知,其性刚暴,喧扰不宁,哭笑不休,妄言声高,逾墙上屋,骂詈不避亲疏,或毁物殴人,气力过人,表现为动而多躁,性质属阳。与痴呆以呆傻愚笨为主者有别。狂证在青壮年男女中多见,而痴呆则以幼儿、少年及老年多发。

3.健忘

健忘是指脑的记忆力衰退的一类病证。临床上多以记忆力减退,遇事善忘,甚或言谈不知首尾,事过转瞬即忘为其病变特征,多见于中老年人。而痴呆证老少皆可发病。健忘者尚无呆傻愚笨之智能障碍,而痴呆则以其为主症。痴呆患者虽可善忘,但仅为兼症。而健忘病久可转为痴呆。

(三)相关检查

本病常需配合影像学检查、电生理学检查、实验室检查以及神经心理学检查。在神经影像学检查中,CT及MRI对于发现引起痴呆的结构性损害的病变非常重要。单光子发射断层摄影术(SPET)及正电子发射断层摄影术(PET)对于测量痴呆患者的脑血流,氧、糖等能量代谢的变化,具有重要意义。电生理学检查常用脑电图(EEG)、躯体感觉诱发电位(SEPS)。实验室检查中,血脂测定、血液流变学检查、免疫学检查、血糖测定、脑血流量测定等均有助于鉴别诊断。

四、辨证

(一)精气亏虚证

症状:年老表情呆滞,行动迟缓,记忆力明显减退,言语迟钝,说话颠倒,行为幼稚,喜自独居,悲观失望,忽哭忽笑,或头摇肢颤,伴头晕目花,听力减退,发稀齿少,腰酸膝软,气短无力,舌质暗淡,舌苔薄白,脉弦细无力,两尺脉细弱。

病机分析:本证多见于年老体弱,一生多病,未老先衰者,多因久病或房事不节,或劳伤心脾,以致肾之精气衰少,精亏则髓乏。脑腑失髓充养,元神不能正常主事,发为愚笨呆傻诸症。亦因肾精不足,髓海不充而见头晕腰酸,发少齿落;精气不足,则耳聋目花,气短无力;尺脉细弱或沉细无力,为肾气不足之象。

(二)痰浊阻窍证

症状:精神抑郁,表情呆滞,静而少言,或默默无语,或喃喃独语,头重如裹,闭门独居,哭笑无常,不欲见人,脘腹胀满,口多痰涎,面色苍白不泽,气短乏力,舌体胖,舌质淡,舌苔白腻,脉沉滑。

病机分析:本证多起于肝气先郁,肝气郁则克犯脾胃,脾胃弱则失健运,痰浊积于胸中,蒙蔽清窍,使神明不清,故痴呆诸症丛生。面白气短乏力,可知中气虚惫;纳呆,脘痞腹胀,口多流涎,乃脾虚失运之候;舌胖,脉细滑,亦属气虚痰盛之象。

(三)气滞血瘀证

症状:神情淡漠,反应迟钝,寡言少语,健忘善怒,睡中易惊,或妄思不寐,两目凝视,舌质紫暗,或见瘀斑瘀点,舌苔薄白,脉或细涩或迟。

病机分析:本证多有产伤、外伤病史,或痫证反复发作,病久而演变为痴呆,也有虽不发痫,至中年以后渐成呆傻。而脑为元神之府,如血瘀气滞,使气血不能正常充养于脑,或血瘀阻滞脉络,气血不能上荣于脑,使脑神失养,则可发为痴呆。舌质紫暗,脉迟涩等均为血瘀之征。

五、治疗

(一)治疗思路

治疗当以开郁逐痰、活血通窍、平肝泻火治其标,补虚扶正、充髓养脑治其本。为加强滋补作用,常加血肉有情之品。治疗时宜在扶正补虚、填补肾精的同时,注意培补后天脾胃,以冀脑髓得充,化源得滋。同时,注意补虚切忌滋腻太过,以免滋腻损伤脾胃,酿生痰浊。

另外,在药物治疗的同时,移情易性,智力和功能训练与锻炼亦不可轻视。

(二)基本治法

1.补益精气法

适应证:精气亏虚证。

代表方:还少丹加减。本方补益肝肾,填精益髓,开窍醒神,用于老年肝肾亏虚,精气损伤所致的健忘眩晕、腰酸耳鸣等症。

常用药:熟地滋阴补肾;当归养血补肝;人参、白术、炙甘草益气健脾,用以健补后天之本,以助先天不足;酸枣仁、远志养心安神。

加减:肾虚先天不足明显者,加鹿角胶、龟板胶、阿胶等血肉有情之品;兼见心烦溲赤,舌红少苔,脉细而数,熟地改为生地,再加知母、黄柏、丹皮、莲子心以清虚热。病久可以本方制成蜜丸久服,以图缓治。

2.化痰宣窍法

适应证:痰浊阻窍证。

代表方:指迷汤加减。本方健脾益气,化痰开窍,用于痰阻之抑郁不语,不思纳谷等症。

常用药:人参、甘草培补中气;半夏、南星、白术、陈皮健脾化痰;石菖蒲助半夏、南星、陈皮宣窍化痰;附子协人参、甘草以助阳气;神曲、豆蔻理气宽中和胃。

加减:肝郁明显者,加柴胡、白芍,并可加酸枣仁、柏子仁、茯苓以增养心安神之力。

3.活血通窍法

适应证:气滞血瘀证。

代表方:通窍活血汤加减。本方活血通窍,用于头面上部血瘀之证。

常用药:以桃仁、红花、赤芍、川芎活血化瘀药为主;配用酒、葱白、生姜通阳宣窍;麝香增强活血通窍之力;菖蒲、郁金开窍醒脑。

加减:病久气血不足,加当归、生地、党参、黄芪补气生血;久病瘀血化热,常致肝胃火逆,而见头痛呕逆等症,应加钩藤、菊花、夏枯草、竹茹;肝郁气滞,加柴胡、枳实、香附。

(三)复法应用

1.健脾化痰,清热通窍法

适应证:善忘,声高气粗,头痛目赤,胸脘满闷,舌红,苔黄腻,脉弦滑或数。

代表方:羚角钩藤汤合温胆汤加减。

常用药:羚羊角、钩藤、桑叶、川贝、生地、赤芍、竹茹、茯苓、陈皮、法半夏、枳壳、白术、神曲、制南星、甘草、菖蒲、陈皮。

2.补虚破瘀化痰法

适应证:痴呆日久,肾精亏虚,髓海不足与痰浊、瘀血蒙蔽脑窍,闭阻脑络之虚实夹杂者。

代表方:六味地黄丸合通窍活血汤加减。

常用药:熟地、山茱萸、怀山药、龟板、何首乌、枸杞子、巴戟天、肉苁蓉益气养阴;石菖蒲、茯苓、远志、制南星、炙僵蚕化痰通窍;水蛭、蒲黄、川芎、川牛膝、红花、桃仁活血化瘀。

六、预防与调护

本病的重症治疗相当困难,除药治之外,预防和调护显得较为重要。应注意调节情志,避免七情内伤;对于轻症患者,要督促患者尽量料理自己的日常生活,平时加强智能训练。重症患者基本上失去生活自理能力,要给予适当照顾,帮助其搞好个人卫生。个别患者,可突然出现兴奋躁动及冲动行为而产生伤人、毁物、自伤等事故,对此要注意进行防护。

(彭小菊)

第五节 癫狂

一、概述

癫与狂都是精神失常的疾患。癫证以精神抑郁,沉默痴呆,语无伦次,静而少动为特征,多由痰气郁结,蒙蔽心窍所致。狂证以精神亢奋,狂躁暴动,喧扰不宁,毁物打骂,动而多怒为特征,多由痰火壅盛,迷塞心窍所致。但两者在临床上不能截然分开,且能相互转化,故常以癫狂并称。本病多见于青壮年。

西医学精神分裂症、躁狂、抑郁症等病临床表现与癫狂类似者可参考本篇辨证论治。

二、病因病机

癫狂的发生多因七情内伤、饮食不节、禀赋不足,导致脏腑功能失调,阴阳失衡,进而产生气滞、痰结、郁火、瘀血,蒙蔽心窍或心神被扰,神明逆乱而引起本病。

（一）病因

1. 七情内伤

恼怒郁愤不解,肝失疏泄,胆气不平,心胆失调,心神惑乱;或肝郁不解,气郁痰结,阻塞心窍;或暴怒不止,引动肝火,郁火上升,冲心犯脑,神明无主。

2. 饮食不节

嗜食肥甘膏粱,脾胃运化失司,聚湿成痰,痰浊内盛,郁而化火,上扰心神;或痰与气结,蒙蔽神明;或与瘀血相伍,痹阻心窍,均致神机失用而发病。

3. 先天不足

胎儿在母腹中因禀赋异常,脏气不平,生后一有所触,遭遇情志刺激,气血逆乱,阴阳失调,神机失常。

（二）病机

癫狂病位主要在心肝,涉及脾胃,久而伤肾。病理因素以气、痰、火、瘀为主,四者有互果兼夹的关系,且多以气郁为先。肝气郁结,肝失条达,气郁生痰;或心脾气结,郁而生痰,痰气互结,则蒙蔽神机;如气郁化火,炼液为痰,或痰火蓄结阳明,则扰乱神明;病久气滞,凝滞脑气,又每兼瘀血为患。

癫与狂的病机特点各有不同。癫为痰气郁结,蒙蔽神机;狂为痰火上扰,神明失主。癫证痰气郁而化火,可转化为狂证;狂证口久,郁火宣泄而痰气留结,又可转化癫证,故两者不能截然分开。

本病初起多属实证,久则虚实夹杂。癫证多由痰气郁结,蒙蔽心窍,久则心脾耗伤,气血不足。狂证多因痰火上扰,心神不安,久则火盛伤阴,心肾失调。

三、诊断与病证鉴别

（一）诊断依据

1. 癫证的诊断依据

（1）有精神抑郁,多疑多虑,或焦急胆怯,自语少动,或悲郁善哭,呆痴叹息等不正常表现。

（2）多有情志刺激、意欲不遂等诱发因素,或有家族史。

（3）排除药物原因导致者。

（4）应与郁病、脏躁鉴别。

2. 狂证的诊断依据

（1）有精神错乱,哭笑无常,妄语高歌,狂躁不安,不避亲疏,打人毁物等精神、语言、举止不正常状态。

（2）有情志刺激、意愿不遂或脑外伤等诱发因素，或有家族史。

（3）排除药物原因所致者。

（二）病证鉴别

1.癫证与郁病

两者均与五志过极、七情内伤有关，临床表现有相似之处。然郁病以心情抑郁，情绪不宁，胸胁胀闷，急躁易怒，心悸失眠，喉中如有异物等自我感觉异常为主，神志清楚，一般有自制能力，不会自伤或伤及他人。癫证亦见喜怒无常，多语或不语等症，但一般已失去自我控制能力。

2.癫证与痴呆

癫证与痴呆症状表现亦有相似之处，然痴呆以智能低下为突出表现，以情志呆滞，愚笨迟钝为主要特征，其部分症状可自制。

3.癫证与痫证

痫证是以突然仆倒，不省人事，四肢抽搐为特征的发作性疾患，与本病不难区分。但自秦汉至金元时期，往往癫、狂、痫同时并称，常常混而不清，至明代王肯堂才明确提出癫狂与痫证的不同，如《证治准绳·癫狂病总论》曰："痫病发则昏不知人，眩则倒地，不省高下，甚则瘛疭抽掣，目上视，或口眼㖞斜，或口作六畜之声。"

4.狂证与蓄血发狂

蓄血发狂为瘀热交阻所致，多见于伤寒热病，具有少腹硬满，小便不利，大便黑亮如漆等特征，不同于狂病突然喜怒无常、狂乱奔走的主症。

（三）相关检查

目前尚无癫狂的特异性实验室检查。头颅 CT、MRI、周围血白细胞计数、脑脊液等检查可排除其他相关疾病。

四、辨证

（一）癫症

1.痰气郁结证

症状：精神抑郁，表情淡漠，神志痴呆，语无伦次，或喃喃独语，喜怒无常，不思饮食，舌苔白腻，脉弦滑。

病机分析：思虑太过，所愿不遂，肝郁脾失健运而气滞痰结，蒙蔽神明，故见精神抑郁，表情淡漠，神志痴呆，语无伦次；痰扰心神，气郁不舒，故见喜怒无常；痰浊中阻，故不思饮食；舌苔白腻，脉弦滑皆为气郁痰结之象。

2.心脾两虚证

症状：神思恍惚，魂梦颠倒，心悸易惊，善悲欲哭，肢体困乏，言语无序，面色苍白，舌淡苔薄白，脉细弱无力。

病机分析：癫证日久，心血内亏，心神失养，故见心悸易惊，神思恍惚，言语无序，魂梦颠倒，善悲欲哭；脾失健运，气血生化乏源，血少气衰则肢体困乏，面色苍白；舌淡苔薄白，脉细弱无力皆为心脾两虚之征。

（二）狂证

1.痰火扰心证

症状:起病急,常先有性情急躁,头痛失眠,两目怒视,面红目赤,突然狂暴无知,情感高涨,言语杂乱,逾垣上屋,骂詈号叫,不避亲疏,或毁物伤人,或哭笑无常,登高而歌,弃衣而走,不食不眠,舌质红绛,苔多黄腻,脉弦滑数。

病机分析:五志化火,鼓动阳明痰热,上扰清窍,故见性情急躁,头痛失眠;阳气独盛,扰乱心神,神明昏乱,则狂暴无知,言语杂乱,骂詈不避亲疏;四肢为诸阳之本,阳盛则四肢实,实则登高而歌,逾垣上屋;舌红绛,苔黄腻,脉弦滑数,皆属痰火壅盛且有伤阴之势。

2.火盛伤阴证

症状:狂证日久,病势较缓,精神瘀惫,时而躁狂,情绪焦虑,多言善惊,烦躁不眠,形瘦面红,五心烦热,舌质红,少苔或无苔,脉细数。

病机分析:狂病日久,气阴两伤,如气不足则精神瘀惫,仅有时狂躁而不能持久;阴虚火盛,扰乱心神,故见情绪焦虑,多言善惊,烦躁不眠,形瘦面红;舌质红,脉细数,均为火盛伤阴之象。

3.气血凝滞证

症状:情绪躁扰不安,恼怒多言,甚则登高而歌,弃衣而走,或目妄见、耳妄闻,或呆滞少语,常兼面色暗滞,胸胁满闷,头痛心悸,或妇人经期腹痛,经血紫暗有块,舌质紫暗有瘀斑,舌苔薄白或薄黄,脉弦细或弦数或沉弦而迟。

病机分析:本证由气血凝滞使脑气与脏腑气不相接续而成,若瘀热为患,多表现为狂证;若瘀与寒合,多表现为癫证。

五、治疗

(一)治疗思路

本病特点为标实本虚,虚实夹杂。初期多以邪实为主,治当理气解郁,畅达神机,降火豁痰,化瘀通窍;后期以正虚为主治当补益心脾,滋阴养血,调整阴阳。同时,移情易性,加强护理,也是重要环节。

(二)基本治法

1.癫证

(1)疏肝解郁,化痰开窍法

适应证:痰气郁结证。

代表方:逍遥散合涤痰汤加减。前方疏肝解郁,后方化痰开窍。

常用药:柴胡、白芍疏肝柔肝;茯苓、白术健脾化浊;香附、郁金、枳实理气解郁;半夏、陈皮、竹茹、胆南星化痰;石菖蒲开窍。

加减:痰浊甚者可加控涎丹,临卧姜汤送下;痰浊壅盛,胸膈瞀闷,口多痰涎,脉洪大有力,形体壮实者,可暂用三圣散取吐,劫夺痰涎,倘吐后形神俱乏,宜以饮食调养;如神思迷惘,表情呆钝,言语错乱,目瞪不瞬,舌苔白腻,为痰迷心窍,治宜理气豁痰,宣窍散结,用苏合香丸芳香开窍;如不寐易惊,烦躁不安,为痰郁化热,宜清热化痰,加黄连、黄芩、栀子;病程日久,舌质紫暗或有瘀点、瘀斑,脉弦涩,为兼瘀热,加丹参、郁金、红花、川芎活血化瘀。若神昏志乱,动手毁物,为火盛欲狂之征,当从狂证论治。

(2)健脾养心,益气安神法适应证:心脾两虚证。

代表方:养心汤加减。本方健脾养心安神,用于气血不足之惊惕不宁等。

常用药：人参、黄芪、甘草补脾益气；当归、川芎养心血；茯苓、远志、柏子仁、酸枣仁、五味子宁心神；肉桂引药入心。亦可与甘麦大枣汤合用缓急润燥。

加减：畏寒蜷缩，卧姿如弓，小便清长，下利清谷者，属肾阳不足，加补骨脂、巴戟天、肉苁蓉。

2. 狂证

(1)清肝泻火，涤痰醒神法

适应证：痰火扰心证。

代表方：生铁落饮加减。本方镇逆坠痰，安神定志。

常用药：生铁落平肝重镇，降逆泻火；钩藤除心热平肝风而泻火；胆南星、贝母、橘红涤痰化浊；石菖蒲、远志、茯神、朱砂宣窍宁心复神；天冬、麦冬、玄参、连翘养阴清热解毒。

加减：痰火壅盛而舌苔黄腻垢者，加礞石、黄芩、大黄，再用安宫牛黄丸清心开窍。脉弦实，肝胆火盛者，可用当归龙荟丸泻肝清火。

(2)滋阴降火，安神定志法

适应证：火盛伤阴证。

代表方：二阴煎加减。本方滋阴降火而安神，用于心经有热，惊狂烦热等症。

常用药：生地、麦冬、玄参养阴清热；黄连、竹叶、灯心草泄热清心安神；茯神、酸枣仁、甘草养心安神定志。

加减：痰热未清，加瓜蒌、胆南星、天竺黄。

(3)活血化瘀，理气解郁法

适应证：气血凝滞证。

代表方：癫狂梦醒汤加减，并送服大黄䗪虫丸。癫狂梦醒汤理气化痰，温经逐瘀，用于痰气郁结，气血凝滞之癫狂；大黄䗪虫丸祛瘀生新，攻逐瘀血。

常用药：桃仁、赤芍、丹参、红花、水蛭活血化瘀；柴胡、香附理气解郁；青皮、陈皮、大腹皮、桑白皮、苏子行气降气；半夏和胃；甘草调中。

加减：兼寒者，加干姜、附子助阳温经；夹痰涎者，加胆星、天竺黄、川贝母等；彻夜不寐者，加琥珀抱龙丸。

(三)复法应用

治法：清火化痰，定志安神法

适应证：痰火内扰证。症见兴奋，语无伦次，两目呆视，心烦不安，妄见妄闻，疑心重重，打骂、哭跑无常，彻夜不眠，纳少，便干尿黄，口干且苦，舌质红，苔黄厚腻，脉象滑数或弦滑。

代表方：温胆汤加减。

常用药：半夏、茯苓、陈皮、竹茹、枳实、炒枣仁、远志、石菖蒲、天竺黄、甘草。

六、预防与调护

癫狂之病多由内伤七情而引起，故注意精神调摄最为关键。应正确对待患者的各种病态表现，对其合理的要求要尽量满足。对重症患者的打人、骂人、自伤、毁物等行为，要采取防护措施，注意安全，防止意外。

(彭小菊)

第六节　癫痫

一、概述

癫痫,又称痫证,是一种反复发作性神志异常的疾病,俗称"羊痫风"。其特征为卒然意识丧失,发则仆倒,昏不知人,两目上视,口吐涎沫,四肢抽搐,或口中作猪羊叫声,移时苏醒。发作前可伴眩晕、胸闷等先兆,发作后常有疲乏无力等症状。

根据本病的临床表现,西医的癫痫,无论原发性或继发性,均可参照本篇辨证论治。

二、病因病机

痫证的发生,大多由于七情失调、先天因素、脑部外伤、饮食不节、劳累过度,或患他病之后,造成脏腑失调,痰浊阻滞,气机逆乱,风阳内动所致,而尤以痰邪作祟最为重要。

(一)病因

1.七情失调

主要责之于惊恐,若突受大惊大恐,必使气机逆乱,进而损伤肝肾,致阴不敛阳而生热生风;脾胃受损,使痰浊内聚,经久失调,一遇诱因,痰浊或随气逆,或随火炎,或随风动,蒙闭心神清窍,是以痫证作矣。

2.先天因素

遗传或妊娠失调,为七情所伤,一则导致气机逆乱,二则导致精伤而肾亏,母体精气耗伤,必使胎儿的发育产生异常,易发痫病。

3.脑部外伤

由于出生时难产或跌仆撞击,导致颅脑受伤,瘀血阻络,经脉不畅,脑神失养,神志逆乱,遂发痫病。

4.六淫邪毒

感受六淫邪毒,可致脏腑受损,积痰内伏,一遇劳作过度,遂致气机逆乱而触动积痰,蒙闭清窍,发为痫病。

5.他病继发

如妊娠高血压综合征、尿毒症、儿童佝偻病、胰岛细胞瘤所致低血糖、糖尿病、甲亢、甲状旁腺功能减退、维生素 B_6 缺乏症、多发性硬化症等疾病可以继发痫病。

(二)病机

痫证之为病,概由痰、火、瘀为内风触动,导致脏腑功能失调,痰浊内阻,气血逆乱,风痰内动,清窍蒙蔽而发病。本病以心脑神机失养为本,脏腑功能失调为标,而先天遗传与后天所伤为两大致病因素。其中痰浊内阻,脏气不平,阴阳偏胜,神机受累,元神失控是病机的关键所在。痫病之痰,具有随风气而聚散和胶固难化两大特点,之所以久发难愈,缠绵不止,正是由于胶固心胸的"顽痰"所致。

痫病与五脏均有关联,但主要责之于心,顽痰闭阻心阳是痫病的主要病机特点。心为阳居之地,痰乃阴凝之邪,痰邪交结于胸膈之间,则郁阻心阳,壅遏气机,扰乱清窍,致发痫病。

痫病的病机转化决定于正气的盛衰及痰邪深浅,发病初期,痰瘀阻滞,肝郁化火生风,风痰闭阻，或痰火炽盛，此时正气尚足，痰浊尚浅，以实证为主，易于康复；若日久不愈，损伤正气，首伤心脾，继损肝肾，导致心脾两虚，或肝肾阴虚，加以痰凝沉固，表现虚实夹杂，则治愈较难。

三、诊断与病证鉴别

（一）诊断依据

1.任何年龄、性别均可发病，但多在儿童期、青春期或青年期发病，多有家族史，每因惊恐、劳累、情志过极等诱发。

2.典型发作时突然昏倒，不省人事，两目上视，项背强直，四肢抽搐，口吐涎沫，或有异常叫声等，或仅有突然呆木，两眼瞪视，呼之不应，或头部下垂，腹软无力，面色苍白等。

3.局限性发作可见多种形式，如口、眼、手等局部抽搐而无突然昏倒，或凝视，或语言障碍，或无意识动作等。多数在数秒至数分钟即止。

4.发作前可有眩晕、胸闷等先兆症状。

5.发作突然，醒后如常人，醒后对发作时情况一无所知，反复发作。

（二）病证鉴别

1.中风

痫病典型发作与中风病均有突然仆倒、昏不知人等主症。痫病无半身不遂、口舌歪斜；中风无口吐涎沫、两目上视和病作怪叫等症。

2.厥证

厥证除见突然仆倒、昏不知人主症外，还有面色苍白、四肢厥冷，而无口吐涎沫、两目上视、四肢抽搐和病作怪叫之症。

3.痉证

痉证与痫病都具有时发时止，四肢抽搐等症状。痫病兼有口吐涎沫，病作怪叫，且醒后如常人。而痉证发作，伴角弓反张，身体强直，经治疗恢复后，往往仍有原发疾病存在。

4.惊风

惊风分急惊风和慢惊风，急惊风一定有高热，慢惊风多发于脾虚久泻之后。癫痫发作一般无发热，也无腹泻。急惊风在退热后、慢惊风在健脾止泻后，抽搐不再发生，癫痫则抽搐反复发作。

5.癫证

癫证与痫证都为神志病变。癫证以沉默痴呆、语无伦次、静而多喜为特征，无昏仆及四肢抽搐；而痫证发作时必有昏仆、四肢抽搐、口吐涎沫，两者不难鉴别。

（三）相关检查

脑电图是诊断痫病的主要检查方法，对痫病发作类型的确定具有重要作用。典型发作期脑电图描记到对称性同步化棘波或棘—慢波等，可考虑为原发性痫病。若在发作间歇期，可采用诱导试验，如深呼吸、睡眠时描记，节律性闪光刺激，声刺激等，可提高脑电图异常的阳性率。

对继发性痫病的检查，应根据病史、体格检查及脑电图的改变，选择相应的检查方法以明确之，如昏迷而有局灶性或全身性抽搐时需做血糖、脑脊液检查等；疑有占位病变时可进行头颅 CT、MRI 或脑血管造影。疑难病例亦可选用正电子发射断层扫描（PET），对明确诊断尚有帮助。

四、辨证

1.风痰闭窍证

症状:卒然仆倒,昏不知人,目睛上视,口吐白沫,喉中痰鸣,手足抽搐,舌淡红,苔白腻,脉滑或弦滑。发作前可有胸闷、眩晕、乏力等先兆症状。

病机分析:饮食不节,脾虚不运,聚湿而为痰或脾胃积热酿炼为痰,痰浊内盛,肝阳化风,痰随风动,风痰闭阻,上扰脑神。

2.痰火扰神证

症状:卒然仆倒,昏不知人,四肢抽搐有力,口中有声,气高息粗,烦躁不安,口吐白沫,痰鸣辘辘,便秘尿赤,口臭口苦。平时情绪急躁,失眠,口干苦。舌红,苔黄腻,脉弦滑或滑数。

病机分析:七情失调,气郁化火,火邪炼液成痰;或肝肾阴虚,阳亢烁液为痰;或由外感及内热炽盛,火动生风,煎熬津液,结而成痰,痰火相伍,火动痰升,阻扰脑神。

3.瘀阻脑络证

症状:发则卒然仆倒,昏不知人,瘛疭抽搐,抽搐形式比较固定,或单以口角、眼角、肢体抽搐,或全身抽搐,或口眼相引、面部肌肉偏向一侧,或以麻木、疼痛为主要表现,如剧烈头痛、腹痛、肢痛等,颜面、口唇青紫。平时可有头痛、头晕。舌质紫暗,或有瘀斑、瘀点,脉弦或涩。

病机分析:由于产伤和颅脑外伤及身体跌仆损伤等原因,导致气血凝滞、瘀血阻窍,脑络闭塞,脑神失养而风动。

4.心脾两虚证

症状:久痫不愈,卒然仆倒,昏不知人,或仅头部下垂,四肢无力,或四肢抽搐无力,口吐白沫,口噤目闭,二便自遗,伴面色苍白,心悸,舌质淡,苔白,脉沉弱或弱。

病机分析:痫发日久,耗伤气血,气虚脾运失健,血虚心神不守,导致心脾两虚,更加重脑神失养,以致癫痫频发。

5.肝肾阴虚证

症状:痫证频发,卒然仆倒,昏不知人,四肢逆冷,肢体抽搐无力,或手足蠕动,或瘛疭,或失神发作,或语謇。平时健忘失眠,腰膝酸软,两眼干涩,耳轮焦枯不泽,便结。舌质红绛,少苔或无苔,脉细数。

病机分析:痫病日久,耗伤精血、,肝藏血,肾藏精,精血不足,肝肾亏虚,髓海失充,脑失所养。

五、治疗

(一)治疗思路

痫证的治疗,一般在发作期,以治标为主,着重涤痰息风,清肝泻火,开窍定痫;平时以治本为主,宜补益肝肾,健脾和胃,养心安神。前人提出,补虚定痫,以图其本,根据"治风先治血,血行风自灭"的理论,在辨证基础上必须重视养血活血。

(二)基本治法

1.涤痰息风,开窍定痫法

适应证:风痰闭窍证。

代表方:定痫丸加减。

常用药:天麻、全蝎、僵蚕平肝息风镇痉;川贝母、胆南星、姜半夏、竹沥、石菖蒲涤痰开窍;琥珀、茯神、远志、辰砂镇心安神定痫;茯苓、陈皮健脾益气化痰;丹参理血化瘀通络。

加减:眩晕、斜视,加生龙骨、生牡蛎、磁石、珍珠母重镇安神。

2.清热泻火,化痰开窍法

适应证:痰火扰神证。

代表方:当归龙荟丸合涤痰汤加减。

常用药:龙胆草、青黛、芦荟、大黄、黄芩、栀子通泻上中下三焦之火;姜半夏、胆南星、木香、枳实理气涤痰;茯苓、橘红、人参健脾益气化痰;石菖蒲、麝香走窜,清心开窍;当归和血养肝。

加减:肝火动风,加天麻、石决明、钩藤、地龙、全蝎平肝息风。

3.活血化瘀,息风通络法

适应证:瘀阻脑络证。

代表方:通窍活血汤加减。

常用药:赤芍、川芎、桃仁、红花活血化瘀;麝香、老葱通阳开窍,活血通络;地龙、僵蚕、全蝎息风定痫。

加减:痰涎偏盛者,加半夏、胆南星、竹茹。

4.补益气血,健脾宁心法

适应证:心脾两虚证。

代表方:六君子汤合天王补心丹加减。

常用药:人参、茯苓、炒白术、炙甘草健脾益气助运;陈皮、姜半夏理气化痰降逆;当归、丹参、生地、天冬、麦冬养血滋阴;酸枣仁、柏子仁养心安神;远志、五味子敛心气,宁心神。

加减:痰浊盛而恶心呕吐痰涎,加胆南星、姜竹茹、瓜蒌、石菖蒲、旋覆花化痰降浊;便溏加焦苡仁、炒扁豆、炮姜健脾止泻;夜游加生龙骨、生牡蛎、生铁落镇心安神。

5.滋补肝肾,潜阳安神法

适应证:肝肾阴虚证。

代表方:左归丸加减。

常用药:熟地黄、山药、山萸肉、菟丝子、枸杞子补益肝肾;鹿角胶、龟板胶峻补精血;川牛膝益肾强腰;生牡蛎、鳖甲滋阴潜阳。

加减:神思恍惚,持续时间长者,加阿胶、龙眼肉补益心血;心中烦热,加焦山栀、莲子心清心除烦;大便干燥,加玄参、天花粉、肉苁蓉、当归、火麻仁养阴润肠通便。

(三)复法应用

1.单方验方

黑白二丸片:黑白二丑各等份,加蜂蜜制成,每丸重6g(含黑、白丑各1.5g)。12岁以下每日半丸至2丸,12岁以上者每日1~3丸,每日2~3次,对个别既往在夜间发作者,可在睡前服全日量。本方可用于各类型发作,但有不同程度的腹泻,多数可逐渐恢复正常。

2.常用中成药

(1)定痫丸:适用于各种癫痫发作,每次6g,每日3次,口服。

(2)礞石滚痰丸:每次6~12g,每日1次。适用于痰热壅盛之癫痫。

(3)安宫牛黄丸:每次1丸,每日1次,小儿3岁以内每次1/4丸,4~6岁每次1/2丸。适用于阳痫发作期。

(4)清开灵注射液:20~60mL加入5%~10%葡萄糖溶液500mL,或0.9%生理盐水500mL中静脉滴注。适用于阳痫和脱证的治疗。

(5)参麦注射液:20~60mL加入5%葡萄糖溶液或0.9%生理盐水250~500mL中静脉滴注。适用于脱证的治疗。

3.针灸治疗

(1)毫针:发作期取百会、人中、后溪、涌泉,均用泻法。间歇期取鸠尾、大椎、腰奇、间使、丰隆;大发作加内关、神门、神庭。功可豁痰开窍,平肝息风。

(2)耳针:取神门、心、肾、脑、肝、脾,各穴可交替取用。

(3)埋线:双侧丰隆穴、内关穴皮下埋植羊肠线,3个月埋1次,共埋3次。

癫痫病理机制错综复杂,临证时需辨明病因与证候属性,分清寒热虚实、标本缓急。一般发作时多风、火、痰、瘀等标实证候突出,治疗不外镇惊、平肝、息风、豁痰、化瘀、顺气、泻火、开窍、醒神、止抽搐等法。间歇期则多以本虚或虚实夹杂证候为主,常见肝肾亏虚、心血不足、脾虚痰蕴等证,治疗当以调和脏腑阴阳、平顺气机为主,常用健脾化痰、补益肝肾、养阴息风、活血通络等法,以标本同治,杜其生痰动风之源。

平时调理,重在辨脏腑。烦躁易怒者多从肝治;外伤、中风后发病者,从脑府瘀血考虑;小儿患者可从肝肾入手,不忘痰浊;神情恍惚,呆木无知,神疲乏力者,从心脾辨证。因"风者善行而数变",癫痫突然起病,表现为全身强直抽搐,摇头动肩,口眼震颤,肢体肌肉抖动,旋即而复,突发突止的症状,符合"风邪"致病的特点,又根据其发作时喉间痰声辘辘、口吐痰涎、意识不清、神无所主的临床表现,"痰"的征象表现得淋漓尽致,故古人又有"无痰不作痫"的论述,所以癫痫发病过程中"风"、"痰"的表现贯穿了起病、加重、休止的全过程,即使在运用补溢方法的同时也不能忘记"息风"、"化痰"。

六、预防与调护

加强孕妇保健,避免胎气受损。痫病发生多系母亲在孕期内,外邪侵袭及七情、饮食、劳倦等失调,尤其在出生过程中胎儿头部外伤所致。因此,特别要注意母亲孕期卫生,以及平时个人饮食、起居调养。

加强护理,预防意外。痫病发作期,应注意观察神志的改变、抽搐的频率、脉息的快慢与节律、舌之润燥、瞳孔之大小、有无紫绀及呕吐、二便是否失禁等情况,并详加记录。对昏仆抽搐的患者,凡有义齿者均应取下,并用裹纱布的压舌板放入患者口中,防止咬伤唇舌,同时加用床挡,以免翻坠下床。休止期患者不宜驾车、骑车,不宜高空、水上作业。饮食宜清淡,防止过饥、过饱,忌烟酒。避免劳累、寒冷,保证充足的睡眠时间,避免情绪激动。

(彭小菊)

第七节　健忘

一、概述

健忘是以记忆力减退、遇事易忘为特征的一种病证,亦称"喜忘"、"善忘"、"多忘"等。自宋代《圣济总录》中称"健忘"后,延用至今。

现代医学中的神经衰弱、脑动脉硬化、老年性痴呆早期,以及部分精神心理疾病,以记忆力减退为主要症状者,可以参照本篇辨治。健忘多因情志失常、劳倦内伤、年老精亏、久病络瘀,导致心脾肾虚损,气血阴精不足,不能上荣。

一、病因

(一)情志失调

心主神志,脾在志为思。长期情志失调,思虑过度,忧郁悲伤,均可导致心脾亏虚,肝肾不足,而成健忘。

(二)劳倦内伤

劳心过度则伤血,劳体过度则伤气,房劳过度则伤精,精血亏虚,清窍失充,髓海不足,因而健忘;或大病之后,气血耗伤;或起居失节,精血暗耗,终使肾阴不足,无以上交于心,心火亦难下交于肾,心肾失交,则成健忘。

(三)年老精衰

随着年龄增长,肾气逐渐亏虚。年迈之人,五脏俱衰;心肾不足,则神明失聪;肝脾不足,则经脉失养。脑为元神之府,精髓之海。若神明失聪,精髓失养,则发生健忘。

(四)久病痰瘀

久病不愈,入络及肾,导致脑络瘀阻,清窍失灵;或脾失健运,聚湿生痰;或肝郁化火,炼津成痰,引起痰迷心窍而发生健忘;若痰瘀互结,痹阻脉络,更令人喜忘。

(五)其他

如脑部外伤,瘀血阻滞;或各种中毒,毒伤清窍,亦可引起健忘。

二、病因病机

(一)病机

健忘病位在脑,与心、脾、肾关系密切。宋代陈言的《三因极一病证方论》指出:"脾主意与思,意者积所往事,思则兼心之所为也……今脾受病,则意舍不清,心神不宁,使人健忘,尽心力思量不来者是也。"认为心脾受病是健忘发生的主要原因。清代汪昂《医方集解》也提出:"人之精与志,皆藏于肾,肾精不足则肾气衰,不能上通于心,故迷惑善忘也。"总之,心脾主血,肾主精髓;若思虑过度,伤及心脾,则阴血损耗,神舍不清;或房事不节,精亏髓衰,脑失所养;或年高肾虚,肾精虚衰,脑海失养,皆能令人健忘。

健忘有虚实之分。虚者主要是心、脾、肾的虚损,气血阴精不足。心脾不足,肾精虚衰,则脑海失养而发健忘。但也有因气滞血瘀、痰浊上扰所致者。如张仲景《伤寒论》指出:"阳明证,其人喜忘者,必有蓄血。所以然者,本有久瘀血,故令喜忘。"总之,健忘以心、脾、肾的虚损为主,但肝郁气滞、瘀血阻络、痰浊上扰等,亦可引起健忘。

健忘属本虚标实之证。就临床所见,以虚证居多;且往往虚实夹杂,虚多而实少。

三、诊断与病证鉴别

(一)诊断依据

1. 健忘以记忆力差、遇事善忘为主要表现。

2. 多伴怔忡、不寐、烦躁等症状。

(二)病证鉴别

1. 健忘与痴呆

痴呆是指精神呆滞,沉默不语;或喃喃自语,语无伦次;或精神恍惚,呼之不应,告之不晓等。其不知前事或问事不知等,与健忘之"善忘前事"有根本区别。健忘虽然善忘前事,而思维意识仍属正常,与痴呆之智能减退,不晓其事不同。但应注意,健忘可以是痴呆的早期表现,因痴呆是一个逐渐发展的过程,发病之初常常先有健忘等表现,之后逐渐加重,进而神机不用。

2. 健忘与郁证

郁证为情志怫郁之候,一般有神志恍惚,精神不振,失眠神呆,遇事多忘等多种表但郁证之遇事多忘与健忘在程度上有轻重之别,且一系兼症,一系主症,不难鉴别。

(三)相关检查

可选做脑血流图、脑电图、头颅 X 线平片及 CT 扫描、须脑核磁共振等,以明确疾病诊断。

四、辨证

1. 心脾两虚证

症状:遇事善忘,精神倦怠,四肢无力,心悸少寐,纳食不香,气短乏力,声低语怯,面色少华,脘腹胀满,舌质淡,有齿痕,苔薄白或白腻,脉细弱无力。

病机分析:心脾不足则神志失藏,故遇事善忘;心血不足,故心悸,少寐;脾虚运化不健,故纳呆,气短;气血化源不足,则神倦乏力;血虚不荣,故面色少华;舌质淡,有齿痕,脉细弱无力,均为气血亏虚之征。

2. 心肾不交证

症状:遇事善忘,腰酸腿软,或有遗精,头晕耳鸣,或手足心热,心烦失眠,舌苔薄白,舌质红,脉细数。

病机分析:心肾失交,水火不济,心之神明不能通于肾,肾之精华不能上达于脑,致令脑海空虚,而遇事善忘;阴虚火旺,扰于神明,则心烦失眠;阴亏于下,阳亢于上,故头晕耳鸣;阴虚火旺,故手足心热;相火妄动,精关不固,故遗精;腰为肾之府,肾虚故腰痛;舌质红,脉细数,多为阴虚火旺之征。

3. 肾虚精亏证

症状:年事已高,遇事善忘,形体衰惫,神志恍惚,气短乏力,腰酸腿软,纳少尿频,心悸少寐,舌苔薄白,舌质淡,脉细弱无力。

病机分析:年迈之人,肾之阴阳俱损,命火衰微,无以温煦五脏六腑,以致脏腑功能衰退,气血俱虚,故形体衰惫;精微无以上达于脑,而致神志失聪,遇事善忘;气血失其生化之源,故气短无力;心失所养,故心悸少寐;脾失健运,故纳少;苔薄白,质淡,脉细弱无力,为气血亏损之征。

4. 痰浊内阻证

症状:遇事善忘,神思迟钝,头昏头重,头晕胸闷;或形体肥胖,嗜睡,脘痞,呕恶欲吐,咳吐痰涎;舌苔白腻,脉弦滑。

病机分析:痰浊内阻,清阳不升,神志蒙闭,故遇事善忘,神思迟钝,头昏头重;痰塞气机,不能升降,故胸闷脘痞,呕恶欲吐;舌苔白腻,脉弦滑亦为痰浊内阻之征。

5. 血瘀痹阻证

症状:遇事健忘,心悸胸闷,伴形体衰惫,神志恍惚,言语迟缓,神思欠敏,时有头痛发作,头目昏眩,表现呆钝,面唇暗红,或伴多梦不醒。可有头部有外伤史。舌质紫暗,有瘀点,脉细涩或结代。

病机分析:病久而血气不充,经脉血行涩滞;或头部受伤,瘀阻脑窍;或气虚、气郁不能行血,瘀血内停,血行不畅,神明失养而不用,因此神志恍惚,遇事善忘;髓海空虚,故时有头痛发作,头目昏眩;舌质紫暗,有瘀斑瘀点,脉细涩,均为瘀血内阻之征。

五、治疗

(一)治疗思路

健忘一证,临床所见有虚有实,但常虚多实少。因虚所致者,应补其不足,当用补益心脾、交通心肾等法;痰瘀痹阻者,则应以泻实为原则,施以豁痰、化瘀等法。至于因虚留实或实久而虚、虚实并见者,应当在扶正固本的同时,参用涤痰化瘀之品。

(二)基本治法

1. 补益心脾法

适应证:心脾两虚证。

代表方:归脾汤加减。

常用药:人参、黄芪、白术、甘草益气补脾;当归、龙眼肉养血和营;茯神、远志、薏仁养心安神;木香调气。

加减:心血不足明显者,加熟地、白芍、阿胶以养心血;脘闷纳呆苔腻者,重用白术,加苍术、半夏、陈皮、茯苓、厚朴以健脾燥湿,理气化痰。也可合用孔圣枕中丹。

2. 交通心肾法

适应证:心肾不交证。

代表方:六味地黄丸合交泰丸加减。

常用药:熟地、山茱萸补肾益精;人参、当归益气养血;麦冬、酸枣仁清心宁神;白芥子祛痰宁心;黄连、肉桂交通心肾。

加减:心经有热,心火偏亢,加莲子心;阴血不足,肝阳偏亢,加珍珠母、生龙齿;心肾两虚,兼有肝郁气滞,可用通郁汤。

3. 养荣固本法

适应证:肾虚精亏证。

代表方:人参养荣汤加减。

常用药:人参、黄芪、白术、茯苓、甘草益气补脾;熟地、当归、白芍、川芎补血养血;远志宁心;肉桂温阳;陈皮理气;姜、枣调和营卫。

加减:形体瘦惫,腰酸腿软明显,加紫河车大补精血,龟板、杜仲、牛膝填精补髓;阴虚火旺者,加天门冬、麦门冬养阴,黄柏清相火;兼有失眠者,加酸枣仁、北五味子养心安神。

4.豁痰开窍,升清降浊法

适应证:痰浊内阻证。

代表方:涤痰汤加减。

常用药:陈皮、枳实、半夏燥湿化痰,调理气机;制南星、竹茹、石菖蒲、茯苓加强化痰祛湿作用;石菖蒲、竹茹醒神开窍;生姜和胃理脾;甘草调和诸药。

加减:痰浊久蕴而化热,痰火上扰心神,加黄芩、黄连、竹沥、牛黄、远志;病久心脾不足者,加黄芪、当归、熟地、天南星、琥珀、肉桂。

5.活血通脉,开窍醒神法

适应证:血瘀痹阻证。

代表方:通窍活血汤加减。

常用药:赤芍、川芎、桃仁、红花辛散活血,通经络,行瘀滞;麝香通窍醒明;老葱、黄酒通阳气,畅络脉;石菖蒲、远志、合欢皮化浊宁心,开窍醒神。

加减:气虚血瘀,加入参、黄芪、桂枝;气滞血瘀,加郁金、延胡索、香附;肾虚而留瘀者,加熟地、枸杞子、菟丝子、冬虫夏草。

六、预防与调护

保持精神愉快,排除烦恼忧愁;合理安排生活、工作和学习,做到劳逸结合,保证充足睡眠,坚持体育锻炼;少食辛辣肥腻,戒烟限酒;善于用脑,合理用脑;这样就可以保持精力充沛,远离健忘的侵扰。

(彭小菊)

第八节　多寐

一、概述

多寐是以时时欲睡,难以克制,呼之即醒,醒后神志清楚,但随时可再次入睡为特征的病证。亦称"嗜卧"、"嗜睡"、"嗜眠"、"多眠"、"多卧"等。现代医学的多发性睡病、神经官能症和精神病的某些患者,其临床表现具有多寐特征者,可参考本篇辨证论治。

二、病因病机

多寐的发生主要与阳气不足或阳气不能畅达,清窍失养有关。饮食失调、久居湿地、劳倦内伤、外伤血瘀、久病生痰等,都可成为多寐的病因。

(一)病因

1.饮食失调

过食生冷肥甘,饮酒无度,损伤脾胃,脾胃运化失司,痰湿内生,阻遏阳气;或者脾胃久虚,不能化生气血,致使清窍失养,发为多寐。

2.感受湿邪

久居湿地,涉水淋雨,感受雨露,以及大汗沾衣、不能及时解换等,均可使人感受湿邪;而湿邪闭阻,阳气不通,则发生多寐。

3.劳倦内伤

思虑过度,损伤心脾,气血化源不足;或大病久病之后,气血损伤;或年老体虚,血气日衰;或女子崩漏失血,均可使气血亏虚,不能奉养心神,因而多寐。

4.痰瘀阻滞

头部外伤、瘀阻血脉,阳气闭阻,而致多寐。

(二)病机

多寐病位在心,与肾、脾、胃关系密切。心主神志,心血不足,或心阳亏虚,则神失所养,因而多寐。年老久病,过度劳倦,可使肾精衰惫,而无论肾阳还是肾阴,亏虚日久,脑髓失充,最终都会导致萎顿困倦,而成多寐。脾胃亏虚,一方面导致津液不化,蕴生痰浊,痰浊阻滞阳气,使清阳不升,清窍失充;一方面使气血精微生化不足,心神失于奉养,神明失用而多寐;前者属于实证,后者属于虚证,都与脾胃有关。

病理性质有虚有实,病理因素为痰、湿、瘀。多寐属虚者,或由于气虚,或由于血虚,或由于阳虚,均可使清窍失养,神无所主。属实者,或由于痰湿困扰,闭阻阳气;或由于痰湿壅滞,阳气不振;或由于瘀阻脑窍,气机不畅,均可使清窍闭阻,神失所养。

总之,多寐的病机关键是湿、浊、痰、瘀困滞阳气,心阳不振;或阳虚气弱,心神失荣。病变过程中,各种病理机制相互影响,如脾气虚弱,运化失司,水津停聚而成痰浊,痰浊、瘀血内阻,又可进一步耗伤气血,损伤阳气,以致心阳不足,脾气虚弱,虚实夹杂。

三、诊断与病证鉴别

(一)诊断依据

1.以嗜睡为主要特征。不论白天黑夜,不分场合地点,精神萎靡,随时都可以入睡。

2.呼之能醒,醒后神志清楚,但不久又已入睡。

3.常常影响正常生活、工作和学习。

(二)病证鉴别

1.昏迷

多寐者整日嗜睡,有时会和昏迷混淆。但多寐呼之能醒,对周围事物有反应,能够分辨环境和辨别亲人,神志清楚;昏迷则是不省人事,意识丧失,病情严重;有少数浅昏迷患者,虽然偶尔呼之能醒,但最多不过能睁目示意而已,与多寐完全不同。

2.厥证

多寐者病史较长,虽整日昏昏欲睡,但呼之能醒;厥证则忽然昏倒,不省人事,伴有四肢逆冷。厥证一般多有夙因,厥前意识清楚,当遇情绪波动、过劳汗多、感受暑热、或失血过多,突然发生意识障碍,往往呼之不应,即使醒后也对刚才发生的事情一无所知,重者可一厥不醒。

(三)相关检查

多寐者应做以下检查,以辅助诊断。

1.多导睡眠检测(PSG)

可发现睡眠-觉醒周期紊乱、提前的 REM 睡眠、REM 潜伏期缩短、直接进入 REM 睡眠、REM 期在全部睡眠时间的比例增加等。

2.多次睡眠潜伏期试验(MSLT)

MSLT 对发作性睡病的诊断和鉴别诊断具有重要参考价值。通过分析平均睡眠潜伏期(SL)、睡眠初期出现 REM 的次数及夜间睡眠相关参数,可以发现发作性睡病患者具有明显的 REM 睡眠提前和睡眠潜伏期缩短的特征。

3.其他

如颅脑 CT 或核磁共振可以排除颅内病变;通过生化和血气分析,来检测肝肾功能和电解质和酸碱平衡等,都有一定的鉴别诊断意义。

四、辨证

(一)证候

1.湿邪困脾证

症状:头重如裹,日夜昏昏欲睡,肢体困重,或见水肿,胸脘痞闷,纳少泛恶,脉濡,苔腻。

病机分析:湿邪外束,内困脾土,运化失司,湿浊停留,清阳不升,故头重如裹,昏昏欲睡;脾主四肢,湿浊困脾,则肢体沉重,甚则水肿;湿阻中州,则胸脘痞闷,纳少泛恶;脉濡,苔腻为湿邪内困之征。

2.痰浊闭阻证

症状:精神萎靡,昼夜嗜睡,胸闷脘胀,形体肥胖,脉滑,苔厚。

病机分析:脾运不健,水谷不化精微反成痰浊,痰浊闭阻,阳气不振,故见精神萎靡,昼夜嗜睡;痰浊壅滞,气机不畅,故胸闷脘胀,形体肥胖;脉滑,苔厚均为痰湿之征。

3.脾气不足证

症状:精神倦怠,嗜睡,饭后尤甚,肢怠乏力,面色萎黄,纳少便溏,脉虚弱,苔薄白。

病机分析:脾虚气弱,运化无权,脾气不足,清阳不升,则神倦嗜睡,饭后尤甚;脾运不健,故纳少便溏,肢怠乏力;面色萎黄,脉虚弱,均属脾虚气弱之象。

4.阳气虚衰证

症状:精神疲惫,整日嗜睡懒言,畏寒肢冷,健忘,脉沉细无力,舌淡苔薄。

病机分析:年高久病,肾气亏虚,命门火衰,阳气虚衰,故见精神疲惫,嗜睡懒言;阳气不足,不能温煦肌表四肢,故畏寒肢冷;髓海不足,故健忘;脉沉细无力,舌淡苔薄,均为阳气虚衰的表现。

5.瘀血阻滞证

症状:头昏头胀,神倦嗜睡,病程较久,或有头部外伤病史,脉涩,舌质紫暗或有瘀斑。

病机分析:瘀血阻络,故见头昏头胀;瘀血痹阻,阳气不通,故见神倦嗜睡;脉涩,舌质紫暗或有瘀斑,均为瘀血之征。

五、治疗

(一)治疗思路

本病的治疗原则是补虚泻实。虚证宜补,气虚者从健脾入手,阳虚者以温肾为主;邪实宜泻,湿困者当祛湿,痰阻者当化痰,瘀滞者予以活血。病程日久,虚实夹杂者,则需注意标本先后。

（二）基本治法

1. 燥湿健脾，醒神开窍法

适应证：湿邪困脾证。

代表方：太无神术散加减。

常用药：苍术燥湿健脾；石菖蒲醒神开窍；藿香芳香化浊；厚朴、陈皮理气和中；甘草调和诸药。

加减：湿邪久蕴而化热，症见口黏而苦，溲黄心烦，苔腻而黄，脉濡数者，可酌减香燥之品的用量，加黄芩、山栀、通草、薏苡仁等清热化湿。

2. 化痰醒神法

适应证：痰浊闭阻证。

代表方：温胆汤加减。本方理气化痰，和胃利胆，为治疗胆郁痰扰，脾胃失和的要方。

常用药：陈皮、半夏化痰和中；茯苓健脾化湿而宁神；枳实行气消痰，下气宽胸；竹茹清化痰热，除烦止呕。

加减：常加生枣仁以醒神。痰郁气结者，可加菖蒲、郁金、远志以解郁化痰；有化热之征者，加黄芩、黄连、青黛散、胆南星化痰清热除烦；伴有惊悸者，加珍珠母、生牡蛎、生龙齿以重镇定惊；伴呕吐呃逆者，酌加苏叶、旋覆花以降逆止呕；伴有眩晕者，加天麻、钩藤以平肝息风。

3. 健脾益气法

适应证：脾气不足证。

代表方：香砂六君子汤加减。

常用药：人参（或党参）甘温扶脾养胃，补益中气，使脾胃健旺，气血生化有源；白术苦温，健脾燥湿，扶助运化；茯苓甘淡，助白术健脾利湿；炙甘草甘温，补中和胃；陈皮、半夏化痰和中；木香、砂仁醒脾开胃。

加减：脾虚下陷而见乏力气短，久泻脱肛者，可加黄芪、升麻、柴胡升提中气，或用补中益气汤加减以益气升阳；气血俱虚，而见气短心悸，面白无华者，可用人参养营汤化裁。

4. 益气温阳法

适应证：阳气虚衰证。

代表方：附子理中丸加减。

常用药：附子、干姜辛热助阳，祛寒散邪；党参补气，助运化而升降；白术健脾燥湿；甘草益气和中。

加减：阴精久亏，阴病及阳而阴阳俱衰，当选用右归饮阴阳双补，甚者可加龟鹿二仙胶、紫河车等血肉有情之品，以峻补精血。

5. 活血通络法

适应证：瘀血阻滞证。

代表方：通窍活血汤加减。

常用药：麝香芳香开窍，窍开则气机畅行；桃仁、红花、赤芍、川芎行血祛瘀，瘀散则血行通畅，血行气亦行；老葱、黄酒协同麝香，通阳开窍，温经散寒；姜、枣调和脾胃，使中焦升降复常。

加减：兼有气滞者加青皮、陈皮、枳壳、香附理气以和血；兼有热象者加黄芩、山栀清解郁热；兼有阴虚者加生地、丹皮、丹参滋阴凉血；兼有气虚者加黄芪、党参益气健脾；兼有阳虚者加肉桂、附子温阳散寒；兼有痰浊者加半夏、陈皮、白芥子化痰泄浊。

六、预防与调护

多寐一证，与阳气不足和阳气闭阻关系最为密切；阳气闭阻又与痰湿、瘀血等有关。因此，应注意生活起居，勿久居潮湿之地；饮食应清淡，节制肥甘厚味；适当选择气功、太极拳等进行锻炼，以增强体质，振奋精神。

（彭小菊）

第三章 脾胃病证

第一节 胃痛

一、概述

胃痛，又称胃脘痛，是指以上腹胃脘部近心窝处疼痛为主症的病证。

现代西医学的急性胃炎、慢性胃炎、胃溃疡、十二指肠溃疡、功能性消化不良、胃黏膜脱垂等病以上腹部疼痛为主要症状者，属于中医学胃痛范畴，可参考本篇进行辨证论治，同时结合辨病处理。

二、病因病机

胃痛主要由外邪犯胃、饮食伤胃、情志内伤和脾胃虚弱等因素导致胃气阻滞、胃失通降，不通则痛。

（一）病因

1. 外邪犯胃

外感寒、热、湿诸邪，内客于胃，皆可致胃气阻滞，不通则痛。其中尤以寒邪最为多见，寒主收引，致胃脘气血凝滞不通而痛。《素问·举痛论》云："寒气客于肠胃之间，膜原之下，血不能散，小络急引，故痛。"

2. 饮食伤胃

《素问·痹论》云："饮食自倍，肠胃乃伤。"饮食不节，损伤脾胃，胃气壅滞，不通则痛。辛辣无度，肥甘厚腻，过嗜烟酒，皆可蕴湿生热，伤脾碍胃。《医学正传·胃脘痛》曰："致病之由，多是纵恣口腹，喜好辛酸，恣饮热酒煎煿，复餐寒凉生冷，朝伤暮损，日积月深，自郁成积，自积成痰，痰火煎熬，血亦妄行，痰血相杂，妨碍升降，故胃脘疼痛。"

3. 情志内伤

忧思恼怒，则气郁伤肝，肝失疏泄，则可横逆犯胃，致胃气郁滞，发为疼痛。《沈氏尊生书·胃痛》云："胃痛，邪干胃脘病也……唯肝气相乘为尤甚，以木性暴，且正克也。"气滞日久阻碍津液输布则生痰，阻碍血络运行则成瘀，如《临证指南医案·胃脘痛》言："胃痛久而屡发，必有凝痰聚瘀。"

4. 脾胃虚弱

素体脾虚，或后天饮食、劳倦、药物、久病等原因损伤脾胃，致脾胃气血运化无力，或中阳不足，虚寒内生，胃失温养，或胃阴受损，胃失濡润，皆可发为胃痛。

（二）病机

胃为阳土，喜润恶燥，为五脏六腑之大源，主受纳、腐熟水谷，其气以降为顺、以通为用，若气机阻滞，胃失通降，则"不通则痛"。本病病位在胃脘，但与肝、脾密切相关，可涉及胆、肾。肝与胃是木土乘克的关系。若肝气郁滞，势必克脾犯胃，致气机郁滞，胃失和降而痛。肝气久郁，或化火伤阴，或成瘀入络，或伤脾生痰，每使胃痛缠绵难愈。肝失疏泄还可累及胆腑，使胆汁通降失职,逆行入胃,灼伤胃腑。脾胃互为表里,一升一降,故病多相累。若脾气虚弱,运化失职,可致胃虚气滞而痛;若气滞日久,血行不畅,可致瘀血胃痛;若脾阳不足,寒自内生,可致虚寒胃痛;若脾润不及,胃失濡润,可致阴虚胃痛。脾胃之运化,有赖肾阳之温煦,肾阳不足,脾肾阳虚,中焦虚寒,胃失温养而致虚寒胃痛;肾阴亏虚,亦可致胃失于濡养而出,现阴虚胃痛。

胃痛早期由外邪、饮食、情志所伤者,多实证;后期久病正虚,常虚实夹杂。其病理因素主要有气滞、寒凝、食积、湿阻、热郁、血瘀等,常相兼为病,亦可相互转化。胃痛久病失治,可衍生变证:如胃热炽盛,迫血妄行,或瘀血阻滞,血不循经,或脾气亏虚,不能统血,可发为便血、呕血;或久病成瘀,气机壅塞,胃气上逆,发为呕吐、反胃;若胃痛日久,痰瘀互结,可形成噎膈等证。

三、诊断与病证鉴别

（一）诊断依据

1. 以上腹胃脘部发生疼痛为主症,可为胀痛、刺痛、灼痛、剧痛、隐痛。

2. 常伴有食欲不振、恶心呕吐、嘈杂泛酸、嗳气。

3. 多有反复发作病史,发病前多有明显的诱因,如天气变化、情志不畅、劳累、饥饿、进食生冷干硬辛辣醇酒等。

（二）病证鉴别

1. 真心痛

真心痛为心系病变引起的心痛证,多见于中老年人。疼痛部位在左胸部,疼痛性质多为绞痛、刺痛、闷痛,程度剧烈,多伴有胸憋汗出、心悸气短,病情危急,正如《灵枢·厥病》曰:"真心痛,手足青至节,心痛甚,旦发夕死,夕发旦死。"

2. 胁痛

胁痛是以胁肋部疼痛为主症,可伴发热恶寒,或身目发黄,或胸闷善太息。肝气犯胃之胃痛可有攻痛连胁,但以胃脘部疼痛为主症。

3. 腹痛

腹痛是以胃脘以下,耻骨毛际以上部位疼痛为主症。胃痛以上腹胃脘处疼痛为主症。从疼痛的主要部位及起病情况可加以鉴别。

4. 胃癌

胃癌多以胃痛为主要症状,可伴呕血、黑便、消瘦等症。中老年人,胃痛日久,反复发作,伴消瘦、呕血、黑便等症者,应及时行上消化道钡餐造影或电子胃镜等检查以明确诊断。

此外,肝、胆、胰、脾等病变引起上腹胃脘部疼痛者,应结合辨病予以确诊。

（三）相关检查

上消化道钡餐造影、电子胃镜,可对急、慢性胃炎,胃、十二指肠溃疡病,胃黏膜脱垂作出诊断,并可与胃癌进行鉴别诊断;幽门螺杆菌(Hp)检测、血清胃泌素含量测定、血清壁细胞抗体测定、胃蛋白酶测定及内因子等检查有利于慢性胃炎的诊断;胆红素、转氨酶、淀粉酶化验和B超、CT、MRI等检查可与肝、胆、胰疾病进行鉴别诊断;腹部X线检查可与肠梗阻、肠穿孔进行鉴别诊断;血常规可协助与阑尾炎进行早期鉴别;心肌酶谱、肌钙蛋白、心电图检查可与冠心病、心绞痛、心肌梗死进行鉴别诊断。

四、辨证

(一)寒邪客胃证

症状:胃痛暴作,恶寒喜暖,得温痛减,遇寒加重,口淡不渴,或喜热饮,舌淡苔薄白,脉弦紧。

病机分析:寒邪犯胃或饮食生冷,寒凝胃脘,阳气被遏,气机郁滞,故胃痛暴作;胃无热邪,故不渴;热能胜寒,故喜热饮;弦脉主痛,紧脉主寒。

(二)饮食伤胃证

症状:胃胀痛拒按,不思饮食,嗳腐吞酸,甚则呕吐不消化食物,其味腐臭,吐后痛减,大便不爽,苔厚腻,脉滑。

病机分析:暴饮暴食,饮食停滞,阻塞胃气,故胀痛;宿食不化,浊气上逆,故嗳腐吞酸,甚则呕吐宿食;食积阻滞,胃失通降,致肠腑传导失司,故大便不爽;苔厚腻,脉滑为宿食停滞之象。

(三)肝气犯胃证

症状:胃痛胀闷,攻撑连胁,遇情志不舒则痛作或痛甚,嗳气、矢气则舒,善太息,大便不畅,苔多薄白,脉弦。

病机分析:肝气郁结,横逆犯胃,胃气阻滞,不通则痛;情志怫郁,气郁加重,故痛作或加重;嗳气、矢气则气郁暂得缓解,故嗳气、矢气则舒;气滞肠腑传导不利,则大便不畅;善太息,脉弦为肝郁气滞之象。

(四)肝胃郁热证

症状:胃脘灼痛,烦躁易怒,泛酸嘈杂,口干口苦,舌红苔黄,脉弦或数。

病机分析:肝气郁结,日久化热,邪热犯胃,故胃脘灼痛;肝胃郁热,胃逆上冲,故烦躁易怒,嘈杂泛酸;肝胆互为表里,肝热夹胆火上乘,故口干口苦;舌红苔黄为里热之象;脉见弦数,乃肝胃郁热之征。

(五)湿热中阻证

症状:胃痛急迫,脘闷灼热,嘈杂泛酸,渴不欲饮,纳呆恶心,口干口臭,小便色黄,大便不畅,舌红苔黄腻,脉滑数。

病机分析:邪热犯胃,故胃痛急迫、灼热;热结湿阻,胃气上逆,故泛酸嘈杂,纳呆恶心;舌红,苔黄,脉数为里热之象;苔腻,脉滑为湿浊阻滞之征。

(六)瘀血阻滞证

症状:痛有定处,如针刺、刀割,痛时持久,食后或入夜尤甚,或见吐血黑便,舌质紫暗,有瘀斑,脉涩。

病机分析:瘀血内阻,胃络壅滞,不通则痛;瘀血有形,故痛有定处,痛时持久;进食则动其瘀,故食后痛甚;血属阴,故夜间瘀血加重;瘀血内阻,血不循经,故见吐血黑便;舌质紫暗,有瘀斑,脉涩为血瘀之象。

(七)胃阴亏虚证

症状:胃脘隐隐灼痛,饥不欲食,或嘈杂,或脘痞不舒,或干呕呃逆,口干咽燥,消瘦乏力,大便干结,舌红少津,脉细数。

病机分析:阴虚则生内热,虚火消谷则似饥,胃虚不能消磨水谷则不欲食;胃阴不足,胃失濡养,则嘈杂;胃虚不运,通降失施,故脘痞不舒或十呕呃逆;津不上承,则口干;津不下行,则便干;舌红少津,脉细数为阴虚火旺之象。

(八)脾胃气虚证

症状:空腹痛甚,得食痛减,劳累后发作或加重,形体消瘦,面色少华,倦怠乏力,食少易胀,便溏,舌淡边有齿印,脉弱。

病机分析:胃络借饮食以充,以生气血,故食后痛减;劳则气耗,故劳累后疼痛加重;脾虚生化乏源,故形瘦乏力,面色无华;运化失职,故食少易胀,大便溏薄;舌淡边有齿印,脉弱,为脾胃气虚之象。

(九)脾胃虚寒证

症状:胃脘绵绵冷痛,喜温喜按,空腹痛甚,得食痛减,劳累或受凉后发作或加重,时呕清水或夹不消化食物,食少脘痞,口淡不渴,倦怠乏力,手足不温,大便溏薄,舌淡胖,脉沉弱。

病机分析:脾胃虚寒,不能温运,故胃脘隐痛,空腹为甚,劳累受凉易发;脾运迟缓,水饮停留,胃虚通降无权,故泛呕清水、宿食;脾阳不达四肢,则手足不温;大便溏薄,舌淡胖,脉沉弱,为中虚有寒,脾阳虚弱之象。

五、治疗

(一)治疗思路

胃痛治疗原则为理气和胃止痛。邪盛以祛邪为急,正虚以扶正为先,虚实夹杂者,则当祛邪扶正并举。通则不痛,但不能局限于狭义的通法,应审证求因,辨证施治。叶天士有云:"通字须究气血阴阳。"胃寒者,散寒即所谓通;食积者,消食即所谓通;气滞者,理气即所谓通;湿阻者,化湿即所谓通;热郁者,泄热即所谓通;血瘀者,化瘀即所谓通;阴虚者,养阴益胃即所谓通;阳虚者,温运脾阳即所谓通。

(二)基本治法

1.温胃散寒,行气止痛法

适应证:寒邪客胃证。

代表方:香苏散合良附丸加减。前方理气散寒,适用于外感风寒,胃气郁滞;后方温胃散寒,理气止痛,适用于寒邪客胃之胃痛证。

常用药:香附、苏梗、木香、陈皮、白苣、乌药行气止痛;高良姜、桂枝、干姜温胃散寒。

加减:伴风寒表证者,加苏叶、藿香、生姜、葱白疏散风寒;伴胸脘痞闷、纳呆者,加枳实、鸡内金、法半夏、神曲消食导滞。

2.消食导滞,和胃止痛法

适应证:饮食伤胃证。

代表方:保和丸加减。

常用药:神曲、山楂、菜菔子消食导滞;茯苓、半夏、陈皮化湿和胃。

加减:米面食滞者,加谷芽、麦芽消食化滞;肉食积滞者,重爪山楂,加鸡内金消食化积;伴脘腹胀甚者,加枳实、木香、青皮、槟榔行气消滞;胃脘胀痛,便秘者,可合用小承气汤或改用枳实导滞丸以通腑行气;胃痛急剧拒按,伴苔黄腻血便秘者,为食积化热成燥,可合用大承气汤以泄热通腑。

3.疏肝理气,和胃止痛法

适应证：肝气犯胃证。

代表方：柴胡疏肝散加减。

常用药：柴胡、白芍、川芎、香附疏肝解郁；陈皮、佛手、枳壳、甘草理气和中。

加减：痛甚加川楝子、延胡索加强理气止痛；胁痛明显加橘络、丝瓜络、郁金通络止痛；嗳气频频加沉香、刀豆壳、枇杷叶、旋覆花降气；泛酸者加乌贼骨、煅瓦楞子中和胃酸。

4. 清肝利胆，泄热止痛法

适应证：肝胃郁热证。

代表方：化肝煎加减。

常用药：青皮、芍药、丹皮、栀子清肝泄热；陈皮、佛手、绿萼梅、香橼理气止痛。

加减：泛酸加左金丸，重用黄连苦以清火，稍佐吴茱萸辛以散郁；口苦，舌苔黄腻，加竹茹清化痰热，龙胆草、金钱草清利肝胆湿热；火热内盛，加黄连、黄芩苦寒泻火。

5. 清热化湿，理气和胃法

适应证：湿热中阻证。

代表方：清中汤加减。

常用药：黄连、栀子清热燥湿；制半夏、厚朴、陈皮运脾化湿；茯苓、薏苡仁、泽泻、车前子淡渗利湿。

加减：胃热炽甚加栀子、蒲公英清泄胃热；气滞腹胀加枳实、木香、佛手理气消胀；大便不畅加冬瓜子利湿导滞；恶心呕吐加竹茹、旋覆花和胃降逆；纳呆加神曲、山楂、谷麦芽消食健胃；泛酸加乌贼骨、浙贝母、煅瓦楞中和胃酸。

6. 化瘀通络，理气和胃法

适应证：血瘀胃络证。

代表方：丹参饮合失笑散加减。前方理气化瘀，后方化瘀止痛，两方合用加强活血化瘀作用，适用于胃痛如针刺、痛有定处及久病不愈的患者。

常用药：丹参、五灵脂、蒲黄活血止痛；檀香、沉香、砂仁行气和胃。

加减：胀痛明显，加木香、枳壳、莪术行气消胀止痛；伴胁痛，加川楝子、延胡索、香附、郁金疏肝理气，活血止痛；久病正虚，加党参、黄芪、太子参、仙鹤草益气活血；黑便加三七、白及化瘀止血生肌；呕血黑便，面色萎黄，四肢不温，舌淡脉弱无力者，加用黄土汤以温脾摄血。

7. 养阴益胃，和中止痛法

适应证：胃阴亏耗证。

代表方：一贯煎合芍药甘草汤加减。前方养阴益胃，后方缓急止痛，两方合用适用于隐隐作痛、口干咽燥、舌红少津的胃痛。

常用药：沙参、麦冬、生地、枸杞子养阴益胃；当归养血活血；川楝子疏肝理气；白芍、甘草缓急止痛。

加减：胃脘胀痛加厚朴花、佛手、绿萼梅、香橼理气止痛；食后堵闷加鸡内金、谷麦芽消食健胃；大便干燥加瓜蒌仁、火麻仁、郁李仁润肠通便；阴虚胃热加石斛、知母、黄连清泄胃火；胃脘灼痛，嘈杂泛酸，加煅瓦楞子或配用左金丸以制酸。

8. 健脾理气，和胃止痛法

适应证：脾胃气虚证。

代表方：香砂六君子汤加减。

常用药:党参、白术、茯苓、甘草健脾益气;陈皮、法半夏、木香、砂仁燥湿化痰,理气和胃。

加减:倦怠乏力加黄芪加强健脾益气;舌红少津,可改党参为太子参益气生津;痞满胀痛加莱菔子、厚朴、枳壳行气消胀;纳呆食少加焦三仙、鸡内金消食健胃。

9.温中健脾,和胃止痛法

适应证:脾胃虚寒证。

代表方:黄芪建中汤加减。

常用药:黄芪、桂枝甘温补中,辛甘化阳;白芍、甘草缓急和营止痛;生姜、大枣温胃和中补虚。

加减:泛吐清水加干姜、半夏、茯苓、陈皮;泛酸加左金丸、乌贼骨、锻瓦楞;虚寒较甚,胃脘冷痛,呕吐,肢冷,可合附子理中丸。

(二)复法应用

1.疏肝泄热,化湿和胃法

适应证:肝胃郁热,湿浊中阻证。症见胃部灼痛,可牵及两胁,烦躁易怒,嗳气,泛酸,口干口苦,大便不调,舌红苔黄腻,脉多弦滑数。

代表方:化肝煎合平胃散加减。

常用药:青皮、白芍、栀子、丹皮清肝泄热;苍术、厚朴、陈皮化湿和胃。加减:胁痛加川楝子、延胡索、香附、郁金疏肝行气,活血止痛;痰湿内盛,加法半夏、瓜蒌、茯苓、薏苡仁化痰除湿;气火伤阴,加麦冬、石斛、沙参、天花粉、芦根益阴和胃。

2.健脾益气,活血化瘀法

适应证:脾胃虚弱,气虚血瘀证。症见胃脘隐痛,久病不愈,入夜尤甚,形体消瘦,面色少华,倦怠乏力,食少易胀,便溏,舌质淡暗,边有瘀斑,脉细弱或涩。

代表方:四君子汤合丹参饮加减。

常用药:黄芪、党参、太子参、白术、陈皮、茯苓健脾益气;丹参、莪术活血化瘀;砂仁、木香理气化湿。

加减:胃脘痞胀,加厚朴、大腹皮、苏梗理气消胀;血虚加当归、枸杞子、熟地黄、龙眼肉养血滋阴;郁热内生,加石斛、玉竹、沙参、知母养阴清热。

六、预防与调护

胃痛的预防,在于平时应养成规律的饮食习惯,忌暴饮暴食,饥饱无度,戒烟戒酒,保持情志舒畅,避免过度紧张及劳累。慎用水杨酸、肾上腺皮质激素等对胃有刺激的药物。

胃痛发作时进流质或半流质饮食,少食多餐,以清淡易消化食物为主,忌食粗糙多纤维食物,尽量避免进食浓茶、咖啡和辛辣食物,进食宜细嚼慢咽。

(李雷申)

第二节　痞满

一、概述

痞满是以自觉胃脘痞塞,胸膈胀满,按之柔软,压之不痛为主要症状的病证。本节主要讨论以胃脘部出现上述症状的痞满,又可称为胃痞。

本病可涉及西医学中慢性胃炎、功能性消化不良、神经官能症、胃下垂等疾病,若以上腹胀满不适为主要临床表现者,均可参照本篇辨证论治。

二、病因病机

痞满多因外邪入里、内伤饮食、情志失调、劳倦过度,而致寒、热、食、湿、痰、瘀内蕴,脾之升运不健,胃之纳降失司,清浊升降失常,胃气郁滞,窒塞不通而为病。

(一)病因

1. 外邪入里

外感六淫,表邪入里,或误下伤中,邪气乘虚内陷,结于胃脘,阻塞中焦气机,升降失司,遂成痞满。如《伤寒论》曰:"脉浮而紧,而复下之,紧反入里,则作痞,按之自濡,但气痞耳。"

2. 内伤饮食

暴饮暴食,或恣食生冷,或过食肥甘,或嗜酒无度,损伤脾胃,纳运无力,食滞内停,痰湿中阻,气机被阻,而生痞满。如《伤寒论》谓:"胃中不和,心下痞硬,干噫食臭。""谷不化,腹中雷鸣,心下痞硬而满。"

3. 情志失调

抑郁恼怒,情志不遂,肝气郁滞,失于疏泄,横逆乘脾犯胃,脾胃升降失常,或忧思伤脾,脾气受损,运化失职,胃腑失和,气机不畅,发为痞满。如《景岳全书·痞满》言:"怒气暴伤,肝气未平而痞。"

4. 劳倦过度

过度劳倦,中气损耗,以致脾胃功能减弱,遇外邪、饮食、情志等因素则导致虚邪内停,中焦气机不利,脾胃升降失职,发为痞证。

(二)病机

痞满多因外邪入里、内伤饮食、情志失调、劳倦过度,而致寒、热、食、湿、痰、瘀内蕴,脾之升运不健,胃之纳降失司,清浊升降失常,胃气郁滞,窒塞不通而为病。其基本病机总属胃气壅滞。

痞满初期,多为实证。因外邪入里、食滞内停、痰湿中阻等邪犯胃,导致脾胃运纳失职,清阳不升,浊阴不降,中焦气机阻滞,升降失司。如外感湿热、客寒,或食滞、痰湿停留日久,均可困阻脾胃而成痞;肝郁气滞,横逆犯脾,亦可导致气机郁滞之痞满。实痞日久,可由实转虚,正气日渐消耗。湿热之邪或肝胃郁热日久伤阴,阴津伤则胃失濡养,和降失司而成虚痞。因痞满常与脾虚不运、升降无力有关,脾胃虚弱,易招致病邪内侵,形成虚实夹杂、寒热错杂之证。此外,痞满日久不愈,气血运行不畅,脉络瘀滞,血络损伤,可见吐血、黑便,亦可产生胃痛或积聚、噎膈等变证。

总之,痞满的基本病位在胃,与肝、脾的关系密切。中焦气机不利,脾胃升降失职为导致本病发生的病机关键。病理性质不外虚实两端,实即实邪内阻(食积、痰湿、外邪、气滞等),虚为脾胃虚弱(气虚或阴虚多见)。

三、诊断与病证鉴别

(一)诊断依据

1. 临床以胃脘痞塞,满闷不适为主症,可伴有早饱、餐后饱胀不适、嗳气等症状,按之柔软,压之不痛,望无胀形。

2.发病缓慢,时轻时重,反复发作,病程漫长,多在 6 个月以上。

3.多由饮食、情志、起居、寒温等因素诱发。

（二）病证鉴别

1.胃痛

胃痛以疼痛为主,痞满以痞闷不舒为主,可累及胸膈;胃痛病势多急,压之可痛,而痞满起病较缓,压无痛感。

2.痞满与鼓胀

鼓胀以腹部胀大如鼓、皮色苍黄、脉络暴露为主症;痞满则以自觉痞闷不舒、外无胀形为特征;鼓胀发于大腹,痞满则在胃脘;鼓胀按之腹皮绷紧,痞满却按之柔软。如《证治汇补·痞满》曰:"痞与胀满不同,胀满则内胀而外亦有形,痞满则内觉满塞而外无形迹。"

3.结胸

结胸以心下至小腹硬满而痛、拒按为特征;痞满则在心下胃脘,以满而不痛、手可按压、触之无形为特征。

4.胃缓

胃缓是指胃体弛缓,失却间托,而出现脘腹胀满、嗳气、呃逆等症。一般多在食后出现,并伴有肠鸣辘辘、重坠隐痛。当平卧或用手向上托脘腹时则坠痛缓解,站立或剧烈活动时加剧。痞满虽有胃脘痞塞胀满感,但无坠痛及食后或活动时加剧的表现。

（三）相关检查

胃镜可确诊慢性胃炎,并排除溃疡病和胃部肿瘤等。病理组织活检可确定慢性胃炎的类型以及是否有肠上皮化生、异型增生,X 线钡餐检查也可以协助诊断慢性胃炎、胃下垂等,胃肠动力检测(如胃肠测压、胃排空试验等)可协助诊断胃动力障碍、紊乱等,幽门螺杆(Hp)相关检测可查是否为 HP 感染,B 超、CT 检查可鉴别肝胆病和腹水等。

四、辨证

（一）实痞

1.食滞内停症

症状:脘腹痞闷而胀,进食尤甚,拒按嗳腐吞酸,恶食呕吐,或大便不调,矢气频作,臭如败卵,舌苔厚腻,脉滑。

病机分析:饮食停滞,胃腹失和,气机郁滞,故脘腹痞闷而胀,进食尤甚,拒按;食滞胃脘,胃失和降,故嗳腐吞酸,恶食呕吐;食滞作腐,气机不畅,故大便不调,矢气频作,臭如败卵;舌苔厚腻,脉滑为食积停滞之象。

2.痰浊中阻证

症状:脘腹痞塞不舒,胸膈满闷,头晕目眩,身重困倦,呕恶纳呆,口淡不渴,小便不利,舌苔白厚腻,脉沉滑。

病机分析:痰浊阻滞,脾失健运,气机不畅,故脘腹痞塞不舒,胸膈满闷;湿邪困脾,清阳不升,清窍失养,故头晕目眩;湿邪困脾,胃失和降,故身重困倦,呕恶纳呆,口淡不渴;气化不利,故小便不利;舌苔白厚腻,脉沉滑为痰浊中阻之象。

3.湿热阻胃证

症状:脘腹痞闷,或嘈杂不舒,或有胃脘烧灼感,恶心呕吐,口干不欲饮,口苦,纳少,舌红苔黄腻,脉滑数。

病机分析:湿热内蕴,困阻脾胃,气机不利,故脘腹痞闷,或嘈杂不舒;湿热中阻,气机不利,升降失司,故恶心呕吐,口干不欲饮,口苦;脾为湿困,纳运失职,故纳少;舌红苔黄腻,脉滑数为湿热壅盛之象。

4.肝胃不和证

症状:脘腹痞闷,胸胁胀满,心烦易怒,善太息,呕恶嗳气,或吐酸苦水,大便不爽,舌质淡红,苔薄白,脉弦。

病机分析:肝气犯胃,胃气郁滞,故脘腹痞闷;肝气郁结,气机不舒,故胸胁胀满,心烦易怒,善太息;肝气犯胃,胃失和降,故呕恶嗳气;胆胃不和,气逆于上,故呕吐苦水;肠胃不和,气机郁滞,故大便不爽;舌质淡红,苔薄白,脉弦为肝气郁滞之象。

(二)虚痞

1.脾气亏虚证

症状:脘腹满闷,时轻时重,喜温喜按,纳呆便溏,神疲乏力,少气懒言,语声低微,舌质淡,苔薄白,脉细弱。

病机分析:脾胃虚弱,健运失职,升降失常,故脘腹满闷,时轻时重;脾胃虚寒,故喜温喜按;脾虚不运,故纳呆便溏;脾胃气虚,形神失养,故神疲乏力,少气懒言,语声低微;舌质淡,苔薄白,脉细弱均为脾气亏虚之象。

2.胃阴亏耗证

症状:脘腹痞闷,嘈杂,饥不欲食,恶心嗳气,口燥咽干,大便秘结,舌红少苔,脉细数。

病机分析:胃阴亏虚,胃失濡养,和降失司,故脘腹痞闷,嘈杂,饥不欲食;胃失和降,故恶心嗳气;阴虚津枯,津液不能上承,大肠液亏失于濡润,故口燥咽干,大便秘结;舌红少苔,脉细数为阴虚之象。

五、治疗

(一)治疗思路

痞满的病位在胃,病机为中焦气机不利,脾胃升降失职,而胃气壅滞,治疗总以和胃消痞为原则,调理脾胃升降、行气消痞是其基本法则。实者泻之,虚者补之,虚实夹杂者补消并用。扶正重在健脾益胃,补中益气,或养阴益胃;祛邪则视具体证候,分别施以消食导滞、除湿化痰、理气解郁、清热祛湿等法。

(二)基本治法

1.消食和胃,行气消痞法

适应证:食滞内停证。

代表方:保和丸加减。

常用药:山楂、神曲、菜菔子消食导滞,行气除胀;半夏、陈皮和胃化湿,行气消痞;茯苓健脾渗湿,和中止泻;连翘清热散结。

加减:食积较重加鸡内金、谷芽、麦芽消食;脘腹胀满加枳实、厚朴、槟榔理气除满;食积化热,大便秘结,加大黄、枳实通腑消胀,或用枳实导滞丸推荡积滞,清利湿热;兼脾虚便溏,加白术、扁豆健脾助运,化湿和中,或用枳实消痞丸加减。

2.除湿化痰,理气和中法

适应证:痰浊中阻证。

代表方:二陈平胃散加减。

常用药:制半夏、藿香、苍术燥湿化痰;陈皮、厚朴理气消胀;茯苓、甘草健脾和胃。

加减:痰湿盛而胀满甚者,加枳实、苏梗、桔梗,或合用半夏厚朴汤加强化痰理气之功;气逆不降,嗳气不止,加旋覆花、代赭石、沉香、枳实;痰湿郁久化热,口苦,舌苔黄,改用黄连温胆汤;兼脾胃虚弱者,加党参、白术、砂仁健脾和中。

3.清热化湿,和胃消痞法

适应证:湿热阻胃证。

代表方:泻心汤合连朴饮加减。前方泄热破结,后方清热燥湿,理气化浊,两方合用可增强清热除湿,散结消痞,用于胃脘胀闷嘈杂,口干口苦,舌红苔黄腻之痞满者。

常用药:大黄泄热消痞,和胃开结;黄芩、黄连苦降泄热和阳;厚朴理气祛湿;石菖蒲芳香化湿,醒脾开胃;半夏和胃燥湿;芦根清热和胃,止呕除烦;栀子、豆豉清热除烦。

加减:恶心呕吐明显,加竹茹、生姜、旋覆花止呕;纳呆不食加鸡内金、麦芽开胃导滞;嘈杂不适,可合用左金丸;便溏去大黄,加扁豆、陈皮化湿和胃;寒热错杂者,用半夏泻心汤苦辛通降。

4.疏肝解郁,和胃消痞法

适应证:肝胃不和证。

代表方:越鞠丸合枳术丸加减。前方长于疏肝解郁,善解气、血、痰、火、湿、食六郁;后方消补兼施,长于健脾消痞;合用能增强行气消痞之功,适用于胃脘胀满连及胸胁,郁怒心烦之痞满者。

常用药:香附、川芎疏肝散结,行气活血;苍术、神曲燥湿健脾,消食化滞;栀子泻火解郁;枳实行气消痞;白术健脾益气;荷叶升清养胃。

加减:气郁明显,胀满较甚,加柴胡、郁金、厚朴,或用五磨饮子加减以理气导滞消胀;郁而化火,口苦而干,加黄连、黄芩泻火解郁;呕恶明显,加半夏、生姜和胃止呕;嗳气甚加竹茹、沉香和胃降气。

5.补气健脾,升清降浊法

适应证:脾气亏虚证。

代表方:补中益气汤加减。

常用药:黄芪、党参、白术、炙甘草益气健脾,鼓舞脾胃清阳之气;升麻、柴胡协同升举清阳;当归养血和营以助脾;陈皮理气消痞。

加减:胀闷较重加枳壳、木香、厚朴理气运脾;阳虚明显,四肢不温,加制附子、干姜温胃助阳,或合理中丸温胃健脾;纳呆厌食,加砂仁、神曲理气开胃;湿浊内蕴,舌苔厚腻,加半夏、茯苓,或改用香砂六君子汤加减以健脾祛湿,理气除胀。

6.养阴益胃,调中消痞法

适应证:胃阴亏耗证。

代表方:益胃汤加减。

常用药:生地、麦冬、沙参、玉竹滋阴养胃;香橼、佛手、玫瑰花疏肝理脾,消除心腹痞满。

加减:津伤较重加石斛、天花粉加强生津;腹胀较著加枳壳、厚朴花理气消胀;食滞加稑芽、麦芽消食导滞;便秘加火麻仁、玄参润肠通便。

(三)复法应用

1.寒热并用,温清互济法

适应证:寒热错杂证。症见心下痞胀有阻塞感,纳呆,脘中灼热,局部畏冷喜温,口干,热饮为舒,或呕吐黄浊苦水,肠鸣,便溏,苔白,舌质淡,边尖露红,脉弦。

代表方:半夏泻心汤加减。

常用药:半夏、干姜辛温除寒,和胃止呕;黄连、黄芩苦寒泄降除热;人参、大枣、炙甘草补中益气养胃。

2.虚实合治,通补兼施法

适应证:脾虚气滞证。症见脘闷如堵,空腹较著,少食小安,多食胀窒,恶进生冷,神疲倦怠,便溏,舌质淡或胖,苔薄白,脉细弱。

代表方:异功散加减。

常用药:人参甘温益气,健脾养胃;白术苦温,健脾燥湿;茯苓甘淡,健脾渗湿;陈皮、木香、砂仁行气化湿。

六、预防与调护

胃痞预防调护的重点是调节饮食,适当锻炼。胃痞病久中气亏虚,纳运失健,如饮食不节,更易重伤脾胃之气,加重病情,故饮食应定时定量,易吸收消化,防过饱过饥、暴饮暴食、过食生冷,禁酗酒、吸烟,忌辛辣调味品及饮料,如辣椒、咖喱、芥末、胡椒、浓茶、咖啡,烹饪方式宜炒、烩、煮、蒸、炖,忌煎、炸等。保持乐观情绪,避免强烈的精神刺激。顺应四时,适寒温,防六淫。注意腹部保暖,预防风寒、湿热之邪侵袭。参加身体锻炼,如导引、推拿、吐纳、太极拳、五禽戏等。

(李雷申)

第三节　呕吐

一、概述

呕吐是指胃失和降,气逆于上,迫使胃内容物经口中吐出的一种病证,又名"吐逆"、"呕逆",其中呕吐苦水者,则称之为"呕胆"。

前人对呕吐的释义有二:一是"有物有声谓之呕,有物无声谓之吐,无物有声谓之哕(干呕)";另一种观点认为呕以声响名,吐以吐物言,"有声无物为呕,有物无声为吐",但从临床而言,呕与吐常同时出现,很难截然分开,故现代统称为呕吐。

呕吐一证,既可单独出现,亦常伴见于多种疾病中,凡消化系统疾病表现以呕吐为主症者,常见如急性胃炎、胃黏膜脱垂症、不完全性幽门梗阻、肿瘤化疗后胃肠道反应、急性胆囊炎、胆石症、胆道蛔虫、急性胰腺炎、肠梗阻、食物中毒、胃神经官能症等。其他疾病如中暑、内耳眩晕症、妊娠反应、药物影响、颅脑疾病以及一些急性传染病早期,当以呕吐为主要表现时,均可参照本篇内容进行辨证论治,同时结合辨病处理。若为消化道肿瘤、尿毒症等病伴发呕吐时,则当与"噎膈"、"关格"等篇联系互参。

二、病因病机

呕吐多因外感六淫时邪、内伤饮食、情志不调、禀赋不足,使胃失和降,胃气上逆而发。

（一）病因

1.外邪犯胃

感受风寒暑湿燥火六淫之邪,或秽浊之气,侵犯胃腑,均可致胃气痞塞不通,浊气不得下行,水谷随浊气上逆,发为呕吐。但由于季节不同,感受的病邪亦不同。如冬春易感风寒,夏秋易感暑湿秽浊,但今入夏季因热贪凉者亦不在少数,故一般以受寒居多。

2.饮食不节

饮食不节,暴饮暴食,或过食生冷油腻,或偏嗜醇酒辛辣、肥甘厚味,或进食馊腐不洁,或误食异物、毒物等,均可伤胃滞脾,每易导致食滞不化,胃失通降,上逆而为呕吐。

另外,饮食所伤,脾胃运化失常,水谷不能化生精微,反成痰饮,积于中脘,壅阻胃气,上逆则发为呕吐。

3.情志失调

恼怒伤肝,肝失条达,横逆犯胃,气逆于上,发为呕吐,如《景岳全书·呕吐》云:"气逆作呕者,多因郁怒致动肝气,胃受肝邪,所以作呕。"或因忧思伤脾,脾失健运,食停难化,胃失和降,胃气上逆。亦可因脾胃素虚,运化无力,水谷易于停留,偶因气恼,食随气逆,导致呕吐。

4.劳倦病后

劳倦太过,或原有慢性胃疾,脾阳受伤,不能运化水湿,酿生痰饮,积于中脘,饮邪上逆而作呕。

5.脾胃虚弱

脾胃素虚或病后胃虚,或用药不当,戕伤胃气,中气不足,纳运失常,胃气不降则吐;或胃阴不足,胃失润降,不能承受水谷,亦可发生呕吐。如《证治汇补·呕吐》所云"阴虚成呕"即属此类。

（二）病机

呕吐的病变脏腑在胃,与肝脾二脏密切相关。胃为仓廪之官,主受纳水谷,其气下行,以和降为顺,若为外邪、饮食所伤,致胃不受纳,和降失常,气逆于上,迫使胃内容物从口吐出。脾主运化,以升为健,与胃互为表里,若脾阳素虚或饮食所伤则脾不能运,饮食难化;或水谷不归正化,聚湿成痰为饮,停蓄于胃,胃失和降而为吐。肝主疏泄,有调节脾胃升降之功能,若情志不畅,肝气郁结或气郁化火,横逆犯胃,胃气上逆亦可致吐。

呕吐的发病机理为胃失和降,胃气上逆。胃居中焦,主受纳和腐熟水谷,其气以下行、和降为顺。若邪气犯胃或胃虚失和,不能通降,气逆于上则出现呕吐。

病理性质不外乎虚实二大类,虚实可互为转化与兼夹。一般而言,有邪者属实,因外邪、饮食、肝气、痰饮等伤胃,胃之和降失司而致呕吐者属实;无邪者属虚,脾胃虚寒或胃阴不足而无力司其润降之职致呕吐者多虚。实证呕吐剧烈,津气耗伤,或呕吐不止,饮食水谷不能化生精微,每易转为虚证。虚证呕吐复因饮食、外感时邪犯胃,可呈急性发作,表现为标实之证。若呕吐日久,损伤脾胃,中气不足,脾胃虚弱,或因脾胃素虚,复因外邪、饮食所伤,或成痰生饮,因虚致实,临床亦可出现虚实夹杂的复杂病机。

三、诊断与病证鉴别

（一）诊断依据

1.病初呕吐量多,呕吐物多有酸腐气味,久病呕吐时作时止,呕吐量不多,酸臭气味不甚。

2.初起可伴有恶寒,发热,脉实有力。久病则伴精神萎靡,倦怠乏力,面色萎黄,脉弱无力等症。

3.本病常有感受外邪、饮食不当、恼怒气郁或久病不愈等病史。

（二）病证鉴别

1.反胃

呕吐与反胃同属胃的病变,其主要病机都是胃失和降,胃气上逆,而且都有呕吐的临床表现。但反胃多系中焦虚寒,胃中无火,难以腐熟食入之谷物,起病缓慢,病情反复,以朝食暮吐,暮食朝吐,吐出宿谷不化为特征,可伴有形体消瘦、面色少华、神倦乏力。呕吐则以有声有物为特征,与进食无明确的时间关系,实证呕吐,多起病急,食入即吐,或不食亦吐;虚证呕吐,多时吐时止,无一定规律,或干呕恶心,但多吐出当日之食物。

2.噎膈

呕吐之病,进食顺畅,吐无定时。噎膈则表现为进食哽噎不顺,吞咽困难,其吐多出现于进食之时,轻者食物虽可勉强吞下,但必阻于胸膈之间,旋即吐出,甚则食不得入,因噎废食,且呈进行性加重。呕吐病变部位主要在胃,病情大多较轻,病程较短,预后尚好。而噎膈病变部位在食管和胃口,病情深重,病程较长,预后欠佳。

3.霍乱

霍乱的临床特征为起病急骤,来势凶险,顷刻之间发病,吐泻交作,腹痛,泻下如米泔,患者因阴津枯竭而迅速消瘦,四肢逆冷,脉沉微;而呕吐起病较慢,多不伴有腹泻,亦少有危在顷刻之变。

（三）相关检查

胃镜、上消化道钡餐透视,可了解胃及十二指肠黏膜的改变情况,也能观察贲门、幽门口关闭情况。头颅CT或核磁共振检查可排除颅脑占位性病变引起的呕吐。若呕吐不止,伴有腹胀、矢气减少或无大便,疑为肠梗阻者,应做腹部透视及腹部B超。腹部B超还可了解胰腺及胆囊的情况,必要时结合化验血常规、尿淀粉酶、血淀粉酶。若患者面色萎黄,呕吐不止,伴有尿少、水肿,应及时化验肾功能,以排除急性肾功能衰竭、尿毒症所致呕吐。若呕吐不止,需化验检查电解质,了解有无电解质紊乱。育龄期妇女,应化验小便,查妊娠试验,以排除妊娠恶阻所致呕吐。

四、辨证

（一）实证

1.外邪犯胃

症状:发病急骤,忽然呕吐,胸脘满闷,频频泛恶,或心中懊侬,伴恶寒发热,头身酸痛,舌苔白腻,脉濡。

病机分析:本证为外邪犯胃,中焦气滞,浊气上逆。多见于夏秋季节,因风寒或暑湿秽浊之邪外袭,亦可因过食寒凉生冷,邪扰胃腑,浊气上逆,故突然呕吐;湿浊中阻,气机不利,则胸脘满闷,频频泛恶;邪留胸膈,扰及胃腑,则心中懊侬;邪郁肌表,营卫不和,则恶寒发热,头身酸痛;舌苔白腻,脉濡为湿浊内蕴,阻于中焦之象。

2.食滞内停

症状:呕吐酸腐,或吐出带有未消化的食物残渣,脘腹胀满,嗳气厌食,吐后反快,大便臭秽,或秘或溏,舌苔厚腻,脉滑实有力。

病机分析:本证为食积内停,气机受阻,胃气上逆。其发生多有明确的暴饮暴食病因,亦可见于食物中毒。食滞内停,浊气上逆,故呕吐酸腐,或吐出带有未消化的食物残渣;食滞中焦,气机不利,则脘腹胀满,嗳气厌食;积滞内阻,脾胃升降失常,肠腑传导失司,故大便臭秽;或秘或溏;舌苔厚腻,脉象滑实均为食滞内停之征。

3.肝气郁结

症状:呕吐吞酸,或干呕泛恶,嗳气频频,胸胁胀痛,烦闷不舒,每遇情绪抑郁而发作或加重,舌边红,苔薄腻或微黄,脉弦。

病机分析:本证为肝气不舒,横逆犯胃,胃失通降。多与情志刺激或精神紧张有关,肝郁气滞,横逆犯胃,胃失和降,酸为肝味,随胃气上逆,故呕吐吞酸,或干呕泛恶,嗳气频频;情志不畅,肝气自郁于本经,气机不利,故胸胁胀痛,烦闷不舒;舌边红,苔薄腻或微黄,脉弦为气滞肝旺之征。

4.痰饮内阻

症状:呕吐清水痰涎,胸脘痞闷,脘中辘辘有声,不思饮食,头眩,心悸,怕冷,或其人昔肥今瘦,舌苔白滑腻,脉滑。

病机分析:本证为痰饮内停,胃气上逆。多见于饮食伤胃,脾失健运,水谷不归正化,酿生痰饮,积于中脘,饮邪上逆者。脾不运化,饮停于胃,胃气上逆,故呕吐清水痰涎;中阳不运,生痰积饮,停于中脘,胃气不降,则胸脘痞闷,脘中辘辘有声,不思饮食;水饮中阻,清阳不升,浊阴不降,故头眩;水饮凌心,则心悸;舌苔白滑腻,脉滑为痰饮内停之征。

(二)虚证

1.脾胃气虚

症状:饮食稍有不慎即易呕吐,时发时止,食入难化,脘腹痞闷,不思饮食,面色少华,倦怠乏力,四肢不温,大便溏薄,舌质淡,苔薄白,脉濡弱。

病机分析:本证为脾胃气虚,纳运无力,不能受谷。其病程较长,多呈慢性过程,脾胃气虚,运化无力,虚气上逆,则饮食稍有不慎即吐,时发时止;脾胃气虚,不能腐熟运化,湿浊内生,阻滞气机,故食入难化,脘腹痞闷,不思饮食;脾虚生湿,水谷不化则便溏;脾虚生化乏源,气血不足,不能温养,故面色少华,倦怠乏力,四肢不温;舌质淡,苔薄白,脉濡弱为脾胃气虚,运化不力之象。

2.胃阴不足

症状:时时干呕,恶心,或呕吐反复发作,泛吐黏液,胃脘嘈杂,似饥而不欲食,或稍食即胀,口干咽燥,舌红少津,苔少,脉多细数。

病机分析:胃阴不足,胃失濡润,胃失和降,故时时干呕,恶心,反复发作;阴虚内热,灼津成痰,故泛吐黏液;胃阴不足,虚热内扰,不能承受水榖,故嘈杂,似饥而不欲食,或稍食即胀;阴虚津亏,无以上承则口干咽燥;舌红少津,苔少,脉细数乃津液耗伤,阴虚内热之征。

五、治疗

（一）治疗思路

1. 和胃降逆止呕

呕吐总的病机因胃失和降，胃气上逆所致，故以和胃降逆为治疗原则。

2. 分虚实论治

偏于邪实者，治宜祛邪为主，邪去则呕吐自止，根据病因的不同，分别采用解表、消食、解郁、化痰等法；偏于正虚者，治宜扶正为主，正复则呕吐自愈。分别采用健脾益气、滋养胃阴等法。虚实兼夹者当审其标本缓急之主次而治之。

（二）基本治法

1. 疏邪解表，化浊和中法

适应证：外邪犯胃证。

代表方：藿香正气散加减。

常用药：藿香、紫苏、厚朴、白蔻仁芳香化浊，散寒疏表；半夏、陈皮、茯苓、大腹皮、生姜和胃降逆止呕。

加减：表邪偏重，寒热无汗，头痛身楚，加荆芥、防风、白芷祛风寒，解表邪；身痛，腰痛，头身困重，苔厚腻，为兼外湿，加羌活、独活、苍术解表除湿；夹有宿滞，胸脘痞胀，嗳腐较著，加神曲、鸡内金、莱菔子消食导滞；兼气机阻滞，脘闷腹胀加木香、枳壳行气消胀；夏令感受暑湿，兼有身热、心烦、口渴，去香燥甘温之紫苏、生姜，加黄连、香薷、荷叶或用新加香薷饮以清暑化湿。

2. 消食导滞，和胃降逆法

适应证：食滞内停证。

代表方：保和丸加减。

常用药：山楂、神曲、莱菔子消食和胃；枳实、陈皮、茯苓行气化浊；半夏、生姜降逆和胃止呕；连翘散结清热。

加减：食滞在肠，腹胀拒按或便秘者，可加小承气汤导滞通腑，使积滞下行，则呕吐自止；胃中积热上冲，食入即吐，口臭而渴，苔黄脉数，加黄芩、黄连清胃泄热，或改用大黄甘草汤合橘皮竹茹汤以清胃降逆。

3. 疏肝和胃，降气止呕法

适应证：肝气犯胃证。

代表方：四七汤合左金丸加减。前方重在行气开郁，化痰降逆；后方以辛开苦降，泻肝和胃，制酸止呕见长。

常用药：厚朴、苏梗、香附、佛手理气解郁宽中；旋覆花、沉香顺气降逆；半夏、生姜、茯苓化湿和胃；吴茱萸、黄连辛开苦降，制酸止呕。

加减：胸胁胀满疼痛较甚，加川楝子、郁金、香附、柴胡疏肝解郁；肝郁化热，心烦口渴，加竹茹、山栀、黄芩、芦根泄热生津止渴；口苦嘈杂，大便干结，腑气不通，加大黄、枳实通腑降浊止吐；郁气伤阴，口燥咽干，胃中灼热，舌红少苔，去厚朴、香附、苏梗等香燥药，加沙参、麦冬、石斛、竹茹、枇杷叶养阴和胃，润降止呕。

4. 祛痰化饮，降逆和胃法

适应证:痰饮内阻证。

代表方:小半夏加茯苓汤合泽泻汤加减。前方偏于和胃化饮,降逆止呕。适用于痰饮阻于中焦之呕吐清水痰涎,心悸头眩者;后方偏于健脾利水,多用于心下有支饮,致清阳不升,浊阴上犯,而出现的头目眩晕、心悸呕吐、耳鸣等症。

常用药:半夏、陈皮、生姜燥湿化痰,行水散饮,降逆止呕;白术、茯苓健脾益气,渗利水湿,降浊升清;泽泻利水渗湿,引水下行。

加减:脘腹胀满,舌苔厚腻,去白术,加苍术、厚朴化湿行气除满;脘闷不食加白蔻仁、砂仁化浊开胃醒脾;痰浊蒙蔽清阳,头晕目眩,可用半夏白术天麻汤以健脾燥湿,化痰息风;胸膈烦闷,口苦,失眠,恶心呕吐,加黄连、胆南星化痰泄热,和胃止呕,亦可改用黄连温胆汤加减。

5.健脾益气,降逆止呕法

适应证:脾胃气虚证。

代表方:香砂六君子汤合理中汤加减。两方均有补脾益气功能,但前方兼理气醒胃,用于脾胃虚而有气滞者;后方兼有温补脾阳作用,用于脾胃虚寒,脾失健运者。

常用药:党参、茯苓、白术健脾益气;半夏祛痰降逆,和胃止呕;陈皮、木香、砂仁理气降逆;干姜、甘草甘温和中。

加减:呕吐频作,嗳气脘痞,加旋覆花、代赭石、枳壳镇逆和胃止呕;呕吐清水较多,脘冷肢冷,加附子、肉桂、川椒温中化饮,降逆止呕。食后泛泛欲呕,或干呕,或吐清涎冷沫,畏寒肢冷,属胃中虚寒,浊阴上逆,可用吴茱萸汤加减;胃虚气逆,心下痞硬,干呕,可用旋覆代赭汤降逆止呕;若病久及肾,肾阳不足,腰膝酸软,肢冷汗出,可用附子理中汤加肉桂、吴茱萸等温补脾肾。

6.滋养胃阴,润降止呕

适应证:胃阴不足证。

代表方:麦门冬汤加减。

常用药:太子参、沙参、麦冬、石斛滋养胃阴;乌梅、甘草酸甘化阴;谷芽消食助运;半夏和胃降逆止呕。

加减:呕吐较剧加橘皮、竹茹、枇杷叶和降胃气;口干舌红,五心烦热,阴虚较甚,加黄连、天花粉、知母养阴清热,和胃止呕;大便燥结,舌红无苔,酌加生地黄、玄参、天花粉、火麻仁生津养胃,润肠通便;倦怠乏力,纳差舌淡,加党参、山药益气健脾。

(三)复法应用

1.温阳化饮,和胃降逆法

适应证:中焦虚寒,痰饮内阻证。症见呕吐清水痰涎,或水入易吐,心下痞闷,胸胁支满,胃中有振水音,脘腹喜温畏冷,背部恶寒,食少,便溏,或其人昔肥今瘦,舌苔白滑,脉沉弦滑。

代表方:苓桂术甘汤合小半夏加茯苓汤加减。

常用药:桂枝、甘草通阳化气;白术、茯苓健脾渗湿;半夏、陈皮、生姜和胃降逆止呕。

加减:若眩冒,小便不利,加泽泻、猪苓渗湿升清;脘部冷痛,呕吐涎沫,酌配干姜、吴茱萸、川椒目温中和胃;心下胀满加枳实开痞;兼肾阳虚,腰膝酸软疼痛,加附子、肉桂温补脾肾之阳。

2.健脾疏肝,降逆止呕法

适应证:脾胃虚弱,土壅木郁,胃失和降证。症见恶心呕吐,不思纳谷,口苦泛酸,腹胀便秘,面色少华,苔薄黄腻,脉细弦。

代表方:香砂六君子汤合左金丸加减。

常用药:党参、白术、茯苓健脾益气;枳实、砂仁、鸡内金行气消积导滞;半夏、陈皮和胃降逆止呕;黄连、吴茱萸泻肝和胃,制酸止呕。

加减:胸胁胀痛明显,加柴胡、香附、郁金、延胡索疏肝行气止痛;泛酸量多,加煅乌贼骨、锻瓦楞子、浙贝制酸和胃;食欲不振加山楂、神曲、莱菔子、谷芽、麦芽消食助运;腹胀便秘加制大黄。

3.益气养阴,降气化痰法

适应证:气阴两虚,痰气郁阻,和降失司证。症见久病迁延不愈,时时恶心干呕,或呕吐痰涎,量少质黏,口干咽燥,胸闷脘痞,嘈杂似饥而不欲食,面色少华,形瘦神瘁,舌淡红,苔少,脉细滑无力。

代表方:生脉饮合旋覆代赭汤加减。

常用药:人参、茯苓、大枣健脾益气;麦冬、沙参、石斛甘寒养阴生津;旋覆花、代赭石、半夏降气化痰,和胃止呕;苏梗、丁香和胃降逆。

六、预防与调护

呕吐的发生与饮食的关系较为密切,故平素应饮食有节,忌暴饮暴食,讲究饮食卫生;日常生活起居要有规律,保持心情愉快舒畅,避免精神刺激。

既病之后,急性呕吐者,应少食或暂时禁食,胃气来复后可予素半流饮食。各类呕吐均应避免粗糙及煎炸炙馎类食物;对呕吐不止的患者,应卧床休息,密切观察病情变化。注意服药方法,药汁宜浓煎,以少量多次频服为佳,以减少胃的负担。

(李雷申)

第四节　噎膈

一、概述

噎膈是指吞咽哽噎不顺的疾患,临床表现为饮食吞咽哽噎不畅,食物难下至胃,甚则格拒不通,食入即吐。噎与膈同属胃系疾病,分别言之,噎即噎塞,指吞咽之时咽管哽噎不顺,病情较轻;膈为格拒,指饮食不下,或虽下而旋即吐出,病情较重。噎未必兼膈,膈则必兼噎,噎证虽可单独出现,而又可为膈证的初起表现,如《千金方衍义》云:"哈之与膈,本同一气,膈证之始,靡不由噎而成。"故临床多以噎膈并称。

根据噎膈的临床表现,与西医学中食道和胃的器质性及功能性疾病如食道癌、贲门癌、贲门痉挛、食管憩室、食道炎、食道狭窄、胃食管反流病等相类似。临床可参照本篇内容辨证论治,同时结合辨病处理。

二、病因病机

噎膈的病因复杂,主要与酒食不节、七情内伤、久病年老有关,气、痰、瘀交阻于食道、胃口,热毒互结,贲门狭窄而成噎膈。

（一）病因

1.酒食不节

酒食不节是导致本病发生的最常见病因。如嗜酒无度,或过食肥甘辛香燥热之品,或常食霉变馊腐之物,经年累月,致使胃肠积热,耗灼胃津,津伤血燥,咽管干涩,或湿热痰浊内生,妨碍血行,痰瘀互结,阻于食道胃口,脘管窄隘,逐渐形成本病,如《临证指南医案·噎膈反胃》所云:"酒湿厚味,酿痰阻气。"《医碥·反胃噎膈》亦指出:"酒客多噎膈,饮热酒者尤多,以热伤津液,咽管干涩,食不得入也。"此外,亦可因饮食过热,进食过快,或食物粗糙,损伤食道脉络,气血凝滞而致本病。

2.七情内伤

因情志因素而致噎膈者,多责之于长期的忧思和恼怒。忧思过度则伤脾,脾气郁结,水湿不得输布,津聚生痰,痰气搏结,交阻于食道胃口,渐成噎膈;恼怒则伤肝,肝气乘脾,或日久气病及血,血行不畅,痰瘀凝阻,食不得下,形成噎膈。

3.久病年老

胃病日久,迁延不愈,或气滞血瘀互结,或热伤胃阴,或气血化源不足,胃脘干槁。年老肾虚而致噎膈者,多因房劳过度,纵欲太甚,精血亏损,真阴耗伤,津气失布,食道干涩,痰气瘀阻,遂成噎膈之病。

（二）病机

噎膈病位在食道与胃口,属胃气所主。其基本病变与发病机理,总属脘管狭窄,津亏液涸,食道干涩而致,如朱丹溪在《局方发挥》中认为主要是"胃脘干槁"而致本病发生,叶天士谓本病为"脘管窄隘"。

病变脏腑与肝脾肾三脏有关,病理因素主要为痰、气、瘀。肝脾肾三脏与食道皆有经络相连。在生理功能上,脾为胃行其津液,肝气之疏泄及肾阳之温煦有助于胃气之和降,而肾之精液循足少阴之脉濡润咽嗌,以上因素对食物咽下入胃,均有协同作用。若酒食不节、七情内伤、久病年老等均可致肝脾肾三脏功能失常:脾之健运失司,水湿聚而为痰;肝之疏泄失常,则气滞血瘀或气郁化火;肾阴不足,则不能濡养咽嗌,终致气滞、痰阻、血瘀,使食管狭窄,津液干涸失濡而成噎膈。由此可见,肝、脾、肾有病可累及食道和胃,渐生噎膈,而噎膈由轻到重,也往往波及肝脾肾等脏。初期多以肝脾气结,痰气交阻或痰瘀互结为主;后期多以脾肾之阴津、阳气虚馁为主。

病理性质总属本虚标实。本虚指阴液损伤以致阴津干涸,甚者气虚阳衰。标实乃为痰、气、瘀阻塞,而痰气瘀三者一旦形成,又可互为因果,相互搏结,阻膈于食道、胃口。本病虽有轻重之别,但本虚标实这一病理特点却贯穿于病变全过程,在病情发展的不同阶段,本虚与标实有主次之别。

本病初期,多由痰气交阻于食道,继则瘀血内结,痰、气、瘀三者交互搏结,胃之通降阻塞、上下不通,但正虚尚不显著,以标实为主。久延则气郁化火,或痰瘀生热,伤阴耗液,同时又食不能下,气血生化乏源,阴津日益枯槁,胃腑失于濡养,痰气瘀交结倍甚,病情由轻转重,每见虚实夹杂之候。病情进一步发展,阴津日耗,阴血枯槁,阴伤及阳,病机由标实转为正虚为主,胃虚不能受纳,脾虚不能运化,肾气耗竭,先后天之气败绝,则表现为气虚阳衰,正气不支的危重之象。

三、诊断与病证鉴别

（一）诊断依据

1.轻症患者主要为胸骨后不适,烧灼感或疼痛,食物通过时有滞留感或轻度梗阻感,咽部干燥或紧缩感。

2.重症患者见持续性、进行性吞咽困难,咽下梗阻即吐,吐出黏液或白色泡沫黏痰,严重时伴有胸骨后或背部肩胛区持续性钝痛,进行性消瘦。

3.常有酒食不节、长期情志不畅、久患胃病及年老肾虚等病史。

（二）病证鉴别

1. 反胃

噎膈与反胃皆有食入吐出的症状,但病机、病位、主症各不相同。噎膈多系阴虚有热,病在脘管贲门,临床主要特点为吞咽困难,哽噎不顺,旋食旋吐,或徐徐吐出,甚至饮食不下;反胃多属阳虚有寒,病在幽门,其主要特点为吞咽并不困难,食虽能入,但停留胃中不化,经久复出,朝食暮吐,或暮食朝吐。如《景岳全书·噎膈》云:"反胃者,食犹能入,入而反出,故曰反胃;噎膈者,隔塞不通,食不能下,故曰噎膈。"

2. 梅核气

噎膈与梅核气均可见咽中梗塞不舒的症状。噎膈系痰气瘀等有形之物瘀阻于食道胃口,自觉咽中噎塞,饮食咽下梗阻,甚则吞咽困难,饮食不下,食入即吐,与日俱增,多见于中老年男性,常伴形体消瘦,面色无华,神倦乏力;梅核气则系痰气等无形之邪交阻于咽喉,患者自觉咽中如有物梗阻,吞之不下,吐之不出,但饮食咽下顺利,无吞咽困难的症状,多见于青中年女性。如《证治汇补·噎膈》所说:"梅核气者,痰气窒塞于咽喉之间,咯之不出,咽之不下,状如梅核。

（三）相关检查

胃镜检查是本病的首选检查方法,可在直视下观察食道、贲门、胃体、幽门及十二指肠的情况,以了解有无肿瘤及炎症、溃疡、狭窄等,并可进行活组织检查,以明确诊断。内镜下食管黏膜染色法有助于提高早期食道癌的检出率。超声内镜检查能准确判断食道癌的壁内浸润深度、异常肿大的淋巴结,并能明确肿瘤对周围器官的浸润情况,对肿瘤分期、治疗方案的制定及判断预后均有重要意义。X线上消化道钡餐检查,可直接观察到食管的蠕动情况、管壁舒张度、食管黏膜改变,充盈缺损及梗阻程度等。食道CT扫描检查,可了解食管与周围器官的关系,以帮助诊断。

四、辨证

1. 痰气交阻证

症状:吞咽时自觉食道哽噎不舒,胸脘痞满或疼痛,情志舒畅时稍可减轻,嗳气呃逆,呕吐痰涎或食物,口干咽燥,大便艰涩,舌质红,苔薄腻,脉弦滑。

病机分析:肝脾气滞,痰气交阻于食道胃口,故吞咽有哽噎感;胸膈闭阻,气机不畅,则见胸膈痞满或疼痛;病初气结不甚,出情绪舒畅时,气机转见通利,故症状暂可减轻;痰气中阻,胃失和降,上逆而见嗳气呃逆,呕吐痰涎或食物;郁热伤津,胃液渐耗,津不上承下濡则口干咽燥,大便艰涩;舌红,苔薄腻,脉弦滑乃气郁痰阻,兼有郁热之象。

2.瘀血内结证

症状：吞咽梗阻，饮食难下，或虽下旋即吐出，甚或呕出物如赤豆汁，胸膈疼痛，固定不移，形体消瘦，面色晦滞，肌肤枯燥，大便干结，舌质紫暗，脉细涩。

病机分析：蓄瘀内留，阻滞食道、胃口，脘管窄隘，甚或闭塞不通，故吞咽梗阻，饮食难下，或虽下而复吐出；瘀阻伤络，血从上溢则呕出物如赤豆汁；瘀血内阻，不通则痛，故胸膈疼痛，固定不移；长期胃不受纳，气血化源告竭，不能充养则肌肤枯燥，形体消瘦；血燥津伤则大便干结；舌质紫暗，脉细涩为正虚瘀结之征。

3.阴津枯槁证

症状：食入格拒不下，或入而复出，甚则水浆难进，胸膈疼痛日增，心烦口干，脘宇灼热，大便硬结量少，状如羊矢，小便短赤，形体羸瘦，皮肤干枯，舌质光红，干裂少津，脉细数无力。

病机分析：胃津耗伤，脘管失濡，痰瘀阻隔日甚，故食入格拒不下，入而复出，甚则水饮难进，胸膈疼痛日增；病久精血亏耗，虚热内生，故心烦口干，胃脘灼热，大便硬结，状如羊矢，小便短赤；津伤血亏，肌肤失养，则形体羸瘦，皮肤干枯；舌光红，干裂少津，脉细数无力为津亏内热之象。

4.气虚阳微证

症状：水饮不下，泛吐大量黏液白沫，形瘦神败，面浮足肿，面色㿠白，形寒气短，腹胀，间有腹泻，舌质淡，苔白，脉细弱或沉细。

病机分析：阴损及阳，中阳衰微，胃虚不能受纳，脾虚不能运化，浊气上逆，故水饮不下，泛吐大量黏液白沫；脾气衰败，肾气耗竭，水湿不化，则面浮足肿，腹胀，间有腹泻。

五、治疗

(一)治疗思路

噎膈的病理性质属本虚标实，虚实夹杂，故治疗总以攻补兼施、扶正祛邪为原则，但应根据本病的不同阶段，权衡本虚标实的主次，准确地把握扶正与祛邪两者主次轻重的关系。初期以标实为主，邪气鸱张，正虚尚不严重，故重在祛邪治标，宜理气、消瘀、化痰、降火为主，佐以扶正；后期以正虚为主，或年老体弱，病情深重，正不敌邪者，重在扶正治本，或滋阴润燥，或补气温阳，配合理气化痰消瘀。

(二)基本治法

1.开郁化痰，润燥降气法

适应证：痰气交阻证。

代表方：启膈散加减。

常用药：郁金、砂仁、佛手片开郁利气；沙参、贝母、茯苓、瓜蒌润燥健脾化痰；丹参、石打穿化瘀散结；杵头糠、荷叶蒂和胃降逆。

加减：胃气上逆，嗳气呕吐明显，加旋覆花、代赭石增强降逆和胃止呕之力；痰浊内盛，泛吐痰涎量多，加半夏、陈皮、枇杷叶，或嚼化玉枢丹以加强化痰之功；津伤较甚，大便艰涩难行，舌红少津，加生大黄、莱菔子，便通即止，不宜多用、久用，以免伤阴，亦可加麦冬、生地、玄参、白蜜等，以助增液润燥之力；气滞血瘀，胸膈疼痛，加延胡索、川楝子、赤芍行气通瘀止痛；气郁化火，心烦口干，胸骨后有灼热感，加蒲公英、黄连、山豆根、栀子、金果榄清热解毒。

2.破血行瘀，化痰软坚法

适应证:瘀血内结证。

代表方:通幽汤加减。

常用药:生地、熟地、当归滋阴养血润燥;桃仁、红花、丹参、三七、郁金活血化瘀;五灵脂、乳香、没药、独角蜣螂破结行瘀止痛;海藻、昆布、贝母、瓜蒌化痰软坚。

加减:瘀阻显著,疼痛较甚,加三棱、莪术、炮山甲、急性子破结消癥,通络止痛;胃失和降,呕吐较甚,痰涎较多,加海蛤粉、半夏、菜菔子、瓜蒌、姜汁化痰降逆止呕;瘀阻伤络,呕吐物如咖啡色或赤豆汁,或伴黑便,加阿胶、仙鹤草和血止血,亦可加服云南白药、三七粉、白及粉化瘀止血。

3. 滋阴养血,润燥生津法

适应证:阴津枯槁证。

代表方:沙参麦冬汤加减。

常用药:沙参、麦冬、石斛、玉竹养胃生津;生地、熟地、当归、首乌滋阴养血;乌梅、芦根、白蜜生津润肠;半夏、竹茹、姜汁化痰止呕;山豆根、露蜂房、半枝莲清热解毒散结;诃子化痰软坚。

加减:胃火偏盛,脘宇烧灼感明显,加山栀、黄连清胃中之火;肠腑失润,大便燥结,坚如羊矢,去诃子,加火麻仁、瓜蒌仁润肠通便;津伤液枯,烦渴咽燥,口干舌裂,可用五汁安中饮频频呷服;如呕恶不止,水浆难进者,可加服开道散,每次 1~1.5g,每日 2~3 次,以软坚消癥,开道祛腐。

4. 补中益气,温运脾阳法

适应证:气虚阳微证。

代表方:补气运脾汤加减。

常用药:黄芪、党参、白术益气健脾;陈皮、半夏、茯苓、干姜降逆祛痰,和中止呕;大枣、甘草调中和胃。

加减:中阳不足,痰凝瘀阻,胃虚气逆,呕吐痰涎不止,去黄芪,加旋覆花、代赭石和胃顺气降逆;泛吐白沫清涎,加吴茱萸温中止呕;阳虚明显,畏寒肢冷,加附子、肉桂、鹿角胶温补肾阳;精血亏虚,加熟地、山萸肉、枸杞子、当归补养精血;阴伤及阳,津气两虚,口干咽燥,形体消瘦,大便干燥,加石斛、麦冬、沙参、肉苁蓉滋养津液,温阳通便;脾肾阳虚,大便溏泄,加肉豆蔻温中止泻;噎食不下,肢体倦怠,动则气喘,脉大无力,加升麻、柴胡、陈皮升提中阳之气。

(三)复法应用

1. 理气化痰,活血行瘀法

适应证:噎膈之痰气瘀阻证。症见吞咽梗阻不顺,固体食物难入,胸膈痞满疼痛,痛位固定,入夜更甚,时时呕吐痰涎,大便燥结难行,舌暗或有瘀斑,苔厚腻,脉弦滑。

代表方:导痰汤合复元活血汤加减。前方偏于行气开郁,燥湿化痰,治气郁痰阻,胸膈痞塞,胁肋胀满,呕吐痰涎等症;后方侧重于活血化瘀,通络止痛,治瘀血内阻之胸膈疼痛。

常用药:半夏、陈皮、苏梗、菜菔子燥湿化痰,和胃降逆止呕;当归、桃仁、红花、山慈菇化瘀散结,行气止痛;党参、白术、茯苓、薏苡仁健脾助运;白花蛇舌草、石打穿清热解毒散结。

加减:胃气上逆,呕恶不止,加旋覆花、代赭石、竹茹、公丁香下气降逆止呕;肝胃不和,嗳气泛酸甚,加黄连、吴茱萸辛开苦降,和胃降逆;瘀阻较甚,胸膈疼痛,舌紫脉涩,加急性子、煅瓦楞、延胡索、刺猬皮、莪术行气化瘀,散结止痛;脾虚不运,食少腹胀,加鸡内金、神曲、谷芽、麦芽健脾助运;阴津不足,口干咽燥,大便干结,加沙参、麦冬、全瓜蒌、生地养阴润肠。

2.益气养阴生津,化痰散瘀解毒法

适应证:噎膈津气两伤,热毒痰瘀互结证。症见胸膈痞塞胀满,甚者疼痛,吞咽不顺,或食入反出,呕吐痰涎或食物,或夹咖啡色液体,嗳气泛酸,面色晦暗,形体消瘦,神疲乏力,大便干结难行,口干不欲饮,舌质紫暗,苔少或剥,脉细涩。

代表方:生脉散合膈下逐瘀汤加减。前方益气养阴,治噎膈气阴两伤,肢倦乏力,口干咽燥等;后方活血祛瘀,行气止痛,治胸腹积块疼痛,间定不移。

常用药:党参、白术、茯苓、薏苡仁健脾益气;沙参、麦冬、石斛养阴生津;半夏、陈皮、苏梗、丁香和胃降逆;桃仁、当归、莪术、川芎活血化瘀;山慈菇、贝母、白花蛇舌草、半枝莲、石打穿解毒化痰散结。

加减:胃气上逆,呕吐较甚,加旋覆花、代赭石、竹茹降逆止呕;胸膈疼痛明显,加失笑散、延胡索、九香虫化瘀行气止痛;吞咽哽噎不顺,加威灵仙、独角蜣螂、漏芦通结祛瘀除噎;大便干结加枳实、槟榔、莱菔子行气导滞通便,津枯肠燥而便结者,加玄参、生地、全瓜蒌等养阴润燥。

六、预防与调护

改变不良饮食习惯。多食新鲜蔬菜和水果,食物宜软、烂、温度适中,充分咀嚼,不食用发霉的食物,不可偏嗜膏粱、醇酒、油炸、炙馎、辛辣。及时治疗食管慢性疾病,并予以动态观察,防止癌变。

加强护理。患者饮食宜清淡,易消化。做好心理疏导工作,消除患者紧张、恐惧、悲观等不良情绪,帮助患者树立信心和勇气,积极配合治疗。适当锻炼身体,增强体质。

(李雷申)

第五节　腹痛

一、概述

腹痛是指以胃脘以下、耻骨毛际以上部位发生疼痛为主症的病证。

腹痛临床极为常见,可涉及内、外、妇、儿各科疾病。内科腹痛常见于西医学的肠易激综合征、消化不良、胃肠痉挛、不完全性肠梗阻、肠粘连、肠系膜血管病变、腹型癫痫、腹型过敏性紫癜、血卟啉病、泌尿系结石、内疝、急慢性胰腺炎、肠道寄生虫等疾病,以上疾病若以腹痛为主要表现,可参考本篇内容辨治。

凡外科、妇科疾病中的痢疾、积聚等出现的腹痛应参考相关科目及本书有关章节。

二、病因病机

感受外邪、饮食所伤,情志失调及素体阳虚等,均可导致气机阻滞,脉络痹阻或经脉失养而发生腹痛。

(一)病因

1.外感时邪

外感风、寒、暑、热、湿邪,侵入腹中,均可引起腹痛。寒为阴邪,易伤阳气,其性凝滞收引。风寒侵袭,肠腑经脉受阻,气血流行滞涩,则可引起腹痛。如《素问·举痛论》说:"痛者,寒气多也,有寒故痛也。"若寒邪不解,郁而化热,或暑邪湿热伤中,邪气壅滞于内,脾胃运化失调,肠道传导失司,腑气不通,亦可引起腹痛。

2. 饮食不节

暴饮暴食,食滞内停,纳运无力;或恣食肥甘辛辣之品,或食入馊腐不洁之物,致湿热秽浊蕴蓄肠胃;或恣食生冷,寒湿内停,遏阻脾阳,影响脾胃健运,气机失于调畅,腑气通降不利,而发生腹痛。

3. 情志失调

情志不遂,忧思恼怒,则肝失条达,气机不畅,气血郁滞而痛作,或肝气横逆,乘犯脾胃,肝脾失和,气机不畅而为腹痛。《证治汇补·腹痛》谓:"暴触怒气,则两胁先痛而后入腹。"

4. 阳气素虚

素体脾阳亏虚,寒自内生,渐致气血生成不足,脾阳虚馁而不能温养,出现腹痛,或病久肾阳不足,气血不能温养脏腑,脏腑虚寒,而致虚寒腹痛。

5. 跌仆创伤

跌仆损伤,络脉瘀阻,或腹部手术之后,血络受损,腹中血瘀,中焦气机升降不利,不通则痛。

(二)病机

基本病机为肠腑气机郁滞,络脉痹阻,不通则痛。腹中有肝、胆、脾、肾、大肠、小肠、膀胱等脏腑,并为足三阴、足少阳、手足阳明、冲、任、带等经脉循行之处,上述诸病因,皆可累及脏腑功能失调,或经脉气血郁滞,脉络痹阻,经脉失养,不通则痛,出现腹痛。但在内科范围内,腹痛与六腑的关系最为密切,其中尤以肠腑通降传导失司者为多。由此可见,腹痛的基本病机为腹中气机阻滞,气血运行不畅,经脉痹阻,"不痛则痛",或脏腑经脉失养,不荣而痛。实证其病位主要在胃肠,多属腑病,可涉及肝;虚证病位主要在脾,多属脏病,可涉及肾。

病理因素主要有寒、热、湿、食、气、血。感受寒邪,嗜食生冷,可致寒邪凝滞,阳气不运,气机阻滞,出现暴急腹痛;暑湿之邪内侵,或嗜食辛辣肥腻,或误食不洁之物,湿热内结而作痛,或蛔虫内扰,气机阻滞,或暴饮暴食,宿食不化,食滞中焦,升降失司,运化无权,腑气不通而生病;肝失疏泄,木失调达,肝气横逆,侵犯脾胃,气机不畅而致腹痛;气滞日久,导致血瘀,或跌仆损伤,腹部手术,亦可导致气滞血瘀,脉络不通而痛;饮食伤脾,或素体脾虚,脾失健运,寒湿停滞,中阳不足,气血不足,内失温养,不荣则痛。

病理性质有虚实寒热之分,且可互相转化。腹痛病变虽复杂,但归纳其病理性质不外虚实两类。实证为寒凝、湿热、食滞等邪气郁滞,腑气通降不利,气血运行受阻,不通则痛,以寒邪内阻、湿热积滞、气滞血瘀等为多见。虚者主要责之于脏气虚寒,气血不能温养脏腑,以中虚脏寒为多见。

腹痛之虚、实、寒、热,往往互相转化,或互相错杂,兼夹为病,或为虚寒,或为实热,或寒热交错,或虚实夹杂。寒痛日久,缠绵发作,郁而化热,可致郁热内结;气滞作痛,迁延不愈,可成气滞血瘀或瘀血内阻;热痛日久,过用寒药,中阳受损,可以转化为寒,或成为寒热交错之证;虚痛感邪,正虚为本,邪实为标,本虚标实,虚实夹杂;跌仆手术,腹络受损,瘀血留着,多兼气滞;若因感邪而痛,复加饮食所伤,往往邪食相兼。

三、诊断与病证鉴别

（一）诊断依据

1.凡是以胃脘以下，耻骨毛际以上部位的疼痛为主要表现者，即为腹痛。其疼痛性质各异，但一般不甚剧烈，按之柔软，压痛较轻，无拒按。

2.有与腹痛相关病因、脏腑经络的症状，如涉及肠腑，可伴有腹泻或便秘；疝气之少腹痛可引及睾丸；膀胱湿热可见腹痛牵引前阴，小便淋沥，尿道灼痛；蛔虫作痛多伴嘈杂吐涎，时作时止；瘀血腹痛常有外伤或手术史；少阳病表里同病腹痛可见痛连腰背，伴恶寒发热，恶心呕吐。

3.腹痛发作或加重常与饮食、情志、受凉等因素有关。

（二）病证鉴别

腹痛应与胃痛、其他内科疾病中的腹痛症状、外科腹痛、妇科腹痛相鉴别。

1.胃痛

胃处上腹，与肠相连，腹痛常伴有胃痛的症状，胃痛亦时有腹痛的表现，常需鉴别。就疼痛部位来说，凡上腹部胃脘近心窝处疼痛者为胃痛；胃脘以下，耻骨毛际以上部位疼痛者为腹痛。就兼症而言，胃痛多出现脘腹胀闷，得食痛减，或食后痛增，或呕逆，或泛酸嗳气等，而腹痛则上述症状较为少见。

2.其他内科疾病中的腹痛症状

许多内科疾病常见腹痛的表现，但均以其本病特征为主。如痢疾之腹痛，伴有里急后重，下痢赤白脓血；霍乱之腹痛，伴有吐泻交作；积聚之腹痛，以腹中扪及包块为特征；蛔虫之腹痛，常伴有嘈杂吐涎，发作有时，或鼻痒。

3.外科腹痛

内科腹痛常先发热后腹痛，疼痛不剧，痛不明显，腹部柔软，痛无定处；外科腹痛常先腹痛而后发热，疼痛剧烈而拒按。肠痈腹痛每集中于右少腹部，转侧不利，右足喜屈而畏伸；肠结之腹痛，伴见呕吐，甚则大便不通、吐出粪便等，多属外科阳明腑实证；疝气之腹痛，为少腹痛引睾丸。

4.妇科腹痛

妇科腹痛多在小腹，且多兼经、带、胎、产的异常，如痛经、先兆流产、宫外孕、输卵管破裂等，应及时进行妇科检查，以明确诊断。

（三）相关检查

血常规中白细胞总数增高，分类中性粒细胞比例增高提示有感染存在；血、尿淀粉酶检查升高多提示急、慢性胰腺炎存在；电子胃、肠镜，腹腔镜，消化道钡餐，B超，腹部X线（全消化道钡餐、腹部平片、腹部透视等）等有助于明确病变部位和性质，必要时可行肠系膜血管造影、腹部CT检查以排除外科、妇科疾病以及腹部占位性病变；胃肠道压力测定有助于胃肠功能紊乱性疾病的诊断。

四、辨证

（一）寒邪内阻证

症状：腹痛急暴，遇寒痛甚，得温痛减，怕冷，蜷卧，口淡不渴，小便清利，大便或结或溏，舌淡苔白,脉沉紧。

病机分析:本证为寒凝气滞,中阳被遏,脉络痹阻。因寒为阴邪,其性收引凝滞而主疼痛。寒邪内侵,气机被遏,故腹痛急暴,怕冷蜷卧;遇寒则气机凝滞愈显而痛甚,得温则气机稍畅而痛减;若寒凝气滞,腑气闭阻则便结;若寒伤中阳,运化失健,则便溏;口淡不渴,小便清利,舌苔淡白,脉沉紧,均为里寒之象。

(二)湿热壅滞证

症状:腹痛胀满拒按,持续加重,或阵发性加剧,烦渴引饮,大便秘结,或溏滞不爽,小溲黄赤,或见身热,胸脘痞闷,呕恶,嗳腐吞酸,苔黄燥或黄腻,脉滑数。

病机分析:本证属湿热内结,气机壅滞,腑气不通。湿热积滞内结,气机壅滞不通,故腹痛拒按,胀满不适;邪热壅结,腑气不畅,肠道失濡,故大便秘结;若湿热积滞阻滞肠中,脾运失常,则可见大便溏滞而不爽;邪热伤津,则烦渴引饮,舌苔黄燥;如有宿食停滞,胃气失于和降,则兼见胸脘痞闷,恶心呕吐,嗳腐吞酸;身热,小便黄赤,舌苔黄腻,脉象滑数,均为湿热内蕴之征。

(三)饮食积滞证

症状:脘腹胀满,疼痛拒按,嗳腐吞酸,恶食呕恶,或痛而欲泻,泻后痛减,或大便秘结,舌苔厚腻,脉滑实。

病机分析:本证总为宿食内停,气机不畅,升降失调。宿食停滞肠胃,有形实邪内阻,不通则痛,故脘腹胀满,疼痛拒按;宿食不化,浊气上逆,则嗳腐吞酸,恶食呕恶;食滞中阻,运化无权,升降失司,故腹痛欲泻;泻后有形之邪外排,食积稍减,腑气渐通,故泻后痛减;若宿食燥结,腑气不通,则便结难行;舌苔厚腻,脉滑实,均属食积之征。

(四)气机郁滞证

症状:腹部攻窜疼痛,痛无定处,或痛引少腹,或痛连两胁,时作时止,胀满不舒,得嗳气或矢气稍舒,遇忧思恼怒则剧,舌苔薄白,脉弦。

病机分析:肝气郁结,气机逆乱为本证的主要病机。情志不调,肝失疏泄,气机逆乱,腑气不畅,郁结于中,故腹痛胀满;气为无形,游移走窜,故痛无定处;肝脉布两胁,循行于少腹,肝气自郁于本经,故可见两胁、少腹疼痛;嗳气或矢气后,气机稍得疏通,故疼痛稍减;遇怒则肝郁更甚,胀痛加剧;苔薄白,脉弦为肝郁之象。

(五)瘀血阻滞证

症状:腹部疼痛,痛如针刺,痛处固定而拒按,经久不愈,或有外伤、手术史,舌质紫暗,脉细涩。

病机分析:本证为瘀血内停,气机阻滞,脉络不通。血属有形,瘀积不散,壅阻脉络,故腹部刺痛,痛处固定而拒按;"初病在气,久痛入络",故病程较长,经久不愈;舌紫暗,脉细涩属瘀血内阻之征。

(六)中虚脏寒证

症状:腹痛绵绵,时作时止,喜温喜按,饥饿劳累后痛甚,得食或休息后稍减,怯寒肢冷,神疲乏力,气短懒言,胃纳不佳,面色无华,大便溏薄,舌淡,苔白,脉沉细。

病机分析:此证属虚痛,其病机可归纳为脾胃虚弱,中阳不振,气血不足,脉络失于温养。中虚脏寒,气血化源不足,经脉失于温养,故腹痛绵绵,时作时止,喜热喜按;饥饿劳累后正气更虚,阳气不振,故腹痛加重;食后或休息后正气稍复,故腹痛有所减轻;脾阳不振,运化无权则纳差,便溏;神疲乏力,气短懒言,面色无华,为脾阳虚弱,中气不足所致;舌苔淡白,脉象沉细乃中焦虚寒之象。

五、治疗

（一）治疗思路

腹痛的治疗,多以"通"为原则。所谓通,应从广义的角度理解,并非单指通下而言,临床应根据辨证的虚证实证、属寒属热、在气在血,确定相应治法。如《医学真传》说:"夫通则不痛,理也,但通之之法,各有不同。调气以和血,调血以和气,通也;下逆者使之上行,中结者使之旁达,亦通也;虚者助之使通,寒者温之使通,无非通之之法也。若必以下泻为通,则安矣。"

临证以虚实为纲进行辨治。属实证者,重在祛邪疏导,寒伤中阳者,宜温中祛寒;湿热中阻者,需清热化湿;食滞不化者,予消食导滞;肝郁气滞者,当疏肝理气;瘀血内停者,应活血化瘀。属虚证者,治宜温补阳气。

对于久痛入络,绵绵不愈之腹痛,可参照叶天士之说,采取辛润活血通络之法。

（二）基本治法

1. 散寒温里,行气止痛法

适应证:寒邪内阻证。

代表方:良附丸合正气天香散加减。前方偏重于温里散寒,后方偏重于行气止痛,两者合用共奏散寒止痛之效。

常用药:高良姜、干姜、紫苏温中散寒,乌药、香附、陈皮、木香、延胡索理气止痛。

加减:如脘中痛不可忍,喜按喜温,手足厥逆,脉微欲绝者,为肾阳不足,寒邪内侵,宜通脉四逆汤温通肾阳;如少腹拘急冷痛,苔白,脉沉紧,属肝经寒凝气滞者,可加吴茱萸、小茴香、沉香暖肝散寒,或用暖肝煎温肝散寒;如寒重,腹中冷痛,手足逆冷,身体疼痛,脉沉细者,可加入附子、肉桂辛热通阳,散寒止痛,或选乌头桂枝汤以散内外之寒;如腹中雷鸣切痛,胸胁逆满,呕吐,属寒气上逆者,用附子粳米汤温中降逆;腹中冷痛,兼见便秘,加附子、大黄温通腑气;若夏月感受寒湿,伴见恶心呕吐、胸闷、纳呆、身重、倦怠、舌苔白腻者,可酌加藿香、苍术、厚朴、白蔻仁、半夏温中散寒,化湿运脾。

2. 清化湿热,通腑导滞法

适应证:湿热壅滞证。

代表方:大承气汤合泻心汤加减。前方具有泄热通腑,软坚润燥,破结除满,荡涤肠胃的功能,适用于实热与积滞壅积于肠胃,腑气不通,腹满硬痛,大便秘结,阳明腑实之腹痛;后方偏于泻火解毒,燥湿泄热,治胃热炽盛,湿热蕴结中焦,脘腹疼痛。

常用药:大黄苦寒泄热,攻下燥屎;芒硝咸寒润燥,软坚散结;黄芩、黄连、山栀清热燥湿,泻火解毒;厚朴、枳实、木香、槟榔行气导滞消痞。

加减:湿重,舌苔白腻,重用厚朴,加苍术、薏苡仁、砂仁燥湿健脾和中;肝胆湿热偏盛,腹痛连及两胁,加龙胆草、郁金、柴胡、川楝子清泻肝胆湿热,疏肝行气止痛;肝胆为砂石所阻,加虎杖、郁金、海金沙、鸡内金、金钱草利胆化石;胆汁外溢,出现黄疸者,加茵陈、黄柏清热除湿退黄;胃热呕吐,加竹茹、半夏清热和胃,降逆止呕。

3. 消食导滞,和中止痛法

适应证:饮食积滞证。

代表方:保和丸合枳实导滞丸加减。前方运脾和胃,消食导滞,适用于食积脘腹疼痛之轻症;后方消积导滞,清热祛湿,适用于食积较重之腹痛。

常用药:大黄、枳实、山楂消食导滞;黄芩、黄连、泽泻清热化湿;白术、茯苓健脾助运;木香、莱菔子、槟榔消食理气。

加减:腹痛胀满加厚朴行气消胀;兼大便自利,恶心呕吐去大黄,加藿香、佩兰、半夏、苍术芳香化浊,降逆止呕。

4.疏肝解郁,理气止痛法

适应证:肝郁气滞证。

代表方:柴胡疏肝散合木香顺气散加减。前方有疏肝行气,活血止痛之效,可用于治疗肝郁气滞,胁腹疼痛之证;后方偏于疏肝理气,宽中和胃,治气滞不舒,腹胁胀痛,大便不利。

常用药:柴胡、香附、青皮疏肝解郁止痛;白芍、甘草和里缓急止痛;川芎行气活血止痛;枳壳、陈皮、木香理气消胀止痛。

加减:气滞较重,胸胁胀痛,加川楝子、延胡索、郁金疏肝理气止痛;胃肠气滞,脘腹痞胀,加苏梗、川朴行气宽中;胃气上逆,嗳气频作,加代赭石降逆和胃;窜痛明显,攻冲不定,加乌药、沉香助行气止痛;若痛引少腹睾丸者,加橘核、荔枝核、小茴香以温理少腹之气;肝郁日久化热,加丹皮、山栀清肝泄热;腹痛肠鸣,便溏腹泻者,加白术、茯苓、防风,亦可用痛泻要方抑肝扶脾;若少腹绞痛,阴囊寒疝者,可用天台乌药散行气疏肝,散寒止痛。

5.活血化瘀,和络止痛法

适应证:瘀血内停证。

代表方:少腹逐瘀汤加减。

常用药:当归、川芎、赤芍养血活血;生蒲黄、五灵脂、没药、延胡索化瘀通络;小茴香、香附行气温经止痛。

加减:腹部术后作痛,加泽兰、桃仁、红花通络逐瘀止痛;跌仆损伤作痛,加王不留行、落得打、云南白药、三七行血破瘀定痛;兼有虚寒,腹痛拘急,遇冷加剧,得温则减者,加小茴香、干姜、肉桂温经止痛;下焦蓄血,大便色黑,可用桃核承气汤;如瘀积有形,结于腹中,见腹内或胁下触及包块,疼痛拒按,或腹大坚满,舌紫暗,脉沉涩者,治宜消瘀散结,可用膈下逐瘀汤加减。

6.温中补虚,缓急止痛法

适应证:中虚脏寒证。

代表方:小建中汤合附子理中汤加减。前方重在温中补虚,缓急止痛,适用于中焦虚寒者;后方则温阳祛寒之力较强,适用脾肾阳虚而阴寒较重者。

常用药:附子、干姜、桂枝温阳祛寒止痛;白芍、甘草和里缓急止痛;党参、白术、饴糖、大枣甘温益气补中。

加减:腹中攻痛不止,加吴茱萸、乌药、川椒温里止痛;胃气虚寒,脐中冷痛,连及少腹,宜加胡萝卜、荜澄茄温肾散寒止痛;血气虚弱,腹中拘急冷痛,困倦,短气,纳少,自汗,当酌加当归、黄芪调补气血;中阳虚衰,阴寒内盛,腹痛较剧,上下攻冲,呕不能食,或腹中辘辘有声,苔白腻,脉沉细,宜温中补虚,降逆止痛,可选大建中汤加减。

(三)复法应用

1.疏肝利胆,通腑泄热法

适应证:肝胆失疏,腑实热结之腹痛。症见腹部胀痛,痛势剧烈而拒按,或有面目皮肤发黄,身热不退,或寒热往来,口苦咽干,恶心呕吐,小便黄赤,大便秘结,舌红苔黄,脉弦滑数。

代表方:大柴胡汤加减。

常用药:柴胡、黄芩、半夏和解少阳,和胃降逆;大黄、枳实、郁金内泄阳明热结,行气活血止痛;白芍、甘草缓急止痛。

加减:兼黄疸者,加茵陈、山栀清热利湿退黄;腹痛剧烈加川楝子、延胡索、木香、制香附行气活血止痛;恶心呕逆明显,加厚朴、竹茹、陈皮和胃降逆。

2.清热解毒,凉血散瘀法

适应证:热毒瘀结肠腑之腹痛。症见腹痛剧烈,拒按,甚则局部触有肿块,脘腹胀闷,恶心呕吐,大便秘结,舌质红或绛紫,苔黄,脉滑数。

代表方:大黄牡丹汤加减。

常用药:大黄泻肠间瘀热结聚,清热解毒;芒硝软坚散结,协大黄泻下瘀热;枳实破气除胀;丹皮、桃仁清热凉血,活血散结;红藤、紫花地丁清热解毒。

加减:热重,壮热,口苦,烦躁,加金银花、连翘、黄连、黄芩、山栀清热泻火解毒;瘀重,腹部包块,按之疼痛,加赤芍、蒲公英、败酱草凉血化瘀消痈;气胀甚,腹部胀满,加厚朴行气除满;热毒伤阴,口渴,舌绛,少津,加鲜生地、天花粉养阴生津。

3.温肾健脾,祛寒止痛法

适应证:脾肾阳虚,下焦虚寒,经脉失养致腹痛。症见腹部冷痛,甚则痛不可忍,伴呕吐不食,或肠鸣泄泻,下利清谷,四肢厥冷,怯寒蜷卧,舌淡,脉沉迟者。

代表方:桂附理中汤加减。

常用药:附子、肉桂、干姜、巴戟天温补脾肾之阳,散寒止痛;党参、白术、茯苓健脾益气;芍药、炙甘草缓急止痛;香附、木香、川楝子、乌药行气止痛。

加减:肾气虚寒,脐腹冷痛甚,加川椒、吴茱萸、胡芦巴、荜澄茄温肾祛寒止痛;兼有湿象,舌苔白腻,加薏苡仁、苍术健脾祛湿;呕逆不止,加半夏、陈皮降逆和胃止呕;大便稀溏,甚则五更泄泻,加怀山药、薏苡仁、扁豆健脾止泻,肉豆蔻、诃子肉、五味子固涩止泻。

六、预防与调护

腹痛的发生多与饮食失调有关,故平素宜饮食有节,忌暴饮暴食、过食生冷、过于辛辣、油腻之品,养成良好的饮食习惯,饭后不宜立即参加体育活动。

腹痛患者宜解除思想顾虑,疼痛剧烈者宜卧床休息,暂时禁食或少食。密切注意患者的面色、腹痛部位、性质、程度、时间、腹诊情况、二便及其伴随症状。如见患者腹痛剧烈、拒按、冷汗淋漓、四肢不温、呕吐不止等症状,须警惕出现厥脱证,应立即处理,以免贻误病情。

(李雷申)

第六节　痢疾

一、概述

痢疾是以大便次数增多、腹痛、里急后重、痢下赤白黏冻或带脓血为主症的病证。是夏秋季节常见的肠道传染病。

本篇所讨论的相当于西医学的急慢性细菌性痢疾、阿米巴痢疾。部分溃疡性结肠炎、放射性结肠炎、肠结核、克罗恩病、过敏性结肠炎、肠癌等，出现类似痢疾的临床表现者，可参考本篇内容辨治。

二、病因病机

(一)病因

痢疾的病因有外感湿热、疫毒之邪，内伤饮食生冷或饮食不节两个方面，病机主要是湿热疫毒之邪蕴结肠腑，伤及气血，气滞血瘀，致大肠传导失司，脂络受伤而成痢疾。

1.外感时邪

外感时邪，一为疫毒之邪，内侵肠腑，发病急骤，形成疫毒痢。二为湿热之邪，蕴蒸肠腑，气机不畅，邪热与气血相互搏结而化为赤白脓血，发生湿热痢。《沈氏尊生书》云："大抵痢之病根，皆由湿蒸热壅，以致气血凝滞渐至肠胃之病。"三为夏月感受暑湿，暑湿伤中，气血壅滞，发为湿热痢。《济生方》云："大肠虚弱而风冷暑湿之邪得以乘间而入，故为痢疾。"《景岳全书·痢疾》说："痢疾之病，多发生于夏秋之交……皆谓炎暑火行，相火司令，酷热之毒蓄积为痢。"

2.饮食不节

平素嗜食肥甘厚味，或饮食不洁，酿生湿热，或夏月恣食生冷瓜果，损伤脾胃，中阳受困，湿热或寒湿、食积之邪内蕴，伤及胃肠，肠中气机南滞，邪蕴而伤及气血，致气滞血瘀，与肠中糟粕相互搏结，化为脓血而成痢疾。

(二)病机

痢疾病位在肠，与脾胃关系密切，涉及于肝，久则及肾。主要病机是邪气(疫毒、湿热、寒湿、食滞等)蕴结于肠腑，腑气壅滞，气滞血阻，邪气与肠腑气血相搏结，夹糟粕积滞肠道，以致脂络受伤，腐败化为脓血而成痢疾。如《证治汇补》云："无积不成痢，痢乃湿、热、食积三者。"

痢疾初起多属实证。疫毒熏灼肠腑，耗伤气血，下痢鲜紫脓血，壮热口渴者，为疫毒痢。疫毒上冲于胃，胃失通降，则发为噤口痢。外感湿热或湿热内生，壅滞腑气，下利赤白，肛门灼热后重者，为湿热痢。寒湿内困，脾失温运，气机阻滞，下痢白多赤少，为寒湿痢。疫毒热盛伤津或湿热内郁，久则耗伤气阴，可发为阴虚痢。下痢日久，失治误治，如收涩太早，闭门留寇，可酿成正虚邪恋，而发为下痢时发时止，日久难愈之休息痢。

三、诊断与病证鉴别

(一)诊断依据

1.大便次数增多，腹痛，里急后重，下痢赤白黏冻或带脓血为主要症状。

2.暴痢起病突然，病程短，可伴有恶寒发热等；久痢起病缓慢，反复发作，迁延不愈；疫毒痢病情严重而凶险，以儿童多见，起病急骤，在腹痛、腹泻尚未出现之时，即有高热，神志模糊，四肢厥冷，面色青灰，呼吸浅表，神昏惊厥，而痢下呕吐并不严重。

3.多有饮食不洁史。起病急骤者多发生在夏秋之交，久痢则四季皆可发生。

(二)病证鉴别

痢疾与泄泻

两者均多发于夏秋季节，病变部位在胃肠，病因也有相同之处，症状都有腹痛，大便次数增多。但痢疾大便次数虽多而量少，排赤白脓血便，腹痛伴里急后重感明显。而泄泻大便溏薄，粪便清稀，或如水，或完谷不化，而无赤白脓血便，腹痛多伴有肠鸣，少有里急后重感，正如《景岳全书》所说"泻浅而痢深，泻轻而痢重，泻由水谷不分，出于中焦，痢以脂血伤败，病在下焦。"当然，两病在一定条件下，又可相互转化，或先泻后痢，或先痢而后转泻。一般认为先泻后痢病情加重，先痢后泻病情减轻。

（三）相关检查

急性细菌性痢疾血常规检查可见白细胞和中性粒细胞增多，慢性细菌性痢疾血常规检查可见轻度贫血。大便常规可见大量脓细胞和部分红细胞，并有巨噬细胞，大便培养痢疾杆菌阳性是确诊的关键。肠阿米巴痢疾的新鲜大便可培养出阿米巴滋养体和包囊。必要时可行X线钡剂灌肠、结肠镜检查，有助于溃疡性结肠炎、放射性结肠炎、缺血性结肠炎的诊断，也可排除直肠肿瘤等似痢非痢疾病。

四、辨证

（一）湿热病

症状：腹痛阵阵，痛而拒按，里急后重，痢下赤白脓血，黏稠如胶冻，腥臭，肛门灼热，小便短赤，舌苔黄腻，脉滑数。

病机分析：湿热之邪侵入肠腑，气血阻滞，传导失常，不通则痛，故腹痛，串急后重；湿热郁滞于大肠，经络受损，气滞血瘀，化为脓血，故下痢赤白脓血；湿热下注，则肛门灼热，小便短赤；苔腻为湿，黄为热，滑为实，数乃热之象。

（二）疫毒痢

症状：起病急骤，大便频频，痢下鲜紫脓血，腹痛剧烈，后重感特著，或壮热口渴，头痛烦躁，恶心呕吐，甚者神昏惊厥，舌质红绛，舌苔黄燥，脉滑数或脉微欲绝。

病机分析：疫毒之邪，伤人最速，故发病急骤；疫毒熏灼肠道，耗伤气血，经脉受损，故下痢鲜紫脓血；疫毒之气甚于湿热之邪，故腹痛里急后重较剧；毒盛于里，助热伤津，故壮热烦渴；毒邪上攻清窍则头痛；毒邪内扰心营则烦躁；热毒蒙蔽清窍则神昏；热甚动风则惊厥；舌红绛，苔黄燥，脉滑数为疫毒内热炽盛之征。

（三）寒湿病

症状：痢下赤白黏冻，白多赤少，或为纯白黏冻，伴腹痛拘急，里急后重，口淡乏味，脘腹胀满，头身困重，小便清白，舌质或淡，舌苔白腻，脉濡缓。

病机分析：寒湿之邪侵及肠腑，气血瘀滞，腑气通降不利，故腹痛胀满，里急后重；

寒邪所致，故喜温暖；寒湿之邪交阻大肠，经络受损，则下痢白多赤少或纯白冻；寒湿中阻，运化失常，故饮食乏味，胃脘饱闷；脾主四肢，寒湿困脾，则健运失司，故头身困重；舌淡，苔白腻，脉濡缓为寒湿之象。

（四）阴虚痢

症状：痢下赤白，日久不愈，脓血黏稠，或下鲜血，脐下灼痛，虚坐努责，食少，心烦口干，至夜转剧，舌红绛少苔或光红乏津，苔腻或花剥，脉细数。

病机分析：素体阴虚，感邪而为痢，或者久痢伤阴，遂成阴虚之痢；邪滞肠间，阴血不足，故痢下脓血黏稠；阴亏热灼，故脐下灼痛；营阴不足，故虚坐努责；胃阴亏虚，故食少口干；阴虚火旺，故心烦；舌红绛少苔或光红少津，脉细数为阴血亏耗之征。

（五）虚寒痢

症状：腹部隐痛，缠绵不已，喜按喜温，痢下赤白清稀，无腥臭，或为白冻，甚则滑脱不禁，肛门坠胀，便后更甚，形寒畏冷，四肢不温，食少神瘁，腰膝酸软，舌淡苔薄白，脉沉细而弱。

病机分析：脾虚中寒，寒湿留滞肠中，故下痢稀薄带有白冻；寒盛正虚，肠中失却温养，故腹部隐痛；脾胃虚弱，故食少神瘁，四肢不温；脾胃虚寒，则化源不足，肠中久痢，则津微外流，日久及肾，导致肾阳虚衰，关门不固，故腰酸怕冷，滑脱不禁；舌淡苔白，脉沉细弱均为虚寒之象。

（六）休息痢

症状：下痢时发时止，迁延不愈，常因饮食不当、受凉、劳累而发，发时大便次数增多，夹有赤白黏冻，腹胀食少，倦怠嗜卧，舌质淡苔腻根厚，脉濡软或虚数，按之濡滑或带弦数。

病机分析：下痢日久，正虚邪恋，寒热夹杂，肠腑传导失司，故缠绵难愈，时发时止；湿热留恋不去，病根未除，故感受外邪或饮食不当而诱发，发则腹痛里急，大便夹黏液或见赤色；脾胃虚弱，中阳健运失常，故腹胀纳减，嗜卧倦怠；苔腻不化，脉濡或虚数为湿热未尽、正气虚弱之征。

（七）噤口病

症状：下痢脓血，胸闷呃逆，口臭纳呆，或噤口不食，或入口即吐，舌红苔黄腻，脉滑数；或下痢频频，恶呕不食，口淡不渴，舌淡脉弱。

病机分析：湿热疫毒，蕴结肠腑，上攻于胃，胃气不得通降，故噤口不食或食入即吐；或久病正虚，中气耗损，脾胃衰败，清阳不升，浊阴不降，胃气衰败，逆而不降，故恶呕不食。

五、治疗

（一）治疗思路

《景岳全书》云："凡治痢疾，最当察虚实，辨寒热，此泻痢最大关系。"痢之初起，实证、热证多见，治当清肠化湿解毒，调气行血导滞；如刘河间云："调气则后重自除，行血则便脓自愈。"初起如有夹表证者，则加解表之剂，以解表举陷。忌用收涩止泻之品，以免闭门留寇。疫毒痢则当清热解毒，开窍镇痉。噤口痢治以清热解毒，和胃降逆。久痢正虚邪恋，当调补脾胃，兼以清肠。虚实夹杂者，当标本同治，虚实兼顾。

（二）基本治法

1.清肠化湿，调和气血法

适应证：湿热蕴结证。

代表方：芍药汤加减。

常用药：黄芩、黄连清热解毒燥湿；白芍、当归、甘草和营行血，以治脓血；木香、槟榔、大黄行气导滞以除后重；金银花清热解毒；肉桂辛温通结。

加减：痢之初起，伴发热恶寒，头身重痛，脉浮数等表证，应用解表法，以荆防败毒散疏表举陷，此即喻嘉言所谓"逆流挽舟"之法。表邪未解，陷入于里，里邪已甚，症见大热汗出，脉象急促，则用葛根芩连汤以解表清里。如表证已解，痢尤未止，可加香连丸以调气清热。痢下赤多白少，或纯下赤冻，口渴引饮，热甚于湿，加白头翁、秦皮、黄柏清热解毒，金银花、丹皮、地榆、赤芍清热凉血止痢。若瘀热较重，痢下鲜血者，加生地榆、槐花、荆芥、当归凉血祛风止血。痢下白多赤少，胸脘痞闷明显，舌苔白腻，湿重于热，去当归，加苍术、厚朴、陈皮燥湿行气。若见饮食积滞,痢下不爽,腹胀拒按,嗳腐吞酸,舌苔腻,脉滑,加莱菔子、山楂、神曲消食化滞;食积化热,痢下不爽,加枳实、厚朴、槟榔行气导滞,破积泄热。

2.清热解毒,凉血止痢法

适应证:疫毒壅盛证。

代表方:白头翁汤合芍药汤加减。前方清热凉血解毒为主;后方增强清热解毒之功,并有调气和血导滞的作用。

常用药:白头翁、黄连、黄柏、秦皮清热化湿,凉血解毒;金银花、地榆、牡丹皮清热凉血;芍药、甘草调营和血;木香、槟榔调气行滞。

加减:热毒秽浊壅塞肠道,腹痛拒按,大便涩滞,臭秽难闻,加大黄、枳实、芒硝通腑泄浊;热毒深入营血,神昏谵语,舌质红,苔黄燥,脉弦数,加犀角地黄汤凉营开窍;热极生风,痉挛抽搐,加羚羊角、石决明、钩藤息风止痉。暴痢脱证,症见面色苍白,汗出肢冷,舌质暗红,苔黑,脉微欲绝者,急服参附汤或独参汤,先回阳救逆,再据证治疗。

3.温运中阳,理气化湿法

适应证:寒湿阻滞证。

代表方:不换金正气散加减。

常用药:藿香芳香化湿;苍术、半夏、厚朴运脾燥湿;炮姜、桂枝温中散寒;陈皮、大枣、甘草行气散满,健脾温中;木香、枳实理气导滞。

加减:痢下白中兼赤,加当归、白芍调营和血;脾虚纳呆加白术、神曲健脾开胃;寒湿内停,腹痛,痢下不爽,加大黄、槟榔,配炮姜、肉桂温中导滞;中气不足,脉濡软,舌质胖嫩,改用补中益气、宣阳化湿之法,加太子参、白术、茯苓。暑天感寒湿而痢者,可用藿香正气散加减,祛暑散寒,湿止痢。

4.养阴和营,清肠止痢法

适应证:阴虚湿滞证。

代表方:黄连阿胶汤合驻车丸加减。前方坚阴清热,后方寒热并用,两方合用有坚阴养血、清热化湿的作用。

常用药:黄连、黄芩、阿胶清热坚阴止痢;白芍、甘草、当归养血和营,缓急止痛;少佐干姜以制芩、连苦寒太过;生地榆凉血而除痢。

加减:虚热灼津而见口渴,尿少,舌干,加沙参、石斛以养阴生津;痢下血多,加牡丹皮、旱莲草凉血止血;湿热未清,口苦,肛门灼热,加白头翁、秦皮清热解毒。

5.温补脾肾,收涩固脱法

适应证:脾肾阳虚证。

代表方:真人养脏汤合桃花汤加减。前方温中涩肠,后方补虚固脱。两方合用可治疗脾肾虚寒,形寒肢冷,腰酸膝软,滑脱不禁的久痢。

常用药:人参、白术、干姜、肉桂温肾暖脾;粳米、甘草温中补脾;诃子、罂粟壳、肉豆蔻、赤石脂收涩固脱;当归、白芍养血行血;木香行气止痛。

加减:若积滞未尽,应少佐导滞之品,如枳壳、山楂、神曲;久痢脾虚气陷,加升麻、柴胡、党参、黄芪补中益气,升阳举陷。

6.温中清肠,调气化滞法

适应证:正虚邪恋证。

代表方:连理汤加减。

常用药:人参、白术、茯苓、干姜、甘草温中健脾;黄连清除肠中湿热余邪;枳实、槟榔、木香行气导滞。

加减:脾阳虚极,肠中寒湿不化,遇寒即发,用温脾汤加减;久痢兼见肾阳虚衰,关门不同,加肉桂、熟附子、吴茱萸、五味子、肉豆蔻温肾暖脾,固肠止痢。

7.泄热和胃,辛苦通降法

适应证:邪浊上攻,胃气衰败证。

代表方:开噤散加减。

常用药:黄连清胃肠湿热而降逆;陈皮、砂仁理气和胃;茯苓渗湿健脾;石菖蒲化浊醒脾;荷叶蒂、葛根、升麻升举脾之清阳;陈仓米、石莲子降气和胃;炒谷麦芽健胃消食;人参、党参、太子参扶正健脾,益气生津。

加减:湿热壅盛加白头翁、秦皮、败酱草清热解毒;痢下鲜血加生地榆、赤芍、当归、荆芥凉血祛风止痢;胸脘痞闷,苔腻白厚,加苍术、厚朴、半夏除湿理气。

(三)复法应用

1.解表清里,调气和血

适应证:表邪未解,里热已盛证。症见痢之初起,发热恶寒,头身重痛,里急后重,痢下赤白,肛门灼热,舌苔薄黄腻,脉浮数。

代表方:荆防败毒散合芍药汤加减。前方疏散表邪,使邪气从表而解,适用于痢疾初起兼有表证者;后方清肠祛湿,调气和血,适用于湿热蕴肠证。

常用药:荆芥、防风、羌活、葛根疏散表邪;黄芩、黄连清热解毒燥湿;大黄荡邪祛滞;茯苓、陈皮、苍术、厚朴化湿运脾和胃;枳壳、槟榔理气除湿;白芍、当归调肝和血。

2.温中补虚,清热燥湿

适应证:久痢正虚,寒热错杂证。症见久痢不愈,纳少倦怠,形寒畏冷,四肢不温,腹部隐痛,痢下赤白,肛门灼热,舌暗苔黄腻,脉沉细弦。

代表方:乌梅丸加减。

常用药:乌梅大酸,急泻厥阴,平肝柔木;桂枝、附子、细辛、干姜、川椒等辛温诸品,温脾暖肾,通启阳气;黄连、黄柏苦寒,清热坚阴;人参、当归甘温,补气调中。

加减:热去减黄连、黄柏;寒重加吴茱萸以暖肝胃;胃肠气滞加陈皮、大腹皮、木香理气除湿消胀;中焦气虚加白术、山药、茯苓、薏苡仁、莲子肉健脾益气。

六、预防与调护

对于具有传染性的细菌性痢疾及阿米巴痢疾,应采取积极有效的防治措施,以控制疾病的流行,搞好水、粪的管理,消灭苍蝇等"四害"。在痢疾流行的季节,可适当食用生蒜瓣,也可食用马齿苋,对疾病的防治有一定的作用。

痢疾患者必须禁食,待病情稳定后,仍以清淡饮食为宜,忌食油腻荤腥食物。如《千金要方》云:"凡痢病患,忌生冷酢滑、猪鸡鱼油、乳酪酥干脯酱粉咸等,所饮诸食,皆须大熟烂为佳,亦不得伤饱,此将息之大经也。若将息失所,圣人不救也。"

(朱黎明)

第七节 便秘

一、概述

便秘是指大便排出困难,粪质干燥坚硬,秘结不通,艰涩不畅,排便次数减少或排便间隔时间延长,或虽有便意而排便无力、粪便不干亦难排出的病证。

西医学的功能性便秘、便秘型肠易激综合征、各种原因引起的肠黏膜应激能力减弱,或因直肠和肛周疾病、神经性疾病、慢性消耗性疾病、内分泌代谢疾病、结缔组织性疾病、药物作用、精神因素、医源性因素等而出现的便秘,均属本病的范畴,可参照本篇内容并结合辨病处理。至于因肠道或肠道邻近脏器的肿瘤压迫,或其他腹腔内疾病并发的便秘,主要应针对原发病进行治疗。

二、病因病机

便秘的发病,多因饮食不节、情志失调、外邪入里、劳倦久病、年老体弱等,导致脏腑功能失调,气血津液紊乱,大肠传导功能失常。

(一)病因

1.饮食不节

饮酒过多,过食辛辣肥甘厚味,肠胃积热,大便干结;或恣食生冷,致阴寒凝滞,胃肠传导失司,造成便秘。

2.情志失调

忧愁思虑过度,或久坐少动,每致气机郁滞,不能宣达,通降失常,传导失职,糟粕内停,不得下行,而致大便秘结。

3.年老体虚

素体虚弱,或病后、产后及年老体虚之人,气血两亏,气虚则大肠传导无力,血虚则津枯肠道失润,甚则致阴阳两虚。阴亏则肠道失荣,以致大便干结,便下困难;阳虚则肠道失于温煦,阴寒内结,便下无力,大便艰涩。

4.感受外邪

外感寒邪入里,阴寒内盛,凝滞胃肠,失于传导,糟粕不行而成冷秘。热病之后,肠胃燥热,耗伤津液,大肠失润,亦可使大便干燥。

(二)病机

基本病理为大肠传导失常,同时与肺、脾、胃、肝、肾等脏腑的功能失调有关。如胃热过盛,津伤液耗,则肠失濡润;脾肺气虚,则大肠传导无力;肝气郁结,气机壅滞,或气郁化火伤津,则腑失通利;肾阴不足,则肠道失润;肾阳不足,则阴寒凝滞,津液不通,皆可影响大肠的传导,发为本病。各种原因造成的失血、失液、血虚失养、津液不足亦可致便秘。

病理性质可概括为寒、热、虚、实四个方面。燥热内结于肠胃者,属热秘;气机郁滞者,属实秘;气血阴阳亏虚者,为虚秘;阴寒积滞者,为冷秘或寒秘。四者之中,以虚实为纲,热秘、气秘、冷秘属实,阴阳气血不足的便秘属虚。寒、热、虚、实之间,常有相互兼夹或相互转化。如热秘久延不愈,津液渐耗,可致阴津亏虚,肠失濡润,病情由实转虚;气机郁滞,久而化火,则气滞与热结并存;气血不足者,如受饮食所伤或情志刺激,则虚实相兼;阳气虚衰与阴寒凝结可以互为因果,见阴阳俱虚之证。

三、诊断与病证鉴别

(一)诊断依据

1. 排便间隔时间超过自己的习惯 1 天以上,或两次排便时间间隔 3 天以上,或 1 周排便次数少于 3 次。

2. 大便粪质干结,排出困难,或有排便不尽感,或有肛门直肠梗阻和肛门阻塞感。

3. 常伴腹胀、腹痛、口臭、纳差及神疲乏力、头眩心悸等症。

4. 常有饮食不节、情志内伤、劳倦过度等病史。

(二)病证鉴别

便秘与肠结:肠结多为急症,因大肠通降受阻所致,表现为腹部疼痛拒按,大便完全不通,且无矢气和肠鸣音,严重者可吐出粪便。便秘多为慢性久病,因大肠传导失常所致,表现为腹部胀满,大便干结艰行,可有矢气和肠鸣音,或有恶心欲吐,食纳减少。

(三)相关检查

对于便秘患者,大便常规、隐血试验应是常规检查内容。直肠指检有助于发现直肠癌、痔、肛裂、炎症、狭窄及外来压迫、肛门括约肌痉挛等。腹部平片可有助于确定肠梗阻的部位,对假性肠梗阻的诊断尤有价值。全消化道钡餐透视可了解钡剂通过胃肠道的时间、小肠与结肠的功能状态,能区分慢通过性便秘和排出道阻滞性便秘。结肠镜检查是排除大肠器质性病变的常用方法。对于排出道阻滞性便秘,进行直肠排便摄片可以了解肛门、直肠的结构和功能,排除直肠膨出、肠套叠、直肠脱垂、会阴异常下降等器质性疾病。

四、辨证

(一)实秘

1. 热秘

症状:大便干结,腹胀腹痛,口干口臭,面红心烦,或有身热,小便短赤,舌红,苔黄燥,脉滑数。

病机分析:素体阳盛,或喜食辛辣燥热,好食肥甘厚味,或过饮烈酒,多服温热滋补之品,或外感热证,热邪伤肺,肺胃之津不能下达大肠,致使胃肠积热,耗伤津液,肠道干涩,故大便秘结。热盛于内,积热上蒸,故见面红身热,口干烦渴;热移膀胱,故见小便短赤;舌苔黄燥,脉象滑实为热结津伤之象。本证热结日久伤阴或耗伤正气,可合并阴虚、气虚之证。

2. 气秘

症状:大便干结,或不甚干结,欲便不得出,或便而不爽,肠鸣矢气,腹中胀痛,嗳气频作,纳食减少,胸胁痞满,舌苔薄腻,脉弦。

病机分析:多因情志不畅,忧愁多虑,气郁不畅,肝失条达,气机阻塞,肝木侮土,胃肠失和所致。气郁化火,腑气不通,浊气不降,大肠气机不畅,传导不利而致便秘。气滞于内,故见胸胁满闷,脘腹胀痛;腑气不降:故见肠鸣矢气,排便不畅;苔白,脉细弦为气滞之象。本证气郁日久化火,或耗伤正气,或推行乏力,可并见热结、气虚、血瘀之证。

3. 冷秘

症状：大便艰涩，腹痛拘急，腹满拒按，胁下偏痛，手足不温，呃逆呕吐，舌苔白腻，脉沉迟。

病机分析：多因外感阴寒之邪，或内伤久病，阳气耗伤，或过服生冷寒凉、伐伤阳气，阴寒内盛所致。寒凝于内，糟粕固于肠间，而失去正常传导功能，故见排便困难，发为冷秘。阴寒内盛，温煦失权，故见小便清长，喜热怕冷，少腹冷痛；舌淡苔白润，脉沉迟为寒凝之象。阳虚为寒凝之根本，故寒凝证多伴阳虚之证。

（二）虚秘

1. 气虚秘

症状：大便并不干硬，虽有便意，但排便困难，用力努挣则汗出短气，便后乏力，面白神疲，肢倦懒言，舌淡苔白，脉弱。

病机分析：脾主运化，脾气虚弱，运化失职，糟粕内停，大肠传导无力，故虽有便意而临厕努挣；肺气虚弱，固摄无权，故汗出气短；脾气虚弱，化源不足，故见神疲气怯，肢倦懒言；舌淡苔薄白，脉弱为气虚之象。本证若气虚日久，阳气耗伤，可见并见阳虚之证。

2. 血虚秘

症状：大便干结，面色无华，头晕目眩，心悸短气，健忘，口唇色淡，舌淡苔白，脉细。

病机分析：妇女产后，或大失血者，阴血丢失，络脉失养，不能下润大肠，肠道干涩，故见大便干结；血虚亦可致气虚，气血双虚，大肠推动乏力，以致大肠失去正常的传导功能，无力使大肠糟粕排出，也可致便秘。血虚则面色淡白无华，唇甲淡白，脉细涩；心血不足，故有心悸健忘；肝血不足，故头晕目眩。本证多与气虚、阴虚并存。

3. 阴虚秘

症状：大便干结，如羊矢状，形体消瘦，头晕耳鸣，两颧红赤，心烦少眠，潮热盗汗，腰膝酸软，舌红少苔，脉细数。

病机分析：年老体弱，或久病之后，阴液耗伤，尤其形体干瘦阴精亏虚者，使全身脏腑失去濡养，其阴精亏虚，肠燥失养，干涩不畅，可致大便干结，状如羊屎。阴液不能上承，则口干少津；阴虚火旺，可见颧红面赤；肾阴不足，故见潮热盗汗，腰膝酸软，眩晕耳鸣；舌红苔少，脉细小数均为阴虚之象。阴虚日久，阴血暗伤，可伴有血虚便秘之证。

4. 阳虚秘

症状：大便干或不干，排出困难，小便清长，面色㿠白，四肢不温，腹中冷痛，或腰膝酸冷，舌淡苔白，脉沉迟。

病机分析：气虚阳虚之体，或过食寒凉，损伤脾阳，脾阳不足，运化失职，津液不能正常运化输布，故见大便秘结。脾阳不振，阳气不能达于四末，故见畏寒肢冷；或年老体弱，命门火衰，下焦虚寒，故见少腹冷痛，或腰脊冷重，面色青淡；肾阳亏损，下焦温煦失权，阴液不得温而不能蒸发，故见小便清长，大便干或不干。本证多伴有寒凝证和气虚证。

五、治疗

（一）治疗思路

便秘的治疗应用通下为主，但绝不可单纯用泻下药，应针对不同的病因采取相应的治法。实秘为邪滞肠胃，壅塞不通所致，故以祛邪为主，给予泄热、温散、通导之法，使邪去便通；虚秘为肠失润养，推动无力而致，故以扶正为先，给予益气温阳、滋阴养血之法，使正盛便通。如《景岳全书·秘结》曰："阳结者邪有余，宜攻宜泻者也；阴结者正不足，宜补宜滋者也。知斯二者即知秘结之纲领矣。"

（二）基本治法

1. 泄热导滞，润肠通便法

适应证：热秘。

代表方：麻子仁丸加减。

常用药：大黄、枳实、厚朴通腑泄热；麻子仁、杏仁、白蜜润肠通便；芍药养阴和营。

加减：津液已伤，加生地、玄参、麦冬滋阴生津；肺热气逆，咳喘便秘，加瓜蒌仁、苏子、黄芩清肺降气以通便；兼郁怒伤肝，易怒目赤，加服更衣丸以清肝通便；燥热不甚，或药后大便不爽者，可用青麟丸以通腑缓下，以免再秘；若兼痔疮、便血，可加槐花、地榆清肠止血；热势较盛，痞满燥实坚，可用大承气汤急下存阴。

2. 治法：顺气润肠，导滞通下法

适应证：气秘。

代表方：六磨汤加减。

常用药：木香调气；乌药顺气；沉香降气；大黄、槟榔、枳实破气行滞。

加减：腹部胀痛加厚朴、大腹皮、莱菔子以助理气；便秘腹痛，舌红苔黄，气郁化火，加黄芩、栀子、龙胆草清肝泻火；气逆呕吐加旋覆花、代赭石、郁金、枇杷叶；若七情郁结，忧郁寡言者，加白芍、柴胡、合欢皮疏肝解郁；若跌仆损伤，腹部术后，便秘不通，属气滞血瘀者，可加红花、赤芍、桃仁活血化瘀。

3. 温里散寒，通便止痛法适应证：冷秘。

代表方：温脾汤合半硫丸加减。前方温中散寒，导滞通便，用于冷积便秘，腹痛喜温喜按者；后方温肾祛寒散结，适用于老年虚冷便秘，怯寒，四肢不温者。

常用药：附子温里散寒；大黄荡涤积滞；党参、干姜、甘草温中益气；当归、肉苁蓉养精血，润肠燥；乌药理气。

加减：便秘腹痛加枳实、厚朴、木香助泻下之力；腹部冷痛，手足不温，加高良姜、小茴香增散寒之功。

4. 益气健脾，润肠通便法

适应证：气虚秘。

代表方：黄芪汤加减。

常用药：黄芪补脾肺之气；麻仁、白蜜润肠通便；陈皮理气。

加减：乏力汗出加白术、党参补中益气；排便困难，腹部坠胀，可合用补中益气汤升提阳气；气息低微，懒言少动，加用生脉散补肺益气；肢倦腰酸，可用大补元煎滋补肾气；脘腹痞满，舌苔白腻，加白扁豆、生薏苡仁健脾祛湿；脘胀纳少加炒麦芽、砂仁和胃导滞。

5. 养血润燥法

适应证：血虚秘。

代表方：润肠丸加减。

常用药：当归、生地滋阴养血；麻仁、桃仁润肠通便；枳壳引气下行。

加减：面白、眩晕甚，加玄参、何首乌、枸杞子养血润肠；手足心热，午后潮热，加知母、胡黄连清虚热；阴血已复，便仍干燥，可用五仁丸润滑肠道。

6. 滋阴通便法

适应证:阴虚秘。

代表方:增液汤加减。

常用药:玄参、麦冬、生地滋阴生津;当归、石斛、沙参滋阴养血,润肠通便。

加减:口干面红,心烦盗汗,加白芍、玉竹助养阴之力;便秘干结如羊屎状,加火麻仁、柏子仁、瓜蒌仁增润肠之效;胃阴不足,口干口渴,可用益胃汤;若肾阴不足,腰膝酸软,可用六味地黄丸;阴亏燥结,热盛伤津,可用增液承气汤增水行舟。

7. 温阳通便法

适应证:阳虚秘。

代表方:济川煎加减。

常用药:肉苁蓉、牛膝温补肾阳;附子、火麻仁润肠通便,温补脾阳;当归养血润肠;升麻、泽泻升清降浊;枳壳宽肠下气。

加减:寒凝气滞,腹胀较甚,加肉桂、木香温中行气止痛;胃气不和,恶心呕吐,加半夏、砂仁和胃降逆。

(三)复法应用

1. 益气养血,滋阴润肠法

适应证:血虚气弱型便秘。症见面色苍白,神疲乏力,头晕,心悸,排便不利,舌淡苔白,脉细弱无力。

代表方:补中益气汤合四物汤加减。前方补益中气,后方养血行滞,两者合用气血双补。

常用药:黄芪、党参补中益气;当归、白芍、熟地黄养血滋阴;白术、茯苓、陈皮健脾助运。

加减:阴虚血燥加玄参、麦冬、生地滋阴生津;便秘干结如羊屎状,加火麻仁、柏子仁、瓜蒌仁润肠通腑。

2. 泄热调肝,行气导滞法

适应证:肝郁化火,气机阻滞之便秘。症见大便干结,坚涩难解,小腹胀痛,口干苦,头胀痛,目眩,烦躁,食少,舌红苔薄黄,脉细弦。

代表方:丹栀逍遥散合六磨汤加减。前方可疏肝清火,健脾养血,后方行气通腑。

常用药:丹皮、栀子清热泻火;柴胡、薄荷疏肝解郁;白芍养血敛阴,柔肝缓急;当归补肝体而助肝阳,使血和则肝和;白术、茯苓、甘草健脾益气;木香、槟榔、枳实破气行滞。

加减:郁热伤阴加生地、麦冬、沙参、玄参滋阴清火;气滞血瘀加桃仁、郁金、丹参、五灵脂化瘀行滞。

六、预防与调护

注意合理膳食,以清淡为主,多吃粗纤维的食物及香蕉、西瓜等水果。按时如厕,养成定时大便的习惯。保持心情舒畅,加强身体锻炼,有利于胃肠功能的改善。

可采用食疗法,如黑芝麻、胡桃肉、松子仁等份,研细,稍加白蜜冲服,对阴血不足之便秘,颇有功效。外治可采用灌肠法,如中药保留灌肠或清洁灌肠等。

(王利朋)

第八节　吐酸

一、概述

吐酸是指胃中酸水过多,随胃气上逆而从口吐出的病证。若自觉酸水上泛至咽,随即咽下者则称为吞酸。两者又统称为泛酸。

本病可单独出现,但也常与胃痛兼见。西医学中胃酸分泌过多或胃酸反流一类的疾病,如胃溃疡、十二指肠球部溃疡、慢性胃炎、胃食管反流病及胃神经官能症等,以酸水上泛为主要表现者,均可参考本篇论治。

二、病因病机

本病多因感受寒邪、饮食不当、七情内伤或脾胃虚弱,导致肝胃不和,胃气上逆,胃中酸水随之上泛而成。

(一)病因

1.寒邪犯胃

暴受风寒,侵及阳明胃腑,中阳被遏,气机郁滞,胃气不和,湿浊内停,郁而成酸,随胃气上逆而成吐酸。

2.饮食失调

饮食无节,暴饮暴食,宿食不化,积滞难消;或偏嗜酒热辛肥,或误食馊腐秽浊,酿生湿热;或过食生冷,伤及中阳,胃气不和,失于通降,上逆而为吞酸、吐酸。

3.情志内伤

郁怒伤肝,肝失疏泄,气机阻滞,逆乘脾胃;或忧思伤脾,中阳不振,痰浊内生,酿而成酸。

4.脾胃虚弱

禀赋不足,或劳倦内伤,或大病久病之后,脾胃受损,食少运缓,形成嗳气吐酸之症。亦有用药不当,损伤胃气,妨碍降浊,酸水上泛。

(二)病机

吐酸的病因虽有外邪、饮食、情志、脾虚等不同,但总的发病机理为胃失和降,胃气上逆。病位在胃,与肝脾密切相关。胃为六腑之一,主受纳、腐熟水榖,其气以通降为顺,而胃气之和降,不仅依赖于胃中阳气的温煦、推动,还需要胃中阴液的濡润。若以上因素导致胃气郁滞,胃液郁而成酸,则胃的和降失职,胃气上逆,而为吐酸。胃气的受纳、腐熟、和降还需借助于肝之疏泄功能,木土相和,共同完成饮食的消化吸收,如唐容川在《血证论》所说:"木之性主于疏泄,食气入胃,全赖肝木之气以疏泄之,而水谷乃化。"若肝失疏泄,肝气郁结,或肝郁化火,木不疏土,或木气横逆,肝胃不和,则可影响胃的和降功能,以致肝胃气逆而吐酸吞酸。脾与胃一脏一腑,互为表里,共主升降,胃气的和降有赖于脾气的上升,若脾失运化,清气不能上升,胃气则难以和降。由此可见,吐酸的病位虽在胃,但与肝脾又密切相关。

病理性质有寒热之分。属热者,多由食积胃中,郁而化热,或感受寒邪,气机郁滞,久之从热而化,亦可由肝气郁结,或肝郁化火,横逆犯胃所致;因寒者,多因寒邪犯胃,脾阳被遏,运化失司,水湿内停,或脾胃虚弱,肝气以强凌犯胃而成。临床总以热证为主,以肝胃不和为多见。

三、诊断与病证鉴别

（一）诊断依据

1. 以酸水由胃中上泛至咽，随即咽下，或由口中吐出为主症。

2. 可伴有胃痛、嗳气、痞满、呃逆，或食少纳差、胸胁胀痛、烦躁易怒、口干口苦，或倦怠乏力、畏寒肢冷等症状。

（二）病证鉴别

1. 嘈杂

吐酸与嘈杂在病因病机方面有许多相同之处，临床有时可同时并见，但两者临床表现不同。吐酸是胃中不适，有酸水上泛，或随即咽下，或从口吐出；而嘈杂则常见胃中不适，似饥非饥，似痛非痛，胸膈懊侬，难以名状，或得食缓解，或食后加重。两者不难鉴别。

2. 胃痛

吐酸与胃痛的病因基本相同，病机同中有异，两者病位均在胃，与肝脾相关，但胃痛以胃气郁滞为基本病机，而吐酸则以胃气上逆为基本病机；临床表现方面，吐酸与胃痛亦常相互兼见，其不同之处主要在于两者之孰有孰无，孰轻孰重。

（三）相关检查

胃镜、上消化道钡餐透视，可了解食道及胃黏膜的改变情况，也能观察贲门关闭情况；24小时食管下端 pH 值及食管内压力测定，可帮助了解有无胃食管反流情况；腹部 B 超还可了解胆囊及胰腺的情况。

四、辨证

1. 食积胃热证

症状：吐酸频作，嗳气腐臭，脘胀厌食，口干，大便臭秽，舌红，苔黄腻，脉滑数。

病机分析：本证为食滞内停，化热作酸。由于暴饮暴食，或饮食过量，脾胃运化不及，宿食积滞于胃，郁而化热酿酸，随胃气上逆，泛溢口中，故吐酸频作，厌食嗳腐；食积不化，影响胃之通降，久郁蕴热，则脘胀，大便臭秽，口干欲饮；舌红苔黄腻，脉滑数为食积化热之征。

2. 湿热内蕴证

症状：泛酸呕恶，脘腹痞满，身重困倦，大便溏滞不爽，或有低热，或午后潮热，舌红，苔黄腻，脉濡数。

病机分析：湿热内蕴，阻滞气机，胃气上逆则泛酸呕恶，脘腹痞满；湿热下趋，肠腑气机不利，则大便溏滞而不爽；湿性重着，则身重困倦；湿热内郁，故低热或午后潮热；舌红，苔黄腻，脉濡数为湿热内盛之象。

3. 肝胃郁热证

症状：泛吐酸水，甚或泛吐大量酸苦水，嗳气频作，脘宇灼热，腹胁胀痛，大便干结，心烦易怒，口干苦，喜冷饮，舌红，苔黄，脉弦滑数。

病机分析：本证多由肝气不舒，横逆犯胃，肝胃不和，郁而化火所致。肝胃郁热，气机不畅，胃气上逆，故泛吐酸水，甚至泛吐酸苦水且量多，嗳气频作；肝气自郁于本经，经气不利，故两胁胀痛；君相火旺，故心烦易怒；郁热伤津，不能上濡，故口干苦，喜冷饮，大便干结；舌红，苔黄，脉弦滑数提示肝胃郁热之象。

4. 中焦虚寒证

症状：吐酸时作，脘腹胀满，食少便溏，倦怠乏力，四肢欠温，舌淡，苔薄白，脉沉迟或细弱。

病机分析：本证为脾胃虚弱，中阳不足，运化失司。中焦虚寒，运化失司，胃失和降，故吐酸时作；脾虚不能运化，胃虚不能受纳，故食少，腹胀，便溏；阳虚气血生化乏源，肢体失于温煦充养，故倦怠乏力，四肢欠温；舌淡，苔薄白，脉沉迟或细弱则为脾胃虚寒之征。

五、治疗

(一)治疗思路

临床治疗以和胃降逆制酸为基本原则，根据寒热的不同分别施治。偏热者泻肝和胃，苦辛通降；偏寒者，温中祛寒，和胃降逆；夹有食滞者，兼以导滞，湿热内蕴者，配合清化。

吐酸的病理性质虽有寒热之分，但临床以肝郁化热，肝胃不和为多见，如《寿世保元·吞酸》曰："夫酸者肝木之味也，由火盛制金，不能平木，则肝木自甚，故为酸也。"故临床以治肝为多，以达"泻肝即可安胃"的目的。

(二)基本治法

1. 清热化滞，消食和胃法

适应证：食积胃热证。

代表方：保和丸加减。

常用药：山楂、神曲、莱菔子、谷芽消导食滞；连翘清解郁热，以助积滞的消除；枳实、厚朴行气导滞；半夏、陈皮、生姜散结除痞，和中降逆。

加减：积滞较重，腹胀，大便干结难行，加大黄、槟榔，或用木香槟榔丸消食导滞，清热化湿；兼见胃阴不足，舌红苔少，加生地、玉竹、芦根清热养胃生津。

2. 清热燥湿，降逆和胃法

适应证：湿热内蕴证。

代表方：清中汤加减。

常用药：黄连、栀子清热燥湿；半夏、茯苓、草豆蔻祛湿健脾；陈皮、竹茹、甘草理气和中。

加减：湿偏重，频频泛恶，胸闷纳呆，苔白腻，加苍术、藿香、佩兰燥湿运脾；热偏重，口干口苦，苔黄腻，加蒲公英、黄芩清胃泄热；大便秘结不通，加大黄通下导滞；湿阻气滞，腹胀较甚，加厚朴、枳实理气消胀；纳呆少食，加神曲、谷芽、麦芽消食导滞。

3. 疏肝泄热，通降和胃法

适应证：肝胃郁热证。

代表方：左金丸加味。

常用药：黄连苦寒清泻肝胃之火，吴茱萸辛热通达肝胃之郁结；黄芩、山栀子清肝泄热；半夏、竹茹降逆和胃；乌贼骨、煅瓦楞子制酸止痛。

加减：肝火偏旺，心烦易怒，头痛目赤，加龙胆草清泻肝火；脘胁疼痛，加川楝子、延胡索、青皮疏肝行气止痛，亦可加白芍、甘草柔肝缓急止痛；兼夹食滞，嗳腐厌食，加鸡内金、莱菔子、谷芽、麦芽消食导滞；郁火伤阴，口干，舌红少苔，加石斛、麦冬、玉竹养阴清热；火热灼伤血络而见吐血、便血，加大黄炭、丹皮炭、地榆炭、侧柏炭凉血止血。

4. 温中健脾，和胃降逆法

适应证：中焦虚寒证。

代表方:香砂六君子汤加减。

常用药:党参、白术、茯苓健脾益胃;法夏、陈皮、木香行气和胃降逆;砂仁化湿醒脾,温中行气;吴茱萸温中散寒;甘草调和诸药。

加减:胃脘冷痛加干姜、川椒以增加温中和胃之功;脾虚不运,湿浊留恋,苔白腻不化,加藿香、佩兰、苍术、厚朴芳香化湿醒脾。

(三)复法应用

健脾益气,和中降逆,开解散痞法

适应证:吐酸虚实夹杂,脾胃不和,寒热互结证。症见呕吐酸苦,心下痞满,心烦口渴,或肠鸣下利,舌淡红,苔白或黄腻,脉沉弦。

代表方:半夏泻心汤加减。

常用药:半夏苦辛温燥,辛散脾寒,苦降胃气;干姜辛热,健脾温中散寒;黄芩、黄连苦寒,清降胃中郁热;乌贼骨、浙贝和胃制酸;党参、炙甘草健脾补虚。

加减:吐酸呕恶较重,加旋覆花、代赭石、竹茹降逆和胃止呕;脘腹痞胀,加枳壳、厚朴行气消痞除胀;食少纳呆,加神曲、焦山楂消食导滞;畏寒,腹中冷痛,加附子、吴茱萸温经散寒;下利便溏,加茯苓、白术、车前子健脾利湿止泻。

六、预防与调护

本病的预防,首先要做到节制饮食,不过食寒凉生冷,酸辣煎炸,以保护脾胃;其次要注意调畅情志,消除七情致病的因素。

得病后宜适当休息,饮食宜清淡,避免粗硬黏腻之食品,忌酸辣及酒热,忌碳酸类饮料,少吃甜品。对频频吐酸而食少者,应少食多餐,细嚼慢咽,避免饱食。夜间吐酸明显者,睡前禁食,睡眠时适当抬高头部。适当活动,保持大便通畅;脾胃虚弱之人,尚可配合食疗法,以调养胃气。

(朱黎明)

第九节　呃逆

一、概述

呃逆是指喉间呃呃连声,声短而频,令人不能自制为主要表现的病证。本病证古称"哕"、"哕逆",多因进食生冷、辛辣,或情志刺激而致胃气上逆动膈,气逆上冲喉间而成。

西医学认为呃逆是由于膈肌痉挛所致。既可单独发生,也可伴见于胃肠神经官能症、胃炎、胃扩张、胸腹腔肿瘤、肝硬化晚期、脑血管病、尿毒症,以及胸腹手术后等急、慢性疾病的过程中。凡各种原因引起的呃逆,均可参考本篇内容辨证治疗。

二、病因病机

呃逆的病因多由饮食不当、情志不遂和正气亏虚等所致。胃失和降,气逆动膈是呃逆的主要病机。

(一)病因

1. 外邪侵袭

风寒之邪侵袭，或寒邪直中胃肠，阻遏胃阳，壅滞气机，胃失和降，膈气不利，寒气上冲，逆气动膈冲喉而成呃逆。

2. 饮食不当

过食生冷，或过服寒凉药物，寒气蕴结于胃，胃阳被遏，胃失和降，胃中寒气循经动膈，上冲喉间；或过食辛热煎炸，醇酒厚味，或滥用温补之剂，燥热内盛，阳明腑气不行，胃气不能和降，气逆动膈，发生呃逆，如《景岳全书·呃逆》曰："皆其胃中有火，所以上冲为呃。"亦有暴饮暴食，食滞不化，胃失和降，胃气上逆动膈而发生呃逆。

3. 情志不畅

忧思过度，精神抑郁，脾胃气机郁结；恼怒太过，肝气郁结，均可致气机不畅，或气郁化火，肝火犯胃，或气郁生痰，阻滞中焦，痰气互结，升降失常，上逆动膈冲喉而成呃逆。若素有痰饮内停，复因恼怒气逆，逆气夹痰浊上逆动膈，更易发生呃逆。如在《证治准绳·呃逆》有"暴怒气逆痰"而发生呃逆的记载。

4. 体虚

久病素体不足，年高体弱，或大病、久病之后，中气耗损；或热病、吐下太过，虚损误攻，损伤胃阴；或久病及肾，肾气亏虚，失于摄纳，虚气上逆动膈，均可致胃失和降，膈气不利，动膈冲喉发生呃逆。如《证治汇补·呃逆》指出："伤寒及滞下后，老人、虚人、妇人产后，多有呃证者，皆病深之候也。"

（二）病机

呃逆的基本病机为胃气上逆，膈气不利。因胃居膈下，主受纳，主降浊，胃气以通降下行为顺。若因外感寒邪、饮食不当、情志刺激及体虚病后而导致寒气、燥热、气滞、痰阻，或正气虚弱，均可引起胃失和降，气逆上冲动膈，膈间气机不利，而成呃逆。

病位在胃，与肺、脾、肝、肾密切相关。肺主肃降，手太阴肺之经脉，还循胃口，上膈，属肺。肺胃之气均以降为顺，两者生理上相互联系，病理上相互影响。若上焦肺气郁闭，或肺气虚衰，宣降无力，势必影响胃气之和降，膈间气机不利，逆气上冲于喉间，致呃逆作。脾与胃相表里，主运化，主升清，胃之和降，有赖于脾之升清的正常。若饮食劳倦、年老久病，脾气、脾阳虚衰，脾失健运，胃失和降，清浊升降失常，浊气上逆动膈，亦成呃逆。肝主疏泄，主升发，胃主降浊。如情志不畅，肝气郁结，升发太过，横逆犯胃，胃气夹膈气上逆而致呃。肺之肃降和胃之和降，还有赖于肾的摄纳；若久病及肾，或肾气不足，肾失摄纳，虚气上冲，夹胃气动膈，亦可致呃。

病理性质有虚实之分。本病之初以实证为主，多由寒气、燥热、气滞、痰阻等邪气扰乱，胃失和降所致；日久则为虚实夹杂证或纯为虚证，以脾肾阳虚、胃阴不足等正虚气逆为多见。病机转化取决于病邪性质和正气强弱。胃中寒冷易损伤阳气，胃中积热或肝郁日久化火，易耗损阴液，气郁、食滞、痰饮为病者，皆能伤及脾胃，从而由实转虚，或虚实夹杂，或寒热互结。

三、诊断与病证鉴别

（一）诊断依据

1. 呃逆以气逆上冲，喉间呃呃连声，声短而频，不能自止为主症，其呃声或高或低，或疏或密，间歇时间不定。

2. 常伴有胸膈痞闷,脘中不适,情绪不安等症状。

3. 多有受凉、饮食、情志等诱发因素,起病多较急。

(二)病证鉴别

1. 呃逆与干呕

干呕与呃逆同属胃气上逆的表现,干呕属于有声无物的呕吐,乃胃气上逆,冲咽而出,发出呕吐之声。呃逆则气从膈间上逆,气冲喉间,呃呃连声,声短而频,不能自止。

2. 呃逆与嗳气

嗳气与呃逆均属胃气上逆的表现,嗳气乃胃气阻郁,气逆于上,冲咽而出,发出沉缓的嗳气声,多伴酸腐气味,食后多发,故张景岳称之为“饱食之息”,与喉间气逆而发出的呃呃之声不难区分。在预后方面,干呕与嗳气只是胃肠疾病的症状,与疾病预后无明显关系,而呃逆若出现在危重患者,往往为临终先兆,应予警惕。

(三)相关检查

单纯性膈肌痉挛无需做理化检查。胃肠钡剂 X 线透视及内窥镜检查可诊断与鉴别诊断胃肠神经官能症、胃炎、胃扩张、胃癌等;肝、肾功能及 B 超、CT 等检查可诊断与鉴别诊断肝硬化、尿毒症、脑血管病以及胸、腹腔肿瘤等。

四、辨证

1. 实证

(1)胃中寒冷证

症状:呃声沉缓有力,胸膈及胃脘不舒,得热则减,遇寒更甚,饮食减少,口不渴,喜热饮,舌苔白润,脉迟缓。

病机分析:本证由寒邪蕴蓄中焦,胃失和降,上逆动膈所致。寒邪阻遏中焦,肺胃之气失于和降,故膈间及胃脘不舒;胃气上冲喉间,故呃声沉缓有力;寒气遇热则易于流通,遇寒则益增邪势,故得热则减,遇寒愈甚;食少,口不渴,苔白润,脉迟缓均为寒邪阻遏之象。

(2)胃火上逆证

症状:呃声洪亮有力,冲逆而出,伴口臭烦渴,多喜冷饮,脘腹满闷,大便秘结,小便短赤,苔黄燥,脉滑数。

病机分析:本证多因热邪蕴积于胃肠,胃火上冲所致。嗜食辛辣炙煿醇酒,或过用温补之剂,胃肠蕴积实热,郁而化火,胃火上冲动膈,故呃声洪亮;阳明热盛,灼伤胃津,则口臭烦渴而喜冷饮;邪热内郁,津伤肠燥,故大便秘结,小溲黄赤;苔黄燥,脉滑数,皆为胃热内盛,津伤液耗之征。

(3)气机郁滞证

症状:呃逆连声,常因情志不畅而诱发或加重,胸闷,脘胁胀满,嗳气纳减,肠鸣矢气,苔薄白,脉弦。

病机分析:本证由肝气横逆犯胃,胃气上逆而致。七情所伤,肝失调达,气机郁结,逆乘肺胃,胃气上冲,故呃逆连声;情志抑郁恼怒则肝郁更重,故呃逆常因情志不畅而诱发或加重;气逆于上,则胸闷,嗳气;木郁克土,脾运失司,故纳减;脘乃胃之所属,胁为肝之分野,肝胃不和,则脘胁胀闷;气多流窜,下趋肠道,故肠鸣矢气;脉弦为气滞肝郁之征。

(4)痰饮内阻证

症状：呃逆连作，脘闷食少，时时恶心，头目昏眩，苔白腻，脉弦滑。

病机分析：本证由痰饮内停，阻碍清阳，浊气上逆动膈所致。痰饮内阻，气机升降失常，清气不升，浊气上逆动膈，则呃逆连作；痰浊阻于中焦，脾胃纳运失职，故脘闷食少，时时恶心欲吐；清阳被痰浊蒙蔽，则头目昏眩；苔白腻，脉弦滑为痰饮内阻之象。

2. 虚证

（1）脾肾阳虚证

症状：呃声低沉无力，气不得续，泛吐清水，脘腹不舒，喜温喜按，食少，便溏，面色㿠白，手足不温，腰膝酸冷，困倦乏力，舌淡，苔薄白，脉细弱。

病机分析：本证由脾肾阳虚，脾失健运，肾失摄纳，虚气上逆动膈所致。脾胃阳气受损，虚气上逆，则呃声低沉无力，气不得续，或泛吐清水；下焦阳虚，失于温养，故脘腹不舒，喜温喜按；中焦阳气不足，不能运化，腐熟水谷，则食少便溏；脾虚失运，气血生化之源不足，可见面色㿠白无华；阳虚气不外布，故手足不温；病久及肾，致肾阳亦虚，则腰膝酸冷，终至肾气不能摄纳，呃声断续而病转严重；舌淡苔白，脉沉细弱为阳衰气弱之征。

（2）胃阴不足证

症状：呃声短促而不得续，口干咽燥，烦躁不安，大便干结，舌质干红，或有裂纹，苔少，脉细数。

病机分析：本证因胃阴耗伤，濡润失司，难以和降所致。胃阴不足，胃失濡润，气失和降，故呃声短促难续；虚热内扰心神，则烦躁不安；液耗津伤，不能上承、下濡，故口干咽燥，大便干结难行；舌干红，苔少，脉细数属津液亏耗之征。

五、治疗

（一）治疗思路

1. 呃逆总属胃气上逆动膈而成，应以理气和胃、降逆止呃为基本治法。根据寒热虚实，分别施以祛寒、清热、补虚、泻实之法。

2. 对于危重病证中出现的呃逆，治当大补元气、急救胃气。

（二）基本治法

1. 温中散寒，降逆止呃法

适应证：胃中寒冷证。

代表方：丁香散合丁香柿蒂汤加减。两方均可温中和胃降逆，治胃中寒冷之呃逆、呕吐，但前方偏温，重在温中祛寒，降逆止呃，适用于呃声沉缓、得热则减、遇寒加重之呃逆；后方偏补，温中散寒，益气和胃，适用于寒盛气虚，寒呃日久，或久病呃逆因于寒者。

常用药：丁香暖胃降逆，柿蒂温中下气，两者合用，祛寒降逆止呃疗效更佳；高良姜、干姜、荜茇温中祛寒降逆；香附、陈皮、甘草理气和胃。

加减：寒气较重，脘腹胀痛，加吴茱萸、肉桂、乌药散寒降逆；寒凝食滞，脘闷嗳腐，加莱菔子、半夏、槟榔行气降逆导滞；寒凝气滞，脘腹痞满，加枳壳、厚朴行气消痞；气逆较甚，呃逆频作，加刀豆子旋覆花、代赭石理气降逆；兼表寒而身痛恶寒，加藿香、苏叶、荆芥疏解表寒。

2. 清胃泄热，降逆止呃法

适应证：胃火上逆证。

代表方：竹叶石膏汤合凉膈散加减。前方有清热生津、和胃降逆功能，用于治疗阳明气分热盛所致之呃逆、呕吐;后方清上泄下,泻火通便,适用于膈间郁热,阳明腑实之呃声响亮,胸膈烦热,面赤口渴,大便闭结之呃逆、呕吐等症。

常用药:竹叶、生石膏、竹茹清泄胃热;山栀、黄芩、连翘凉膈泻火;沙参、麦冬、芦根养胃生津;半夏、柿蒂和胃降逆;粳米、甘草调养胃气。

加减:热盛伤津,烦渴引饮,应重用石膏,加知母、天花粉清热生津止渴;热郁气滞,脘腹痞满难消,加槟榔、莱菔子破积消痞;腑气不通,腹满便秘,可合用小承气汤通腑泄热,使腑气通,胃气降,呃自止;湿热中阻,脘痞懊憹,舌苔黄腻,上方去石膏、麦冬、沙参,加黄连、吴茱萸辛开苦降。

3.宽中顺气,和胃止呃法

适应证:气机郁滞证。

代表方:五磨饮子加减。

常用药:木香、乌药解郁顺气;枳壳、沉香、槟榔宽中降气;丁香、代赭石降逆止呃;川楝子、郁金疏肝解郁。

加减:气郁生痰,脘闷苔腻,加陈皮、茯苓顺气化痰;气郁化火,心烦口苦,加栀子、黄连、竹茹泻肝和胃,清热化痰;肝气克脾,食少便溏,加党参、大枣、甘草健脾理气。

4.化痰降逆,顺气止呃法

适应证:痰饮内阻证。

代表方:旋覆代赭汤合二陈汤加减。前方降气化痰,益气和胃,用于胃虚气逆,痰浊内阻所致的呃逆噫气,胃脘痞硬,反胃呕恶,口吐涎沫等;后方燥湿化痰,理气和中,用于痰湿内蕴诸证。

常用药:旋覆花、代赭石下气消痰,降逆除呃;半夏、陈皮燥湿化痰和中,以除痞逆之气;茯苓健脾渗湿;生姜和胃降逆,化痰止呃,且助半夏、陈皮行气消痰;甘草甘缓入胃,补虚安中,调和诸药。

加减:胃脘痞满较甚,加厚朴、枳壳宽中下气;痰郁化热,口苦,嘈杂,加黄连、竹茹清化痰热,或改用黄连温胆汤化痰泄热,和胃止呃。

5.温补脾肾,和胃降逆法

适应证:脾肾阳虚证。

代表方:桂附理中汤加减。

常用药:附子、肉桂温补肾阳;干姜温脾散寒;黄芪、党参、白术、甘草甘温益气健脾;吴茱萸、丁香、柿蒂温胃平呃。

加减:嗳腐吞酸,夹有食滞,加神曲、麦芽消食导滞;脘腹胀满,脾虚气滞者,加半夏、陈皮理气和中;呃声难续,气短乏力,中气大亏者,可用补中益气汤以升提中气;若久病、重病,呃声断续低微,面色晦滞,腰酸肢冷,为病深及肾,肾失摄纳,加胡桃肉、紫石英、补骨脂、山萸肉、刀豆子补肾纳气。

6.养阴生津,益胃降逆法

适应证:胃阴不足证。

代表方:益胃汤加减。

常用药:沙参、麦冬、石斛、玉竹、生地甘寒养阴,生津润燥;枇杷叶、柿蒂和降肺胃,下气平呃。

加减：气阴两虚，神疲乏力，不思饮食，加党参或西洋参、山药益气养胃生津；胸闷食少，加玫瑰花、谷麦芽理气助运；腰膝酸软加山萸肉、胡桃肉滋肾纳气。

（三）复法应用

1.温脾化饮，和胃降逆法

适应证：脾阳虚弱，痰饮内阻，胃气上冲之呃逆。症见呃逆，声音低沉，胃中辘辘有声，泛吐清水痰涎，畏寒肢冷，纳差便溏，心悸头眩，舌淡，苔白滑，脉沉弦滑。

代表方：苓桂术甘汤合小半夏加茯苓汤加减。

常用药：桂枝、甘草辛甘化阳，通阳化气；半夏、陈皮、生姜和胃降逆止呃；白术、茯苓健脾渗湿利水。

加减：痰浊阻胃，脘闷不食，加白蔻仁、砂仁化浊开胃；湿阻中焦，气机不利，脘痞胀满，苔厚，去白术，加苍术、厚朴燥湿理气，消胀除满；饮阻中焦，清气不升而见眩晕，小便不利，加泽泻、猪苓利水渗湿，降浊升清；寒凝气滞，饮邪上逆，呃声频频，泛吐大量清水痰涎，加干姜、吴茱萸、川椒目、肉桂温中降逆，和胃止呃。

2.清热养阴，和胃止呃法

适应证：呃逆邪热蕴结，阴液已伤证。症见呃逆，口干口臭，大便秘结，小便短赤，舌质红，苔少而干，脉细数。

代表方：麦门冬汤合橘皮竹茹汤加减。前方滋养肺胃，降逆和中，适用于肺胃阴虚，胃失和降，虚火上逆之呕呃；后方汤益气清热，和胃降逆，治胃虚有热，气逆不降之呃逆证。

常用药：麦门冬、石斛、乌梅养阴生津，清降虚火，以润肺益胃；半夏、橘皮、竹茹、柿蒂、刀豆子和胃降逆止呃；党参、甘草益气生津，补中益肺。

加减：胃阴伤甚，口干咽燥，加北沙参、玉竹以养阴液；胃中嘈杂，或有吞酸者，加黄连、吴茱萸制酸和胃；肠道失濡，大便燥结，加生地、玄参、天花粉、芦根生津养胃，润燥通腑。

六、预防与调护

保持精神舒畅，避免暴怒、过喜等不良情志刺激。注意寒温适宜，避免外邪侵袭。饮食宜清淡，忌生冷、辛辣、肥腻，避免饥饱无常。

（朱黎明）

第十节　泄泻

一、概述

泄泻是指以排便次数增多，粪质稀溏或完谷不化，甚至泻出如水样为主症的病证。

本病证可见于西医多种疾病，凡属消化器官发生功能性或器质性病变导致的腹泻，如急慢性肠炎、炎症性肠病、肠易激综合征、吸收不良综合征、肠道肿瘤、肠结核等，或其他脏器病变影响消化吸收功能以泄泻为主症者，均可参照本篇辨证施治。

二、病因病机

泄泻病因有感受外邪、饮食外伤、情志不调、禀赋不足及久病脏腑虚弱等，主要病机是脾病湿盛,脾胃运化功能失调,肠道分清泌浊、传导功能失司。

(一)病因

1.感受外邪

外感寒湿暑热之邪均可引起腹泻,其中以湿邪最为多见。脾喜燥恶湿,外感湿邪,湿邪易困脾土,使脾胃升降失司,清浊不分,水谷混杂而下,引起泄泻。《难经》云:"湿多成五泄。"寒邪和暑热之邪,既可侵袭皮毛肺卫,从表入里,亦能夹湿邪为患,直接损伤脾胃,引起泄泻。《杂病源流犀烛·泄泻源流》曰:"是泄虽有风、寒、热、虚之不同,要未有不源于湿者也。"

2.饮食所伤

暴饮暴食,宿食内停,或恣食辛辣肥甘;致湿热内蕴;或过食生冷,寒气伤中;或误食馊腐不洁之物,损伤脾胃,均能化生寒、湿、热、食滞,使脾胃运化失职,升降失调,清浊不分,发生泄泻。如《症因脉治·内伤泄泻》谓:"饮食自倍,膏粱纵口,损伤脾胃,不能消化,则成食积泄泻之证。"

3.情志失调

忧郁恼怒,精神紧张,易致肝气郁结,木郁不达,横逆犯脾;忧思伤脾,土虚木贼;或素体脾虚湿盛,逢怒时进食,均可使脾失健运,气机升降失调,导致泄泻。如《景岳全书》云:"凡遇怒气便作泄泻者,必先以怒时夹食,致伤脾胃,故但有所犯,即随触而发,此肝脾二脏之病也。盖以肝木克土,脾气受伤而然。"

4.病后体虚

久病失治,或劳倦内伤,或饥饱无常,使脾胃受损,日久伤肾,脾失温煦,运化失职,水谷不化,积谷为滞,水反为湿,湿滞内生,遂成泄泻。

5.禀赋不足

先天不足,禀赋薄弱;或素体脾胃虚弱,不能受纳运化某些食物,易成泄泻。

6.命门火衰

年老体弱,肾气不足,或久病之后,或房室过度,均可使肾阳受损,命门火衰,脾失温煦,运化失职,水谷不化,发生五更泄。

(二)病机

泄泻基本病机为脾胃受损,湿困脾土,运化失司,小肠无以分清别浊,大肠传化失司,水反为湿,谷反为滞,合污而下,发为泄泻。病理因素主要为湿邪。脾虚湿盛是其病机关键。脾虚则内湿由生,湿盛则脾阳被遏,《医宗必读·泄泻》曰:"脾土强者,自能胜湿,无湿则不泄。若土虚不能制湿,则风寒与热得干之而为病。"《罗氏会约医镜·泄泻》云:"泻由脾湿,湿由脾虚。"故脾之健运正常,则水谷得化,水湿得运,小肠能司其分清泌浊之功,大肠能承受传导燥化之职,大便自能正常。同时湿邪还可夹寒、夹热、夹滞,发生泄泻。

本病病位在肠,病本在脾,同时与肝、肾密切相关。脾主运化,升清,喜燥恶湿;大小肠分清别浊,传化物而不藏;肝主疏泄,调节脾运;肾主命门之火,暖脾助运,腐熟水谷。若脾失健运,清气不升,化生内湿,清气在下,则生泄泻。若肝郁气滞、横逆犯脾,或肾阳亏虚、命门火衰、脾阳失于温煦,皆可导致脾胃运化失职,水谷不化,发为泄泻。

急性泄泻,经及时治疗,多数在短期内治愈,有少数患者,暴泄不止,损气伤津耗阴耗液,可成痉、厥、闭、脱等危证,特别是伴有高热、呕吐、热甚者尤其多见。急性泄泻失治误治,可迁延日久,由实转虚,转为慢性泄泻。泄泻日久,脾病及肾,肾阳虚衰,脾失温煦,不能腐熟水谷,可成五更泄。

三、诊断与病证鉴别

（一）诊断依据

1. 以大便粪质稀溏为诊断的主要依据，或完谷不化，或粪如水样，大便次数增多，每日三五次，甚至十余次。

2. 常兼有腹痛、腹胀、肠鸣、纳呆。

3. 起病或急或缓。暴泻者多有暴饮暴食或误食不洁食物的病史。迁延日久，时发时止者，常由外邪、饮食、情志等因素而诱发。

（二）病证鉴别

1. 病疾

泄泻以大便次数增多，粪质稀薄，甚至如水样，或完谷不化为主症，大便不带脓血，也尤里急后重，或无腹痛；病机关键为脾虚湿盛。而痢疾以腹痛、痢下赤白脓血便，或纯下鲜血，或纯为白冻为主症，伴肠鸣、里急后重；病机为时邪疫毒结于肠腑，脂膜血络受损，大肠传化失司。

2. 霍乱

霍乱是一种上吐下泻并作的病证，发病特点为来势急骤，变化迅速，病情凶险，吐泻交作，有挥霍缭乱之势，常见腹中绞痛，转筋，面色苍白，目眶凹陷，汗出肢冷等津竭阳衰之危象。泄泻表现为大便稀溏，次数增多，无剧烈呕吐，传变较少，预后较好。

（三）相关检查

大便常规镜检可见白细胞、脓细胞或病原体。慢性泄泻可行结肠镜、小肠镜检查，直接观察肠黏膜病变情况，并可行活体组织检查，可排除胃肠道肿瘤。慢性泄泻可考虑做结肠钡剂灌肠及全消化道钡餐检查，以明确病变部位及性质。腹部 B 超或 CT 检查有助于胆道、胰腺病变、腹腔淋巴瘤等疾病的诊断。其他检查如血糖、肾功能、T_3、T_4 等检查可排除糖尿病、慢性肾功能不全、甲亢等疾病引起的腹泻。

四、辨证

1. 暴泻

（1）寒湿内盛证

症状：泄泻清稀，甚至如水样，脘闷食少，腹痛肠鸣，或兼外感风寒，则恶寒，发热，头痛，肢体酸痛，舌苔白腻，脉濡缓。

病机分析：本证为寒湿内盛，脾失健运，清浊不分。外感寒湿或风寒之邪，或过食生冷，寒湿困脾，清浊不分，传导失司，故大便清稀；寒湿内盛，肠气机受阻，脾阳被遏，健运失司，则脘闷食少，腹痛肠鸣；恶寒发热，头痛，肢体酸痛是风寒外束之征；舌苔白腻，脉濡缓为寒湿内盛之象。

（2）湿热伤中证

症状：泄泻腹痛，泻下急迫，势如水注，泻而不爽，粪色黄褐，气味臭秽，肛门灼热，身热烦渴，小便短赤，舌质红，苔黄腻，脉滑数或濡数。

病机分析：本证病机为湿热壅滞，损伤脾胃，传化失常。湿热蕴结，伤及脾胃，清浊不分，传化失常，混杂而下，发为泄泻。气机不利，故腹痛；湿热下迫大肠，故泻下急迫；泻而不爽，粪色黄褐,气味臭秽,肛门灼热均为湿热熏灼之象;热伤津液,故身热烦渴;湿热下注,则小便短赤;舌质红,苔黄腻,脉滑数或濡数均为湿热偏盛之象。

(3)食滞肠胃证

症状:腹痛肠鸣,脘腹胀满,泻下粪便臭如败卵,泻后痛减,嗳腐吞酸,泻下伴有不消化食物,不思饮食,舌苔垢浊或厚腻,脉滑。

病机分析:此证为宿食内停,阻滞肠胃,传化失司。饮食不洁,食滞肠胃,传化失常,故腹痛肠鸣,脘腹胀满;宿腐败下注,则泻下粪便臭如败卵;宿食不化,浊气上逆,故嗳腐吞酸;宿食停滞,新食难化,合污下注,则泻下伴有不消化食物;饮食难消,运化失职,则不思纳谷;舌苔垢浊或厚腻,脉滑均为宿食内停之象。

2.久泻

(1)脾胃虚弱证

症状:大便时溏时泻,完谷不化,迁延反复,食少,食后脘闷不适,稍进油腻之物,则便次明显增多,面色萎黄,神疲倦怠,舌质淡,苔薄白,脉细弱。

病机分析:脾胃虚弱,运化无权,清浊不分,故大便溏泄;脾胃虚弱,脾失健运,胃不受纳,则食少;舌质淡,苔薄白,脉细弱乃脾胃虚弱之象。

(2)肾阳虚衰证

症状:黎明之前,脐腹作痛,肠鸣即泻,完谷不化,泻后则安,腹部喜温,形寒肢冷,腰膝酸软,舌淡苔白,脉沉细。

病机分析:此证为命门火衰,脾失温煦。黎明之前,阳气未复,阴寒较盛,命门火衰,脾失温煦,故脐腹作痛,肠鸣即泻,完谷不化,又称为"五更泻";泻后腑气得以通利,故泻后则安;命门火衰,失于温煦,则腹部喜温,形寒肢冷,腰膝酸软;舌淡苔脉沉细为肾阳虚衰之象。

(3)肝脾不和证

症状:素有胸胁胀闷,嗳气食少,抑郁恼怒或情绪紧张时发生腹痛泄泻,腹中雷鸣,攻窜作痛,矢气频作,舌淡红,脉弦。

病机分析:本证为肝气不舒,横逆犯脾,脾失健运。肝郁气滞,脾胃升降失职,故胸胁胀闷,嗳气食少;肝气郁滞,气机不畅,故腹中雷鸣,攻窜作痛,矢气频作;苔淡红,脉弦乃肝旺之象。

五、治疗

(一)治疗思路

运脾化湿是泄泻的治疗大法。急性泄泻多以湿盛为主,重在化湿,佐以分利,根据寒湿和湿热的不同,分别采用温化寒湿和清化湿热之法。夹有表邪者,佐以疏解;夹有暑邪者,佐以清暑;兼有伤食者,佐以消导。因以脾虚为主,当以健脾;因肝气乘脾者,宜抑肝扶脾;因肾阳虚衰者,宜温肾健脾;中气下陷者,宜升提;久泻不止者,宜固涩。暴泻不可骤然补涩,以免关门留寇;久泻不可分利太过,以防劫其津液。《医宗必读》治泄九法,值得临床借鉴。

(二)基本治法

1.温化寒湿,和中止泻法

适应证:寒湿内盛证。

代表方:藿香正气散加减。

常用药:藿香辛温散寒化湿,芳香化浊;紫苏、白芷解表散寒;厚朴、大腹皮理气消满祛湿;木香、半夏、苍术、陈皮理气化湿;白术、茯苓、泽泻健脾畅中,利小便以实大便。

加减:外感寒湿,饮食生冷,腹痛,泻下清稀,可加服纯阳正气丸温中散寒,理气化湿;湿邪偏重,腹满肠鸣,小便不利,可改用胃苓汤健脾行气除湿;表寒重加荆芥、防风;湿邪重,重用厚朴、藿香、大腹皮、茯苓、泽泻。

2.清热燥湿,清肠止泻法

适应证:湿热中阻证。

代表方:葛根芩连汤加减。

常用药:葛根解肌清热,煨用能升清止泻;黄芩、黄连苦寒能清热,苦能燥湿;木香顺气畅中。

加减:若有发热,头痛,脉浮等风热表证者,加金银花、连翘、薄荷疏风清热;湿邪偏盛,加藿香、茯苓、六一散健脾除湿;盛夏之季,腹泻较重,发热头痛,烦渴自汗,小便短赤,脉濡数,加香薷、佩兰、荷叶、扁豆,或新加香薷饮合六一散以清暑化湿。

3.消食导滞,运脾和中法

适应证:食滞肠胃证。

代表方:保和丸加减。

常用药:神曲、山楂、莱菔子消食和胃除积;谷芽、麦芽、鸡内金、半夏、茯苓、陈皮和胃理气,除湿降逆;连翘清热散结。

加减:食积较重,脘腹胀满,可因势利导,根据"通因通用"的原则,用枳实导滞丸;食积化热加黄连清热燥湿;兼脾虚加白术、扁豆健脾祛湿。

4.益气健脾,升清止泻法

适应证:脾气虚弱证。

代表方:参苓白术散加减。

常用药:人参、白术、山药、扁豆、莲子肉、甘草健脾益气;茯苓、薏苡仁淡渗利湿;砂仁、陈皮和胃理脾,开胃消食;桔梗升提清气,增强止泻之功。

加减:脾阳虚衰,阴寒内盛,可用理中丸加吴茱萸、附子、肉桂温中散寒;久泻不止,中气下陷,可用补中益气汤健脾止泻,升阳举陷。

5.温肾健脾,固涩止泻法

适应证:肾阳虚衰证。

代表方:四神丸加减。

常用药:补骨脂温补肾阳,固涩止泻;肉豆蔻、吴茱萸温中散寒;五味子收敛止泻;附子、炮姜温脾散寒。

加减:脐腹冷痛,可用附子理中汤温中健脾;泻下滑脱不禁,可改用真人养脏汤涩肠止泻;若寒热错杂,脾虚肾寒不著,反见心烦嘈杂,大便夹有黏冻,可改服乌梅丸;年老体衰,久泻不止,脱肛,中气下陷,加黄芪、党参、白术、升麻、柴胡益气升阳。

6.调肝抑木,扶脾助运法

适应证:肝气乘脾证。

代表方:痛泻要方加减。

常用药:白芍养血柔肝,白术健脾补虚,陈皮理气醒脾,防风升清止泻。

加减：久泻不止，加乌梅、石榴肉、诃子肉、甘草酸甘敛肝，涩肠止泻；胸胁脘腹胀满疼痛，嗳气，加柴胡、木香、郁金、香附疏肝理气止痛；脾虚甚，神疲乏力，纳呆，加党参、茯苓、扁豆、鸡内金健脾开胃。

（三）复法应用

1.清肠化湿，健脾益气法

适应证：脾虚湿滞证。症见大便时溏时泻，迁延反复，纳差，稍进油腻之物，则便次明显增多，肛门灼热或潮湿不净，舌质淡，边有齿痕，苔黄或腻，脉细弱。

代表方：香连丸合香砂六君子汤加减。前方清肠化湿，适用于湿热泄泻；后方健脾理气祛湿，适用于脾虚湿阻气滞之泄泻。

常用药：黄连、黄芩清热燥湿；木香、砂仁、陈皮行气化湿；党参、白术、茯苓、甘草、薏苡仁、莲子肉、白扁豆健脾助运。

2.调肝理脾，清肠止泻法

适应证：脾虚木乘，湿郁化热证。症见便前腹痛，泻后缓解，腹中雷鸣，攻窜作痛，矢气频作，泻下臭秽，小便短赤，肛门灼热，舌红，苔黄腻，脉弦或数。

代表方：痛泻要方合香连丸加减。

常用药：白芍泻木培土；青皮、香附、木香、陈皮、厚朴行气导滞；防风、荆芥胜湿醒脾；黄连、黄芩、车前子清肠祛湿；白术、薏苡仁、藿香健脾化湿。

六、预防与调护

起居有常，调畅情志，保持乐观情绪，谨防风寒湿邪侵袭。饮食有节，适当服食山药、莲子、山楂、白扁豆、芡实等助消化食物。避免进食生冷不洁及忌食难消化或清肠润滑食物。

急性泄泻予流质或半流质饮食，忌食辛辣炙煿、肥甘厚味和荤腥油腻食物；某些对牛奶、面筋等不耐受者应避免摄食。泄泻耗伤胃气者予淡盐汤、饭汤、米粥以养胃气。虚寒泄泻予淡姜汤饮用，以振奋脾气，调和胃气。

（朱黎明）

第十一节　口疮

一、概述

口疮又称口腔溃疡，是指口腔内唇、舌、颊、上腭等处发生的单个或多个淡黄色或灰白色浅表性小溃疡，有灼热疼痛感。病程有自限性，一般于7～10天自行愈合。

本病多属于西医学的阿弗他口腔溃疡（复发性口疮）。其他如口腔黏膜扁平苔藓、创伤性口腔溃疡、舌灼痛综合征、慢性舌炎、白塞综合征口腔溃疡、肿瘤化疗后口腔溃疡等，凡出现口腔溃烂者，均可参照本篇辨证施治。

二、病因病机

（一）病因

1.感受外邪

外感六淫之邪，触动体内伏热，或六淫蕴郁化热，上犯口舌，腐肉成溃。如《素问·至真要大论》谓："少阳之复，大热将至，火气内发，上为口糜。"外感六淫之邪以燥、火两邪为主，燥邪干涩，易伤津液；火为阳邪，其性炎上，燥火外受，津伤火炎，口疮乃发。一般多在秋季气候干燥及气候突变时容易发作。

2.饮食不节

平素偏食肥甘醇酒厚味及辛辣香燥，损伤脾胃，以致脾胃运化失职，积热内蕴，热盛化火，化燥伤阴，循经上攻，熏蒸于口，而致口舌糜烂生疮。

3.情志失调

内伤七情，情志不舒，肝郁气滞，久郁化火，火热循经上攻。妇人情志失调，肝失疏达而致冲任经脉不调，加之经前气血充盈，更易发生口疮。

4.劳倦内伤

思虑过度，五志化火，心火亢盛；或劳倦思虑太过，损伤脾胃，脾胃气虚，阴火内生，虚火上浮；脾气虚损则失其健运，水湿不化，湿邪困脾，上溃于口；或脾湿蕴久化热，均可导致口舌生疮。

5.久病体虚

素体阴虚，或久病阴分受损，以致肾阴亏损，阴虚则火旺，虚火上炎，熏蒸口舌，溃烂成疮。若素禀阳虚，或劳倦不节，久病损伤脾肾，温化失职，阴寒内盛，寒湿困聚口腔而生疮。

(二)病机

口疮的主病之脏在于心和脾(胃)。口疮可发生于口腔黏膜任何部位，与心、肝、胆、脾、胃、肺、肾等脏腑皆有联系，但从经络循行来看，与脾(胃)、心的关系最为密切。因为心开窍于舌，口腔为胃之门户，脾开窍于口。

口疮的发生虽与多个脏器有关，但终由热乘心脾，火热内盛，循经上攻，腐肉成溃而发。火热或从外受，或由内生，终因循经上攻口舌，腐肉败膜，而致唇、舌、颊黏膜溃烂、红肿、灼痛。《杂病源流犀烛·口齿唇舌病源流》明确指出，口疮由脏腑积热上攻所致。其谓："脏腑积热则口糜……心热亦口糜，口疮多赤；肺热亦口糜，口疮多白；膀胱移热于小肠亦口糜；三焦火盛亦口糜；中气不足，虚火上泛亦口糜，服凉药不效；阴亏火旺亦口糜。"

病理属性有虚实之分，多为本虚标实，热盛阴伤互为因果。实者为脾胃积热，心火上炎，肝经郁热；虚者为气虚阴虚。但口疮日久，尤其是顽固性口疮，反复发作，病程长，邪热必然伤阴损液，甚至耗气，故多兼夹脏腑虚损，表现为本虚标实，虚实并存，热壅与阴伤液耗互为因果。口疮发作时多见热炽火炎，间歇期则存在"伏热阴伤"，每遇情绪波动，饮食不节等诱因，引动伏热上攻而致口疮复发。

热壅血滞，瘀热互结是重要的病理因素。火热内盛，怫郁气机，血行不畅；或火热煎熬，耗伤津液，血液黏稠。如《重订通俗伤寒论》谓："邪热炽盛，郁火熏蒸，血液胶凝。"

三、诊断与病证鉴别

(一)诊断依据

1.以口腔黏膜溃疡，局部疼痛，或有灼热感为主要临床特征。口疮每于进食、说话时疼痛加剧。

2.口疮可生于口唇、舌边尖或舌面、舌底、两颊、上腭等处。初起在口腔黏膜上出现一个或多个小红点或小水疱,然后破溃,形成如绿豆或黄豆大小之溃疡。溃疡呈圆形或椭圆形,表面多有黄白色假膜,周围绕以红晕。

3.多有反复发作史,可于饮食不慎、营养不良、过度疲劳、睡眠不足等情况下发作。全身症状一般较轻。

(二)病证鉴别

1.口糜

多见于婴幼儿或体虚的成年人。发病较急,口舌出现白色斑点如糜粥样物,表面呈丝绒状假膜,拭去后易再生,彼此融合成大片状,蔓延迅速,可扩展到整个口腔。疼痛不甚或无痛感,全身症状不明显。

2.挖眼疳

女性多于男性,常于20~50岁之间发病。溃疡单发,大而深,直径达1~2cm,边缘隆起,无明显红晕,中央凹陷,基底微硬呈结节状,多发生在软腭、舌腭弓前后及颊部,愈合缓慢,达数周至数月之久,愈后遗留白色瘢痕。本病多见于西医学的腺周口疮。

3.狐惑病

中青年女性多见,经前症状加重。狐惑病之口腔溃疡数目较多,大小不一,深浅不等。除口疮外还有眼部、皮肤、会阴部病损,严重者还兼有关节、心血管、胃肠道以及神经系统损害。本病多见于西医学的白塞病。

(三)相关检查

体液免疫功能测定血清免疫球蛋白IgG、IgA、IgM,补体C_3、C_4,部分顽固性口疮病例有体液免疫功能的紊乱。抗溶血性链球菌"O"、红细胞沉降率、C反应蛋白、黏蛋白、类风湿因子、血清抗核抗体等,有助于白塞病等相关疾病的诊断与鉴别诊断。口疮部位固定,长期不愈,基底不平,质地较硬者,可进行病理组织活检,以排除恶性病变。

四、辨证

1.实证

(1)脾胃伏火证

症状:口疮数目较多,形状多不规则,大小不等,融合成片,分泌物,边缘隆起,疮周红肿,可发生于唇、颊、龈、腭等部位,见。伴有面红口热,口渴热臭,唇红而燥,大便干结,小便短黄腻,脉实有力。

病机分析:本证为脾胃积热,伏火上攻,循经熏蒸于口,腐肉成溃。火热炽盛,故口疮数目多、面积大,疮周红肿,灼热疼痛,面红,口中热臭;热毒壅结,故见口疮边缘红肿隆起;火热伤阴,故口渴舌燥,大便干结,小便短黄;舌红,苔黄,脉实有力属脾胃热盛之象。舌苔黄厚腻,溃疡基底有黄色分泌物,提示湿热壅结。

(2)心火上炎证

症状:溃疡较小,可多个发生,多在舌尖、舌前部或舌侧缘,色红而痛,周围充血明显,可伴有口热口渴,心悸不寐,心烦性急,小便短赤涩痛,舌尖红,舌苔薄黄,脉数。

病机分析:本证为心火炽盛,上炎口舌。心开窍于舌,心火上炎,故舌尖红,口舌糜烂生疮;心火内炽,扰乱心神,心失所养,故心烦心悸,夜寐不安;心移热于小肠,则小便黄赤涩痛;热伤津液,故口干口渴;苔黄,脉数等为心火亢盛之象。

（3）肝郁蕴热证

症状：口疮多发生在舌侧边缘或口唇，形状不规则，黄色或灰白色基底，边缘有较宽红晕。多见于女性患者，随情绪改变或月经周期而发作或加重，伴有情志不舒，胸胁胀闷，心烦易怒，头痛目赤，口苦咽干，心烦不寐，月经失调，经前乳房胀痛，舌尖红或暗红，舌苔薄黄，脉弦数。

病机分析：本证为肝郁蕴热，气火上炎。肝气郁结，久郁化火，火热炎上，故唇上生疮，且以舌侧边缘为多见；口苦咽干，头痛目赤为肝胆实火之象；肝气郁结，木失条达，气机不畅，故胸胁胀闷，心烦易怒，且口疮随情绪波动而发作；气为血帅，气滞则血瘀，冲任失调，则见月经不调，经前乳房胀痛。

2.虚证

（1）阴虚火旺证

症状：口疮反复发作，大小不等，数量较少，1～3个，疮面淡红，渗出物少，周围微红，轻度灼痛。伴有口燥咽干，口干不欲饮，面热唇红，头晕耳鸣，心悸健忘，心烦性急，手足心热，腰酸遗精，妇女月经失调，尿黄，便干，舌尖或舌质偏红，苔薄黄，脉沉细数或细弦数。

病机分析：本病为肾阴亏虚，阴不制阳，虚火上炎。肾阴不足，相火偏亢无制，虚火上炎，熏灼于口，则发为口疮；虚火口疮则溃疡色淡红，水肿渗出较少，并迁延不愈，反复发作；肾阴虚损则伴有头晕耳鸣、腰酸；肾虚冲任不充，而致月经失调，心肾不交，则心烦心悸，失眠健忘；唇红，口干不欲饮，手足心热，遗精盗汗，便干尿黄，舌红苔黄，脉沉细数或细弦数等均为阴虚火旺之象。

（2）脾虚湿困证

症状：溃疡数目少，1～2个，面积较大，周围水肿隆起，疮色暗红或淡，基底灰白发暗，愈合缓慢，常伴有头沉头重，口淡乏味，口黏不渴，食欲不振，胃脘满闷，便溏腹泻，肢困乏力，舌淡胖嫩有齿痕，舌苔白滑腻，脉沉缓或细。

病机分析：病证为脾胃气虚，湿邪困脾。脾虚不能运化水湿，水湿停滞，上溃于口则溃烂成疮，周围水肿隆起；火热之象不显，故疮色暗红或淡，基底灰白发暗，愈合缓慢；脾虚湿胜，则口淡乏味，口黏不渴；湿邪上蒙清阳、困遏肢体，则头部沉重，肢困乏力；湿邪中阻，脾失健运，则胃脘胀满，食欲不振，便溏泄泻；舌体胖嫩质淡，舌苔白滑腻均为湿浊内盛之象。

（3）脾肾阳虚证

症状：口腔溃烂，溃点色紫暗，四周苍白，不红肿，无疼痛或仅饮食时痛，面色㿠白，可伴有形寒肢冷，下利清谷，少腹冷痛，舌淡，苔白滑或白腻，脉沉弱或虚数。

病机分析：本证病机为脾肾阳虚，火不归原，虚阳上浮。脾肾阳虚，阴寒内盛，困聚口舌，或虚阳上越，灼伤口舌，故见口舌溃烂，色紫暗，四周苍白，不红肿，或仅饮食时痛；阳气虚衰，不能温养形体，故面色㿠白，形寒肢冷；阳虚内寒，故少腹冷痛；水谷不得腐熟运化，故下利清谷；舌淡，苔白滑或腻，脉沉弱或虚数，均为脾肾阳虚之象。

五、治疗

（一）治疗思路

1.正确处理全身和局部病损的关系

口疮病损的局部治疗不可缺少，可使药物直接作用于病损局部，充分发挥药效，有利于缓解疼痛和促进疮面愈合。但如单纯局部治疗，往往不能控制复发，因此要重视全身治疗。

2.根据局部病损特点治疗

如红斑充血,为血热、血瘀,可用清热凉血活血法;如感染炎症渗出水肿,多为湿盛或湿热相兼,可用清热利湿、凉血解毒法;溃疡糜烂则为毒热炽盛,宜用清热解毒、泻火祛湿、消肿止痛法;在收敛愈合之时,应配以清热、燥湿、养血之品,以利愈合。

3.根据病期采用不同的治法

早期宜清热解毒,散结消肿,使之不致扩大发展;高峰期溃疡已基本形成,应力求缩短其高峰时间,促其趋于愈合收敛,应清补兼施,清热泻火祛湿,利气活血;愈合期以补为主,益气固表,滋阴养血,略佐清热;巩固期则以调理全身为主,兼顾局部。

(二)基本治法

1.清胃泻火,凉血通便法

适应证:脾胃伏火证。

代表方:清胃散合泻黄散加减。两方均有清泻胃火作用,但前方侧重于苦寒直清胃热,且有凉血作用;后方辛寒,重在清泻凉散脾胃伏火,适用于血热火郁之口疮。

常用药:生石膏、知母、黄连、黄芩、黄连等清脾胃之热;栀子清三焦之火;黄芩、黄连尤能清热燥湿消肿;生地、丹皮、赤芍清热凉血活血;大黄泻火通便;牛膝引火下行;藿香、防风、升麻醒脾祛湿,疏散脾胃伏火。

加减:胃热郁滞,气机不畅,胃脘灼痛,嘈杂泛酸,加吴茱萸、炙乌贼骨;脾胃湿热,舌苔黄腻,加法半夏、佩兰化湿;口干而苦,心烦少眠,小便赤涩热痛,属心火上炎,加竹叶、甘草梢清心泻火,利水通淋;热盛伤阴,口干渴甚,舌红少苔,加麦冬、芦根、天花粉甘寒养阴,清热生津;阴虚血热,口舌鲜红,舌苔光剥而干,加炙鳖甲、水牛角凉血清热。

2.清心降火,凉血利尿法

适应证:心火上炎证。

代表方:导赤散合泻心汤加减。两方均有清泻心火作用,前方尤能通利小便,后方则有解毒燥湿作用,可治三焦热盛。

常用药:黄连、栀子、莲子心、甘草梢清心火;滑石、蒲黄、灯心草、竹叶清心降火利尿;生地黄清热养阴凉血;黄芩合黄连、栀子泻火解毒,燥湿消肿;大黄导热下出,通便泻火。

加减:尿赤加白茅根、大蓟、小蓟清热通利;口渴甚加麦冬、玄参养阴生津;口疮红肿疼痛明显,加清热解毒、活血消肿之金银花、青黛、赤芍等。

3.疏肝解郁清火法

适应证:肝郁蕴热证。

代表方:龙胆泻肝汤合丹栀逍遥散加减。前方重在清泻肝胆实火;后方重在疏肝解郁清火,用于血虚肝郁化火者。

常用药:柴胡、香附疏肝解郁理气;龙胆草泻肝胆实火;黄芩、丹皮、栀子清肝泻火;车前子清热利湿;热盛伤阴耗液,配生地、白芍养血滋阴,以防伤正。

加减:肝火上炎,面热升火,烦躁性急,加夏枯草、菊花清肝;大便秘结加大黄、知母清热通便;脾虚便溏加炒白术、茯苓健脾助运。

4.滋阴清热法

适应证:阴虚火旺证。

代表方:知柏地黄汤加减。

常用药:熟地、山萸肉、旱莲草、女贞子滋补肾阴;生地、天冬、石斛养阴清热;知母、黄柏清肾中虚火。

加减:心阴虚为主,舌尖溃烂,心烦不得卧,舌光开裂,方用黄连阿胶汤加炙鳖甲、水牛角滋阴降火,交通心肾;脾胃阴虚为主,口疮多发在口唇,口干渴饮,食少纳呆,加沙参、麦冬、天花粉、芦根甘寒养阴生津;阴虚血热加丹皮、紫草、地骨皮、青蒿凉血清热滋阴。

5. 益气健脾,清热祛湿法

适应证:脾虚湿困证。

代表方:补中益气汤合参苓白术散加减。两方均有健脾益气作用,前方尤能益气升阳,后方重在健脾渗湿。

常用药:黄芪、党参、白术健脾益气;茯苓、薏苡仁健脾祛湿;苍术、半夏、厚朴燥湿运脾;砂仁、陈皮、木香理气和中;泽泻利水祛湿。

加减:湿浊偏盛加藿香、佩兰、白蔻仁芳香化湿;便溏加炒山药、白扁豆健脾止泻;湿蕴日久化热,酌加黄连清热燥湿。

6. 温补脾肾法

适应证:脾肾阳虚证。

代表方:附桂理中汤加减。

常用药:党参补中益气;白术燥湿健脾;干姜温中扶阳;炙甘草调和诸药;附子、肉桂温壮脾肾之阳。

加减:疮面白腐者加苍术、五倍子健脾燥湿收敛;大便溏泻加炒扁豆、炒山药健脾和中,化湿止泻;泄泻,口渴,呕吐酸水,可用连理汤健脾益气,清热燥湿;肾阳虚,腰膝冷痛,小便清长,脉沉弱,宜温肾壮阳,用附桂八味丸加减。

(三)复法应用

1. 甘寒养阴,清化湿热法

适应证:阴虚湿热内蕴证。症见口疮反复发作,疮面色红,渗出物较多,灼热疼痛,伴有口干燥渴,口中黏腻,不欲饮水,面热唇红,食欲不振,胃脘满闷,腹胀,舌尖或舌质偏红,苔黄腻中央剥脱,脉濡细数。

代表方:玉女煎合甘露消毒饮加减。前方清胃与滋阴并用,用于水亏火盛之口疮;后方利湿化浊,清热解毒,用于湿热并重之证。

常用药:麦冬、天花粉、芦根、玄参、北沙参甘寒养阴,生津润燥;法半夏、炒苍术、藿香、佩兰、白豆蔻、陈皮、生苡仁燥湿运脾;黄连、黄芩苦寒清热燥湿;滑石清利湿热。

2. 养阴清热凉血法

适应证:阴虚血热证。症见口疮反复发作,疮面深红,周围充血明显,甚至疮面渗血,灼痛明显,伴有口干不欲饮,面热唇红,舌质深红,甚至红绛,苔薄少或光剥,脉细弦数。

代表方:犀角地黄汤合沙参麦冬汤加减。前方清热凉血,用于热入血分证;后方甘寒养阴生津,用于阴虚燥热证。

常用药:水牛角、生地黄、赤芍、牡丹皮、茜草、紫草凉血清热;北沙参、麦冬、玄参、天花粉、白茅根甘寒养阴,生津润燥;丹参、生蒲黄凉血活血。

3. 解郁清火,滋阴补肾法

适应证:肝肾阴虚,气郁化火证。症见舌侧边缘或口唇生疮,黄色或红色基底,边缘红晕,多见于女性患者,随情绪波动或月经周期而发作或加重,可伴有情志不舒,胸胁胀闷,心烦易怒,头痛目赤,心悸不寐,腰膝酸软,手足心热,口干苦,咽干,尿黄,经前乳房胀痛,舌尖红或暗红,舌苔薄,脉细弦数。

代表方:丹栀逍遥散合一贯煎加减。前方疏肝解郁清火,用于肝郁化火证;后方滋养肝肾,疏肝理气,用于肝肾阴虚,肝气不舒证。

常用药:醋柴胡、赤芍、制香附、川楝子、绿梅花疏肝理气解郁;丹皮、栀子、黄芩清肝泻火;地黄、枸杞子滋阴补肾;麦冬、北沙参、川石斛甘寒养阴。

六、预防与调护

加强身体锻炼,以提高机体对疾病抗御能力,使脾顺胃和,正气存内,邪不可侵;避免过食辛辣、肥甘厚腻等刺激之品;注意生活起居规律,避免过度劳累紧张,心情保持舒畅,以免内伤七情,郁久蕴热化火。

(朱黎明)

第四章 肾系病证

第一节 黄疸

一、概述

黄疸是以目黄、身黄、小便黄为主症的病证，其中尤以目睛黄染为本病的主要特征，亦称黄瘅。本篇讨论以身目黄染为主要表现的病证。黄疸还常与胁痛、癥积、鼓胀等病证并见，应与之互参。

本病证与西医所述黄疸意义相同，可涉及西医学中肝细胞性黄疸、阻塞性黄疸和溶血性黄疸，如临床常见的急慢性肝炎、肝硬化、胆囊炎、胆结石、钩端螺旋体病及某些消化系统肿瘤等。凡出现黄疸者，均可参照本篇辨证施治。

二、病因病机

黄疸的发生多因外感湿热疫毒，内伤饮食不节及劳倦太过，或病后伤脾，以致湿邪困遏，脾胃运化失健，肝胆疏泄不利，胆汁疏泄失常，泛溢肌肤，下注膀胱而成。

（一）病因

1. 外感时邪

夏秋季节，暑湿、湿热当令，外感时邪，由表入里，内蕴中焦，湿热郁蒸，脾胃肝胆疏运失司，湿热不得泄越，以致发病。若时邪夹疫毒伤人，则病势尤为暴急，不仅可相互染易，且常因热毒炽盛，内陷心肝营血蒙蔽神明而出现"急黄"重症，病情危重。如《诸病源候论·急黄候》指出："肝胃有热，谷气郁蒸，因为热毒所加，故卒然发黄，心满气喘，命在顷刻，故云急黄也。"

2. 饮食不节

饮食不节，嗜酒无度，或进食肥甘厚腻，或摄入污秽不洁之物，均可损伤脾胃，使其运化失职，湿浊内生，郁而化热，湿热熏蒸肝胆，胆汁泛溢而发黄疸。如《金匮要略·黄疸病脉证并治》云："谷气不消，胃中苦浊，浊气下流，小便不通……名曰谷疸。"《圣济总录·黄疸门》说："大率多因酒食过度，水谷相并，积于脾胃，复为风湿所搏，热气郁蒸，所以发为黄疸。"如长期饥饱失常，或饮食生冷，则易伤脾胃，以致寒湿中阻，亦可发黄。

3. 劳倦内伤

劳倦太过，损伤脾胃阳气；或素体脾胃阳虚，不能运化水湿，湿从寒化，以致寒湿阻滞中焦，胆液排泄受阻，溃于肌肤而发黄。如《临证指南医案》所说："阴黄之作，湿从寒化，脾阳不能化湿，胆液为湿所阻，溃于脾，浸淫肌肉，溢于皮肤色如熏黄。"

4. 病后继发

积聚日久不消，阻滞胆道；或砂石、虫体瘀阻胆道，或气机郁于肝胆经络，日久成瘀，湿热残留，湿遏瘀阻，胆汁泛溢肌肤，也可产生黄疸。此与张景岳所提之"胆黄"颇相符合。《张氏医通·杂门》也指出："有瘀血发黄，大便必黑，腹胁有块或胀，脉沉或弦，大便不利，脉稍弱而不甚弱者，桃核承气汤，下尽黑物则退。"

（二）病机

黄疸的病理因素以湿邪为主，《金匮要略·黄疸病脉证并治》提出："黄家所得，从湿得之。"湿邪既可从外感而受，亦可由内而生。如外感湿热疫毒，为湿从外受；内伤饮食劳倦或病后湿瘀阻滞，属湿自内生。由于湿邪阻滞中焦，胆液排泄失常，外溢肌肤，下输膀胱，发为黄疸，故后世亦有"无湿不成疸"之说。除此之外，亦可兼有热邪、寒邪、疫毒、气滞、瘀血等邪为患。

黄疸的病位主要在脾胃肝胆。基本病机为湿邪郁阻中焦，脾胃运化失健，肝胆疏泄不利，以致胆汁输泄失常。胆液不循常道，外溢肌肤，下注膀胱，而见目黄、身黄、小便黄。黄疸的病理性质有湿热和寒湿两端，而其致病因素与个体差异有关。如因湿热所伤或过食肥甘酒热，或素体胃热偏盛，则湿从热化，湿热交蒸，发为阳黄。由于湿和热偏盛的不同，病机上又有热重于湿、湿重于热之别。如外感湿热，复加疫毒所侵，或湿热炽盛酿毒，疫毒充斥三焦，深入营血，内陷心肝，而致急黄重症，表现为卒然发黄、神昏谵妄、惊厥出血等症。若病因寒湿伤人或素体脾胃虚寒，或久病脾阴受伤，则湿从寒化，寒湿瘀滞，中阳不振，胆液为湿邪所阻，发为阴黄。如黄疸日久，脾失健运，气血亏虚，湿滞残留，可形成阴黄脾虚血亏之证，面目肌肤淡黄晦暗，久久不能消退。

阳黄、急黄、阴黄在一定条件下可以相互转化，如阳黄治疗不当，病情发展，症状急剧加重，热势鸱张，侵犯营血，内蒙心窍，引动肝风，则发为急黄。如阳黄误治失治，迁延日久，脾阳损伤，湿从寒化，则可转为阴黄。如阴黄复感外邪，湿郁化热，又可呈阳黄表现，病情较为复杂。

三、诊断与病证鉴别

（一）诊断依据

1.目黄、肤黄、小便黄，其中目睛黄染为本病的重要特征。

2.常伴食欲减退、恶心呕吐、胁痛腹胀等症状。

3.常有外感湿热疫毒，内伤酒食不节，或有胁痛、癥积等病史。

（二）病证鉴别

1.萎黄

黄疸发病与感受外邪、饮食劳倦，或病后有关。其病机为湿滞脾胃，肝胆失疏，胆汁外溢；其主症为身黄、目黄、小便黄。萎黄之病因与饥饱劳倦、食滞虫积或病后失血有关，其病机为脾胃虚弱，气血不足，肌肤失养；其主症为肌肤萎黄不泽及小便不黄，常伴头昏倦怠、心悸少寐、纳少便溏等症状。

2.黄汗

黄汗属水气病，是以汗出色黄如柏汁，染衣着色为临床特征，并伴身肿、寒热等症，亦无目黄、小便黄等表现。如《金匮要略》指出："黄汗之为病，身体肿，发热，汗出而渴，状如风水，汗沾衣，色正黄，如柏汁，脉自沉。"可见黄汗不属黄疸之范畴。但有时黄汗可为黄疸之先兆，不可不知。

（三）相关检查

血清总胆红素能准确地反映黄疸的程度，结合胆红素、非结合胆红素定量对鉴别黄疸类型有重要意义。总胆红素、非结合胆红素增高见于溶血性黄疸；总胆红素、结合胆红素增高见于阻塞性黄疸;而三者均增高见于肝细胞性黄疸。尿胆红素及尿胆原检查亦有助于鉴别。此外,肝功能、肝炎病毒指标、B超、CT、胃肠钡餐检查、消化道纤维内镜、逆行胰胆管造影、肝穿刺活检等均有利于确定黄疸的原因。

四、辨证

（一）阳黄

1.热重于湿证

症状:身目俱黄,黄色鲜明,发热口渴,小便短赤,心烦欲呕,饮食减退,脘腹胀闷,或见胁痛,大便秘结,舌质红,舌苔黄腻,脉弦数或滑数。

病机分析:本证为湿热熏蒸,困遏脾胃,壅滞肝胆,胆汁泛溢。因热为阳邪,热重于湿,故身目黄色鲜明,身热口渴心烦;湿热蕴结,脾胃运化失健,气机阻滞,故纳差,恶心,脘胀;湿热阻于肝胆之络,故见胁痛;中焦湿热,下注膀胱,气化不利,则小便短赤;影响腑气不通则大便秘结;舌红苔黄腻,脉弦数或滑数,均为湿热壅盛之象。

2.湿重于热证

症状:身目色黄而不光亮,身热不扬,头重身困,胸脘痞满,食欲减退,恶心呕吐,胁腹胀闷或痛,大便溏垢,小便短黄,舌苔厚腻微黄,脉濡数或弦滑。

病机分析:本证为湿遏热伏,困遏中焦,胆汁不循常道。因湿为阴邪,湿重于热,热被湿遏,故身目色黄而不鲜,身热不扬;湿困中焦,浊邪不化,脾胃运化失常,故见食欲减退,胸脘痞满,恶心呕吐;湿邪内阻,清阳不得发越,故头重身困;湿热郁于肝经,故胁肋胀痛;湿热夹滞,阻于大小肠,故见大便溏垢,小便短黄;湿重热轻,则舌苔厚腻微黄,脉濡数或弦滑。

3.胆腑郁热证

症状:身目黄色鲜明,胁痛常及肩背身热不退,或寒热往来,口干口苦咽干,纳差,恶心呕吐,腹满,大便秘结,小便短赤,舌红苔黄,脉弦滑数。

病机分析:本证因湿热或砂石阻滞,肝胆失疏,脾胃不和,胆汁外溢。湿热瘀结胆腑,通降失司,胆汁不循常道,故身发黄疸而胁痛;胆经热炽,故身热,口干,口苦,咽干,或见寒热往来;胆胃不和,故恶心呕吐,纳呆;腑气不通,膀胱不利,则腹胀,便秘,尿赤;舌红苔黄,脉弦滑数为肝胆湿热之象。

（二）急黄

1.热毒炽盛证

症状:黄疸急起,迅速加深,高热烦渴,呕吐厌食,胁痛拒按,脘腹胀满,烦躁不安,大便秘结,小便短赤,舌苔黄糙,舌边尖红,脉弦数或洪大。

病机分析:此证为湿热疫毒炽盛,壅阻肝胆,燔灼阳明。疫毒火热熏灼肝胆,胆汁泛溢,故黄疸急起,迅速加深,胁痛拒按;热盛耗津,则高热烦躁,小便短赤;热燔阳明,运化无权,腑热内熏,则厌食呕吐,脘腹胀满,便秘;热扰神明,故烦躁不安;舌黄苔糙,舌边尖红,脉弦数或洪大,均为火热毒邪炽盛之候。

2.热毒内陷证

症状:起病急骤,变化迅速,身黄如金,高热烦渴,尿闭,衄血便血,皮下斑疹,极度乏力或躁动不安,甚则狂乱抽搐,或神情恍惚,甚则神昏谵语,舌苔秽浊,舌质红绛,脉弦细而数。

病机分析:此证为湿热疫毒深入营血,内陷心肝,耗劫气阴。疫毒为患,其势凶猛,故发病急骤,变化迅速;热毒熏灼肝胆,逼迫胆汁外溢,故身黄如金;热盛灼津,故高热,烦渴,尿闭;邪陷营血,迫血妄行,则下、吐、衄、便血,或见皮下斑疹;热毒引动肝风,则见肢体躁动,甚则抽搐;热毒内陷心包,神明失用,则见神情恍惚,甚则神昏谵语;疫毒耗竭正气,则见极度乏力;苔秽浊为疫毒侵袭之象,舌红绛为热入营血之征,脉弦细而数,为热毒内炽,气阴亏损之象。

（三）阴黄

1.寒湿阻滞证

症状:黄色晦暗,犹如烟熏,脘闷腹胀,纳食减少,大便溏薄,神疲乏力,畏寒,口淡不渴,苔白腻,舌质淡,脉濡缓或沉迟。

病机分析:此证为中阳不振,寒湿滞留,肝胆失于疏泄。寒湿均为阴邪,阻滞胆汁排泄,故身目发黄而晦暗;寒湿困中,运化失健,故见纳减,脘闷腹胀,便溏;寒湿损伤中阳,气血不足,故见神疲乏力,畏寒;舌淡苔白腻,为阳虚湿浊不化,脉濡缓或沉迟,为寒湿内留之象。

2.肝郁血瘀证

症状:病程较长,身目发黄而晦暗,面色黧黑,胁下癥块胀痛,皮肤可见赤痣红缕,舌质紫暗或有瘀斑,脉弦涩或细涩。

病机分析:此证为气滞血瘀留着肝胆,络道滞塞。瘀亦为阴邪,瘀血阻滞,胆汁外溢,故身目发黄而晦暗,面色黧黑;瘀血结于胁肋,故见胁下癥块,疼痛;血络阻塞,故见皮肤赤痣红缕;舌质暗,脉弦涩或细涩均为气血瘀滞之征。

五、治疗

（一）治疗思路

1.化湿邪,利小便

黄疸病理因素以湿邪为主,故治疗当化湿邪,利小便,使邪有出路。化湿可以退黄,利小便则通过淡渗利湿,达到祛湿退黄的目的。如《金匮要略》提出:"诸病黄家,但利其小便。"

2.分阴阳而治

阳黄以湿热为主,治当清热利湿,必要时还应配合通利腑气;阴黄以寒湿为主,治当温中化湿,必要时配合疏肝活血之法。

3.急黄以清热解毒,凉营开窍为法

（二）基本治法

1.清热利湿,通腑退黄法

适应证:热重于湿证。

代表方:茵陈蒿汤加减。

常用药:茵陈蒿清热利湿退黄;栀子、大黄、黄柏、连翘、垂盆草、蒲公英清热泻下;茯苓、滑石、车前草利湿清热。

加减:胁痛较其,加柴胡、郁金、川楝子、延胡索疏肝理气止痛;热毒内盛,心烦,加黄连、龙胆草清热解毒;恶心呕吐,加橘皮、竹茹、半夏和胃止呕。

2.利湿清热,运脾化浊法

适应证:湿重于热证。

代表方:茵陈五苓散合甘露消毒丹加减。前方利湿退黄,使湿从小便而去;后方利湿化浊,清热解毒,是湿热并治的方剂。

常用药:藿香、白蔻仁、陈皮芳香化浊,行气悦脾;茵陈蒿、车前子、茯苓、薏苡仁、黄芩、连翘利湿清热退黄。

加减:湿阻气机,胸腹痞胀,呕恶纳差较著,加苍术、厚朴、半夏健脾燥湿,行气和胃。

3.疏肝泄热,利胆退黄法

适应证:胆腑郁热证。

代表方:大柴胡汤加减。

常用药:柴胡、黄芩、半夏和解少阳,和胃降逆;大黄、枳实通腑泄热;郁金、佛手、茵陈、山栀疏肝利胆退黄;白芍、甘草缓急止痛。

加减:砂石阻滞,加金钱草、海金沙、玄明粉利胆化石;恶心、呕逆明显,加厚朴、竹茹、陈皮和胃降逆。

4.清热解毒,泻火退黄法

适应证:疫毒炽盛证。

代表方:茵陈蒿汤、黄连解毒汤、五味消毒饮加减。茵陈蒿汤清热利湿退黄,用于黄疸急起,热重于湿;黄连解毒汤清热力强,用于黄疸迅速加深;五味消毒饮清热解毒力强,用于急黄迅速加深,高热烦躁,呕吐频作。

常用药:茵陈蒿清热利湿退黄;黄芩清上焦之火;食连清中焦之火;黄柏清下焦之火;栀子清三焦之火;大黄荡涤肠胃之实热,以助退黄之力;金银花、蒲公英、蚤体清热解毒。

加减:热毒深重,气血两燔,大热烦躁,皮肤发斑,齿龈出血,可用犀角地黄汤以清热解毒,凉血化瘀。疫毒炽盛,故用苦寒直折,但必须中病即止。必要时可配凉血养阴之品,防耗血伤阴。

5.清热解毒,凉营开窍法

适应证:热毒内陷证。

代表方:《千金》犀角散加减。

常用药:水牛角、黄连、升麻、栀子清热凉营解毒;茵陈清热退黄;生地、丹皮、玄参、石斛清热凉血。

加减:神昏谵语可配服安宫牛黄丸或至宝丹以凉开透窍;衄血、便血或见肌肤瘀斑者,加黑地榆、柏叶炭凉血止血;小便短赤不利,或出现腹水者,可加白茅根、车前子、大腹皮清热利尿。

6.健脾和胃,温化寒湿法

适应证:阴黄寒湿阻滞证

代表方:茵陈术附汤加减。

常用药:茵陈、附子温化寒湿退黄;白术、干姜、甘草健脾温中;郁金、川朴、茯苓、泽泻行气利湿。

加减:腹胀,苔垢,去白术、甘草,加苍术燥湿消胀;皮肤瘙痒,加秦艽、地肤子祛风止痒;脘腹作胀,胁肋隐痛,不思饮食,肢体困倦,大便时秘时溏,脉弦细,为木郁脾虚,可配用逍遥散;胁下癥积胀痛,肤色暗黄,舌质暗红,可用硝石矾石散。

7.疏肝活血,化瘀退黄法

适应证:肝郁血瘀证。

代表方:鳖甲煎丸合逍遥散加减。前方偏于化瘀生新,软坚散结,用于身目发黄而晦暗,面色黧黑,胁下癥块,皮肤可见赤痣红缕;后方偏于疏肝理气,用于身目发黄而晦暗,胁下胀痛不舒。

常用药:鳖甲软坚散结通络;大黄、䗪虫、桃仁破血攻瘀;厚朴、柴胡、蜣螂行气开郁,调达肝气郁结;瞿麦、石韦等利水渗湿;干姜、黄芩协调阴阳。

加减:腹胀,纳呆,倦怠乏力,配服香砂六君子汤健脾和胃;肢肿腹胀明显,加瞿麦、石韦、薏苡仁、大腹皮、葶苈子健脾利湿消胀。黄疸日久,肝脾肿大,湿浊积聚而成鼓胀者,可按鼓胀、积聚论治。

（三）复法应用

1. 清热利湿,解表达邪法

适应证:阳黄湿热兼表证。症见黄疸初起,轻度目黄或不明显,畏寒发热,头重身痛,倦怠乏力,脘闷不饥,小便黄,苔黄腻,脉浮数。

代表方:麻黄连翘赤小豆汤合甘露消毒丹加减。前方疏风清解,用于风热在表,发热身痛;后方清化湿热,用于湿热蕴中,腹胀、身黄、纳差等症。

常用药:麻黄、薄荷宣散外邪;藿香、薏苡仁、石菖蒲芳香化浊;连翘、黄芩清热解毒;赤小豆、茵陈清利湿热。

2. 健脾养血,利湿退黄法

适应证:阴黄脾虚湿滞证。症见面目及肌肤淡黄,甚则晦暗不泽,肢软乏力,心悸气短,大便溏薄,舌质淡,苔薄,脉濡细。

代表方:黄芪建中汤加减。

常用药:黄芪、桂枝、生姜、白术益气温中;当归、白芍、甘草、大枣补养气血;茵陈、茯苓利湿退黄。

加减:气虚乏力明显,应重用黄芪,并加党参,以增强补气作用;畏寒,肢冷,舌淡,宜加附子温阳祛寒;心悸不宁,脉细而弱,加熟地、首乌、酸枣仁补血养心。

六、预防与调护

加强体质锻炼,增强抗病能力。起居有节,不妄作劳,顺应四时,避免触冒秽浊之气。饮食有节,勿嗜酒食,勿进不洁之品,勿过食辛热肥甘。对有传染性的患者,从发病开始,至少隔离30～40天,并注意餐具消毒,防止传染他人。在传染性的黄疸流行期间,可进行预防服药。用茵陈蒿30g,生甘草10g;或决明子15g,贯众15g,生甘草10g;或茵陈蒿30g,凤尾草30g,任择一方,水煎,连服3～7日。

发病初期,应卧床休息,急黄患者必须绝对卧床,恢复期或转为慢性的阴黄患者,可适当参加体育锻炼,如太极拳、静养功之类。保持心情愉快,勿予精神刺激,使肝气调达,有助于病情康复。进食富有营养而易消化的半流饮食,以起到补脾缓肝的作用;禁食辛热、油腻、酒辣之品,防助湿生热,碍脾运化。密切观察脉症变化,若出现黄疸加深,或皮肤出现斑疹,应考虑热毒耗劫营阴,属病情恶化之兆;如出现脉象微弱欲绝,或散乱无根,神志恍惚,烦躁不安,为正气欲脱之征象,均应及时救治。

（李志鹏）

第二节 鼓胀

一、概述

鼓胀是指腹部胀大如鼓的一类病证,临床以腹大胀满,绷急如鼓,皮色苍黄,脉络显露为特征。

本篇讨论以腹部胀大如鼓为主要表现的病证。本病证可涉及西医学中各种原因的腹水,最常见的是病毒性肝炎、血吸虫病、胆汁性、营养不良性等多种原因导致的肝硬化腹水。至于其他疾病出现的腹水,如结核性腹膜炎腹水、丝虫病乳糜腹水、腹腔内晚期恶性肿瘤、慢性缩窄性心包炎、肾病综合征等,凡符合鼓胀特征者,均可参照本节内容辨证论治。

二、病因病机

鼓胀的病因比较复杂,概言之,有酒食不节、情志刺激、虫毒感染、病后续发四个方面。形成本病的机理,主要在于肝脾肾受损,气滞血结,水停腹中。

(一)病因

1.酒食不节

如嗜酒过度,或恣食肥甘厚味,酿湿生热,蕴聚中焦,清浊相混,壅阻气机,水谷精微失于输布,湿浊内聚,遂成鼓胀。

2.情志刺激

忧思郁怒,伤及肝脾。肝失疏泄,气机滞涩,日久由气及血,络脉瘀阻。肝气横逆伐脾胃,脾运失健,则水湿内停,气、血、水壅结而成鼓胀。

3.虫毒感染

多因血吸虫感染,虫毒阻塞经隧,脉道不通,久延失治,肝脾两伤,形成癥积;气滞络瘀,清浊相混,水液停聚,乃成鼓胀。此即《诸病源候论》所称的"水毒"、"水蛊"之类。

4.病后续发

凡因他病损伤肝脾,导致肝失疏泄,脾失健运者,均有续发鼓胀的可能。如黄疸日久,湿邪(湿热或寒湿)蕴阻,肝脾受损,气滞血瘀;或癥积不愈,气滞血结,脉络壅塞,正气耗伤,痰瘀留着,水湿不化;或久泻久痢,气阴耗伤,肝脾受损,生化乏源,气血滞涩,水湿停留等,均可形成鼓胀。

(二)病机

鼓胀的病理因素不外乎气滞、血瘀、水湿。水液停蓄不去,腹部日益胀大而成鼓胀。故喻嘉言曾概括为"胀病亦不外水裹、气结、血瘀"。气、血、水三者既各有侧重,又常相互为因,错杂同病。

鼓胀的病位主要在肝脾,久则及肾。基本病机为肝、脾、肾受损,气滞、血瘀、水停腹中。肝主疏泄,司藏血,肝病则疏泄不行,气滞血瘀,进而横逆乘脾;脾主运化,脾病则运化失健,水湿内聚,进而土壅木郁,以致肝脾俱病。病延日久,累及于肾,肾关开合不利,水湿不化,则胀满愈甚。

病理性质总属本虚标实。初起,肝脾先伤,肝失疏泄,脾失健运,两者互为相因乃致气滞湿阻,清浊相混,此时以实为主。进而湿浊内蕴中焦,阻滞气机,既可郁而化热,而致水热蕴结,亦可因湿从寒化,出现水湿困脾之候;久则气血凝滞,隧道壅塞,瘀结水留更甚。肝脾日虚,病延及肾,肾火虚衰,不但无力温助脾阳,蒸化水湿,且开合失司,气化不利,而致阳虚水盛;若阳伤及阴,或湿热内盛,湿聚热郁,热耗阴津,则肝肾之阴亏虚,肾阴既损,阳无以化,则水津失布,阳虚水停,故后期以虚为主。至此因肝、脾、肾三脏俱虚,运行蒸化水湿的功能更差,气滞、水停、血瘀三者错杂为患,壅结更甚,其胀日重,由于邪愈盛而正愈虚,故本虚标实,更为错综复杂,病势日益深重。

三、诊断与病证鉴别

(一)诊断依据

1.初起脘腹作胀,食后尤甚,继而腹部胀满如鼓,甚者腹壁青筋显露,脐孔突起。

2.常伴乏力、纳差、尿少及齿衄、鼻衄、皮肤紫斑等出血现象,可见面色萎黄、黄疸、手掌殷红、面颈胸部红丝赤缕、血痣及蟹爪纹。

3.本病常有酒食不节、情志内伤、虫瘰感染或黄疸、胁痛、癥积等病史。

(二)病证鉴别

鼓胀与水肿:鼓胀主要为肝、脾、肾受损,气、血、水互结于腹中,以腹部胀大为主,四肢肿不甚明显;晚期方伴肢体水肿,每兼见面色青晦,面颈部有血痣赤缕,胁下癥积坚硬,腹壁青筋显露等。水肿主要为肺、脾、肾功能失调,水湿泛溢肌肤;其水肿多从眼睑开始,继则延及头面及肢体,或下肢先肿,后及全身,每见面色㿠白、腰酸倦怠等,水肿较甚者亦可伴见腹水。

(三)相关检查

鼓胀为腹内积水,可用超声波探测腹水,了解腹水量。腹腔穿刺液检查有助于区分漏出液和渗出液。腹水的脱落细胞学检查、细胞培养、结核杆菌豚鼠接种及酶、化学物质测定,均为辅助诊断手段。鼓胀与西医肝硬化失代偿期关系最为密切,常由病毒性肝炎所致,血清乙、丙、丁型肝炎病毒相关指标可显示感染依据。血吸虫性肝硬化患者粪检可见虫卵或孵化有毛蚴,皮内试验、环卵沉淀反应、血清学检查等可作为血吸虫感染依据。肝功能、B超、CT、MRI、腹腔镜、肝脏穿刺等检查有助于腹水原因的鉴别。消化道钡餐造影可显示门静脉高压所致食道、胃底静脉曲张的情况。

四、辨证

(一)实胀

1.气滞湿阻证

症状:腹胀按之不坚,胁下胀满或疼痛,饮食减少,食后胀甚,得嗳气、矢气稍减,小便短少,舌苔薄白腻,脉弦。

病机分析:本证为肝郁气滞,脾运不健,湿浊中阻。由于肝郁气滞,脾运不健,湿浊中阻,浊气充塞,故腹胀不坚;肝失条达,络气痹阻,故胁下胀满疼痛;气滞中满,脾胃运化失职,故食少易胀,嗳气不适;气壅湿阻,水道不利,故小便短少;脉弦,苔白腻,为肝郁湿阻之象。

2.水湿困脾证

症状:腹大胀满,按之如囊裹水,甚则颜面微浮,下肢水肿,脘腹痞胀,得热稍舒,精神困倦,怯寒懒动,小便少,大便溏,舌苔白腻,脉缓。

病机分析：本证为湿邪困遏，脾阳不振，寒水内停。因脾阳不振，寒湿停聚，水蓄不行，故腹大胀满，按之如囊裹水；寒水相搏，中阳不运，故脘腹痞胀，得热稍舒；脾为湿困，阳气失于舒展，故精神困倦，怯寒懒动；寒湿困脾，兼伤肾阳，水液不行，故小便少，大便溏，下肢水肿；苔白腻，脉缓均为湿胜阳微之候。

3.湿热蕴结证

症状：腹大坚满，脘腹撑急，烦热口苦，渴不欲饮，小便赤涩，大便秘结或溏垢，舌边尖红，苔黄腻或兼灰黑，脉象弦数。或有面目、皮肤发黄。

病机分析：本证为湿热壅盛，蕴结中焦，浊水内停。由于湿热互结，浊水停聚，故腹大坚满，脘腹胀急；湿热上蒸，浊水内停，故烦热口苦，渴不欲饮；湿热阻于肠胃，故大便秘结或溏垢；湿热下注，气化不利，故小便赤涩；如湿热熏蒸皮肤，则面目、皮肤发黄；舌红，苔黄腻灰黑，脉弦数，均为湿热壅盛，病在肝脾之象。

4.肝脾血瘀证

症状：腹大坚满，脉络怒张，胁腹刺痛，面色晦暗鲣黑，或见赤丝血缕，面、颈、胸、臂出现血痣或蟹爪纹，唇色紫褐，口渴，饮水不能下，大便色黑，舌质紫红或有紫斑，脉细涩或芤。

病机分析：本证为肝脾瘀结，络脉滞涩，水气停留。因瘀血阻于肝脾脉络之中，隧道不通，致水气内聚，故腹大坚满，脉络怒张，胁腹刺痛；瘀热蕴阻下焦，病邪日深，入肾则面色晦暗鲣黑，入血则赤丝血缕，面、颈、胸、臂出现血痣或蟹爪纹，唇色紫褐；由于水浊聚而不行，故口渴，饮水不能下；大便色黑，乃阴络之血外溢；舌紫红或有紫斑，脉细涩，乃血瘀停滞之象；失血时则见芤脉。

（二）虚胀

1.脾肾阳虚证

症状：腹大胀满，形似蛙腹，朝宽暮急，面色苍黄，或呈晄白，脘闷纳呆，神倦怯寒，肢冷，或下肢水肿，小便短少不利，舌体胖，质紫，苔淡白，脉沉细无力。

病机分析：本证为脾肾阳虚，不能温运，水湿内聚。脾肾阳气不运，水寒之气不行，故腹大胀满不舒，入暮尤甚；脾阳虚不能运化水谷，故脘闷纳呆；阳气不能敷布于内外，故神倦怯寒，肢冷；若水湿下注，则下肢水肿；肾阳不足，膀胱气化不行，故小便短少；面色苍黄或呈晄白，均为脾肾阳虚表现；舌体胖，质紫，苔淡白，脉沉细无力，均为脾肾阳虚，内有瘀血之象。

2.肝肾阴虚证

症状：腹大胀满，或见青筋暴露，面色晦滞，唇紫，口干而燥，心烦失眠，时或鼻衄、牙龈出血，小便短少，舌质红绛少津，苔少或光剥，脉弦细数。

病机分析：本证为肝肾阴虚，津液失布，水湿内停。因肝肾阴虚，津液不能输布，水液停聚中焦，血瘀不行，故腹大胀满，甚至青筋暴露，面色晦滞，小便短少；心烦失眠，衄血，均为阴虚内热，热伤阳络之象；阴虚津液不能上承，故口燥；舌红绛少津，苔少或光剥，脉弦细数，均为肝肾阴血亏损之象。

五、治疗

（一）治疗思路

1.标实为主者，当根据气、血、水的偏盛，分别采用行气、活血、祛湿利水或暂用攻逐之法，同时配以疏肝健脾。

2.本虚为主者,当根据阴阳的不同,分别采取温补脾肾或滋养肝肾法,同时配合行气活血利水。

3.由于本病总属本虚标实错杂,故治当攻补兼施,补虚不忘实,泻实不忘虚。

(二)基本治法

1.疏肝理气,行湿除满法

适应证:气滞湿阻证。

代表方:柴胡疏肝散合胃苓汤加减。前方以疏肝理气为主,后方以运脾利湿消胀为主。

常用药:柴胡、香附、郁金、青皮疏肝理气;川芎、白芍养血和血;苍术、厚朴、陈皮运脾化湿消胀;茯苓、猪苓利水渗湿。

加减:苔腻微黄,口干而苦,脉弦数,气郁化热,加丹皮、栀子;气郁化热伤阴,头晕,失眠,舌质红,脉弦细数,加制首乌、枸杞子、女贞子、白芍滋阴;胁下刺痛不移,面青舌紫,脉弦涩者,加延胡索、莪术、丹参活血化瘀;湿阻化热,舌苔黄腻,口苦干而不欲饮,小便短赤,脉弦滑而数,加茵陈、栀子清热燥湿;精神困倦,大便溏薄,舌苔白腻,质淡体胖,脉缓,寒湿偏重,加附片、干姜、砂仁温阳化湿。

2.温中健脾,行气利水法

适应证:水湿困脾证。

代表方:实脾饮加减。

常用药:白术、苍术、附子、干姜振奋脾阳,温化水湿;厚朴、木香、草果、陈皮行气健脾除湿;连皮茯苓、泽泻利水渗湿。

加减:水肿较甚,小便短少,加肉桂、猪苓、车前子温阳化气,利水消肿;兼胸闷咳喘,加葶苈子、苏子、半夏泻肺行水,止咳平喘;胁腹痛胀加郁金、香附、青皮、砂仁理气和络;脘闷纳呆,神疲,便溏,下肢水肿,加党参、黄芪、山药、泽泻健脾益气利水。

3.清热利湿,攻下逐水法

适应证:湿热蕴结证。

代表方:中满分消丸合茵陈蒿汤加减。前方有清热化湿、行气利水作用;后方清泄湿热,通便退黄。

常用药:茵陈、金钱草、山栀、黄柏清化湿热;苍术、厚朴、砂仁行气健脾化湿;大黄、猪苓、泽泻、车前子、滑石分利二便。

加减:热势较重,加连翘、龙胆草、半边莲清热解毒;小便赤涩不利,加陈葫芦、蟋蟀粉(另吞服)行水利窍;腹部胀急殊甚,大便十结,可用舟车丸行气逐水,但其作用峻烈,得泻下即止,不可过用;如病势恶化,大量吐血、下血,或出现神志昏迷等危象,当辨阴阳之衰脱而急救之。

4.活血化瘀,行气利水法

适应证:肝脾血瘀证。

代表方:调营饮加减。

常用药:当归、赤芍、桃仁、三棱、莪术、鳖甲化瘀散结;大腹皮行气消胀;马鞭草、益母草、泽兰、泽泻、赤茯苓化瘀利水。

加减:胁下癥积肿大明显,可选加穿山甲、地鳖虫、牡蛎,或配合鳖甲煎丸内服,以化瘀消癥;病久体虚,气血不足,或攻逐之后,正气受损,宜用八珍汤或人参荣丸等补养气血;大便色黑,加参三七、茜草、侧柏叶化瘀止血;如病势恶化,大口吐血、下血,或出现神志昏迷等危象,当辨阴阳之衰脱而急救之。

5.温补脾肾,化气利水法

适应证:脾肾阳虚证。

代表方:附子理苓汤或济生肾气丸加减。前方由附子理中汤合五苓散组成,有温阳健脾、化气利水作用;后方有温补肾气、利水消肿作用。

常用药:附子、干姜、人参、白术、鹿角片、胡芦巴温补脾肾;茯苓、泽泻、陈葫芦、车前子利水消胀。

加减:偏于脾阳虚弱,神疲乏力,少气懒言,纳少,便溏,加黄芪、山药、薏苡仁、扁豆益气健脾;偏于肾阳虚衰,面色苍白,怯寒肢冷,腰膝酸冷疼痛,加肉桂、仙茅、仙灵脾温补肾阳。

6.滋肾柔肝,养阴利水法

适应证:肝肾阴虚证。

代表方:六味地黄丸或一贯煎合膈下逐瘀汤加减。六味地黄丸重在滋养肾阴,一贯煎重在养阴柔肝,膈下逐瘀汤重在活血化瘀。

常用药:沙参、麦冬、生地、山萸肉、枸杞子、楮实子滋养肾阴;泽泻、猪苓、茯苓、玉米须淡渗利湿。

加减:低热、口干,舌绛少津,内热伤津,加石斛、玄参、芦根养阴生津;如青筋显露,唇舌紫暗,小便短少,加丹参、益母草、泽兰、马鞭草化瘀利水;腹胀甚,加枳壳、大腹皮行气消胀;兼有潮热、烦躁,加地骨皮、白薇、栀子清虚热;齿鼻衄血,加鲜茅根、藕节、仙鹤草凉血止血;阴虚阳浮,耳鸣,面赤,颧红,宜加龟板、鳖甲、牡蛎滋阴潜阳;湿热留恋不清,溲赤涩少,加知母、黄柏、六一散、金钱草清热利湿。如病势恶化,大量吐血、下血,或出现神志昏迷等危象,当辨阴阳之衰脱而急救之。

(三)复法应用

1.清热凉血,活血止血

适应证:瘀热互结,热迫血溢所致大出血,症见骤然大量呕血,血色鲜红,大便下血,暗红或油黑。

代表方:泻心汤合十灰散或犀角地黄汤加参三七、仙鹤草、地榆炭、血余炭、大黄炭等。

常用药:黄芩、黄连、犀角、生地黄、丹皮、赤芍、参三七、仙鹤草、地榆炭、血余炭、大黄炭。

加减:若气随血脱,阳气衰微,治宜扶正固脱,益气摄血,方用大剂独参汤加山萸肉。

2.清热豁痰,开窍息风

适应证:痰热内扰,蒙蔽心窍所致昏迷。

代表方:安宫牛黄丸合龙胆泻肝汤加减。

常用药:牛黄、犀角、郁金、黄连、黄芩、龙胆草、栀子、车前子、生地、白茅根、藕节、茜草。

加减:病情继续恶化,昏迷加深,气阴耗竭,正气衰败,急予生脉散、参附龙牡汤以敛阴回阳固脱。

3.化痰泄浊开窍

适应证:痰浊壅盛,蒙蔽心窍证。

代表方:苏合香丸合菖蒲郁金汤加减。

常用药:苏合香、白术、青木香、犀角、香附、石菖蒲、郁金、丁香、炒栀子、鲜竹叶、牡丹皮、连翘。

加减:病情继续恶化,昏迷加深,气阴耗竭,正气衰败,急予生脉散、参附龙牡汤以敛阴回阳固脱。

六、预防与调护

宜进清淡、富有营养且易于消化的食物。因生冷辛辣油腻易损伤脾胃,蕴生湿热;粗硬食物易损络动血,故应禁止食用。食盐有凝涩水湿之弊,一般鼓胀患者宜低盐饮食;肿胀显著,小便量少时,则应忌盐。怡情适怀,安心休养,避免过劳。加强护理,注意冷暖,防止正虚邪袭。如感受外邪,应及时治疗。

(李志鹏)

第三节　头痛

一、概述

头痛是以全头或头的某一局部疼痛为主症的病证。头痛既可单独出现,也可并见于多种急慢性疾病中。头痛剧烈,经久不愈,呈发作性者又称作风。"

本证与西医学中的偏头痛、丛集性头痛、颞动脉炎、高血压头痛、颅内压增高性头痛、蛛网膜下隙出血、脑膜炎症性头痛、癫痫性头痛、神经症头痛、紧张性头痛、鼻窦炎头痛、青光眼性头痛、三叉神经的眼支和上颌支神经痛等相近。凡此诸病均可参照本篇辨证施治。

二、病因病机

头为"诸阳之会","清阳之府",又为髓海所在。凡五脏精华之血,六腑清阳之气,皆上注于头,故脏腑经络发生病变,均可直接或间接地影响头部而发生头痛。引起头痛的病因较多,概言之,可分为外感和内伤两大类。

(一)病因

1.外感头痛

多因起居不慎,坐卧当风,感受六淫外邪,侵袭经络,上犯巅顶,气血运行受阻,导致头痛。其中以风为主,因"伤于风者,上先受之";高巅之上,惟风可到。头部居人体最高位,所以外感头痛以风邪所致者为常见。而风邪常夹他邪共同致病,尤其易兼寒、热、湿邪。故《医碥·头痛》云:"六淫外邪,惟风寒湿三者最能郁遏阳气。火暑燥三者皆属热……热甚气壅脉满,而为痛矣。"

2.内伤头痛

多与情志、体质、饮食和生活起居等有关。

(1)情志失调:忧郁恼怒太过,肝失条达,肝气郁结,气郁化火伤阴,肝阴耗伤;或因肾精素亏,水不涵木,均可导致肝阳上亢,上扰清空而致头痛。

(2)饮食不节:过食辛辣炙煿、肥甘厚味,或饥饱失常,伤及脾胃,运化不健;或劳伤脾胃,以致脾阳不振,运化失职,痰湿内生,上蒙清阳,可致头痛发作,如朱丹溪所言"头痛多主于痰"。

(3)正气不足:如先天禀赋不足,年老气血衰败,房室不节,久病不愈,均可耗伤气血阴精,气血不能上荣于脑,髓海不充而致头痛。

此外,跌打坠仆,脑脉损伤,瘀血停留,阻滞脑窍脉络,以致气血不能上荣头目,亦可导致头痛。

（二）病机

头痛可分为外感和内伤两类。外感头痛多因外邪乘客,经脉阻滞,风寒、风热、风湿等邪客于三阳经脉,气血不畅。因于风寒者,阻遏经脉,清窍失宣;困于风热者,邪壅络脉,清空失旷;因于风湿者,上蒙清阳,经脉阻滞。

内伤头痛以肝病为多,涉及脾肾。肝为风木之脏,以血为本,以气为用,气郁化火,肝阳上亢则可致头痛;久延阴血耗伤,则见阴虚阳亢,肝风上扰之候。脾主运化,若脾运不健,聚湿为痰,上蒙清阳;或中气不足,气不生血,清阳之气不能上升,血虚不能上荣,亦可引起头痛。肾藏精气,若精气耗伤,不能上充,髓海空虚,亦可发生头痛。

头痛病位在脑,涉及肝、脾、肾等脏器,与三阳经循行部位密切相关。外感头痛起病较急,病程较短,以实证为主;内伤头痛,大多病程较长,反复发作,以虚实相兼者为多,部分头痛宿疾患者因外感或情志不遂等可急性发作,且痛势较剧。

此外,外感头痛若经久不愈,亦可内伤气血,导致脏腑功能失调,演变为内伤头痛。病程缠绵,多反复发作,内伤头痛每因外感或情志不遂或劳累过度而诱发或加重,其证虚实兼夹,较为复杂。

三、诊断与病证鉴别

（一）诊断依据

1. 以头痛为主要临床表现。头痛部位可发生在前额、两颞、巅顶、枕项或全头部。疼痛性质可为跳痛、刺痛、胀痛、灼痛、重痛、空痛、昏痛、隐痛等。头痛发作形式可分为突然发作,或反复发作,时痛时止,或缓慢起病。

2. 疼痛的持续时间可长可短,可数分钟、数小时或数天、数周,甚则长期疼痛不已。

3. 外感头痛者多有起居不慎,感受外邪的病史;内伤头痛者常有饮食、劳倦、房事不节、病后体虚等病史。

（二）病证鉴别

1. 头风

头风见于《诸病源候论·头面风候》,指头痛经久不愈,时作时止者。明代方隅《医林绳墨》谓:"浅而近者,名曰头痛;深而远者,名曰头风。"多因风寒或风热侵袭,及痰瘀郁遏头部经络所致。其症头痛反复发作,痛势一般较剧。若头痛反复发作,经久不愈,或左或右,或连及眼、齿等部位,多为偏头风。

2. 真头痛

真头痛见于《灵枢·厥病》,由病邪入脑所致,症见剧烈头痛,引脑及巅,手足厥冷至肘膝关节。病情多属危重。

3. 头痛与鼻渊

两者均有头痛。鼻渊有鼻的局部病变,鼻流浊涕不止,继而引发头痛,其部位多在前额,呈持续性。

4. 头痛与雷头风

两者均以头痛为主症。雷头风起病急骤,头痛如雷鸣,头面部起核块,红肿热痛,伴恶寒发热,大便燥结等,多为湿热或痰火上冲所致。

（三）相关检查

常规进行血压、血常规等检查,必要时可行经颅多普勒、脑电图、脑脊液、颅脑CT、或核磁共振等检查以明确头痛的病因。如疑为眼、耳、鼻、鼻窦、牙齿、口腔疾病所导致者,可进行五官科的相应检查。

四、辨证

1. 风寒外袭证

症状:头痛连及项背,或有拘急收紧感,有跳动感,恶风畏寒,遇风受寒则疼痛加剧,常喜用棉巾裹头,口不渴或兼鼻塞流清涕等症,舌苔薄白,脉浮或浮紧。

病机分析:头为诸阳之会,风寒邪侵,循经上犯巅顶,阻遏清阳之气,其病乃作。因风性善动,其气刚劲,寒性收引,故痛有收紧之感;太阳主一身之表,其经脉上引巅顶,循颈下及项背,故其痛往往连及项背;风寒束表,卫阳被遏,不得宣达,则恶风畏寒;遇风寒则卫阳更遏,故疼痛增剧;若肺窍不利,还可见鼻塞流清涕;寒属阴邪,得温易散,其痛可减,故常喜棉巾裹头以缓其痛;无热则口不渴;苔薄白,脉浮或浮紧为风寒在表之征。

2. 风热上犯证

症状:头痛如灼,甚则如裂,发热恶风,面红目赤,口渴欲饮,鼻流浊涕,便秘溲黄,舌红苔薄黄,脉浮数。

病机分析:风热俱为阳邪,其性属火,火性炎上,风热上扰,壅塞经脉,清空失旷,故头痛如灼如裂,面红目赤;风热伤表,故兼有发热恶风;热盛伤津则口渴欲饮;风热上犯肺窍,则鼻流浊涕;便秘溲黄,舌红苔薄脉浮数均为风热邪甚之征。

3. 风湿蒙蔽证

症状:头痛如裹,昏胀沉重,肢体困重,纳呆胸闷,小便不利,大便或溏,舌苔白腻,脉濡。

病机分析:长夏季节,感受雾露之湿,或水上作业,涉水淋雨,或汗出入水,居处潮湿,风夹湿邪,上犯巅顶,清空为邪阻遏,故头痛如裹;脾司运化而主四肢,湿浊中阻,脾阳为湿所困,故见四肢困重,纳食呆滞;湿邪内蕴,胸阳失宣,故见胸闷;湿邪流注下焦,故小便不利,大便或溏;舌苔白腻,脉濡均为湿邪偏胜之象。

4. 肝阳上亢证

症状:头痛眩晕,甚或两侧跳痛,常波及巅顶,心烦易怒,睡眠不宁,面部升火,目赤,或兼胁痛,口干苦,舌苔薄白或黄,舌质红,脉弦有力。

病机分析:诸风掉眩,皆属于肝。肝体不足,肝用有余,情志恼怒,肝失条达,怒则气上,引动肝阳上扰清窍巅顶,故头痛而眩,目赤;肝阳扰动心神,则心烦易怒,夜寐不安;胁为肝之分野,肝体失柔,肝气郁滞,故见胁痛;苔黄舌红,脉弦有力均为肝阳上亢之象。

5. 肝火上扰证

症状:头两侧或巅顶胀痛,或痛处有烧灼感,面红目赤,口苦而干,便秘溲赤,舌红苔黄燥,脉弦数。

病机分析:情志不遂,肝失调达,肝气郁滞,气郁化火,火随气逆,上扰清空,则头两侧或巅顶胀痛。如《金匮翼》云:"肝厥头痛,肝火厥逆,上攻头脑是也。其痛必在巅顶,以肝之脉与督脉会于巅顶故也。"肝开窍于目,肝火上扰其窍,则目赤;肝胆相表里,胆热上移,则口苦;肝胆热结于内,则便秘溲赤;苔黄燥,脉弦数均为肝火之征。

6.气虚不足证

症状:头痛,痛势绵绵,时发时止,遇劳加剧,倦怠乏力,畏寒少气,口淡乏味,胃纳不佳,舌淡红苔薄白,脉细无力。

病机分析:久病体弱,或过度劳倦,中气不足,清阳不升,浊阴不降,清窍不利,故头痛绵绵。如《金匮翼》云:"气虚头痛者,清阳气虚,不能上升也。"劳则气伤,故遇劳易发,痛势更剧;中气不足,阳气不布,运化失司,则神疲乏力,畏寒少气,口淡纳呆;舌淡,脉细无力,为气虚之征。

7.血虚不荣证

症状:头痛眼花,时时昏晕,痛势隐隐,面色少华,心悸怔忡,夜寐不安,舌质淡,苔薄,脉细弱。

病机分析:病后产后,脾胃虚弱,生化不足,或失血之后,营血亏虚不能上荣于脑,故头痛且晕。如《金匮翼》云:"血虚头痛者,血脉空虚,自鱼尾上攻头痛者是也。产后多有此症。"血不荣于面,故面色少华;血虚心失所养,故心悸怔忡,夜寐不安;舌质淡,苔薄,脉细弱均为血虚之象。

8.痰浊上蒙证

症状:头痛而重,如物裹首,时有目眩,胸脘痞闷,恶心泛泛,甚者呕吐痰涎,纳呆,苔白厚腻,脉滑或弦滑。

病机分析:饮食不节,脾失健运,聚湿生痰,痰浊上蒙清窍,经络阻塞,清阳之气不得舒展,故头痛昏蒙,时有目眩。如《金匮翼》云:"痰厥头痛者,病从脾而胃之也。夫脾主为胃行其津液,脾病则胃中津液不得宣行,积而为痰,随阳明之经,上攻头脑而作痛也。"痰阻胸膈,肺脾气机不利,则胸脘痞闷;痰浊上逆,胃失和降,故泛泛恶心,甚则呕吐痰涎;纳呆为脾失健运之象;舌苔白腻,脉滑为痰浊内停之征。

9.瘀血阻络证

症状:头痛屡发,经久不愈,痛有定处,固定不移,痛如锥刺,舌质紫或有瘀斑,脉细或细涩。

病机分析:头痛经久不愈,久痛入络,气滞血瘀;或头部撞伤,脑髓溪荡,瘀血内停,阻塞脉络,故见头痛经久不愈,痛有定处,疼痛如刺。如《灵枢·厥病》云:"头痛不可取于俞者,有所击堕,恶血在于内。"舌质紫,脉细涩,为瘀血内阻之征。

10.肾虚失养证

症状:头痛且空,每兼眩晕,腰膝酸软,神疲乏力,遗精带下,耳鸣少寐,舌红少苔,脉细无力。

病机分析:脑为髓海,其主在肾,肾虚髓不上充,脑海空虚,故头脑空痛,眩晕耳鸣;腰为肾之府,肾虚腰府失养则腰酸腰痛;肾虚精关不固而遗精,女子则带脉不束而带下;心肾不交则少寐;舌红少苔,脉细无力是肾阴不足,心神不交之象。

五、治疗

(一)治疗思路

外感头痛以邪实为主,治疗首当祛邪,据邪气性质之不同,分别采用疏风、散寒、化湿、清热等法,头痛多因风邪为患,故强调风药的使用。内伤头痛早期多为虚实夹杂,治疗当祛邪扶正并举,采用平肝、化痰、活血、益气、养血、滋阴等法。至于病久及肾,肾精亏耗者,则当益肾填精补髓。

(二)基本治法

1.疏风散寒法

适应证:风寒外袭证。

代表方:川芎茶调散加减。

常用药:川芎、羌活、白芷、细辛发散风寒,通络止痛;薄荷、荆芥、防风宣泄升散;蔓荆子祛风散寒止痛;甘草性缓,调和诸药。

加减:寒邪较著,头痛剧烈,遇寒即发,舌苔白,应加重温经散寒之品,如川乌、藁本等;项背偶尔酸楚,加藁本、葛根;兼阳虚者,加人参、附子、桂枝;寒邪侵犯厥阴经,巅顶头痛,干呕,吐涎沫,甚则四肢厥冷,苔白,脉弦,治当温散厥阴寒邪,用吴茱萸汤去人参、大枣,加半夏、藁本、川芎温散降逆。

2.疏散风热法

适应证:风热上犯证。

代表症:芎芷石膏汤加减。

常用药:石膏清热泻火;桑叶、菊花散风清热;白芷、羌活、藁本辛温解表止痛;川芎祛血中之风,上行头目;白蒺藜、蔓荆子以祛风止痛;黄芩、薄荷辛凉清解。

加减:发热甚者去羌活、藁本,加山栀子、金银花;热甚伤津,舌红少津,加石斛、芦根、天花粉生津止渴;伴鼻流浊涕如脓,鼻根及鼻旁亦痛,加苍耳子、辛夷散风除湿清热,通利肺窍,或加桑白皮、鱼腥草泻肺清热,或加服藿胆丸以清泻胆热;大便秘结,口鼻生疮,腑气不通,可用黄连上清丸苦寒降火,通腑泄热。

3.祛风胜湿法

适应证:风湿蒙蔽证。

代表方:羌活胜湿汤加减。

常用药:羌活、独活祛风胜湿;防风、藁本解肌祛湿,发汗止痛;蔓荆子升散在上的风湿而止头痛;川芎活血祛风以止头痛。

加减:湿浊中阻,胸闷纳呆,便溏,加苍术、厚朴、陈皮、枳壳燥湿宽中;恶心呕吐加半夏、生姜降逆止呕。若头痛发生于夏季,暑湿内侵,身热汗少,或身热微畏寒,汗出不畅,口渴胸闷,干呕不食,治以清暑化湿,用黄连香薷饮加藿香、佩兰、荷叶、竹茹、知母。

4.平肝潜阳法

适应证:肝阳上亢证。

代表方:天麻钩藤饮加减。

常用药:天麻、钩藤、石决明、磁石平肝息风;黄芩、菊花、桑叶清肝泻火,牛膝、杜仲、桑寄生补益肝肾;夜交藤、茯神养心安神。

加减:素体肝肾阴虚或肝阳上亢而耗伤肝肾之阴,两目干涩,腰膝酸软无力,舌红少津,脉细弦,可酌加生地、制首乌、枸杞子、女贞子、旱莲草、石斛滋养肝肾。

5.清肝泻火法

适应证:肝火上扰证。

代表方:龙胆泻肝汤加减。

常用药:龙胆草、黄芩、山栀清泻肝经实火;泽泻、车前子清利湿热;柴胡疏肝清热;当归、生地养血益阴使驱邪而不伤正。

加减:情志郁结而致者加白芍、郁金柔肝解郁;口干舌红加麦冬、石斛、沙参养阴生津;头部烧灼痛甚加生石膏、金银花清泄内热。

6.益气升清法

适应证:气虚不足证。

代表方:补中益气汤加减。

常用药:人参、黄芪、炒白术益气健脾;升麻、柴胡升举清阳之气,助参、芪、术益气健脾;当归养血活血;陈皮行气健脾;甘草调和诸药。

加减:手足不温,便溏畏寒,用理中汤加肉桂、制附片、煨葛根;伴失眠、健忘,加茯神、炙远志、炒枣仁。

7.滋阴养血法

适应证:血虚不荣证。

代表方:加味四物汤加减。

常用药:当归、白芍、熟地、制首乌、枸杞子滋阴养血;川芎、菊花、蔓荆子清肝祛风;甘草调和诸药。

加减:血不养心,心悸不寐,加炒枣仁、柏子仁、龙眼肉、远志养心安神;体倦乏力,少气懒言,气虚明显,加党参、炙黄芪、炒白术益气生血;肝血不足,肝阴亏损,血虚阴虚并见,耳鸣、虚烦、少寐、头晕明显,加制首乌、枸杞子、黄精、枣仁。

8.化湿祛痰法

适应证:痰浊上蒙证。

代表方:半夏天麻白术汤加减。

常用药:姜半夏、炒白术、茯苓健脾祛湿化痰;天麻、白蒺藜平肝息风;陈皮理气化痰;蔓荆子散头面之风邪。

加减:肝胃虚寒,干呕吐涎沫,头痛者,加吴茱萸、生姜,温肝和胃而降逆;纳差食少,胸闷脘痞加白蔻仁、砂仁;呃逆加旋覆花、代赭石;舌苔厚腻,水湿甚者,合用五苓散;寒饮内停加制附子、干姜;痰湿蕴久化热,痰热上熏,口苦,舌苔黄浊,大便不畅,宜去白术,加黄芩、竹茹、枳实、胆南星清热化痰。

9.活血化瘀通络法

适应证:瘀血阻络证。

代表方:通窍活血汤加减。

常用药:赤芍、川芎、桃仁、红花、丹参活血化瘀;白芷、青葱、生姜辛香温通,走窜通瘀。

加减:久病气血不足,加炙黄芪、党参、当归、地黄补益气血;疼痛甚,加全蝎、蜈蚣、地龙、五灵脂、乳香、没药行瘀通络,搜风定痛。因受寒而诱发或加重,畏寒,舌苔薄白,舌质淡,酌加细辛、桂枝温经通络散寒。

10.补肾填精法

适应证:肾虚失养证。

代表方：大补元煎加减。

常用药：熟地、山茱萸、枸杞、杜仲补肾填精；人参大补元气；山药、当归健脾养血。

加减：头痛而畏寒，面白，四肢不温，舌淡，脉沉细而缓，证属肾阳不足，可用右归丸温补肾阳，填补精血；若兼有外感寒邪，侵犯少阴经脉，足寒气逆，头痛，背冷，脉沉细，治宜温散少阴寒邪，可用麻黄附子细辛汤加白芷、川芎以温经止痛。

（三）复法应用

肝阳上亢是头痛的重要病机，平肝潜阳则是治疗头痛较为重要的方法之一，本法细分之则有养阴平肝和养血平肝之别。肝肾之阴不足，肝阳易亢，多用养阴平肝潜阳法，常配用白芍、枸杞子、生地、女贞子、墨旱莲等；女子如失血过多，则会导致肝血不足，肝阳偏亢，头痛多在经期或经净后发生，可配用当归、桑椹、制首乌、熟地等。

化痰也是治疗头痛的重要法则之一，可单用或联用下列各类药物：一是息风化痰药，如白蒺藜、僵蚕、地龙等；二是燥湿化痰药，如半夏、陈皮、苍术、制南星等；三是清热药，如鲜竹沥、陈胆星等；四是开窍化痰药，如九节菖蒲、郁金、天竺黄等；五是健脾化痰药，如茯苓、白术等。

头痛日久，常有血瘀，活血化瘀为治疗头痛的常用方法。临证可单用或联用下列各类药物：一是养血活血类，如当归、丹参等；二是活血化瘀类，如桃仁、红花、鬼箭羽等；三是行气活血类，如川芎、延胡索等；四是破血化瘀类，如三棱、莪术等；五是凉血化瘀类，如水牛角片、生地、生槐花、丹皮、赤芍等；六是虫类破血药，如水蛭、地鳖虫等。

六、预防与调护

本病一般不危及患者生命，应消除患者的恐惧心理，控制七情波动，以利气血正常运行，防止头痛发作。生活要有规律，适量活动，不可过劳。饮食宜清淡而富有营养。

头痛剧烈者，宜卧床休息。治疗期间严禁饮酒与吸烟。加强身体锻炼，可选太极拳、八段锦、游泳、慢跑。保持心情舒畅，避免精神刺激。注意气候变化，及时增减衣被，防止外感。

（李志鹏）

第四节 眩晕

一、概述

眩晕即头晕目眩的总称。目眩是指眼花或眼前发黑，视物模糊；头晕是感觉自身或外界景物旋转，站立不稳。两者常同时并见，故统称为"眩晕"。

眩晕多属肝的病变，可由风、火、痰、虚等多种原因引起。在历代文献中，本病还有"眩运"、"目眩"、"晕眩"、"眩冒"、"眩仆"等不同称谓。

本病与西医学中的眩晕含义基本相同。临床上凡以眩晕为主要症状的疾病，如梅尼埃病、迷路炎、前庭神经元炎、脑动脉硬化、椎基底动脉供血不足、高血压、低血压，以及其他脑部疾患眩晕症状突出者，均可参考本篇辨证施治。

二、病因病机

眩晕多因情志失调、饮食偏嗜、久病体虚、劳欲过度，导致肝、脾、肾功能失调，风、火、痰、瘀上扰清窍,或阴精气血不足,脑失所养。

(一)病因

1. 情志失调

长期忧郁恼怒,肝失条达,气机不畅,气血瘀滞;甚至气郁化火,肝火上扰;或者肝火耗伤阴津,肝阳偏亢,上扰清空等,均可导致眩晕。如《类证治裁·眩晕》言:"肝胆乃风木之脏,相火内寄,其性主动主升;或由身心过动,或由情志郁悖……以致目昏耳鸣,震眩不定。"

2. 饮食不节

平素嗜食肥甘,或者饮食不节,饥饱失常,均可损伤脾胃,以致健运失司,水湿内停,久聚成痰;痰浊上蒙清窍,或蕴阻中焦,清阳不升,因而发为眩晕。正如《症因脉治》所说:"饮食不节,水谷过多,胃强能纳,脾弱不能运化,停滞中脘,有火则灼炼成痰,无火者凝结为饮;中州积聚,清阳之气窒塞不通,而为恶心眩晕矣。"

3. 久病体虚

久病不愈,气血渐耗;或失血之后,虚而未复,致使气血两虚,清窍因而失养,发为眩晕。如《证治汇补·上窍门·眩晕》所言:"血为气配,气之所帅,以血为荣。凡吐衄崩漏,产后亡阴,肝家不能收摄荣气,使诸血失道妄行,此眩晕生于血虚也。"也可以由于素体禀赋薄弱,或者年老体衰,肾精不足,不能生髓充脑,形成上下俱虚之势,发为眩晕。

4. 劳倦失宜

思虑劳倦过度,伤及脾胃,以致脾胃虚弱,健运失司,气血生化无源,脑海失养,发为眩晕;或者劳欲过度,损伤肾精,肾亏不能生髓,髓海不充;或者水不涵木,风阳上扰,发生眩晕。

5. 跌仆外感

跌仆坠损,头脑外伤,瘀血停留,阻滞经脉,致使气血不能上荣于头目;或者瘀血停滞胸中,迷闭心窍,心神飘摇不定;或妇人产时感寒,恶露不下,血瘀气逆,并走于上,扰乱心神,干扰清空,均可引发眩晕。

(二)病机

眩晕的基本病理变化,不外虚实两端,虚者为气血不足,或气血亏虚,清窍失养;实者为风、火、痰、瘀扰乱清空。本病的病位在头窍,其病变脏腑与肝、脾、肾三脏相关。肝乃风木之脏,其性主动主升,若肝肾阴亏,水不涵木,阴不维阳,阳亢于上,或气火暴升,上扰头目,则发为眩晕。脾为后天之本,气血生化之源,若脾胃虚弱,气血亏虚,清窍失养,或脾失健运,痰浊中阻,或风阳夹痰,上扰清空,均可发为眩晕。肾主生髓,脑为髓海,肾精亏虚,髓海失充,或肝肾阴亏,水不涵木,阴不维阳,阳亢于上,亦可发为眩晕。

眩晕的病性以虚者居多,气虚血亏、髓海空虚、肝肾不足所导致的眩晕多属虚证;因痰浊中阻或痰火上蒙、瘀血阻络、肝阳上亢所导致的眩晕属实证。风、火、痰、瘀是眩晕的常见病理因素。

在眩晕的病变过程中,各证之间可相互兼夹或转化。如脾胃虚弱,气血亏虚而生眩晕,而脾虚又可聚湿生痰,两者相互影响,临床上可以表现为气血亏虚兼有痰湿中阻的证候。

另外,痰湿中阻,郁久化热,形成痰火为患,甚至火盛伤阴,形成阴亏于下,痰火上蒙的复杂局面。再如肾精不足,本属阴虚,若阴损及阳,或精不化气,可以转为肾阳不足或阴阳两虚之证。此外,风阳每夹痰火,肾虚可以导致肝旺,久病入络形成瘀血,故临床常形成虚实夹杂之证候。若中年以上,阴虚阳亢,风阳上扰,往往有中风晕厥的可能。

三、诊断与病证鉴别

（一）诊断依据

1. 主要症状为目眩、头晕。患者眼花或眼前发黑，视外界景物旋转动摇不定，或者自觉头身动摇；轻者闭目即止，重者如坐车船，甚则仆倒。

2. 伴有恶心、呕吐、眼震、耳鸣耳聋、汗出、面色苍白、懈怠无力、肢体震颤等症状。

3. 慢性起病，逐渐加重；或急性起病，或反复发作。可因劳累、紧张、感受风寒等因素而引发。

（二）病证鉴别

1. 厥证

厥证表现为忽然昏倒，不省人事，或伴有四肢逆冷；发作后一般会在短时间内逐渐苏醒，醒后无偏瘫、失语、口眼歪斜等后遗症。但厥证特别严重的，也可一厥不复而死亡。如《素问·厥论》说："厥……或令人暴不知人，或至半日，远至一日乃知人者。"眩晕发作严重者，有欲仆或晕旋仆倒的现象，与厥证相似。但眩晕一般意识清楚，无昏迷及不省人事的表现。

2. 中风

中风常卒然昏仆，不省人事，伴有口眼歪斜、偏瘫、失语等症；或者不经昏仆，仅仅表现为㖞僻不遂。中风的昏仆与眩晕之甚者相似，但中风昏仆则不省人事，且伴有㖞僻不遂之症，而眩晕无昏仆，也无㖞僻不遂之症。也有部分中风患者，以眩晕、头痛为先兆表现，所以临证当注意中风与眩晕的区别和联系。

3. 痫证

痫证以突然仆倒，昏不知人，口吐涎沫，两目上视，四肢抽搐，或口中如作猪羊叫声，移时苏醒，醒后一如常人为特点。痫证的昏仆发作与眩晕之甚者类似，并且发作前常伴有眩晕、乏力、胸闷等先兆症状，痫证发作日久，也会有神疲乏力、眩晕时作等症状出现，故亦应与眩晕相鉴别。关键在于痫证之昏仆，必昏迷不省人事，且伴有口吐涎沫、两目上视、四肢抽搐，或口中如作猪羊叫声等表现。

（三）相关检查

常规检测血压、脉搏、呼吸、体温，查心电图、超声心动图、检查眼底等，有条件的应当进行心电监护。这些检测有助于低血压、高血压、高血压危象和心脏病的初步诊断。颈椎 X 线片、经颅多普勒检查等，有助于诊断椎—基底动脉供血不足、颈椎病、脑动脉硬化等；必要时行 CT 及 MRI 检查以进一步明确诊断，排除脑梗死和脑出血。肝肾功能、电解质、血糖及血脂检测，有助于明确基础状况，排除糖尿病、高脂血症、肝肾功能异常和电解质紊乱等。耳科检查、电测听、脑干诱发电位等，有助于诊断梅尼埃病，血常规及血液系统相关检验有助于诊断贫血。

四、辨证

（一）肝阳上亢证

症状：眩晕，耳鸣，头胀头痛，容易发怒，失眠多梦，脉弦。或兼有面红，目赤，口苦，便秘，尿赤，舌红苔黄，脉弦数；或兼有腰膝酸软，健忘，遗精，舌红少苔，脉弦细数；甚或眩晕欲仆，泛泛欲呕，头痛如掣，肢麻震颤，语言不利，步履不正。

病机分析：本证由肝阳风火，上扰清窍所致。肝阳风火，上冒巅顶，故眩晕，耳鸣，头痛且胀;肝阳升发太过,故易怒;风火扰动心神,故失眠多梦;若肝火偏盛,循经上炎,则见面红,目赤,口苦,脉弦且数;火热灼津,则便秘尿赤,舌红苔黄;若肝肾阴亏,水不涵木,肝阳上亢,则见腰膝酸软,健忘遗精,舌红少苔,脉弦细数;若肝阳亢极化风,则出现眩晕欲仆,泛泛欲呕,头痛如掣,肢麻震颤,语言不利,步履不正等风动之象。

(二)气血亏虚证

症状:眩晕动则加剧,劳累即发,伴有神瘵懒言,面色少华、萎黄,或面有垢色,心悸失眠,纳减体倦,舌色淡,质胖嫩,边有齿印,苔少或厚,脉细或虚大;或兼食后腹胀,大便溏薄;或兼畏寒肢冷,唇甲淡白;或兼诸失血证。

病机分析:本证由气血不足,清阳不展所致。气血亏虚,脑失所养,故头晕目眩;活动后耗伤气血,因而眩晕加剧,或劳累即发;气血不足,则神瘵懒言,面色少华或萎黄;脾肺气虚,故气短声低;营血不足,心神失养,故见心悸失眠;脾失健运,故纳减体倦;舌色淡,质胖嫩,边有齿印.苔少或厚,脉细或虚大,均是气虚血少之象。若偏于脾虚气陷,则见大便稀薄;若脾阳虚衰,气血生化不足,则兼见畏寒肢冷,唇甲淡白等症。

(三)肾精不足证

症状:眩晕,精神萎靡,腰膝酸软,或伴遗精、滑泄,耳鸣,发落,齿摇,舌瘦嫩或嫩红,少苔或无苔,脉弦细弱或细数;或兼见头痛颧红,咽干,形瘦,五心烦热,舌嫩红,苔少或光剥,脉细数;或兼见面色黧黑,形寒肢冷,舌淡嫩苔白或根部有浊苔,脉弱尺微。

病机分析:本证由肾精不足,髓海空虚所致。肾精亏虚,无以生髓,脑髓失充,故眩晕而精神萎靡;肾主骨,腰为肾之府,齿为骨之余,肾失所养,故见腰膝酸软,牙齿动摇;肾虚封藏固摄失职,故遗精滑泄;肾开窍于耳,肾精虚少,故时时耳鸣;肾其华在发,肾精亏虚,故发易脱落;肾精不足,阴不维阳,虚热内生,故颧红,咽干,形瘦,五心烦热,舌嫩红,苔少或光剥,脉细数;肾虚无以化气,肾气不足,日久真阳亦衰,故面色㿠白或黧黑,形寒肢冷,舌淡嫩,苔白或根部有浊苔,脉弱尺微。

(四)痰浊内蕴证

症状:眩晕,倦怠或头重如蒙,胸闷或时吐痰涎,少食多寐,舌胖,苔浊腻或白厚而润,脉滑或弦滑,或兼结代;或兼见心下逆满,心悸怔忡;或兼头目胀痛,心烦而悸,口苦尿赤,舌苔黄腻,脉弦滑而数;或兼头痛耳鸣,面赤易怒,胁痛,脉弦滑。

病机分析:本证由痰浊中阻,上蒙清窍所致。痰浊上蒙,清阳不升,故眩晕;痰为湿聚,性质重浊,阻遏清阳,故倦怠,头重如蒙;痰浊中阻,气机不利,故胸闷;胃气上逆,故时吐痰涎;痰浊阻遏,脾阳不振,故少食多寐;舌胖,苔浊腻或白厚而润,脉滑或弦滑,或兼结代,均为痰浊内壅之征。若阳虚不化水,寒饮内停,上逆凌心,则兼心下逆满,心悸怔忡;若痰浊久郁化火,痰火上扰则头目胀痛,口苦;痰火扰心,则心烦而悸;痰火劫津,则尿赤;痰浊夹肝阳上扰,则兼头痛耳鸣,面赤易怒,胁痛,脉弦滑等症。

(五)瘀血阻窍证

症状:眩晕,头痛,或兼见健忘,失眠,心悸,精神不振,面或唇色紫暗,舌紫斑或瘀点,脉弦涩或细涩。多有脑外伤史,或有脑动脉供血不足、脑动脉硬化等疾病。

病机分析:本证由瘀血阻窍,脑失所养而致。瘀血阻窍,气血不得正常流布,脑失所养,故眩晕时作;瘀血内阻,脑络不通,则头痛,面唇紫暗,舌有紫斑瘀点,脉弦涩或细涩;瘀血不去,新血不生,心神失养,则见健忘,失眠,心悸,精神不振。

临床上,眩晕各证之间可相互转化和兼夹。如风阳上扰证日久,可以下耗肾阴,而致肾阴不足证;阴损及阳,则致肾阳不足证;肾阴亏虚,水不涵木,可致风阳上扰证;脾胃虚弱,可致气血亏虚,亦可致痰湿内生,因此气血亏虚可以兼夹痰湿中阻之证。

五、治疗

（一）治疗思路

眩晕的治疗原则是补虚泻实,调整阴阳。虚者当滋养肝肾,补益气血,填精生髓;实者当潜阳息风,泻火平肝,化痰行瘀;虚实夹杂者当区别标本主次,兼顾治疗。

治疗本病,还要考虑原发病的处理。如因跌仆外伤、吐衄、妇女血崩、漏下等失血导致的眩晕,应及时治疗失血;脾胃不健,中气虚弱者,应重点调护脾胃。

（二）基本治法

1. 平肝潜阳,清心息风法

适应证:肝阳上亢证。

代表方:天麻钩藤饮加减。本方泻火平肝,潜阳息风,适用于肝阳偏亢,风阳上扰而导致的眩晕。

常用药:天麻、钩藤平肝息风;石决明潜阳;牛膝、益母草引气火下行;黄芩、山栀清肝火,息肝风;杜仲、桑寄生养肝肾;夜交藤、茯神养心神。

加减:肝火偏盛加龙胆草、丹皮清肝泄热;或改用龙胆泻肝汤加减;腑热便秘,加大黄、芒硝通腑泄热;肝阳亢极化风,加水牛角、牡蛎、代赭石镇肝息风,或用羚羊角汤加减;肝阳亢而阴虚者,加滋养肝肾之牡蛎、龟板、鳖甲、首乌、生地。

2. 补益气血,健运脾胃法

适应证:气血亏虚证。

代表方:归脾汤加减。本方补益气血,健脾养心,适用于心脾两虚,气血不足导致的眩晕。

常用药:党参、白术、黄芪益气健脾;当归、熟地黄、龙眼肉、大枣补血生血养心;茯苓、炒扁豆补中健脾;远志、酸枣仁养血安神。

加减:中气亏虚,清阳不升,气短乏力,纳少神瘀,脱肛腹泻,可合用补中益气汤;气虚卫表不固,时时自汗,易于感冒,当重用黄芪,加防风、浮小麦益气固表敛汗;脾虚湿盛,腹泻便溏,腹胀纳呆,加薏苡仁、白扁豆、泽泻健脾化湿;气虚及阳,形寒肢冷,腹中隐痛,加桂枝、炮姜温中助阳;血虚明显,面色苍白,唇舌色淡,加阿胶、紫河车粉。

3. 补益肾精,充养脑髓法

适应证:肾精不足证。

代表方:河车大造丸加减。

常用药:党参、茯苓、熟地、天冬、麦冬大补气血而益真元;紫河车、龟板、杜仲、牛膝补肾益精血;黄柏清妄动之相火;菟丝子、鹿角胶、女贞子、莲子填精补髓;龙骨、牡蛎、鳖甲、磁石、珍珠母镇潜浮阳。

加减:遗精频频,加莲须、芡实、桑螵蛸、沙苑子、覆盆子固肾涩精;偏于阴虚者,宜补肾滋阴清热,可用左归丸加知母、黄柏、丹参;偏于阳虚者,宜补肾助阳,可用右归丸加巴戟天、仙灵脾、仙茅、肉苁蓉。病情改善后,可辨证选用六味地黄丸或金匮肾气丸,较长时间服用,以巩固根本。

4.燥湿祛痰,健脾和胃法

适应证:痰浊内蕴证。

代表方:半夏白术天麻汤加减。

常用药:半夏燥湿化痰,白术健脾祛湿,天麻息风止头眩,共为主药;茯苓、甘草、生姜、大枣健脾和胃;橘红理气化痰。

加减:眩晕较甚,呕吐频作,加代赭石、旋覆花、胆南星除痰降逆,或改用旋覆代赭汤;舌苔厚腻,水湿甚重,用五苓散加味;脘闷不食加白蔻仁、砂仁化湿醒胃;耳鸣重听,加青葱、石菖蒲通阳开窍;痰郁化火,用温胆汤加黄连、黄芩、天竺黄等化痰泄热,或合滚痰丸以降火逐痰。

5.祛瘀生新,活血通窍法

适应证:瘀血阻窍证。

代表方:通窍活血汤加减。

常用药:川芎、赤芍、桃仁、红花活血化瘀,通窍止痛;石菖蒲、老葱通窍理气,温经止痛;当归养血活血;地龙、全蝎镇痉祛风。

加减:兼气虚而神倦乏力、少气自汗,重加黄芪以补气行血;兼寒凝而畏寒肢冷,加附子、桂枝温经活血;骨蒸劳热,肌肤甲错,加丹皮、黄柏、知母,重用干地黄祛瘀生新;若为产后血瘀血晕,可用清魂散益气活血,祛瘀止晕,加当归、延胡索、血竭、没药、童便。

(三)复法应用

1.注意病情的动态变化

眩晕以五个证型论治,适用于大多数病例。临证时只要找出主症特点,即可作出辨证诊断,而不必诸症悉具;但要注意证候的交叉错杂,兼顾并治。还要注意病证的演变转化,药随证转;在常规诊治的基础上,针对个体体质差异,变通用药。

2.分析标本,分辨虚实,酌情兼顾

眩晕有虚有实,本虚与标实相互影响,相互兼夹。治疗时当仔细辨析标本虚实,兼顾治疗。一般病程不长,年壮体实,标证为主者,以治标为主;病程较长,年高体弱,本虚明显者,以治本为主。同时应随着病情的演变、虚实的转化,相应处理。风、火、痰、瘀所致的实证是暂时的,一旦标证缓解,就应及时治本,以巩固疗效,而不能攻伐太过。

3.眩晕病涉三脏,主要从肝论治

经曰:"诸风掉眩,皆属于肝。"肝木旺,风气甚,则头目眩晕,所以眩晕与肝的关系最为密切。由于患者体质不同,病程不同,可有不同的病机演变,分别表现为肝阳上亢、内风上旋,水不涵木、虚阳上扰,阴血不足、血虚生风,肝郁化火、虚火上炎等不同证候,临证时当根据病机的异同,选择平肝、柔肝、养肝、疏肝、清肝诸法。

4.注意病情变化,警惕发生中风

"眩晕乃中风之渐",由肝肾阴亏、肝阳上亢所导致的眩晕,如果发病急速,肝阳暴亢,阳亢化风,可夹痰夹火,窜走经隧,患者出现眩晕头胀,面赤头痛,肢体震颤,甚则昏倒等症状。此时当警惕发生中风的可能,必须严格监测血压、神志、肢体肌力和感觉的变化,必要时行 CT 或 MRI 检查。

六、预防与调护

平时坚持适当的体育锻炼,以增强体质;保持心情舒畅、乐观,防止七情内伤;注意劳逸结合，避免过度劳累；饮食有节，戒烟限酒；节制房事，切忌纵欲过度。

眩晕发病后，要及时诊治，注意休息；症状严重者卧床休息，注意生活调理，饮食清淡；保持情绪稳定，避免突然、剧烈的体力活动，避免高空作业。

（李志鹏）

第五节　中风

一、概述

中风是以卒然昏仆、不省人事、半身不遂、口舌㖞斜、语言不利为主症的病证，轻者可无昏仆，仅见口舌㖞斜、半身不遂、语言謇涩等症状。因本病发生突然，起病急骤，亦称之为"卒中"。

本病与西医学中的急性脑血管疾病相近，包括缺血性中风和出血性中风，如短暂性脑缺血发作、脑梗死（包括脑血栓形成、脑栓塞以及腔隙性梗死）、脑出血、蛛网膜下隙出血等，均可参照本篇辨证施治。

二、病因病机

中风的发生多是在内伤积损的基础上，复因劳逸失度、情志不遂、饮酒饱食或外邪侵袭等触发，引起脏腑阴阳失调，血随气逆，肝阳暴涨，内风旋动，夹痰夹火，横窜经脉，蒙蔽神窍，从而发生卒然昏仆、半身不遂诸症。

（一）病因

1. 积损正衰

《内经》云："人年四十而阴气自半，起居衰矣。"年老体弱，或久病气血亏损，元气耗伤，脑脉失养。气虚则运血无力，血流不畅，而致脑脉瘀滞不通；阴血亏虚则阴不制阳，内风动起携痰浊、瘀血上扰清窍，突发本病。正如《景岳全书·非风》说："卒倒多由昏聩，本皆内伤积颓败而然。"

2. 劳倦内伤

《素问·生气通天论》说："阳气者，烦劳则张。"烦劳过度，耗气伤阴，易使阳气升张，引动风阳，内风旋动，气火俱浮，或兼夹痰浊、瘀血上扰清窍脉络。若纵欲过度，房劳不节，引动心火，损伤肾水，水不制火，则阳亢风动。"因肝阳暴涨，血气上涌骤然而中风者，病情多重。

3. 饮食不节

脾胃为后天之本，过食肥甘醇酒、辛香炙煿之品，致使脾胃受伤，脾失运化，痰浊内生，郁久内热，痰热互结，壅滞经脉，上蒙清窍；或素体肝旺，气机郁结，克伐脾土，痰浊内生；或肝郁化火，烁津成痰，痰郁互结，携风阳之邪，窜扰经脉，发为本病。此即《丹溪心法·中风》所谓："土生痰，痰生热，热生风也。"

4. 情志所伤

七情失调，肝失条达，气机郁滞，血行不畅，瘀结脑脉；暴怒，肝阳暴涨，或心火暴盛，风火相煽，血随气逆，上冲犯脑。凡此种种，均易引起气血逆行，上扰脑窍而发为中风。尤以暴怒引发本病者最为多见。

此外,本病常见的诱因有气候骤变、烦劳过度、情志相激、跌仆努力等。

(二)病机

中风形成的基本病机为阴阳失调,气血逆乱,上犯于脑。轻者中经络,重者入脏腑。

中风病位在心脑,与肝肾密切相关。《素问·脉要精微论》说:"头者,精明之府。"李时珍《本草纲目》指出脑为"元神之府",神明为心脑所主。病理基础为肝肾阴虚。因肝肾之阴下虚,则肝阳易于上亢,复加饮食起居不当,情志刺激或感受外邪,气血上冲于脑,神窍闭阻,故卒然昏仆,不省人事。

病理因素主要为风、火、痰、气、瘀,其形成与脏腑功能失调有关。如肝肾阴虚,阳亢化火生风,或五志化火动风。脾失健运,痰浊内生,或火热炼液为痰。暴怒血菀于上,或气虚无力推动,皆可致瘀血停滞。四者之间可互相影响或兼见同病,如风火相煽、痰瘀互结等。严重时风阳痰火与气血阻于脑窍,横窜经络,出现昏仆、失语、㖞僻不遂。

病理性质多属本虚标实。本为肝肾阴虚,气血衰少;标为风火相煽,痰湿壅盛,瘀血阻滞,气血逆乱。发病之初,邪气鸱张,风阳痰火炽盛,气血上菀,故以标实为主;如病情剧变,在病邪的猛烈攻击下,正气急速溃败,可以正虚为主,甚则出现正气虚脱。后期因正气未复而邪气独留,可留后遗症。

由于病位浅深、病情轻重的不同,又有中经络和中脏腑之别。若肝风夹痰,横窜经络,血脉瘀阻,气血不能濡养机体,则见中经络之证,表现为半身不遂,口舌歪斜,不伴神志障碍;若风阳痰火蒙蔽神窍,气血逆乱,上冲于脑,则见中脏腑重症,络损血溢;瘀阻脑络,可致卒然昏倒,不省人事。因邪正虚实的不同,而有闭脱之分及由闭转脱的演变,闭证之中腑者,因肝阳暴亢或痰热腑实,风痰上扰,见㖞僻不遂、神志欠清、大便不通;中脏者,风阳痰火内闭神窍,脑络瘀阻,则见昏仆,不省人事、肢体拘急等闭证。因于痰火瘀热者,为阳闭;因于痰浊瘀阻者,为阴闭。若风阳痰火炽盛,进一步耗灼阴精,阴虚及阳,阴竭阳亡,阴阳离决,则出现脱证,表现为口开目合、手撒肢冷、气息微弱等虚脱症状。由此可见,中风的发生,病机虽然复杂,但归纳起来不外虚(阴虚、血虚)、火(肝火、心火)、风(肝风、外风)、痰(风痰、湿痰)、气(气逆、气滞)、血(血瘀)六端。

恢复期因气血失调,血脉不畅而后遗经络形证。中脏腑者病情危重,经积极抢救治疗,可使患者脱离危险,神志渐趋清醒,但因肝肾阴虚,气血亏损未复,风、火、痰、瘀之邪留滞经络,气血运行不畅,而仍留有半身不遂、口歪或不语等后遗症,一般恢复较难。

三、诊断与病证鉴别

(一)诊断依据

1.具有突然昏仆、不省人事、半身不遂、偏身麻木、口舌㖞斜、言语謇涩等特定的临床表现。轻者仅见眩晕、偏身麻木、口舌㖞斜、半身不遂等。

2.多急性起病,好发于40岁以上。

3.发病之前多有头晕、头痛、肢体一侧麻木等先兆症状。

4.常有眩晕、头痛、心悸等病史,病发多有情志失调、饮食不当或劳累等诱因。

(二)病证鉴别

1.口僻

口僻俗称吊线风,主要症状是口舌㖞斜,常伴耳后疼痛,口角流涎,言语不清,但无半身不遂或神志障碍等表现,多因正气不足,风邪入络,气血痹阻所致,不同年龄均可罹患。

2.厥证

厥证也有突然昏仆、不省人事之表现,一般而言,厥证神昏时间短暂,发作时常伴有四肢逆冷,可自行苏醒,醒后无半身不遂、口舌㖞斜、言语不利等表现。

3.痉证

痉证以四肢抽搐、项背强直,甚至角弓反张为主症,发病时也可伴有神昏,需与中风闭证相鉴别。痉证患者之神昏多出现在抽搐之后,而中风患者多在起病时即有神昏,而后可以出现抽搐。痉证患者抽搐时间长,中风者抽搐时间短。痉证患者无半身不遂、口舌㖞斜等症状。

4.痿证

痿证可以有肢体瘫痪、活动无力等类似中风之表现;中风后半身不遂日久不能恢复者,亦可见肌肉瘦削,筋脉弛缓,两者应予以区别。痿证一般起病缓慢,以双下肢瘫痪或四肢瘫痪为多见;而中风的肢体瘫痪多起病急骤,且以偏瘫不遂为主。痿证起病时无神昏,中风则常有不同程度的神昏。

5.痫证

痫证发作时起病急骤,突然昏仆倒地,与中风相似。但痫证为阵发性神志异常的疾病,卒发仆地时常口中作声,如猪羊啼叫,四肢频抽而口吐白沫;中风则仆地无声,一般无四肢抽搐及口吐涎沫的表现;痫证之神昏多为时短暂,移时可自行苏醒,醒后一如常人,或留有轻度头昏、乏力等症,但可再发;中风患者昏仆倒地,其神昏症状严重,持续时间长,难以自行苏醒,需及时治疗方可逐渐清醒。中风多伴有半身不遂、口舌㖞斜等。

(三)相关检查

中风与西医急性脑血管病相近,临床可进行脑脊液、眼底及CT、MRI等检查。短暂性脑缺血发作检查无明显异常。局限性脑梗死,患者脑脊液压力不高,常见在正常范围,蛋白质可高至60~70mg。头颅CT和MRI可显示梗死区,并有助于和出血性脑中风鉴别。在起病后1周,CT能正确诊断大脑或涉及半球内直径在1cm或更大的血肿。对于脑干内小的血肿或血块已变为和脑组织等密度时,MRI的诊断比CT可靠。原发性蛛网膜下隙出血(SAH)主要原因为动脉瘤破裂和动静脉血管畸形。早期CT扫描可显示破裂附近脑池或脑裂内有无凝血块,脑内或硬膜下血肿是否合并脑出血。MRI对SAH的诊断并不可靠,无CT条件下,可谨慎进行脑脊液检查。

四、辨证

中风当分急性期、恢复期和后遗症期:急性期为发病后2周以内,中脏腑可至1个月;恢复期为急性期结束至6个月之内;后遗症期为病程超过6个月者。

(一)急性期

1.中经络

半身不遂,或偏身麻木,肢体力弱,口舌㖞斜,舌强语謇或不语,意识清楚,无神识昏迷。

(1)风痰入络证

症状:平素及发病前,常有眩晕、头痛,卒然手足不遂,舌强语謇,拘急疼痛,身重,肌肤不仁,口角流涎,或仅见口舌㖞斜,舌苔薄白腻,脉弦滑或弦数。

病机分析:本证为肝风夹痰窜于经络,气血闭阻。因肝风夹痰,上扰清空,可见眩晕,头痛;肝风与痰浊相合,风痰上扰,与气血阻于脑窍,横窜经络,故出现手足不遂,舌强语謇,口舌喎斜;痰浊阻滞,困滞周身,脉络不通,故见身重,拘急疼痛,肌肤不仁;舌苔薄白腻,脉弦滑或弦数,均为肝风夹痰之象。

（2）风阳暴亢证

症状:卒然半身不遂,肢体强痉,或手足重滞不利,口舌喎斜,舌强语蕃,眩晕,头胀痛,面红目赤,烦躁不安,口苦咽干,尿黄便干,舌质红苔黄,脉弦数。

病机分析:本证为肝阳化风,风火上扰,走窜络脉。因肝火旺盛,邪气鸱张,风阳暴亢,气血上菀,阻滞脑络,故见半身不遂,口舌喎斜,舌强语謇;肝火炽盛,阳亢化风,风阳上扰,可见眩晕,头胀痛,面红目赤,烦躁不安;肝火耗伤阴津,故见咽干,尿黄,便干;舌质红苔黄,脉弦数亦为肝阳暴亢之象。

2.中腑

（1）腑热上冲证

症状:神昧,身热,气粗,腹部胀满,按之有痛感,大便秘结,面赤,肢体强痉,口噤,口秽,舌僵,苔黄腻,舌质红而干,脉弦滑数。

病机分析:本证为阳明热结,腑浊上蒸,蒙蔽清窍。因浊气壅结,上扰清明,故见神昧;脑窍受阻,气血运行失常,故见口噤,舌僵;阳明热盛,热与糟粕充斥肠道,结而不通,故见腹部胀满,按之疼痛,大便秘结;腑中实热,弥漫于经,故面赤,身热,气粗;腑气不通,浊气不得下泄而上逆,故见口秽;阳明热结,耗伤阴津,见舌质红而干,脉弦滑数。

（2）风痰火亢证

症状:神志迷糊,喉中痰鸣有声,口多痰涎,大便秘结,气粗,躁扰不安,面赤,肢体拘急,抽搐,偏瘫,失语,舌苔黄浊腻,舌体歪斜,脉弦滑。

病机分析:本证为痰火内发,火盛生风,蒙蔽神机。因风痰火亢,上扰脑窍,阻滞脉络,故见神志迷糊,偏瘫,失语,舌体歪斜;水津输布失常,痰涎壅盛,见喉中痰鸣有声,口多痰涎;火性炎上,则见面赤;热扰心神,则躁扰不安;肠热津亏,传导失司,势必大便秘结;火盛生风,风性善行而数变,故见肢体拘急,甚则抽搐;舌苔黄浊腻,脉弦滑为风痰火亢之象。

（3）瘀热阻窍证

症状:神识昏蒙,恍惚欠清,躁扰不宁,半身不遂,口舌歪斜,舌僵语謇,身热,腹满,便秘,身热夜甚,或自觉烦热、烘热、潮热,或见吐血、黑便,面唇潮红或暗红或深紫,舌质红绛或暗紫,苔黄燥,脉弦数或结。

病机分析:本证为热与血搏,血随气逆,瘀热上冲,阻滞窍络。瘀热相搏,气血上冲,闭阻神窍,故见神识昏蒙,躁扰不宁;患者营血,邪陷心肝,窜扰经络,则见半身不遂,口舌歪斜,舌僵语謇;热盛壅滞,故见身热;血蓄下焦,肠腑气机壅滞,通降失司,故见腹满,便秘;瘀热相搏,热势上炎扰心或蒸达于外,故身热夜甚,或自觉烦热、烘热、潮热;瘀热相搏,血菀于上,则见面唇潮红或暗红或深紫;热盛动血耗血,故见吐血或黑便;舌质红绛或暗紫,苔黄燥,脉弦数或结,为瘀热阻窍的舌脉表现。

3.中脏

（1）阳闭证（痰火瘀闭证）

症状:卒然昏倒,躁动不安,痰涎壅盛,呼吸气粗,口噤不开,两目上视,口舌喎斜,两手捉固,身热,面赤,便秘,肢体强痉,舌苔黄腻,舌质红,脉弦滑数。

病机分析:本证为痰火壅盛,阳亢风动,气血上逆,瘀阻神机。风火痰瘀胶结,阻滞脑窍,神机失用,故卒然昏倒,口噤不开,口舌㖞斜;痰火热盛,则面赤,气粗,身热,便秘;阳亢风动,风胜则两手握同,肢体强痉;舌苔黄腻,舌质红,脉弦滑数均为痰火瘀闭之象。

(2)阴闭证(痰浊瘀闭证)

症状:神志昏沉,静而不烦,迷闷少动,喉中痰壅如鼾,牙关咬紧,口闭目开,身不热,或四肢逆冷,肢体不用,面唇暗,舌苔白滑腻,舌质淡紫,脉沉滑或弦缓。

病机分析:本证为痰浊上蒙,瘀阻窍络,郁蔽神机。痰浊蒙蔽清空,神机失用,故神志昏沉,静而不烦;津液失布,痰涎壅盛,则见喉中痰壅如鼾;痰瘀阻滞,故见面唇暗,舌质紫暗,脉沉滑或弦缓。

(3)阴竭阳脱证

症状:神志昏聩,口开,目合,手撒,肢体瘫软,遗尿,气促息微,大便失禁,汗多如珠,质黏如油,或清冷如水,瞳神散大。或面颧潮红,身温,舌瘘,舌干,舌质红绛,脉细数;或面色苍白,四肢厥冷,舌体卷缩,舌质淡紫,脉沉细欲绝或浮大无根。

病机分析:本证为阴气耗竭,阴伤及阳,而致阴竭阳亡。中风重症,阴阳耗竭,神机失用,可见神志昏聩,瞳神散大;阴竭阳脱,阴阳离绝,故见气促息微,二便失禁,汗多;脉沉细欲绝或浮大无根,均为阴竭阳脱之象。

(二)恢复期

1.风痰瘀阻证

症状:半身不遂,手足拘急掣痛,肢体重滞麻木,口舌㖞斜,舌强语謇或不语,口角流涎,神情呆滞,舌质暗紫,苔白滑,脉弦滑。

病机分析:本证为风痰入络,久病血瘀。风痰瘀相合,阻滞经络,故见半身不遂,口舌㖞斜,舌强语謇;风痰入络,脉络不通,则手足拘急掣痛,肢体重滞麻木;舌质暗紫,苔白滑,脉弦滑亦为风痰瘀阻之象。

2.气虚络瘀证

症状:肢体偏枯不用,手足酸软无力,痛痒不知,或有麻木刺痛,神瘀,气短,少言,语謇,面色萎黄,舌质淡紫,或有瘀斑,脉细涩或细弱。

病机分析:本证为气虚不能运血,络痹血瘀。瘀血阻滞脑窍,故肢体偏枯不用,语謇;气虚则手足无力,神瘀,气短,面色萎黄;气虚血瘀表现在舌脉上即为舌质淡紫或有瘀斑,脉细涩或细弱。

3.阴虚风动证

症状:半身不遂,手足搐搦或瘛疭,口舌㖞斜,舌哨颤抖,舌暗不语,头晕,目眩,耳鸣,心烦躁扰,舌质红少苔,脉细弦数。

病机分析:本证为肾虚肝旺,内风暗动。肾阴亏虚,水不涵木,肝风内动,故见手足搐搦或瘛疭,舌体颤抖;肾水不足,脑海失充或肝阳上亢,则见头晕,目眩,耳鸣;肾水亏虚,水火失济,心火偏亢,故心烦躁扰;舌质红少苔,脉细弦数,为阴虚风动之象。

4.肝肾亏虚证

症状:手足瘫缓不收,酸麻不仁,腰腿软弱,足废不能行,或患肢僵硬,拘挛变形,肌肉萎缩,舌质淡红,脉细。

病机分析:本证为肝肾精血不足,筋脉失养。肝肾同源,肝血不足下及肾阴,肾水亏竭不能上滋肝木,精血不足,肝脉失养,故见手足瘫缓,酸麻不仁,腰腿软弱,足废不行,日久则肢体僵硬,拘挛变形,肌肉萎缩;舌质淡红,脉细均为肝肾亏虚之象。

五、治疗

（一）治疗思路

中经络以平肝息风,化痰祛瘀通络为主。中腑者治当通瘀泄热,中脏闭证则当息风清火,豁痰开窍通腑,脱证急宜救阴回阳固脱;对内闭外脱之证,则崇醒神开窍与扶正固脱兼用。中风恢复期(后遗症),多为虚实兼夹,当扶正祛邪,标本兼顾,平肝息风、化痰祛瘀与滋养肝肾、益气养血并用。

（二）基本治法

1. 祛风化痰法

适应证:中经络风痰入络证。

代表方:真方白丸子合牵正散加减。前方化痰通络,用于治疗风痰入客经络之证;后方祛风化痰止痉,用于中风口眼㖞斜之证。

常用药:天麻、豨莶草、钩藤祛风和络;制白附子、天南星、半夏祛风化痰;僵蚕、全蝎、地龙等虫类药搜风化痰通络;陈皮、枳壳理气豁痰。

加减:风痰阻于心脾之络,语言不清,加菖蒲、远志祛痰宣窍;痰瘀交阻,舌紫有瘀斑,脉涩加桃仁、红花、赤芍;血虚络空,风邪入中,加秦艽、羌活、防风祛风,当归、鸡血藤养血和络。

2. 息风潜阳法

适应证:中经络风阳暴亢证。

代表方:镇肝息风汤加减。

常用药:龙骨、牡蛎、石决明、珍珠母镇肝潜阳;龟板、白芍、玄参、生地滋阴息风;天麻、钩藤、菊花、夏枯草平肝息风;牛膝活血化瘀,引血下行。

加减:风阳夹痰入络加僵蚕、地龙、炙全蝎、豨莶草;痰火内盛加天竺黄、陈胆星、竹沥、大黄、瓜蒌、知母、黄芩、山栀、丹皮。

3. 通腑泄热法

适应证:中腑腑热上冲证。

代表方:大承气汤合二黄泻心汤加减。前方峻下热结,用于阳明腑实之证;后方泻火解毒,燥湿泄痞,用于火盛热炽,大便干结之证。

常用药:生大黄、芒硝、枳实通腑导滞泄热;黄连、黄芩清热泻火。

加减:肢体强痉加钩藤、地龙、僵蚕、生石决明;因于外风诱发,肢体酸痛,身热,可仿三化汤意,配羌活祛风;热盛伤津,加天花粉、知母、麦冬、玄参;神志迷糊,烦躁加丹参、郁金,神昏明显另鼻饲安宫牛黄丸,通下与开窍并进。

4. 清火化痰法

适应证:中腑风痰火亢证。

代表方:黄连温胆汤合礞石滚痰丸加减。前方清心降火化痰,适用于痰热胶结而见虚烦不宁,不寐多梦之证;后方逐痰泻火,用于痰火壅盛,阳明腑实,大便燥结之证。

常用药:黄连、黄芩清火;大黄、枳实、芒硝、礞石泻火逐痰;半夏、胆南星、瓜蒌、知母、天竺黄、竹沥清化痰热;郁金、菖蒲化痰开窍。

加减：风痰入络,肢痉抽搐加僵蚕、地龙;风阳偏亢加石决明、牡蛎、钩藤、菊花、夏枯草;痰热伤津加沙参、麦冬、天花粉;若痰阻气道,喉中痰声辘辘,痰涌气憋,另饲猴枣散每次 0.3～0.6g,以豁痰镇惊。

5.凉血通瘀法

适应证：中腑瘀热阻窍证。

代表方：犀角地黄汤合桃仁承气汤加减。前方清热解毒,凉血散瘀,用于热伤血络,蓄血留瘀之证;后方凉血祛瘀,用于热与血搏结之蓄血证。

常用药：水牛角片、丹皮、赤芍、丹参、黑山栀凉血散瘀;大黄、芒硝、桃仁泻下瘀热;生地、石斛滋阴凉血;三七、泽兰活血化瘀;地龙息风通络;郁金、石菖蒲开窍醒神。

加减：抽搐肢痉加生石决明、白薇、钩藤;口干舌红,尿少加玄参、知母、白茅根。

6.辛凉开闭法(息风清火,豁痰开窍法)

适应证：中脏阳闭证(痰火瘀闭证)。

代表方：羚角钩藤汤合当归龙荟丸加减。前方功能凉肝息风,清热化痰,养阴舒筋,用于风阳上扰,蒙蔽清窍之证;后方清火泄热,用于火热炽盛所致之神志不宁、谵语发狂、大便秘结、小便赤涩。

常用药：羚羊角(山羊角)、石决明、牡蛎、珍珠母息风潜阳;天麻、钩藤、白蒺藜、桑叶、菊花凉肝息风;贝母、胆南星、天竺黄、竹沥、半夏清化痰热;黄连、龙胆草、黄芩、山栀清肝泻火;郁金、远志、石菖蒲开窍醒神。

加减：身热烦躁加石膏、知母;便秘,腹胀满,苔垢加大黄、芒硝、枳实、瓜蒌通腑泄热;肢体不遂,口歪,抽搐加僵蚕、地龙、全蝎祛风止痉;面红目赤,烦躁加丹皮、赤芍、山栀、白薇、怀牛膝凉血消瘀;痰热伤阴,舌红而干,苔糙,唇红加生地、天花粉、玄参、石斛。若神昏身热明显,应同时鼻饲安宫牛黄丸,神昏肢痉可用紫雪。亦可用醒脑静或清开灵静脉滴注。

7.辛温开闭法(豁痰息风,宣郁开窍法)

适应证：中脏阴闭证(痰浊瘀闭证)。

代表方：涤痰汤合三生饮加减。前方以涤痰开窍见长,用于痰浊闭窍者;后方功善辛温行气化痰,用于痰气上壅,昏不知人之证。

常用药：半夏、南星、茯苓、陈皮、枳实化痰理气;菖蒲、远志、郁金豁痰开窍;天麻、钩藤、僵蚕、白附子息风化痰。

加减：寒痰内闭配制附子、制川乌;呼吸不畅加沉香、青皮、苏子;舌暗有瘀斑,脉涩加丹参、赤芍、川芎;寒痰伤阳,面苍肢冷,脉沉加入参、制附子。同时鼻饲苏合香丸,辛香理气,宣郁化浊,温通开窍。

8.救阴回阳,益气固脱法

适应证：中脏阴竭阳脱证。

代表方：生脉散合参附汤加减。前方益气养阴,用于津气耗竭;后方补气回阳,用于阳气衰微,汗出肢冷欲脱。两方同用功能益气回阳,救阴固脱,主治阴竭阳亡之证。

常用药：人参、制附子补气回阳;麦冬、五味子滋阴敛阳。

加减：气阴两伤加玉竹、黄精;阴不敛阳,汗多气促加龙骨、牡蛎、山萸肉;神识昏昧加郁金、石菖蒲。并可用生脉注射液或参附注射液静脉滴注。若内闭外脱,则应开闭固脱并施;因痰火内闭而致亡阴者,参照凉开法;痰浊内闭而致亡阳者,参照温开法。

9. 搜风化痰祛瘀法

适应证:恢复期风痰瘀阻证。

代表方:解语丹加减。

常用药:天麻、豨莶草、制白附子、全蝎、僵蚕、地龙祛风通络;胆星、半夏、远志、郁金、菖蒲化痰开窍;鸡血藤、丹参、桃仁、红花、泽兰、片姜黄活血行瘀。

加减:肌肤不仁配乌梢蛇或白花蛇;肢体重滞配白芥子、竹沥;痰热偏盛配海蜇、荸荠、知母;因久病络瘀,手足刺痛,肢体不用,配山甲、水蛭、麝香。

10. 益气化瘀法

适应证:恢复期气虚络瘀证。

代表方:补阳还五汤加减。

常用药:黄芪大补元气,养血活血;桃仁、红花、当归尾、川芎、赤芍、鸡血藤养血化瘀通脉;牛膝、地龙活血通络,引血下抒。

加减:气虚明显加红参须;肢冷加桂枝;腰膝酸软加桑寄生、杜仲、川续断;头眩肢麻配天麻、豨莶草。

11. 滋阴息风法

适应证:恢复期阴虚风动证。

代表方:大定风珠加减。

常用药:龟板、牡蛎、鳖甲育阴潜阳息风;白芍、麦冬、地黄、玄参、石斛滋阴柔肝。

加减:眩晕、耳鸣加天麻、白蒺藜、钩藤;肢体润动配龙齿、紫贝齿、石决明,另服羚羊角粉;痰热阴伤加知母、天花粉、天冬、竹沥。

12. 滋养肝肾法

适应证:恢复期肝肾亏虚证。

代表方:地黄饮子加减。

常用药:生地黄、石斛、麦冬滋肾养阴;制首乌、枸杞子、山萸肉补益精气;当归、鸡血藤、桑寄生养血和络。

加减:肾阳虚加巴戟天、肉苁蓉温养;水冷火泛加制附子、肉桂引火归原;腰酸足软加杜仲、川断、牛膝;遗尿加菟丝子、益智仁;夹有痰浊加菖蒲、远志、茯苓化痰开窍。

(三)复法应用

1. 通腑祛瘀法

适应证:瘀阻肠腑证或瘀滞腑实兼夹证。症见半身不遂,口舌㖞斜,言语謇涩,脘腹胀满疼痛,拒按,或痛处不移,大便秘结,或有身热,面色暗红或深紫,舌质暗,苔黄燥或白厚,脉实。

代表方:大黄牡丹皮汤加减。

常用药:大黄、桃仁活血化瘀,泻热通便;芒硝、瓜蒌、冬瓜子导滞通便;丹皮清热凉血,活血散瘀。

2. 滋阴祛瘀法

适应证:阴虚血瘀证。症见形体消瘦,肌肤甲错,面色及两目暗黑,心烦,潮热,骨蒸,口干,舌质红,脉细涩。

代表方:活血润燥生津汤加减,可另服大黄䗪虫丸。前方活血滋阴,生津润燥,用于阴虚与血瘀并见之证;后方缓中补虚,祛瘀生新,主治五劳虚极,干血内停证。

常用药：地黄、白芍、麦冬、天冬滋阴生津；当归、桃仁、红花活血化瘀；水蛭、虻虫、蛴螬、䗪虫破血祛瘀。

六、预防与调护

关于中风的预防问题，在中医学也早有论述。朱丹溪提出："眩晕者，中风之渐也。"罗天益在《卫生宝鉴·中风门》也提到："凡大指、次指麻木或不用者，三年中有中风之患。"李用粹在《证治汇补·预防中风》中也强调："平人手指麻木，不时眩晕，乃中风先兆，需预防之。宜慎起居，节饮食，远房帏，调情志。"以上论述均表明，应识别中风先兆，及时治理，预防中风发生。平时在饮食上宜食清淡易消化之物，忌肥甘厚味、动风、辛辣刺激之品，并禁烟酒，要保持心情舒畅，做到起居有常，饮食有节，避免疲劳，以防止卒中和复中。

既病之后应加强护理，要根据各证候的病机特点重视辨证施护。急性期患者宜卧床休息，同时密切观察病情，重点注意神志、气息、脉象等情况，若体温超过 39℃，可物理降温，并警惕抽搐、呃逆、呕血及虚脱等变证的发生。遇中脏腑昏迷时，必须密切观察病情变化，保持呼吸道通畅，防止肺部、口腔、皮肤、会阴、泌尿系统等部位感染；注意面色、呼吸、汗出等变化，以防向闭脱转化；加强口腔护理，及时清除痰涎，喂服或鼻饲中药时应少量多次频服。待患者神志清醒后，言语謇涩或不语者，即当进行语言训练。病情稳定后，可配合推拿及功能训练，并指导患者自我锻炼，促进患肢功能的恢复。恢复期要加强偏瘫肢体的被动活动，进行各种功能锻炼，并配合针灸、推拿、理疗、按摩等。偏瘫严重者，防止患肢受压而发生变形。重视早期持续康复。

（李玲）

第六节　积聚

一、概述

积聚是指腹内结块，或痛或胀的病证。分别言之，积又称癥积，是属有形，结块固定不移，痛有定处，为脏病；聚又称瘕聚，是属无形，结块聚散无常，痛无定处，病在气分，为腑病。因积与聚关系密切，故多合并论述。

历代医家根据积聚的不同表现，尚有各种名称，如痞块、瘕块、痃癖，均指腹内结块，为积聚的别名。癖指结块隐伏于两胁，痃指脐内侧之管状结块。又有疟母、癥积日久，痰气瘀互结而见左胁下结有癥块者。

西医学中凡各种原因引起的肝脾肿大、增生性肠结核、腹腔肿瘤等，多属"积证"范围；胃肠功能紊乱、不完全性肠梗阻等原因所出现的腹部包块则与"聚证"关系密切。

二、病因病机

积聚的发生，多由情志抑郁，饮食所伤，寒邪内犯，以及他病之后，肝脾受损，脏腑功能失调，气机不畅，痰湿凝滞或瘀血内积而成。

（一）病因

1.情志失调

聚证之成,与情志关系密切,若情志抑郁,肝失条达而气机不畅,阻于肝脾,聚而不散而为本证。

积证之情志郁结,多因长期刺激,朝损暮伤,日积月累,而致气血瘀阻于络脉,结而成块,亦为积证发生的诱因或加重因素。如《金匮翼·积聚统论》云:"凡忧思郁怒,久不得解者,多成此疾。"

2.饮食所伤

饮食因素主要与聚证有关,酒食不节,饥饱失宜,或恣食生冷,脾胃受损,运化失健,湿浊凝聚成痰,或与虫积、气滞相合,阻于中焦,则成聚证。亦有因长期饮食不当,痰浊与瘀血相结,气滞血瘀,脉络阻塞,日久形成积证。《太平圣惠方·卷第四十九·治食癥诸方》云:"夫人饮食不节,生冷过度,脾胃虚弱,不能消化,与脏气相搏,结聚成块,日渐生长,盘牢不移。"

3.感受寒邪

寒邪内犯成积,古来就有论述。《灵枢·百病始生》云:"积之始生,得寒乃生。"外寒既可单独为病,亦可与内伤因素合而伤人,若寒邪侵袭,脾阳不运,湿痰内生,阻滞气机,致生聚证;若气机痰阻,渐致血停不畅,脉络瘀滞,则成积证。《灵枢·五变》曰:"脾胃之间,寒温不次,邪气稍至,蓄积留止,大聚乃起。"

亦有外感寒邪,复因情志内伤,饮食不节,以致寒、痰、气阻遏,脉络不畅,阴血凝结而成积。如《金匮翼·积聚统论》载有"或忧怒伤其内,风寒袭于外,气逆血寒,凝结成结"的论述。

4.他病继发

痕聚之病,与情志、饮食、外感有关。而癥积病因,则更多见其他疾病经久不愈,或失治、误治,以致邪踞不去,脏腑失和,气血不畅,气、痰、瘀互结,日久而成。如胁痛,可因肝胆气滞或兼有湿热蕴结,日久导致血行不畅,气血瘀阻,渐成癥积。黄疸病后,或黄疸经久不退,湿邪留恋,阻滞气血;或久疟不愈,肝脾不和,血络瘀滞等,均可导致气滞、痰凝、血瘀,结而成块,发生积证。

(二)病机

癥积病位以肝脾为主,痕聚则涉及肝脾胃肠。肝藏血,主疏泄,能调气机;脾统血,主运化,为气机升降之枢纽。人之一身气血运行,与肝脾功能密切相关。如肝失疏泄,气不畅达,血失所藏,则气滞气逆而成聚证,长久瘀血阻于脉络而成积证。脾失健运,气机升降失度,痰湿凝聚,血停滞涩,成为积聚。而胃肠腐熟传化功能失调,引起腑气不通,既可聚而为患,又致伤脾而使积聚加重。

本病虽有外感内伤等诸多因素,但病机关键是气机阻滞,瘀血内结,阻于腹中,积与聚病因有所侧重,病机证候亦有区别。因气机阻滞,痰气交阻,食滞痰阻等以气滞为主者,多成聚证;因气滞血瘀、痰瘀互结等以血瘀为主者,多结而成癥,发为积证。由此可见,本病病理因素虽有气滞、痰凝、食积、血瘀,但以气滞、血瘀为主。

就病理性质而言,聚证多邪实,因肝脾胃肠功能失调,气滞痰阻食积,病邪时聚时散,故结块聚散无常,痛无定处,而正虚不显。积证则初起因气滞、血瘀、痰凝,邪气壅实,正气未虚,病多属实;日久病势较深,邪留不去,正气耗伤,可转为虚实夹杂之证;病至后期,气血衰少,体质羸弱,病邪痼结,则往往转以正虚为主。

本病病理改变较为复杂,积证可由聚证转化而成,亦可不经聚证而直接成积。在病变过程中,气滞可致血瘀,痰凝血瘀亦可阻滞气机,如此互为因果,使病情不断进展,而癥积因瘀血痰浊内结，气机不得宣畅，或正虚邪实，气滞血瘀痰凝更甚，则积块增大更快。脾胃运化日衰，影响精血化生，正气愈虚，积块留着难消。若肝脾统藏失职，或瘀血灼伤血络，可致出血；若痰湿化热，湿热蕴结中焦，可出现黄疸；如气滞血瘀水停，亦可出现腹满肢肿等鼓胀之征。

本病的形成与转归和人体正气强弱有关，形体壮实，正气充盛，气血流畅之人，不致郁滞为患，则积聚无从发生。而形体虚弱，正气不足，气血亏虚之人，其气血运行迟缓，一旦邪犯，则气血郁滞，转而发生积聚。积聚既成，正气尚盛之体，郁滞可随气血流畅而散，病可向愈；虚弱之躯，往往气血运行更加迟缓，病益趋盛，或积聚日久，耗伤正气，相互为害，致正气益虚，病邪日甚。

三、诊断与病证鉴别

（一）诊断依据

1. 腹腔内有可扪及的包块。
2. 常有腹部胀闷或疼痛不适等症状。
3. 常有情志失调、饮食不节、感受寒邪或黄疸、胁痛、虫毒、久疟、久泻、久痢等病史。

（二）病证鉴别

1. 痞满

痞满是以患者自觉脘腹部（主要是胃脘部）痞塞不通、胀闷不舒为主要症状的病证。其外无形征可见，无论病之轻重，均触不到坚积包块，腹部亦无胀急之征。

2. 鼓胀

鼓胀以腹部胀大如鼓、皮色苍黄、脉络暴露为特征，其腹胀大为水液停聚，动摇则有水声，而积聚腹内无明显的水液停聚。

3. 石瘕

石瘕系妇科疾病，虽在下腹部可扪及积块，但同时伴有月经不调、带下增多等症状。

（三）相关检查

瘕聚多属空腔脏器胃肠的炎症、痉挛、梗阻等病变。依据病史、症状、体征大致可作出诊断，必要时可配合腹部X片、B超等检查。癥积多为肝脾肿大、腹腔肿瘤、增生性肠结核，必须结合B超、CT、MRI、X片、活组织病理检查及有关血液检查，以明确诊断。如积块日趋肿大，坚硬不平，应排除恶性病变。

四、辨证

1. 聚证

（1）肝气郁结证

症状：腹中结块柔软，时聚时散，攻窜胀痛，脘胁胀闷不适，苔薄，脉弦等。

病机分析：郁怒忧思日久，肝失条达，气机郁滞，腹中气结成块，可随情志变化，时聚时散，临床可表现为腹中撑胀，或胁下窜痛，痛无定处。苔薄脉弦为肝气郁结之象，病情尚浅。

（2）湿滞痰阻证

症状：腹胀或痛，腹部时有条索状物聚起，按之胀痛更甚，便秘，纳呆，舌苔腻，脉弦滑等。

病机分析：本证多因虫积、食滞，影响脾胃运化功能，脾失健运，水谷精微不归正化，为痰为湿，阻滞中焦，致使中焦升降失职，故见腹胀或痛，按之痛甚，纳呆，苔腻脉弦；痰浊交阻，气聚不散,结而成块,腹部可扪及局部隆起。

2. 积证

(1)气滞血阻证

症状:腹部积块质软不坚,固定不移,胀痛不适,舌苔薄,脉弦等。

病机分析:喜怒不节,忧思难解,肝失条达,气滞日久,血行不畅,阻于脉络;或因外感寒邪,寒邪收引,日久血脉凝泣,或内伤饮食,食滞胃脘,影响中焦斡旋,气机阻滞,血运不畅,脉络不和,积而成块。因瘀血阻滞,结为有形之块,故而推之不移,痛处固定。

(2)瘀血内结证

症状:腹部积块明显,质地较硬,固定不移,隐痛或刺痛,形体消瘦,纳谷减少,面色晦暗黧黑,面颈胸臂或有血痣赤缕,女子可见月事不下,舌质紫或有瘀斑瘀点,脉细涩等。

病机分析:瘀血日久,结于腹内,阻于络脉,可见积块坚硬不移,隐痛或刺痛;瘀结成块,正气渐损,脾运不健,故见形体消瘦,面色晦暗;舌质紫或有瘀斑瘀点,脉细涩,均为瘀血内结之象。

3. 正虚瘀结证

症状:久病体弱,积块坚硬,隐痛或剧痛,饮食大减,肌肉瘦削,神倦乏力,面色萎黄或黧黑,甚则面肢水肿,舌质淡紫或光剥无苔,脉细数或弦细。

病机分析:气滞血瘀,积块经久不消,病程迁延,耗伤正气,导致中虚失运,故见饮食大减,肌肉瘦削;气血生化乏源,脏腑亏虚,故神倦乏力。

五、治疗

(一)治疗原则

积证治疗宜分初、中、末三个阶段:初期属邪实,应予消散;中期邪实正虚,予消补兼施;后期以正虚为主,应予养正除积。《医宗必读·积聚》曾指出:"初者,病邪初起,正气尚强,邪气尚浅,则任受攻;中者,受病渐久,邪气较深,正气较弱,任受且攻且补;末者,病魔经久,邪气侵凌,正气消残,则任受补。"聚证多实,治疗以行气散结为主。

(二)基本治法

1. 聚证

(1)疏肝解郁,行气散结法

适应证:肝气郁结证。

代表方:逍遥散合木香顺气散加减。前方疏肝解郁,健脾养血,适用于肝气郁结,脾弱血虚者;后方疏肝行气,温中化湿,适用于寒湿中阻,气机郁滞者。

常用药:柴胡、当归、白芍、甘草、生姜、薄荷疏肝解郁;香附、青皮、枳壳、郁金、天台乌药行气散结。

加减:胀痛甚加川楝子、延胡索、木香理气止痛;如兼瘀象者,加延胡索、莪术活血化瘀;寒湿中阻,腹胀,舌苔白腻,加苍术、厚朴、陈皮、砂仁、桂心温化。

(2)理气化痰,导滞散结法

适应证:湿滞痰阻证。

代表方:六磨汤加减。

常用药:大黄、槟榔、枳实导滞通便;沉香、木香、乌药行气化痰,使痰食滞结下行,气机畅通,则瘕聚自消。

加减:若因蛔虫结聚,阻于肠道所致者,可加入鹤虱、雷丸、使君子等驱蛔药物。痰湿较重,兼有食滞,腑气虽通,苔腻不化,可用平胃散加山楂、神曲。六磨汤以行气导滞为主,平胃散以健脾燥湿为主,运用时宜加区别。

2. 积证

(1)理气消积,活血散瘀法

适应证:气滞血阻证。

代表方:柴胡疏肝散合金铃子散加减。前方疏肝行气,适用于肝郁气滞证;后方偏于行气活血止痛,适用于癥积气滞血阻,疼痛不适者。

常用药:柴胡、青皮、川楝子行气止痛;丹参、延胡索、蒲黄、五灵脂活血散瘀。诸药合用,有流通气血、止痛消积的功用。

加减:兼烦热口干,舌红,脉细弦,加丹皮、山栀、赤芍、黄芩凉血清热;腹中冷痛,畏寒喜温,舌苔白,脉缓,加肉桂、吴茱萸、全当归温经祛寒散结。

(2)祛瘀软坚法

适应证:瘀血内结证。

代表方:膈下逐瘀汤、鳖甲煎丸、六君子汤加减。膈下逐瘀汤重在活血行气,消积止痛,适用于瘀血结块,为本证的主方;鳖甲煎丸化瘀软坚,兼顾正气,适用于积块肿大坚硬而正气受损者;六君子汤旨在调补脾胃,适用于脾虚气弱,运化失健者,可与以上两方合用或间服,达到攻补兼施的目的。

常用药:当归、川芎、桃仁、三棱、莪术、石打穿活血化瘀消积;香附、乌药、陈皮行气止痛;人参、白术、黄精、甘草健脾扶正。

加减:积块疼痛,加五灵脂、延胡索、佛手片活血行气止痛;痰瘀互结,舌苔白腻,加白芥子、半夏、苍术化痰散结。

(3)补益气血,活血化瘀法

适应证:正虚瘀结证。

代表方:八珍汤合化积丸加减。八珍汤补气益血,适用于气血衰少之证;化积丸活血化瘀,软坚消积,适用于瘀血内结之积块。

常用药:人参、白术、茯苓、甘草补气;当归、白芍、熟地、川芎益血;三棱、莪术、阿魏、瓦楞子、五灵脂活血化瘀消癥;香附、槟榔行气以活血。

加减:阴伤较甚,头晕目眩,舌光无苔,脉象细数,加生地、北沙参、枸杞、石斛;牙龈出血,鼻衄,加山栀、丹皮、白茅根、茜草、三七凉血化瘀止血;畏寒肢肿,舌淡白,脉沉细,加黄芪、附子、肉桂、泽泻温阳益气,利水消肿。

(三)复法应用

1. 化痰祛瘀,消癥散结法

适应证:痰瘀互结证。

症状:积块硬痛,或伴麻木,结节经久不消,面色晦暗,目光呆滞,耳轮及皮肤甲错,舌下静脉曲张,胸闷,纳差,苔薄白或白腻,脉弦或涩。

代表方:海藻玉壶汤合指迷茯苓丸加减。前者化痰散结,行气活血,适用于痰气凝滞,血行瘀阻者;后方化痰消癥,活血散结。

常用药:海藻、昆布、海带、半夏、茯苓、朴硝、枳壳、青皮、陈皮、象贝母、连翘化痰软坚散结,当归、川芎、独活活血通脉。

加减:结块较硬,可酌配山慈菇、三棱、莪术、穿山甲等增强活血软坚散结之功;兼肝气郁结者,加郁金、香附开郁散结;兼脾虚加太子参、白术、山药健脾益气。

六、预防与调护

张景岳说:"壮人无积,虚人则有之。"因此,饮食有节,起居有时,注意冷暖,调畅情志,保持正气充沛,气血流畅,是预防积聚的重要措施。黄疸、疟疾、久泻、久痢等患者病情缓解后,要继续清理湿热余邪,疏畅气血,调肝运脾,防止邪气残留,气血瘀结成积。积聚患者,更要避免饮食过量,忌食生冷油腻,防止感寒受冷,以免寒湿积滞,损伤脾胃,凝滞气血。如见湿热、郁热、阴伤、出血者,要忌食辛辣酒热,防止进一步积热伤阴动血。保持心情舒畅,有助于气血流通,积聚消散。积聚兼有气血损伤者,宜进食营养丰富、易于消化吸收的食物,以补养气血,促进康复。

(周相苍)

第七节　胆胀

一、概述

胆胀是指胆腑气机通降失常所引起的以胁肋胀闷为主要临床表现的一种疾病。

本病证涉及西医学中的急慢性胆囊炎、胆结石、胆管炎等胆系疾病。临床以右胁胀闷、反复发作为主者,均可参照本篇内容辨治。

二、病因病机

胆胀多由饮食不节、情志失调或其他疾病湿热毒邪留恋,导致湿热积滞内蕴,肝胆失于疏泄,胆汁瘀滞不畅。

（一）病因

1. 饮食不节

饮食肥甘厚腻,酒热辛辣,损脾伤胃,运化失健,积湿化热,湿热困遏脾胃,壅塞肝胆;或湿浊食滞内积,结砂成石,或污秽不洁,虫卵虫体滞留胆道,均可导致胆胀。

2. 情志失调

抑郁恼怒,情志失调,肝气失疏,气机不畅,胆腑不利,是诱发加重胆胀的重要因素。

3. 他病所致

黄疸、积聚日久不愈,或外感疾病湿热毒邪留恋不去,湿热毒邪阻滞气机,壅塞胆腑,肝胆失于疏泄,引发胆胀。

（二）病机

胆胀的病变脏腑主要在肝胆,涉及脾胃。若肝失疏泄,胆失通降,则胁肋胀闷或痛;若乘脾犯胃,则脘腹胀痛,呕逆痛泻并作;反之,若脾失健运,积湿生热,壅塞肝胆,或虫积砂石滞留胆道,亦可由脾胃导致肝胆病变。

基本病理在于肝胆失于疏泄,胆汁瘀滞不畅。主要病理因素为气滞、湿热、瘀血、砂石、虫体。病理性质以实为主,日久可见虚实兼夹。如损伤脾胃,可见气短乏力,纳少便溏等脾虚气弱表现;如热伤阴血,可出现腰酸膝软,舌红苔少等肝肾阴虚之候。

三、诊断与病证鉴别

（一）诊断与病证鉴别

1.以右胁胀闷为主要临床表现。

2.常伴有胁痛、右侧肩背不适、口苦、善太息等症状。

3.常有饮食不节,情志失调或黄疸、积聚、外感热病等病史。

（二）病证鉴别

1.胁痛

胁痛是以胁肋疼痛为主的病证,两胁皆可发生;而胆胀以胁肋闷胀为主,且多发于右胁。

2.痞满

痞满是指以自觉心下痞塞,胸膈胀满,触之无形,按之柔软为主要表现的病证。痞满按部位可分为胸痞和心下痞,后者即胃痞。而胆胀以右胁胀闷为主。

（三）相关检查

通过 B 超对肝胆的形态大小、炎症损害情况、有无结石等均可进行观察。白细胞及其分类、肝功能等应视为常规检查。必要时可选择含碘 X 线胆囊造影、CT、MRI、ERCP、PRC 等检查。

四、辨证

1.肝胆郁滞证

症状:胁肋胀闷,不适部位走窜不定,或伴有疼痛,或牵引肩背不适,胸闷腹胀,矢气频频,苔薄白或黄,脉弦。

病机分析:抑郁恼怒,情志失调,肝胆气机失于疏泄,故见胁肋胀闷,走窜不定;肝气不畅,气滞络痹,则见胁痛牵引肩背;肝胃失和,则胸腹胀闷,矢气频作;弦脉主肝胆病变。

2.胆腑郁热证

症状:胁肋胀闷,伴有触痛,甚则痛引肩背,口干口苦,心烦易怒,嗳气矢气频频,大便干结不畅,舌苔薄黄,舌红,脉弦数。

病机分析:肝胆失疏,气郁化热,热壅气滞,故胁肋胀闷;胆络痹阻,则胁痛牵引肩背;郁热内扰,则口干口苦,心烦易怒;肝胃失和,腑气不通,故嗳气矢气频多,大便干结不畅;舌苔薄黄,舌红,脉数,均为肝胆郁热之征。

3.肝胆湿热证

症状:胁肋胀闷,或有疼痛牵引肩背不适,胸闷脘痞,恶心呕吐,或腹痛便溏不爽,或目黄尿黄,舌苔黄腻,舌红,脉弦滑。

病机分析:饮食不节,肝胆失疏,湿热内蕴,故胁肋胀闷,疼痛牵引肩背;肝胆脾胃失和,故见胸闷脘痞,恶心呕吐,腹痛便溏;湿热蕴结,肝胆失泄,胆汁泛溢,则见目黄尿黄;肝胆湿热可见舌苔黄腻,舌红,脉弦滑。

4.肝郁脾虚证

症状:胁肋胀闷反复发作,得嗳气则舒,纳少,饮食稍有油腻则胀闷加重,肢倦乏力,大便时溏,苔薄白,舌淡红,脉弦细。

病机分析:胆胀日久,反复发作,肝胆失泄,胁肋胀闷迁延不愈;嗳气后气机略畅,胀闷得以稍减;病久脾胃渐损,脾虚气弱,则纳少肢倦,乏力便溏;脾虚不健,稍有饮食不慎即积滞湿热内停,故胁肋胀闷加重;苔薄白,舌淡红,脉弦而细,均为脾虚气弱表现。

5.肝肾阴虚证

症状:胁肋时有胀闷不适,或略有隐痛,腰酸膝软,不耐劳累,或有五心烦热,口干,苔少,舌红有裂纹,脉细弦。

病机分析:肝胆郁热日久,阴液渐伤,肝失濡润,气滞不畅,故见胁肋时有胀闷或伴隐痛;肝肾阴血不足,则腰酸膝软,不耐劳累;阴虚生内热,故有五心烦热,口干;舌红,苔少,有裂纹,脉细弦均为肝肾阴虚之象。

五、思路

(一)治疗思路

1.疏肝理气以解肝胆气郁

如清代林珮琴《类证治裁·肝气》曰:"木性升散,不受抑郁,郁则经气逆,诸证丛生。"

2.以通腑为常法

因胆为六腑之首,"六腑以通为用"。

(二)基本治法

1.疏肝利胆,理气开郁法

适应证:肝胆郁滞证。

代表方:柴胡疏肝饮加减。

常用药:柴胡、青皮、陈皮、枳壳疏肝理气解郁;川芎、郁金行气活血,利胆止痛;白芍、甘草柔肝缓急。

加减:气滞胀闷较甚,加香附、厚朴行气消胀;气郁化热,口苦苔黄,加黄芩、山栀清泻肝胆。

2.疏肝理气,通腑泄热法

适应证:胆腑郁热证。

代表方:大柴胡汤加减。

常用药:柴胡、枳实、半夏、香附疏肝理气;白芍、甘草柔肝缓急止痛;黄芩、大黄通腑泄热。

加减:右胁胀痛较甚,或牵引肩背,加郁金、佛手、延胡索疏肝利胆止痛;邪热内盛,身热口苦,加山栀、连翘、蒲公英清热解毒。

3.疏肝运脾,清利湿热法

适应证:肝脾湿热证。

代表方:小柴胡汤合甘露消毒丹加减。前方疏肝和胃清热,适用于肝经郁热,胃失和降,胁胀胁痛,呕逆口苦之症;后方化湿泄浊,清热解毒,是湿热并治的方剂。

常用药:柴胡、枳壳疏肝行气;茵陈、黄芩、连翘、车前草清利湿热;藿香、白蔻仁、陈皮、半夏化湿运脾。

加减:气滞胁胀明显者,加厚朴、青皮行气消胀;湿浊较重,苔厚腻,口黏,加苍术、厚朴化湿运脾。

4.疏肝解郁,健脾益气法

适应证:肝郁脾虚证。

代表方:逍遥散加减。

常用药:柴胡、白术、茯苓、香附、甘草疏肝健脾;当归、白芍养血柔肝。

加减:气郁胁肋胀痛明显,加枳壳、郁金、佛手疏肝理气;脾虚纳少,大便稀溏明显,加党参、砂仁、陈皮、神曲益气健脾助运。

5.滋阴柔肝,利胆解郁法

适应证:肝肾阴虚证。

代表方:滋水清肝饮加减。

常用药:地黄、山萸肉、山药、白芍、当归、酸枣仁滋阴养血柔肝;柴胡、栀子、丹皮疏肝清热凉血。

加减:胁肋胀痛明显者,加香附、枳壳、郁金;午后低热,心烦口干明显,加黄芩、地骨皮、麦门冬养阴清热。

(三)复法应用

1.疏肝清热,利胆化石法

适应证:胁肋胀闷或痛,牵引肩背,每因饮食不节或情志失调而诱发,经 B 超等检查发现有胆道系统结石者。

代表方:大柴胡汤合《圣济总录》二金散加减。前方疏肝利胆,通腑泄热;后方利胆化石。

常用药:柴胡、枳实、半夏疏肝理气和胃;白芍、甘草缓急止痛;黄芩、大黄泄热通腑;郁金、鸡内金利胆化石。

2.清利肝胆,通腑泄热法

适应证:湿热蕴结,胆腑不利所致的胁肋胀闷或痛,目黄、身黄、尿黄,恶心呕吐,大便秘结,苔黄腻,舌红,脉弦滑或濡数。

代表方:茵陈蒿汤合龙胆泻肝汤加减。前方清热通腑,利湿退黄;后方清利肝胆湿热。

常用药:柴胡、郁金、青皮疏肝理气;栀子、黄芩、茵陈、车前草、泽泻清利肝胆,祛湿退黄;大黄、玄明粉通腑泄热,利胆退黄。

六、预防与调护

合理饮食,不过食油腻食物,避免滋湿生热,结砂成石。锻炼身体,适当控制体重,增强体质;精神乐观,保持肝胆之气舒畅。既病之后,要控制饮食,食物宜清淡适量,忌酒热肥甘,以免诱发胆胀或加重;适当进行锻炼,忌抑郁恼怒、情绪波动,以免肝气郁滞,胆汁不畅;避免过度疲劳,防止正虚邪乘而加重病情。

(李玲)

第五章　消渴

一、概述

消渴是以多饮，多食，多尿，乏力，消瘦，或尿有甜味为主要临床表现的病证。

本病主要与西医学的糖尿病相近，其他疾病诸如尿崩症、精神性多饮多尿症，因具有多尿、烦渴多饮的临床特点，与消渴病有某些相似之处，亦可参考本篇辨证论治。

二、病因病机

消渴的病因有禀赋不足、饮食失节、情志失调、劳欲过度，病机主要在于阴津亏损，燥热偏胜，而以阴虚为本，燥热为标。

（一）病因

1.禀赋不足

先天禀赋不足，脏腑虚弱是导致本病发生的重要内在因素。《灵枢·五变》说："五脏皆柔弱者，善病消瘅。"其中尤以阴虚体质最易罹患。

2.饮食失节

长期过食肥甘，或嗜食醇酒厚味，辛辣香燥，损伤脾胃，致脾胃运化失健，积热内蕴，化燥伤津，消谷耗液，发为消渴。

3.情志失调

长期过度的精神刺激，郁怒伤肝，肝气郁结，或劳心竭虑，营谋强思等，以致郁久化火，火热内燔，消灼肺胃阴津，而发为消渴。正如《临证指南医案·三消》说："心境愁郁，内火自燃，乃消证大病。"

4.劳欲过度

房事不节，劳欲过度，肾精亏损，虚火内生，则火因水竭益烈，水因火烈而益干，终致肾虚肺燥胃热俱现，发为消渴。如《外台秘要·消渴消中》说："房劳过度，致令肾气虚耗，下焦生热，热则肾燥，肾燥则渴。"

（二）病机

消渴的病机主要为阴虚燥热，以阴虚为本，燥热为标。燥热与阴虚往往互为因果，燥热愈盛则阴愈虚，阴愈虚则燥热愈盛。若进一步发展，阴虚火旺，耗灼阴血，热郁血瘀；或阴伤及气，气阳不足，气血运行失畅成瘀，瘀阻气滞，水津失布则口渴而多饮。如《血证论·发渴》说："瘀血发渴者，以津液之生，其根出于肾水……胞中有瘀血，则气为血阻，不得上升，水津因不能随气上布。"

病变脏腑关系到肺、胃、肾，但以肾为主。燥热在肺，肺燥津伤则口渴多饮；热郁于胃，消灼胃液，则多食善饥；虚火在肾，肾精亏虚，肾失封藏，则尿多而浑。肺、胃、肾三脏又互有影响。如肺燥津伤，津失敷布，则胃失濡润，肾失滋源；胃热盛者，既可上灼肺津，又能下耗肾阴；而肾阴不足，水亏火旺，亦可上炎肺胃，终致肺燥、胃热、肾虚同病，多饮、多食、多尿兼见。故《临证指南医案·三消》说："三消一证，虽有上中下之分，其实不越阴虚阳亢，津涸热淫而已。"三脏之中，以肾为主。这是由于肾为水脏，内藏真阴，为脏腑阴液的根本。肾阴亏虚，必然影响肺胃之阴不足;而肺燥胃热,津液亏耗,久必及肾。

病久可致阴伤气耗,甚则出现阴竭阳亡之变。本病迁延日久,阴伤及气,可见气阴两虚;进一步气虚及阳可为阴阳两虚或肾阳虚衰。若素质气虚阳虚者,得病之初即可兼有气虚或阳虚证候,临床虽属少见,但亦不可不知。若阴津极度耗损,阴不敛阳,阴虚阳浮,可见头痛目赤烦躁、唇干舌红、目眶内陷的严重证候,甚至出现昏迷、肢冷、脉微细欲绝等阴竭阳亡的危象。

消渴病久,阴虚燥热,常见变证百出。如肺失滋润,肺燥阴伤,瘵虫乘虚侵袭而成肺痨;病久肾阴亏损,水不涵木,精血不能上承耳目,可致白内障、雀盲、耳聋等疾;若气营两虚,燥热内结,脉络瘀阻,则蕴毒酿成疮疖、痈疽;阴虚阳亢,内风暗动,炼液成痰,风痰阻络或蒙蔽神机,可见中风、偏瘫;病久阴伤及阳,脾肾衰败,不能化气行水,水液潴留,泛溢肌肤,则发为水肿。

三、诊断与病证鉴别

（一）诊断依据

1. 口渴多饮、多食易饥、尿频量多、形体消瘦或尿有甜味等具有特征性的临床症状,是诊断消渴病的主要依据。

2. 有的患者初起时"三多"症状不著,但若于中年之后发病,且嗜食膏粱厚味、醇酒炙馎,以及病久并发眩晕、肺痨、胸痹心痛、中风、雀目、疮痈等病证者,应考虑消渴的可能性。

3. 由于本病的发生与禀赋不足有较为密切的关系,故消渴病的家族史可供诊断参考。

（二）相关检查

查空腹、餐后 2 小时血糖和尿糖,尿比重,葡萄糖耐量试验,糖化血红蛋白等,有助于明确辨病诊断。病情较重时,尚需查血尿素氮、肌酐,以了解肾功能情况;查血酮,以了解有无酮症酸中毒;查二氧化碳结合力及血钾、钠、钙、氯化物等,以了解酸碱平衡及电解质情况。

有条件时可查胰岛素及 C 肽释放试验、免疫学检查[包括胰岛细胞(ICA)、谷氨酸脱羧酶抗体(GADA)、胰岛素自身抗体(IAA)、HLA 型别鉴定],用于观察胰岛 β 细胞功能状态,协助判断糖尿病类型。尿白蛋白测定、眼底检查、B 超、UCG、神经传导速度、肾血流量测定、心功能检查等可进一步明确有无糖尿病急慢性并发症。

四、辨证

（一）上消

肺热津伤证

症状:口渴多饮,口舌干燥,尿频量多,烦热多汗,舌边尖红,苔薄黄,脉洪数。

病机分析:此证为肺脏燥热,津液失布。肺热炽盛,耗液伤阴,故口干舌燥,烦渴多饮;肺主治节,燥热伤肺,治节失职,水不化津,直趋于下,故尿频量多;烦热多汗,舌边尖红,苔薄黄,脉洪数,是内热炽盛之象。

（二）中消

1. 胃热炽盛证

症状:多食易饥,口渴,尿多,形体消瘦,大便干燥,舌苔黄,脉滑实有力。

病机分析:此证为胃火内炽,胃热消抈,耗伤津液。胃火炽盛,腐熟水谷力强,故多食易饥;阳明热盛,耗伤津血,无以充养肌肉,故形体消瘦;胃津不足,大肠失其濡润,故大便干燥;舌苔黄,脉滑实有力,是胃热炽盛之象。

2.气阴亏虚证

症状:口渴引饮,能食与便溏并见,或饮食减少,精神不振,四肢乏力,舌质淡,苔白而干,脉弱。

病机分析:此证为气阴不足,脾失健运。气阴不足,无以濡养肺胃,故口渴引饮,能食善饥;脾运不健,水谷精微不能濡润周身,则食少倦怠,精神不振,大便溏;舌质淡苔白而干,脉弱,均为气阴亏虚之象。

（三）下消

1.肾阴亏虚证

症状:尿频量多,混浊如脂膏,或尿甜,腰膝酸软,乏力,头晕耳鸣,则口干唇燥,皮肤干燥、瘙痒,舌红苔少,脉细数。

病机分析:此证为肾阴亏虚,肾失固摄。肾虚无以约束小便,故尿频量多;肾失固摄,水谷精微下注,故小便混浊如脂膏,有甜味;阴虚火旺,消烁肺津,则口干舌燥;肾阴亏虚,水不涵木,则头晕目眩;虚火上炎而为烦热;肾虚精亏,不能充养肾府,故腰酸腿软无力;舌红苔少,脉细数,是肾阴亏虚,虚火妄动之象。

2.阴阳两虚证

症状:小便频数,混浊如膏,甚至饮一溲一,面容憔悴,耳轮干枯,腰膝酸软,四肢欠温,畏寒肢冷,阳痿或月经不调,舌苔淡白而干,脉沉细无力。

病机分析:此证为阴损及阳,肾阳衰微,肾失固摄。肾失固藏,肾气独沉,故小便频数,混浊如膏;下元虚惫,约束无权,而饮一溲一;肾主骨,开窍于耳,腰为肾之府,肾精亏虚,故耳轮干枯,腰膝酸软;命门火衰,宗筋弛缓,故见四肢欠温,畏寒肢冷,阳痿不举,女性则见月经不调;污淡苔白,脉沉细无力,是阴阳俱虚之象。

五、治疗

（一）治疗思路

本病的基本病机是阴虚为本,燥热为标,故清热润燥、养阴生津为本病的治疗大法。《医学心悟·三消》说"治上消者,宜润其肺,兼清其胃"、"治中消者,宜清其胃,兼滋其肾"、"治下消者,宜滋其肾,兼补其肺",可谓治疗消渴之要旨。

由于本病常发生血脉瘀滞及阴损及阳的病变,以及易并发痈疽、眼疾、劳嗽等症,故还应针对具体病情,及时合理地选用活血化瘀、清热解毒、健脾益气、滋补肾阴、温补肾阳等治法。

（二）基本治法

1.清热润肺,生津止渴法

适应证:肺热津伤证。

代表方:消渴方加减。

常用药:天花粉、葛根、麦冬、生地、藕汁生津清热,养阴增液;黄连、黄芩、知母清热降火。

加减:口渴多饮显著者,加天冬、地骨皮等养阴生津;燥热耗气,气短懒言,动则汗出,加太子参、黄芪益气。亦可选用白虎加入参汤。

2.清胃泻火,养阴增液法

适应证:胃热炽盛证。

代表方:玉女煎加减。

常用药：生石膏、知母、黄连、栀子清胃泻火；玄参、生地黄、麦冬滋肺胃之阴；川牛膝活血化瘀，引热下行。

加减：大便秘结不行，可用增液承气汤润燥通腑，"增水行舟"。

3. 益气健脾，生津止渴法

适应证：气阴亏虚证。

代表方：七味白术散加减。

常用药：黄芪、党参、白术、茯苓、怀山药、甘草益气健脾；木香、藿香醒脾行气散津；葛根升清生津；天冬、麦冬养阴生津。

加减：肺有燥热加地骨皮、知母、黄芩清肺；口渴明显加天花粉、生地养阴生津；气短汗多加五味子、山萸肉敛气生津；食少腹胀加砂仁、鸡内金健脾助运。

4. 滋阴补肾，润燥止渴法

适应证：肾阴亏虚证。

代表方：六味地黄丸加减。

常用药：熟地黄、山萸肉、枸杞子、五味子固肾益精；怀山药滋补脾阴，同摄精微；茯苓健脾渗湿；泽泻、丹皮清泄火热。

加减：阴虚火旺，烦躁，五心烦热，盗汗，失眠者，加知母、黄柏滋阴泻火；尿量多而混浊加益智仁、桑螵蛸益肾缩尿；气阴两虚，困倦，气短乏力，舌质淡红，加党参、黄芪、黄精益气。

若烦渴，头痛，唇红舌干，呼吸深快，阴伤阳浮者，用生脉散加天门冬、鳖甲、龟板等育阴潜阳；如见神昏、肢厥、脉微细等阴竭阳亡危象者，合参附龙牡汤益气敛阴，回阳救脱。

5. 滋阴温阳，补肾固涩法

适应证：阴阳两虚证。

代表方：金匮肾气丸加减。

常用药：熟地黄、山萸肉、枸杞子、五味子固肾益精；怀山药滋补脾阴，固摄精微；茯苓健脾渗湿；附子、肉桂温肾助阳。

加减：尿量多而混浊者，加益智仁、桑螵蛸、覆盆子、金樱子益肾收摄；身体困倦，气短乏力，加党参、黄芪、黄精补益正气广阳痿加巴戟天、淫羊藿、肉苁蓉；阳虚畏寒，加鹿茸粉0.5g冲服，以启动元阳，助全身阳气之生化。

（三）并发症治疗

1. 清热解毒法

适应证：消渴并发疮疡痈疽。

代表方：五味消毒饮合黄芪六一汤加减。前方清热解毒，消肿散结，适用于一切邪毒感染证，如疖肿痈疮。

常用药：金银花、野菊花、连翘清热解毒疗疮，消散痈肿；紫花地丁、蒲公英、紫背天葵子、半枝莲凉血解毒，清热消肿；生黄芪益气托毒；生地、赤芍凉血活血，以清血分火毒；甘草加强解毒之功。

2. 滋补肝肾，益精养血法

适应证：消渴并发白内障、雀目、耳聋。

代表方：杞菊地黄丸加减。

常用药：熟地黄、山萸肉、枸杞子固肾益精；怀山药滋补脾阴，固摄精微；茯苓健脾渗湿；泽泻、丹皮清泄火热;枸杞子、甘菊花滋肾养肝明目。

此外,消渴见水肿、肺痨、中风等并发症,参照相应病证辨治。

(二)复法应用

1.清热润肺,益气养阴法

适应证:肺热津亏兼气阴两伤证。症见烦渴不止,乏力气短,小便频数,舌红少津,脉数。

代表方:玉泉丸或二冬汤加减。前方益气作用较强,用于气虚明显,乏力气短者;后方清热作用较强,用于热盛津伤,口渴明显者。

常用药:人参、黄芪、茯苓益气;天花粉、天冬、葛根、麦冬、乌梅、知母、黄芩等清热生津止渴。

2.疏肝解郁,健脾益气法

适应证:肝气郁滞,脾气亏虚证。症见口渴欲饮,纳谷不香,食入腹胀,大便溏薄,四肢无力,神瘀气短,两胁胀满疼痛,腹满胸闷,嗳气,心烦,情志抑郁,舌暗淡,边有齿痕,苔薄,脉弦细。

代表方:逍遥散合参苓白术散加减。前方疏肝解郁,健脾和营,用于肝郁血虚,而致两胁作痛,头痛目眩,口燥咽干,神瘀食少者;后方益气健脾,用于脾虚湿盛而致饮食不化,胸脘痞闷,四肢乏力,形体消瘦,面色萎黄者。

常用药:柴胡疏肝解郁;当归、白芍养血柔肝;人参、山药、白术、茯苓、甘草补气健脾;砂仁醒脾。

3.养阴生津,润肠滋燥法

适应证:胃强脾弱,津亏液干证。症见大便秘结,小便频数,或口渴,或腹微满,不更衣十日无所苦,舌苔微黄少津,脉浮涩或带数。

代表方:麻子仁丸合增液汤加减。前方破气消积,滋润大肠,健胃通便,用于胃强脾弱,津亏便秘;后方滋液清热,润肠通便,用于津液不足,肠燥便秘。

常用药:麻子仁润肠通便;杏仁降气润肠;芍药养阴和里;枳实破结;厚朴除满;大黄通下;玄参、麦冬、生地黄养阴生津,润肠通便。

六、预防与调护

消渴病的预防十分重要。日常生活应保持起居有常,动静结合,调节情志,劳逸适度,避免外邪侵入机体。避免过食肥甘,戒除烟酒等不良习惯,增加体力活动,参加体育锻炼,防止和纠正肥胖。对中老年人定期进行健康体检,以发现和治疗高血压、高血脂和冠心病既病之后,当保持心情舒畅,避免紧张恼怒。根据病情轻重,配合体育锻炼,但不宜过度疲劳。节制性生活,免伤肾精。消渴而尿甜者,尤须重视饮食治疗,控制糖类、淀粉类食物的进食量。肥胖者尚须控制体重的增加。一般以进食蔬菜、豆类、瘦肉、鸡蛋、植物油为宜。禁食辛辣烟酒刺激品。

(许文莉)

第六章　中医内科常见急症

第一节　外感高热

一、概述

外感高热,在中医文献中称"大热"、"壮热"、"身灼热"等。凡卒感六淫邪毒和疫病之气,邪客肌腠,正邪交争,以发热为主要症状,体温高达 39℃以上并持续不能下降者,称之为外感高热。临床上以发热、恶寒、面赤、烦渴、舌红苔黄、脉数等为主要表现。体温持续升高或稽留不退,病情严重者,可出现神昏、谵语、四肢抽搐等症状。

二、病因病机

外感高热因卒感六淫邪毒而病,病情多属急、重之候。病位多在三阳经、卫气营血及其相关的脏腑,如肺、胃、大肠、肝、胆、肾、膀胱等。病性以邪实为主,亦有实邪与正虚并见者。若正气亏虚或邪气毒盛,则可逆传心营,生风动血。其病机有三:

(一)阴阳转化

高热之起,乃阴阳消长转化所致,如伤寒、温病的不同高热,分别为阴阳所化。所谓"阳胜则热,阴胜则寒",阴不足而阳乘之变为热,阴根于阳,阳根于阴,阴阳之消长转化,是高热病机的基础。

(二)正邪相搏

外感高热乃外邪入内后,所致的正邪相争的病理证候,所谓"发热恶寒者,发于阳也","阳者,卫外而为固也",说明了高热之症,是正气抗御邪气的表现。

(三)邪毒致热论

1.感染时疫

病邪时疫为毒疠之气,有热疫、寒疫之分。"毒寓于邪,寒随邪入"。毒有强弱,邪有盛衰,虽邪盛毒强亦必逢人体正虚于内,卫气失护于外,营气失守于中之际方能侵入。《灵枢·百病始生》谓:"卒然逢疾风暴雨而不病者,盖无虚,故邪不能独伤人。此必因虚邪之风,与其身形,两虚相得乃客其形"。时邪疫毒多从口鼻而入,若邪微毒弱,则卫气拒之,故邪止犯于卫。若邪盛毒强,邪毒犯肺,可见肺卫之证;更有邪毒肆虐,由卫分直入气分;若邪毒留恋不解,或正不胜邪,则邪毒内陷于营;邪居于营,内淫于血,遂生血分之证。亦有风寒之邪侵袭体表,化为热毒之气,犯肺侵卫而生,更有时疫之毒上受,逆传心包而发高热者。

2.风寒、风热之邪侵袭

风为阳邪,善行而数变;寒为阴邪,其性凝敛,主收引,易伤阳气。故寒邪伤人,必借风邪乘体虚内侵。其病机有二:一为邪客太阳经,风泄太阳之表,表气不摄,寒闭太阳之里,郁其里气,气郁愈甚,借风泄外透而发高热;二为邪入皮毛,皮毛被束,卫气不伸,肺气不利,佛郁在表而生高热。亦有风热邪毒乘虚外袭,风能伤卫则郁,卫郁外而发热,内而束肺。

3.感受湿热邪毒

天之气下临为热,地之气上升为湿,二者胶结,湿热蕴蒸,化毒为邪,乘人之虚而侵袭,邪由上受,直趋中道,多潜伏于膜原,随表里虚实而发,又循经传。湿热之邪困滞卫阳,使卫阳不能束邪,则邪毒由膜原外达阳明之表肌肉,太阳之表四肢,阻遏气机,气郁不宣而发高热;亦有脾胃之气盛不受邪,而下焦正虚,卫气虚御邪无力,则湿热之毒由膜原流注下焦,盘踞于肾及膀胱,致使肾失开合,膀胱气化无权,水泉失约而发高热。

三、诊断

(一)临床表现

1. 发病特点

发病急,一般在 3 天以内;病程短,一般在 2 周以内;传变迅速;四季可见,随季节、地域、体质的不同各不相同。传染病患者,有明确的疫情接触史。

2. 主症

急性发热,体温在 39℃以上,并持续数小时以上不退,或体温下降后,又逐渐升高,或伴有恶寒、寒战、口渴喜饮、舌红苔黄、脉数等症。

3. 外感高热,可常见下列热型。

(1)恶寒发热:指恶寒与发热同时存在,热势多在 39℃以下,如表卫诸证,均常见此热型。

(2)壮热:指热势持续,高热不解,不恶寒,体温在 39~40℃,甚至更高,持续数天至数周之久。一日之内,波动甚小,如气分高热,肺系邪热,热盛之暑热、湿热等。

(3)寒热往来:指恶寒与发热交替发作,如少阳病、疟疾等。

(4)潮热:指热势盛衰起伏有时,犹如潮汛一般。外感之潮热,多属实证,热势较高,热退不清,定时又复升高。多见于阳明腑实之证、湿温证以及热入营血之证等。

(5)不规则热:指发热持续时间不定,变动并无规律,如时行感冒、外感咳喘、风湿热等。

(二)鉴别诊断

1. 内伤高热

内伤高热以内伤,脏腑虚损为病因。病机系气血阴精亏虚,脏腑功能失调或虚损。病性多属虚证或虚实夹杂证。临床特点为起病缓慢,病程较长,或有反复发作史。热势高低不一,常以低热为主,以手心热甚为著。多无恶寒,或虽怯冷,若得衣被则减,常见头晕,头痛,时作时止,心悸,少寐,自汗,盗汗,脉弱无力等脏腑虚损之象;外感高热为卒感时邪所致,病机为"正邪交争","阳盛则热"。病性多属热证、实证。临床特点为起病急,病程短,多为高热,呈现壮热、潮热或往来寒热,常手背热甚。发热初起多伴恶寒,虽得衣被而不减,兼见头痛,身痛,鼻塞流涕,咽痛,咳嗽,脉浮等外感之象。

2. 寒热真假

在发热病程中,当病情发展到寒极或热极的时候,可出现与本病寒热不符合的假象,"寒极似热"、"热极似寒",谓真寒假热,真热假寒之象。张仲景在其《伤寒论》中早已指出:"患者身大热,反欲得衣者,热在皮肤,寒在骨髓也;身大寒,反不欲近衣者,寒在皮肤,热在骨髓也"。临证时必须结合全部脉证,加以综合分析,如真热假寒证身虽反不欲近衣被,多伴有口渴,喜冷饮,扬手掷足,尿黄或赤且有灼痛感,脉数,舌红苔黄燥;真寒假热证身大热反欲得衣被,多伴有口不渴,或渴亦不多饮,或喜热饮,喜近炉火,小溲清长,脉沉迟,舌淡苔白或苔虽黑而滑润。

（三）相关检查

注意实验室检查及其他检查。结合病史及临床表现，进行必要的化验及其他检查，如血尿大便常规，血沉，血和骨髓培养，X线检查以及其他针对病因的特殊检查。

四、急救处理

（一）退热

1. 针剂

（1）柴胡注射液：每次 2～4mL，肌肉注射，每日 3～4 次，适用于卫、气分发热。

（2）鱼腥草注射液：每次 2～4mL，肌肉注射，每日 3～4 次，适用于卫、气分发热。

（3）醒脑静注射液：本品系安宫牛黄丸改制而成，每毫升含生药 1g，肌注每次 4mL，每日 1～3 次；或每次 10～20mL，加入 5％葡萄糖液 500mL 中静滴，对肺系感染高热疗效较好。

（4）银黄注射液：每次 2～4mL，肌肉注射，每日 3～4 次，适用于卫、气分发热。

（5）穿琥宁注射液：每次 400～640mg，加入 5％葡萄糖液 250～500mL 中，分 2 次静脉滴注。用于上呼吸道感染、肺炎、细菌性痢疾。

（6）清开灵注射液：每次 20～40mL，加入 5％葡萄糖液 250mL 中，静脉滴注，每日 1 次。适用于营分高热。

（7）大蒜注射液：每次 20～40mL，加入 5％葡萄糖液 500mL 中静滴，每日 1 次，适用于霉菌感染性高热。

2. 药物擦浴

（1）用荆芥 15g，薄荷 15g，煎水擦浴，得微汗而解，适用于风寒外感高热。

（2）用麻黄 10g，薄荷 15g，用法及适应证同上。

（3）石膏水：用 20％石膏煎液擦浴，适用于邪热入里之高热。

3. 针刺

一般选穴，上肢取曲池、合谷，配内关、手三里；下肢取足三里、阳陵泉、三阴交，手法均采用泻法。

亦可用柴胡注射液，银黄注射液进行穴位注射。常取曲池（双）、足三里（双），每穴注射 0.5～1mL，每 4～6 小时一次，至大热已退为止。

4. 滴鼻

（1）三解素滴鼻剂（湖北中医学院附院研制）：由柴胡、双花、连翘、青蒿等组成，经提炼成 31％的蒸馏液，每次每侧鼻腔 3～4 滴，每半小时至 1 小时滴 1 次，退热效果较好。

（2）复方柴胡滴鼻液：由柴胡、薄荷等组成，制成 40％的蒸馏液，用法同上。

5. 灌肠

（1）大黄枳实汤：生大黄 15g，枳实 15g，甘草 10g，山药 15g，寒水石 20g，煎水取汁 200mL，高位直肠滴注或灌肠（保留 30 分钟左右），每隔 2～4 小时 1 次，体温下降后应视病情而减少灌肠次数或停用。本方适用于各种外感高热。

（2）清热灌肠汤：生石膏 30g，连翘 15g，荆芥 15g，薄荷 15g，芦根 30g，赤芍 15g，煎水取汁 200mL，用法同上。本方适用于卫分证、气分证或卫气同病之高热。

（3）大柴胡汤：柴胡 15g，大黄 15g，枳实 15g，黄芩 15g，半夏 10g，白芍 15g，煎取 200mL，用法同上。本方主要用于胆系高热所致之高热。

(4)大承气汤:大黄 15g,枳实 15g,芒硝 20g,厚朴 15g;或用大黄 30g;或用番泻叶 30g。各煎取汁 150～200mL,用法同上,其中大承气汤对急性坏死性胰腺炎效果较好。

以上灌肠诸方,均应冷却后使用。

(二)止痉

凡高热伴抽搐,牙关紧闭,颈项强直,甚则角弓反张者称为痉,即热盛动风。乃热邪亢盛,引动肝风,风火相搏所致。法当急治其标,可选用下列方法(同时配合退热、增液等方法)。

1.针刺:主穴为百会、人中、大椎;备穴为少商、委中。

2.灯火蘸法:用灯草蘸清油点燃,以明火对准印堂、人中、颊车、角孙、神阙、大椎等穴,一触即起,可听见声,有止痉速效。

3.止痉散:用 1.5g,每日 1～2 次。

4.琥珀抱龙丸:每次 1 丸,每日 3 次。

5.至宝丹:每次 1 粒,每日 3 次。

6.紫雪散:每次 1 支,每日 3 次。

7.醒脑静注射液:用法同上。

(三)开闭

高热闭证,即热入心包,多为热邪内陷所致,每见神昏谵语,口噤目闭,两手握固,痰壅气粗。治当醒神开窍,可选用下列方法(同时应配合退热、增液等法治之)。

1.针刺:用三棱针于十宣放血;或刺人中、曲泽、委中,使之出血;亦可针刺人中、涌泉、素髎。

2.安宫牛黄丸:每次 1 丸,每日 3 次,用于热闭。亦可用万氏牛黄清心丸、紫雪丹,用法同上。

3.清开灵针:每次用 20～0mL,加入 5％葡萄糖液 250mL 中静滴,用于热闭,亦可用于痰闭。

(四)固脱

脱证多为高热炽盛,邪毒内陷,阴精耗竭,阳气欲脱所致,即所谓阴竭阳脱,每见大汗淋漓,四肢厥逆,脉微欲绝。救治方法是:

1.针灸:凡阴脱者可用灸法,阳脱宜用针刺。取神阙、关元、气海,采用灸法,每穴灸 15～20 分钟;或针刺素髎、内关,配少冲、少泽、中冲、涌泉,一般中强刺激,留针,间断捻转。

2.参脉针:用 50～100mL,加入 5％葡萄糖液 100mL 中静滴,适用于阴脱。

3.红参:10g,水煎频服,用于阴脱。

4.参附针:用 10～20mL,加入 5％葡萄糖液 100mL 中静脉滴注,适用于阳脱。

5.参附汤:红参 10g,制附片 10g,水煎频服,用于阳脱。

五、辨证治疗

外感高热的辨证方法有六经辨证、卫气营血及三焦辨证,临床上应根据病情灵活掌握。本章主要论述卫气营血辨证。

(一)卫分证

1.风热袭表

证候:发热,微恶风寒,咽喉疼痛,头痛鼻塞,咳嗽,口微渴,舌红苔薄黄,脉浮数。

治法:辛凉解表。

方药:银翘散《温病条辨》。

加减:热甚者加黄芩、板蓝根、青蒿;口渴甚者加花粉;痰多者加贝母、杏仁;小便黄者加车前草。

2. 风寒束表

证候:恶寒发热,头身疼痛,咳嗽,流清涕,舌苔薄白,脉浮紧。

治法:辛温解表。

方药:荆防败毒散《摄生众妙书》。

加减:寒甚者加麻黄、桂枝;咳嗽加杏仁、贝母。

3. 暑湿在表

证候:发热微恶风,身重脘闷,头昏胀痛,舌红苔白腻脉濡数。

治法:清暑除湿解表。

方药:新加香薷饮《温病条辨》。

加减:热甚者加生石膏;恶心呕吐者加藿香、半夏。

(二)卫气同病

证候:高热恶寒,口渴,大便秘结,小便短赤,舌红,苔薄黄或厚腻,脉浮数或洪大。

治法:辛凉解表,清气泄热。

方药:银翘白虎汤(验方)。

加减:咳嗽痰多者加麻黄、杏仁、贝母;热毒盛者加板蓝根、蒲公英;口渴甚者加天花粉。

(三)气分证

1. 肺热

证候:壮热,咳嗽,咳痰黄稠或痰中带血,胸闷痛,舌红,苔黄腻,脉滑数。

治法:清热化痰,宣肺平喘。

方药:麻杏石甘汤《伤寒论》。

加减:热甚者加银花、连翘、蚤休、鱼腥草;胸痛咳嗽脓痰者加金荞麦。

2. 胃热

证候:壮热,口渴引饮,面赤心烦,口苦口臭,脉洪大有力。

治法:辛寒清热。

方药:白虎汤《伤寒论》。

加减:卫气同病者加银花、连翘、芦根;体弱脉虚大者加太子参;大便秘结者加大黄、芒硝;发斑者加犀角、玄参;胃气上逆、心下痞闷者,加半夏、代赭石。

3. 腑实壮热

证候:日晡热甚,腹胀满,大便秘结或热结旁流,烦躁谵语,舌苔焦燥起芒刺,脉沉实有力。治法苦寒泻下,通便导滞

方药:大承气汤《伤寒论》。

加减:热结阴亏,燥屎不行者加生地、麦冬、玄参;邪热炽盛,胸膈烦热、口舌生疮者加栀子、黄柏、连翘、薄荷、竹叶。

4. 胆热

证候:寒热往来,胸胁苦满,口苦咽干,或恶心呕吐,或目肤发黄,舌红,苔黄腻,脉弦数。

治法：清热利胆。

方药：大柴胡汤《伤寒论》。

加减：热重者加板蓝根、银花、连翘、败酱草；便秘者重用大黄、芒硝、厚朴；疼痛重者加元胡、川楝；呕吐者加竹茹；食欲不振者加藿香、佩兰、山楂；瘀血加桃仁、当归、赤芍、红花；发黄者重用茵陈、金钱草、栀子、青蒿。

5. 脾胃湿热

证候：身热不扬，汗出热不解，胸腹胀满，或身黄、目黄、小便发黄，纳呆，舌苔厚腻而黄，脉滑数。

治法：辛开苦降，清热利湿。

方药：王氏连朴饮《霍乱论》。

加减：热甚者加黄柏；湿重者加藿香、佩兰；黄疸者加茵陈、黄芩。

6. 大肠湿热

证候：发热，腹痛，泄泻或痢下脓血，里急后重，肛门灼热，口干口苦，小便短赤，舌红苔黄腻，脉滑数。

治法：清肠化湿。

方药：葛根芩连汤《伤寒论》。

加减：热甚者加山栀、黄柏；气滞腹痛者加广木香、槟榔、枳壳；痢下赤白者加白头翁、马齿苋。

7. 膀胱湿热

证候：寒热起伏，尿频，尿急，尿痛，小便灼热黄赤，腰部或小腹疼痛，舌红苔黄腻，脉滑数。治法清热利湿。

方药：八正散《太平惠民和剂局方》。

加减：热甚者加柴胡、黄芩、银花、连翘、蒲公英、白花蛇舌草；排尿困难者加石韦、冬葵子；小腹坠胀者加枳壳、乌药。壮热口渴，或神昏谵语，斑疹隐隐，舌质红绛，脉洪数或细数。

清气凉营（血）。清瘟败毒饮《疫疹一得》。热毒炽盛者加板蓝根、升麻；斑疹密布者加白茅根；神昏谵语者加服万氏牛黄清心丸。

（四）气营（血）两燔

证候：壮热口渴，或神昏谵语，斑疹隐隐，舌质红绛，脉洪数或细数。

治法：清气凉营（血）。

方药：清瘟败毒饮。

加减：热毒炽盛者加板蓝根、升麻；斑疹密布者加白茅根；神昏谵语者加万氏牛黄清心丸。

（五）营分证

1. 热灼营阴

证候：身热夜甚，口干渴反不欲饮，神昏不宁，斑疹隐隐，舌质红绛，脉细数。

治法：清营解毒，泄热救阴。

方药：清营汤《温病条辨》。

加减：鼻衄、咯血、肌衄者加丹皮、茅根、侧柏叶。

2. 热入心包

证候：壮热，神昏谵语，躁扰不宁，斑疹隐隐，舌质红绛，脉细数。治法清心开窍。

方药:清宫汤《温病条辨》。

(六)血分证

1. 热盛动血

证候:身热灼手,斑疹密布,或鼻衄,吐血,或神昏谵语,舌深绛,脉细数。

治法:清热凉血。

方药:犀角地黄汤《千金要方》。

加减:热毒炽盛者加黄连、栀子、大黄;出血甚者加生侧柏叶、大小蓟、白茅根。

2. 血热动风

证候:身热灼手,神昏谵语,四肢抽搐,颈项强直,牙关紧闭,或斑疹隐现,舌红练,脉弦数或细数。

治法:凉血息风止疼。

方药:羚羊钩藤汤《通俗伤寒论》。

加减:腑实者加大黄、芒硝;肌肤发斑者加犀角、丹皮。

六、预防与调护

近年来外感高热的研究已成为中医科研与临床的热点,并展示出卓有成效的前景。随着广谱抗生素的泛用,耐药菌株不断增加,给治疗带来了困难,从目前来看这是一个难以解决的问题。机体受到感染后,微生态环境将发生定性及定量的变化,导致疾病的罹患,并对此进行防治,使失调的微生态归于平衡,这与中医的治疗原则不谋而合,但目前还没有外感高热与微生态学的相关研究报道,不失为一缺憾,但这却展现给我们一个广阔的研究领域。现有关报道多以临床观察为主,而实验研究及机理研究则较为薄弱。因此,加强基础理论研究,将中医与边缘学科(如微生态学)结合,宏观与微观研究结合,在基础理论上取得突破和创新,构建新的理论框架,加大剂型改进力度,采取多途径给药及综合治疗,将是未来外感高热的研究方向。

(许文莉)

第二节　暴吐

一、概述

呕吐是指胃中的食物、痰涎和水液等经口吐出,或仅有干呕恶心的一类病证。前人以有声有物谓之呕,有物无声谓之吐,有声无物谓之干呕。但呕与吐往往并见,很难截然分开,故一般合称呕吐。

二、病因病机

胃主受纳和腐熟水谷,其气主降,以下行为顺,若邪气犯胃或胃虚失和,气逆而上,则发生呕吐。《圣济总录·呕吐》说呕吐者,胃气上而不下也。"

(一)外邪侵袭,胃失和降

风、寒、暑、湿之邪,以及秽浊之气,侵犯胃腑,以致胃失和降,水谷随胃气上逆,发生呕吐。

（二）饮食不节，伤胃滞脾

饮食过量，或过食生冷肥甘及误进不洁食物，皆可伤胃滞脾，导致食滞内停，胃气壅阻，浊气上逆，而发为呕吐。

（三）体虚病劳，胃虚失和

脾胃素虚，或久病大病，或劳倦过度，耗伤脾胃之阴阳，以致脾虚失运，胃虚失和可发生呕吐。

三、诊断

（一）临床表现

主要临床表现为食物、痰涎和水液等经口吐出。可伴有发热、腹泻、头晕、头痛、大便秘结等症状。常有饮食不节，过食生冷，恼怒气郁等病史。

（二）类证鉴别

呕吐、反胃、呃逆三者，都是胃部的病变，但呕吐是以有声有物为特征；反胃是以朝食暮吐为特征；而呃逆古名为"哕"，是以喉间呃呃连声，声短而频，令人不能自制为特征。在病位上，呕吐、反胃在胃，呃逆在肺胃。在病机上，三者都有胃气上逆，而呃逆还有膈间不利的因素存在。故临床特征各异，是不难分辨的。

（三）相关检查

1. 胃镜、上消化道钡餐透视

可了解胃黏膜情况，贲门、幽门及十二指肠黏膜的改变。

2. 腹部透视及腹部 B 超

在呕吐不止，伴有腹胀、矢气减少或无大便时，以了解有无肠梗阻。腹部 B 超还可了解胰腺和胆囊的情况。

3. CT 及 MRI

患者暴吐，呈喷射状，应做头部 CT 或 MRI，以排除颅脑占位性病变。

4. 实验室检查

肾功能检查以排除肾功能衰竭和尿毒症所致呕吐（症见面色萎黄，呕吐不止，伴有尿少、水肿）；尿淀粉酶、血清淀粉酶可排除胰腺炎；血常规、电解质、血气分析可了解有无贫血及酸碱平衡电解质紊乱。育龄妇女应化验小便，查妊娠实验，排除早孕反应。

四、急救处理

（1）卧床休息，头应偏向一侧，患者要呕吐时，应将患者扶起，以免呕吐物呛入气管引起窒息或吸入性肺炎。

（2）对常见疾病，如急性胃炎、痢疾、胃神经官能症、流行性感冒及晕动病的患者可作相应处理，口服或肌注镇吐药甲氧氯普胺。

（3）用冰袋或冷毛巾置于患者胃部，可以止住恶心或呕吐。

（4）若确诊为颅内高压引起剧烈呕吐应与脱水降颅内压治疗：20％甘露醇 125mL 静滴，每 6～8 小时一次。

（5）急性胃潴留患者或肠梗阻患者可先与胃管留置，胃肠减压治疗。肠梗阻患者及尿毒症患者可配合大承气汤灌肠以通腑降浊；肠梗阻患者反复发作呕吐，必要时可与外科手术治疗。

(6)药物中毒患者呕吐应在明确中毒药物后予以相应洗胃,导泻,利尿治疗,必要时可与床旁持续血液透析(CRRT)。

五、辨证治疗

(一)外邪犯胃

证候:突然呕吐,可伴发热恶寒,头身疼痛,胸脘满闷,苔白腻,脉濡缓。

治法:疏邪化浊,和中降逆。

方药:藿香正气散。

本方为疏表和里之剂,方中藿香、紫苏、白芷疏邪化浊,藿香又能化胃肠湿浊,为本方的主药;姜半夏、陈皮、生姜和胃止呕;厚朴、苍术、白术、茯苓化湿除满,以助脾胃运化机能,加强藿香的芳香化湿作用;桔梗开宣肺气以加强藿香解表之功。

加减:并有宿滞、胸闷腹胀者,去白术、甘草、大枣,加神曲、鸡内金以消导积滞。表邪偏重,寒热无汗,加防风、荆芥之类以祛风解表。夏令感受暑湿,呕吐而并见心烦口渴者,本方去香燥甘温之药,加入黄连、佩兰、荷叶之属以清暑解热,或改用黄连香薷饮加减。

(二)饮食停滞

证候:呕吐酸腐,脘腹胀满,吐后得舒,嗳气厌食,大便臭秽或溏薄或秘结,舌苔垢腻,脉滑实。

治法:消食导滞,和胃降逆。

方药:保和丸加味。

消食化积以本方为代表,方中山楂、神曲、莱菔子都能消食积,但各有特点,山楂长于消油腻及肉食之积;神曲善化谷食积滞;莱菔子能消麦面之积,并能豁痰下气,宽胸利膈;配茯苓、陈皮、姜半夏和胃化痰湿;连翘能清热散结。并可加生姜和胃止呕,枳实理气消痞。

加减:如积滞较多,腹满便秘,可合用小承气汤以导滞通腑,使浊气下行,则呕吐自止。若由胃中积热上冲,食已即吐,口臭而渴,苔黄脉数者,宜用竹茹汤以清胃降逆。若因过食鱼蟹而吐,可加紫苏;因饮酒过度而吐,可加葛花、蔻仁;因过食肉类而吐,可重用山楂;因伤于米食而吐,加谷芽;因伤于面食而吐,重用莱菔子,加麦芽。

(三)肝气犯胃

证候:呕吐吞酸,嗳气频频,胃脘不适,胸胁胀痛,每遇情志刺激而病情加剧,苔薄,脉弦。

治法疏肝和胃,降逆止呕。

方药:半夏厚朴汤合四逆散加减。

半夏厚朴汤有理气降逆,化痰散结之功,四逆散重在疏肝理气,和营解郁,临床常用疏肝解郁之方,多由此化裁。方中柴胡、白芍疏肝柔肝;生姜、姜半夏、茯苓和胃止呕;厚朴、枳实、紫苏,加郁金理气止痛。

加减:呕吐泛酸,气郁化火,加左金丸吞服,以辛开苦降。火郁伤阴者,可加北沙参、石斛等养阴生津。呕吐黄色苦水,则为胆液外溢,可加白芍、枳壳、木香、金钱草等疏肝利胆。口苦嘈杂,大便秘结,稍加大黄通腑降浊。为肝阳上亢,胃失和降而吐,可加钩藤、生石决明、天麻等平肝潜阳。若热象较甚,可加丹皮、龙胆草、竹茹、山栀等清肝降火。

(四)痰饮内阻

证候:呕吐多为痰涎清水,脘闷不食,头眩心悸,舌苔白腻,脉滑。

治法:温化痰饮,和胃降逆。

方药:小半夏汤合苓桂术甘汤加减。

小半夏汤是治呕吐的基础方,而苓桂术甘汤功在健脾利湿,温化痰饮,两方合用,标本兼顾。方中生姜、半夏温中和胃,降逆止呕;白术、茯苓、甘草健脾利湿化痰;桂枝通阳化饮。

加减:脘腹胀满,苔厚,可加苍术、厚朴以行气除满。脘闷不食,加蔻仁、砂仁,以化浊开胃。若见心烦口苦,为痰饮郁久化热,可加黄连、黄芩等清热化痰,亦可予温胆汤治疗。若腹痛隐隐,肠鸣漉漉,呕吐腐臭,为腑气不通,浊气上逆,可用调胃承气汤加减,通腑泄浊以止呕。

（五）脾胃虚寒

证候:饮食稍有不慎,即易呕吐,时作时止,面色㿠白,倦怠乏力,四肢不温,大便溏薄,舌质淡,脉濡弱。

治法:温中健脾,和胃降逆。

方药:理中丸加味。

本方温运中焦,补益脾胃,脾胃健运,升降复常,诸症自愈。方中人参益气健脾;白术健脾燥湿;干姜、甘草温中和胃。可酌加砂仁、半夏、陈皮等以理气降逆止呕。

加减:呕吐清水不止,可加吴茱萸温中降逆止呕。伴有胃脘隐痛,泛酸频频,可加黄芪、高良姜、煅瓦楞子、海螵蛸等,以加强益气温中,止痛止酸之效。病久及肾,肾阳亦虚,症见呕吐,完谷不化,汗出肢冷,腰膝酸软,脉沉细,可用附子理中汤加肉桂、吴茱萸。呕吐日久,肝肾俱虚,冲气上逆者,可用来复丹镇逆止呕。若仅见脾胃气虚表现,而无虚寒之象,可用香砂六君子汤加减。

（六）胃阴不足

证候:呕吐量少,反复发作,或时作干呕,口干咽燥,饥不欲食,舌红少津,脉细数。

治法:滋养胃阴,降逆止呕。

方药:麦门冬汤化裁。

本方重在养胃阴,用于胃阴不足,气火上逆,胃失和降的呕吐。方中重用麦冬生津润燥,为滋养胃阴的主药;人参、甘草、粳米、大枣补养脾胃;半夏降逆止呕。酌情加入北沙参、太子参、石斛、花粉、知母等养阴益胃,竹茹、陈皮、枇杷叶清泄苦降止呕。

加减:兼气虚,可加党参、山药益气健脾。阴伤较剧,大便干结,舌质红绛,乃阴亏肠燥,可加鲜生地、鲜石斛、大黄、芒硝等以增水行舟。

六、预防与调护

1.实证呕吐往往有明显的诱发因素,避免这些诱因是防治实证呕吐的关键,如避免风寒暑湿秽浊之邪入侵,生活有节,起居有常。

2.调畅情志,避免精神刺激,对肝气犯胃之呕吐者,尤应保持心情愉快。

3.注意饮食卫生,不可暴饮暴食,忌食生冷、酸腐不洁食物及肥甘厚腻、辛辣、香燥、烟酒之品。

4.呕吐频剧,或虚证呕吐神萎形瘦者,需卧床休息,密切观察病情变化,并配合适当静脉补液以防大量津液丢失而致虚脱。

5.在选药方面,凡具腥恶气味者,均非治呕所宜,否则随服随吐,重伤胃气,加重病情,应尽量选用芳香悦胃之品。服药方法,应少量频服为佳,以减少胃的负担,或在药中加入少量姜汁,或服药前以姜汁少许滴于舌上,以助药入胃。

6. 对神昏及年老体弱,或呕吐量多而频,饮食难入者,应严密观察,防止由呕吐物引起的窒息,必要时可插入胃管,以利胃内潴留物的排出,亦可供注入流质饮食和药物。

(许文莉)

第三节　疫毒痢

一、概述

疫毒痢由感受疫毒而引起,具有传染性,是以腹痛、里急后重、下痢赤白脓血为主要临床表现的一类病证。本病一年四季均可见,但夏秋季节尤易发作。

痢疾在《内经》谓之肠澼,《难经》中谓之大瘕泄,《伤寒论》将其与泄泻统归于下利范畴,晋唐之后谓之痢,至宋代《济生方》中始有痢疾之名,其他还有滞下、重下之名。

西医学中细菌性痢疾、阿米巴痢疾,以及溃疡性结肠炎等与本证相类者,可参照本篇辨证论治。

二、病因病机

本病多因感受疫毒之邪而引起,其中外感时邪疫毒又可分为两个方面:一是多因夏秋之交,热郁湿蒸之际,湿热之邪易内侵入体,蕴于肠腑而发病;二是多因气候乖张,感受疫毒之邪。而素,体脾胃虚弱则多易感邪致病,或导致邪恋而下利迁延难愈。

(一)感受湿毒,搏结气血

湿热之邪,或与食积相合,积于肠腑,与气血搏结,壅塞肠道,使其传导失常,导致脂络受伤,气血凝滞,腐败化为脓血而痢下赤白。湿热黏滞,肠道气机不畅,则可伴腹痛、里急后重;里热壅盛,则可壮热不寒、心烦口渴;碰热久郁,则肠膜腐败、下利纯血。若偏于寒湿,则可腹部冷痛喜暖,口淡不渴;寒湿中阻,则胃脘饱闷、饮食乏味;寒湿困脾,阳气不能运达周身,则头身困重;寒湿多伤及气分,则痢下白多赤少。若病之初期,病邪自外袭人,兼伤肺卫,可出现恶寒发热,头痛身楚,鼻塞流涕等表证。

(二)体虚久利,正亏邪恋

下痢收涩过早,邪留日久而伤脾胃之气;或体虚感邪,虽经攻伐,仍余邪不尽,均可导致正虚邪恋、寒热夹杂之证,则有下痢时发时止,日久缠绵难愈。因湿热余邪留恋不去,病根未除,故一遇劳作,或饮食稍有不慎,或新感外邪,均可死灰复燃,再次发生腹痛里急后重,痢下赤白等症。同时,脾胃损伤也可进而导致时邪疫毒乘虚入侵或积滞内生,蕴为湿热而变生久痢。

总之,痢疾的病位在肠,病机主要是邪滞于肠,气血壅滞,肠道传化失司,脂络受伤,腐败化为脓血而为痢。其中湿滞疫毒是主要的病理因素,并贯穿发病始终,而人体体质阴阳气血的盛衰又是病机转化的关键。同时我们也要注意到,痢疾虽然病位在肠,但是肠与脾胃相连,肾又主二阴,故本病与脾胃肾的关系密切,临证常可见脾、胃、肾与肠同病之证。如湿热、疫毒之气上攻于胃,或因久痢伤正、胃虚气逆,则可见胃不纳食之噤口痢;久痢也常可致中气下陷或脾肾阳亏、关门不固等证。其次,在湿滞疫毒诸邪中临证尤以湿热为最多,也最容易造成留恋胶结之势。正如前贤所总结的痢因暑热者多,寒者少","种种痢疾,总由湿热入胃(肠),此一句便可悟病形矣"。虽然久痢正气可虚,但是湿热及其他邪气总是伴随着发病的整个过程而存在,也是病证复发的"夙根"。

此外,痢疾是由邪滞与气血相搏而发病,故应注意气滞血瘀这一病理因素,尤其是久痢之人其瘀更甚,常与湿滞胶结,病势更趋缠绵难愈,这也是造成病情复杂的重要原因。

三、诊断

(一)临床表现

1.普通型

起病突然,发热开始,体温可达38℃~40℃,可伴有全身不适,畏寒,肌肉酸痛,随之出现腹痛,多为痉挛性、阵发性、常于脐周。开始腹泻,起初若干次常为稀便,量较多,全粪质,经过2~3次或3~5次后,转为黏液血或脓血便。

2.中毒型

儿童多见,起病急,发热,体温很快上升到40℃或以上。伴有畏寒、寒战、精神萎靡、嗜睡等严重全身中毒症状。而局部肠道症状轻,甚或缺如,可出现感染性休克,脑循环衰竭,可见神昏抽搐。

(二)类证鉴别

朱丹溪《金匮钩玄》附录"滞下辩论"云:"若泻痢不分两证,混言湿热……非其治也"。自此始将泄泻与痢疾分为两病。临床所见,"泻"与"痢"两者均多发于夏秋季节,病变皆在肠道,病因亦有相同之处,但泻与痢的临床症状实有不同之处。如《局方发挥·滞下》所说:"泻泄之证,水谷或化或不化,并无努责,若滞下则不然,或脓或血,或脓血相杂,或肠垢,或无糟粕,或糟粕相杂,虽有痛、不痛、大痛之异,然皆里急后重,逼迫恼人"。说明两者大便次数皆增多,但痢疾大便次数增多而量少,痢下赤白黏冻或脓血,里急后重,便而不爽,甚则滞涩难下;泄泻以大便溏薄,泻下多爽利,或如稀水,或完谷不化,甚至滑脱不禁,一般无赤白脓血、里急后重之症。泄挥亦有腹痛者,然腹痛与肠鸣同时出现,大便后腹痛可暂时缓解;而痢疾腹痛,里急后重伴随,痢后腹痛不减。

(三)相关检查

1.血常规:急性期血白细胞和中性粒细胞轻度或中度增高。

2.便常规:多为稀便带少许黏液,典型者黏液血便或脓血便,显微镜下见较多炎性细胞。

3.便志贺菌培养。

四、急救处理

(一)一般对症支持治疗

消化道隔离,进食容易消化的流质或半流质饮食。忌用收敛止泻药。

(二)补液治疗

口服补液盐1包,一日3~4次;静脉补液选用乳酸盐林格氏液;并严密监测血压变化。

(三)抗菌治疗

首选奎诺酮类药物;儿童可选用三代头孢菌素,如头孢曲松,头孢他啶。

(四)抗休克治疗

快速扩容,纠正酸中毒,正确使用血管活性药物。

五、辨证治疗

（一）湿热型

证候:身热腹痛,痛而拒按,痢下赤白脓血相杂,黏稠如胶冻,腥臭;肛门灼热,小便短赤,舌苔黄腻,脉滑数。

治法:清热化湿,解毒,调气行血。

方药:芍药汤加减。

加减:本方清热解毒,兼以推荡积滞,行血和营,理气导滞,一方而兼数法。方中白芍、甘草、当归和营以治脓血,木香、槟榔行气以除后重,黄芩、黄连、大黄清热解毒,并用肉桂既取辛能散结,又制诸药苦寒太过。若热重于湿,痢下赤多白少者可酌加白头翁、秦皮、黄柏;痢下纯血鲜红者,可加用地榆炭、侧柏叶、银花炭、丹皮、槐米等以增强清肠凉血之功;若湿重于热,痢下白多赤少者,可去黄芩、大黄等苦寒之品,加入茯苓、苍术、厚朴等健脾燥湿之属;若兼饮食积滞,嗳腐吞酸腹满者,可加莱菔子、神曲、山楂消导之药,或加枳实导滞丸破积泻热;若气滞腹痛甚者,可选用木香槟榔丸等加强理气导滞之力。

若痢疾初起,兼见表证,恶寒发热、头痛身重者,可依喻嘉言逆流挽舟之法,选用《活人》败毒散,既解表证,又和中举陷,乘病势尚浅,合力从半表半里之际领邪外出。正如《温病条辨·中焦篇》所说暑湿风寒杂感,寒热迭作,表证正盛,里证复急,腹不和而滞下者,《活人》败毒散主之。若身热汗出、脉数,表未尽解而里热已盛者,宜用葛根芩连汤解表清里;若表旺已减而痢犹未止者,则可以香连丸调气清热善后。

若痢下腹痛,大便如果酱色者,亦可用鸦胆子仁入胶囊治疗。

（二）疫毒型

证候:起病急骤,壮热口渴,大便频频,痢下鲜紫脓血,肛门灼热,腹痛剧烈,里急后重显著,或伴头痛烦躁、神志昏蒙、惊厥抽搐,舌苔黄燥质红锋,脉滑数。甚或出现唇指紫暗,四肢厥冷,尿闭不出,脉微细欲绝等厥脱危候。

治法:清热解毒凉血。

方药:白头翁汤加味。

加减:本方重在清热凉血解毒,方中白头翁凉血解毒为主,黄连、黄柏、秦皮清热化湿,并可加马齿苋、丹皮、赤芍、银花等增强清热凉血解毒之力。如神志昏蒙、惊厥抽搐乃热毒内陷心营,肝风内动之象,上方加鲜生地、羚羊角等,另予神犀丹或紫雪丹,以凉血清营、开窍镇惊。并可加用清开灵等静脉滴注,以助凉血开窍止痉之力。

若为热甚厥深之厥脱危候,必须争分夺秒,可采用中西医结合的综合抢救措施。中药可标本同治,在上述清热解毒凉血治疗的同时,选用参附注射液静脉给药,以益气温阳固脱。

（三）寒湿型

证候:腹痛拘急,痢下赤白,白多赤少或纯为白冻,里急后重,脘胀腹满,头身困重,饮食乏味。舌苔白腻,脉濡缓。

治法:温中燥湿,调气和血。

方药:不换金正气散加味。

本方以藿香芳香化湿,苍术、厚朴、半夏、陈皮运脾燥湿,行气导滞,加桂枝、生姜温中散寒,芍药、当归和血。若湿邪偏重,白痢如胶冻、鼻涕之状,里急后重甚者,可改用胃苓汤合芍药、当归、槟榔、木香等为治。因痢疾最忌利小便而伤阴,故一旦白冻消失,则应减去猪苓、泽泻等药。

六、预防与调护

1.本病多由饮食而起,故平素尤其夏秋季节应注意饮食的保鲜及清洁卫生。对于疫毒痢者,尤应采取积极有效的预防隔离措施,以控制流行,如搞好水、粪管理,消灭苍蝇等,对病患亦应进行隔离。流行季节可适当食用大蒜,每次 1~3 瓣,每日 2~3 次;或将大蒜放入菜食之中食用。亦可用马齿苋、绿豆适量,煎汤饮用;或以马齿苋、陈茶叶共研细末,大蒜捣泥拌和,入糊为丸,如龙眼大小,每次 1 丸,每日 2 次,连服 1 周。

2.对于休息痢者,或痢之初愈者,应注意饮食调养,适当加强营养以扶正气,但仍应以清淡为宜,不宜食用油腻之物,如肥肉、乳酪及酒醴之品,以防损伤胃肠。病久者,亦可引起肝脾不和而因病致郁,此时应注意调畅情志,正确对待疾病,并可参用必要的心理调摄疗法。

(许文莉)

第四节　暴喘证

一、概述

暴喘是指因温热邪毒、外伤、产褥或厥脱重症等致肺气壅痹或肺气衰败而卒发的呼吸急促和窘迫症。

现代医学的急性呼吸窘迫综合征(ARDS)与历代医籍记载的原无明显心肺疾患,由伤损、产后、温病、失血、痈疽等明确诱因所致的喘证相似,本病属于中医学"喘证"、"暴喘"、"喘脱"范畴。现代医学急性肺损伤(ALI)和 ARDS 均可参照本篇辨证论治。

二、病因病机

中医认为 ARDS 的发病多因感受邪毒,或疔疮痈疽之毒内攻,或伤损、产后,或内伤久病等所致。

(一)温热毒邪

ARDS 虽由宿疾恶化或医治失当引起,但多因新感外邪(诸毒、六淫、疠气等)所致。如六淫或疫毒直中于肺,肺气郁闭,痰浊内生,宣肃失司,气逆而喘。疔疮早期失治,未能及时控制毒势,可发生走黄与内陷,攻心犯肺,壅遏肺气而见神昏喘逆。其病机有病邪直中于肺或内伤久病致他脏虚损传肺者,亦有先因邪盛以致气阴衰败、元阳欲脱、脉络瘀阻而引起肺气虚损者,最终均可致阳虚水泛、肾不纳气、气虚欲脱以致喘不能卧。

(二)外伤产后

ARDS 的诱因主要有严重外伤、产后、失血、厥脱等。如跌扑创伤或大手术后,瘀血滞留,气机逆乱,肺之宣肃功能失常而喘;严重的创伤,或妇人产后,败血形成,上搏于肺而成暴喘。病机为虚实夹杂、本虚标实。虚主要为肺肾亏虚,其次是血虚;实多表现为瘀血、水湿或热毒等壅滞肺气。

（三）阳明腑实

ARDS 的临床表现与阳明腑实喘满证相似。肺与大肠相表里,邪毒闭遏肺气,宣发失职,则气逆喘促,肃降无权,亦必影响大肠传导;邪热传入阳明,与肠道糟粕相搏结,腑气不通,浊气内阻,则腹满痞胀,浊气上迫,愈使肺气窒塞。肺与大肠病变及其导致的上"喘"下"满"证情,彼此影响,互为因果,如此恶性循环,可使病情恶化,终因喘满致正气脱竭而亡。

（四）邪阻三焦

湿毒内闭,气机不畅、三焦阻滞的基础上,由于输液不当、肺气郁闭,二便不通、肺失宣降,水血互患、壅肺阻络所致。三焦闭阻,水道不利,痰热互结,壅肺阻络,腑气不通,肺失宣降是 ARDS 发生的病理基础。

（五）厥脱重症

阴阳不相顺接之厥证,或阴不维于阳、阳不系于阴的脱证,脏腑真气受伤,致使肾失纳气之职,脾失生气之能,心失气血统运之功,肺气衰败,肺不主气,失于肃降,气机痞塞不通,逆乱胸中,宗气外泄而发本病。

总之,本病病位在肺,与大肠、心、肾有关。本病病机是由于热毒炽盛,或瘀血败血,阻遏肺气,宣肃失司而发病。邪热内盛,或瘀血上冲,扰乱心神,可见神志异常。病理性质多属虚实夹杂,以邪实为主,表现为热毒、瘀血、痰湿（水）壅滞于肺;正虚有肺肾亏虚,肾不纳气,或失血气脱。病情进一步发展,可发展为"喘脱"致气阴耗竭,阴阳欲脱。结合其临床分期表现,ARDS 属于"暴喘证",病类诊断包括"喘促证"（早期）和"喘脱证"（晚期）。临证见气急喘促、发绀、高热、便结、程度不等的鼓肠、舌绛脉滑数等,概括为"喘"、"昏"、"满"、"热"四证并见,尤以"喘"、"满"为突出表现。

三、诊断

（一）临床表现

1. 症状

（1）起病:急剧而隐蔽,多于原发病起病后 5 天内发生,约半数发生于 24 小时以内。

（2）除原发病的相应症状和体征外,最早出现的症状是呼吸加快,可见三凹征,并呈进行性加重的呼吸困难、发绀,常伴有烦躁、焦虑、出汗等。呼吸困难的特点是呼吸深快、费力,患者常感到胸廓紧束、严重憋气,即呼吸窘迫。

（3）缺氧症状:不能用通常的吸氧疗法改善,亦不能用其他原发心肺疾病（如气胸、肺气肿、肺不张、肺炎、心力衰竭）解释。

（4）部分患者咳血痰或血水样痰。

（5）发热:多见于脓毒症及脂肪栓塞等疾病引起的 ARDS。

2. 体征

早期体征可无异常,或仅在双肺闻及少量细湿啰音,呼吸频率增快;后期可闻及水泡音,可有管状呼吸音以及捻发音。

（二）类证鉴别

心源性肺水肿（左心衰竭）ALI 是具有肺泡毛细血管膜损伤、血管通透性增加所致的非心源性肺水肿,因而必须与由于静水压增加等因素所引起的心源性肺水肿鉴别。心源性肺水肿常见于高血压性心脏病、冠状动脉硬化性心脏病、心肌病等引起的左侧心力衰竭以及二尖瓣狭窄所致的左房衰竭。它们都有心脏病史和相应的临床表现,如结合胸部 X 线和心电图检查,诊断一般不难。心导管肺毛细血管楔压(PAWP)在左心衰竭时上升(PAWP>2.4kPa),对诊断更有意义。

(三)相关检查

1.动脉血气分析

主要表现为低氧血症以及分流。ALI 时吸入氧分浓度 $PaO_2/FiO_2 \leqslant 300mmHg$;ARDS 时 $PaO_2/FiO_2 \leqslant 200mmHg$。

2.胸部影像学

提示肺部浸润阴影,典型者在胸部 CT 上可见明显的重力依赖现象,即肺部斑片状阴影主要位于下垂肺区。严重者肺部渗出阴影可在短时间内扩散融合,发展为"白肺"。

3.血流动力学监测

肺毛细血管楔压(PCWP)≤18mmHg 提示病变非心源性肺水肿。

4.床边肺功能监测

ARDS 时肺顺应性降低,无效腔通气量比例(VD/VT)增加,但无呼气流速受限。顺应性的改变,对严重性评价和疗效判断有一定的意义。

四、急救处理

(一)ARDS 治疗的关键

在于原发病及其病因,如处理好创伤,及早找到感染灶,针对病原菌应用敏感的抗生素,制止炎症反应进一步对肺的损伤,更紧迫的是要及时纠正患者严重缺氧,赢得治疗基础疾病的宝贵时间。在呼吸支持治疗中,要防止气压伤,呼吸道继发感染和氧中毒等并发症的发生。

(二)液体管理

为减轻肺水肿,应合理限制液体入量,以可允许的较低循环容量来维持有效循环,保持肺脏于相对"干"的状态。在血压稳定的前提下,液体出入量宜轻度负平衡;可使用利尿剂促进水肿的消退。必要时可作 PAWP 监测,使之维持在正常范围。关于补液性质尚存在争议,由于毛细血管通透性增加,胶体物质可渗至肺间质,所以在早期宜用晶体液,不宜输注胶体液。对于创伤出血多者,最好输新鲜血液;用库存 1 周以上的血液时,应加用微过滤器,以免发生微栓塞而加重 ARDS。

(三)机械通气

ARDS 以顽固性难治性低氧血症为临床突出的表现,一般氧疗不能纠正,多需进行机械通气治疗。尚无研究表明何种模式对治疗 ARDS 是最好的,可根据临床实际情况选择定容或定压通气。通常的参数设置为潮气量(VT)6~10mL/kg,PEEP 从 5mmHg 开始逐渐增加至气道峰压允许的最佳氧合水平,吸气流量 60mL/min。通气的目标是维持动脉血氧饱和度>90%,而气道峰压不超过 45mmHg。近年来提倡采取允许性高碳酸血症的同期策略,即通过减低潮气量和通气压力避免机械通气相关性肺损伤,而使血液 pH 值及氧饱和度维持在临床可以接受的范围内。

(四)其他治疗

糖皮质激素、表面活性物质替代治疗、吸入氧化亚氮在 AU/ARDS 的治疗中可能有一定价值。

五、辨证治疗

针对本病虚实夹杂,以邪实为主,实则热毒、瘀血、痰湿壅滞于肺,虚则肺肾亏虚,或失血气脱,故治疗当以"急则治标,缓则标本同治"为原则,"清热解毒、活血化瘀、化痰利水、宣肺平喘、滋阴扶阳"为治法。

(一)热毒袭肺,肺失宣降

证候:喘促气急或张口抬肩,不能平卧,高热烦渴,烦躁不宁、面唇发绀,舌质绛,苔薄白或黄,脉洪数。

治法:清热解毒,宣肺降逆。

方药:清瘟败毒饮合麻杏石甘汤加减。

加减:热入营血,舌绛,可合犀角地黄汤清营凉血;痰热瘀互结者,加法半夏、胆南星、赤芍、丹参;痰黄难以咯出者加全瓜蒌、海蛤粉、川贝母以清化痰热;神昏谵语者加用醒脑静注射液静脉点滴。

《证治准绳》曰:"火热为阳,主乎急数,故热则息数,气粗而为喘也。"温病热病过程中出现的暴喘,因感受火热温疫病邪,邪热壅肺,肺气郁闭,气机升降出纳失常而致。本期患者症状较轻,中医药治疗效果较好,可使患者病情迅速逆转,是提高总体疗效的关键阶段。给予必要的中西医结合治疗,可保证病情得到控制。

(二)痰热壅肺,腑实热结

证候:喘促气涌,气粗声高息涌,胸腹胀满,咳嗽痰多,黏稠色白或黄,或痰中带血,伴胸中烦热,咽干口渴,尿赤便秘,舌红,苔黄腻,脉滑数。

治法:清热化痰,肃肺平喘,通里攻下。

方药:桑白皮汤合大承气汤加减。

加减:痰热闭窍,出现神昏者可加用菖蒲、醒脑静注射液醒脑开窍,针刺内关、人中;夹杂瘀热者,加赤芍、丹参、三七、丹皮等;伤阴者,加麦冬,西洋参,五味子。

现代医学认为各种炎症介质、炎症细胞、肝和肠道屏障功能损害是 ARDS 的重要环节;炎症反应是感染、创伤导致 ARDS 的共同途径和根本原因;有学者指出,ARDS 的临床表现与阳明腑实喘满证相似。肺与大肠相表里,肺热移于大肠,燥热内结,腑气不通,浊气上迫,加重肺气郁闭,影响肺气宣降,气机不利而喘满更甚。所致的上"喘"下"满"证,互相影响,互为因果,形成恶性循环,终因喘满致正气脱竭而亡。研究显示清热化痰,通里攻下法治疗本型患者可以明显改善患者症状,缓解患者精神压力,抑制肺部炎症反应,改善肺部气体交换,增加动脉 PaO_2,降低 $PaCO_2$,对改善病情具有重要影响。

(三)痰湿(水)阻肺,肺气壅塞

证候:喘促气急或张口抬肩,不得平卧,胸胁胀满,心胸憋闷,咯唾痰涎,量多色白。舌淡红,苔白腻,脉弦滑。

治法:泻肺利水,豁痰开结,降气平喘。

方药:三子养亲汤合宽胸理肺汤加减。

加减:寒重者,用生麻黄,加干姜;胸闷者加川芎、桃仁;痰黏者,加姜汁、荆沥汁;脾虚者,加用四君子汤。心肾阳虚证加苏子降气汤或参蛤散。

本型患者病机特点是痰湿(水)阻肺,气闭邪恋,肺失宣降。痰湿之邪在体内形成之后随气之升降流行,痰湿停滞在肺,见喘咳略痰,量多色白;痰湿闭阻于心,则见心胸憋闷。应充分认识到 ARDS 证型多为虚实夹杂,尤其是兼有脾肾两虚,因而应在燥湿化痰的基础上配合应用健脾补肾药。

(四)瘀血阻肺,肺络壅阻

证候:喘促气急,呼吸窘迫、张口抬肩、喘急、胸胁作痛、面色赤紫,唇绀舌暗瘀斑,脉涩。治法活血祛瘀,豁痰平喘。

方药:血竭散合血府逐瘀汤加减。

加减:痰瘀互结者加苏子、厚朴、杏仁,以降气化痰平喘;咯血、便血者加三七粉、花蕊石,以祛瘀止血;瘀血夹水湿犯肺者加用葶苈大枣泻肺汤。

急性伤损、烫伤、烧伤、骨折、产后、术后出现暴喘,多因瘀血滞留,血碍气机,遏阻肺气,宣降不利而致。因肺主气司呼吸,肺主皮毛,肺朝百脉,急性伤损、皮肤烧烫、骨折术后,皮肤伤损内应于肺,血脉损伤,百脉瘀滞,肺朝百脉不利,肺司呼吸失职所致。中医活血化瘀药物具有降低血黏度,抑制血小板凝聚,改善微循环,使肺组织充血明显减轻,微血栓形成消失,PaO_2升高,改善 ARDS 的肺脏微循环障碍。痰和瘀是 ARDS 形成的重要病理因素,二者常相互影响,互生互助,胶结难解。因此可配合加用化痰活血中药,能显著提高疗效,并改善患者预后。

(五)气阴两伤

证候:喘促气短,动则尤甚,痰少或稀薄,声低懒言,自汗畏风,身倦乏力,心烦口干面红,舌质淡红,苔薄白或少苔,脉沉细数或弱。

治法:益气养阴。

方药:生脉散合补肺汤加减。

加减:有血瘀者,加大黄、丹皮、桃仁、红花、赤芍、三棱、莪术;喘汗不敛者加龙骨、牡蛎、糯稻根。

(六)阴阳两虚,阳微欲绝

证候:喘逆,鼻煽气促,张口抬肩,呼多吸少,心慌悸动,烦躁不安,面青唇紫,汗出如珠,四肢厥冷,血压下降,舌质淡,脉沉细无力,脉微欲绝。

治法:益气养阴,扶阳固脱。

方药:生脉散合参附汤加减。

加减:喘汗不止者加龙骨、牡蛎以敛汗固脱;阳虚水泛者选用真武汤加减。

各种肺系疾病过程中出现喘脱,多因久病肺肾俱虚,心肾阳衰,亡阴亡阳所致。心脉上通于肺,肺朝百脉,辅心行血,肾脉上络于心,心肾相互既济。心阳根于命门之火,心脏阳气的盛衰与先天肾气及后天呼吸之气密切相关。此型病情往往很重,所以重在早期预防和治疗。ARDS 属危重病,死亡率仍高达 50%～70%,其预后与基础疾病严重程度和治疗是否及时得当有关。大多数患者因并发症死亡,以脓毒血症和多器官功能衰竭多见。

六、预防与调护

(一)气道的护理

1.气道湿化

以灭菌蒸馏水或生理盐水为滴入湿化液,一般每次滴液不超过 3～5mL,每日湿化液总量需根据病情、痰液黏稠度调整,一般在 400mL 左右。

2.吸痰

吸痰时要做到两快一慢,即退管慢、进管和整个吸痰过程快。吸痰过程中,注意观察心率、心律、血氧饱和度和皮肤黏膜颜色。

3.气管插管的护理

妥善固定,防止人工气道的移位、脱开和阻塞。气管套囊充气适当,定时放气,既不让导管四周漏气,又使气管所承受的压力最小。定期翻身和进行胸部叩击是防止褥疮发生,促进痰液引流,保持呼吸道通畅,预防肺部并发症的重要措施。

4.加强营养支持

ARDS患者处于一种过度的应激状态,采用全胃肠外营养或静脉营养加鼻饲等营养支持措施,对气管切开连接呼吸机的神志清醒的患者进流质或半流质饮食。进食前将气囊维持充气状态,患者床头抬高45度以防止食物反流,减少误吸发生。每日总热量,一般按每日每千克体重20～30kcal计算,通过静滴葡萄糖、氨基酸、白蛋白、脂肪乳等予以补充。维持水电解质平衡,改善营养状态,准确记录出入量,按时完成补液计划,注意尿比重和电解质的变化。

(二)中药给药护理

深昏患者可给予鼻饲。对于服药困难或呕吐的患者,采用自拟中药灌肠液肛滴结合西药治疗。中药灌肠液200mL,药液温度要适宜,夏天一般为40℃左右,冬季保持在50～60℃,倒入一次性灌肠袋内,润滑肛管前端,自肛门轻轻插入18～25cm,滴速每分钟60滴或80滴为宜。注意观察患者对药液滴入的反应。让患者平卧,尽力延长保留时间。中药肛滴每日1次,7d为一疗程。

(三)情志护理

应鼓励患者鼓起生存的勇气,增强战胜病魔的信心,使其配合医护工作促进疾病的康复。对于每况愈下病情趋于危重及极度烦躁不安的患者,除了适当给予镇静剂以减少机体对氧的消耗外,还应及时向患者家属进行病情宣教和及时沟通,以获得家属最大限度的理解。

(许文莉)

第五节　卒心痛

一、概述

因痰浊振血痹阻心脉而引起的一种内科急危重症。临床以胸背痛、心痛甚、气短、手足发青、口唇紫绀为特征,严重者可发生厥脱危象而致命。本病相当于西医的急性冠脉综合征(ACS),为一组临床综合征,包括不稳定性心绞痛、ST段抬高型心肌梗死、ST段抬高型心肌梗死,是冠状动脉粥样硬化性心脏病发展到严重阶段的临床表现。

二、病因病机

(一)病因

1.邪实

包括外邪和内生病理产物。外邪主要为风、寒、暑、湿、燥、火。内生病理产物主要是痰浊、瘀血、气滞、寒凝。

2.本虚

肺卫气虚,不能固守藩篱,温煦肌表;脾胃虚弱,气血生化不及;不能滋肾养肝,后天化源不足;肾气亏虚,命门火衰,失于温养五脏六腑,相火不生,君火失充,心阳不足,气血不能运行,水谷失于运化,痰瘀遂生,或水不济火则心阴不足。

(二)病机

1.脏腑气血虚弱、君火衰微

一则卫外无权,易为外邪所犯;二则失于温煦流通,而致寒凝、气滞、饮停、血瘀;三则脉络空虚,邪气有隙可乘,侵犯心脉而致气血逆乱。

2.寒凝脉滞

暴寒伤阳,大寒犯心,寒气入经,则凝滞不行,寒气客于脉外,经脉血少,血气凝滞不畅而致血脉气血亏虚,血虚心脉失荣,致猝然心痛。

3.痰瘀阻络

内生痰浊瘀血痹阻心脉,从而郁遏胸阳清旷之野,胸阳不展,阳虚不能外达,或是阳郁不达,而致心痛。此即《金匮要略》所云"阳微阴弦"之意。

4.五脏气争,阴阳悬决

心为五脏六腑之主,心脉痹阻,邪客心脏,则五脏不安,气争与内,阴阳不相交通,悬决而致厥脱。

三、诊断

(一)临床表现

1.多见于中老年人

常由体力劳动或情绪激动(如愤怒、焦虑、过度兴奋等)所诱发,饱餐、寒冷、吸烟等亦可诱发。多数患者有先兆症状,表现为既往无胸痛者在发病前数日有乏力,胸部不适,活动时有心悸、气急、烦躁、胸痛等前驱症状;原有胸痹心痛史者近日胸痛发作频繁,程度加重,持续较久,含服硝酸甘油不能缓解。

2.疼痛

出现后常逐步加重,在3～5分钟内渐渐消失,一般不超过15分钟。在停止活动后即缓解;或含服硝酸甘油后在几分钟内缓解。真心痛者疼痛时可伴有恶心、呕吐和上腹胀痛。病情危重者,可伴有心悸,头晕,昏厥,或烦躁不安,面色苍白,皮肤湿冷,脉微细数,大汗淋漓,神识昏蒙,或喘息气短,咳嗽,颜面发绀等。

3.舌脉诊察特点

舌质淡青紫,苔白,脉弦有力、结代,或脉虚无力、结代,或脉细数、结代,或脉微欲绝。

(二)类证鉴别

1.胸痹心痛

主要临床表现为胸闷、胸痛,痛势不剧,多为针刺样或伴有束榨感,为时较短,可自行缓解。一般无唇绀指青、气短、冷汗淋漓、脉微欲绝等表现。

2.胃脘痛

疼痛部位在剑突下至脐上,多与饮食失节或不洁或情志失和有关,伴有吞酸吐苦,嗳气,腹胀等症状。

3.悬饮

发作无突然性,表现为缓慢起病,多为持续性疼痛,咳嗽或转侧可加重,多伴有咳嗽、气急或胸闷等症状。

（三）相关检查

1.心电图

心电图检查可出现心肌缺血性改变、心肌损伤、坏死的特征性改变。

2.血清标志物

血清肌酸磷酸激酶、谷草转氨酶、乳酸脱氢酶、肌红蛋白、肌耗蛋白等正常或有增高。

3.超声心动图

超声心动图可了解心室壁的活动情况及心功能。

4.冠状动脉造影

冠状动脉造影可显示出不同的血管病变情况。

四、急救处理

不稳定心绞痛急性期卧床休息 1～3 天、吸氧、持续心电监测。对于低危险组患者留观期间未再发生心绞痛,心电图也无缺血改变,无左心衰竭的临床证据,留观 12～24h 期间未发现有 CK－MB 升高,心肌肌钙蛋白 T 或 I 正常,可留观 24～48h 后出院。对于中危或高危组的患者特别是肌钙蛋白 T 或 I 升高者,住院时间相对延长,内科治疗亦应强化。

急性心肌梗死患者来院后应立即开始一般治疗,并与其诊断同时进行,重点是监测和防治 AMI 的不良事件或并发症。

（一）监测

持续心电、血压和血氧饱和度监测,及时发现和处理心律失常、血流动力学异常和低氧血症。

（二）卧床休息

可降低心肌耗氧量,减少心肌损害。对血流动力学稳定且无并发症的 AMI 患者一般卧床休息 1～3 天,对病情不稳定及高危患者卧床时间应适当延长。

（三）建立静脉通道

保持给药途径畅通。

（四）镇痛

AMI 时,剧烈胸痛使患者交感神经过度兴奋,产生心动过速、血压升高和心肌收缩功能增强,从而增加心肌耗氧量,并易诱发快速性室性心律失常,应迅速给予有效镇痛剂,可给吗啡 3mg 静脉注射,必要时每 5 分钟重复 1 次,总量不宜超过 15mg。副作用有恶心、呕吐、低血压和呼吸抑制。一旦出现呼吸抑制,可每隔 3 分钟静脉注射纳洛酮 0.4mg（最多 3 次）以拮抗之。

（五）吸氧

AMI 患者初起即使无并发症,也应给予鼻导管吸氧,以纠正因肺瘀血和肺通气、血流比例失调所致的中度缺氧。在严重左心衰竭、肺水肿合并有机械并发症的患者,多伴有严重低氧血症,需面罩加压给氧或气管插管并机械通气。

（六）硝酸甘油

AMI 患者只要无禁忌证通常使用硝酸甘油静脉滴注 24～48 小时,然后改用口服硝酸酯制剂(具体用法和剂量参见药物治疗部分)。硝酸甘油的副作用有头痛和反射性心动过速,严重时可产生低血压和心动过缓,加重心肌缺血,此时应立即停止给药、抬高下肢、快速输液和给予阿托品,严重低血压时可给多巴胺。硝酸甘油的禁忌证有低血压(收缩压低于 90mmHg)、严重心动过缓(少于 50 次/分钟)或心动过速(多于 100 次/分钟)。下壁伴右室梗死时,因更易出现低血压,也应慎用硝酸甘油。

(七)阿司匹林

所有 AMI 患者只要无禁忌证均应立即口服水溶性阿司匹林或嚼服肠溶阿司匹林 150～300mg。

(八)纠正水、电解质及酸碱平衡失调。

(九)阿托品

主要用于 AMI 特别是下壁 AMI 伴有窦性心动过缓,心室停搏和房室传导阻滞患者,可给阿托品 0.5～1.0mg 静脉注射,必要时每 3～5 分钟可重复使用,总量应<2.5mg。阿托品非静脉注射和用量大小(<0.5mg)可产生矛盾性心动过缓。

(十)饮食和通便

AMI 患者需禁食至胸痛消失,然后给予流质、半流质饮食,逐步过渡到普通饮食。所有 AMI 患者均应使用缓泻剂,以防止便秘时排便用力导致心脏破裂或引起心律失常、心力衰竭。

五、辨证治疗

(一)寒凝心脉

证候:胸满痛,彻背掣肩,遇寒而发,气短,手足欠温,面色多青,畏寒口淡,舌淡苔白,脉沉迟。

治法:温阳通脉。

方药:桂枝附子汤合桂枝茯苓丸。

加减:寒痛甚者加赤石脂、川乌、干姜、椒目。

(二)痰瘀痹阻

证候:胸中刺痛,胸闷气短,恶心欲吐,口中黏腻,头重头晕,舌质深红或紫斑点,体胖有齿印,苔白滑、白腻,脉滑、代、数。

治法:开胸散结,化瘀通络。

方药:枳实薤白桂枝汤合温胆汤。薤白、桂枝宣痹通阳,枳实、半夏、陈皮理气和胃,降逆止呕,温肺化痰,茯苓健脾渗湿,合甘草建中滋其化源。

加减:痰浊明显加用胆南星;瘀阻为甚者加用血府逐瘀汤加减。痛剧时应重用桂枝、威灵仙,可酌用虫类通络搜剔之品。

(三)气阴两虚

证候:卒然心痛,隐痛绵绵,心悸少寐,气短乏力,五心烦热,汗多口干,伴耳鸣、眩晕,舌红少苔,苔薄黄,脉虚数或结或代。

治法:益气养阴。

方药:生脉散。人参补气生津,麦冬养阴清热,五味子收敛心气,可加用炙甘草汤加减。

加减：阴虚肝阳化风者加龟板胶滋阴潜阳，佐蝉蜕等平肝息风。

（四）心阳欲脱

证候：剧烈胸痛，冷汗淋漓，面色苍白，四肢冰冷，烦躁欲死，甚则厥脱，不省人事。舌青紫，脉微欲绝或无脉。

治法：回阳救逆。

方药：四逆汤合生脉散。附子、干姜回阳救逆，人参、麦冬、五味子益气固脱。

六、预防与调护

（一）生活方式和行为指导

膏粱厚味易生痰浊而阻塞脉络，故应以少量多餐为原则，摄取低盐、低脂、低胆固醇、低热量、高纤维素、富含维生素 C 的食物，定期监测血脂。保持大便通畅，避免因用力排便反射性影响心率和血流动力学变化而发生意外。吸烟是引起心肌梗死患者猝死的最大危险因素。戒烟要有毅力，要循序渐进。睡眠充足，养成良好的睡眠习惯，提高身体素质。

（二）好发季节的防治

本病发病存在明显的季节变化，皆表现为冬高夏低。除了强化防治措施和合理用药外，应多关注在好发季节前避免各种不利因素的侵扰，使尽可能多的患者能平稳渡过多发季节。

（三）心理宣教

应对方式的选择会影响到患者的心理健康，临床护理工作者应做好解释工作。在治疗的同时耐心开导和安慰患者，消除其恐惧心理。

（四）观察药效及副反应

用药时要观察有无消化道反应，观察有无皮肤、黏膜出血征象。应用时应注意观察心率、心律、血压的变化及原有心绞痛症状有无改善。

（五）社区"生命网"工程

生命网是为冠心病及高危患者提供的一套系统治疗、随访及心脏健康教育服务项目。1995 年起源于北美及欧洲国家，目前在美国及欧亚地区 20 多个国家广泛开展，其目的是使患者从入院或首次门诊后能够得到冠心病危险因子全面控制，加强患者对疾病的认识和自我保健，缩小治疗空隙，从而提高药物干预的临床效果，降低冠心病的发生率和病死率。

（许文莉）

第六节　脱证

一、概述

脱证是指邪毒内陷或内伤脏气或亡津失血等原因所致的气血运行不畅，正气耗脱的一类病证，以脉微细欲绝、神志淡漠或烦躁不安、四肢厥冷为主证。本病相当于现代医学的各种原因引起的重度难治性休克。

二、病因病机

从中医临床角度来看，本证都有正气（包括气、血、阴、阳）亏虚之象，临证可见精神萎软、气短懒言、面色㿠白、汗出肢冷、脉微欲绝等厥脱之象。因此本证的病理基础是虚证,加之外感六淫、内生痰瘀之邪,邪毒伤正,导致机体正气大伤,气机升降出入失常(阴阳之气不相顺接)而致气机逆乱,使脏腑功能为之闭塞。其病机十分复杂,然而,总的来看仍不外正虚与邪实两个方面。

(一)病因

1.外感六淫

外感温、热、火邪或疫毒;或外感寒、湿、阴邪,并化热入里,正气抗邪,邪正斗争愈剧则热毒愈炽,在这一斗争过程中,消耗大量的阳气与阴液,令正气大伤,尤其是火热暑邪,最易炽盛猖獗而耗散正气,亡竭津液而致脱证。

2.脉络受损

气为血帅,血为气母,血赖气以生,气赖血以附。一旦因某种原因如外伤或脏腑病变导致的脉络受损,血溢脉外,量多不止,亡失阴血,附随于有形之血的无形之气便由于失去了依附的母体而散脱,导致气随血脱之脱证。

3.大汗大下

病邪势盛,或正气不固,或过用发汗吐下,致使津液亡失,气无所载而致脱证。

4.情志感觉刺激

大怒、大恐、惊吓、疼痛等强烈刺激亦可导致脱证。

5.元气虚损

久病耗血伤气,或房事不节,肾精亏耗,或劳力过度,心神暗伤,则正气已虚,再遇邪实则正气更虚而致脱证。

(二)病机

1.元气耗竭

或阴损及阳,或阳损及阴,以致阴阳不相维系,终至阴阳离决,是脱证的主要病机。

2.瘀血阻络

温热疫毒,陷入营阴,损伤脉络,销铄营血,而成血瘀,瘀血与热相搏可以阻遏正气,使营卫气血运行交合失常,阴阳之气不相顺接而致厥脱。

3.气随血脱

外伤致血脉破损,血溢脉外,出血量多,或内伤暗耗心营逐渐亡失精血。血为气之母,血能载气,气随血脱,阴竭阳亡而致脱证。

4.气随液脱

大汗、大吐、大下之后,津液亡失,气无所依,气无所载,随津液亡脱,而致阴阳离决,而成脱证。

5.正气耗竭

气血极度耗损,致使脏腑功能衰竭,阴阳、气血失去维系,各走极端,最终阴阳离绝,便发生脱证。

三、诊断

(一)临床表现

1.中医证候

(1)主症:神志淡漠或烦躁不安,四肢厥冷,冷汗淋漓,少尿或无尿,甚则不省人事。

(2)兼症:精神萎靡,面色苍白,舌淡白而干,语声低弱,息微而促。

(3)诱因:久病体虚,亡血脱液,暴吐暴泻,热毒内陷,严重烧伤者。

(4)脉象:脉细数弱或微细欲绝。

2.西医临床表现

本病相当于现代医学的各种原因引起的休克重症。临床所见,各型休克发生后,如不能得到正确、及时的治疗,其最后表现大多归为中医脱证范畴。

(1)精神状态:精神状态能够反应脑组织灌注情况。患者神志淡漠或烦躁、头晕、眼花或从卧位改为坐位时出现晕厥,常表示循环血量不足。

(2)肢体温度、色泽:肢体温度和色泽能反应体表灌流的情况。四肢温暖、皮肤干燥,轻压指甲或口唇时局部暂时苍白而松压后迅速转为红润,表示外周循环已有改善。四肢皮肤苍白、湿冷、轻压指甲或口唇时颜色变苍白而松压后恢复红润缓慢,表示末梢循环不良,休克依然存在。

(3)脉搏:休克时脉搏细数出现在血压下降之前。休克指数是临床常用的观察休克进程的指标。休克指数是脉率与收缩压之比,休克指数为 0.5,一般表示无休克;1.0~1.5,表示存在休克;2 以上,表示休克严重。

(二)类证鉴别

1.心源性休克的鉴别诊断

心源性休克最常见于急性心肌梗死。根据临床表现心电图发现和血心肌酶的检查结果,确诊急性心肌梗死一般并无问题。在判断急性心肌梗死所致的心源性休克时需与下列情况鉴别:①急性大块肺动脉栓塞。②急性心包填塞:为心包腔内短期内出现大量炎症渗液、脓液或血液,压迫心脏所致。患者有心包感染、心肌梗死、心脏外伤或手术操作创伤等情况。此时脉搏细弱或有奇脉,心界增大但心尖搏动不明显,心音遥远,颈静脉充盈。X 线示心影增大面搏动微弱,心电图示低电压或兼 ST 段弓背向上抬高和 T 波倒置,超声心动图、X 线 CT 或 MRI 显示心包腔内液体可以确诊。③主动脉夹层分离。④快速性心律失常:包括心房扑动、颤动,阵发生室上性或室性心动过速,尤其伴有器质性心脏病者,心电图检查有助于判别。⑤急性主动脉瓣或二尖瓣关闭不全,多由感染性心内膜炎、心脏创伤、乳头肌功能不全等所致。此时有急性左心衰竭,有关瓣膜区有反流性杂音,超声心动图和多普勒超声检查可确诊。

2.低血容量性休克的鉴别诊断

急性血容量降低所致的休克要鉴别下列情况:

(1)出血:胃肠道、呼吸道、泌尿道、生殖道的出血,最后排出体外诊断不难。脾破裂、肝破裂、宫外孕破裂、主动脉瘤破裂、肿瘤破裂等,出血在腹腔或胸腔,不易被发现。此时除休克的临床表现外患者明显贫血,有胸、腹痛和胸、腹腔积血液的体征,胸、腹腔或阴道后穹隆穿刺有助于诊断。

(2)外科创伤:有创伤和外科手术史诊断一般不难。

(3)糖尿病酮症酸中毒或非酮症性高渗性昏迷。

(4)急性出血性胰腺炎。

3.感染性休克的鉴别诊断

各种严重的感染都有可能引起休克,常见的为:

(1)中毒性细菌性痢疾:多见于儿童,休克可能出现在肠道症状之前,需肛门拭子取粪便检查和培养以确诊。

(2)肺炎双球菌性肺炎:也可能在出现呼吸道症状前即发生休克,需根据胸部体征和胸部X线检查来确诊。

(3)流行性出血热:为引起感染性休克的重要疾病。

(4)暴发型脑膜炎双球菌败血症:以儿童多见,严重休克是本病特征之一。

(5)中毒性休克综合征:为葡萄球菌感染所致,多见于年轻妇女月经期使用阴道塞,导致葡萄球菌繁殖、毒素吸收;亦见于儿童皮肤和软组织葡萄球菌感染。临床表现为高热、呕吐、头痛、咽痛、肌痛、猩红热样皮疹、水样腹泻和休克。

(三)相关检查

脱液时,红细胞压积升高。失血时,红细胞计数,血红蛋白,红细胞压积,中心静脉压可降低。有效的监测可以对低血容量休克的病情和治疗反应做出正确及时的评估和判断,有利于指导和调整治疗计划,改善患者的预后。

1.血常规监测

动态观察红细胞计数、血红蛋白(Hb)及红细胞压积(HCT)的数值变化,可了解血液有无浓缩或稀释,对低血容量休克的诊断和判断是否存在继续失血有参考价值。血红蛋白(Hb)<70g/L,应给予输血治疗。

2.电解质监测与肾功能监测

对了解病情变化和指导治疗十分重要。

3.凝血功能监测

在休克早期即进行凝血功能的监测,对选择适当的容量复苏方案及液体种类有重要的临床意义。

4.平均动脉压(MAP)监测

一般来说,有创动脉血压(IBP)较无创动脉血压(NIBP)高5~20mmHg。低血容量休克时,由于外周血管阻力增加,NIBP测压误差较大,IBP测压可靠,可连续监测血压及变化。此外,IBP还可提供动脉采血通道。

5.中心静脉压(CVP)和肺动脉楔压(PAWP)监测

用于监测容量状态和指导补液,有助于了解机体对液体复苏的反应性,及时调整治疗,并有助于已知或怀疑存在心力衰竭的休克患者的液体治疗,防止过多输液导致的肺水肿。

6.心排出量(CO)和每搏量(SV)监测

休克时,CO与SV可有不同程度降低,连续地监测CO与SV,有助于动态判断容量复苏的临床效果与心功能状态。

7.氧代谢监测

休克的氧代谢障碍概念是对休克认识的重大进展,氧代谢的监测发展改变了休克的评估方式,同时使休克的治疗由以往狭义的血流动力学指标调整转向氧代谢状态的调控。传统临床监测指标往往不能对组织氧合的改变具有敏感的反应。此外,经过治疗干预后的心率、血压等临床指标的变化也可在组织灌注与氧合未改善前趋于稳定。因此,应同时监测和评估一些全身灌注指标以及局部组织灌注指标。

8.脉搏氧饱和度(SPO_2)

SPO_2 主要反映氧合状态,可在一定程度上表现组织灌注状态。低血容量休克的患者常存在低血压、四肢远端灌注不足、氧输送能力下降或者给予血管活性药物的情况,影响 SPO_2 的精确性。

9. 动脉血气分析

根据动脉血气分析结果,可鉴别体液酸碱紊乱性质,及时纠正酸碱平衡,调节呼吸机参数。BE 可间接反映血乳酸的水平。当休克导致组织供血不足时 BE 下降,提示乳酸血症的存在。BE 与血乳酸结合是判断休克组织灌注较好的方法。

四、急救处理

1. 取平卧位不用枕头,腿部抬高 30°,如心源性休克同时有心力衰竭的患者,气急不能平卧时,可采用半卧位,注意保暖和安静,尽量不要搬动,如必须搬动则动作要轻。

2. 吸氧和保持呼吸道畅通,鼻导管或面罩给氧。危重患者根据动脉 PCO_2、PO_2 和血液 PH 值,给予鼻导管或气管内插管给氧。

3. 建立静脉通道,进行液体复苏,如果周围静脉萎陷而穿刺有困难时,可考虑作锁骨下或上静脉及其他周围大静脉穿刺插管,亦可作周围静脉切开插管。

4. 尿量

观察尿量是反映生命器官灌注是否足够的最敏感的指标。休克患者宜置入导尿管以测定每小时尿量,如无肾病史,少或无尿可能由于心力衰竭或血容量未补足所致的灌注不足,应积极查出原因加以治疗,直到尿量超过 $20\sim30mL/h$。

5. 观察周围血管灌注

由于血管收缩,首先表现在皮肤和皮下组织,良好的周围灌注表示周围血管阻力正常。皮肤红润且温暖时表示小动脉阻力降低,可见于某些感染性休克的早期和神经源性休克。皮肤湿冷、苍白表示血管收缩,小动脉阻力增高。但皮肤血管收缩状态仅提示周围阻力的改变,并不完全反映肾、脑或胃肠道的血流灌注。

6. 血流动力学的监测

如病情严重可根据具体情况,切开或穿刺周围静脉,放入漂浮导管到腔静脉近右心房测得中心静脉压,进而测肺动脉压及肺楔嵌压、心排血量,根据测值结果进行相应治疗措施的调整。

五、辨证治疗

本病属内科急危证,为阴枯阳竭,阴阳不相维系之象,应拟回阳救阴急回其本之法。

(一)气脱

证候:眩晕昏仆,面色苍白,呼吸微弱,汗出肢冷,舌淡,脉沉细微。

治法:益气固脱。

方药:《景岳全书》四味回阳饮。

加减:汗出量多者加黄芪、牡蛎、白术以固表止汗,汗出不止者加龙骨、牡蛎固摄;心悸不安者加远志、柏子仁养心安神。

(二)液脱

证候:大汗、大吐或大下后,面色苍白,精神萎靡,肢软无力,心慌动悸,舌淡,脉细数。

治法：养阴增液。

方药：《温病条辨》增液汤合生脉散。

加减：口渴者可加用五汁饮；心悸明显者可加用天门冬、白芍、酸枣仁、夜交藤、柏子仁等，泻利不止者可加粟壳止泻；呕吐明显者可加半夏、生姜；汗出不止者可加浮小麦、碧桃干、牡蛎。

（三）血脱

证候：呕血、咯血、便血或外伤出血量多，突然昏厥，面色苍白，口唇失华，四肢颤抖，眼窝深陷，自汗肤冷，呼吸微弱，舌质淡，脉芤或细数微软。

治法：补气养血。

方药：《三因极一病证方论》人参养荣汤。

加减：出血不止者可加仙鹤草、藕节、侧柏叶收敛止血。若呼吸微弱，冷汗不止者可加附子、干姜温阳；心悸不寐者可加远志、龙眼肉、阿胶、酸枣仁养心安神；口干津亏者可加麦冬、沙参、玉竹、北沙参以养胃生津。

（四）亡阴

证候：面色苍白或潮红，发热烦躁，心悸多汗其汗热如油，口渴喜饮，尿少色黄，肢厥不温，舌干红少苔，脉虚细而疾，或沉微欲绝。

治法：救阴固脱。

方药：《丹溪心法》参麦饮。

加减：身热颧红，手足心热甚于手足背，口干咽燥，神倦欲眠，或心中震震，舌绛少苔，脉虚细或结代等可加用加减复脉汤滋阴润燥。

（五）阳脱

证候：面色㿠白，口唇晦暗，四肢厥逆，畏寒蜷卧，气促息微，冷汗如珠，神情淡漠，精神萎靡，尿少或遗尿，下利清谷，舌淡苔白润，脉沉微绝。

治法：回阳固脱。

方药：《圣济总录》参附汤。

加减：寒象明显者加干姜、吴茱萸温阳固摄。病程中见面色泛红、烦躁不安者为阴盛格阳，需加童便、猪胆汁以收敛阳气。

（六）阴阳俱脱

证候：神志昏迷，目呆口张，瞳仁散大，喉中痰鸣，气少息促，汗出如油，舌卷囊缩，周身俱冷，二便失禁，脉微欲绝。

治法：温阳救阴。

方药：《圣济总录》参附汤合生脉散。

六、预防与调护

脱证的预后取决于病情的轻重程度、抢救是否及时、措施是否得力。所以护理上应采取以下措施：

1. 体位

脱证时应采取中凹卧位，患者头胸部抬高 10～20 度，下肢抬高 20～30 度。

2. 保持呼吸道通畅

一般用鼻导管吸氧,严重缺氧或紫绀时应增加至 4～6L/min,或根据病情采用面罩或正压给氧。

3.保持病室安静及空气流通,注意保暖。

4.护士应鼓励大汗淋漓的患者多饮水,及时更换衣物,以保持皮肤干燥,防止再感外邪。

5.用药过程中严密观察病情变化,根据病情及时调节输液速度。注意观察每小时尿量,每小时尿量少于 30mL 者为血容量不足,应加快输液速度。神志清者可进食西瓜汁以滋阴止渴解烦,但忌辛辣油腻食物。昏迷者给予生脉饮少量多次管喂。必要时使用约束带以免发生意外。

6.做好情志护理解除患者心理负担,使患者树立信心,积极配合治疗以取得满意疗效。

(许文莉)

第七节　猝死

一、概述

猝死是指各种内外因素导致心、肺、脑等重要脏器受损,心脏搏动停止或快速颤动的危重疾病。患者多在发病 6 小时内死亡,具有快速和不能预测的特点。

二、病因病机

(一)邪实气闭

脑髓突被痰瘀、邪毒所闭塞,脑气与脏真之气不相顺接,枢机闭塞;气道为异物梗阻,肺气内闭而衰绝;瘀浊内闭心脉,或气逆血冲,冲击心脏,而致心神大乱或伏遏不行,开合之枢机骤停等,均可导致心气耗散、肺气耗散,脏腑的气机阻隔,出入升降之机闭塞,伏而不行,气息不用,神机化灭而发生猝死。

(二)真气耗散

久病或重病之体,正虚于内,精气衰竭,突遇外邪,两虚相搏,阴竭于内,阳隔于外,阴阳二气壅闭而猝死;或情志暴乱,气机厥逆,枢机开合之机骤停,卒使五脏气绝,心脑气散而发猝死。

三、诊断

(一)临床表现

1.主症

突然意识丧失,伴或不伴有全身抽搐,心脏及六脉搏动消失,心音消失。

2.兼症

呼吸微弱,或气不往来,或气息不调,舌青面紫,甚则全身发紫,瞳神散大,神经反射消失。本病最早且最为可靠的诊断在于突然意识丧失伴有六脉搏动消失。

3.体征

猝死发生后血液循环立即停止,查体可发现意识丧失、心音消失、瞳孔散大、大动脉搏动消失、血压测不出、呼吸停止或断续等一系列症状和体征。

（二）类证鉴别

诊断主要参照心源性猝死，根据临床表现和检查一般可分为四期：前驱期、发病期、猝死期、生物学死亡期。

1. 临床分期

（1）前驱期：部分患者在猝死前有精神刺激和（或）情绪波动，出现诸如气短、胸闷、心前区疼痛、极度疲乏无力、反复晕厥等前驱症状，其中以心前区疼痛和晕厥最为常见，但以上症状特异性不强。

（2）发病期：此期通常表现为持续而严重的心绞痛、呼吸困难、突然发生的心动过速、头晕及黑朦等症。此类症状发生至心脏骤停通常不超过 1 小时。此期经动态心电图证实的心律失常有严重的缓慢型心律失常、室性早搏的恶化升级、持续或短阵性室速等恶性心律失常。

（3）猝死期：此期指呼吸、心跳突然停止，如不立即进行心肺复苏，30 分钟内即可进入生物学死亡期。

（4）生物学死亡期：此期是死亡过程的最后阶段。心脏骤停如不立即进行抢救，一般 30 分钟之内即可进入生物学死亡期，此期整个中枢神经系统和机体各器官的新陈代谢终止，出现不可逆变化。整个机体已不可能复活，而且，随着此期的进展，会相继出现一些尸体现象，如尸冷、尸斑、尸僵等。

2. 心脏骤停的指征

①突然的意识丧失；②大动脉搏动消失；③呼吸断续、呈叹息样，随即停止；③心音消失。

3. 心脏骤停的心电图表现

①心室纤维颤动；②电—机械分离；③心室停顿。

（三）相关检查

1. 生化检查

血液酸度增高，另外由电解质紊乱引起的猝死经血生化检查可发现相应的病因，如低血钾、高血钾、低血钙等。

2. 心电图

心电图检查不仅可对病因进行诊断，还能够对心肺复苏提供重要依据。猝死的心电图表现有以下三种类型：

（1）心室颤动：临床最为多见，特别是在心搏骤停的最初 4～6min 内，多见于冠心病与其他器质性心脏病、低血钾、麻醉意外、奎尼丁晕厥、电击、心脏手术、溺水等情况下。

（2）心室停搏：心电图呈一直线，多发生于病态窦房结综合征、高度房室传导阻滞及高血钾基础上。持续者常是临终表现，短暂者可发生于应用普萘洛尔或维拉帕米之后。

（3）电—机械分离：呈现缓慢而不规则的心室自主节律或电蠕动波，多见于器质性心脏病泵衰竭的临终期或心肌梗死心脏破裂后，复苏常无效。

四、辨证治疗

（一）气阴两脱

证候：神昏不语，面白肢冷，大汗淋漓，尿少或无尿，舌质深红或淡，少苔，脉虚极或微、或伏不出。

治法：益气救阴。

方药:静脉滴注参麦注射液,或内服《丹溪心法》生脉散加减。

加减:本方多加山萸肉、黄精以增加补气之力;气滞者加枳实、当归以行气通脉;瘀血者加丹参、当归以活血养血。

(二)元阳暴脱

证候:神志昏迷,面色苍白,四肢厥冷,舌质淡暗,脉微欲绝或伏而难寻,或六脉全无。

治法:回阳固脱。

方药:静脉滴注参附注射液,或内服《奇效良方》通脉四逆汤加减。

加减:寒凝血阻者加桂枝、当归加强散寒通脉之力。

(三)痰瘀毒蒙窍

证候:神志恍惚,气粗息涌,喉间痰鸣,或息微不调,面晦或赤,口唇、爪甲暗红,舌质隐青,苔厚浊或白、或黄,脉沉实、或沉伏。

治法:豁痰化瘀解毒,开窍醒神。

方药:静脉滴注醒脑静或清开灵注射液。内服或灌服《温病全书》菖蒲郁金汤。

六、预防与调护

1.保持气道通畅及氧气供给,保持静脉通畅。

2.病情监测,密切注意呼吸、脉搏、体温、血压、神志、瞳孔、舌脉、面色、心电图、血气改变等,并做好记录。

3.防病传变,加强营养,注意口腔、皮肤及会阴的护理。

4.防寒保暖,防止外邪侵入。

(许文莉)

第八节　臌胀

一、概述

臌胀是因腹部膨胀如鼓而命名。多因肝脾受伤,疏泄运化失常,气血交阻致水气内停,以腹部胀大,甚则腹壁青筋显露,脐心突起,面色苍黄或黧黑为特征,是临床上的常见多发病。历代医家对本病的防治十分重视,把它列为"风、痨、鼓、膈"四大顽证之一。说明本病为临床重症,治疗上较为困难。

本病在历代医籍中有许多不同的名称,如"水蛊"、"蛊胀"、"膨脝"、"蜘蛛盛"、"单腹胀"等。

臌(鼓)胀之名始见于《内经》。《灵枢·水胀》篇曰:"鼓胀何如? 岐伯曰:腹胀,身皆大,大与肤胀等也。色苍黄,腹筋起,此其候也"。对其病名、症状都有了详尽的阐述。在治疗上,《内经》还创立了"中满者,泻之于内"、"去菀陈莝"、"洁净府"等治则。汉代张仲景《金匮要略》明确指出本病与肝脾肾三脏功能障碍有关,所记载的枳术汤、防己茯苓汤、五苓散、己椒苈黄丸等,俱为后世治疗臌胀常用之方。晋代葛洪《肘后方》首次提出放腹水的治法。隋代巢元方的《诸病源候论》提出臌胀的发生与感染"水毒"有关。金元时期对本病的认识有了很大发挥,进一步阐明"诸病有声,鼓之如鼓,皆属于热"的观点,治法上有主攻、主补的不同论争,深化了臌胀的研究。及至明清,确立臌胀的病机为气血水互结、本虚标实的病理观,治法上更加灵活多样,积累了宝贵的经验,至今仍有效地指导着临床实践。

从臌胀的临床证候、病因、病机特点分析,与西医学的肝硬化腹水颇为一致。其他原因引起的腹水,如严重低蛋白造成的腹水,结核性腹膜炎、红斑狼疮、血丝虫病所致的乳糜腹水,晚期腹腔内肿瘤形成的腹水,因其临床证候也较相似,亦可参照本篇辨证论治。

二、病因病机

臌胀的主要致病原因有情志所伤、酒食不节、劳欲过度、感染血吸虫及黄疸、积聚失治等,导致肝脾肾三脏功能失调,气滞、血瘀、水湿互结于腹中而发病。

(一)情志酒食,损伤肝脾

肝主疏泄,性喜条达。若因情志抑郁,肝气郁结,致气滞血瘀。肝气郁结,横逆犯脾,或思虑伤脾,均能使脾运不健,水谷不化精微而成水湿。水湿停聚中焦,与气滞、瘀血蕴结日久不化,痞塞中焦,便成臌胀。肝郁脾虚,湿浊中阻则腹胀按之不坚;肝失条达,络气痹阻则胁下胀满或痛;气滞中满,脾运不健则食少易胀,嗳气不爽;气壅湿阻,水道不利则小便短少。苔多白腻,脉象多弦,俱是气滞湿阻之征。

嗜酒肥甘,饮食不节,或寒食积滞,损伤脾胃,运化失职,湿浊内生,清气不升,浊气不降,清浊相混,壅滞中焦,气机不畅;或因酒毒伤肝,肝郁气滞;或土壅木郁,肝失疏泄则气滞血瘀,气、血、水三者交阻腹中,亦可变成臌胀,如《景岳全书·鼓胀》所说少年纵酒无节,多成鼓胀"。若素体阳盛,或湿浊内壅,日久化热,导致湿热互结,使浊水内停,更趋不化,症见腹大坚满,脘腹撑急,甚而扪之灼手;浊水中阻,湿热上蒸,则烦热口苦,渴不欲饮;湿热阻肠,邪热内盛,则大便秘结或溏垢;湿热下注则小便赤涩。舌苔多黄腻,脉来弦数。若素体阳虚,湿从寒化,导致寒湿困脾,脾阳失展,水蓄不行,则腹大胀痛,如囊裹水,脘腹痞胀,得温稍解;脾为湿困,故神疲困倦,怯寒懒动,少尿便溏,苔白腻,脉缓均为湿胜阳微之象。

(二)劳欲过度,脾肾两虚

肾藏精为先天之本,脾主运化为后天之源,二者为生命之根本。劳欲过度伤及脾肾,脾伤则不能运化水谷,水湿内生;肾损则气化不行,湿聚水生而成臌胀。临证可见腹胀大不舒,入暮尤甚之脾肾阳虚、水饮寒湿不运之象;或脾阳虚不能温运水谷,阳气不能敷布内外,则脘闷纳呆、神疲怯寒、便溏肢冷;脾肾阳虚,气化不行,水湿内泛,则面色晄白,小便短少,四肢水肿;阳虚而使血不得温运而内停,则并见舌胖淡紫、脉沉无力之象。

(三)水毒久病,肝脉瘀阻

感染血吸虫,内伤肝脾,水毒内结,气机郁滞,脉络瘀阻,升降失常,清浊相混,逐渐形成臌胀,如《诸病源候论·水肿诸候》说此有水毒结聚于内,令腹渐大,动摇有声"。另外,黄疸日久,湿浊壅甚,中气亏耗,斡旋无力,肝脾气血运行不畅,脉络瘀阻;或因积聚日久,气血瘀滞,水湿内聚,而为臌胀。《医门法律·胀病论》说凡有癥瘕、积块、痞块,即是胀病之根。日积月累,腹大如箕,腹大如瓮,是名单腹胀"。瘀阻肝脾,隧道不通,临证多见腹大坚满、胁腹刺痛、脉络怒张或面颈胸壁血痣红热、手掌赤痕、唇色紫褐等;瘀热入肾则面色黧黑;水瘀互结,津不上承则口渴不欲饮。舌质紫暗或有紫斑,脉细涩等为瘀阻脉络之象。

总之,臌胀的发病与肝、脾、肾三脏功能失调有关,病理因素主要有气滞、血瘀、水湿,三者相互壅结,相互转化。初期多以气滞湿阻或湿热壅结为主。后期则多因脏腑功能失调,虚者越虚,气血水壅滞腹中而不化;实者越实,呈现瘀热互结,肝肾阴虚,脾肾阳虚之象。故本虚标实、虚实夹杂为本病的主要病机特点。

三、诊断

（一）临床表现

本病病程长,起病缓慢,初起脘腹作胀,腹渐胀大,按之柔软,叩之呈鼓音,可闻及移动性浊音。继则腹部胀满膨隆,高于胸部,仰卧位时腹部胀满以两侧为甚,按之如囊裹水,病甚者腹部膨隆坚满,脐突皮光,四肢消瘦或肢体水肿。皮色苍黄,腹部青筋暴露,颈胸部可见赤丝血缕,手部可现肝掌。危重阶段尚可见吐血便血、神昏、痉厥等象,常伴胁腹疼痛,食少,神疲乏力,尿少,出血倾向。

（二）类证鉴别

1. 臌胀与水肿

臌胀以腹部膨隆,甚则腹大如鼓为主症。初起腹部略显胀大,按之柔软,随着病情加重,腹部逐渐胀大,或呈蛙腹,或坚实撑急,甚则脐心实起,初起四肢消瘦,后期亦可见四肢水肿。如肝脾血瘀者,可伴见腹部脉络显露,颈胸部出现血痣或血缕。如湿热盛者,可兼见两目及皮肤发黄。水肿大多从眼睑部开始,继则延及头面四肢以至全身,亦有从下肢开始水肿后及全身的,病势严重者可见腹胀满、胸闷等症。正如《医学心悟·肿胀》说:"水肿鼓胀何以别之?答曰:目裹与足先肿,后腹大者,水也;先腹大后四肢肿者,胀也"。

2. 臌胀与痞满

痞满是指患者自觉有腹中胀满感觉,但按之腹内无积块,外观腹部无胀急如鼓之象。而臌胀患者除自觉腹内胀满不舒之外,外观可见腹大如鼓,或有腹筋显露,有时可扪及腹内癥积有形之物。

四、急救处理

（一）利尿剂的使用

通常利尿剂治疗为上午 1 次口服安体舒通（螺内酯）与速尿（呋塞米）,起始剂量为安体舒通 100mg 和速尿 40mg,以前推荐安体舒通单独治疗,但高钾血症和该药的半衰期长使得仅在很少量的腹水情况下作为单药使用。如体重下降和尿钠排泄不充分,两种口服利尿剂每 3～5 天同步增加（100mg:40mg）。一般而言,这种比例能够维持血钾正常,通常最大剂量安体舒通 400mg/d,速尿 160mg/d。必要时静脉使用小剂量多巴胺及速尿,多巴胺 40mg 加速尿 100mg 缓慢静滴。

（二）人体白蛋白的使用

人体白蛋白 10g 静脉输入,一周 2 次。

（三）腹腔穿刺术

首次大量腹水液的抽放即可改善张力性腹水,一项前瞻性研究证实利尿剂抵抗的张力性腹水患者在单次放腹水 5L 是安全的,在腹腔穿刺术后可不必输注胶体。（参考 09 版《美国肝硬化腹水处理指南》）

五、辨证治疗

（一）气滞湿阻

证候腹胀按之不坚,胁下胀满或疼痛,饮食减少,食后作胀,嗳气不适,小便短少,舌苔白腻,脉弦。

治法:疏肝理气,行湿散满。

方药:柴胡疏肝散或胃苓汤加减。

加减:胁下胀满疼痛较重,胸闷气短,脉弦,肝气郁滞为主者,用柴胡疏肝散。方中以柴胡、枳壳、赤芍、香附、郁金、川楝子、青皮以疏肝解郁为主;陈皮、甘草顺气和中。

苔腻微黄,口干而苦,脉弦数,气郁化火者,可加丹皮、栀子;头晕,不寐,舌质红,脉弦细数,气郁化热伤阴者,可加制首乌、枸杞子、女贞子、白芍等养血滋阴之品;胁下刺痛不移,面色晦暗,舌紫,脉弦涩,气滞血瘀者,可加延胡索、莪术、丹参等活血化瘀之品;小便短少,可加茯苓、泽泻等利水之品。

食少腹胀甚,小便短少,舌苔腻,质淡体胖,脉弦滑,脾虚湿阻为主者,用胃苓汤。方中白术、茯苓、猪苓、泽泻健脾利湿;桂枝辛温通阳,助膀胱之气化而增强利水之力;苍术、陈皮、厚朴行湿散满。可加郁金、青皮、香附以疏肝理气。

舌苔黄腻,口干苦而不欲饮,小便短赤,脉弦滑而数,湿阻化热者,上方可去桂枝,加栀子、茵陈等清热利湿;精神困倦,大便溏薄,舌苔白腻,质淡体胖,脉缓,寒湿偏重者,加干姜、砂仁等增强温阳化湿之力。

(二)寒湿困脾

证候:腹大胀满,按之如囊裹水,甚则颜面微肿,下肢水肿,脘腹痞胀,得热稍舒,周身困重,精神困倦,怯寒懒动,小便短少,大便溏薄,舌苔白腻,脉缓。

治法:温阳健脾,行气利水。

方药:实脾饮为主方。本方有振奋脾阳,温运水湿之功。方中以附子、干姜、白术、甘草振奋脾阳;木瓜、大腹皮、茯苓行气利水;厚朴、木香、草果、大枣理气健脾燥湿。

加减:水湿过重,可加肉桂、猪苓、泽泻以助膀胱气化而利小便;气虚息短者,可酌加黄芪、党参以补肺脾之气;胁腹胀痛,可加郁金、青皮、砂仁等理气宽中。

(三)湿热蕴结

证候:腹大坚满,脘腹撑急,烦热口苦,渴不欲饮,小便赤涩,大便秘结或溏垢,舌尖边红,苔黄腻或兼灰黑,脉象弦数,或有面目肌肤发黄。

治法:清热利湿,攻下逐水。

方药:中满分消丸合茵陈蒿汤加减。中满分消丸中黄芩、黄连、知母等清热化湿;厚朴、枳壳、半夏、陈皮等理气燥湿;茯苓、猪苓、泽泻等淡渗利湿。热重发黄者,去人参、干姜等温补之品,改用茵陈蒿汤加味以加重清热利湿之功效;小便赤涩不利者,加陈葫芦、滑石、蟋蟀粉(另吞服)以行水利窍;逐水攻下可暂用舟车丸、十枣丸,使用峻下逐水应谨慎,不可操之过急。因攻逐不慎,往往可耗伤正气,而加重病情或导致病情恶化。

加减:湿热壅积中焦,热毒炽盛,黄疸日益加重,腹部撑急,高热,尿少,甚至热毒内陷或痰浊上蒙心窍,见有语无伦次,循衣摸床,甚至躁动不宁,手舞足蹈,或嗜睡,或神志昏迷,应及时抢救。证属热毒内陷心包者,可加用安宫牛黄丸,或至宝丹以清热凉血开窍;证属痰浊蒙闭心包者,可加用苏合香丸以芳香温开透窍;伴有热迫血溢而齿衄、鼻衄、紫斑、出血诸症,可用犀角地黄汤加参三七、生地榆、仙鹤草等清热凉血止血。出血量大者,需积极抢救以防厥脱之变。

（四）肝脾血瘀

证候：腹大坚满，脉络怒张，胁腹刺痛，面色黧黑，面颈胸臂有血痣，呈丝纹状，手掌赤痕，唇色紫褐，口渴不欲饮，大便色黑，舌质紫暗或有瘀斑，脉细涩。

治法：活血化瘀，行气利水。

方药：调营饮加减。方中当归、川芎、赤芍等活血化瘀；莪术、延胡索、大黄以散气破血；瞿麦、槟榔、葶苈子、赤茯苓、桑白皮等以行气利水。

加减：大便色黑，可加参三七、侧柏叶等化瘀止血；水胀满过甚，脉弦数有力，体质尚好，可暂用舟车丸攻逐水气，水气减再治其瘀，但须时时注意脾胃之气，不可攻伐太过。攻后虽有瘀实之证，宜缓缓消之，或攻补兼施，不能强求速效。如病势恶化，见大量出血、神昏危候，按前列各法治疗。

（五）脾肾阳虚

证候：腹大胀满不舒，朝宽暮急，面色苍黄，或呈㿠白，脘闷纳呆，神倦怯寒，肢冷，或下肢水肿，小便短少不利，舌质胖淡紫，苔厚腻水滑，脉沉细无力。

治法：温补脾肾，化气行水。

方药：附子理中丸合五苓散、济生肾气丸等方。偏于脾阳虚可用附子理中丸合五苓散，以温中化阳，化气行水；偏于肾阳虚用济生肾气丸温肾化气行水，或与附子理中丸交替使用。附子理中丸中附子、干姜温运中焦，祛散寒邪；党参、白术、甘草补气健脾，祛除湿邪。五苓散中猪苓、茯苓、泽泻淡渗利湿；白术苦温健脾燥湿；桂枝辛温通阳。济生肾气丸中附子、桂枝温补肾阳；熟地、山茱萸、山药、丹皮滋肾填精；茯苓、泽泻、牛膝、车前子利水退肿。

加减：纳呆腹满，食后尤甚可加山药、薏苡仁、白扁豆、鸡内金、木香、谷麦芽等健脾理气消食；畏寒神疲，面色青灰，脉弱无力酌加仙灵脾、巴戟天、仙茅等温阳；腹筋暴露者酌加桃仁、赤芍、三棱、莪术等活血。

（六）肝肾阴虚

证候：腹大胀满，或见青筋暴露，面色晦滞，唇紫，口燥，心烦，不寐，牙宣出血，鼻衄，小便短少，舌质红绛少津，脉弦细数。

治法：滋养肝肾，活血化瘀。

方药：六味地黄丸或一贯煎合膈下逐瘀汤加减。六味地黄丸重在滋养肝肾，方中熟地黄、山茱萸、山药滋养肝肾，茯苓、泽泻、丹皮淡渗利湿。一贯煎重在养阴柔肝，方中生地、沙参、麦冬、枸杞滋养肝肾，当归、川楝子和血疏肝。膈下逐瘀汤重在活血化瘀，方中五灵脂、赤芍、桃仁、红花、丹皮活血化瘀，川芎、乌药、延胡索、香附、枳壳行气活血，甘草调和诸药。

加减：阴虚内热口干，舌绛少津，加玄参、石斛、麦冬以清热生津；腹胀甚，加莱菔子、大腹皮以行气消胀；兼有潮热、烦躁、不寐，加银柴胡、地骨皮、炒栀子、夜交藤；小便短少，加猪苓、滑石、白茅根，或少加肉桂心反佐之；鼻齿衄血，加仙鹤草、鲜茅根以凉血止血；阴虚阳浮，症见耳鸣、面赤颧红，加龟板、鳖甲、牡蛎等以滋阴潜阳。

六、预防与调护

1. 积极治疗原发病，是防止臌胀形成的重要措施。臌胀是因饮酒过度，疫毒伤肝，血吸虫病等致肝伤严重，最后肝脾肾俱损，水液留注腹腔而成。如及早去除病因，控制疾病进一步发展，则可不致形成臌胀。

2.已患臌胀病后，应做到精神舒畅，饮食得当，避免过劳。肝主疏泄，喜条达而恶抑郁。如经常情志抑郁则致肝郁气滞，加重病情。保持乐观态度，即使病至后期，也要树立信心，积极配合治疗，争取带病延年。并注意劳逸结合，避免过于劳累，以防加重病情，病情较重时应卧床休息。

3.臌胀者脾胃亦见虚弱，应忌食生冷、油腻、辛辣、酒热及粗糙过硬之食物，以免加重脾胃损伤或损伤血络造成大出血。病重者要适当控制肉类和豆类的摄入，因脾虚不能转化，滞留体内反生痰浊，进而蒙闭心包，造成危证。

4.臌胀已成者，应当限制食盐摄入。临床上一般采用低盐饮食，在尿量特别减少时，给予无盐饮食。待腹胀消除，经过一段时期，酌情逐渐增加其食盐量。

（许文莉）

第七章　中医眼科病证

第一节　绿风内障

一、概述

绿风内障是以眼珠变硬,瞳神散大,瞳色淡绿,视力严重减退为主要特征,并伴有头痛眼胀、恶心呕吐的急重眼病。唐代《外台秘要》所载"绿翳青盲"颇类本病,并认为是由"内肝管缺,眼孔不通"所致。《太平圣惠方》最早记载绿风内障病名。本病患者多在40岁以上,女性尤多,男:女=1:2。可一眼先患,亦可双眼同病。本病发作时因伴有头痛、恶心呕吐等,常与高血压、肠胃道疾病、神经科疾病相混淆。若迁延失治,则可在短期内导致视觉功能丧失,相当于西医学的闭角型青光眼急性发作期。

二、病因病机

1. 肝胆火邪亢盛,热极生风,风火攻目。
2. 情志过伤,肝失疏泄,气机郁滞,化火上逆。
3. 脾湿生痰,痰郁化热生风,肝风痰火,流窜经络,上扰清窍。
4. 劳神过度,真阴暗耗,水不制火,火炎于目或水不涵木,肝阳失制,亢而生风,风阳上扰目窍。
5. 肝胃虚寒,饮邪上逆。以上阴阳偏盛,气机失常诸种原因,均可导致气血失和,经脉不利,目中玄府闭塞,气滞血郁,神水瘀积,酿成本病。

本病在急性发作时,多为实证、热证,慢性阶段多虚实夹杂。若为肝胆火炽,风火相煽交攻于目,则见眼珠胀痛及头痛严重;木火刑金,则白睛混赤;肝胆风火冲攻瞳神,则瞳神散大而不收;热气怫郁,玄府闭塞,目内气血津液不得流行,气滞血郁,神水瘀积,则眼珠变硬,眼压明显增高,前房变浅;肝木犯胃,则恶心呕吐;肝风挟痰火上扰,则眩晕、舌苔黄腻;肝失疏泄,木郁犯脾,则胸闷嗳气、纳呆;肝肾阴虚,肝阳上亢,则清阳不利,因而头目胀痛,伴心烦失眠,眩晕耳鸣。肝胃虚寒,寒邪上逆,则头痛连及巅顶,伴干呕,吐痰涎,食少神瘵。

三、诊断

(一)临床表现

发病前,常在情志刺激或劳神过度后,自觉眼珠微胀,同侧头额作痛,鼻根发酸,观灯火有虹晕,视物昏朦,如隔云雾等,休息之后,诸症尚可缓解。若未及时就医,即可发病。

急性发作时,症状剧烈,头痛如劈,眼珠胀痛欲脱,痛连目眶、鼻、颊、额、颞,视力急降,甚至仅存光感或失明。全身常伴恶心呕吐或恶寒发热等候。检视眼部,胞睑微肿,抱轮深红,甚至白睛混赤,黑睛雾状混浊,瞳神散大,展缩失灵,瞳内气色略呈淡绿。指扪眼珠变硬,甚者胀硬如石,眼压多在6.67kPa(50mmHg)以上,高者可达10.67kPa(80mmHg)左右。此时及时救治,诸症可以消退,视力尚能恢复。如果延误失治,眼珠胀硬不减,则瞳神散大不收,黄仁部分变白,晶珠色呈灰黄,视觉完全丧失。

急性发作经治疗之后(亦偶有未经治疗者),还可转入慢性阶段,诸症减轻,但遇情志不舒,或过度劳累等,又可急性发作。若病情经常反复,眼珠时时胀硬,瞳神愈散愈大,视物更加昏朦,最终亦失明。

1. 急性发作期症状

(1)疼痛:眼胀欲脱,头痛如劈,并沿三叉神经放射至同侧头部而发生偏头痛。

(2)视力急剧下降,甚至无光感。

(3)虹视:黑睛水肿,分散光线,看灯时周围有彩色光晕。

(4)恶心呕吐,视力急剧下降,甚至无光感。发热寒战,便秘。剧烈头痛及高眼压压迫感觉神经末梢引起的反射性恶心呕吐,易误诊为高血压,肠胃道病及其他传染病。

2. 急性发作期体征

(1)眼压高:高达 8kPa(60mmHg)以上,眼珠坚硬如石。

(2)瞳神散大:眼压高引起瞳孔括约肌麻搏,光反射消失,瞳孔呈"青绿色"。

(3)抱轮红赤,胞睑肿胀:眼压高使血管受压,回流障碍,导致瘀滞及血管扩张。

(4)黑睛水肿,雾状混浊,无光泽,毛玻璃状:眼压大于 40mmHg,黑睛内皮细胞破坏,黑睛上皮水肿。

(5)前房变浅,房角关闭:神膏、晶珠水肿,将黄仁推向前面,或后房压力增加,将黄仁推向前面,尤其根部挤向房角。

(6)黄仁节段性萎缩:眼压增高,供给虹膜动脉血流障碍,导致局部缺血。

(7)黄精:青光眼斑数个,灰白,卵状,位于瞳孔区晶体前囊膜下。

3. 闭角型青光眼病程

(1)临床前期:具有浅前房、窄房角的解剖特点,无任何症状,但激发试验阳性,或有家族史,或另一眼有发作史。

(2)先兆期或前驱:症状轻微,小发作,经休息后症状可缓解。

(3)急性发作期。

(4)缓解期或间隙期:急性发作过后,经治疗房角开放,并停药至少 48 小时以上而无症状者。

(5)慢性期:急性发作未完全缓解迁延而来。周边虹膜与小梁发生永久粘连,粘连大于1/2时,眼压中度升高。慢性早期症状体征仍存在,但程度轻;慢性晚期虹膜萎缩,瞳孔中大,视盘呈病理凹陷及萎缩,视野缺损,视力下降。

(6)绝对期:持续高眼压导致视力完全丧失。

(二)类证鉴别

1. 与神经系统或消化系统疾病相鉴别

绿风内障发作前常出现剧烈头痛、恶心、呕吐,部分伴有腹泻、畏寒等症状,而眼部症状轻微,患者常常误认为是神经系统或消化系统疾病,而首先去内科就诊。非眼科医生由于对急性闭角型青光眼急性发作的临床特点缺乏足够的认识,常会造成误诊而延误治疗。

2. 与瞳神紧小症相鉴别

青光眼急性发作期的眼部表现有时容易和瞳神紧小相混淆,其鉴别诊断。

四、急救处理

本病主要由风、火、痰、郁及肝之阴阳失调，引起气血失和，经脉不利，目中玄府闭塞，珠内气血津液不行所致。一般病来势猛，临证施治，除消除病因，治其根本外，同时要注意缩瞳神、通血脉、开玄府、宣壅滞、消积液，尽快改善症状，以保存视力。

常用治疗手段有内服药物、局部用药及针刺疗法等。为了抢救视力，更宜中西医结合治疗。局部宜及早频用缩瞳剂，可用 1％～2％毛果芸香碱滴眼液。症重时每 3～5 分钟滴眼 1次；症状缓解后，视病情改为 1～2 小时 1 次，或每日 2～3 次。使用缩瞳剂时，联合使用抑制房水生成的 0.25％～0.5％噻吗洛尔眼液，每日 2 次。口服乙酰唑胺，首次服 500mg，以居每6 小时服 250mg，同时服用 10％氯化钾 10mL，以防止副作用。20％甘露醇 250mL，静脉滴注，30～60 分钟滴完；或 50％葡萄糖液 100mL，一次静脉注入。白睛混赤，神水混浊者可全身或局部应用糖皮质激素制剂。待眼压降低后可考虑西医手术治疗。

五、辨证治疗

(一)肝胆火炽，风火攻目

证候：发病急剧，头痛如劈，眼珠胀痛欲脱，连及目眶，视力急降，抱轮红赤或白睛混赤水肿，黑睛呈雾状混浊，瞳神散大，瞳内呈淡绿色，眼珠变硬，甚至胀硬如石。全身症有恶心呕吐，或恶寒发热，溲赤便结，舌红苔黄，脉弦数等。

治法：清热泻火，凉肝息风。

方药：绿风羚羊饮或羚羊钩藤汤加减。

前方是以清热泻火为重，方中用羚羊角(可用山羊角)清热明目、平肝息风，为主药；黄芩、玄参、知母重在清热泻火；大黄凉血活血，泄热通腑；车前子、茯苓清热利水，导热由小便出；防风助主药搜肝风，散伏火；桔梗清热利窍；细辛开窍明目，治头风痛。诸药组方，共呈清热泻火，凉肝息风，利窍明目之功。方中若加丹参、丹皮、赤芍、地龙等，则更增凉肝息风之力。呕吐甚者，酌加竹茹、法夏之类降逆止呕。对于热极动风，阴血已伤之证，则宜以凉肝息风为主，用羚羊钩藤汤加减。方中羚羊角(可用山羊角代)、钩藤、桑叶、菊花清热平肝息风；生地、白芍滋阴凉血养肝；贝母、竹茹、甘草清热化痰；茯苓宁心安神。若加丹参、泽兰、泽泻、细辛，用于本证则更增通络行滞，利水开窍的作用。

(二)痰火动风，上阻清窍

证候：起病急骤，头眼剧痛诸症与肝胆火炽者同。常伴身热面赤，动辄眩晕，恶心呕吐，溲赤便结，舌红苔黄腻，脉弦滑数等症。

治法：降火逐痰，平肝息风。

方药：将军定痛丸加减。

方中重用大黄为主药，配黄芩、礞石、陈皮、半夏、桔梗等，大力降火逐痰；以白僵蚕、天麻合礞石平肝息风；白芷协助主药，定头风目痛；薄荷辛凉散邪，清利头目。此方用于本证，使上壅之痰火得降，肝风平息，诸症方能缓解。若加丹参、泽兰、茯苓、车前子更增活血通络、祛痰利水之功。

(三)肝郁气滞，气火上逆

证候：眼部主症具备，全身尚有情志不舒，胸闷嗳气，食少纳呆，呕吐泛恶，口苦、舌红苔黄,脉弦数等。

治法:清热疏肝,降逆和胃。

方药:丹栀逍遥散合左金丸加减。

前方以柴胡为主药疏肝解郁;丹皮、栀子清肝泻火;当归、白芍养血柔肝;白术、茯苓、甘草、生姜理脾渗湿,和胃止呕;薄荷辅助主药,疏散条达肝气。后方以黄连为主,清肝胃之火,以降其逆;少佐吴茱萸,辛温开郁,降气止呕。

两方合用,共奏清热疏肝,降逆和胃之功。若加龙胆草、郁金、地龙、木通等,则更增清肝解郁,通络消滞的作用。

(四)阴虚阳亢,风阳上扰

证候:头目胀痛,瞳神散大,视物昏朦,观灯火有虹晕,眼珠变硬,心烦失眠,眩晕耳鸣,口燥咽干,舌红少苔,或舌绛少津,脉弦细而数或细数。

治法:滋阴降火,平肝息风。

方药:知柏地黄丸或阿胶鸡子黄汤加减。

知柏地黄丸重在滋阴降火,适用于肝肾阴虚,虚火上炎为重者。若兼风阳上扰,可酌加石决明、钩藤平肝息风。阿胶鸡子黄汤以阿胶、鸡子黄为主药,滋阴血而息肝风;辅以生地、白芍、茯苓滋阴养血,柔肝安神;石决明、牡蛎、钩藤平肝潜阳息风;络石藤凉血通络行滞;甘草清热和中。全方共奏滋阴养血,柔肝息风之效。适用于热邪耗灼真阴,阴亏血虚,肝风内动之证。若于上二方中酌加丹参、泽兰、地龙、泽泻,可增活血通络、利水消滞的功效。

(五)肝胃虚寒,饮邪上犯

证候:头痛上及巅顶,眼珠胀痛,瞳散视昏,干呕吐涎,食少神瘀,四肢不温,舌淡苔白,脉弦。治法温肝暖胃,降逆止痛。

方药:吴茱萸汤加减。

《审视瑶函》吴茱萸汤是以《伤寒论》方为基础加减而成。方中仍用吴茱萸为主药,温肝暖胃,降上逆之阴邪,止阳明之呕吐及厥阴之头痛。配生姜、法夏、陈皮温脾胃,涤痰饮,降呕逆;川芎、白芷散寒邪,止头痛;人参、茯苓、炙甘草补脾胃。诸药合用,可收温肝暖胃,降逆止呕,散寒止痛的功效。若加延胡索、牛膝,可增消滞止痛之效。

六、预防与调护

本病病因虽比较复杂,但是摄生有方,生活起居有常,劳逸得当,并注意情志安和,预防情志过激及情志抑郁,心胸开阔,减少诱发因素。饮食有节,避免进食辛燥刺激之品,保持二便通畅等。

此外,电影和电视光线较暗,会引起瞳孔扩大,故不宜久看,患者应当忌看。

(刘新颜)

第二节 天行赤眼

一、概述

天行赤眼是指白睛暴发红赤,眵多黏结,常累及双眼,能迅速传染并引起广泛流行,又名天行赤热、天行暴赤，俗称红眼病。本病首见于《银海精微》，该书对本病病因，及其传染流行等均有描述。发病多于夏秋季节，以起病急，传播迅速为特点，患者常有红眼病接触史。相当于西医学的急性传染性结膜炎。

二、病因病机

天行赤眼致病原因主要是外感疫疠之气，或体内热毒壅盛，内外合邪交攻于目而发。本病系感受疫疠之气所致，处在流行区内都有感染的可能。因"邪之所凑，其气必虚"，故对于本病应注意邪与正气的关系，如感邪轻而正气强，则发病轻而易愈，否则病情较重。若日久不愈，每易并发黑睛星翳。

三、诊断

（一）临床表现

临床以发病迅速，患眼胞睑红肿，白睛红赤，甚至红赤壅肿，或有伪膜形成，或见白睛溢血成点片状，黑睛生星翳，涩痒交作，怕热羞明，眵多胶结，多双眼或先后发病。

（二）类证鉴别

1. 与瞳神紧小鉴别

两者均表现为白睛红赤，羞明流泪等症状，但后者是由于化学物质或异物刺激、损伤或邻近部位的病原微生物感染，以及病原微生物引起眼内组织过敏，因变态反应而发病。临床表现为睫状体充血或混合充血、角膜后沉着物、房水混浊、前房积脓、虹膜充血、水肿、瞳孔缩小、虹膜后粘连，甚至瞳孔膜闭，患者视物模糊等。但本病一般不引起视力下降，瞳孔正常，无缩小症状。

2. 与绿风内障鉴别

均有白睛红赤明显，但后者引起视力下降、角膜雾状混浊、前房浅、眼压增高、瞳孔散大、虹膜节段性萎缩，晶状体前囊下青光眼斑等。本病不会引起眼压升高，瞳孔散大，一般不影响视力。因此两者不难鉴别。

（三）相关检查

在发病早期或高峰期做分泌物涂片或结膜刮片见单核白细胞增多。对于伴有大量脓性分泌物者，以及治疗无效者，应进行细菌培养和药物敏感试验，有全身症状的还应进行血培养。

四、急救处理

根据致病菌选择最有效的抗生素滴眼液和眼膏，急性阶段，每1～2小时1次。①革兰阳性菌所致：5000～10000U/mL青霉素、15%磺胺醋酰钠、0.1%利福平、0.5%氯霉素等滴眼液频繁滴眼。②革兰阴性菌所致：选用氨基糖苷类或喹诺酮类药物，如0.3%妥布霉素、0.3%环丙沙星、0.3%氧氟沙星眼药水或眼药膏。症状重者可在抗生素内加入少量激素，但不宜长期使用。

有角膜浸润或溃疡患者，应治疗角膜并发症，同时使用扩瞳剂。分泌物较多时应适当用生理盐水冲洗结膜囊以去除分泌物及病原体，有假膜形成者需将假膜清理去除，有利药物吸收。急性期患者需隔离，以避免传染，防止流行。一眼患病应防止感染对侧。

五、辨证治疗

(一)初感疠气

证候:患眼灼热,羞明流泪,胞睑微红,白睛赤丝鲜红,眵泪黏稠,兼有头痛烦躁,耳前颌下可扪及肿核,舌质红,苔薄黄,脉浮数。

治法:疏风清热。

方药:驱风散热饮子加减。

宜去方中羌活、当归、川芎,酌加金银花、黄芩、蒲公英、大青叶等以增强清热解毒之功;无便秘者去方中大黄;若白睛红赤甚,广泛溢血,可加牡丹皮、紫草清热凉血退赤。

中成药银翘解毒丸口服。

(二)热毒壅盛

证候:眼部灼热疼痛,热泪如汤,胞睑红肿,白睛红赤朦肿,弥漫溢血,黑睛生翳,口渴心烦,便秘溲赤,舌红,苔黄,脉数。

治法:泻火解毒。

方药:普济消毒饮加减。

宜去方中陈皮、升麻、马勃;白睛溢血广泛者,酌加紫草、牡丹皮、赤芍、生地凉血止血;黑睛生翳者酌加石决明、木贼、蝉蜕散邪退翳。便秘溲赤明显者,酌加木通、生大黄利水渗湿、清热通腑。中成药龙胆泻肝丸口服。

六、预防与调护

1.流行季节,健康人可常用治疗本病的眼药水滴眼,保持眼部卫生。也可用菊花、夏枯草、桑叶等煎水代茶饮。

2.应注意隔离,避免患者到公共场所,尤应禁止到游泳池游泳,以免引起传播流行。

3.患者的手帕、洗脸用具,枕头及儿童玩具等均需隔离和消毒。

4.医护人员接触过患眼的手和医疗器械,以及污物等均需严加消毒处理。

(刘新颜)

第三节　聚星障

一、概述

聚星障是黑睛上生多个细小星翳,伴涩痛、畏光流泪的眼病。病名见于《证治准绳·杂病·七窍门》。常在热病后,或慢性疾病,或月经不调等阴阳气血失调的情况下发病,多单眼为患,也可双眼同时或先后发生。本病病程较长,易反复发作。治不及时,可发生花翳白陷、凝脂翳等症,愈后遗留瘢痕翳障,影响视力。本病与西医学的单纯疱疹病毒性角膜炎相类似。

二、病因病机

1.风热或风寒之邪外侵,上犯于目。

2.外邪入里化热,或因肝经伏火,复受风邪,风火相搏,上攻黑睛。

3.过食煎炒五辛,致脾胃蕴积湿热,熏蒸黑睛。

4.肝肾阴虚,或热病后阴津亏耗,虚火上炎。

三、诊断

(一)临床表现

病情初起,沙涩疼痛,畏光流泪,抱轮红赤或红赤不显;黑睛骤起翳障,如针尖或称星大小,色灰白或微黄,少则数颗,或齐起,或先后渐次而生,其排列形式不一,可散漫排列如云雾状,可联缀呈树枝状,一般不化脓,但病程较长。若星翳傍风轮边际而起,扩大连接,中间溃陷者,变为花翳白陷;若复感邪毒,团聚密集,融成一片,溃入黑睛深层者,变为凝脂翳。

(二)类证鉴别

本病应与凝脂翳、湿翳等相鉴别。

四、辨证治疗

本病辨证要结合全身症状与局部症状综合分析。首当辨病因,审脏腑。若为外邪者,治当疏散外邪;为肝火者,治当清泻肝火;为湿热者,治当清热化湿。对于病情缠绵反复发作者,常为虚实夹杂,治须分辨虚实之孰轻孰重,采用扶正祛邪法,耐心调治,方能取效。

外治以清热解毒、退翳明目为主,并可结合针刺、热敷等方法治疗。

(一)风热上犯

证候:黑睛骤生星翳,抱轮红赤,羞明隐涩,发热恶寒,热重寒轻,咽痛,舌苔薄黄脉浮数。

证候分析:风性轻扬,热性炎上,风热上犯于目,故症见黑睛骤生星翳,抱轮发红等;风邪入侵,卫气失宣,故发热恶寒;热为阳邪,故发热重,恶寒轻;风热上犯于咽,故咽痛。舌苔薄黄,脉浮数,为风热在表之征。

治法:疏风散热。

方药:银翘散加减。原方辛凉解表,清热解毒。若加板蓝根、大青叶、紫草可增强解毒之功。

(二)风寒犯目

证候:黑睛星翳,抱轮微红,流泪羞明,恶寒发热,寒重热轻,舌苔薄白,脉浮紧。

证候分析:风寒外袭,上侵于目,故症见黑睛星翳,抱轮微红等。风寒束表,卫阳受遏,故见恶寒发热;寒为阴邪,故恶寒重,发热轻;舌苔薄白,脉浮紧,为风寒在表之征。

治法:发散风寒。

方药:荆防败毒散去枳壳。方中羌活、独活、荆芥、防风。川芎辛温发散风寒;前胡、柴胡、桔梗辛散风邪,还可载药上行,以利头目。诸药配合,以治风寒翳障。

(三)肝火炽盛

证候:星翳渐次扩大加深,白睛混赤,胞睑红肿,羞明流泪,头痛溲赤,口苦苔黄,脉弦数。

证候分析:黑睛属风轮,内应于肝,今肝经素有伏热,又夹外邪,内外相搏,以致肝火炽盛,火性上炎,黑睛受灼,故病变扩大加深,症状剧烈。头痛溲赤,口苦苔黄,脉数为肝火炽盛之候。

治法:清肝泻火。

方药:龙胆泻肝汤加减。方中胆草、栀子、黄芩、柴胡清泻肝胆实热;泽泻、木通、车前子清利小便;肝火炽盛易伤肝阴,又虑方中多苦寒之品,苦能化燥伤阴,故配生地、当归滋阴养血,使邪去而正不伤。若大便秘结者加大黄、芒硝;便通去大黄、芒硝,加金银花、蒲公英、千里光等清热解毒之品。

(四)湿热蕴蒸

证候:黑睛星翳,反复发作,缠绵不愈,头重胸闷,溲黄便溏,口黏,舌红苔黄腻,脉濡。

证候分析:过食炙煿五辛,肥甘厚味,以致酿成脾胃湿热,湿性重浊黏腻,与热邪胶结,留恋不去,故病情缠绵,反复发作。清阳被阻,气机不利,故头重胸闷。脾为湿困,运化失职,故便溏。口黏,舌红苔黄腻,脉濡是湿热之征。

治法:化湿清热。

方药:三仁汤加减。方中杏仁、苡仁、蔻仁开上宣中利下,芳香化湿浊;半夏、厚朴苦温燥湿;通草、竹叶、滑石清利湿热,诸药合为化湿清热之剂,服至舌苔退净,湿化热清,则转为退翳明目之剂。

(五)阴虚邪恋

证候:病情日久,迁延不愈,星翳疏散,抱轮微红,羞明较轻,眼内干涩不适,舌红少津,脉细或数。

证候分析:素体阴虚或热病伤阴,以致阴虚无力抗邪,邪气久留不解,黑睛星翳,迁延不愈。阴亏虚火上炎,故抱轮微红,羞明较轻。眼内干涩不适为阴津不足,目失濡养。舌红少津,脉细为阴虚津乏之征。

治法:滋阴散邪。

方药:加减地黄丸去枳壳、杏仁。方中重用生地、熟地滋养肾水,当归柔润养血;牛膝性善下行,与二地合用,以降上炎虚火;羌活、防风祛风散邪退翳。诸药配合,则能滋阴散邪,退翳明目。若气阴不足者,可加党参、麦冬益气生津;虚火甚者,可加知母、黄柏滋阴降火。此外,还可加菊花、蝉蜕等以增退翳明目之功。

五、预防与调护

1.本病常在机体抵抗力下降的情况下发生,故增强体质、保持正气存内是防止本病的根本措施。平素要注意锻炼身体,保持七情和畅,饮食调理适宜,以使体内阴阳气血相对协调。

2.如有感冒等热性病发生,在发热期或发热后,须注意眼部病情,早期发现,早期治疗。

3.已病后,要避免眼部疲劳,注意眼部清洁,切不可乱加揉擦。在强光下可戴防护眼镜。

4.避免烦躁情绪,及时服药点药,饮食注意清淡,保持大便通畅,以利早日康复。

(刘新颜)

第四节　络损暴盲

一、概述

络损暴盲是指眼外观端好,猝然一眼或两眼视力急剧下降,甚至失明的严重内障眼病。病名见《证治准绳·杂病·七窍门》,又名"落气眼"。患眼外观虽无明显异常,但瞳内病变多种多样,病因病机则更为复杂。发病急剧,多为单眼发病,以中老年多见。多数伴有高血压等心脑血管疾病。本病相当于西医学视网膜动脉阻塞、视网膜静脉阻塞。

二、病因病机

1.暴怒惊恐,气机逆乱,血随气逆;或情志抑郁,肝失条达,气滞血瘀,以致脉络阻塞。

2.嗜好烟酒,恣食肥甘,痰热内生,上壅目窍。

3.心气亏虚,推动乏力,血行滞缓,血脉瘀塞。

4.肝肾阴亏,阳亢动风,风阳上旋;或气血并逆,瘀滞脉络。

5.劳瞻竭视,阴血暗耗,心血不足,无以化气则脾气虚弱,血失统摄,血溢脉外。

三、诊断

（一）临床表现

1.视网膜中央动脉阻塞

可见视网膜动脉变细,高度弯曲,呈线状或串珠状,甚至呈白色线条状,或部分动脉呈间断状,静脉亦变细;视网膜出现乳白色的混浊,以后极部为甚;黄斑呈樱桃红色,中心反光消失。后期视神经、视网膜可出现萎缩征象。

2.视网膜中央静脉阻塞

可见视神经盘充血、水肿,边界模糊,或表面被出血斑遮盖。视网膜静脉高度迂曲怒张.呈紫红色,如节段状或腊肠状,时隐时现。动脉血管变细,动脉壁反光增强。视网膜上可见广泛性出血,以视盘为中心,沿静脉走向呈放射状或火焰状出血,亦可呈点状或条状出血。出血波及黄斑部,则中心视力严重受损。视网膜灰白水肿,继而可出现棉絮状渗出斑。出血量大时,可渗入玻璃体内。后期黄斑常出现囊样水肿。视盘、视网膜出现新生血管。

（二）类证鉴别

1.视网膜中央动脉阻塞与急性眼动脉阻塞相鉴别

急性眼动脉阻塞发病率低,致盲率高,后果更严重。视力通常降至光感或无光感。眼压通常降低,全视网膜乳白色水肿和混浊。晚期黄斑有较重的色素紊乱。荧光素血管造影可见视网膜深层点状荧光素渗漏。

2.与急性视神经炎相鉴别

急性视神经炎患者年龄相对年轻,视力突然减退,转动眼球时眼球疼痛。眼底视盘充血,边缘不清,轻度隆起,其周围可有出血或渗出物,视网膜静脉增粗,动脉一般无变化。黄斑区无樱桃红。视野检查有中心暗点或视野向心性缩小。电生理 VEP 检查,P100 潜伏期延长,振幅降低。

3.与缺血性视盘病变相鉴别

缺血性视盘病变视力下降不如动脉阻塞者严重,转动眼球无眼痛。眼底视盘水肿、色淡、边界模糊,或有小片状出血,黄斑区无樱桃红。而视网膜动脉阻塞则网膜水肿较重,视野也呈象限性缺损,但常与生理盲点相连。荧光血管造影缺血性视盘病变表现为视盘充盈不均匀,弱荧光区和强荧光区对比明显。而视网膜动脉阻塞表现为充盈迟缓、动脉变细和(或)灌注不足。

（三）相关检查

1.视网膜中央动脉阻塞

(1)视野检查:部分视野缺损。

(2)眼底检查:视网膜动脉变细,甚至呈线状;静脉也可变细,血柱呈节段状或念珠状;视网膜后极部灰白色混浊水肿,黄斑区呈圆形或椭圆形红色,临床称为"樱桃红"。日久视网膜水肿可消退,但可见视盘色淡白。

(3)荧光素眼底血管造影:常见变化有①中央动脉主干无灌注或小动脉分支无灌注;②动脉及静脉充盈迟缓,视网膜循环时间延长;③检眼镜下所见的血流"中断"部位仍有荧光素通过;④毛细血管无灌注区形成;⑤部分血管壁荧光素渗漏;⑥晚期患者可能见不到阻塞的荧光征象。

2.视网膜中央静脉阻塞

(1)眼底检查:视网膜静脉粗大迂曲,视网膜火焰状出血及水肿,重者可见视盘出血水肿,稍久可见黄白色硬性渗出或棉絮状白斑,或黄斑囊样水肿,视网膜动脉反光增强等。

(2)荧光素眼底血管造影:早期可见视网膜静脉荧光素回流缓慢,出血区遮蔽荧光,阻塞区毛细血管扩张或有微动脉瘤;后期可见毛细血管荧光素渗漏、静脉管壁染色。或可见毛细血管无灌注、黄斑区水肿、新生血管的荧光表现。

四、急救处理

本病急重,以及时抢救视力为主,使用必要的西药治疗。

(一)视网膜中央动脉阻塞

1.必须尽快解除血管痉挛,或将栓子推移到远端较小分支内,以缩小视网膜受累的范围。

2.扩张血管,鼻吸入亚硝酸异戊酯;含服硝酸甘油片;球后注射乙酰胆碱或妥拉唑啉;静脉或肌内注射烟酸,或静脉点滴4%碳酸氢钠。

3.急降眼压,反复间歇按摩眼球或(及)行房穿刺术。注射或口服乙酰唑胺以降低眼压,促使血管扩张。吸入95%氧气及5%二氧化碳混合气体。

4.病因治疗:①内科治疗高血压、高血脂或糖尿病等全身疾病;②有炎症者用抗炎药物与激素;③血栓形成者用尿激酶静脉点滴;④支持疗法,如维生素B_1、B_{12}、ATP;⑤中医中药。

(二)视网膜中央静脉阻塞

抗凝血药为本病治疗的首选药。

1.纤溶酶

此类制剂包括尿激酶、链激酶、纤维蛋白溶酶、蛇毒抗栓酶等,其中尿激酶无抗原性,毒副作用较小,故最常用。尿激酶能直接激活血浆及血浆块中的纤溶酶原转变为纤溶酶,提高纤维蛋白溶解能力,从而使血栓溶解。常用剂量为1万单位,加入低分子右旋糖酐250～500mL内静脉滴注或加入生理盐水20mL内静脉注射,1日1次,10～15次为一疗程。亦可以100～150单位溶于0.5～1mL生理盐水内作球后注射,1日或隔日1次,5次为一疗程。

2.抗血小板凝集剂

常用的该类制剂有阿司匹林肠溶片及双嘧达莫。前者可抑制胶原诱导血小板凝集和释放二磷酸腺苷(ADP),有比较持久的抗血小板凝集作用。1日1次,饭后服50～75mg。后者可抑制血小板的释放反应,从而减少其聚集,每次口服25～50mg,1日3次。

五、辨证治疗

(一)气血瘀阻

证候:视力骤丧,视盘苍白,动脉显著变细,视网膜灰白混浊,黄斑区呈一樱桃红点;或视力于数日内迅速下降,视盘充血、水肿,边界模糊,静脉高度迂曲、怒张,呈腊肠状,视网膜水肿,且有大量出血以视神经盘为中心呈放射状分布。其人情志不舒,或暴怒之后突然发病。全身症见头晕头痛,胸胁胀痛,脉弦或涩。

治法:活血通窍。

方药:通窍活血汤加减。

本方以桃仁、红花、赤芍、川芎活血化瘀;麝香活血,通络开窍;生姜、大枣调和营卫;黄酒、老葱散达升腾,通利血脉,且使活血化瘀药力上达。肝郁气滞甚者,加郁金、青皮;视网膜水肿甚者,加琥珀、泽兰、益母草之类活血化瘀,利水消肿;眼底出血甚者,加蒲黄、茜草、三七之类化瘀止血。

(二)痰热上壅

证候:眼症同前,全身症有头眩而重,胸闷烦躁,食少恶心,痰稠口苦,舌苔黄腻,脉弦滑。治法涤痰开窍。

方药:涤痰汤加减。

方中半夏、橘红、枳实、茯苓燥湿祛痰,理气降逆;胆南星、竹茹清热化痰;人参、甘草、生姜、大枣益气健脾,治痰之源;菖蒲化湿开窍。诸药合用,涤痰开窍。若加僵蚕、地龙、川芎、牛膝、麝香则更增涤痰通络开窍之力。若热邪较盛,可去方中人参、生姜、大枣,酌加黄连、黄芩。

(三)肝风内动

证候:眼症同前,全身症见头晕耳鸣,面时潮红,烦躁易怒,少寐多梦,口苦,舌红苔黄,脉弦;或有腰膝酸软,遗精神瘀,舌绛,脉细。

治法:平肝潜阳,滋阴息风。

方药:天麻钩藤饮或大定风珠加减

证偏阳亢动风者,宜用前方。前方以天麻、钩藤、石决明为主,平肝潜阳;黄芩、山栀清肝火;牛膝、益母草活血通络,引血下行;杜仲、桑寄生补肝肾;夜交藤、茯神安神宁心,全方重在平肝潜阳息风。偏于阴虚动风者,宜用后方。后方以阿胶、鸡子黄为主,滋阴息风;芍药、五味子、甘草酸甘化阴,滋阴柔肝;地黄、麦冬、麻仁滋阴养血润燥;龟板、鳖甲、牡蛎育阴撑阳,全方重在滋阴潜阳息风。肝风内动,气血逆乱,脉道被阻,方致暴盲,故方中应选加丹参、红花、桃仁、川芎、地龙之类,活血通络。

(四)虚火伤络

证候:初起眼无不适,或自觉眼前有蚊蝇飞舞、云雾飘动,或视物呈现红色,继而一眼或双眼视力骤然下降,甚至失明。眼底可见视网膜静脉迂曲扩张,静脉旁有白鞘伴行,相应的视网膜上有点片状出血,甚至玻璃体积血,眼底不能窥清。全身症可伴有头晕耳鸣,烦热口干,舌红少苔,脉弦细数。

治法:滋阴凉血,止血化瘀。

方药:宁血汤或生蒲黄汤加减。

本证在出血期,当先用前方止血,待出血趋于静止,即宜改用后方。如此,既能取得滋阴止血之效,又能促使眼内瘀血尽快吸收。方解及加减化裁均参照云雾移睛之虚火伤络型。

六、预防与调护

1.保持心情愉快,避免过激情绪,避免紧张及暴怒。

2.饮食清淡,忌肥甘厚腻及烟酒刺激之品。

3.一旦发现视力骤降,及时前往医院就诊,以免延误病情。

4.出血发作期应适当休息,有玻璃体积血者,应半卧位,使积血下沉。

5.有反复可能,应坚持长期治疗和观察。

(刘新颜)

第五节　目系暴盲

一、概述

目系暴盲是指目系因六淫外感、情志内伤或外伤等致患眼突然盲而不见的眼病。病名见《证治准绳·杂病·七窍门》。本病可单眼或双眼发病,无明显季节性,也无地域及性别差异,起病多急重,可造成严重的视功能障碍。本病类似于西医的急性视神经盘炎、急性球后视神经炎。

二、病因病机

1.悲伤过度,情志内伤,肝失调达,气机郁滞,上壅目系,神光受遏。

2.六淫外感或五志过极,肝火内盛,循肝经上扰,灼伤目系而发病。

3.热病伤阴或素体阴亏,阴精亏耗,水不济火,虚火内生,上炎目系。

4.久病体虚,或产后亏虚,目系失养。

三、诊断

(一)临床表现

1.急性视神经盘炎

突然视力急剧下降,甚至失明,或伴有闪光感,眼胀,头疼,或目珠转动作痛。完全失明者可有瞳孔散大不收。可见视盘充血,轻度隆起,边界模糊,生理凹陷消失;视网膜静脉扩张。可有后极部视网膜水肿、出血或渗出。晚期视盘呈灰白色萎缩,边缘不清,血管变细。

2.急性球后视神经炎

视力骤降,但早期眼底多无明显改变;有时可见视神经盘轻度充血,边缘稍模糊,静脉轻度扩张。晚期多出现视神经盘颞侧苍白萎缩。

(二)类证鉴别

1.急性视神经盘炎与球后视神经炎相鉴别

前者是视神经球内段或紧邻眼球的球后段视神经的急性炎症,可由脑膜炎、肺炎、流行性感冒等引起,眼底表现为视盘充血、水肿,有小出血点,视网膜静脉增粗。后者为视神经穿出巩膜后在眶内段、管内段及视交叉前的颅内段所发生的炎症,通常眼底正常。

2.急性视神经盘炎与视神经盘水肿、假性视神经盘水肿、前部缺血性视神经盘病变相鉴别。

3.急性球后视神经炎与慢性球后视神经炎相鉴别

前者为双眼或单眼视力迅速减退,重者全无光感。或因眶尖总腱环处眼外肌与视神经鞘的粘连,致使眼球转动时有胀痛。眼底检查通常均正常。视野检查:单眼横断性为患眼全盲,健眼正常,轴性为巨大的中心暗点或哑铃状暗点。后者常为双眼视力渐退,中等程度视力障碍。无眼球转动痛,眼底病久者视盘颞侧可苍白。周边视野正常,但中心视野可有相对性或绝对性中心暗点。

4.球后视神经炎与屈光不正相鉴别

一般屈光不正不会有突然的视力减退,但有时单眼发病者,患者偶然发现一眼视力差,误认为是突然的视力骤减,此时必须详细、认真检查远近视力,必要时可散瞳验光。

5.球后视神经炎与癔症相鉴别

有明显的诱因史,患者情绪波动,仅有视力障碍。瞳孔及眼底检查均正常,但患者行动与视力障碍不成正比。视野检查呈螺旋形视野缩小。可作 VEP 检查以助诊断。

(三)相关检查

1.急性视神经盘炎

(1)检眼镜:见视盘充血色红,边缘模糊。严重者视盘高度隆起,视盘凹陷消失,视盘表面可有出血、渗出,但隆起度一般不超过 2～3 个屈光度。视网膜静脉扩张,动脉无明显改变。视网膜可有少量出血、水肿,很少发生渗出,玻璃体可有轻度混浊等。

(2)视野检查:有巨大的中心暗点或视野向心性缩小,尤以红绿色视野为甚,生理盲点稍大。

(3)视电生理检查:VEP 检查 P100 波(P1 波)潜伏期延长,振幅降低。

(4)荧光素眼底血管造影:早期视盘周围的脉络膜背景荧光呈现遮蔽;随之在视盘周围的放射状毛细血管扩张;晚期视盘有中度渗漏呈现高炎光,但不像视盘水肿那样严重地伸入视网膜组织。

2.急性球后视神经炎

(1)检眼镜:视盘有轻度充血,边界稍模糊。然而绝大多数球后视神经炎患者眼底均查不出任何异常。

(2)视野检查:有巨大的中心暗点,较常见。此时炎症仅损害视盘黄斑束。周边视野向心性缩小。患眼全盲,对侧健眼视野颞上象限缺损。

(3)视电生理检查:VEP 显示潜伏期明显延长,振幅下降,甚至反应完全消失。

(4)CT 检查:球后段视神经变粗,注入造影剂后行增强扫描,密度增加。

四、急救处理

急性期使用糖皮质激素冲击治疗,15～20mg 地塞米松,或氢化可的松 100～300mg 溶于 5％葡萄糖注射液 500mL 中,静脉滴注,每日 1 次,3～5 天后逐渐减量,或改为口服泼尼松。可配合球后注射曲安奈德或地塞米松针剂,曲安奈德每周 1 次,地塞米松隔日 1 次。考虑由感染引起者应根据病情选择抗生素全身应用,或酌情选择免疫抑制剂、丙种球蛋白等。对于感染性视神经炎,应与相关科室合作针对病因治疗,同时保护视神经。

五、辨证治疗

(一)肝火亢盛

证候：单眼或双眼发病，视力急降，甚至失明。常伴眼珠压痛及转动时珠后作痛。眼底可见视神经盘充血、水肿，生理凹陷消失，边界不清，视网膜静脉扩张，视盘附近网膜有水肿、渗出、出血等，或发病时眼底无明显改变。全身症见头痛耳鸣，口苦咽干，舌红苔黄，脉弦数。

治法：清肝泻火。

方药：龙胆泻肝汤加减。

本方清肝泻火，用于视盘充血、水肿较重或附近视网膜渗出、出血较多者，酌加丹皮、赤芍、毛冬青凉血活血。

(二)气滞血瘀

证候：眼症同前，其人神情抑郁，常胸胁胀痛，脘闷食少，苔白脉弦。

治法：疏肝解郁，行气活血。

方药：柴胡疏肝散加减。

方中以柴胡、枳壳、香附疏肝行气解郁；川芎、芍药、甘草活血止痛。用于本证，酌加当归、郁金、丹参、山楂、神曲，可增行气活血，消滞健脾之功。若口苦咽干，苔黄脉数，为肝郁化热之象，酌加栀子、丹皮、黄芩，以清肝热。

(三)阴虚火旺

证候：眼症同前，全身常见头晕耳鸣，颧赤唇红，五心烦热，口干舌红，脉弦细数。

治法：滋阴降火。

方药：知柏地黄丸加减。

原方滋阴降火治其本，酌加丹参、郁金、琥珀、毛冬青活血消肿兼治标。若阴虚火邪尚盛，方中可再加玄参、旱莲草、女贞子、龟板之类，增强滋阴降火。

(四)气血两虚

证候：久病体弱，或失血过多，或产后哺乳期发作。视物模糊，面白无华或萎黄，爪甲唇色淡白，少气懒言，倦怠神瘀；舌淡，脉细弱。

治法：补益气血，通脉开窍。

方药：人参养荣汤加减。

可在方中加入丹参、石菖蒲、鸡血藤活血养血。心悸失眠者，加入酸枣仁、柏子仁、夜交藤养心宁神。

六、预防与调护

避免悲观和急躁情绪，以免因郁而影响疗效或加重病情。病后应静心养息，以免阴血耗损。要坚持系统的及时的治疗，忌随意中断或改换药物。

（刘新颜）

第六节　瞳神紧小

一、概述

瞳神紧小指瞳神失去正常的展缩功能，持续缩小，甚至缩小如针孔，并伴抱轮红赤，黑睛后壁有沉着物，神水混浊，视力下降的急性眼病。若瞳神失去正圆，边缘参差不齐，黄仁干枯不荣，则称瞳神干缺。古代文献最早在《秘传眼科龙木论》中仅有瞳神干缺的记载，至《证治准绳·杂病·七窍门》，才以瞳神紧小的发病特征命名，并作了比较全面的论述。两者瞳神见症虽有差别，实则同为黄仁病变，且瞳神干缺是由瞳神紧小失治而成。其病因复杂，变化较多，且易反复发作。若治疗失当，往往并发他症而导致失明。瞳神紧小、瞳神干缺相当于西医学之虹膜睫状体炎，而前者为急性期，后者多为失治、误治，或见于慢性虹膜睫状体炎。

二、病因病机

1. 肝经风热或肝胆火邪攻目。

2. 外感风湿，郁久化热；或素体阳盛，内蕴热邪，复感风湿，致风湿与热搏结于内，必犯清窍。

3. 劳伤肝肾或病久伤阴，虚火上炎。

以上诸种因素皆可导致邪热灼伤黄仁，使黄仁展而不缩，以致瞳神紧小。若火盛水衰，阴精耗涩，瞳神失于濡养则干缺不圆。

此外，可由火疳、花翳白陷、凝脂翳、混睛障、蟹睛症、眼外伤等以及邪毒内侵引起，亦可并发于某些全身性疾病。

三、诊断

(一)临床表现

1. 症状

(1)疼痛：眼珠坠痛拒按，痛连眉骨、颞部，在光刺激或眼球受压时更明显，夜间多加剧，常伴羞明流泪。由于睫状肌收缩，组织的肿胀充血，毒性物质刺激睫状神经末梢。

(2)视力减退：有时觉眼前有黑点、黑丝飘动。神水混浊，瞳孔区渗出物阻碍了光线的通过，角膜内皮水肿，角膜后沉着物，玻璃体内炎性细胞，使透明组织透明度下降。睫状肌炎性痉挛引起近视。晚期合并圆翳内障、绿风内障等均会引起视力下降。

2. 体征

(1)抱轮红或白睛混赤：睫状充血，混合充血。

(2)神水混浊：神水呈混悬液，是由于黄仁睫状体血管扩张，渗透性增加，神水中大量炎症细胞和纤维素。可见：①房水闪光(Tyn)，对流的混浊房水出现闪辉。②黑睛后沉着物(Kp)，位于角膜中心偏下，灰白尘状、点状，因温度原因，炎症细胞随房水对流在前房后部上升，前部下降，遇到黑睛内皮细胞水肿、坏死脱落，易沉积在黑睛后壁。③黄液上冲，即前房积脓。房水中的白细胞和纤维素增多，重力下沉。④纤维素凝结在瞳孔区，附在黄仁上或晶珠表面。⑤黄仁色素脱落，在晶珠表面沉着。

(3)瞳神紧小,展缩失灵;黄仁色暗,纹理模糊。黄仁充血水肿,故色暗纹理不清。黄仁充血水肿,细胞浸润,渗出物毒素刺激了瞳孔括约肌,使瞳孔缩小。

（二）鉴别诊断

本病须与天行赤眼、绿风内障鉴别。

四、辨证治疗

本病初起,以实证及虚实夹杂证为常见。实证多因外感风、湿、热邪或内有肝胆郁热而起,发病比较急重。虚实夹杂证常由肝肾阴亏,火旺于上所致,抑或久病伤阴,邪热未除,转化而来,其病程常较缠绵。临证时,应结合全身症情进行辨证。内治,实证常用祛风、除湿、清热、解毒、凉血、散瘀等法;虚实夹杂,阴虚火旺之证,则予滋阴降火。至于病到后期,邪气虽退,肝肾亏虚,目暗不明者,又宜滋补肝肾,利窍明目。本病在开始内治的同时,必须重视局部用药,及时扩瞳,以防瞳神干缺。

（一）肝经风热

主证:起病较急,瞳神紧小,眼珠坠痛,视物模糊,羞明流泪,抱轮红赤,神水混浊,黄仁晦暗,纹理不清。全身症可见头痛发热,口干舌红,舌苔薄白或薄黄,脉浮数。

证候分析:风热交攻则发病急。邪循肝经上壅于目,故眼痛视昏,羞明流泪,抱轮红赤。热邪煎熬致神水变混。黄仁属肝,其色晦暗,纹理不清,瞳神紧小,皆因肝经风热上攻,血随邪壅,黄仁肿胀纵弛,展而不缩所致。全身症见头痛发热,口干舌红,苔薄白或薄黄及脉浮数等,均为风热之象。

治法:祛风清热。

方药:新制柴连汤加减。原方主要具有祛风散邪、清肝泻热的功效。若目珠赤痛较甚,可选加生地、丹皮、丹参、茺蔚子凉血活血,增强退赤止痛的作用。

（二）肝胆火炽

主证:瞳神甚小,珠痛拒按,痛连眉棱、颞颥,抱轮红甚,神水混浊,黑睛之后或见血液沉积,或有黄液上冲。全身症多有口苦咽干,烦躁易怒,舌红苔黄,脉弦数等。

证候分析:目为肝窍,眉棱、颞颥分属肝、胆,肝胆实火上攻,热盛血壅,故珠痛拒按,痛连眉棱、颞颥,抱轮红甚。神水受灼,遂变混浊,或为黄液上冲。若火入血络,迫血外溢,则黑睛之后可见血液沉积。口干苦,烦躁易怒,舌红苔黄,脉弦数等全身症,亦由肝胆火炽所致。

治法:清泻肝胆。

方药:龙胆泻肝汤加减。原方重在直折肝胆实火。若眼赤痛较甚,或黑睛之后有血液沉积,可选加丹皮、赤芍、蒲黄以凉血活血或止血。若见口渴便秘,黄液上冲,宜加生石膏、知母、大黄等清泻阳明之火。

（三）风湿夹热

主证:发病或急或缓,瞳神紧小或偏缺不圆,目赤痛,眉棱、颞颥闷痛,视物昏朦,或黑花自见,神水混浊,黄仁纹、理不清。常伴有头重胸闷,肢节酸痛,舌苔黄腻,脉弦数或濡数等症。

证候分析:风湿与热相搏,阻滞于中,清阳不升,湿浊上泛,故致目赤痛,头昏重,眉棱、颞颥闷痛,视物昏朦,黑花自见。湿热上蒸神水,则神水黏浊;熏蒸黄仁,则黄仁肿胀,纹理不清,展而不缩;黄仁瞳神缘与晶珠粘着,则偏缺不圆。至于全身所见之胸脘满闷,肢节酸痛,舌红苔黄腻,脉弦数或濡数等,均由风湿热邪所致。虽同属风湿热邪为患,其风热偏重者,往往发病较急,眼症表现较剧;热邪不盛,风湿偏重者,一般发病迟缓,眼部赤痛诸症时轻时重,易反复发作,黄仁晦暗,瞳神多偏缺不圆。

治法:祛风除湿清热。

方药:抑阳酒连散加减。原方主要以独活、羌活、防己、白芷、防风、蔓荆子祛风除湿;黄连、黄芩、栀子、知母、黄柏、寒水石清热泻火;生地、知母滋阴抑阳;甘草和中,调和诸药,共奏祛风除湿、清热抑阳之功。本方用于风热偏重,赤痛较甚者,宜酌减独活、羌活、白芷等辛温发散药物,加茺蔚子、赤芍清肝凉血,活血止痛。若用于风湿偏盛,热邪不重,脘闷苔腻者,宜减去知母、黄柏、寒水石等寒凉泻火药物,酌加厚朴、白蔻、茯苓、苡仁宽中利湿,或改用三仁汤加减。

(四)肝肾阴虚

主证:病势较缓和或病至后期,眼干湿不适,视物昏花,赤痛时轻时重,反复发作,瞳神多见干缺不圆。常兼见头晕失眠,五心烦热,口燥咽干,舌红少苔,脉细而数等。

证候分析:病势较缓和或病至后期,眼症时轻时重及反复发作等,属正虚而邪不盛,正邪相搏,互有进退的表现。因素体阴虚或病久肝肾阴亏,阴精不能上濡于目,以致眼干涩不适,视物昏花,瞳神干缺。火炎于上,故目赤头晕。火扰心神则失眠。阴虚水不制火,故五心烦热,口燥咽干,舌红少苔,脉细数。

治法:滋养肝肾。

方药:杞菊地黄丸加减。原方以六味地黄丸为基础,滋养肝肾之阴,壮水制火;枸杞、菊花增强养阴补血、益精明目的作用。若用于阴虚火旺,眼部赤痛较重者,宜加苦寒泄热之知母、黄柏,共奏滋阴降火之功。

五、调护与预防

饮食清淡,避光,大便通畅。避免疲劳,锻炼身体,提高肌体免疫力。

(刘新颜)

第八章 中医骨伤病证

第一节 急性腰扭伤

因劳动或运动及外伤等原因,致使腰部肌肉、筋膜和韧带承受超负荷活动引起不同程度的纤维损伤,迅速产生一系列临床症状,称为急性腰扭伤。

本病多见于青壮年体力劳动者、运动员或长期从事弯腰工作者。20～30岁者发病率较高,儿童及老年人较少。平素缺乏锻炼,偶尔参加体力劳动的人,常因动作不协调而患此病。90％以上的患者多发生在腰骶部、两侧骶棘肌和骶髂关节处。据青岛医学院附院骨科统计,本病占门诊腰背痛的4％。工厂、矿山工人尤为多见,可占患者总数的9.5％～14％。损伤严重者或急性期治疗不当,可遗留慢性腰痛,严重影响患者的工作与生活。

急性腰扭伤在中医称之为"闪腰岔气"。《素问·刺腰痛》指出:"衡络之脉令人腰痛,不可以俯仰,仰则恐仆,得之举重伤腰指出了外伤瘀血腰痛不能屈伸活动的症状特点。清代《金匮翼》中也明确指出:"瘀血腰痛者,闪挫及强力举重得之。盖腰者,一身之要,屈伸俯仰,无不由之,若一有损伤,则血脉凝涩,经络壅滞,令人卒痛不能转侧,其脉涩,日轻夜重者是也。"简要地说明了急性腰扭伤的病因、病理及临床体征。

一、病因病理

常由间接外力所致。患者通常能陈述致病原因和受伤时的状态,少数轻微扭伤后次日加重,但不能具体说明致伤因素。

(一)劳动时姿势不当

腰部运动包括骨盆运动。屈曲50°～60°时发生在腰椎上,进一步屈曲主要由骨盆前倾产生。当弯腰搬取重物超过90°时,骶棘肌不再维持脊柱位置和起保护韧带的稳定作用,脊柱后方的张力由韧带承担。如果搬取重物的力量超过弯腰位所能承受载荷的限度,或重心距离躯干中轴过远,力臂过长,使稳定脊柱的骶棘肌承受过重的载荷,或腰部突然旋转,都可使腰部肌肉和韧带撕裂致伤,损伤部位多在韧带和肌肉纤维的起止部。所以为了减少脊柱上的载荷,躯干与被提举物体之间的距离应尽可能短。

(二)滑倒、踏空等急性应力损伤

在平滑的地面上行走时失足滑倒,或下楼梯时不慎踏空,使腰部前屈,下肢伸直,肌肉和韧带瞬间受到异常强大的应力,可导致部分肌肉、韧带纤维断裂。

(三)抬举重物动作不协调或准备不足

这时腰部处于不利的姿势或产生重心转移,一旦肌肉无准备地强力收缩,或对侧骶棘肌强烈收缩,或强力举重使腰肌骤然收缩,均可引起腰扭伤。

(四)脊柱结构上的缺陷

先天性畸形如隐裂、移行椎、横突过长等,或炎症、外伤后,脊柱力学结构发生改变,有的脊柱及其软组织虽得到修复,但瘢痕、粘连及增生的组织对抗应力的作用减弱,即使接触正常外力亦可造成损伤。

急性腰扭伤的病理变化，主要是损伤组织出血、水肿和吸收修复的过程及损伤的程度和范围及损伤部位，与受伤时腰的位置及应力的大小有关。损伤的组织多为撕裂伤或扭挫伤，出血可为散在的点状、片状或较大的血肿，可有肌肉痉挛。相邻组织产生炎性渗出导致水肿。渗出及血肿吸收后，组织粘连增生形成瘢痕，使局部承载能力减弱，成为再损伤的内因。

二、诊断

（一）症状

急性腰扭伤以男性多见，有明显外伤史。受伤时，患者可感到腰部有断裂感或撕裂声，重者即刻不能活动，腰部一侧或两侧剧烈疼痛，不能挺住，俯仰屈伸、转侧起坐均感困难。腰肌常奋明痉挛，深呼吸、咳嗽等均可能加重疼痛。患者常以手扶腰，严重者不能站立，疼痛汗出。腰脊柱多向患侧倾斜。也有的受伤当时疼痛不重，还能继续工作，但休息一夜后腰部剧痛。腰部疼痛有明显的局限性，患者常能指出扭伤或疼痛的区域。20%～60%的患者同时有牵扯性下肢痛，疼痛的部位以下腰部、骶髂关节附近多见。疼痛为持续性。

（二）体征

1.压痛点

绝大多数患者都有明显局限性的压痛点，压痛点多为一处，也可有几处。压痛处为组织损伤部位，多在腰骶关节、第三腰椎横突尖部、髂嵴后缘、棘突或棘突旁等处。多数病例痛在深处，表面无肿胀，但有肌肉痉挛。

2.脊柱生理曲线的改变

肌肉、筋膜、韧带的撕裂伤可引起疼痛，疼痛所致肌肉保护性痉挛，而不对称的肌痉挛可引起脊柱生理曲线的改变，常见的是前凸减小或侧弯畸形，脊柱强直，骶棘肌隆起。弯腰或向健侧屈曲时疼痛加剧。卧床则疼痛减轻，肌肉亦稍松弛。

3.直腿抬高试验和骨盆旋转试验阳性

急性腰扭伤患者做直腿抬高时，诉腰部疼痛，甚至扩散到臀部或大腿后部。此种疼痛是由骨盆旋转牵拉腰部肌肉、韧带所致。同样，屈髋、屈膝时因腰骶部肌肉紧张而疼痛加重。

（三）X线检查

X线检查可发现脊柱变直或有保护性侧凸，部分患者可见棘突间隙增宽、棘突偏歪、关节突间隙不等，或有发育异常。摄片目的在于排除关节炎、腰椎峡部或横突骨折、骨病变、肿瘤、结核等。

三、鉴别诊断

应与严重的棘上、棘间韧带断裂，棘突、关节突骨折，横突骨折，椎体压缩骨折，以及后纵韧带及椎间盘后部撕裂相鉴别。拍摄正、侧、斜位X线片可显示上述病变。急性腰扭伤与急性腰椎间盘突出不易鉴别，尤其是无下肢放射性疼痛的情况下更难鉴别，可边治疗边观察。

四、治疗

对于急性腰扭伤的患者，一般采用综合保守治疗。急性期以卧床休息、口服镇静止痛剂及封闭、针灸理疗等方法为主。恢复期则主要行手法推拿，配合理疗、腰背肌功能锻炼等，以促进损伤的修复。

（一）急性期的治疗

1. 休息

是最基本而有效的方法。患者取自由体位，绝对卧床休息，以硬板床为宜，应坚持3周左右，以保证损伤组织的修复，避免遗留慢性腰痛。

2. 解痉止痛剂

口服阿司匹林、保太松、消炎痛、布洛芬及氯唑沙宗等药，可解痉止痛，效果较好。应根据病情选用中成药七厘散、跌打丸等内服，骨痛贴、正痛膏等外敷，能活血止痛、消肿祛瘀。

3. 封闭疗法

用0.5%普鲁卡因20mL，以压痛点为进针部位做局部组织浸润，可立即止痛，如加入强的松龙1mL，则减轻炎症反应，防止粘连。有效时可重复使用。

4. 针灸疗法

局部取穴、循经取穴和邻经取穴均有良好效果。

（1）局部循经取穴：一般以痛为俞，选择压痛点进针，再取肾俞、命门、大肠俞、腰阳关、委中、承山等穴位，采用强刺激，留针15分钟，每隔5分钟捻针1次。每日1次。

（2）别经取穴：针刺双侧合谷穴，强刺激，得气后患者缓慢活动腰部，查显著效果。针刺双侧外关穴配阿是穴，强刺激，留针15分钟，效果较好。

5. 针刀疗法

以压痛点为针刺部位。可用1%普鲁卡因5mL故局部浸润，然后用针刀进行切割。能解除肌肉痉挛，缓解疼痛。

6. 理疗

电兴奋可缓解肌肉痉挛，适用于急性扭伤，可采用经络导频仪或电针治疗。

（二）恢复期治疗

1. 手法治疗

对急性腰扭伤有显著疗效，有行气活血、消肿止痛、舒筋活络的作用。通过手法可以缓解肌肉、血管痉挛，促进局部血运，防止粘连，有利于损伤的修复。

（1）按揉法：自肩部起沿脊柱两侧足太阳膀胱经自上而下按揉，直至委中、承山穴等，反复3遍。

（2）掌按指点法：用手掌按压命门、腰阳关穴，拇指点压阿是、肾俞、环跳穴。

（3）拿法：双手自上而下，提拿两侧骶棘肌，反复3遍，使肌肉放松。

（4）揉法：此法柔和，能放松肌肉。顺骶棘肌自上而下，可重复使用。

2. 局部热疗

伤后1周，疼痛症状缓解后使用。选用坎离砂、热敷散、腾洗药、蜡疗等，亦有良效。

3. 功能锻炼

可采用三点支撑、五点支撑或"飞燕点水"等方式，积极进行腰背肌功能练习，增强肌肉力量，既有利于组织的修复，又可防止迁延为慢性腰肌劳损。

五、预防

急性腰扭伤，如治疗不当易转为慢性腰痛，不但患者痛苦，而且治疗亦较为困难。预防的目的在于防止和减少急性扭伤的发生，并防止急性腰扭伤后遗留慢性劳损。因此，在工作中要遵守操作规程,注意劳动姿势,改善劳动条件,利用宽腰围保护,加强腰背肌功能锻炼。一旦发生损伤后,要积极、彻底地治疗,以保证损伤最大限度或完全的康复。

(付胜强)

第二节　慢性腰肌劳损

急性腰扭伤治疗不当或治疗不彻底,长期保持不良姿势导致腰部软组织劳损,腰肌容易疲劳而出现疼痛,称为慢性腰肌劳损。是慢性腰痛的常见病因之一,有人称之为"功能性腰痛"或"腰背肌筋膜炎"。主要病变在腰背肌纤维、筋膜等软组织。多见于青壮年。有时外伤史不明显,常与职业和工作环境有关。缓慢发病,腰部酸胀疼痛,病程缠绵。阴雨天或劳动后症状加重,休息后可缓解。

一、病因病理

(一)急性腰肌扭伤失治误治

损伤的肌肉、筋膜、韧带未能充分修复,局部无菌性炎症持续存在,产生较多的瘢痕和粘连,使腰部功能减弱且易出现疼痛,长期不愈。

(二)腰肌的慢性积累性损伤

腰部肌肉韧带在日常生活和劳动中经常受到牵拉,受力大而频繁的组织会出现小的纤维损伤、出血和渗出,损伤组织修复和出血渗出被吸收后,常遗留瘢痕和组织粘连。如工作姿势不良,一侧腰肌紧张一侧松弛,致使两侧腰肌不平衡,久之则发生劳损。这些已劳损的组织,功能差,易受牵拉,常因其压迫内在神经纤维而产生腰痛。

(三)肌筋膜无菌性炎症

长期弯腰或坐位工作,使腰背肌长期处于牵拉状态;或感受寒湿,使腰肌紧张,出现痉挛、缺血、水肿、粘连等;均可引起腰背部疼痛、无力。

(四)先天性的脊柱畸形或下肢功能、结构性缺陷

此可引起腰部肌力的不平衡,最终导致腰背部组织的劳损,产生腰背痛。

此外,脊柱骨折之后,伴随韧带损伤,脊柱内在平衡系统破坏,从而引起外源性平衡系统的失调,也会产生腰肌劳损。

总之,导致腰肌慢性劳损的原因很多,主要病理变化都是肌肉、筋膜、韧带的出血、渗出、水肿等无菌性炎症反应,日久则发生粘连及纤维变性。

二、诊断

(一)症状

腰背部及骶部酸胀、疼痛、无力感。休息时轻,劳累后加重,若适当活动或经常改变体位也有助于症状减轻。患者不能久站,不能坚持弯腰工作,常被迫频频伸腰或以拳击腰部以缓解疼痛。仰卧时腰部垫枕头使肌肉放松,保持腰椎生理前凸时则较舒适。腰部疼痛常与天气变化有关,阴雨天气、潮湿环境或感受风寒后,疼痛往往加重。

(二)体征

腰背部的功能一般正常。腰部外观多无变化,有时有的患者一侧或两侧骶棘肌触之僵

硬,肌肉无弹性且有压痛。压痛点常不局限,但找到压痛点能提示受损部位。压痛点常在骶棘肌、腰骶部棘突旁或棘突间、髂嵴、臀大肌或腰椎横突部等。神经系统检查多无阳性体征。患者虽自觉损伤部皮肤麻木,但常无明显感觉障碍,亦无反射障碍和肌萎缩。

(三)X线及实验室检查

X线检查多无异常,少数患者在腰骶有先天性变异或骨质增生如移行椎、隐性裂、脊柱侧弯畸形等。腰椎失稳可能是慢性劳损腰痛的内在诱因。实验室检查常无改变,血沉及抗"O"均正常。

本病的诊断主要根据以下几点:有急性腰扭伤病史,治疗不彻底,且反复发作;工作劳动姿势不正确,经常弯腰活动,或者平素缺乏锻炼;压痛广泛,肌肉僵硬等体征,疼痛症状休息后减轻,劳累时加重;X线及实验室检查无异常。

慢性腰肌劳损的治疗比较困难。对急性腰扭伤者应彻底治疗;对慢性劳损患者,应采取包括改善劳动条件、劳动姿势的综合疗法,不能单靠药物。

1. 手法治疗

推拿疗法对于慢性劳损有较好疗效,可在腰背部采用滚法、揉法、按压法、弹筋法、捋顺法、拍法、击法、扳法等手法施治,能起到舒筋活血、解痉止痛、松解粘连、消除炎症的作用。

2. 功能锻炼

对于慢性腰肌劳损患者,加强腰背肌的功能锻炼是十分必要且行之有效的方法。本法能增强脊柱的外源性平衡系统,充分发挥肌肉动力的作用3常用的有"三点支撑"、"五点支撑"、"飞燕点水"式等。

3. 中药治疗

(1)外用药:中药腾洗、膏药局部外敷及热敷散等,都有温经通络、舒筋活血、解痉止痛的作用。

(2)内服药:慢性劳损多属肾虚腰痛和寒湿腰痛的范畴,治宜选用补肾壮阳、通经活络、祛风除湿之法,方用健步虎潜丸、六味地黄丸、独活寄生汤等。

4. 理疗

中药离子导入、频谱照射、超短波等疗法,对本病均有一定疗效。

5. 封闭疗法

对于痛点明确者,可用0.5%普鲁卡因10mL加强的松龙1mL做痛点注射。每周1次,3次为一疗程。

6. 小针刀疗法

对组织粘连、有压痛点,并能触到结节或条索者,可用小针刀局部剥离,具有疏经通络、松解粘连的作用。

7. 针灸疗法

针刺肾俞、腰阳关、压痛点、委中、足三里等穴。针时并灸,取针后再配以拔火罐,效果更好。

8. 止痛解痉药物

芬必得、阿司匹林、消炎痛等可在疼痛较重时选用,但不宜长期服用。

此外,平时要注意劳动姿势,改善工作条件,必要时可带腰围加以保护,坚持腰背肌功能锻炼,注意劳逸结合,以利恢复并防止复发。

(付胜强)

第三节 肩关节周围炎

肩关节周围炎简称肩周炎,是关节周围肌肉、韧带、肌腱、滑囊、关节囊等软组织的慢性炎症,最终可导致关节粘连、肩袖撕裂等。主要症状为肩关节周围疼痛和活动受限。中医称之为"冻结肩"、"漏肩风"。在日本称之为"五十肩"、"老年肩",表示本病老年多发。男女发病率相同,常与肱二头肌长头肌腱腱鞘炎同时发生。

一、解剖生理

(一)肩部关节

肩部是上肢运动的基础,它包括由肩胛骨、锁骨和肱骨通过韧带、关节囊、肌肉相互连接而形成四个关节。

1.肩肱关节

由肩胛骨的关节盂与肱骨头连接而成的球窝关节。关节盂小而浅,周边有盂唇加深关节盂凹,有保持关节稳定的功能。肱骨头为半阔形的关节面,仅以部分关节面与关节盂接触,大部分被关节囊包裹,故极不稳定;加之韧带薄弱,关节囊松弛,易受损伤。肱骨大结节朝向外侧,构成结节间沟的外壁;小结节朝向前侧,成为结节间沟的内壁。两结节间有肱横韧带连接,组成骨一纤维管道。肱二头肌长头腱走行于结节间沟内。退变、骨折等原因可使结节间沟狭窄,继而损伤肱二头肌长头腱,从而影响肩关节活动。

肩肱关节的纤维组织构成松弛的囊壁,环绕在关节的周围。关节囊的后壁起始于关节盂缘,远端止于肱骨解剖颈。关节囊的内面衬以滑膜,下沿肱骨解剖颈反折至肱骨头软骨面的周围。关节囊前部的滑膜松弛,可延伸至喙突根部。在结节间沟内,滑膜向下延伸,并沿肱二头肌腱向上反转。关节囊的上部被肌腱袖加强,以增加肩关节的稳定。

肩关节周围有许多滑液囊,其中肩峰下滑液囊有较大临床意义。此囊紧密联结于肱骨大结节和肌腱袖的上外侧,上面与肩峰和喙肩韧带下面相接。肩部肌肉有内外两层,外层为三角肌,内层为肌腱袖。肩峰下滑三角肌下滑囊相连通,但有腱袖相隔,不与关节腔相通。

肩肱关节的韧带主要有喙肩韧带、盂肱韧带、喙肱韧带。喙肩韧带起于喙突,止于肩峰的内缘,是肩关节上部的屏障,把肩峰下滑囊与肩锁关节分开,滑囊病变易与此韧带粘连。盂肱韧带为关节盂前壁的增厚部分,分上、中、下三部分,位于关节囊的内而,有限制关节外旋的功能,其中以中盂肱韧带最重要,发生肩关节周围炎时,此韧带粘连较严重。喙肱韧带起于喙突,止于肱骨大小结节,肱骨外旋时韧带伸展,有限制外旋作用。肩周炎时,此韧带固定于缩短的内旋位,限制了上臂外展、外旋。

2.胸锁关节

由锁骨内端与胸骨的锁骨切迹形成的摩动关节,被关节囊及韧带围绕固定。关节内有一软骨板将关节腔分为上下两部分,胸锁关节参与肩部的各项活动。

3.肩峰关节

肩峰与锁骨的肩峰端借关节囊、肩锁韧带、喙锁韧带等组织连接而成。其中喙锁韧带为稳定肩锁关节的重要结构,部分参与肩部活动。

4.肩胛胸壁关节

肩胛骨与胸壁之间并无关节,但肩胛骨与胸壁之间有一间隙,内有肩胛下肌和前锯肌通过,肩胛骨能在此间隙沿胸壁活动。

（二）肩部肌肉

肩肱关节盂较浅,关节囊松弛,韧带薄弱,主要依靠附近肌肉维持关节稳定。如有肌肉病变,将影响关节活动。

1.三角肌

为肩关节外最强有力的肌肉,起点广泛,远端止于肱骨干的三角肌粗隆,分为前、中、后三条肌束,参与外展、前屈内旋、后伸外旋等运动。

2.肌腱袖

是由冈上肌、冈下肌、小冈肌和肩胛下肌的肌腱所组成的腱性组织。主要参与肩关节的外展、外旋、内收、内旋活动。

3.肱二头肌长头腱

起于关节盂上缘,越过肱骨头,穿过结节间沟,为走行于关节囊内的肌腱。该肌有病变时,可影响肩关节的外展及内外旋活动。

4.胸大肌和背阔肌

此两肌对肩关节的稳定也起一定作用,参与肩关节内收、内旋等活动。

（三）肩部关节的活动

肩部关节的活动比较复杂,有内收、外展、前屈、后伸、内旋、外旋运动,以及由这些运动综合而成的旋转运动。上臂的外展与前屈活动是由肩肱与肩胸关节共同完成的。其中最初 30° 外展、60° 前屈是由肩肱关节单独完成,继续活动则肩胸关节参与并以 1∶2 的比例活动。正常肩胸关节有 60° 活动范围,肩肱关节有 120° 活动范围,胸锁关节有 40° 活动范围,肩锁关节有 20° 活动范围。

二、病因病理

根据本病的发病年龄,可见致病原因与老年组织退变和劳损有关,可有外伤史,或继发于其他疾病,如颈椎病、肩部及上肢骨折后固定时间过长、肱二头肌腱炎、冈上肌腱炎、肩峰下滑囊炎等病。如这些病久治不愈,因疼痛限制了关节活动或病变波及关节,最终可形成关节粘连。其主要病理变化是引起肩部肌腱、韧带、关节膜充血、水肿、渗出而形成瘢痕,造成肌腱、关节瘢挛缩,关节软骨与滑膜粘连,以及关节外深、浅两层肌肉之间与滑液囊的粘连,最终导致肩关节粘连,活动受限。

三、诊断

先是患者感到肩部和上臂部轻微疼痛,有时向颈部、背部或臂部放射;以后逐渐感到肩部僵硬,夜间疼痛加重常使患者痛醒。疼痛可放射至前臂和手部,活动时肩部疼痛加重。肩关节各方面活动均受限,尤以外展、外旋、后伸受限为最。肩关节周围有广泛压痛,但以喙肱韧带和肱骨大结节处最明显。日久可出现肩关节周围的肌肉萎缩。

四、治疗

（一）手术治疗

运用广泛,适用于任何一期的治疗,可促进循环,恢复功能,解除关节粘连。

在手法治疗时,先用擦、按、揉等手法使局部放松,缓解疼痛和肌肉痉挛。然后重点按揉、弹拨压痛点,同时配合肩关节各方向采用扳法、摇法,但切勿用暴力,以患者能耐受为度。最后用牵抖、搓法、拍法及掌根揉法收功。大多数患者经手法治疗后,都能收到较好效果。有条件时,也可在全麻下行肩关节手法松解,主要解决内收、外展、外旋及后伸受限,力度要适当,谨防发生骨折意外。

(二)功能锻炼

手法治疗后,患者应加强练习肩关节的外展、外旋、后伸等方向的活动。常用的有下垂摆动、爬墙、拉吊环、甩球等方法。

(三)药物治疗

1.外用药

可酌情采用中药熏洗,正痛膏、骨痛贴外敷,以及息伤乐等各种擦剂。

2.内服药

内服蠲痹汤、麻桂温经汤、活血舒筋汤等方药加减。

(四)封闭疗法

局部痛点采用封闭治疗的止痛效果明显,可用0.5%普鲁卡因5mL,强的松龙25mg或康尼克通2mL,痛点注射,每周1次,3～4次为一疗程。

(五)小针刀疗法

对于局部疼痛较重、关节活动受限、手法无效果者,可采用小针刀松解术。须严格无菌操作,局麻后用小针刀对痛点进行剥离、松解然后做肩关节活动,寻找下个痛点,同前治疗。

(六)其他疗法

中药离子导入、频谱照射、理疗、局部热敷等均对本病喪较好的治疗作用。针灸疗法可取阿是、肩髃、肩中俞、肩外俞、肩贞、肩髎、曲池等穴,同时也可配合电针治疗。

本病有自愈倾向,采用保守疗法多可治愈,一般需手术治疗。

(付胜强)

第四节 髋关节脱位

髋关节脱位的发生率位于全身四大关节(肘、肩、髋、膝)脱位的第三位。由于髋臼深,股骨头与髋臼之间有圆韧带相连,关节周围有坚强的韧带和丰厚的肌群,故结构十分稳定,不易发生脱位。但一旦脱位,则说明暴力强大,因而在脱位的同时,软组织损伤亦较严重,且往往合并其他部位或多发损伤。因此,患者多为活动力很强的育壮年男子。损伤形式以车祸多见,少数发生于摔伤,或偶见于体育运动的碰撞。在体检时,如临床上存在可疑的体征,应考虑存在其他损伤。治疗上应紧急处理和及早整复,对髋关节脱位本身若不及时整复,可诱发创伤性休克。如脱位时间过长,可能会增加股骨头缺血性坏死和创伤性关节炎的发生。

髋关节脱位一般可分为后、前及中心脱位三种类型。中心型脱位常伴有髋臼粉碎性骨折。临床上以后脱位最为常见。

一、髋关节后脱位

髋关节后脱位指股骨头脱出位于 Nelaton 线之后,在髋关节脱位中最多见。

(一)病因病理

多由间接暴力引起。当髋关节处于屈曲位,如果过度内收并内旋股骨干,则使股骨颈前缘抵于髋臼前缘而形成杠杆的支点。当股骨干继续内旋内收时,可使股骨头受到杠杆作用冲破关节囊而脱出髋臼,造成后脱位。或当髋及膝关节处于屈曲位时,如果暴力作用在膝部,由前向后冲击,则暴力通过股骨干而达股骨头,可致髋臼后缘或股骨头骨折而造成后脱位。

髋关节后脱位,股骨头多由髂股韧带与坐股韧带之间的薄弱区穿出脱位,造成后关节囊及圆韧带撕裂,而前侧的髂股韧带和关节囊多保持完整。

根据 Thompson 等对髋关节后脱位的分类,可分为以下五种类型:

Ⅰ型:单纯的髋关节后脱位或伴有裂隙骨折,可不被注意。

Ⅱ型:髋关节后脱位伴有髋臼后缘单个骨折碎片,常可在脱位被整复后,此碎片亦已复位。

Ⅲ型:髋关节后脱位伴有髋臼后唇严重的粉碎骨折,此外还有大的碎骨片。此种脱位虽经复位后亦难以保证其稳定性。

Ⅳ型:髋关节后脱位同时伴有髋臼唇、底的骨折。

Ⅴ型:髋关节后脱位合并股骨头骨折。

(二)临床诊断

有明显的外伤史。患肢呈屈曲、内收、内旋畸形,患侧膝关节亦轻度屈曲,常置于健侧膝上部。患肢较健侧短缩,股骨大转子上移凸出。在髂前上棘与坐骨结节连线后上方可触及股骨头。X 线片可见股骨头位于髋臼的外上方,并可显示有无合并骨折。

(三)治疗

1.闭合复位方法

对单纯脱位者一般均可手法复位,很少有困难。应在全身麻醉或腰麻下进行。复位后,再用 Buck 牵引固定,放在 Thomas 架上两周。若髋关节稳定,则继续牵引以使髋关节脱位后造成的组织损伤修复。闭合复位的方法有:

(1)Allis 法(屈髋屈膝复位法):患者仰卧,助手固定骨盆,使患肢屈髋屈膝,术者沿股骨轴线方向提拉并外旋患肢,使股骨头滑入髋臼。

(2)Bigelow 法("?"号法或回旋复位法):患者仰卧,助手固定骨盆,术者一手握住患肢踝部,另一手以肘窝提托患肢腘窝部,在向上提拉的基础上,将患髋内收、内旋,髋关节极度屈曲,然后将患肢外展、外旋、伸直。在此过程中,若感到或听到弹响,即已复位。

(3)Stimson 法(俯卧推压法):患者俯卧床边,双下肢置于床外,健侧下肢由助手扶持保持水平;患肢下垂,助手固定骨盆。医生使患肢屈髋屈膝各 90°,一手握住踝关节,另一手自腘窝部向下推压,使之复位。

(4)拔伸足蹬法:患者仰卧,术者两手握住患肢踝部,用一足外缘蹬于坐骨结节及腹股沟内侧,手拉足蹬,身体后仰,协同用力,并将患肢旋转,即可复位。

2.手术治疗

合并髋臼骨折(即Ⅱ~Ⅳ型)、股骨头骨折(即Ⅴ型),若闭合复位困难,或复位后髋关节不稳定,或骨折碎片、软组织嵌顿在髋关节腔内,不能维持正常的髋关节的髋臼与股骨头同心圆的正常位置时,为获得稳定的良好位背,则可通过切开复位,并对大的碎片做内固定。

若髋关节后脱位时或经手法整复后发现有坐骨神经损伤的迹象,观察 4 周后仍未恢复,应做手术探查。如需做髋关节切开复位者,同时伴有坐骨神经损伤,应在手术时一并探查。

二、髋关节前脱位

髋关前脱位是指股骨脱出位于 Nelaton 线之前。较少见,Epstein 报道在髋部脱位中占 12%。

(一)病因病理

多因髋关节极度外展外旋时,大转子顶于髋臼缘形成的杠杆作用,使股骨头向髂股韧带与耻股韧带之前的薄弱区穿破关节囊而脱出。

收于前方主要受韧带保护,因此不易合并骨折,但可损伤髋部前面的血管、神经。髋关节前脱位根据股骨头所处的位置分类:如股骨头向上移位,停留在耻骨横枝水平,称为耻骨型,此时可能引起腹股沟前方的复合损伤,但较少见;如股骨头向前下移位,停留在闭孔处,称为闭孔型,此时可能压迫闭孔神经。Thompson 曾报道一例股骨头向阴囊内的移位。

(二)诊断

有明显外伤史。患肢呈外展、外旋及轻度屈曲畸形,患侧膝部不能靠在健侧大腿上。患肢较健侧增高,在腹股沟或闭孔处可触及股骨头。X 线片可见股骨头在闭孔内或耻骨横枝附近。

(三)治疗

髋关节前脱位常用闭合整复,由于不合并骨折,故预后较好。复位在麻醉下进行。患者仰卧,一助手双手固定骨盆,另一助手握住患者小腿近端,保持屈膝,并顺原畸形方向向外下方牵引,并内旋。术者用手向髋臼方向推挤股骨头,同时使助手在持续牵引下内收患肢,通过牵引及直接推送而复位。

如复位不满意,则须手术切开复位,通过前面的髂股进路。

三、髋关节中心型脱位

髋关节中心型脱出是指股骨头冲破髋臼,向骨盆内移位。

(一)病因病理

多由传达暴力所致。当强大的暴力作用于股骨大转子外侧,或髋关节在轻度屈曲外旋位,顺着股骨纵轴加以外力冲击,传达的绕力使股骨头撞击髋臼底而引起臼底骨折。如外力继续作用,股骨头可连同髋臼骨折片一齐向盆腔内移位,形成中心型脱位。

中心型脱位必然合并髋臼底骨折,有时可产生骨盆内脏器的损伤。

Carnesale 根据髋臼的分离和移位,将中心型骨折脱位分为以下三型:

Ⅰ型:中心型脱位,但未影响髋臼的负重穿隆部。

Ⅱ型:中心型脱位伴骨折影响了负重的穿隆部。

Ⅲ型:髋臼有分离伴髋关节向后脱位。

(二)临床表现及诊断

症状和功能障碍均较轻,股骨头移位不多者往往只有局部疼痛、肿胀及轻度功能障碍,无特殊体位畸形。脱位严重者可出现患肢短缩，大粗隆不易摸到，但无旋转活动 X 线片可见髋臼骨折与突入盆腔的股骨头。

（三）治疗

大多数的髋关节中心性脱位可采用闭合整复的方法治疗。髋臼内侧壁的移位是无足轻重的，关键是髋臼穹隆部及股骨头负重部位的移位。因此，对此部位的损伤应尽量整复，可作向外及纵向双方向的骨牵引进行整复和固定。

若闭合方法无法使股骨头复位，则予以切开整复内固定。大都选择后方手术途径，为 Langenbark 和 Kocher 手术途径的联合。

四、陈旧性髋脱位

脱位超过 3 周者为陈旧性脱位。脱位后髋臼内被纤维组织所填满，撕裂的关节囊亦被瘢痕组织所修复，股骨头与邻近组织相互粘连，股骨头和股骨颈骨质疏松。

治疗时应首先做股骨踝牵引，将股骨头逐渐牵引至髋臼平面，再行手法整复。切不可暴力强行复位，以免发生股骨头或股骨颈骨折，还会产生新的软组织撕裂伤。

（水岩）

第五节　骨盆骨折

骨盆分盆壁与盆腔两部分。盆腔内容纳有盆腔脏器、血管、神经等重要结构。骨盆骨折、脱位损伤较严重时，常有严的紧急合并症和多发症，死亡率较高，因此需要迅速而恰当地处理。骨盆骨折以青壮年（21～40 岁）发病率最高，骨盆各部位的发病率以耻骨上、下支骨折最多，坐骨上支发病率最低。

一、解剖生理

骨盆是由两侧髋骨（髂骨、耻骨和坐骨）经骶骨、尾骨连接而成一个坚强的弹性环，前面有耻骨联合，后而有骶骨并与两侧髋骨形成骶髂关节，下而有尾骨。骨盆是脊柱与下肢间的桥梁，躯干的重力通过骨盆传达到下肢，下肢的震荡也通过骨盆上达脊柱。

（一）骨盆的结构

骨盆后部由两个负重的主弓构成，骶骨是两个主弓的汇合点。股骶弓由两侧髋臼向上，通过髂骨的加厚部分到达骶骨。该弓在站立位时支持体重。坐骶弓由两侧坐骨结节向上，经过坐骨体从髂骨的加厚部分到达骶骨，此弓在坐位时支持体重。

骨盆前部由两个约束弓组成，其作用是约束主弓向两侧分开。两侧耻骨体及其水平支约束股骶弓，两侧耻背下支及坐骨支约束坐骶弓。束弓远不如主弓坚强有力，受外伤时束弓必先骨折。当主弓发生骨折时，束弓很少不发生骨折，但在耻骨联合分离时可无骨折。

（二）盆腔的分层

骨盆对盆腔内的脏器，如生殖、泌尿器官和神经、血管有保护作用。依盆腔内容可分为三层，即盆腹膜腔、盆腹膜下腔和盆皮下腔。

1.盆腹膜腔

是腹膜腔向下延续、下突至小骨盆内的部分，可容纳腹膜内直肠和进入盆腔内的一部分小肠、结肠等。女性还有子宫及其附件和阴道的最上部。

2.盆腹膜下腔

是腹膜以下、盆膈筋膜以上的腔隙，内纳膀胱与直肠的腹膜外部分。男性有前列腺、精囊、输精管、输尿管的盆部，女性还有子宫颈和阴道的上部。此外，盆内还有髂内动、静脉和骶神经丛。

3.盆腔的血管和盆皮下腔

在盆膈筋膜以下和皮肤之间，相当于会阴部。前为尿生殖器官，男性为尿道，女性为尿道及阴道。后部为直肠末端。

盆腔内血管主要为髂内动静脉及其分支。髂内动静脉从髂总动静脉分出后，又分为脏支和壁支。壁支可分为前干和后干，前干包括臀下动静脉、闭孔动静脉，后干包括髂腰动静脉、臀上动静脉、骶外侧动静脉，它们与骨盆的结构有密切关系，容易造成损伤。两侧的髂内动静脉间有丰富的吻合支。骶正中动静脉从髂总分支直接下行于骶骨前方，破裂时，由于压力较大，出血也较多。

4.骨盆的神经

腰丛包括髂腹下神经、生殖股神经、股外侧皮神经、股神经及闭孔神经；骶丛包括坐骨神经、阴部神经、臀上神经和臀下神经。

二、病因病理

（一）直接暴力

骨盆左右侧向或前后面被急行车辆或倒塌重物挤压是最常见的损伤。当骨盆侧面受到挤压时，损伤多局限于耻骨支和耻骨联合处，骨折可发生在一侧耻骨单支或上、下双支，或两侧耻骨上、下支。骨盆由前后受到挤压，如患者跌扑俯卧或仰卧倒地，车轮碾过骨盆一侧时，将造成耻骨部和髂骨部联合骨折。其损伤可包括耻骨联合分离合并骶髂关节脱位，或耻骨联合分离合并髂骨骨折，或一侧耻骨上、下支骨折合并同侧骶髂关节脱位或髂骨骨折，这是最严重的骨盆骨折。

下楼梯滑落或后仰位摔在台阶或地上，可造成骶骨横断骨折、尾骨骨折或骶尾关节脱位。

（二）间接暴力

当肌肉突然猛力收缩，可以引起有肌肉附着的骨盆突起处发生撕脱骨折，如髂前上、下棘和坐骨结节骨折等。

（三）其他原因

较少见。如由于腘绳肌、内收肌长时间收缩（长跑）可引起的耻骨下支骨折（疲劳骨折）。产伤造成耻骨联合分离及病理骨折亦属此类。

三、诊断

骨盆骨折常由强大暴力所致，因此可发生多发性骨折；或有大量出血，造成失血性休克；或内脏、血管、神经损伤。患者入院后，应及时了解其受伤经过和暴力作用的机制，并迅速作出全面诊断，以利于抢救合并伤及正确整复骨折。若延误诊断，随时就有生命危险。对于骨盆骨折的诊断应注意以下几方面：

（一）症状

1.疼痛

骶髂关节脱位关节不稳,患侧肢体活动时,半盆受髂腰肌、臀肌等收缩牵拉,而使脱位侧关节剧痛。粉碎性骨盆骨折患者,稍加移动即剧烈疼痛。开放性骨盆骨折,在未给麻醉前,任何检查均会加重患者疼痛和出血。

2.血肿

骨盆骨折伤及臀上动脉时,即有出血,自坐骨大孔流出并聚集在臀肌下面形成深部血肿。耻骨支骨折损伤致闭孔动脉分支出血,流注到会阴部而急剧肿胀。骨盆粉碎骨折髓腔出血和被撕裂的盆腔静脉丛出血,由盆腔流注到后腹膜而形成血肿,其体征是下腹部、会阴部、臀部、腰部和胁腹部肿胀及瘀斑。

(二)体征

1.两手掌按住左右两侧髂前上棘,并向后、外方轻轻推压时,盆弓骨折处因分离而发生疼痛。

2.两手掌扶托两侧髂前上棘并向内对向挤压时,盆弓骨折处因分离而产生疼痛和异常活动。

3.直接挤压耻骨联合时,不仅耻骨支骨折处和耻骨联合分离处可以产生疼痛,而且髂骨翼骨折亦因受到牵扯而疼痛。

4.测量髂前上棘和内踝间距离,并与健侧对比,髋臼骨折合并股骨头中心型脱位者距离略有缩短。

5.轻轻试验髋关节活动,当髋臼骨折时,髋关节活动受限。

6.如骶尾椎有明显压痛,可进行肛指检查,并从肛门内摸出压痛、异常活动或不平的骨折线。

(三)影像学检查

骨盆前后位X线检查不能完全展示骨折全貌。只有多种位置的X线检查,才不致忽略骨盆骨折各个部位的破坏。

1.前后位象

包括骨盆全部,不可切掉任何一边,以免漏诊。腰骶关节和腰、横突亦应包括在内,以排除脱位和骨折。骶髂关节呈45°角,关节面形成两个间隙,故在前后位平片上每侧关节出现两个密度减低的阴影。正常约为3mm,如骨盆前环有分离,则后环的骶髂关节间隙亦分离。分离的间隙越大,说明骶髂前韧带断裂越多,半盆越不稳定。有时两侧骶髂关节均呈分离状态,两侧间隙均超过3mm,耻骨联合正常的间隙为4mm,超过此间隙即诊断为耻骨联合分离,妊娠妇女骨盆除外。耻骨联合分离超过10mm,常并发尿道断裂。骶骨骨折在前后位象可显示双侧骶孔不对称,有断续密度减低区,有时不显示。对可疑者,拍摄侧位X线片即可观察骨折错位或骨折线。

2.斜位象

有两种投照方法,临床上以髂骨斜位象的实用价值较闭孔斜位象为高。髂骨斜位象:患者仰卧45°,患侧向下着板,X线垂直对准患侧髋臼投照。此位置闭孔重叠,显示出髂骨全部和坐骨。髂骨骨折在前后位象无明显改变者,在髂骨斜位象上可显示骨折明显的改变。

闭孔斜位象:患者仰卧45°,患侧向上,腰骶外侧着板。X线垂直对准患侧髋关节,该位置重叠前后髂骨棘,显示闭孔全部和髂骨前部。如耻骨体或髂骨前部骨折,在前后位象骨折线显示不清晰者,闭孔斜位象可完全显示。

3.入口位象

患者仰卧位,X线由颅侧向尾侧成 37°角,对准骨盆正中,可显示骨盆入口的冠状位。主要观察骶髂关节上端两侧关节间隙对比有无增宽,髂骨后方向内、背侧旋转变位的程度,骶骨侧块有无骨折,骶髂关节间隙有无夹杂的碎骨片,耻骨支粉碎性骨折向盆腔内移位的多少等。

4.出口位象

患者仰卧位,X线由足侧向头侧成 40°角,对准骨盆正中,显示骨盆前环、侧壁和后环的图像。前环的裂纹骨折、后环的骶骨骨折、髂骨骨折均可清晰显示。

四、骨盆骨折的分型

骨盆骨折按骨盆环完整性受损程度可分为无损于骨盆环完整性的骨折、骨盆环一处断裂的骨折、骨盆环两处以上断裂的骨折、髋臼骨折四型。

(一)无损于骨盆环完整的骨折(Ⅰ型)

即构成骨盆之诸骨某一处发生骨折,但未累及或破坏骨盆环的连续与完整,此种骨折不影响骨盆的稳定性与负重功能。常见者有髂骨翼骨折,一侧或两侧单一耻骨支或坐骨支骨折,髂前上、下棘和坐骨结节撕脱骨折或骨骺分离,骶椎 2～3 以下横断骨折。

(二)骨盆环一处断裂骨折(Ⅱ型)

骨折只在一处破坏了骨盆环的连续与完整,骨盆多不会发生明显移位,骨盆环仍较稳定,并发症亦很少发生。常见者有一侧耻骨上下支骨折、耻骨联合轻度分离、骶髂关节半脱位。

(三)骨盆环两处以上断裂骨折(Ⅲ型)

多由于较大暴力所致。常有较大的移位及骨盆变形,骨盆环失去稳定性。病情严重,并发症的发生率及死亡率禹,是骨盆骨折中最严重的一型。常见者有双侧耻骨上下支骨折、一侧耻骨上下支骨折合并同侧骶髂关节脱位或髂骨骨折、耻骨联合分离合并一侧骶髂关节脱位或髂骨骨折、耻骨联合分离合并一侧耻骨上下支骨折、骨盆环多处骨折。

(四)髋臼骨折(Ⅳ型)

髋臼骨折常由骨盆骨折时构成髋臼的耻、坐骨及髂骨骨折波及髋臼所致,但由髋关节脱位时股骨头撞击髋臼所致者更为多见。此种骨折,尤其是严重粉碎移位者,处理困难,复位不良,终将导致创伤性关节炎,遗留永久性功能障碍及疼痛。

五、治疗

对骨盆骨折的治疗,应视损伤情况而定,根据不同的类型,采取适当的治疗方法,重要的是合并症的早期处理。

(一)无损于骨盆环完整的骨折

1.髂骨翼骨折

髂骨翼骨折常见。可以单独受损,也可与其他部位损伤并存。病理改变为线状或放射状的无移位骨折,骨折线有的向下波及髋臼顶部,造成髋臼顶部骨折。暴力大时可造成髂骨翼的粉碎骨折或大块的移位骨折。

无移位骨折仅卧床 3～4 周即可。对于粉碎骨折,为了防止患者活动时多量出血,并且使其分离的骨折块复位,可上骨盆弹力夹板治疗。一般卧床 2 周,即可带夹板下地,架双拐逐渐负重,4～6周后去夹板。倘大块的移位骨折未能复位,应及时切开复位,用粗克氏针或长螺丝钉内固定。

2.髂前上、下棘和坐骨结节撕脱骨折

(1)髂前上棘撕脱骨折:多为青少年在骤然快跑时,缝匠肌猛然收缩所致。当即感到局部疼痛、肿胀、疼痛,髋关节伸直受限,旋转时疼痛加剧。

一般骨折移位不大,仅屈髋、屈膝、卧床休息3～4周即可。如果移位较大,屈髋、屈膝不能复位时,应及时切开复位,并用一枚螺丝钉内固定。

(2)髂前下棘撕脱骨折:多因青少年猛然跑跳时股直肌强力收缩所致。治疗原则与髂前上棘骨折相同

(3)坐骨结节撕脱骨折:坐骨结节撕脱骨折发生于跳高、跳远运动员,因股二头肌、半腱肌、半膜肌急剧收缩牵拉所致。伤后除局部肿胀、压痛外,屈髋、伸膝均受限,治疗上只需伸髋伸膝卧床4周即可。

(4)骶骨横断骨折:因下楼梯时失足跌倒或平地滑倒骶骨尾部着地所致。骨折多发生在骶3～5,移位不多。局部有明显的局限性压痛,肛指检查骨折处有明显触痛,X线侧位片比正位显示清楚,确诊不难。

对于无移位或移位不多者,卧床3～4周后用气圈保护。远侧骨折段向前移位较大者,可用手指从肛门内向后推挤,使其复位。

(5)尾骨骨折、脱位:由滑倒坐地时的直接暴力造成。侧位X线片对诊断有帮助。骨折无移位者,不需特殊治疗,仅卧床2～3周即可,休息期间应保持大便通畅,坐位时垫气圈1～2个月。有移位者,可用手指伸入肛门内整复,向后推挤骨折远端。单纯疼痛而无移位者,针刺人中和局部手法按摩均可止痛。经治疗"尾骨痛"难忍者,可以考虑手术切除尾骨,但要慎重。

(二)骨盆环一处断裂骨折

1.一侧耻骨上下支骨折

骨折后移位较小,不易再移位,属于稳定性骨折。主弓未受损,因此治疗比较简单,仅略屈髋、屈膝卧床3～4周后,可带骨盆弹力夹板下地练功,6～8周后去夹板。

2.耻骨联合分离

耻骨联合可以单独受损,但多数情况下合并有其他部位损伤。

(1)耻骨联合分离移位:单纯耻骨联合向两侧分离移位较少见,多合并前环骨折或后环脱位。单纯分离移位者,常见于孕妇或产后,治疗以卧床休息为主。外伤造成分离移位者,可应用骨盆弹力夹板或骨盆吊带治疗,前者优于后者,一般3～7日复位,3～4周带夹板下地,6周去外固定。

(2)耻骨联合重叠移位:因侧方挤压而造成。严重者两个闭孔可以重叠,局部畸形、肿胀、压痛。治疗应手法复位,即在适当麻醉下,呈屈膝、屈髋并外展、外旋位(双侧),两助手分别纵向及侧方牵引双下肢,术者两手掌按住双侧髂前上棘,向后、外方挤压,可听到或感到耻骨联合复位响声,即告复位。立即摄X线片检查复位情况。复位后,仰卧硬板床4周。

(3)耻骨联合上下移位:较常见,有时还伴有分离移位。由于造成损伤的暴力较大,常伴有骶髂关节脱位(同侧)或对侧耻骨支骨折。对单纯上、下移位者,一般用骨牵引即可复位。同时有分离移位时,应在牵引时加用骨盆弹力夹板以利分离移位复位。

(三)骨盆环两处以上断裂骨折

骨盆环两处及多处骨折最常见,损伤最严重,处理较困难,属于不稳定性骨折,治疗不当则预后较差。

1. 双侧耻骨上下支骨折

此种骨折骨盆后侧完整,骨折移位不大,对骨盆稳定性及承重功能无大影响。一般卧床休息4～6周即可。卧床期间,膝下垫一软垫,保持髋关节适当屈曲位,以减轻疼痛。如有较大的向上移位者,可牵引复位,复位后用骨盆弹力夹板固定。

2. 骨盆环前后联合损伤

骨及软组织损伤严重,骨折不稳定,内出血多,并发症较其他类型多一倍以上。处理不当,可遗留畸形,影响功能,甚至危及患者生命安全。因此,必需详细了解病情,仔细、全面地进行检查,及时做出正确的诊断。

Murray曾提出一个处理顺序的方案,称A—F方案,即A:呼吸道的处理,B:输血、输液、出血的处理,C:中枢神经系统损伤的处理,D:消化系统损伤的处理,E:排泄或泌尿系统损伤的处理,F:骨折的处理。这种全面治疗观点的核心是:首先处理危及生命的损伤及并发症,其次及时进行骨折的妥善处理。对骨盆环前后联合损伤、骨折移位、骨盆变形者,应尽快予以复位,纠正骨盆变形,并给予持续的固定,以减轻疼痛、减少出血、防止再损伤、预防并发症,为骨折愈合、功能恢复提供良好的条件,防止畸形愈合。复位与固定的基本方法如下:

(1)下肢骨牵引复位与固定:采用股骨髁上持续骨牵引,以达到骨盆骨折逐渐复位与固定,是最基本、常用和安全的方法。如需牵引力量较大,最好用双侧下肢牵引,可以更好地使骨盆固定,防止骨盆倾斜。牵引重量一般为体重的1/7～1/5,注意开始时重量要足够;3～4日后,摄片复查,根据骨折复位情况酌情调整,直至复位满意为止。维持牵引至骨愈合,一般需8～12周,不宜过早去掉牵引或减重,以免骨折移位。对骨盆变形分离外旋移位者,应同时应用骨盆弹力夹板固定,使外旋之骨盆合拢复位。

(2)外固定器复位与固定:骨折外固定器治疗骨盆骨折,具有使不稳定性骨盆环骨折重新获得稳定、迅速减轻疼痛、减少出血、早期离床活动、减少卧床并发症等优点。目前使用的外固定器,有梯形、四边形、三角形,其结构和使用方法大致相同。

穿针宜在无菌和局麻下操作。选用直径3mm的骨圆针,距髂前上棘后方1.5cm处,针体与躯干矢状面呈15°～20°角,经皮穿入髂骨内。穿针最好用锤直法,一面锤击,一面摇动克氏针。若无摆动及阻力,证明针在骨内,可以锤至5cm深度。若锤击克氏针时,发现其晃动但无阻力,则针在骨外,可拔出重新击入。穿针的角度大于20°时容易穿入盆腔,小于15°时,则可能穿出髂骨外板。在第一根针的后方每隔1.5cm处,分别穿入第2、3根针,穿第3根针时,正处于髂嵴变窄、髂骨变薄的地方,宜小心操作。每侧髂骨穿入3根克氏针后,针尾留在体外5cm,3根针连成一条直线。穿好克氏针后,用剪口的无菌纱布覆盖针孔,用两侧的锁针装置固定克氏针针尾;再与两个纵向支撑杆相连,用扳手锁紧,装好横杆,根据移位情况,进行加压或分离;最后锁紧外固定器的所有固定螺丝。

(四)髋臼骨折

髋臼内壁骨折常合并股骨头中心型脱位。轻度脱位者,局部肿痛,髋关节功能轻度受限,无特殊的体位畸形。采用股骨髁上牵引6～8kg时,可获较满意的复位,复位后维持牵引4～6周。

中度和重度中心脱位可出现肢体短缩,髋关节功能明显受限。如患者情况允许,可在麻醉下一助手固定骨盆，另一助手握住牵引弓及踝向下纵向牵引，并轻轻作伸、屈髋关节活动，以解除骨折块和股骨头的交锁。同时，术者站在患侧，用两手抱住大腿，向外侧慢慢牵引，注意不应猛然用力。复位后，测量下肢长度，并立即摄 X 线片，观察复位情况。复位满意后，维持股骨髁上牵引 6～8 周，12 周以后逐渐负重。如果患者情况不太好，可做股骨髁上纵向牵引及股骨大粗隆侧方牵引。牵引复位后，维持牵引 6～8 周。

（五）骨盆骨折的合并症

1. 出血

骨盆骨折合并大出血，是最常见、最紧急、最严重的合并症，也是造成骨盆骨折死亡的主要原因，约占骨盆骨折死亡原因的 2/3。

（1）出血的来源

1）骨折断端出血：骨盆基本上是血运丰富的海绵状骨，骨折以后断端可以持续渗血，出血量与骨折严重程度成正比。

2）骨盆血管损伤：与盆壁关系密切的髂内动静脉系统的分支，可因骨折而致出血。此外，耻骨下面的闭孔动静脉、坐骨内侧的阴部内动静脉、耻骨联合处的闭孔动脉分支耻骨动静脉，也容易受到损伤。

3）盆腔静脉丛损伤：骨盆腔有大量的静脉丛，有许多形成静脉窦，其管腔的截面总和远大于动、静脉截面的总和，面积为动脉的 5～10 倍。骨折后，静脉丛有反应性的充血，因静脉丛壁薄、收缩性差，因此，一旦破裂后其出血量较大且不易自行止血。

4）骨盆壁肌肉撕裂及脏器破裂出血：盆壁肌肉创伤后反应性充血，骨折时可因肌肉的撕裂或刺破而出血。髂内动脉的脏支供应的脏器破裂时，也可以大量出血。

（2）临床表现

1）休克：骨盆前环骨折为后环骨折的 3 倍，而后环骨折脱位失血量却为前环的 4 倍，约 2000mL 以上。骨盆粉碎骨折，失血量可达 3000mL 以上。骨盆前环骨折如伴有内脏或大血管损伤时，其失血也可达到 3000mL 以上。开放性骨盆骨折，失血量则更多，死亡率亦较闭合性骨盆骨折为高，约达 50％。

2）体表瘀血或血肿：在腹股沟、会阴、臀及下腰等处，可见有皮下瘀血，有时可触及波动性血肿。

3）腹膜后血肿：由于腹膜后间隙为疏松组织，骨盆骨折合并出血，可沿此间隙扩散形成血肿。出血量较少者，血肿仅限于盆腔中；大量出血时，除形成盆腔血肿外，可在腹膜后间隙逐渐向上蔓延，掀起后腹膜向前隆起，向上可达肝肾区及膈肌下，形成巨大的腹膜后血肿。

（3）治疗

主要是补充血容量及找到出血的原因并加以控制。同时，注意保护肾脏功能及抗感染。补充血容量包括输血和输液。作全血尚未配好以前，应抓紧时间输入晶体溶液，常给予用乳酸钠缓冲的林格液或等渗盐溶液。此时输入适量的电解质溶液可以使血浆容量增加，血液变稀，血液黏稠度降低，有利于改善组织的血液灌流。一般可输入 500～1000mL，不可输入过多，否则血液过度稀释而降低了带氧能力，影响组织的氧供应。输血量应视失血量及患者对输血、输液的反应而决定，一般输血量应大于失血量。快速输血时，每输入 500～1000mL 全血时，应给予 10％葡萄糖酸钙 10mL。

休克早期，可给患者穿一特制的包括两下肢及腹部的抗休克裤，充气后环形压迫下肢及下腹部,控制骨盆骨折引起的出血,驱赶压迫区域的血液进入体循环,以维持有效血容量及固定骨折。但此法只宜暂用,休克好转后,应立即停止使用。

常用的止血方法,还有动脉血管内栓塞止血、手术止血等。在患者情况允许的条件下,尽早使骨折复位,减少骨折断端的渗血。

2. 尿道损伤

泌尿生殖膈以上的尿道损伤是骨盆骨折常见的并发症,其发生率为5%,多由耻骨骨折所致。双侧耻骨支骨折较单侧耻骨支多二倍。绝大多数发生于男性。

尿道损伤的病因主要有骨折断端刺伤、挤压伤骨盆前环骨折时,三角韧带撕裂的同时损伤尿道;阴道撕裂伤可伤及女性后尿道。

(1)临床表现:伤后排尿困难,出现膀胱胀满和尿潴留。尿道口流血或有血迹,为尿道损伤的重要症状,但其出血程度与损伤程度并不完全一致。由于后部尿道断裂、尿液外渗,患者可感觉下腹部及会阴部胀痛。导尿检查时,导尿管不能插入膀胱,无尿液流出或仅流出少量鲜血,说明导尿管经尿道断裂进入血肿。肛门检查,发现前列腺位置升高。

(2)治疗:后尿道部分损伤时,导尿成功者,只需留置:尿管2周,即可治愈。后尿道完全断裂时,可施行尿道修补术(尿道会师术),术后留置尿管2～3周,耻骨上膀胱造瘘引流尿液,拔除导尿后,定期行尿路扩张,以防尿道狭窄。现在大部分医者主张Ⅰ期做耻骨上膀胱造瘘,Ⅱ期做尿道成形术,以免除尿路扩张的痛苦。

3. 膀胱损伤

骨盆骨折合并膀胱损伤的机制可分两类:①直接暴力损伤,多发生在膀胱胀满时,作用于骨盆的暴力同时作用于膀胱,致使膀胱破裂。②少数系由于骨盆骨折端移位而直接刺破膀胱的损伤。

(1)临床表现:膀胱破裂可分为腹膜内和腹膜外两种,膀胱充盈时易造成腹膜内破裂。

腹膜内膀胱破裂:尿液流入腹腔,刺激腹膜而引起腹膜炎,产生腹痛、恶心、呕吐、腹肌紧张、膀胱痛等症状。尿液多时,可叩出移动性浊音。患者不能排尿,导尿时无尿或有少量血尿。必要时经导尿管注入50～100mL生理盐水,如不能回吸等量液体时,证实膀胱破裂。

腹膜外膀胱破裂:尤明显的腹膜刺激症状,膀胱区肿胀压痛,可自行排出或导出少量血尿。注入生理盐水回吸量较前为多,有严重的尿外渗。下腹部肿胀、硬韧,可上达季肋部,下达会阴部。两种破裂均可引起发烧和白细胞增高。

(2)治疗:应及时手术探查,修补破裂的腹膜和膀胱壁,在耻骨上膀胱造瘘,2～3周后拔除。

4. 直肠损伤

骨盆骨折合并直肠损伤多由骶骨骨折端点接刺伤直肠所致,少数亦可因骶骨、坐骨骨折移位、撕裂所致。直肠破裂后,粪便外溢。如破裂在腹膜反折以下,时引起肛肠周围严重感染及盆腔蜂窝织炎;如破口在腹膜反折以上,可导致弥漫性腹膜炎。此时处理不当,其后果严重,死亡率高。

(1)临床表现:肛门出血为合并直肠损伤的主要症状之一。此外,患者可有下腹痛及里急后重感。肛门指诊,可见指套上染有血迹,有时可触及刺入直肠的骨折端或直肠破裂口。如系腹膜内损伤,早期症状为腹膜刺激征。患者主诉下腹痛,并有明显压痛及反跳痛,且逐渐蔓延全腹,可发展为弥漫性腹膜炎。

(2)治疗：直肠破裂一旦确诊，就成先做剖腹探查，一方面探查腹腔，另一方面做横结肠造瘘，使粪便改道。直肠裂口作双层横向缝合，直肠内放肛管排气，胃内置十二指肠管减压，并用抗生素控制感染。

5.神经损伤

骨盆骨折合并神经损伤并不少见，但常因有其他严重合并症而被掩盖，不能得到及时的诊断和治疗。神经损伤的症状伤后立即出现，主要原因是神经径路部位的骨折挫伤、牵拉、压迫所致，其次是直接暴力致伤。如果伤后数月始出现症状，多为血肿机化粘连和骨痂压迫所致。

(1)临床表现：神经损伤多为不全性损伤，主要表现为某一神经分布区的痛觉障碍及运动障碍。坐骨神经最常涉及髂骨或坐骨切迹的骨折，腓神经比胫神经更易受损，表现为腘绳肌、踝背屈肌不能收缩及支配区痛觉迟钝；闭孔神经损伤，表现为股内收肌麻痹及大腿内侧不规则痛觉减退。骶骨骨折合并骶神经根损伤，常表现膀胱功能障碍、阳痿等症状。

(2)治疗：随着骨折、脱位的复位，解除压迫，部分神经功能可自行恢复，症状逐渐好转或消失。此时可配合针灸、肌注维生素 B_1，等营养神经的药物。切勿轻易手术探查，因为手术不能解决神经根撕裂及牵拉伤，反而使患者面临再一次的组织损伤。

（水岩）

实用中医临床诊疗学

（下）

彭小菊等◎主编

吉林科学技术出版社

第九章　痉挛性脑瘫

第一节　痉挛性脑瘫的病因病理及诊断

一、西医对脑瘫的病因认识

脑瘫的临床表现多样,病情严重程度各异,这表明可能是多种因素在不同时期损伤胎儿大脑而造成脑瘫。以往发展中国家认为脑瘫发病原因主要以产时和产后病因多见。随着现代医学研究的进展表明,仅有少数病例与此有关。近30年来产科和新生儿医疗保健虽有极大提高,婴儿死亡率持续下降,脑瘫发病率却无明显改变。这提示孕期危险因素作用于发育中的胎儿,使得胎儿在出生后出现脑瘫的表现。

从时间上,脑瘫可疑病因常划分为产前因素、产时因素和产后因素3个阶段。①产前因素:包括父母近亲结婚、有智力低下家族史、胎儿宫内发育迟缓、母亲孕期用药史、射线暴露史、孕期感染、多胎妊娠、先兆子痫等;②围生期因素:异常分娩、胎儿窘迫、出生窒息、缺氧缺血性脑病、颅内出血、早产、过期妊娠、低出生体重、4000g以上巨大胎儿等;③产后因素:新生儿期非感染性疾病、感染性疾病、意外受伤、吸吮无力、喂养困难等。

（一）产前因素

1. 遗传性因素

一些脑瘫患儿可有家族遗传病史,在同辈或上辈的母系及父系家族中有脑瘫、智力障碍或先天畸形等。近亲结婚出生的幼儿中脑瘫的发生率增高。

2. 宫内感染

母亲患感染性疾病可引起胎儿的发育异常,包括各种先天畸形以及智力障碍。在妊娠期感染中,最普遍的先天性感染(如弓形虫、风疹病毒、巨细胞病毒、单纯疱疹病毒、EB病毒和梅毒螺旋体等)是胎儿神经发育残疾的已知原因。

3. 宫内发育迟缓

宫内发育迟缓的胎儿,大脑发育也相应受到损害,由于头颅发育障碍常导致小头畸形,又进一步制约了脑组织的发育,所以容易造成脑瘫。Spinillo对236例宫内发育迟缓的患儿进行与脑瘫等疾病的相关性研究表明,宫内发育迟缓的程度愈重,脑瘫的发生率愈高。KoUH等人的研究指出对于胎龄不足33周的早产儿,宫内发育迟缓并非脑瘫的高危因素,这可能是早产去除了妊娠后期对发育迟缓的胎儿的慢性损伤作用,或者是宫内发育迟缓的早产儿存活率低,而在存活小儿中,无证据显示此因素与脑瘫的发生有明显的相关性。

4. 多胎妊娠

由于近年来促排卵药物的使用,多胎妊娠明显增加,使早产及低体重儿出生率明显高于单胎儿,脑瘫的发生率也随之增高。

5. 甲基汞

近来人们非常关注甲基汞致神经损伤作用而引起脑瘫。它是一种神经毒素,高剂量可导致智力障碍。它通过食物链进行生物富集,因此有必要重视以鱼和海产品为主要食物来源的人群甲基汞中毒的可能性，因食用鱼和海产品而长期低剂量接触甲基汞导致神经发育损伤的证据尚不充分。日本和伊朗通过研究水俣病发现，高剂量接触甲基汞能迅速致胎儿脑损伤，然而对孕妇产前在自然环境下长期接触甲基汞的最高容许剂量还存在争议。

（二）产时因素

1. 早产

由于低出生体重和早产，胎儿脑组织发育不成熟，易因各种因素作用而使得脑进一步受损伤，引起以痉挛性瘫痪为主的各型脑瘫。大量的流行病学调查显示，早产是脑瘫的高危因素，随着医学的发展，胎龄不足 32 周的早产儿存活率的提高，脑瘫的发生率也明显增加，其发生脑瘫的可能性是足月儿的 30 倍。

2. 窒息

由于羊水堵塞、胎粪吸入、脐带绕颈所致的严重窒息是脑瘫的重要原因。窒息后常使脑组织缺血缺氧、脑细胞水肿、坏死。据国内袁海斌等研究报道，在我国小儿脑性瘫痪发生的高危因素仍以新生儿窒息为第一位原因。Pschirrer 的研究表明，由围产期窒息造成的脑瘫占 $8\%\sim10\%$。其机制可能为：①缺血、缺氧后线粒体 ATP 能量产生不足，Ca^{2+} 泵活性降低、调节细胞内外 Ca^{2+} 浓度平衡的转运机制失控，使细胞内 Ca^{2+} 浓度急剧上升，导致神经元的死亡；②乳酸酸中毒，使细胞内外发生 Na^+-H^+ 交换，加速细胞水肿、坏死；③兴奋性氨基酸的神经毒作用：脑缺血缺氧后有大量的兴奋性氨基酸，如谷氨酸、丙氨酸、门冬氨酸等逸出，这些兴奋性氨基酸与其特异性受体结合后启动韩、钠通道，促使 Ca^{2+}、Na^+ 内流，K^+ 外流，导致细胞内钙超载、脑细胞内水肿和续发性神经毒性作用。

3. 难产

难产可以造成脑损伤和缺氧的后果。

（三）产后因素

1. 新生儿黄疸

新生儿黄疸是胆红素在体内积聚而引起，有生理性和病理性之分，病理性黄疸可致中枢神经系统损害，其特点：①黄疸在出生后 24 小时内出现；②重症黄疸、血清胆红素大于 205.2μmol/L 或每日上升超过 85μmol/L(5mg/dl)；③黄疸持续时间长（足月儿超过 2 周，早产儿超过 4 周），黄疸退而复现，血清结合胆红素大于 26μmol/L。

2. 新生儿溶血病

由于母婴血型不合引起的同种免疫性溶血。至今发现的人类 26 个血型系统中，以 A、B、O 血型不合而致使新生儿溶血为最常见，其次为 Rh 血型系统。上海 1959—1977 年共检查 835 例新生儿溶血，其中 A、B、O 型溶血病 712 例（占 85.3%）；Rh 型溶血病 122 例（占 14.6%）；MN 溶血病 1 例（占 0.1%）。新生儿溶血可表现黄疸、贫血、肝脾肿大，胆红素脑病常遗留手足徐动型脑性瘫痪。

3. 新生儿颅内出血

新生儿颅内出血是常见的一种损害，预后较差，存活者往往留存后遗症。凡在产前、产程及产后引起新生儿缺血、缺氧的因素都会导致颅内出血。新生儿颅内出血以早产未熟多见；足月儿也可因儿头过大、臀位产、高位产钳或多次吸引助产等原因引起颅内出血；出生后抢救中可因快速输液、机械通气不当、面罩加压给氧时枕部受压引起小脑出血。再者，新生儿肝功能不成熟、凝血因子不足，也是引起出血的一个内在原因。

4.失血、感染等原因引起的新生儿休克。

5.未成熟儿的呼吸道梗阻。

6.各种呼吸系统疾病所致脑缺氧。

二、西医对脑瘫的病理认识

脑瘫的病理机制可分为脑发育异常和脑损害两种。脑瘫的病理改变不只限于脑部,也可发生在脊髓、周围神经和肌肉。

（一）先天性中枢神经系统发育畸形

先天畸形是指出生时即存在的形态或结构上的异常。环境中的一些物质可作用于胚胎发育过程,造成胎儿畸形。能引起先天畸形发生的化学性、物理性或生物性作用物称为致畸因子或致畸原。如：①化学性：苯妥英钠可致轻、中度生长发育及智力障碍；②物理性：α、β、γ和X射线、同位素、紫外线辐射；③生物性：各种可致畸的病毒如风疹病毒、巨细胞病毒、水痘及单纯疱疹病毒,等等。

先天畸形的发生绝大多数与遗传有关,如染色体畸变、单基因遗传、多基因遗传和线粒体遗传病。人类神经系统表型的显著异质性反映了多种类型细胞中特异性基因的表达,这些基因表达调控必然有遗传程序的协同作用。哺乳类基因约5%（约5000个基因）编码转录因子,其中1/2限于在神经系统表达。各种原因导致这些基因突变都可产生严重神经系统发育畸形。在先天性畸形新生儿中,约1/3为中枢神经系统畸形,是构成小儿脑瘫的主要原因之一。在此,介绍几种常见的与脑瘫有关的畸形。

1.神经管形成及前脑发育异常

通常发生在妊娠3周～3个月期间。由于神经管形成障碍可导致颅脊柱畸形、脑膨出、无脑畸形、脊髓纵裂、脂肪瘤、脊髓囊性膨出；前脑发育异常可致无前脑或全无脑；前脑中线发育障碍可形成胼胝体发育不良、透明中隔发育不良及大脑裂、丘脑发育不良等。

(1)脑膨出：脑膨出多见于后枕部或枕颈部,依膨出物的内容分为脑膜膨出、脑膜脑膨出、积水型脑膜脑膨出。后者膨出内容物中除脑膜（硬脑膜和蛛网膜）、脑组织外,还可有脑室。脑膨出的临床表现取决于膨出的部位和疝出物的大小。

(2)胼胝体发育不全：胼胝体于妊娠第10～12周开始自前向后生长,大约在20周时形成胼胝体嘴,此后继续增大,至生后4～8个月逐渐髓鞘化。此期间如受物理、代谢或感染等因素影响,可导致胼胝体缺失或发育不良,亦可于胼胝体发育后,因血管等病变遭破坏、缺损。胼胝体发育不全常合并其他畸形,且深部脑白质常发育不良。

(3)透明隔缺：如在神经管闭合过程中,透明隔不发育或发育不完善可导致透明隔缺如形成。这种畸形可单独出现,亦可与其他畸形联合出现。CT扫描见双侧侧脑室轻度扩大、额角轻度分开。

2.神经元增殖过程中异常

此过程异常可造成小头、小脑畸形。神经元增殖过度或后期神经元细胞凋亡缺陷,可导致孤立性巨脑畸形,往往具有家族性（常染色体显性与隐性）,也有形成单侧巨脑畸形。

3.神经元移行异常

指成神经细胞在迁移过程中发生停顿或移位,致使神经细胞聚集在异位,形成大小不一的异位灰质块或结节。可造成脑裂畸形,无脑回（原脑回）、局部大脑发育不全,以上可以同时存在胼胝体发育不良。

4.脑组织发育过程障碍

脑组织发育程序是板下神经元建立分化－板层结构－神经突(树突、轴突分支)生长－突触形成－细胞死亡及选择性减少突起和突触－胶质细胞增殖分化。此过程中各种因素导致异常则可造成多种发育性疾病,如:①智力低下伴或不伴惊厥;②Down 综合征(21 号染色体三体征)为胚胎第 7~10 周时菱脑发育畸形,表现为第四脑室极度向后扩大或与后颅窝巨大囊肿相通,特点为扩大的后颅窝、天幕上抬、小脑蚓部发育不良、第四脑室囊样扩张等,半数以上病例合并中枢神经系统的其他畸形,常见的有脑积水(占 75％)、胼胝体发育不良(占 20％~25％)、前脑无裂畸形和移行异常(占 5％~10％)等;③脆性－X 综合征;④Angelman 综合征(快乐木偶综合征);⑤假性肥大肌营养不良;⑥产生潜在性脑易损性。

5.成髓鞘期发育障碍

易发生大脑白质发育不良及氨基酸和有机酸代谢障碍;还可发生脑室周围白质营养不良(PVL),指脑室周围白质坏死,主要分布在半卵圆中心(近侧脑室前角和体部)、视放射(近三角区和枕角)、听放射(颞角)。它的发生与 3 个相互作用的因素有关:脑白质供血血管发育不完善;成熟度依赖的脑血流调节功能受损,使脑白质易受缺血损害;成熟度依赖的少突胶质细胞及其前体细胞的易损性,使其成为 PVL 时主要的受损细胞。MRI 可证实大脑髓鞘显著受损,后遗症表现痉挛性双下肢瘫合并认知受累。

(二)缺氧、缺血与脑损伤

机体在正常有充足氧供给状态下,1g 分子葡萄糖代谢可提供 38g 分子 ATP,这是维持人体细胞功能的基本能量来源,60％的 ATP 消耗是用于维持细胞体内平衡状态不可缺少的离子泵机制,但在无氧状态下 1g 分子葡萄糖代谢只能提供 2g 分子 ATP。实验证明,缺氧可导致脑血流增加,但白质区不如灰质区显著,脑血流增加导致代偿能量利用,因此缺氧可造成严重脑白质损害。缺氧缺血性脑损伤的基本病理变化归纳起来有以下 3 种:脑水肿、脑组织坏死、缺氧性颅内出血。由于大脑在不同发育时期对缺氧、缺血的敏感性和解剖生理特点不同,加之脑缺氧、缺血程度不同,所以,表现出的病变类型和程度也不同。在胚胎的早期缺血可引起脑发育畸形,后期缺血脑结构可发生破坏,如孔洞脑、脑软化症、无脑性脑积水等,缺氧缺血发生在围生期可造成脑梗死、脑出血等严重损伤。

1.大脑白质发育不良

多发生在妊娠的前 6 个月,由于此阶段胎儿脑组织缺乏星形细胞增殖能力,所以缺氧、缺血破坏白质以后,局部无反应性星形细胞增殖的痕迹。病变最大的特点是,如在大脑的颞极前缘处做一切面(在冠状切面上,此处正处大脑的侧脑室前角端),正常新生儿此切面的灰质与白质的比例约为 8：7;白质发育不良时,此比例可小于 4：1。此外,还可见两大脑半球呈球形,额叶比正常小,脑室相对扩张,桥脑与延髓的锥体变细小。

2.局灶性脑梗死

新生儿脑梗死表现为癫痫、低张力或嗜睡。梗死的皮质出现水肿或有斑块出血,深部灰质核团梗死常伴出血。

3.脑室周围白质软化

随着新生儿监护技术的发展,低出生体重儿的存活率已提高至 35％,但此类新生儿多伴宫内发育迟缓、低血糖或先天性心脏病。脑室周围白质软化大多发生在脑室周围的深部白质,尤其多见于侧脑室前角(额叶)和后角附近白质,病变早期呈灰白色凝固性坏死,直径为3~6mm,富含水分,与周围完好组织相比光泽较差,病灶可为单个,但多数呈多灶性,伴有核黄疸时也可染成黄色,有时可伴出血。镜下观察显示为凝固性坏死,神经组织崩解呈无细胞的嗜酸性坏死灶或充满格子细胞,8小时后,星形细胞与血管内皮反应性增生,银染色可见轴索肿胀、断裂呈棒状。严重者室管膜也可破坏(特别是在侧脑室枕角壁处),以后局部形成胶质瘢痕,有棕色色素沉着或形成囊腔。

4. 侧脑室白质软化(PVL)

侧脑室白质软化是由于缺氧缺血对侧脑室旁分水岭区脑白质损伤,造成局部脑组织坏死囊变。正常脑组织供血有两方面来源,表面灰、白质接受大脑前、中、后动脉的皮层穿支动脉供血,而深部的灰质和白质接受来自深部穿支和脉络膜动脉供血,两路供血动脉交界区的中部白质称为分水岭区。侧脑室旁白质脑软化在新生儿期临床表现不明显,常表现为下肢的紧张性和运动下降,后遗症可见强直性双侧瘫或四肢瘫。

5. 大脑白质梗死

这是一种不同于脑室周围白质梗死的病变,见于足月儿。长期反复的循环衰竭、低血压,特别是伴有静脉瘀血时(此时血压降低不十分严重,即刚能供应皮质血液,但又达不到白质),易造成大脑白质梗死。病变开始位于顶枕交界处白质和额叶的深部白质,随着缺血加重,呈向心性扩张,最后可累及整个大脑皮质。肉眼观察可见,急性与亚急性时,白质皱缩呈半透明状或软化呈颗粒状。镜下观察可见,正常的白质结构崩解,伴巨噬细胞反应。以后随病变发展可形成囊肿,称多囊性脑病或囊性硬化。有时白质梗死也可累及胼胝体。

缺氧缺血对大脑组织是一个复杂性损伤,患儿的临床表现因病情不同而异,轻者仅有易怒、紧张不安及深部反射增加,这些患者预后较好;中度有昏睡、低张力、癫痫;严重者有昏迷、惊厥、脑干功能异常、颅内压增高,这类患者预后差。长时间窒息可出现手足徐动症、扭转痉挛及癫痫,病理上表现为选择性神经元坏死。分水岭区脑损伤,也见于双侧额叶和顶枕叶区,累及皮质下白质,急性期为坏死和囊变,慢性期表现脑萎缩与胶质增生。长时间窒息脑损害相当严重,以脑旁中线区,特别是深部灰质为主,如丘脑外侧部、豆状核、海马、皮质脊髓束及视放射,皮质不易受累。较严重病例可累及脑干和小脑的深部灰质核团,镜下可见深部灰质核团坏死、胶质增生及剩余纤维过度髓鞘化,最严重为广泛性灰、白质损伤,发生多囊脑软化或伴有白质营养不良,钙化和脑萎缩。

(三)中枢神经系统先天性感染

中枢神经系统先天性感染是一组疾病,包括弓形体病、风疹、巨细胞病毒、单纯疱疹病毒及梅毒、水痘等。胎儿中枢神经系统感染上述病毒的途径可由于:①通过胎盘的血液性感染;②经宫颈、羊膜囊中的羊水逆行感染;③分娩过程的产道感染。

发生于妊娠前6个月的感染则会导致先天畸形;发生在妊娠6个月以后感染则会引起脑实质的破坏性改变;胎儿蛛网膜下隙感染会继发粘连阻塞室间孔或导水管则可形成梗塞性脑积水、脑室扩大;感染直接破坏脑实质,表现脑软化和多囊性改变,以后发生脑内钙化,位于皮质、皮质下或脑室周围的破坏形状可为斑点状、结节状、脑回状;晚期出现脑萎缩、头颅变小。

1. 先天性弓形虫病

这是一种人畜共患寄生虫病。孕妇在妊娠3~7个月间感染弓形虫后,形成原虫血症,通过胎盘感染胎儿。最常见受损部位是中枢神经系统,可引起脑实质包括大脑皮质和基底神经节坏死。病理可见灰质与白质中小血管继发血栓形成,阻塞脑室及中脑血管引起脑积水,蛛网膜下隙有少量淋巴细胞、中性粒细胞。

2. 先天性风疹综合征

孕妇在妊娠早期感染风疹病毒后,可通过胎盘感染胎儿,引起多种畸形,如小脑畸形、脑积水、胼胝体不发育、大脑呈局限性脑膜炎、皮质下可出现空洞性矿物化(包括铁、钙等)沉着。

3. 先天性巨细胞病毒感染

多是孕妇感染巨细胞病毒后,通过胎盘感染胎儿。如神经系统受损害,可引起多小脑畸形、肉芽肿性室管膜炎、脑室周围矿物化、脑积水及皮质结构异常如神经元异位。亦有报道可引起小头畸形。

4. 先天性疱疹病毒感染

根据感染的胎龄不同,可引起不同病变,如妊娠早期受感染,则可引起先天性畸形(如小头畸形、小眼畸形)、先天性心脏病、颅内钙化、肢体异常(如短指或短趾)、脑发育不良、脑积水等;如妊娠晚期受感染,则与新生儿感染相似,可表现为以侵犯内脏,如肺、肝等为主的全身播散型,或以侵犯中枢神经为主的坏死性脑炎,病变主要侵犯一侧或两侧的额叶,使局部坏死。

(四)核黄疸

核黄疸又称胆红素性脑病,是病理性黄疸,其主要因素可为:1. 感染性,如新生儿肝炎(多为胎内感染)、新生儿败血症;2. 非感染性,如新生儿溶血、胆道闭锁;3. 母乳性感染;4. 遗传性疾病,如红细胞 6-磷酸葡萄糖脱氢酶缺陷,在我国北方的核黄疸病例中多见;又如红细胞丙酮酸激酶缺陷病、球形红细胞增多症、半乳糖血症及药物性黄疸(维生素 K_4、新生霉素等),更多见于低体重新生儿。

胆红素血症时,一部分胆红素未与白蛋白结合,成游离状态。这种游离状态的胆红素容易通过血脑屏障,沉着于细胞膜和线粒体的生物膜上,与膜上的磷脂结合,从而阻碍细胞的氧化磷酸化,导致细胞变性、坏死。中枢神经系统的某些神经核受损,可导致脑瘫,又称胆红素性脑病,病变特点为脑基底核、海马、视丘下核、齿状核等被感染成亮黄或深黄色。镜下观察上述部位的神经细胞和小胶质细胞不同程度变性,大量神经元丢失,神经胶质细胞增生替代。

也有观点针对血液中胆红素增高不明显的特点,强调核黄疸的发生是血脑屏障功能降低所致,多见于低出生体重儿以及患呼吸窘迫综合征、缺氧、酸中毒及感染的婴儿。

(五)颅内出血

新生儿颅内出血是一种常见的脑损伤,可由于产伤、缺氧、脑血管畸形、血液病、营养缺乏、外伤及感染等原因造成,可导致蛛网膜下隙出血、脑出血、硬膜下出血;早产儿缺氧缺血所致脑损伤的主要表现也为颅内出血,主要是由于早产儿在脑室周围室管膜下及小脑软脑膜下均存在胚胎生发基质,该组织毛细血管丰富,结构疏松,缺乏胶原和弹力纤维等结缔组织支持,当动脉压突然升高时可导致毛细血管破裂出血。新生儿颅内出血以脑室周围-脑室出血为多,室管膜下出血又称脑室周围生发层基质出血,大部分在尾状核和侧脑室管膜之间,约占75%以上,严重者形成血肿,突破室管膜流入脑室内。脑室内出血的血液多集聚在侧脑室的后角(枕侧)。其后果少量出血可以吸收,仅在脑室壁或蛛网膜下隙留下含铁血黄素沉着;出血量多则不能完全被吸收机化,可发生在第四脑室的血块机化或蛛网膜下隙机化粘连;大脑室内出血,可产生静脉性梗死及弥散性血管内凝血(DIC),以致威胁生命。

(六)中枢神经系统感染

中枢神经系统感染是出生后获得性感染，常见原因有细菌性及病毒性两大类。细菌性脑膜炎又称化脓性脑膜炎。最常见的致病菌有Ｂ组链球菌、奈瑟脑膜炎双球菌、脑炎链球菌、肠杆菌。细菌经体内感染灶致菌血症或败血症，侵犯脑膜，致病菌的繁殖引起脑膜和脑组织炎症性病变。由于正常小儿脑脊液中补体成分和免疫球蛋白相对低于血清水平，细菌能够迅速地进入脑膜进行繁殖，引起脑膜炎。细菌的产物和宿主的炎性反应是引起脑实质损伤的主要原因。由于炎症的进展，炎性细胞（巨噬细胞、单核细胞、星形细胞等）释放出多种细胞因子（如肿瘤坏死因子、白细胞介素、血小板活化因子、巨噬细胞炎症蛋白等）使炎症进一步加剧，使血脑屏障的通透性增加而产生脑水肿，病情严重者后期形成瘢痕脑。后遗症往往出现脑性瘫痪。

（七）周围神经和肌肉病变

据报道脑瘫患儿存在周围神经病变。光镜及透射电镜病理形态学检查显示，患儿周围神经普遍受累，以有髓神经纤维为主，主要为各种脱髓鞘病变，并有髓鞘轴索分离现象；无髓神经纤维以其周围的雪旺细胞病变为主，束内微血管亦发生病变，提示周围神经的病变程度与病程长短及临床症状无明显关系，可能与患儿患病时所处的发育阶段、中枢神经元的受损状况及后天有关反射弧的代偿性建立等有关。此外，胡月光、唐彦萍等分别报道脑瘫患儿骨骼肌也存在继发性病变，表现为Ⅰ型肌纤维（慢缩纤维）比例增大和Ⅰ型肌纤维的聚集，Ⅱ型纤维减少，骨骼肌纤维有集簇性变性、结缔组织增生，但肌梭结构尚好，电镜下可见到骨骼肌纤维超微结构异常，即线粒体多、三联管结构少、发育差，病变肌纤维表现为细胞水肿和肌原纤维破坏。

二、针刀医学对对痉挛性脑瘫病因病理的认识

痉挛性脑瘫患儿占小儿脑瘫的 70%，它引起的肢体畸形、关节功能障碍严重影响了患儿的生活质量。针刀医学研究认为，人体在损伤以后，有巨大的自我修复潜能和自我调节潜能。各种原因引起骨关节周围的软组织损伤，或者肌肉、韧带、筋膜关节囊行经路线的损伤，导致关节受力异常，人体为了恢复正常关节的力学平衡，会启动自身的力学调节系统，即人体弓弦力学系统，对关节异常力平衡进行自我调节，自我修复。这个调节的过程就是粘连、瘢痕、挛缩的过程。如果软组织损伤轻微、或者人体的自我修复和自我调节能力强，关节功能得以恢复。如果软组织损伤重，人体的自我修复和自我调节能力差，或者超过了人体的自身的代偿能力，就会导致该关节功能异常，关节强直。

脑性瘫痪简称脑瘫，是指出生前到出生后 1 个月内各种原因所致的非进行性脑损伤。主要表现为中枢性运动障碍及姿势异常。痉挛性脑瘫引起的肢体畸形、关节功能障碍严重影响了患儿的生活质量。针刀医学认为虽然脑损伤是非进行性的，但运动障碍及姿势异常却是进展性，这是由于肢体软组织的长期慢性损伤后，肌肉、韧带、关节囊、筋膜的紧张、挛缩，引起关节力学传导异常，最终引起四肢弓弦力学系统、脊－肢弓弦力学系统、脊柱弓弦力学系统的损害，超过了人体的自我代偿和自我修复限度，导致关节畸形、步态异常。比如，痉挛性脑瘫踝关节畸形的典型表现为扶立时足尖着地、两下肢伸直、两腿内收呈剪刀状、摆胯、腰扭曲，这种畸形不是单纯的踝关节的问题，而是由于踝关节单关节弓弦力学系统受损以后，踝关节的受力异常，即踝关节不能完成它自身的功能，改变了下肢力线，人体为了适应踝关节的功能（扶立时足尖着地），就会改变膝关节、髋关节的力学系统（两下肢伸直、两腿内收呈剪刀状、摆

胯),通过脊－肢弓弦力学系统,引起脊柱的力学传导异常(腰扭曲)来代偿踝关节功能,从而引发这些典型的临床表现。由此可见,痉挛性脑瘫的肢体畸形属于多关节联合畸形。如果一个关节的功能活动受到限制且不能通过人体弓弦力学系统代偿和自我修复,那么,人体为了生存,就会通过调节其他的弓弦力学系统,形成立体网络状的病理构架来适应这个病理的关节功能。从而引起多关节的畸形和功能障碍,以最大限度地延续生命活动。

(孔令霞)

第二节　痉挛性脑瘫的临床表现

一、临床表现

痉挛型脑瘫的临床表现主要是肌张力增强、腱反射亢进、踝阵挛和巴彬斯基征阳性。又由于屈肌的张力通常比伸肌群的张力高,而出现屈、伸肌力不平衡,出现特有的姿态与肢体畸形;患者走路的步态也由于屈肌张力增高严重痉挛之故而表现其独特步态。损伤部位主要在大脑皮层运动区和锥体束。

(一)肌张力增强

因为锥体束损害而出现肌张力增强,是因为正常大脑皮质运动区及其锥体束对前角细胞常有一种抑制作用。当大脑皮质运动区或锥体束病损时则这种抑制作用消失,前角细胞自皮质的控制下释放出来,因此出现肌张力增高、腱反射亢进,这是大脑皮层运动区细胞及锥体束损害不能抑制前角细胞与脑干运动神经核及它们伸延出的纤维的表现。单纯锥体束损害不伴有锥体外系损害时,肌张力增高一般不会超过四级,但是因屈肌的张力明显高于伸肌的张力,如果失去治疗和训练,完全可以使一些肌肉严重挛缩而导致肢体变形乃至畸形发生。如交叉腿即是两下肢内收肌肌张力亢进所致。锥体束损害出现的肌张力亢进时肌肉发紧、发硬,被动活动时有齿轮样抵抗感觉,而锥体外系损伤出现的肌张力亢进,被动活动时有齿轮样抵抗感觉。

1.痉挛性脑瘫的肌张力分类标准

肌张力过高是脑性瘫痪的重要表现,我们根据检查时肢体痉挛产生的阻力分级,可分为以下三级。

(1)重度痉挛:重度痉挛的脑瘫儿童,当体位改变时,肌张力的情况几乎没有改变。这类患儿全身肌肉处于高度共同收缩状态,也就是说,躯干和四肢都处于痉挛状态。当然,一部分肌肉的痉挛程度会超过另一部分肌肉的痉挛程度,如果屈肌痉挛超过伸肌痉挛,那么患儿以屈曲为主;反之,则患儿以伸展为主。因此,处于强直状态的患儿也属于这一型。这类患儿由于严重的痉挛,阻碍了有效运动的发生。在重度痉挛的患儿身上可以发现某些典型的痉挛外形,较常见的一种是:上肢完全屈曲,肘、腕和各指关节处呈屈曲状,肩韧带收缩,肩关节内旋、内收,肘部腕尺关节也内旋;下肢呈伸展状态;患儿头部常后仰,并转向一侧。在有些患儿肘关节也可以伸展为主,他们的肩韧带往往是拉长的;下肢的伸展状态表现为髋关节伸展、内旋,膝关节也伸展,踝关节跖屈,脚掌内翻,整个下肢内收,甚至出现剪刀样交叉。当然,每个患儿尚存在着各种个体差异。重度痉挛不仅仅累及上、下肢,它必然还累及躯干。背部肌群的痉挛可导致躯干运动缺乏,由于背部两侧肌群痉挛程度不同,还可引起脊柱侧弯。腰大肌的痉挛不仅仅导致腿部的屈曲,而且还会引起腰椎前突,抑制腰部肌群的活动,这类患儿即使能产生运动,也是刻板的、缺乏变化的、无效的。这类患儿如果痉挛状态不能改善,那么挛缩和最终的畸形必然会发展、加剧。

(2)中度痉挛:患儿在静止的状态下,出现的痉挛状态是轻度或中度的,但必须注意"静止"状况下不宜,包括让患儿处于仰卧位。因为对于紧张性迷路反射阳性的患儿,在仰卧位时会出现全身伸肌过度活动,这样患儿的肌张力会显得比侧卧位时高得多。当中度痉挛的患儿企图运动时,特别是患儿平行受到威胁,而做出反应性运动时,他的肌张力会急剧增高,肌张力的可变性较重度痉挛的患儿明显得多。如果当他从事对他来说较为容易的运动时,他的肌张力可以出现较轻度的增高;但当他必须做出很大努力时,或者如果当他变得激动或焦急时,他的肌张力确实会发生极其显著的增高。这类患儿的动作往往显得迟缓、笨拙。在中度痉挛的患儿身上,病理性原始反射可能存在,但不像重度痉挛的患儿那样容易引出。对于中度痉挛的患儿来说,若痉挛状态不能改善,挛缩与畸形可能会逐渐产生,并趋于严重。

(3)轻度痉挛:患儿在静止状态下或处于各种容易掌握的运动时,肌张力基本正常或轻度增高。当做难度较大的运动时,肌张力会相对增高,并可出现关联运动。做精细动作时,会显得笨拙,动作协调性差。这类患儿常不易引出病理性原始反射,并均能引出一定的自动反应。一般极少发生肌痉挛和骨关节畸形。一般低体重儿与窒息者易患本型脑瘫。

2. Ashworth 肌张力测量

五级法检查时,操作者对患肢进行关节全范围的被动活动,按肌张力增加情况分为以下五级。

0级:肌张力没有增加。

Ⅰ级:肌张力轻度增加。患肢做被动屈曲或伸展活动时,运动之末呈现最小阻力或出现突然卡住和释放,有折刀感。

Ⅱ级:肌张力较明显增强。在关节活动时,肌张力均较明显增加,但患肢仍能较容易地活动。

Ⅲ级:肌张力严重增强。患肢被动活动困难。

Ⅳ级:僵直。患肢屈曲或伸直位僵硬,被动活动不能进行。

(二)姿势异常

1. 上肢异常

姿态较严重的上肢痉挛性瘫痪时才能出现异常姿态,由于胸大肌、肱二头肌、旋前圆肌、腕屈肌、拇收肌、屈指肌等的张力高于伸肌,使患肢出现肩部外展、肘部屈曲、前臂旋前、屈腕、拇收屈指握拳姿态。

2. 下肢常见痉挛的肌群

(1)小腿三头肌挛缩:让患者坐在床边上,使小腿在外自由下垂,在此位置时,患者可以使足保持中立位,但是令其伸直膝关节时,无论患者怎么努力,都会呈尖足位;或者让患者平躺在检查台上,然后帮助患者坐起来,这时可以看到膝部离开床面呈屈曲位,主要是腓肠肌挛缩导致,由于挛缩的程度不同,屈曲角度亦不同。

(2)髋部屈肌群(髂腰肌、股直肌、缝匠肌、阔筋膜张肌)挛缩:一般程度的挛缩取俯卧位时即可看到其挛缩程度;严重的髋肌挛缩不能俯卧位于检查台上;轻微的挛缩使其膝部屈曲,这时由于股四头肌的作用使骨盆前倾,髂棘离开检查台面。仰卧位检查会因脊柱前凸而掩盖,即使非常注意评价髋关节屈肌痉挛也容易出现误差,必须使健侧髋膝屈曲,此时患侧下肢才可出现各种屈曲角度。

(3)内收肌群(大收肌、长收肌、短收肌、股薄肌、耻骨肌)挛缩:内收肌群挛缩虽然容易检查,但须注意必须让患者双下肢都伸展、膝关节紧贴检查台面,两大腿则外展受限,若屈髋屈膝位检查内收肌是不正确的;内收肌挛缩常伴有内旋肌群(臀中肌、臀小肌、阔筋膜张肌、半腱肌、半膜肌)的挛缩,检查时让患者伸髋屈膝,双小腿垂于台面下,此时的双小腿呈外翻位状态,其外翻角度即表明了内旋的程度。

3. 站立姿态

严重的双下肢痉挛性脑瘫往往不能独立站立,需要依靠扶持或靠墙站立,此时呈上身前倾、屈髋、屈膝、双足交叉足跟不能着地的典型姿态。根据病情的程度上述畸形或轻或重。

(三)步态异常

1. 轻度尖足步态

为了缓解挛缩的小腿三头肌,足尖着地后足跟抬起,足趾伸肌收缩,拇趾呈鹅头状行走。开始着地是整个足底、膝关节保持屈曲状态以缓解痉挛,当向前跨越伸膝时足跟立即抬起,用前足支撑移动健肢,重心在距骨头,在以上过程中踝关节运动极少,只是在正着地的前足部做蹬地运动,使身体抬起。

2. 高度尖足步态

固定性尖足,即不能背屈、足底不再着地,足跟也不再着地。矢状面观:双足支撑时,足的蹬地由足尖进行,急剧离地,从后向前,伸直性痉挛变为失调性收缩,膝强烈过屈,接着足尖再次着地。在足尖成为前足着地双足支撑中,腿变得非常长,但患者不知屈膝可使腿缩短,为了克服患侧腿长就用健侧足压地,形成一种跳跃。明显的跳跃步态,呈垂直方向大幅度运动。此外可以看到患者头部交替向前方探出,有人称其为"鸡样"或"鸽样"步态。额状面观:由于患肢相对延长,健侧下肢就不能充分地侧方蹬地,如此步行时,则靠躯干急剧地向偏瘫一侧倾斜以辅助。还表现后步短。

3. 屈髋、屈膝、尖足步态

在正常步行中,矢状面上主要是髋、膝、踝三大关节反复地进行屈曲和伸展运动,尖足将永久地引起膝与髋的屈曲挛缩,从而丧失了步行中的伸展期。步行时,患者使身体向前倾斜呈一种持续鞠躬姿势,为的是使足从后方迈到前方,呈典型鸡样步态。

4. 痉挛性全身障碍步态

患者基本上是四肢瘫或三肢瘫或以双下肢瘫为主。患者不能用足跟站立,看似轻微尖足,但其在腰椎前凸、屈髋、内收、屈膝状态下走路。

(四)锥体束损害特有反射

1. 巴彬斯基征阳性

用叩诊锤尖部刺激足底外侧缘,由足跟沿外侧缘向前划至小趾根部转向至踇趾根部,阳性反应可见第一趾缓慢地紧张性背伸,其他四趾以第三趾为中心呈扇形外展背伸。此反射又称划跖反射,正常人不出现,但在18个月龄以内健康小儿也会出现。此反射是检查大脑皮质运动区及其皮质脊髓束纤维受损害时的重要依据之一。

2. 霍夫曼反射

霍夫曼反射又称弹刮中指反射,使患者腕部稍微背伸,手指微屈曲,检查者以右手食指及中指轻夹患者中指远侧指间关节,以拇指向下弹按其中指指甲,拇指屈曲内收,其他手指屈曲者为阳性反应。也是判断锥体束损害的依据。

（五）腱反射阵挛

腱反射出现阵挛表现也是锥体束损害类脑性瘫痪的体征之一,通常以踝阵挛出现率最高,其次是髌阵挛,腕阵挛也偶尔见到。踝阵挛检查方法:检查时嘱患者仰卧,膝关节与膝关节稍屈,一手持患者小腿,另手持住患者足的远端,用力使踝关节背屈,则踝关节呈节律性伸屈运动。髌阵挛检查方法:患者仰卧,下肢伸直,检查者用拇示两指夹住髌骨上缘,突然向下方推动,并维持不放松,附着在髌骨上缘的股四头肌腱被拉长,当膝反射增高时引起该肌收缩,肌腱继续拉长,髌骨即出现连续上、下有节律的颤动。

（六）脑膜刺激征

因脑膜病变或各种原因引起颅内压增高均可出现脑膜刺激征,而在锥体束损害的脑性瘫痪患者也常常出现反应,分析其原因有三:1.脑膜陈旧性损害或粘连;2.脑皮层中枢损害;3.肌张力增高与异常联带运动的综合表现。

二、痉挛性脑瘫的临床分型

（一）单肢瘫痪型脑瘫

单肢瘫指的是只有1个肢体瘫痪,瘫痪的肢体可能是上肢也可能是下肢。这类患儿在实际当中并不多见,这主要是他的其他3个肢体代偿能力很强,如果仔细观察的话,你会发现患儿对侧或同侧的另一个肢体存在着比较轻微的障碍,所以说单纯的单肢瘫患儿比较少见。

（二）偏瘫型脑瘫

偏瘫型脑瘫是指半侧肢体的障碍,主要运动障碍是在同侧上、下肢及躯干。这种偏瘫型脑瘫患儿与成人偏瘫患者相似,在运动当中主要以健侧为主,重心移动的能力较差,严重时患侧肢体发育明显要比健侧短小。一般患儿患侧上肢屈肌的肌张力较高,肌肉较僵硬,很难将关节伸直,而下肢伸肌肌张力较高,关节屈曲较困难。偏瘫型脑瘫主要以痉挛型为多见。在运动当中,患侧上下肢及躯干总是处于共同运动状态,也可以说是连带运动。例如:患儿患侧上肢做屈曲运动时,患侧下肢会不自主伸立,且肌肉很硬,张力升高,而且容易引起关节的挛缩变形、肌肉的萎缩和肌腱的短缩。同时面部发育也不协调,相比之下,患侧面部发育明显小于健侧,同时患侧躯干的肌肉也是短缩的,而健侧肢体在形态发育和运动发育方面是正常的。患儿在坐位、立位、步行过程当中主要依靠健侧的作用,活动是属于非对称性的。由于患儿从来不使用患侧肢体,所以无论在什么状态下,他的健侧肢体总是在前方,患侧肢体总拖在后侧,有的患儿甚至不知道自己还有另一侧的手和脚,这就是说患儿对自己身体患侧的认知能力较低,在语言能力和理解能力上,也存在着比较明显的差异,一般情况下,左侧瘫痪的患儿语言能力不会受太大影响,而右侧瘫痪的患儿语言能力、表达能力及理解能力,甚至智力,因脑受伤的部位、轻重的不同而深浅不一。偏瘫型脑瘫比较多见。

（三）三肢瘫痪型脑瘫

三肢瘫痪型脑瘫一般简称为三肢瘫,是指双侧下肢及一侧上肢存在运动障碍。三肢瘫的患儿一般多为痉挛型。这种类型的患儿由于4个肢体中有3个存在着轻重不同的运动障碍,所以较好的一侧上肢也会受影响,它的运动会受到深浅不同的限制。一般患儿健脑的粗大运动尚可,而精细动作较差,瘫痪肢体运动障碍越严重,健肢受累的程度就越严重。由于患儿障碍程度的不同与障碍部位的差异,患儿语言障碍的程度也不一样。

(四)四肢瘫痪型脑瘫

四肢瘫痪型脑瘫简称四肢瘫,指的是四肢都存在运动障碍。一般而言,双侧上肢的障碍要比双侧下肢更严重,这种情况中痉挛型和手足徐动型的患儿都比较多。重复偏瘫也为四肢瘫痪的一种特殊类型,指一侧上、下肢重于另一侧上、下肢瘫痪的脑瘫。一般在临床治疗当中,混合型脑瘫是被划分在四肢瘫痪型之内的。对于四肢瘫患儿来讲,各方面的情况存在着很大的差异。与上面3种类型患儿一般的日常生活动作完成的质量相比要差许多,也较易形成异常性的姿势及异常性的运动模式。它的功能障碍是分布于整个肢体的。

(五)双重瘫痪型脑瘫

双重瘫痪型脑瘫的运动功能障碍也存在于四肢,但是属于小对称性的,而且一般是它的两侧下肢所存在的功能障碍和运动障碍要比两侧上肢严重得多。双重瘫痪实际也是四肢瘫痪的一种,只不过是它的两侧肢体的功能障碍和运动障碍是不对称的,而且它是双侧下肢重于双侧上肢而已。在临床当中以痉挛型和手足徐动型较多见,也有混合型,而无论是哪一种双重性瘫痪的患儿都由于本身的情况不同,存在着较大的个体差异。

(六)截瘫

截瘫型脑瘫从分类名称上就可以知道,它类似于脊髓损伤性障碍,双下肢存在着一定的障碍,所以也称"双下肢瘫痪"。截瘫型的脑瘫儿童一般是双下肢的伸肌和内收肌、小腿三头肌、内旋肌、髋关节屈肌的肌张力比较高,所以在站立、步行中常出现双腿交叉、脚尖着地、屈髋的现象,在临床上被形象地称为"剪刀步"。这种类型脑瘫多见于痉挛型,此型患儿表现两侧下肢运动功能障碍,站立、行走等下肢活动异常,而上肢功能基本正常。但是临床所见痉挛型截瘫型脑瘫患儿上肢多半也波及,故实际上虽称为截瘫,却并非如同外伤性截瘫的患儿,病变仅限于双下肢。所以在临床上见到单纯的以双下肢瘫痪为特点的截瘫性脑瘫患儿是较少的。此型患儿双下肢运动功能障碍,并常常伴有肢体的变形:髋关节屈曲、内收、内旋,膝关节屈曲,足呈马蹄内翻畸形。整个下肢呈现剪刀样交叉,行走时髋内收肌痉挛,两股相夹,双膝内侧互相摩擦、碰撞,步态不稳,呈剪刀步或交叉步。也有的患儿呈现膝反张,腰椎前凸加大,躯干前倾的姿势。

由于双下肢的障碍,患儿很难两腿伸直取长坐位,其最喜欢的坐姿为"W"型坐位。患儿爬行时往往是跳爬,几乎没有伸展的能力。如果让其长坐位,就会看到患儿脊椎过分向前弯曲,呈"圆背"现象。另外还有骨盆过分地向下方旋转,双侧肢关节有不同程度的屈曲,障碍较大的患儿会利用自己的双手去抱住自己的腿等。患儿由于双下肢的障碍,累及到他的全身运动姿势,所以在长坐位时、立位时、行走时就会出现上述的姿势。同时还可以发现患儿整个身体的旋转能力几乎没有,双上肢能够取的范围较小。独立完成重心的移动很困难。出于长期取"W"形坐位和因本身肌张力高度紧张时间较长,往往会引起肌肉的萎缩、肌腱短缩以及关节僵直、挛缩等症状,所以这类患儿是手术治疗的对象。对于这类患儿来说,双上肢功能较好,并具有较好的理解能力和语言表达能力,在运动过程中双上肢的代偿能力较强。在训练时,他能较快适应并且训练效果较好,患儿自我运动的意识也比较强。

(孔令霞)

第三节 痉挛性脑瘫的诊断标准

按 1988 年全国小儿脑瘫座谈会制定的标准,脑性瘫痪是指出生前至出生后 28 天内发育时期非进行性脑损伤所致的综合征。主要表现为中枢性运动障碍及姿势异常,如果符合以下几条,即可确诊:①婴儿期出现的中枢性瘫痪。②可伴有智力低下、惊厥、行为异常、感觉障碍及其他异常。③需除外进行性疾病所致的中枢性瘫痪及正常儿一过性运动发育落后。

另外,据 2000 年 9 月第六届全国小儿脑性瘫痪学术交流暨国际交流会上重新确定,脑瘫的定义应按照《脑瘫流行病学》(英文版)规定,指从出生前至出生后 3 岁以前,大脑非进行性损伤引起的姿势运动障碍。痉挛性脑瘫的诊断需要符合上述脑性瘫痪的诊断标准,并具有痉挛性脑瘫的临床特点就可以确诊。

(孔令霞)

第四节 痉挛性脑瘫的针刀治疗

针刀医学认为,痉挛性脑瘫是由于各种原因引起脊柱弓弦力学系统、脊肢弓弦力学系统以及四肢弓弦力学系统的应力异常,在弓弦结合部及弦的行经路线上形成粘连、瘢痕、挛缩后引起的畸形。根据针刀医学闭合性手术理论及软组织损伤病理构架的网眼理论,应用针刀整体松解、剥离、铲除粘连、挛缩及瘢痕组织,针刀术后,配合手法将残余的粘连瘢痕拉开,可以矫正畸形,从而达到治疗目的。

一、第 1 次"口"字形针刀整体松解术

腰部的整体松解包括 $L_3 \sim L_5$ 棘上韧带、棘间韧带的松解;左右 $L_3 \sim L_5$ 腰椎横突的私、解,在骶正中嵴上和两侧骶骨后面骶棘肌起点的松解。从各个松解点的分布上看,棘上朝带点、棘间韧带点、左右 $L_3 \sim L_5$ 腰椎横突点、骶正中嵴上和两侧骶骨后面骶棘肌起点的连线共同围成"口"字形状,故称之为"口"字形针刀整体松解术。下面从每个松解点阐述"口"字形针刀整体松解术的针刀操作方法。

(一)体位

俯卧位,腹部置棉垫,使腰椎前屈缩小。

(二)体表定位

L_3、L_4、L_5 棘突及棘间,L_3、L_4、L_5 横突,骶正中嵴及骶骨后面。

(三)麻醉

1% 利多卡因局部麻醉。

(四)针刀操作

1. L_3、L_4、L_5 棘上韧带及棘间韧带松解,以松解 L_3 棘上韧带及 $L_3 \sim L_5$ 棘间韧带为例。

(1)第 1 支针刀松解棘上韧带:两侧髂嵴连线最高点、后正中线的交点为第 4 腰椎棘突,向上摸清楚 L_3 棘突顶点,突顶点进针刀,刀口线与脊柱纵轴平行,针刀经皮肤、皮下组织,直达棘突骨面,在骨面上纵疏横剥 2~3 刀,范围不超过 1cm,然后贴骨面向棘突两侧分别用提

插刀法2刀,深度不超过0.5cm。其他棘上韧带松解方法与此相同。

(2)第2支针刀松解棘间韧带:以松解 L_3～L_4 棘间韧带为例。两侧髂嵴连线最高点与后正中线的交点为第4腰椎棘突,向土即到 L_3～L_4 棘突间隙,在此定位,从1～4棘突上缘进针刀,刀口线与脊柱纵轴平行,针刀经皮肤、皮下组织,直达棘突骨面,调转刀口线90°,沿1～4棘突上缘用提插刀法切割2～3刀,深度不超过1cm。其他棘间韧带松解方法与此相同。

2.横突松解

以 L_3 横突为例。摸准 L_3 棘突顶点,从 L_3 棘突中点旁开3cm,在此定位。刀口线与脊柱纵轴平行,针刀经皮肤、皮下组织,直达横突骨面,刀体向外移动,当有落空感时,即到 L_3 横突尖,在此用提插刀法切割横突尖的粘连、瘢痕2～3刀,深度不超过0.5cm,以松解骶棘肌、腰方肌及胸腰筋膜在横突尖部的粘连和瘢痕,然后调转刀口线90°,沿 L_3 横突上下缘用提插刀法切割2～3刀,深度不超过0.5cm,切开横突间韧带。其他横突尖松解方法与此相同。

3.髂腰韧带松解

(1)第1支针刀松解髂腰韧带

起点以、横突起点为例。摸准 L_4 棘突顶点,从 L_4 棘突中点旁开3～4cm,在此定位。刀口线与脊柱纵轴平行,针刀经皮肤、皮下组织,直达横突骨面,刀体向外移动,当有落空感时,即到、横突尖,在此用提插刀法切割横突尖肌肉起点的粘连、瘢痕2刀,深度不超过0.5cm。

(2)第2支针刀松解髂腰韧带

止点在髂后上棘定位,刀口线与脊柱纵轴平行,针刀经皮肤、皮下组织,直达髂后上棘骨面,针刃贴髂骨内侧骨面进针2cm,后用提插刀法切割髂腰韧带止点的粘连、瘢痕2～3刀,深度不超过0.5cm。

4.骶棘肌起点松解

(1)第1支针刀松解骶棘肌骶正中嵴起点:两侧髂嵴连线最高点与后正中线的交点为第4腰椎棘突,向下摸清楚、棘突预点,顺 L_5 棘突沿脊柱纵轴在后正中线上向下摸到的骨突部即为骶正中嵴,在此定位,从骶正中嵴顶点进针刀,刀口线与脊柱纵轴平行,针刀经皮肤、皮下组织,直达骶正中嵴骨面,骨面上纵疏横剥2～3刀,范围不超过1cm,然后,贴骨面向骶正中嵴两侧分别用提插刀法切割2刀,深度不超过0.5cm。

(2)第2、3支针刀松解骶棘肌骶骨背面的起点:在第1支针刀松解骶棘肌骶正中嵴起点的基础上,从骶正中分别旁开2cm,在此定位,从骶骨背面进针刀,刀口线与脊柱纵轴平行,针刀经皮肤、皮下组织,直达骶骨骨面,在骨面上纵疏横剥2～3刀,范围不超1cm。

(五)注意事项

1."口"字形针刀整体松解术的第1步是要求定位准确,特别是腰椎棘突的定位十分重要,因为棘突定位直接关系到椎间隙的定位和横突的定位。所以若棘突定位错误,将直接影响疗效。如果摸不清腰椎棘突,可先在电视透视下将棘突定位后,再做针刀松解。

2.横突的定位:棘突中点向水平线方向旁开3cm,针刀体与皮肤垂直进针刀,针刀均落在横突骨面,再向外移动刀刃,即能准确找到横突尖,此法简单实用,定位准确。

二、第2次针刀松解腰背筋膜

(一)体位

俯卧位。

（二）体表定位

胸腰筋膜。

（三）麻醉。

（四）针刀操作

1. 第 1 支针刀松解上段胸腰筋膜

在第 12 肋尖定位，刀口线与人体纵轴一致，针刀体与皮肤呈 90°，针刀经皮肤、皮下组织；直达第 12 肋骨，调转刀口线使之与第 12 肋骨走行方向一致，在肋骨骨面上车后方向铲剥 2～3 刀，范围不超过 0.5cm。然后贴骨面向下到肋骨下缘，提插刀法切割 2 刀，范围不超过 0.5cm。

2. 第 2 支针刀松解中段胸腰筋膜

第三腰椎棘突旁开 8～10cm 定位，刀口线与人体纵轴一致，针刀体与皮肤呈 90°。针刀经皮肤、皮下组织，达肌层，当有突破感即到达胸腰筋膜移行处，在此纵疏横剥 2～3 刀，范围不超过 0.5cm。

3. 第 3 支针刀松解下段胸腰筋膜

在髂嵴中线定位，刀口线与人体纵轴一致，针刀体与皮肤呈 90°。针刀经皮肤、皮下组织，直达髂嵴，调转刀口线 90°，在髂嵴骨面上内外前后方向铲剥 2～3 刀，范围不超过 0.5cm。

三、第 3 次针刀松解髋关节内收肌起点的粘连和瘢痕

（一）体位

仰卧位。

（二）体表定位

耻骨上下支。

（三）麻醉

1% 利多卡因局部定点麻醉。

（四）针刀松解术

1. 第 1 支针刀松解耻骨肌起点

在耻骨上支触摸到一条索状的耻骨肌起点处的压痛点，刀口线与耻骨肌纤维方向一致，针刀体与皮肤垂直刺入，达肌肉起点处，调转刀口线 90° 与耻骨肌纤维方向垂直，在耻骨上支骨面上向内铲剥 2～3 刀，范围不超过 0.5cm。出针刀后，针眼处创可贴覆盖。

2. 第 2 支针刀松解长收肌起点

在耻骨结节处摸到条索状的长收肌起点处的压痛点，刀口线与该肌肌纤维方向一致，刀体与皮肤呈 90°，刺入经皮肤、皮下组织，直达骨面，在骨面上向内铲剥 2～3 刀，范围不超过 0.5cm，以松解肌肉与骨面的粘连和瘢痕。出针刀后，针眼处创可贴覆盖。

3. 第 3 支针刀松解短收肌和股薄肌起点

在耻骨下支处摸到条索状的短收肌和股薄肌起点后定位，刀口线两肌肌纤维方向一致，针刀经皮肤、皮下组织，达骨面，在骨面上向内铲剥 2 刀，范围不超过 0.5cm，以松解肌肉与骨面的粘连和瘢痕。出针刀后，针眼处创可贴覆盖。

四、第 4 次针刀松解内收肌行径途中的粘连和瘢痕

（一）体位

患侧卧位。

（二）体表定位

内收肌行径路线。

（三）麻醉

1%利多卡因局部定点麻醉。

（四）使用汉章Ⅰ型针刀。

（五）针刀松解术

1.第1支针刀松解短收肌止点

在大腿中上段内侧触摸到成条索状的短收肌止点处的压痛点，刀口线与下肢纵轴方向一致，针刀体与皮肤垂直刺入，达肌肉在股骨的止点处，贴骨面向内后铲剥2～3刀，范围不超过0.5cm。出针刀后，针眼处创可贴覆盖。

2.第2支针刀松解长收肌止点

在大腿中上段内侧触摸到成条索状的长收肌止点处的压痛点，刀口线与下肢纵轴方向一致，针刀体与皮肤垂直刺入，达肌肉在股骨的止点处，贴骨面向内后铲剥2～3刀，范围不超过0.5cm。出针刀后，针眼处创可贴覆盖。

3.第3支针刀松解大收肌止点

在大腿中段内侧触摸到成条索状的大收肌止点处的压痛点，刀口线与下肢纵轴方向一致，针刀体与皮肤垂直刺入，达肌肉在股骨的止点处，贴骨面向内后铲剥2～3刀，范围不超过0.5cm。出针刀后，针眼处创可贴覆盖。

五、第5次针刀松解髂胫束浅层附着部的粘连和瘢痕

（一）体位

健侧卧位，患侧在上。

（二）体表定位

髂嵴。

（三）麻醉

用1%利多卡因局部麻醉。

（四）使用汉章Ⅰ型针刀。

（五）针刀操作

1.第1支针刀松解髂胫束浅层附着区前部的粘连和瘢痕

在髂前上棘后2cm定位。刀口线与髂胫束走行方向一致，针刀体与皮肤垂直，针刀经皮肤、皮下组织，达髂嵴前部髂胫束浅层附着区前部骨面，调转刀口线90°，在髂骨翼骨面上向下铲剥2～3刀，范围为1～2cm。

2.第2支针刀松解髂胫束浅层附着区中部的粘连和瘢痕

在髂嵴最高点定位。刀口线与髂胫束走行方向一致，针刀体与皮肤垂直，针刀经皮肤、皮下组织，达髂嵴髂胫束浅层附着区中部骨面，调转刀口线90°，在髂骨翼骨面上向下铲剥2～3刀，范围为1～2cm。

3.第3支针刀松解髂胫束浅层附着区后部的粘连和瘢痕

在髂嵴最高点向后2cm定位。刀口线与髂胫束走行方向一致，针刀体与皮肤垂直，针刀经皮肤、皮下组织，达髂嵴髂胫束浅层附着区后部骨面，调转刀口线90°，在髂骨翼骨面上向下

铲剥 2～3 刀,范围为 1～2cm。

六、第 6 次针刀松解髂胫束行经路线的粘连和瘢痕

（一）体位

健侧卧位,患侧在上。

（二）体表定位

髂胫束。

（三）麻醉

用 1%利多卡因局部麻醉。

（四）使用汉章Ⅰ型针刀。

（五）针刀操作

1.第 1 支针刀松解髂胫束上段的粘连和瘢痕

在大腿外侧上段定位。刀口线与髂胫束走行方向一致,针刀体与皮肤垂直,针刀经皮肤、皮下组织、当刀下有韧性感时,即到达髂胫束,再向内刺入 1cm,纵疏横剥 2～3 刀,范围为 1～2cm。

2.第 2 支针刀松解髂胫束中段的粘连和瘢痕

在大腿外侧中段定位。刀口线与髂胫束走行方向一致,针刀体与皮肤垂直,针刀经皮肤、皮下组织、当刀下有韧性感时,即到达髂胫束,再向内刺入 1cm,纵疏横剥 2～3 刀,范围为 1～2cm。

3.第 3 支针刀松解髂胫束下段的粘连和瘢痕

在大腿外侧下段定位。刀口线与髂胫束走行方向一致,针刀体与皮肤垂直,针刀经皮肤、皮下组织、当刀下有韧性感时,即到达髂胫束,再向内刺入 1cm,纵疏横剥 2～3 刀,范围为 1～2cm。术后患者仰卧位,在患侧下肢在最大屈髋屈膝位时,医生将手压在膝关节髌骨外下缘,向对侧肩关节方向弹压 1 次。

七、第 7 次针刀松解排肠肌与比目鱼肌内外侧缘之间的纵形粘连瘢痕

（一）体位

俯卧位。

（二）体表定位

跟腱周围。

（三）麻醉

1%利多卡因局部麻醉。

（四）使用汉章Ⅰ型针刀。

（五）针刀松解术

1.第 1 支针刀在跟腱止点上方 5cm,跟腱内侧定点

刀口线与下肢纵轴平行,针刀体与皮肤呈 90°,针刀经皮肤、皮下组织,当刀下有阻力感时,即到达跟腱,针刀沿跟腱内缘向内下探寻,当刀下有落空感时,即到达跟腱内缘,向内侧转动针刀体,使针刀体与冠状面平行,针刀刃端从内向外,沿跟腱内侧前缘与比目鱼肌的肌间隙进针刀,一边进针刀,一边纵疏横剥,每次纵疏横剥范围不超过 1cm。直至小腿后正中线,准

备与第2支针刀汇合。

2.第2支针刀在跟腱止点上方5cm,跟腱外侧定点

刀口线与下肢纵轴平行,针刀体与皮肤呈90°,针刀经皮肤、皮下组织,当刀下有阻力感时,即到达跟腱,针刀沿跟腱外缘向外下探寻,当刀下有落空感时,即到达跟腱外缘,向外侧转动针刀体,使针刀体与冠状面平行,针刀刃端从外向内,沿跟腱外侧前缘与比目鱼肌的肌间隙进针刀,一边进针刀,一边纵疏横剥,每次纵疏横剥范围不超过2cm。直至小腿后正中线,与第1支针刀汇合。

3.第3支针刀在第1支针刀上方2cm,腓肠肌内侧定点

刀口线与下肢纵轴平行,针刀体与皮肤呈90°,针刀经皮肤、皮下组织,刀下有阻力感时,即到达腓肠肌,针刀沿腓肠肌内侧向内下探寻,当刀下有落空感时,即到达腓肠肌内缘,向内侧转动针刀体,使针刀体与冠状面平行,针刀刃端从内向外,沿腓肠肌内侧前缘与比目鱼肌的肌间隙进针刀,一边进针刀,一边纵疏横剥,每次纵疏横剥范围不超过1cm。直至小腿后正中线,准备与第2支针刀汇合。

4.第4支针刀在第2支针刀上方2cm,腓肠肌外侧定点

刀口线与下肢纵轴平行,针刀体与皮肤呈90°,针刀经皮肤、皮下组织,刀下有阻力感时,即到达腓肠肌,针刀沿腓肠肌外侧向内下探寻,当刀下有落空感时,即到达腓肠肌外缘,向内侧转动针刀体,使针刀体与冠状面平行,针刀刃端从外向内,沿腓肠肌外侧前缘与比目鱼肌的肌间隙进针刀,一边进针刀,一边纵疏横剥,每次纵疏横剥范围不超过1cm。直至小腿后正中线,准备与第2支针刀汇合。

5.第5支针刀在第3支针刀上方2~3cm,腓肠肌内侧定点

刀口线与下肢纵轴平行,针刀体与皮肤呈90°,针刀经皮肤、皮下组织,刀下有阻力感时,即到达腓肠肌,此处的腓肠肌与比目鱼肌的间隙比较模糊,应仔细体会刀下的感觉,针刀沿腓肠肌内侧缓慢向内下探寻,当刀下有落空感时,即到达腓肠肌内缘,向内侧转动针刀体,使针刀体与冠状面平行,针刀刃端从内向外,沿腓肠肌内侧前缘与比目鱼肌的肌间隙进针刀,一边缓慢进针刀,一边纵疏横剥,每次纵疏横剥范围不超过1cm。针刀操作深度2cm。

6.第6支针刀在第4支针刀上方2~3cm,腓肠肌外侧定点

刀口线与下肢纵轴平行,针刀体与皮肤呈90°,针刀经皮肤、皮下组织,当刀下有阻力感时,即到达腓肠肌,此处的腓肠肌与比目鱼肌的间隙比较模糊,应仔细体会刀下的感觉,针刀沿腓肠肌外侧缓慢向内下探寻,当刀下有落空感时,即到达腓肠肌外缘,向外侧转动针刀体,使针刀体与冠状面平行,针刀刃端从外向内,沿腓肠肌内侧前缘与比目鱼肌的肌间隙进针刀,一边缓慢进针刀,一边纵疏横剥,每次纵疏横剥范围不超过1cm。针刀操作深度2cm。

八、第8次针刀松解跟腱周围的粘连瘢痕

(一)体位

俯卧位。

(二)体表定位

跟腱周围。

(三)麻醉

1%利多卡因局部麻醉。

（四）使用专用弧形针刀及Ⅰ型针刀。

（五）针刀操作

1.第1支针刀松解跟腱止点中部的粘连瘢痕

在跟腱止点中点定位。刀口线与下肢纵轴平行，针刀体与皮肤呈 90°，针刀经皮肤、皮下组织，当刀下有阻力感时，即到达跟腱，继续进针刀 1cm，纵疏横剥 2~3 刀，范围不超过 0.5cm，以松解跟腱内部的粘连和瘢痕，然后进针刀达跟骨骨面，调转刀口线 90°，在骨面上向上铲剥 2 刀，范围不超过0.5cm，以松解跟腱止点的粘连和瘢痕。

2.第2支针刀松解跟腱止点内侧的粘连瘢痕

在第1支针刀内侧 0.5cm 定位。刀口线与下肢纵轴平行，针刀体与皮肤呈 90°，针刀经皮肤、皮下组织，当刀下有阻力感时，即到达跟腱，继续进针刀 1cm，纵疏横剥 2~3 刀，范围不超过 0.5cm，以松解跟腱内部的粘连和瘢痕，然后进针刀达跟骨骨面，调转刀口线 90°，在骨面上向上铲剥 2 刀，范围不超过 0.5cm，以松解跟腱止点内侧的粘连和瘢痕。

3.第3支针刀松解跟腱止点外侧的粘连瘢痕

在第1支针刀外侧 0.5cm 定位。刀口线与下肢纵轴平行，针刀体与皮肤呈 90°，针刀经皮肤、皮下组织，当刀下有阻力感时，即到达跟腱，继续进针刀 1cm，纵疏横剥 2~3 刀，范围不超过 0.5cm，以松解跟腱内部的粘连和瘢痕，然后进针刀达跟骨骨面，调转刀口线 90°，在骨面上向上铲剥 2 刀，范围不超过 0.5cm，以松解跟腱止点外侧的粘连瘢痕。

4.第4支针刀松解跟腱与内侧软组织之间的粘连瘢痕

在第2支针刀上面 1.5~2cm 定位。刀口线与下肢纵轴平行，针刀体与皮肤呈 90°，针刀经皮肤、皮下组织，刀下有阻力感时，即到达跟腱，针刀沿跟腱内缘向外探寻，当刀下有落空感时，即到达跟腱与内侧软组织的粘连瘢痕处，调转刀口线 90°，提插刀法切割跟腱内侧部 2~3 刀，然后纵疏横剥 2~3 刀，范围不超过 0.5cm。

5.第5支针刀松解跟腱与内侧软组织之间的粘连瘢痕

在第4支针刀上面 1.5~2cm 定位。刀口线与下肢纵轴平行，针刀体与皮肤呈 90°，针刀经皮肤、皮下组织，当刀下有阻力感时，即到达跟腱，针刀沿跟腱内缘向外探寻，当刀下有落空感时，即到达跟腱与内侧软组织的粘连瘢痕处，调转刀口线 90°，提插刀法切割跟腱内侧部 2~3 刀，然后纵疏横剥 2~3 刀，范围不超过 0.5cm。

九、第 9 次针刀松解三角韧带及周围的粘连瘢痕

（一）体位

俯卧位，踝关节中立位。

（二）体表定位

踝关节内侧。

（三）麻醉

1%利多卡因局部麻醉。

（四）使用专用弧形针刀及Ⅰ型针刀。

（五）针刀松解术

十、第 10 次针刀松解跗跖关节囊、跗跖韧带及周围的粘连瘢痕

（一）体位

仰卧位,踝关节中立位。

(二)体表定位

踝关节跗跖关节。

(三)麻醉

1%利多卡因局部麻醉。

(四)使用专用弧形针刀。

(五)针刀操作

1. 第 1 支针刀松解距舟关节囊、距舟韧带起点及周围的粘连瘢痕

使用专用弧形针刀,先用记号笔将足背动脉走行路线标记出来,以免损伤。在胫距关节背侧,足背动脉内侧 0.5cm 定位。使针刀的弧形针刀,刀口线与足纵轴平行,针刀体与皮肤呈 90°,按四步进针规程进针刀。针刀经皮肤、皮下组织到达距骨骨面,调转刀口线,使针刀的弧形面与距骨骨面相吻合,贴骨面向前下铲剥 2 刀,范围不超过 0.5cm,然后分另向内、向后外做扇形铲剥,范围不超过 0.5cm。

2. 第 2 支针刀松解内侧舟楔关节囊、内侧骰舟背侧韧带起点处的粘连瘢痕

使用专用弧形针刀,摸清楚内侧舟楔关节间隙,在内侧舟楔关节间隙进针刀,刀口线与下肢纵轴平行,针刀体与皮肤呈 90°,按照四步进针规程进针刀,针刀经皮肤、皮下组织到达舟骨骨面,调转刀口线 90°,使弧形面与舟骨面相吻合,在骨面上向舟楔关节间隙铲剥 2 刀,范围不超过 0.5cm。

3. 第 3 支针刀松解中间舟楔关节囊,中侧骰舟背侧韧带起点处的粘连瘢痕

使用专用弧形针刀,摸清楚内侧舟楔关节间隙,在第 2 支针刀外侧 0.5~1cm 进针刀,刀口线与下肢纵轴平行,针刀体与皮肤呈 90°,按照四步进针规程进针刀,针刀经皮肤、皮下组织到达舟骨骨面,调转刀口线 90°,使弧形面与舟骨面相吻合,在骨面上向舟楔关节间隙铲剥 2 刀,范围不超过 0.5cm。

4. 第 4 支针刀松解外侧舟楔关节囊,外侧骰舟背侧韧带起点处的粘连瘢痕

使用专用弧形针刀,摸清楚内侧舟楔关节间隙,在第 3 支针刀外侧 0.5~1cm 进针刀,刀口线与下肢纵轴平行,针刀体与皮肤呈 90°,按照四步进针规程进针刀,针刀经皮肤、皮下组织到达舟骨骨面,调转刀口线 90°,使弧形面与舟骨面相吻合,在骨面上向舟楔关节间隙铲剥 2 刀,范围不超过 0.5cm。

5. 第 5 支针刀松解第 1 跗跖关节足底韧带及第 1 跗跖关节囊的粘连瘢痕

使用专用弧形针刀,摸清楚内侧舟楔关节间隙,从第 1 跗跖关节内侧进针刀,刀口线与足纵轴平行,针刀体与皮肤呈 90°,按照四步进针规程进针刀,针刀经皮肤、皮下组织到达第 1 跗跖关节跖骨头,调转刀口线 90°,使弧形面与跖骨头骨面相吻合,在骨面上向第 1 跗跖关节间隙铲剥 2 刀,范围不超过 0.5cm。

6. 第 6 支针刀松解第 1 跗跖关节背内侧韧带及第 1 跗跖关节囊的粘连瘢痕

使用专用弧形针刀,摸清楚第 1 跗跖关节间隙,从第 1 跗跖关节背内侧进针刀,刀口线与足纵轴平行,针刀体与皮肤呈 90°,按照四步进针规程进针刀,针刀经皮肤、皮下组织到达第 1 跗跖关节跖骨头,调转刀口线 90°,使弧形面与跖骨头骨面相吻合,在骨面上向第 1 跗跖关节间隙铲剥 2 刀,范围不超过 0.5cm。

7. 第 7 支针刀松解第 1 跗跖关节背外侧韧带及第 1 跗跖关节囊的粘连瘢痕

使用专用弧形针刀,摸清楚第 1 跖趾关节间隙,从第 1 跖趾关节背外侧进针刀,刀口线与足纵轴平行,针刀体与皮肤呈 90°,按照四步进针规程进针刀,针刀经皮肤、皮下组织到达第 1 跖趾关节跖骨头,调转刀口线 90°,使弧形面与跖骨头骨面相吻合,在骨面上向第 1 跖趾关节间隙铲剥 2 刀,范围不超过 0.5cm。

十一、第 11 次针刀松解踝关节外侧关节囊,相关韧带及周围的粘连瘢痕

(一)体位

仰卧位,踝关节中立位。

(二)体表定位

踝关节外侧。

(三)麻醉

1%利多卡因局部麻醉。

(四)使用弧形针刀。

(五)针刀操作

1. 第 1 支针刀松解踝关节后侧关节囊、距腓后韧带起点的粘连瘢痕

在外踝尖后上方 1cm 处定位。使用专用弧形针刀,刀口线与足纵轴平行,针刀体与皮肤呈 90°,按四步进针规程进针刀。针刀经皮肤、皮下组织到达外踝后侧腓骨骨面,调转刀口线 90°,使针刀的弧形面与外踝后缘骨面相吻合,贴骨面向后下铲剥 2 刀,当刀下有落空感时停止,然后分别向上、向下做扇形铲剥,范围不超过 0.5cm。

2. 第 2 支针刀松解踝关节外侧关节囊、跟腓韧带起点的粘连瘢痕

在外踝尖定位。使用专用弧形针刀,刀口线与足纵轴平行,针刀体与皮肤呈 90°,按四步进针规程进针刀。针刀经皮肤、皮下组织到达外踝尖骨面,调转刀口线 90°,使针刀的弧形面与外踝尖骨面相吻合,贴骨面向后下铲剥 2 刀,当刀下有落空感时停止,然后分别向前、向后外做扇形铲剥,范围不超过 0.5cm。

3. 第 3 支针刀松解踝关节前侧关节囊、距腓前韧带起点的粘连瘢痕

在外踝尖前上方 1cm 处定位。使用专用弧形针刀,刀口线与足纵轴平行,针刀体与皮肤呈 90°,按四步进针规程进针刀。针刀经皮肤、皮下组织到达外踝前侧腓骨骨面,调转刀口线 90°,使针刀的弧形面与外踝前缘骨面相吻合,贴骨面向前下铲剥 2 刀,当刀下有落空感时停止,然后分别向上、向下做扇形铲剥,范围不超过 0.5cm。

4. 第 4 支针刀松解距腓后韧带止点的粘连瘢痕

在第 1 支针刀后方 2cm 处定位。使用专用弧形针刀,刀口线与足纵轴平行,针刀体与皮肤呈 90°,按四步进针规程进针刀。针刀经皮肤、皮下组织到达距骨骨面,调转刀口线 90°,使针刀的弧形面与距骨面相吻合,贴骨面向前下铲剥 2 刀,范围不超过 0.5cm,然后分别向上、向下做扇形铲剥,范围不超过 0.5cm。

5. 第 5 支针刀松解跟腓韧带止点的粘连瘢痕

在外踝尖下后方 2~3cm 处定位。使用专用弧形针刀,刀口线与足纵轴平行,针刀体与皮肤呈 90°,按四步进针规程进针刀。针刀经皮肤、皮下组织到达外跟骨骨面,调转刀口线 90°,贴骨面向上铲剥 2 刀,然后分别向前、向后外做扇形铲剥,范围不超过 0.5cm。

6. 第 6 支针刀松解距腓前韧带止点的粘连瘢痕

在第3支针刀前下方2～3cm处定位。使用专用弧形针刀,刀口线与足纵轴平行,针刀体与皮肤呈90°,按四步进针规程进针刀。针刀经皮肤、皮下组织到达距骨骨面,调转刀口线90°,使针刀的弧形面与距骨面相吻合,贴骨面向后铲剥2刀,范围不超过0.5cm,然后分别向内、向外做扇形沪剥,范围不超过0.5cm。

针刀术毕,先做踝关节对抗牵引2～3分钟,然后做踝关节外翻、外旋运动数次。

十二、第12次针刀松解腓骨长、短肌之间的粘连瘢痕

(一)体位

仰卧位。

(二)体表定位

以腓骨为骨性标志选择性定点。

(三)麻醉

1%利多卡因局部麻醉。

(四)使用汉章Ⅰ型针刀。

(五)针刀松解术

1.第1支针刀松解腓骨长肌起点处的粘连瘢痕

在腓骨头外下3cm定点,针刀体与皮肤垂直,刀口线与小腿纵轴平行,按照针刀四步进针规程,针刀经皮肤、皮下组织,达腓骨面,纵疏横剥2～3刀,范围不超过1cm。

2.第2支针刀松解腓骨长、短肌腱的粘连瘢痕

在外踝后方扪到腓骨长短肌腱硬结处定点,针刀体与皮肤垂直,刀口线与小腿纵轴平行,按照针刀四步进针规程,针刀经皮肤、皮下组织,仔细寻找到腓骨长短肌腱之间的间隙后,纵疏横剥刀,范围不超过1cm。

3.第3支针刀松解腓骨短肌起点处的粘连瘢痕

在腓骨中下1/3外侧定点,针刀体与皮肤垂直,刀口线与小腿纵轴平行,按照针刀四步进针规程,针刀经皮肤、皮下组织,达腓骨面,纵疏横剥2～3刀,范围不超过1cm。

十三、针刀松解第1跖趾关节内侧的粘连瘢痕

(一)体位

仰卧位,踝关节中立位。

(二)体表定位

第1跖趾关节内侧。

(三)麻醉

1%利多卡因局部麻醉。

(四)使用专用弧形针刀。

(五)针刀松解术

1.第1支针刀松解跖趾关节关节囊姆骨头内侧附着处的粘连瘢痕

在第一跖趾关节跖骨头内侧定位。使用专用弧形针刀,刀口线与足趾纵轴方向一致,针刀体与皮肤呈90°,按针刀四步进针规程,从定位处刺入,向下直刺到第1跖骨头,然后调转刀口线90°,针刀体向跖骨侧倾斜60°,沿跖骨头弧度,向关节方向铲剥2～3刀,范围不超过

0.5cm。

2.第2支针刀松解跖趾关节内侧关节囊行经线路的粘连瘢痕

在第一跖趾关节间隙内侧定位。使用Ⅰ型4号针刀,刀口线与足趾纵轴方向一致,针刀体与皮肤呈90°,按针刀四步进针规程,从定位处刺入,针刀经皮肤,皮下组织,刀下有韧性感时,即达到增厚的跖趾关节关节囊,继续进针刀1cm,提插刀法切割2～3刀,然后再行纵疏横剥2～3刀,范围不超过0.5cm。

3.第3支针刀松解跖趾关节关节囊趾骨头内侧附着处的粘连瘢痕

在第一跖趾关节趾骨底内侧定位。使用专用弧形针刀,刀口线与足趾纵轴方向一致,针刀体与皮肤呈90°,按针刀四步进针规程,从定位处刺入,向下直刺到第1趾骨底,然后调转刀口线90°,针刀体向趾骨侧倾斜60°,沿趾骨底弧度,向关节方向铲剥2～3刀,范围不超过0.5cm。

十四、针刀松解第1跖趾关节外侧的粘粘连瘢痕

(一)体位

仰卧位,踝关节中立位。

(二)体表定位

第1跖趾关节外侧。

(三)麻醉

1%利多卡因局部麻醉。

(四)使用专用弧形针刀。

(五)针刀松解术

1.第1支针刀松解跖趾关节关节囊趾骨头外侧附着处的粘连瘢痕

在第一跖趾关节趾骨头外侧定位。使用专用弧形针刀,刀口线与足趾纵轴方向一致,针刀体与皮肤呈90°,按针刀四步进针规程,从定位处刺入,向下直刺到第1趾骨头,然后调转刀口线90°,针刀体向趾骨侧倾斜60°,沿趾骨头弧度,向关节方向铲剥2～3刀,范围不超过0.5cm。

2.第2支针刀松解跖趾关节外侧关节囊行经线路的粘连瘢痕

在第一跖趾关节间隙外侧定位,使用Ⅰ型4号针刀,刀口线与足趾纵轴方向一致,针刀体与皮肤呈90°,按针刀四步进针规程,从定位处刺入,针刀经皮肤,皮下组织,刀下有韧性感时,即达到增厚的跖趾关节关节囊,继续进针刀1cm,提插刀法切割2～3刀,然后再行纵疏横剥2～3刀,范围不超过0.5cm。

3.第3支针刀松解跖趾关节关节囊趾骨头外侧附着处的粘连瘢痕

在第一跖趾关节趾骨底外侧定位。使用专用弧形针刀,刀口线与足趾纵轴方向一致,针刀体与皮肤呈90°,按针刀四步进针规程,从定位处刺入,向下直刺到第1趾骨底,然后调转刀口线90°,针刀体向趾骨侧倾斜60度,沿趾骨底弧度,向关节方向铲剥2～3刀,范围0.5cm。

4.第4支针刀松解拇收肌附着处的粘连瘢痕

在第1支针刀远端0.5cm定位,使用Ⅰ型4号针刀,刀口线与足趾纵轴方向一致,针刀体与皮肤呈90°,按针刀四步进针规程,从定位处刺入,针刀经皮肤、皮下组织,刀下有韧性感时,即达拇收肌附着处,应用提插刀法切割2～3刀,刀下有落空感时停止。然后再行纵疏横剥

2～3刀,范围不超过0.5cm。

5.第5支针刀松解外侧籽骨软组织附着处的粘连瘢痕

在第3支针刀近端0.5cm籽骨处定位,如定位困难,可以在电视透视下定位。使用专用弧形针刀,刀口线与足趾纵轴方向一致,针刀体与皮肤呈90%按针刀四步进针规程,从定位处刺入,向下直刺到外侧籽骨,然后沿籽骨四周边缘分别用提插刀法切割2～3刀。针刀术毕,进行手法治疗。先做跖趾关节对抗牵引1分钟,术者右手拇指顶在第1跖趾关节间隙内侧,左手握拇趾向内摆动数次。

十五、针刀松解第1跖趾关节背侧的粘连瘢痕

(一)体位

仰卧位,踝关节中立位。

(二)体表定位

第1跖趾关节背侧。

(三)麻醉

1%利多卡因局部麻醉。

(四)使用专用弧形针刀。

(五)针刀松解术

1.第1支针刀松解跖趾关节关节囊跖骨头背内侧附着处的粘连瘢痕

在第一跖趾关节跖骨头背内侧定位。使用专用弧形针刀,刀口线与足趾纵轴方向一致,针刀体与皮肤呈90°,按针刀四步进针规程,从定位处刺入,向下直刺到第1跖骨头背内侧,然后调转刀口线90°,针刀体向跖骨侧倾斜60°,沿跖骨头弧度,向关节方向铲剥2～3刀,范围0.5cm。

2.第2支针刀松解跖趾关节关节囊跖骨头背侧中部附着处的粘连瘢痕

在第一跖趾关节跖骨头背侧中部定位。使用专用弧形针刀,刀口线与足趾纵轴方向一致,针刀体与皮肤呈90°,按针刀四步进针规程,从定位处刺入,向下直刺到第1跖骨头背侧中部,然后调转刀口线90°,针刀体向跖骨侧倾斜60°,沿跖骨头弧度,向关节方向铲剥2～3刀,范围0.5cm。

3.第3支针刀松解跖趾关节关节囊跖骨头背外侧附着处的粘连瘢痕

在第一跖趾关节跖骨头背外侧定位。使用专用弧形针刀,刀口线与足耻纵轴方向一致,针刀体与皮肤呈90°,按针刀四步进针规程,从定位处刺入,向下直刺到第1跖骨头背外侧,然后调转刀口线90°,针刀体向跖骨侧倾斜60°,沿跖骨头弧度,向关节方向铲剥2～3刀,范围0.5cm。

4.第4支针刀松解跖耻关节背侧关节囊行经线路的粘连瘢痕

在第一跖趾关节背侧间隙定位,使用Ⅰ型4号针刀,刀口线与足趾纵轴方向一致,针刀体与皮肤呈90°,按针刀四步进针规程,从定位处刺入,针刀经皮肤、皮下组织,刀下有韧性感时,即达到增厚的跖趾关节关节囊,继续进针刀1mm,提插刀法切割2～3刀,然后再行纵疏横剥2～3刀,范围不超过0.5cm。针刀术毕,先做跖趾关节对抗牵引1分钟,术者右手拇指顶在第1跖趾关节间隙内侧,左手握拇趾向内摆动数次,拇外翻畸形即可基本矫正。术后根据畸形程度,对畸形较重的患者,手法术后,在第1跖趾关节内侧用小夹板固定48～72小时,如畸形较

轻,手法术后不需要外固定。对踝足部畸形已经做了开放性手术的患者首先松解开放性手术切口瘢痕。下面以踝关节前外侧手术瘢痕为例加以描述。

十六、手术瘢痕的整体松解

(一)体位

仰卧位,踝关节中立位。

(二)体表定位

踝关节前外侧,分别距瘢痕 0.5cm 定点。

(三)麻醉

1%利多卡因局部麻醉。

(四)使用汉章Ⅰ型针刀。

(五)针刀松解术

1.第 1 支针刀松解瘢痕后侧顶端粘连点

使用Ⅰ型针刀,刀口线与瘢痕纵轴方向一致,针刀体与瘢痕呈 45°,按照四步进针规程进针刀,针刀刺入表皮后,沿瘢痕纵轴方向进针刀,用提插刀法切开瘢痕真皮层,达到瘢痕中央。

2.第 2 支针刀松解瘢痕另一端粘连点

针刀操作参照第 1 支针刀松解方法,到瘢痕中央与第 1 支针刀相接。

(六)注意事项

1.针刀松解时,注意保护表皮层,不可刺开表皮。

2.根据瘢痕长短及瘢痕的轻重程度,相距 5～7 天后做第 2 次松解术。第 2 次松解重复第 1 次的操作,只是松解的位置不一样。在瘢痕松解手术间歇期可同时进行其他深层软组织粘连、瘢痕的针刀松解。

十七、针刀松解肘关节周围浅层的粘连瘢痕

(一)体位

仰卧位,肩关节外展 90°,前臂旋后位。

(二)体表定位

肱骨内外上髁及附近。

(三)麻醉

1%利多卡因局部麻醉。

(四)使用汉章Ⅰ型针刀。

(五)针刀松解术

1.第 1 支针刀松解肘关节外侧高拉力点

在肱骨外上髁定点;刀口线与前臂纵轴平行,针刃体与皮肤呈 90 度,按针刀四步进针规程,从定位处刺入,针刀经皮肤、皮不组织,达肱骨外上髁骨面;即到达肘肌起点,在骨面上铲剥 2 刀,范围不超过 0.5cm。

2.第 2 支针刀松解屈指腕肌起点及尺侧副韧带起点

在肱骨内上髁定点,刀口线与前臂纵轴平行,针刀体与皮肤呈 90°,按针刀四步进针规程,从定位处刺入,针刀经皮肤、皮下组织,达肱骨内上髁骨面,在骨面上铲剥 2 刀,范围不超过 0.

5cm，以松解屈指屈腕肌起点的粘连和瘢痕。然后贴骨面向后下，刀下有韧性感时，即到尺侧副韧带起点后侧起点，在骨面土铲剥 2 刀，范围不超过 0.5cm，再退针刀至尺骨内侧髁顶点。然后贴骨面沿内上髁远端行进，刀下有韧性感时，即到尺侧副韧带起点前侧起点，在骨面上铲剥 2 刀，范围不超过 0.5cm。

3. 第 3 支针刀松解肱桡肌止点的粘连瘢痕

在肱骨外上髁顶点近端 2～3cm 定点，刀口线与前臂纵轴平行，针刀体与皮肤呈 90°，按针刀四步进针规程，从定位处刺入，针刀经皮肤、皮下组织，达肱骨外侧髁上嵴骨面，在骨面上先纵疏横剥 2 刀，范围不超过 1cm，然后调转刀口线 90°向前铲剥 2～3 刀，范围不超过 0.5cm。

十八、针刀松解肘关节外侧深层的粘连瘢痕

（一）体位

坐位，患肢肩关节前屈外展，置于手术台上。

（二）体表定位

肘关节前后间隙。

（三）麻醉

1% 利多卡因局郝麻醉。

（四）使用汉章Ⅰ型针刀

（五）针刀松解术

1. 第 1 支针刀松解桡侧副韧带起点及肘关节外侧关节囊的粘连瘢痕

肱骨外上髁尖定点，刀口线与前臂纵轴平行，针刀体与皮肤呈 90°，按针刀四步进针规程，从定位处刺入，针刀经皮肤、皮下组织，直达骨面，贴肱骨外侧髁骨面向下进针刀，当针刀有韧性感时，即到达桡侧副韧带起点和腕关节外侧关节囊，在此铲剥 2 刀，范围不超过 0.5cm。

2. 第 2 支针刀松解肘关节后侧关节囊的粘连瘢痕

在第 1 支针刀内下 1cm 定点，刀口线与前臂纵轴平行，针刀体与皮肤呈 90°，按针刀四步进针规程，从定位处刺入，针刀经皮肤、皮下组织，直达肱骨外髁后侧骨面，贴骨面向下进针刀，当针刀有韧性感时，即到达肘关节后侧关节囊、在此铲剥 2 刀，范围不超过 0.5cm。

3. 第 3、支针刀松解肱三头肌内侧头上部的粘连瘢痕

上臂后侧正中中下 1/3 交界处定点，刀口线与上臂纵轴平行，针刀体与皮肤呈 90°，按针刀四步进针规程，从定位处刺入，针刀经皮肤、皮下组织，达肱骨后侧骨面，在骨面上先纵疏横剥 2 刀，范围不超过 1cm，然后调转刀口线 90°，向上铲剥 2～3 刀，范围不超过 0.5cm。

4. 第 4 支针刀松解肱三头肌内侧头下部的粘连瘢痕

第 3 支针刀远端 2cm 定点，刀口线与上臂纵轴平行，针刀体与皮肤呈 90°，按针刀四步进针规程，从定位缝刺入，针方经皮肤、皮下组织，达肱骨后侧骨面，在骨面上先纵疏横剥 2 刀，范围不超过 1cm，然后调转刀口线 90°，向上铲剥 2～3 刀，范围不超过 0.5cm。

5. 第 5 支针刀松解肱肌起点

在上臂前下 1/3 交界处定点，刀口线与上臂纵轴平行，刀口线与上臂纵轴平行，针刀体与皮肤呈 90°。按针刀四步进针规程，从定位处刺入，针刀经皮肤、皮下组织，达肱骨下段骨面，在骨面上纵疏横剥 2 刀，范围不超过 1cm。

6. 第 6 支针刀松解肘关节内侧高张力点

在肱骨内上髁定点,刀口线与前臂纵轴平行,针刀体与皮肤呈 90°,按针刀四步进针规程,从定位处刺入,针刀经皮肤、皮下组织,达肱骨内上髁骨面,在骨面上铲剥 2 刀,不超过0.5cm,以松解掘指屈腕肌起点的粘连和瘢痕。然后贴骨沿内上髁远端进行,刀下有韧性感时,即到达到尺侧副韧带起点前侧起点,在骨面上铲剥 2 刀,范围不超过 0.5cm。

(孔令霞)

第五节　痉挛性脑瘫针刀术后康复治疗

康复治疗是由医护人员和康复师或者家长来共同进行。从各方面给予患儿幸福感及家庭社会的温暖,不歧视,也不过分地溺宠,对待患儿的任性、固执、急躁、以自我为中心等缺点,一定要耐心地开导,及时纠正患儿的不良心态,决不姑息迁就。脑瘫患儿多伴智力、言语障碍,有时不配合康复治疗。后期康复锻炼也是关键环节,如何引导患儿行动,功能训练,矫正某种行为,消除其依赖心理,往往需要千万次反复训练和说服诱导。这就需要医护人员和家长对患儿要有同情心、责任心、热心和毅力。

一、目的

针刀整体松解术后康复治疗的目的是调节人体的弓弦力学系统的力平衡,促进局部血液循环,加速局部的新陈代谢,进一步解除肌肉痉挛、平衡肌力、调整肢体负重力线,让人体能够按照自身的生理需要重建新的力学平衡,以防止术后复发,提高治疗效果。

二、原则

痉挛性脑瘫针刀术后 48～72 小时可选用下列方法进行康复治疗。

三、方法

(一)毫针法

1. 处方一

调节脊柱弓弦力学系统,取印堂、神庭、百会、风府、大椎、身柱、神道、至阳、筋缩、中枢、命门、腰阳关、中脘、气海以及华佗夹脊穴。

操作:患者取仰卧或者俯卧位。酒精局部消毒后行针刺治疗。督脉经穴与夹脊穴均斜刺(针尖与皮肤方向呈 45°进针,针尖指向脊柱方向,最终针尖要抵住脊柱以确保安全)。得气后,平补平泻手法。判断是否留针要根据年龄和患儿自己的控制程度,若患儿可以配合留针10 分钟即可出针。15 次为 1 疗程,疗程之间间隔 2 天。

2. 处方二

调节上肢弓弦力学系统,取中府、云门、曲池、手三里、外关、阳溪、阳池、合谷、少海、内关、鱼际。

操作:患者取卧位。酒精局部消毒后行针刺治疗。得气后,痉挛部位的穴位用平补平泻手法,痉挛肌的拮抗肌部位用补法。判断是否留针要根据年龄和患儿自己的控制程度,若患儿可以配合留针 10 分钟即可出针。15 次为 1 疗程,疗程之间间隔 2 天。

3. 处方三

调节下肢弓弦力学系统,取阳陵泉、解溪、昆仑、承扶、承山、委中、犊鼻、太冲、髀关、伏兔、足三里、飞扬、血海、涌泉。

操作:患者取卧位。酒精局部消毒后行针刺治疗。得气后,痉挛部位的穴位用平补平泻手法,痉挛肌的拮抗肌部位用补法。判断是否留针要根据年龄和患儿自己的控制程度,若患儿可以配合留针 10 分钟即可出针。15 次为 1 疗程,疗程之间间隔 2 天。

4. 处方四

哑门、大椎、百会、风池醒脑开窍,肾俞可培元补肾,足三里可调理脾胃,委中、悬中、昆仑、申脉、肩髃、曲池、手三里、外关等穴均为阳经之穴,可疏通经络。

操作:患者取卧位。酒精局部消毒后行针刺治疗。快速进针,不留针。得气后,痉挛部位的穴位用平补平泻手法,痉挛肌的拮抗肌部位用补法。15 次为 1 疗程,疗程之间间隔 2 天。

5. 处方五

针刺主穴:①肾俞、风府、百会;②太溪、命门、大椎、人中。配穴上肢为曲池、外关、合谷、中渚等;下肢为风市、伏兔、血海、足三里、三阴交、太冲等。

操作:主穴交替使用,患者取卧位。酒精局部消毒后行针刺治疗。快速进针,不留针。得气后,痉挛部位的穴位用平补平泻手法,痉挛肌的拮抗肌部位用补法。15 次为 1 疗程,疗程之间间隔 2 天。

(二)电针法

处方一:肩髃、曲池、手三里、合谷。

处方二:阳陵泉、解溪、昆仑、太冲、髀关、伏兔、足三里、血海。

(三)穴位注射法

1. 处方一

麝香注射液或者维生素和注射液。选大椎、百会、涌泉。每穴注入 0.5~1.0mL。有改善微循环、营养神经的作用。每穴注入 0.5~1.0mL,隔日 1 次。

2. 处方二

选大椎、足三里、阳陵泉、曲池、合谷。用 10% 葡萄糖注射液 5mL 加维生素 B_{12} 注射液 1.0mL,每次每穴注入 0.5~1.0mL,隔日 1 次。

(四)推拿疗法

1. 处方一

(1)头部用轻快的一指禅推法在头部及面部进行 2 分钟点揉百会、太阳、头维、风府、哑门、风池及天柱等穴,要求力量适中,不可引起患儿哭闹。

(2)上肢用揉法和搓法施术于上臂及前臂,然后点揉肩髃、肩贞、天宗、曲池、手三里、内关及外关等穴位,最后搓捻、拔伸手指。有肌肉痉挛或关节强直者,可牵拉肩关节及屈伸肘关节。

(3)背腰部用擦法施术 3~4 分钟,用点法、揉法作用于背俞穴及督脉。最后捏脊 3~4 遍。

(4)下肢用拿法施术于大腿前后侧及小腿后侧约 5 分钟。点按环跳、秩边、承扶、殷门、委中、委阳、昆仑、太溪等穴。

(5)对于"剪刀步态"、"马蹄足"等关节畸形者,配合做被动运动,如"分髋"、"屈髋屈膝"、"压足弓"等,以松解关节强直及肌内挛缩。治疗时手法要轻柔,用力要由轻到重,避免暴力、蛮力,不可擦伤皮肤,推拿时可用凡士林或滑石粉做润滑剂。整个治疗 1 次 20 分钟,每天 1 次,10 次为 1 个疗程。

2. 处方二

推拿主穴:补脾经,补肾经,清心经,补肺经,推三关。配穴:揉百会、华佗夹脊穴、足三里、阳陵泉、环跳穴,每天 1 次,10 次为 1 个疗程。

3. 处方三

头面部穴位按压法,适于有语言障碍的脑瘫患儿。在地仓、承浆、金津、玉液、廉泉和下关等穴位下,分布有面神经、舌下神经、舌咽神经等神经及血管,通过对这些穴位的按摩、点压可刺激经络,增强血液循环,促进神经肌肉代谢及营养。每天 1 次,10 次为 1 个疗程。

4. 处方四

风池、肾俞、脾俞、胃俞、肝俞、肺俞、心俞、鱼际、阴陵泉、阳陵泉、足三里等,伴有智力低下者加四神聪,语言不清者加哑门、通里。以点揉、一指禅推手法为主,操作时均取双侧穴位。对体弱多病的脑瘫患儿开始治疗时,先取强壮穴,待体质好转后,手法加重,穴位刺激量加大,逐渐提高患儿的反应能力及肢体运动功能。每天 1 次,10 次为 1 个疗程。

5. 处方五

上肢推拿穴位:缺盆、肩髃、曲池、尺泽、少海、阳池、阳溪、手三里、合谷等;下肢推拿穴位:气冲、环跳、风市、足三里、阳陵泉、血海、委中、承山、昆仑等。手法选用指揉法或指摩法,从肢体远端推到近心端,约 5 分钟左右,选择 4～6 对穴位,轮流使用。每天 1 次,10 次为 1 个疗程。

6. 处方六

四肢强直揉曲池、合谷、肾俞、环跳、委中、承山、解溪、伏兔、阳陵泉、足三里等;肢体瘫痪上肢取大椎、肩井、曲池、合谷等穴,腰及下肢可取肾俞、命门、腰阳关、昆仑、足三里、殷门等;语言障碍者可加拿风府、哑门;眼斜视者可揉四白、太阳等。治疗时间 20 分钟,1 日 1～2 次,先行推拿治疗,结束后立即进行运动治疗,每天 1 次,10 次为 1 个疗程。

(五)艾灸疗法

处方:以督脉穴为主,如大椎、百会、腰阳关等,配合手足阳明经穴以疏通阳脉、促进气血运行。辨证选穴:肾气亏虚型灸肾俞、关元、命门、气海、风池、风府,伴有遗尿者加灸中极;脾气不足型灸脾俞、足三里、三阴交、血海、中脘、肾俞,伴有纳差者加灸公孙;肝血不足型选肝俞、肾俞、血海、气海、膈俞。

操作:①温和灸施灸时将艾条的一端点燃,对准应灸的腧穴部位或患处,约距皮肤 2～3m 处进行熏烤。熏烤使患者局部有温热感而无灼痛为宜,一般每处灸 3～5 分钟,至皮肤出现红晕为度。操作者可将中、食二指分开,置于施灸部位的两侧,这样可以通过医者手指的感觉来测知患儿局部的受热程度,以便随时调节施灸的距离和防止烫伤。每次灸 10～20 分钟,20 天为 1 个疗程。②雀啄灸施灸时,像鸟雀啄食一样,一上一下地施灸。每次灸 10～20 分钟,20 天为 1 个疗程。③回旋灸将点燃的艾条与施灸部位的皮肤保持一定的距离(约距皮肤 3～4cm 的高度),在直径 3～5cm 的范围内,向左右方向移动或反复旋转地施灸,以局部出现温热潮红为度。每次灸 10～20 分钟,20 日为 1 个疗程。

(六)中药辨证论治

1. 肝肾不足

症状:筋骨发育缓慢,坐、立以及行走、牙齿的发育都要迟于同龄小孩,肌肉萎软,舌淡,脉细软。

证候分析:肝肾不足,不能荣于筋骨肌肉,所以机体不能按期正常发育。

治法:补益肝肾。

方药:六味地黄汤加减。方中鹿角胶温肾补精,五加皮强筋骨,熟地、山茱萸养肝肾,山药、泽泻、茯苓健脾化湿,丹皮活血凉血。牙齿生出时间迟者,加紫河车和龙骨、补骨脂;肌肉萎软加枸杞子、金樱子、巴戟天补肝肾;行走迟者,加怀牛膝、杜仲。

2. 心脾两虚

症状:语言不清,智力低下,四肢萎软,流涎,咬合无力,头发生长迟缓,肌肉松弛,纳差,舌淡红,苔薄,脉细。

证候分析:脾主四肢,主肌肉,脾开窍于口,脾虚精华吸收不足,故四肢萎软,纳差,智力低下,发育迟缓。舌为心之苗,心主神明,主血,发为血之余,心血不足,故头发生长迟缓,语言迟钝,发育迟缓。

治法:健脾养心。

方药:归脾汤加减。方中以参、芪、术甘温之品补脾益气以生血,使气旺而血生;当归、龙眼肉甘温补血养心;茯苓(多用茯神)、酸枣仁、远志宁心安神;木香辛香而散,理气醒脾,与大队益气健脾药配伍,复中焦运化之功,又能防益气补血药滋腻碍胃,使补而不滞,滋而不腻。

3. 肝脾不足

症状:小儿多卧少动,颈稍强不软,抱起时双脚伸直,呈内旋状态,坐、爬、站、行走等动作发育延迟,步态不稳,动作表现迟钝。肝血虚则肢体不荣,脾虚则面黄肌瘦,舌质偏淡,苔薄白,脉沉细,指纹淡。

证候分析:肝气不足,则少动,颈项稍强,坐、爬、站、行等功能都会发育延迟,肝血虚步态不稳,各方面动作表现迟钝。脾血虚则面黄肌瘦,舌淡苔薄白,脉细,指纹淡。

治法:补中益气,补血,滋肝健脾。

方药:十全大补汤加减。方中黄芪、党参、茯苓、黄精、炒白术,补气健脾,白芍、川芎、当归、鸡血藤、桂枝养血柔肝,活血通络。纳差加陈皮、焦山楂、鸡内金;活动迟缓加天麻、钩藤、蚕、冬虫夏草。

(孔令霞)

第十章 血液学病证

第一节 血癌脑神病证

一、概述

血癌脑神病证是在指白血病发生与发展过程中,由于毒邪太盛侵袭脑络,或由于疾病康复之时,余邪未尽,毒邪侵及脑络而发生的一系列具有脑病症状或证候的病症。

二、病因病机

(一)病因

1.起始病因

(1)毒热入脑:内生癌毒,郁而不散,或外来之毒与内生之毒内外和邪,伤及五脏,侵袭六腑,聚毒不散,上行于脑,脑络损伤,清窍瘀阻,发为本病证。

(2)血液瘀阻:癌毒太盛,煎熬血液成块,或久病气血阴阳虚损,气虚无力推血,阴虚血液淫滞,阳虚鼓脉无力均可导致血液瘀阻。血液瘀阻,脑络闭塞,清窍不宣,发为本病证。

2.继发病因

(1)肝肾阴虚:久病伤及肝肾,肝肾阴虚,精血衰耗,水不涵木,导致肝阳偏亢,阳化风动,气血逆乱,不得下降而上逆,上扰脑脉,脉道瘀阻出现本病证。

(2)痰湿阻滞:外感湿邪,内蕴生痰,或脾肾阳虚,痰湿内生,影响气血运行,或湿痰郁而化热,痰热瘀阻于脑络,脉络不通引发本病证。

(3)复感外邪:久病体质虚弱,又复感热毒之邪,居于体内,难以疏散,上损于清窍,脑络受损,髓海耗劫,发为本病证。

(二)病机

1.病位

血癌脑神病证原发病位在于骨髓,由于骨髓癌瘤热毒聚而不散,侵袭五脏六腑,脏腑癌瘤细胞恶性增殖,致使上扰脑窍,导致癌瘤细胞居于脑内,不得发散,引发本病证。但脑髓已病,骨髓、脏腑病变尤存。因而,本病证的病位发生始于骨髓,继发于五脏六腑,终之脑髓。

2.病性

本病证性质可视病因与病机而定。病初骨髓发生癌瘤细胞侵袭,很快浸润五脏六腑、脑髓者,其病性多见实证。此时虽然病邪太盛,但尚不及损伤正气,故多为实证。日久癌瘤细胞经骨髓传化脏腑,涉及脑髓者,其病性多见虚证。

3.病势

发生急剧者,临床症状严重,病情垂危,病势凶险。虽经积极治疗,病情实难控制,临床除见脑部症状外,还可以见到心神被扰症状。伴有心神被扰症状,标志病情垂危。发生缓慢者,临床症状由轻至重,其病势轻微,经积极治疗,病情尚可缓解。但伴有其他夹实证,可使疾病反复,病势由轻转重。

4.病机转化

本病证病机转化主要与原发疾病证候有密切关系。若起于实证者,多以热毒上扰脑络,痰湿蒙闭清窍,血瘀阻滞脑窍为主要证候,故发病急剧,临床症状严重,病死率高。若经治疗病情缓解后可由实证转化为虚证,即可见到肝肾虚损,肝风内动,或见肾精不足,脑髓空虚等临床证候。起于虚证者,多由久病气血耗伤,阴阳虚损,脑窍失养证候,其发生缓慢,进展隐袭,但在发生与发展过程中,由于气血不足,阴阳失衡,脏腑功能失调等虚证转化为痰湿互阻,血瘀内阻等实证。在临床实际中,血癌脑神病证是虚实夹杂证候。可先实后虚,也可先虚后实。其病机转化依据患者体质情况、病邪性质、病程长短、是否复感以及治疗是否得当等因素密切相关。

三、辨证

(一)中心证候特征

1.中心证候

本病证以头部疼痛,眩晕,食欲不振,恶心呕吐,焦虑不眠,心情抑郁,躁动不安,神志恍惚,颈项强直,意识障碍,甚则木僵昏迷,舌质红或淡红,或见淡暗,舌苔黄腻,或白腻,或少苔,脉象弦细,或弦滑,或细弱等为中心证候。

2.辨证要点

其辨证要点是在上述中心证候基础上,结合患者体质情况、病邪性质、病程长短、是否复感、病机转化以及治疗是否得当等因素综合辨证。首先辨别虚实,其次辨别涉及的脏腑,最后辨别证候性质。其虚证涉及脏腑有肝、肾、心、脾,多见肝肾阴虚、肾精不足、脾肾两虚等虚损证候;其实证涉及肝、心等,常见肝阳上亢、心火亢盛等证候。除所涉及脏腑外,其外在表现又可涉及气血阴阳失调,水液代谢紊乱等,临床多见气血两虚、阴阳虚损、痰湿中阻、血瘀阻络、毒瘀互阻等证候。总之,本病证辨证要在全面分析临床症状的基础上,结合舌、脉象综合考虑。

(二)分类症候特征

由于本病是在原发疾病基础上出现的病证,故原发病证临床证候可作为本病证的参考证候。一般来讲,本病证既可见到虚证,也可见到实证。主要见有肾精亏虚、肝肾阴虚、脑络热毒、痰阻脑络、血瘀阻络证候。

1.肾精亏虚证候

证候发生较为缓慢,多因先天禀赋不足,内在阴阳失衡,大病久病伤及肾脏,导致肾精亏虚,阴液不足,无以养心,脑髓失养,先以头痛,眩晕发病,病情进展中可见进行性头痛,眩晕眼花,心悸失眠,腰膝酸软,疲乏无力等临床症状。舌淡苔薄白,或舌淡红少苔,脉象细弱或细数等均为肾精不足之象。

2.肝肾阴虚证候

证候发生缓慢,多由肾精亏虚,影响肝脏,肝肾阴虚,虚火上炎,肝阳上亢,扰及脑窍,清阳不升,浊阴不降所致。故见头痛面赤,眩晕不定,失眠多梦,四肢抽动,神志恍惚,情志抑郁等临床表现。舌红少苔,脉象细数均为肝肾阴虚,虚火上扰之象。

3.脑络热毒证候

证候发生急骤,多由于内生热毒,复感外来之毒,内外合邪,郁阻机体,损及脏腑,上犯脑窍,脑内积毒,不得发散,故临床出现高热不退,语无伦次,寻衣摸床,或神昏谵语等热毒内盛症状。舌红苔黄,脉数,或弦数,或滑数均为热毒内盛之象。

4.痰阻脑络证候

突然起病,进展较快,多由脾肾双亏,水液代谢紊乱,或见脾胃虚弱,运化失常,痰湿内生,郁阻气机,气机不利,浊阴不降,清阳不升,脑窍闭塞,因而出现头部疼痛,眩晕如裹,恶心呕恶,口流痰涎,食欲不振,脘腹胀满,大便不爽,小便不利等症状。舌淡苔黄腻或白腻,脉滑数或濡滑等均为痰湿中阻之象。

5.血瘀阻络证候

证候发生较缓,多由病程日久,气血阴阳亏虚而导致血液瘀阻,血流不畅,脉络阻塞,脑部血液不通,脑窍瘀血,神明失养,故出现头痛如裂,固定不移,入夜加重,伴头目眩晕、午后低热,心烦失眠等临床症状。舌暗淡,有瘀斑、瘀点,脉象细涩,或弦细均为血液瘀阻之象。

四、诊断

(一)主要依据

1.临床症状

在原发疾病基础上,见有头部疼痛,眩晕,食欲不振,恶心呕吐等;病情严重者可出现焦虑不眠,心情抑郁,躁动不安,神志恍惚,颈项强直,意识障碍,木僵昏迷等。

2.体格检查

因颅神经受损,可引起面瘫、视力障碍、瞳孔缩小或扩大、眩晕等相应症状。颅神经受损最常见于 AML 患者。

3.脑脊液检查

压力增高,pandy 试验阳性,蛋白定量增高,糖定量降低,细胞总数可增多,单核细胞数亦增高,并可见明显的白血病细胞。

(二)次要依据

1.其他并发症

偶有发生,表现多尿、多食、体重增加等。

2.其他检查

可视原发白血病情况而定。未经化疗患者血红蛋白、血小板可明显降低,白细胞可明显升高,低增生性白血病白细胞可低于正常;骨髓完全缓解的患者,血红蛋白、血小板、白细胞可正常;当颅内感染,特别是细菌感染时,白细胞亦明显升高。

五、治疗

(一)治疗原则

由于导致血癌脑神病证的病因不同,其病理机制也不尽相同。但归纳起来,本病证主要分虚证与实证两个方面。因而,其治疗总则为病实者,以祛邪药攻之;病虚者,以滋养药补之。临床上,无论是攻是补,均应以安神定志为要。同时,本病见有实盛虚重的证候特点,故攻实时勿忘补虚,补虚时勿忘攻邪。正确使用先攻后补,先补后攻,攻补兼施等中医治疗法则。

(二)辨证论治

1.肾精亏虚

(1)证候:分主症、兼症、形证。

主症:头部疼痛,腰膝酸软,疲乏无力。

兼症:眩晕眼花,心悸失眠,五心烦热。

形证:舌淡苔薄白,或舌淡红少苔,脉象细弱或细数。

(2)治法:补肾填精,益脑开窍。

(3)方药:七味都气丸(《医宗己任编》)加减。熟地 12g,山茱萸 12g,山药 10g,茯苓 15g,泽泻 10g,丹皮 10g,五味子 10g。

熟地滋肾填精,在方中为君药;山茱萸养肝肾固精,山药补阴而益气,二药在方中为臣药;茯苓淡渗利湿,泽泻清泄肾火,丹皮清泄肝火,在方中为佐药;五味子摄纳肾气,养阴敛汗,在方中为使药。全方诸药合用,补中有泻,滋补而不留邪,降泄而不伤正,寓泻于补,相辅相成,通补合用。

(4)备选方:本证为肾精亏虚证候,亦可选用左归丸(《景岳全书》)或右归饮(《景岳全书》)加减治疗;若阴虚伴有阳虚证者,亦可选用左归饮(《景岳全书》)或右归丸(《景岳全书》)加减治疗。

(5)加减:盗汗明显者,可加龟板、阿胶、青蒿、地骨皮、银柴胡等;津液不足,口舌干燥者,可加麦门冬、石斛、天花粉等;头痛严重者,可加细辛、延胡索、川芎等;恶心欲吐者,可加半夏、竹茹、旋覆花等;心神不安者,可加酸枣仁、菖蒲、远志等。

(6)临证事宜:本证以肾精亏虚为主,此时,患者机体极度虚弱,治疗应以补虚为主。待症状缓解后可在原发病治疗基础上,适当加用预防药物。

2.肝肾阴虚证候

(1)证候:分主症、兼症、形证。

主症:头痛面赤,眩晕不定,四肢抽动。

兼症:失眠多梦,神志恍惚,情志抑郁。

形证:舌红少苔,脉象细数。

(2)治法:滋补肝肾,益脑开窍。

(3)方药:一贯煎(《柳州医话》)加减。生地 30g,沙参 15g,麦门冬 12g,当归 10g,枸杞子 10g,川楝子 10g。

(4)备选方:本证候为肝肾两虚之证,以肝肾阴虚为主,故也可以大补阴丸(《丹溪心法》)、虎潜丸(《丹溪心法》)、左归饮(《景岳全书》)等方剂加减。

(5)加减:在应用本方时,若肝肾阴虚明显者,可加熟地、山茱萸、阿胶等;口苦烦躁者,加炒川连、炒黄芩等;若大便秘结者,加瓜蒌、火麻仁等;有虚热盗汗者,加地骨皮、青蒿等;口干少津者,加石斛、沙参等;胸胁胀满,胁下癥积者,加鳖甲、龟板等。

(6)临证事宜:本证候为肝肾阴虚之证,故在临床中极易出现肝风内动之证,故可在方中适当加入平肝熄风药;又因在临床上本证候同时可兼有烦躁不安症状,故又可在方中加入安神镇静药。在应用本方时,应抓住肝肾阴虚为主证候,慎用大辛大热之品,以免伤及阴精,损其阴液。

3.脑络热毒证候

(1)证候:分主症、兼症、形证。

主症:高热不退,汗出不解,神昏谵语。

兼症：口干欲饮，大便干结，小便黄赤。

形证：舌红苔黄，脉数，或弦数，或滑数。

(2)治法：清热解毒，开窍醒脑。

(3)方药：安宫牛黄丸(《温病条辨》)加减。牛黄、郁金、犀角(水牛角加量代)、黄芩、黄连、雄黄、栀子、朱砂各 30g，冰片、麝香各 7.5g，珍珠 15g。上药共为极细末，炼蜜为丸，每丸重 3g，金箔为衣，每次 1 丸，温开水溶化，3 次/d，口服。

(4)备选方：若热邪初陷心包，神昏谵语，高热烦躁，舌红脉数者，可选用牛黄清心丸(《痘疹世医心法》)加减治疗；若热入心包，神昏谵语，兼有阳明腑实证者，可选择牛黄承气汤(《温病条辨》)加减治疗。

(5)加减：本证候以安宫牛黄丸灌服为主，若大汗出，口干渴，津液亏虚者，可加用生脉散(《内外伤辨惑论》)水煎服；意识昏蒙者，同时静脉点滴醒脑静。

(6)临证事宜：本证候除应用以上方剂外，要根据病因适当配合西药治疗。如由于白血病细胞侵袭中枢神经系统者，可配合鞘内注射化疗药物；如细菌感染者，可适当合理选用抗生素治疗；如由于血小板减少引起脑出血者，急输血小板悬液或单采血小板，采取急救措施以控制病情发展。

4.痰阻脑络证候

(1)证候：分主症、兼症、形证。

主症：头部疼痛，眩晕如裹，恶心呕恶。

兼症：口流痰涎，脘腹胀满，大便不爽。

形证：舌淡苔黄腻或白腻，脉滑数或濡滑。

(2)治法：豁痰化浊，开窍醒脑。

(3)方药：涤痰汤(《济生方》)加减。半夏 10g，胆星 10g，橘红 10g，枳实 10g，茯苓 15g，人参 10g，菖蒲 12g，竹茹 10g，甘草 6g，生姜 6g，大枣 6 枚。

方中半夏降逆消痰，胆星清热化痰，橘红化瘀通络，三药合用，消除顽痰；枳实降气消胀，与茯苓、人参合用，而具有健脾祛湿化痰之效；菖蒲化痰开窍，竹茹和胃降逆；甘草、生姜、大枣可健脾和胃，又可调和药性。本方诸药合用，健脾和胃，涤痰开窍，醒脑安神。

(4)备选方：痰热互结者，可选择至宝丹(《太平惠民和济局方》)加减治疗；痰热蒙蔽者，亦可选择回春丹(《广州钱树田验方》)加减治疗；痰湿闭塞者，可选择苏合香丸(《太平惠民和济局方》)加减治疗。

(5)加减：痰浊蒙蔽清窍者，可加郁金、苏合香等；痰热闭阻，大便干结者，可加大黄、瓜蒌；高热不退者，可加生石膏、连翘等；痰热生风者，可加钩藤、天麻等。

(6)临证事宜：本证候以痰阻脑络为主，当以化痰开窍治疗为法，但痰郁为患，极易阻塞气机，而导致气机不利，故本证候应在化痰的基础上可适当加用理气药；又因痰浊极易阻塞脑络而导致脑络不通，脑脊液不得循环之危重症，故在方中可适当加通络与利水之品；痰湿源于脾胃虚弱，其又可以加入健脾和胃药。

5.血瘀阻络证候

(1)证候：分主症、兼症、形证。

主症：头痛如裂，固定不移，入夜加重。

兼症：头目眩晕，午后低热，心烦失眠。

形证:舌暗淡,有瘀斑、瘀点,脉象细涩,或弦细。

(2)治法:活血化瘀,开窍醒脑。

(3)方药:通窍活血汤(《医林改错》)加减。

赤芍药 15g,川芎 10g,桃仁 10g,红花 10g,老葱 10g,生姜 6g,红枣 6 枚,麝香少许。

赤芍药、川芎活血行气,桃仁、红花活血化瘀,四药合用活血化瘀,行气散血;老葱、麝香开窍豁痰,以消痰瘀内阻;生姜、红枣调和诸药。

(4)备选方:血行不畅,头痛日久者,可选择血府逐瘀汤(《医林改错》)加减治疗;有明显气滞者,可选择桃仁红花煎(《素庵医案》)加减治疗;血瘀日久,周身疼痛者,可选择通瘀煎(《景岳全书》)加减治疗。

(5)加减:由气滞导致者,可加郁金、柴胡、香附等;由血瘀导致者,可加当归、丹参等;头痛严重者,可加细辛、延胡索等;血瘀大便干结者,可加大黄、芒硝等。

(6)临证事宜:若患者神志清楚者,可以汤剂为主,若神志昏迷者,即可用静脉给药途径,可选择川芎嗪、丹参注射液、复方丹参注射液等静脉点滴。

(杨扬)

第二节　衄血病证

一、概述

衄血是指各种原因引起的血液成分异常或皮肤、黏膜损伤,导致血液不循常道,溢出于脉外,上溢于眼、耳、口、鼻、舌、齿诸窍的一组出血病证。

二、病因病机

(一)病因

1.起始病因

(1)感受外邪:包括感受六淫、疫毒之邪,以及漆毒、化学毒物等致病因素,导致气血逆乱,血不循经。

(2)饮食不节:嗜食醇酒肥甘厚味,致脾胃亏虚,痰湿蕴热,络伤血泄;脾胃损伤,统摄血液无权,血不循经。

(3)先天不足:先天禀赋薄弱,素体正气亏虚,易感外邪,或邪毒内侵,损伤脏腑,扰乱气血。

(4)情志失调:因七情所伤,五志过极,扰乱气机,肝失疏泄,肝郁化火,火伤血络。

(5)后天失养:忧思、劳倦后天失养,气血生化乏源,摄血无权,血不循经。

2.继发病因

(1)外伤或手术:外伤或手术诱发衄血,或使衄血病情加重。

(2)它病之后:由于患非出血病证,因病后正气亏虚既是衄血的病因,又因易感受外邪,从而诱发脑血的发生。

(3)治疗失当:若有的疾病如疫毒、癥积等治不及时或治之失当,皆可出现多种衄血病证。

(二)病机

1.发病

本病证发病或急或缓,感受外邪、实热内盛之证,起病较急;因于内伤,气血脏腑亏损所致者,病属虚寒证,起病较缓。

2.病位

本病证有某一主要脏腑受累,但大多涉及多脏腑病变;外感、情志失调、嗜食辛辣醇酒厚味,或素体阳热内盛,多病及于肺、胃、肝;因于先天禀赋不足,后天忧思劳倦,或大病、久病、热病之后,多病及于脾、肝、肾三脏。

3.病性

衄血初期,起病急,病程短,以邪气实为主,多为实证、热证;当衄血量多,或治不及时,或久治不愈,又可转化为虚证;起病较缓,衄血日久,病程长,以正气亏虚为主,多为气虚证、寒证或虚热证;衄血久病,阴虚火旺,热邪煎熬血液为瘀,或阳虚阴寒内盛,寒凝血瘀,以及正虚易致外感,则为虚实夹杂、本虚标实证为主。

4.病势与病机转化

因于外感、情志所伤、衄血初期,邪气盛实,正气未虚,病势尚属轻浅,若治之得当,正胜邪去,则病可痊愈;因于先天禀赋不足,后天失养,或邪毒内盛,或衄血量多反复发作,以正虚为主,或为本虚标实之证,其病势深重,脏腑亏损,阴阳盛衰,以致正气愈亏,邪气愈盛,久治难愈,甚者阴阳俱损,精气耗竭,阴阳离决。

三、辨证

(一)中心证候特征

1.衄血

可见各种衄血,如鼻衄、齿衄、舌衄、耳衄、目衄,甚至诸脑并见,或见月经量多,或为崩漏;突然衄血,病起初发,衄血量多或少,色鲜红或紫暗,或夹有血块,多为实证、热证;病起较缓,或时作时止,衄血量少,色淡质稀,或血色淡暗,多为虚证、寒证。

2.眩晕

衄血之前或初期即见眩晕者为内伤,气血亏虚,脏腑虚衰,多为虚证、寒证或虚热证;初期未见眩晕,多为实证、热证;衄血之后,或日久兼见眩晕者,是为由实证转为虚证;眩晕突发、剧烈者多为实证;眩晕轻微,时作时止,多为虚证;其眩晕轻重尚与衄血轻重有密切关系,衄血重者眩晕也重,衄血轻者眩晕也多。

(二)分类症候特征

1.实证

(1)外感风热:鼻衄、齿衄、目衄、或兼见

紫斑,衄血色鲜红,量较多,兼见发热恶寒,咽痛或咽痒,口渴欲饮,或咳嗽咯血,咳痰色黄,舌红,苔薄黄,脉浮数;若为春夏感受风温,可见高热口渴,肌肤斑疹隐隐,甚者神昏谵语,或大便秘结,小便短赤,舌红或绛,苔黄,脉数。

感受风热之邪,损伤肺卫,邪气与气血相搏,损伤脉络,气血上逆,由清道而出,发为衄血;或感受风温,热入营血、心包,蒙闭清窍。

(2)肺胃热盛:鼻衄、齿衄、目衄或舌衄,脑血色鲜红或紫暗,身热口渴,口干喜冷饮,口臭或口糜,咽痛,大便燥结,小便短赤,或咳嗽咯血,或齿龈肿痛,舌红,苔黄腻,脉滑数。

肺胃热盛,热邪迫血妄行,上溢口鼻诸转。

(3)肝经郁热:鼻衄、齿衄、目衄,或见耳衄,或月经量多,血色紫暗,或见咳嗽咯血,性情急躁,每因情志郁怒而诱发或加重,口干且苦,面红目赤,胸胁苦满,纳少,舌红,苔薄,脉弦或弦数。七情致病,肝气郁结,气机逆乱,血随气逆,上逆外溢;或气郁化火,火热迫血上溢。

(4)热毒内盛:可见各种衄血,兼见头晕乏力,低热盗汗,复加外感可见发热,咽喉肿痛,咳嗽,痰黄,颈腋痰核,舌红或暗紫,苔黄腻,脉细数或弦细数。

素体热毒内盛,正气亏虚,热盛迫血妄行,热邪又可煎熬津液为痰,痰凝则气滞血瘀,热毒痰瘀交阻而为痰核。

(5)瘀血内停:鼻衄、齿衄或月经量多,色紫暗,夹有血块,或胁下有癥块,疼痛拒按,午后低热,舌紫暗或边尖有瘀点,苔薄,脉细涩或弦涩。

气虚、血虚、血瘀或热盛痰凝,气滞血瘀,瘀血停于胁下,阻碍血液运行,血液妄行,上逆下泄。

2.虚证

(1)脾肾两虚:鼻衄、齿衄,时作时止,反复不愈,或月经延期,量少色淡,面色苍白,神疲乏力,自汗低热,纳少腹胀,腰膝酸软,或畏寒肢冷,大便溏薄,舌淡胖,苔白腻,脉细弱。

后天失调,久病失治致脾肾亏虚,脾虚则气血生化乏源,统摄无权,血不循经;肾虚则气血失于温运,血行不循常道,故血上溢外泄。

(2)肝肾阴虚:衄血色红,头晕耳鸣,形瘦神矮,低热盗汗,舌红少津,脉细数或细弦。

素体肝肾亏虚,或久病失养致肝肾亏虚,阴虚火旺,虚火灼伤脉络,火热迫血妄行,血溢脉外。

四、诊断

本病的诊断目的应包括两个方面即:①出血病因及疾病的诊断;②出血部位的诊断。本病可见于多种血液病,包括出血性及非出血性的血液病所致的衄血,故本证的诊断亦应参考西医相应疾病的诊断标准。

(一)临床表现

1.鼻衄

轻者鼻涕中带血丝,或点滴而下,重者血从前鼻孔中不断流出或顺咽后壁向下流不止。

2.齿衄

轻者齿缝渗血,重者血从齿龈不断流出,满口出血。

3.舌衄

轻者舌上见瘀点瘀斑,重者见鲜血。

4.目衄

轻者见眼中红丝血络,重者见失明。

5.耳衄

轻者耳中见出血或血块,重者血从耳中流出不止。可见多部位的衄血。

(二)体格检查

见鼻腔有出血,多见于鼻中隔前下方黎氏区,其次为下鼻甲和鼻底、鼻后部;齿龈渗血;球结膜或睑结膜出血或眼底视网膜出血;外耳道或中耳黏膜出血,甚至鼓膜出血,舌黏膜见瘀点瘀斑,严重者见舌黏膜渗血。

（三）实验室检查

有外周血血小板数量减少,凝血酶缺乏,血小板黏附与聚集功能异常;单克隆抗体检查血小板膜蛋白功能异常;骨髓细胞学涂片及病理检查见骨髓造血功能异常。

五、治疗

（一）治疗原则

初起以邪实为主,以热证为多,治法以祛邪清热,凉血止血为主;日久虚实夹杂,寒热错杂,则宜补虚泻实,标本兼顾,益气摄血,兼以清热凉血,或活血止血为佐,病至后期又当脾肾双补,或滋补肝肾,填精生血,或急则治标,以急救回阳镇摄为要。

（二）辨证论治

1. 外感风热

（1）证候:分主症、兼症、形证。

主症:起病急骤,突然出现衄血,鼻衄、齿衄、舌衄,或月经量多,衄血色鲜红,量较多。

兼症:发热,咽痛,口渴欲饮,或大便秘结。

形证:肌肤紫斑,舌质红,苔薄黄或微腻,脉浮数。

（2）治法:疏风清热,凉血止血。

（3）方药:银翘散（《温病条辨》）加减。金银花 15g,连翘 15g,荆芥 10g,牛蒡子 10g,豆豉 10g,薄荷 5g(后下)、鲜芦根 30g,竹叶 5g,生甘草 10g,生地 15g,紫珠 15g。

（4）备选方:败毒散（《小儿药证直诀》）。适用于虚人感受风寒之邪者。

（5）加减:若见正气亏虚,加党参、黄芪、炒白术、防风等,若风热证明显,兼见高热者,加清热解毒药,如蒲公英、板蓝根、穿心莲、蛇莓等。

（6）临证事宜:本证多见于急性 ITP 或慢性患者兼见外感时,临证当解表祛邪为先,使邪去正安。

2. 肺胃热盛

（1）证候:分主症、兼症、形证。

主症:以鼻衄、齿胆为多,衄血色鲜红,或紫暗,或见齿龈肿痛。

兼症:身热,口渴,大便秘结,或兼见咳嗽咯血。

形证:也可见肌肤瘀点、瘀斑,舌质红,苔黄腻,脉滑数。

（2）治法:清热泻火,凉血止血。

（3）方药:玉女煎（《景岳全书》）加减。生石膏 24g(先煎),熟地 10g,牛膝 10g,知母 10g,麦门冬 10g,大黄 10g,黄芩 10g,黄连 5g,生甘草 10g,丹皮 10g,栀子 10g。

（4）备选方:若以肺热咯血为主可用清金化痰汤（《统旨方》）清肺泄热,凉血止血。

（5）加减:应根据鼻衄或齿衄的主次,分别加入清肺热或清胃热药物,若见大便秘结,可加大黄、芒硝、枳实、厚朴以通腑泻热;若热盛伤阴证见口渴,舌红少苔,可加大麦门冬、鲜石斛、玉竹等养阴清热;若见神昏谵语可用安宫牛黄丸以清热开窍。

（6）临证事宜:本证多见于各种出血性疾病的早、中期,素体肺胃热盛者,临证当区别不同的出血部位,分别脏腑论治;若见内脏出血,大咯血、呕血、黑便者,当结合西医急救处理。

3. 肝经郁热

(1)证候:分主症、兼症、形证。

主症:目衄、鼻衄、齿衄,衄血色暗,或月经紫暗夹有血块。

兼症:胸胁苦满,口干且苦,月经失调。

形证:可见肌肤瘀点、瘀斑,舌质淡红或红或紫暗,苔薄黄,脉弦数。

(2)治法:疏肝清热,凉血止血。

(3)方药:柴胡疏肝散(《景岳全书》)加减。

柴胡 10g,枳壳 5g,白芍药 10g,生甘草 10g,香附 10g,郁金 10g,栀子 10g,旋覆花 10g(包煎),木香 5g,陈皮 10g,佛手 10g,茜草 10g,小蓟 15g,紫珠草 10g,地锦草 10g。

(4)备选方:若见肝郁化火或兼见肝胆湿热者可用龙胆泻肝汤(《兰室秘藏》)。

(5)加减:若见肝胆湿热,可加龙胆草、茵陈蒿、车前草、栀子、黄柏、泽泻等以清利湿热;若肝火犯肺见咯血,加黄芩、栀子、青黛、芦荟等清肝泻火;若见肝火犯胃之呕血,可加黄连、栀子、大黄;若见热盛伤阴,口渴,舌红而燥可加生地、女贞子、旱莲草、白芍药等以养阴清热;若气滞以致血瘀,胁下积块疼痛,可适当加减活血化瘀药如丹参、当归尾、赤芍药、川芎等。

(6)临证事宜:本证多见于各种出血性疾病的早、中期,素体肝火亢盛者,临证当配合心理治疗,以祛除病因及诱因;运用活血化瘀药应当注意活血而不伤正,以防诱发出血,止血又当兼顾活血,使止血而不留瘀。

4.热毒内盛

(1)证候:分主症、兼症、形证。

主症:衄血可见于各部位,诸衄俱见,或仅见一种衄血,衄血色鲜红,量多。

兼症:衄血之前,先见发热咽痛,或见高热。

形证:面色潮红,后期转见面色红夹灰暗,或胁下、腹内有结块,皮下肿核发于颈下、腋下等处,舌质红或紫暗,苔黄腻,脉数,或细弦数。

(2)治法:清热解毒,凉血止血。

(3)方药:清瘟败毒饮(《疫疹一得》)加减。

生石膏 24g(先煎),生地黄 15g,犀角粉 3g(冲服)(或以水牛角 30g 代),黄连 5g,栀子 10g,桔梗 10g,黄芩 10g,知母 10g,赤芍药 10g,玄参 15g,连翘 10g,丹皮 10g,竹叶 5g,甘草 10g,青黛 5g(包煎),雄黄 5g(包煎)。

(4)备选方:清营汤(《温病条辨》)。适用于热毒内伏,气营两燔,邪热初入血分之证。

(5)加减:本证热毒内盛,一般清热药恐难以见效,可选加蛇莓、蒲公英、白花蛇舌草、半支莲、七叶一枝花、青黛、芦荟等清热解毒药;邪热耗气伤阴者,可加党参、黄芪、太子参、白术、茯苓、山药、麦门冬、生地、石斛等益气养阴之品。

(6)临证事宜:本证多见于急性白血病等血液系统恶性肿瘤,中西医结合治疗可提高疗效。方药治疗在于控制衄血,改善全身症状。

5.瘀血内停

(1)证候:分主症、兼症、形证。

主症:可见各种衄血,衄血色紫暗,夹有血块,或诸衄俱见。

兼症:午后或夜间低热,盗汗,面色紫暗或灰暗,或见神疲乏力,纳少。

形证:胁下、腹内结块,痛处固定,拒按,舌质紫暗,边尖有瘀点、瘀斑,苔薄黄或黄腻,脉弦涩,或细涩。

（2）治法：活血化瘀，凉血止血。

（3）方药：血府逐瘀汤（《医林改错》）加减。

当归 15g，生地 10g，桃仁 10g，红花 5g，枳壳 10g，赤芍药 10g，柴胡 10g，川芎 10g，牛膝 10g，桔梗 10g，甘草 10g，生蒲黄 5g，丹参 10g。

（4）备选方：膈下逐瘀汤（《医林改错》）。适用于腹中有癥块者。

（5）加减：若见胁下有癥块，可加软坚散结、活血消癥药，胆南星、半夏、瓜蒌、贝母、山慈姑、白芥子、牡蛎、猫爪草、黄药子、莪术、䗪虫、没药等。

（6）临证事宜：本证多见于血液系统恶性疾病后期，有肝脾肿大及腹腔内浸润性肿块者。临证当兼顾扶正与祛邪，祛邪不可伤正，以免正气难复，影响预后。

6. 脾肾两亏

（1）证候：分主症、兼症、形证。

主症：衄血日久，时作时止，反复不愈，每因复感外邪而诱发或加重衄血，或见鼻衄、齿衄，或诸衄俱见，衄血色淡红，量少，或量多不止。

兼症：神疲乏力，气短倦怠，纳少，便溏或大便初干后溏，或低热，自汗，或畏寒肢冷。

形证：面色苍白或灰暗，或兼见肌肤紫癜，口唇、爪甲苍白，舌质淡红或淡紫，舌体胖大，苔黄腻，或白腻，脉细弱无力。

（2）治法：补肾健脾，益气摄血。

（3）方药：无比山药丸（《备急千金要方》）加减。

熟地 15g，山药 15g，山茱萸 15g，五味子 10g，茯苓 15g，泽泻 10g，巴戟天 15g，菟丝子 15g，杜仲 15g，肉桂 5g，肉苁蓉 15g，淫羊藿 15g，党参 10g，灵芝 10g，生黄芪 15g，炒白术 10g，当归 15g，白芍药 10g，炙甘草 10g。

（4）备选方：附子理中汤（《太平惠民和剂局方》），本方偏重于脾肾阳虚者，惟摄血之力不足，可与侧柏叶汤（《金匮要略》）、黄土汤（《金匮要略》）合用。

（5）加减：若兼有气虚血瘀，可加丹参、当归、三七；若见脾肾阳虚，可加灶心土、附子以温经止血。

（6）临证事宜：本证见于多种出血性疾病的中、后期，或素体正气亏虚者，临证当以扶正为主，若兼见外感，又当扶正与祛邪兼顾，但要注意扶正而不敛邪，祛邪而不伤正。

7. 肝肾阴虚

（1）证候：分主症、兼症、形证。

主症：衄血日久，反复不愈，衄血色淡，或见鲜红。

兼症：面色苍白或灰暗，或见面色潮红，午后或夜间低热，五心烦热，盗汗少寐，腰膝酸软，头晕耳鸣。

形证：舌质红，少津，脉细数。

（2）治法：滋补肝肾，凉血止血。

（3）方药：滋水清肝饮（《医宗己任编》）加减。

生地 15g，茯苓 10g，山茱萸 10g，女贞子 15g，当归 15g，山药 10g，丹皮 10g，枸杞子 15g，泽泻 10g，白芍药 10g，旱莲草 15g，仙鹤草 15g，柴胡 10g，栀子 10g，大枣 10 枚。

（4）备选方：六味地黄汤（《小儿药证直诀》）。宜用于衄血轻证或衄血之后，调补肝肾，以防衄血反复。

(5)加减:本证可加养阴止血与益气摄血之品,如白茅根、大小蓟、茜草根、紫珠草、黄芪、五味子等。

(6)临证事宜:本证多见于多种出血性疾病的中、后期。治疗中需时时顾护脾胃之气,以防养阴滋腻而碍脾运。

（杨扬）

第三节　吐血病证

一、概述

吐血系肺胃之脉络受损,络伤血溢,血从口中咯吐而出为主症的病证。

二、病因病机

(一)病因

1.起始病因

(1)感受外邪:感受风、寒、暑、湿、热邪,以阳邪居多,致脉络受损,络伤血溢。

(2)饮食不节:嗜食醇酒肥甘厚味,致脾胃亏虚,痰湿热蕴,伤于肺胃,络损气逆而吐血。

(3)情志失调:七情所伤,扰乱气机,损伤脏腑,血随气逆。

(4)先天不足:素体精亏,或禀赋薄弱,易感外邪,邪伏蕴热,损伤脏腑,扰乱气血。

(5)劳倦思虑:劳倦不节,思虑过度,伤及脾肾,气不摄血,血溢脉外。

2.继发病因

(1)宿疾正虚:痰毒、骨痹等宿疾均可导致正气亏虚,是吐血病证的根本病理因素,其继发病因,可加重和诱发本证的发生。

(2)瘀血阻络:瘀血为本证的病理结果,又为本证的继发病因之一,气虚、气滞、血虚、血热、阳虚均可致摄血,瘀血形成又可阻滞脉络,血液不循常道,溢于脉外,瘀血内阻,新血不生。

(二)病机

1.发病

本证发病或急或缓,感受外邪、肺胃热盛、或为毒物等所伤者,发病多急;因于内伤,先天禀赋不足,后天失养者发病较缓。

2.病位

主要病位在肺胃,也可涉及肝脾肾三脏,感受外邪,多为肺脏首先受邪;因于饮食劳倦,多为脾胃受邪;由情志、酒食所伤,多为肝胃受损;先、后天不足,多为脾肾亏虚。

3.病性

本证感邪有寒热不同,病性也有虚实寒热之分,感受外邪,酒食所伤,病程初期多为实证;禀赋不足,饮食劳倦,病程日久多为虚证。感受热邪,素体阳热内盛,病为实热证;感受寒邪,素体阳虚阴盛,病为虚寒证。初期病在肺胃肝者,正气亏虚不甚,以邪气盛实为主;病至中期,以正气亏虚为主,邪气衰减,脾肾亏损;病程后期,病累及五脏六腑,气血亏虚,阴阳失调,乃致脾肾衰败。

4.病势

本证证候演变有急有缓,正气亏虚不甚,治疗及时,调护得当,大多尚可好转,若病邪深重,脏腑损伤,或治疗调护失当,病情日益加重则病势深重。

5.病机转化

本证病机转化初期以邪实为主,多见火热,阳盛损阴,病及肺胃肝,后期以正虚为主,气阴耗伤,或邪气尚盛,或邪火已衰,病及肝脾肾,其病机转化的关键在于邪气盛实的程度与脾肾是否受损。

三、辨证

(一)中心证候特征

1.吐血

血从口中吐出,或伴有呕吐或咳嗽,吐血色鲜红或紫暗,或呕吐物呈咖啡色,血中夹有痰液或食物或泡沫或黏液。

2.眩晕

吐血量多可见头晕目眩,四肢无力,面色、爪甲苍白。

3.癥积或瘰疬

癥积见于腹中或胁下,瘰疬见于颌下、颈部、腋下等处。

(二)分类症候特征

1.肺胃热盛

咳吐血量多,色红或紫暗,夹有食物、痰液,胸腔满闷或胀痛,咳痰黄稠,口臭便秘,或兼有黑便,舌红,苔黄,脉洪数滑。感受火热之邪或嗜食肥甘辛辣醇酒厚味,或素体阳热内盛,以致肺胃热盛,热伤血络,迫血妄行,血溢于上。

2.肝伤血瘀

咯吐鲜血,夹有血块,脘肋胀痛,腹中积块,烦热口苦,大便色黑,舌紫暗红,或有瘀斑,苔黄,脉眩数。宿疾振积,邪毒内伏,气血阻滞,肝胃受损,以致瘀毒内结,络伤血溢。

3.肝胃阴虚

吐血鲜红或紫暗,夹有食物,急躁易怒,头晕目眩,口苦胁痛,胃脘胀满或隐痛,嘈杂吐酸,纳呆食少,面青唇紫,舌质红锋,苔薄或少,脉弦细数。情志失调,肝郁化火,损伤阴血,横逆犯土,脾胃失调,运化失司,或肝气挟胃气上逆,气血逆乱,络伤血溢。

4.脾胃虚寒

吐血色淡或暗,质稀,绵绵不止,腹痛隐隐,喜温喜按,遇劳则加重或诱发,面色㿠白,倦怠乏力,气短懒言,纳呆便溏,舌淡胖,苔白腻或薄白,脉虚弱。久食生冷,劳倦内伤,损伤脾胃,或素体阳虚,中阳不足,以致脾胃虚寒,运化失常,不能统摄血液,血溢脉外。

5.脾肾阳虚

吐血色淡或暗,质稀,绵绵不止,腹痛隐隐,喜温喜按,遇劳则加重或诱发,面色㿠白,倦怠乏力,四肢不温,腰膝酸软,畏寒自汗,尿频量少,舌淡胖,苔白腻,脉沉细无力。先天禀赋不足,后天失养,病程后期,病及脾肾,脾肾阳虚,不能温摄血液,血溢脉外。

6.肝肾阴虚

吐血反复,绵绵不止,量多色淡,头晕目眩,腰膝酸软,五心烦热,低热盗汗,咽干口燥,舌红,无苔,脉细数。病程后期,病及肝肾,肝肾阴虚,阴虚火旺,血失镇摄,血从上逆。

四、诊断

（一）临床表现

吐血，夹有食物或痰液，检体脘腹有压痛，或腹部积块触及或见肺部阳性体征，心率增快，血压下降，面色苍白，呼吸急促。

（二）理化检查

1.呕吐物隐血试验呈阳性。

2.血常规检查有血小板数量减少，血小板表面相关抗体检查阳性，或全血细胞减少，或出血时间、凝血时间、凝血酶原检查及骨髓造血功能异常等。

五、治疗

（一）治疗原则

出血期以止血为先，可中西医结合，尽快控制出血；出血止后以针对原发病的治疗为重点；病之初期以祛邪为主，中期正虚与邪实并重，当扶正与祛邪并进，后期以正虚为主，当以扶正为要，结合怯邪。

（二）辨证论治

1.肺胃热盛

（1）证候：分主症、兼症、形证。

主症：咳吐血量多，色红或紫暗，夹有食物或痰液。

兼症：胸脘满闷，咳痰黄稠。

形证：舌红，苔黄，脉洪数滑。

（2）治法：泻火清热，凉血止血。

（3）方药：拔萃犀角地黄汤（《济生拔萃》）加减。水牛角30g，生地15g，黄连5g，炒黄芩10g，生大黄5g，生竹茹10g，炒枳壳5g，苏梗10g。

（4）备选方：玉女煎（《景岳全书》）本方具有清胃热，泻胃火，滋补肾阴功效，当胃火炽盛，而肾阴不足者，可选用本方，并加入凉血止血之品。

（5）加减：若见大便秘结，加大黄、芒硝、枳实、厚朴以通腑泻热；若见热盛伤阴，加麦门冬、玉竹、天门冬、石斛、百合以养阴清热。

（6）临证事宜：本证见于各种出血性疾病的早、中期。正气未虚，或正虚未甚，当以祛邪为主。

2.肝伤血瘀

（1）证候：分主症、兼症、形证。

主症：咯吐鲜血，夹有血块，腹中积块。

兼症：烦热，黑便。

形证：舌紫瘀斑，苔黄，脉弦数。

（2）治法：调肝活血，宁络止血。

（3）方药：通幽汤（《兰室秘藏》）加减。生地15g，熟地10g，桃仁10g，红花5g，炒赤芍药10g，当归15g，炒丹皮15g，广木香5g，炒蒲黄15g，炒黄芩10g，生甘草5g，生槐花15g。

（4）备选方：若肝郁气滞明显者可选用通瘀煎（《景岳全书》），方中活血化瘀兼用香附、乌药、木香、青皮以加强行气开郁,以助化瘀行血之力。

(5)加减:咳逆吐血,血随气上者加代赭石、旋复花;中脘不适,吐血鲜红者加沉香、山栀;瘀热便结者加三七、生大黄。

(6)临证事宜:本型多见于血液肿瘤晚期伴有脾肿大,全血细胞减少,尤其见于血小板明显减少;正气受损,脾肾亏虚者,活血止血法应配合健脾益气,兼以甘寒滋肾药物,血止之后,宜调理脾胃为主,兼顾和血清泄的方法。

3.肝胃阴虚

(1)证候:分主症、兼症、形证。

主症:吐血色鲜或紫暗。

兼症:性情急躁易怒,脘胁隐痛,面青唇紫。

形证:舌质红绛,苔薄或少,脉弦细数。

(2)治法:养阴清火,降逆止血。

(3)方药:玉女煎(《景岳全书》)加减。

生石膏30g,熟地10g,牛膝10g,知母10g,麦门冬10g,栀子10g,黄连5g,白芍药10g,生甘草10g,黄芩炭10g,白及10g。

(4)备选方:滋水清肝饮(《医宗己任篇》)。本方具有滋养肝肾,兼以清泻肝火之功,以偏重肝肾阴虚兼有肝火气逆者可选用。

(5)加减:若见肝火犯胃可加芦荟、丹皮等;若见胃阴亏虚,可加鲜石斛、麦门冬、玉竹、黄精等养阴生津。

(6)临证事宜:本证见于各种出血性疾病的中期,素体肝气郁结,或合并慢性肝病史者,用药当慎用对肝脏有损害的药物。

4.脾胃虚寒

(1)证候:分主症、兼症、形证。

主症:吐血色淡或暗,质稀,绵绵不止。

兼症:腹痛隐隐,喜温喜按,倦怠乏力,食少,便溏。

形证:舌淡胖,苔白腻,脉虚弱。

(2)治法:温中健脾,养血止血。

(3)方药:黄土汤(《金匮要略》)加减。灶心土30g,炙甘草10g,地黄15g,阿胶10g,黄芩10g,熟附子5g,大枣10枚,白及10g,党参30g,生黄芪30g,茯苓15g,炒白术10g,当归15g、白芍药10g。

(4)备选方:理中汤(《伤寒论》)偏于脾虚中寒,血失温摄也可选用本方加入温养摄血药。

(5)加减:伴有恶心、呕吐者可加吴茱萸、干姜以温经止呕;伴有黑便者可加炮姜炭、十灰散(《十药神书》)。

(6)临证事宜:本证若见大量出血,应采用益气摄血,急救回阳,给予独参汤(《景岳全书》)、参附汤(《妇人良方》),或中西医结合治疗。

5.脾肾阳虚

(1)证候:分主症、兼症、形证。

主症:吐血色淡或暗,质稀,绵绵不止。

兼症:腹痛隐隐,喜温喜按,四肢不温,腰膝酸软,畏寒,尿频。

形证:舌淡胖,苔白腻,脉沉细无力。

(2)治法:温补脾肾,摄血止血。

(3)方药:附子理中丸(《太平惠民和剂局方》)加减。

炮附子 10g,党参 15g,炮姜 5g,白术 15g,肉桂 5g,淫羊藿 15g,补骨脂 15g,锁阳 10g,女贞子 15g,生地黄 15g,灶心土 30g,茯苓 10g,黄芪 15g,炙甘草 10g,白及 10g。

(4)备选方:无比山药丸(《备急千金要方》)。本方侧重于温阳益精,补肾固摄之功,对肾阳不足,真阴内虚,血失固摄尤为适用,也可加入益气健脾之品。

(5)加减:若兼见水肿可加泽泻、车前子、木通以利水消肿;若兼见恶心、呕吐可加吴茱萸、旋覆花以温经降逆止呕。

(6)临证事宜:本证见于各种出血性疾病的后期、慢性期,临证需防于温燥动血,可适当配合养阴药,寓阴中求阳之意。

6. 肝肾阴虚

(1)证候:分主症、兼症、形证。

主症:吐血反复,量多色淡。

兼症:头晕目眩,耳鸣,腰膝酸软,低热盗汗。

形证:舌红,无苔,脉细数。

(2)治法:滋补肝肾,泻火止血。

(3)方药:知柏地黄丸(《医宗金鉴》)加减。

知母 10g,黄柏 10g,生地 15g,山药 15g,山茱萸 10g,丹皮 10g,茯苓 10g,泽泻 10g,女贞子 15g,旱莲草 15g,枸杞子 15g,茜草 10g,白及 10g。

(4)备选方:滋水清肝饮(《医宗己任编》)。用于肝阴不足,血燥生风者。

(5)加减:若见肝阴不足胁肋隐痛者,可合一贯煎(《柳洲医话》)同用,加白芍药、当归、麦门冬、沙参,若久虚不复,肾亏不摄者又可配合育阴填精,血肉有情之品如鹿角胶、龟板胶、阿胶等以补肾填精生血。

(6)临证事宜:本证见于出血性疾病的后期。临证用药中可配合使用温阳药,以寓阳中求阴之意。

(杨扬)

第四节　便血病证

一、概述

便血是胃、肠络脉受损,血液随大便而下,或大便呈柏油样为主症的一种出血病证。

二、病因病机

(一)病因

1. 饮食不节

平素恣食辛辣、肥甘,饮酒过度,而致脾胃运化失常,聚湿生热,湿热之邪灼伤胃肠络脉,血泄脉外。

2.情志所伤

情志失常,太过或不及,致肝失疏泄,肝气郁结,气郁化火,横逆犯胃,灼伤胃络,血泄脉外,溢出于大肠;或气机郁结,气滞血瘀,血脉瘀阻,瘀伤血络,络伤血泄。

3.感受邪毒

漆毒、化学毒物等邪毒内侵,与气血相搏,损伤气血脉络;或邪毒直中脏腑,损伤脾肾,气血生化乏源,统摄血液无权,或阴血亏虚阴不摄阳,以致血泄脉外。

4.先、后天失养

先天禀赋不足,或后天劳倦失养,以致脾肾亏虚,脾虚则气血生化乏源,肾精亏虚则阴火内生,火热灼伤脉络,络伤血泄。

(二)病机

1.发病

本证发病或缓或急,多兼见吐血,或便血之前见有紫癜、衄血,头晕乏力,面色苍白,胁下癥积等症。

2.病位

本证病位主要在于胃肠,而与肝脾肾关系最为密切。

3.病性

本证为本虚标实之证,本虚为脾胃、脾肾亏虚,气血阴阳俱虚,标实为气滞、阴火、邪毒、血瘀;病理性质有寒热之别,气虚、阳虚则阴寒内盛,湿热、阴火、邪毒、瘀血,则阳热内盛。

4.病势

本证因病因、疾病性质、正气强弱不同,其病势轻浅与深重也有较大差别;若感邪未深,脾肾未伤,正气未虚,病势较为轻浅;感受邪毒,先天禀赋不足者,正气已虚,尤以脾胃俱伤,寒热夹杂者,治之难以见效,病势日趋深重。

5.病机转化

本证病机转化初期以邪实为主,病及胃肠肝,后期以正虚为主,病及肝脾肾,其病机转化的关键在于脾肾是否受损及虚损程度。

三、辨证

(一)中心证候特征

1.便血

便血紫暗或鲜红,多兼见吐血,便血之前或见有衄血、紫癜。

2.眩晕

便血之前或之后多见有头晕目眩,面色、唇甲苍白。

3.癥积

位于胁腹,见于便血之前,且日趋加重。

(二)分类症候特征

1.胃肠积热

便干夹血,色鲜紫或暗红,口苦口干,嘈杂烦渴,脘腹痞满胀痛,舌红,苔黄燥,脉洪数。嗜食肥甘、醇酒厚味,致胃肠积热,热伤津液,热邪迫血妄行,血泄脉外。

2.邪毒蕴结

大便下血,色暗红或紫黑如赤豆汁,或下污浊腥臭,便下不畅,脘腹胀痛,舌红,苔黄腻,脉滑数。

感受毒邪,蕴结于肠,邪毒损伤脉络,络伤血瘀,血不循经。

3.瘀血阻络

便下紫暗或夹有血块,腹部胀痛或刺痛,肋下癥积,夜间发热,面色灰暗,舌质紫暗,边尖瘀点、瘀斑,脉弦细或涩。

热毒、癥积结于胃肠,热壅血瘀,瘀阻经脉,血不循经,下泄外溢。

脾胃虚寒便血紫暗或色黑如柏油样,脘腹隐痛,喜温喜按,畏寒肢冷,食少便溏,舌淡,苔白,脉细弱。恣食生冷,久病损伤阳气或素体脾胃虚寒,血失温摄,血溢脉外。

四、诊断

血液随大便而下,或与粪便夹杂,或纯下血液,出血部位偏下消化道者多见便下鲜血紫暗色;出血部位偏上消化道者,污浊而暗,色黑呈柏油样。可伴有畏寒、头晕、心慌、气短及腹痛等症;出血过多,可有昏厥,肢冷汗出,血压下降,心率增快;大便隐血试验阳性,肛门指检阳性。理化检查,血常规、凝血因子、血小板抗体、骨髓细胞学及其组织病理、B超等检查有助于明确血液病原发病的诊断。

五、治疗

(一)治疗原则

1.急则治其标

本证病情危急,应以止血为首务,中西医结合,以尽快止血为目的。

2.缓则治其本

出血既止,应辨证求因,审因论治。

(二)辨证论治

1.胃肠积热

(1)证候:分主症、兼症、形证。

主症:便干夹血,色鲜紫或暗红。

兼症:口苦口干,嘈杂烦渴,脘腹痞满胀痛。

形证:舌红,苔黄燥,脉洪数。

(2)治法:清胃泻火,凉血止血。

(3)方药:泻心汤(《金匮要略》)加减。黄连10g,黄芩10g,黄柏10g,栀子10g,大黄10g,大、小蓟各10g,侧柏叶15g,茜草10g,茅根10g,丹皮10g,棕榈皮10g,荷叶12g。

(4)备选方:清胃散(《兰室秘藏》)。该方凉血之力优于泻心汤。

(5)加减:若见大便秘结者可加大黄、枳实以通腑泻热,有火热伤阴,口渴,舌暗红而干者,加生地、玄参、麦门冬、石斛以滋阴清热。

(6)临证事宜:本证需根据血色鲜暗,区别远血、近血,分别按不同脏腑用药。

2.邪毒蕴结

(1)证候:分主症、兼症、形证。

主症:大便下血,色暗红或紫黑如赤豆汁,或下污浊腥臭。

兼症:脘腹胀痛。

形证:舌红,苔黄腻,脉滑数。

(2)治法:清化湿毒,凉血止血。

(3)方药:地榆散(验方)加减。

地榆 15g,黄芩 10g,茜草 15g,黄连 5g,茯苓 10g,大黄炭 5g,栀子 10g,丹参 10g,三七粉 4g,生甘草 10g,蒲公英 10g,蛇莓 10g,七叶一枝花 10g。

(4)备选方:槐角丸(《丹溪心法》)。用于下焦血热血瘀者。

(5)加减:若见腹有癥块,可加郁金、赤芍药、桃仁以活血消癥。

(6)临证事宜:本证多见于血液系统的恶性肿瘤,可配合使用清热解毒,具有抗肿瘤作用的药物,如半支莲、七叶一枝花等,或配合西药化疗。

3.瘀血阻络

(1)证候:分主症、兼症、形证。

主症:便下紫暗,或夹有血块。

兼症:腹部胀痛或刺痛,胁下积块。

形证:舌质紫暗,边尖瘀点、瘀斑,脉弦细或涩。

(2)治法:活血化瘀,理气止血。

(3)方药:膈下逐瘀汤(《医林改错》)加减。

当归 15g,丹参 15g,五灵脂 10g,川芎 5g,丹皮 15g,赤芍药 10g,延胡索 10g,枳壳 10g,仙鹤草 15g,茜草 10g,大黄炭 10g,炙甘草 10g,三七粉 4g。

(4)备选方:鳖甲煎丸(《金匮要略》)。用于胁下有癥积者,该方攻补兼施,寒温并用。

(5)加减:若兼见正气亏虚乏力气短者,可加党参、黄芪、茯苓、灵芝以扶正。

(6)临证事宜:本证也多见于血液系统恶性疾病,临证需兼顾扶正与活血化瘀的轻重缓急用药,在理气活血治疗为主时注意不加重出血,止血需选用活血止血药如三七、丹参、大黄炭、五灵脂。

4.脾胃虚寒

(1)证候:分主症、兼症、形证。

主症:便血紫暗或色黑如柏油样。

兼症:脘腹隐痛,喜温喜按,食少便溏。

形证:舌淡,苔白,脉细弱。

(2)治法:温中健脾,温经止血。

(3)方药:黄土汤(《金匮要略》)加减。灶心土,炙甘草 10g,白芍药 10g,生地黄 15g,阿胶 10g,熟附子 5g,黄芩 5g,党参 30g,生黄芪 30g,茯苓 15g,酸枣仁 15g,当归 15g,大枣 10 枚,白及 10g。

(4)备选方:理中汤(《伤寒论》)。本方温中之力强于黄土汤。

(5)加减:兼见恶心、呕吐加吴茱萸、干姜;兼见气血亏虚气短心悸加人参、紫河车等;见纳差腹胀加焦楂曲、鸡内金、谷麦芽、陈皮、枳壳、香附。

(6)临证事宜:本证见于各种出血性疾病脾胃虚寒,若见大出血时气随血脱,需急救其标,可用独参汤(《景岳全书》)、参附汤(《妇人良方》),并合并西药抢救。

(杨扬)

第五节 尿血病证

一、概述

尿血系肾与输尿管、膀胱脉络损伤,血泄水道,出现小便中混有血液甚至血块的一种出血病证。

与本证具有类似含义的尚有"溺血"、"溲血"。

二、病因病机

(一)病因

1. 外感风热

太阳受邪,循经下传于膀胱1损伤脉络,血不循经。

2. 饮食所伤

嗜食醇酒厚味,辛辣之物,滋生湿热,湿热阻滞中焦,下注膀胱,灼伤血络;或饮食不节,损伤脾胃,统摄血液无权,血泄脉外。

3. 情志失调

七情失常,肝失疏泄,气郁化火,火伤阴液,肝肾阴虚,阴虚火旺,火伤脉络;又因心主神明,心神失养,心阴暗耗,心火内盛,移热于膀胱、下焦,热伤血络。

4. 先、后天失养

先天禀赋不足,后天劳倦过度,以致劳伤脾肾,肾虚则阴精无以化血,脾虚则气血生化乏源,以致统摄血液无权。

(二)病机

本证发病或急或缓,感受外邪所致,发病多急,由其他病因所致者发病较缓;其发病之前,多有外邪诱发,见有恶寒发热,咳嗽,咽痛等症,或兼有尿频、尿痛;或先因劳伤所致有低热盗汗,消瘦乏力,头晕心悸,黄疸,血虚等症。病位主要在下焦、膀胱,涉及心肝脾肾。初期病主于膀胱,久病及于脾肾。本证为本虚标实之证,病理性质有寒热虚实之分,而以虚证、热证为多,以寒实为少。

三、辨证

(一)中心证候特征

1. 尿血

小便见血,或纯为鲜血,或见酱油色尿,或兼见尿频、尿痛,少腹痛,或发病之前见有恶寒发热,咳嗽等症。

2. 血虚

尿血量多,尿血之后,或在尿血之前即见头晕目眩,气短乏力,面色苍白、萎黄。

3. 黄疸

本证可见身目发黄,与尿血同时出现。

(二)分类症候特征

1. 风热伤络

突然起病,尿血色鲜红,或兼见衄血,见恶寒轻,发热重,咽痛喉痒,鼻塞流涕,或兼见关节红肿,腰膝酸痛,舌红,苔薄黄,脉浮数。感受风热之邪,肺卫及下焦同时受邪,风热之邪损伤脉络,络伤血泄;风热在表,故见风热表证。

2. 膀胱湿热

尿血鲜红,小便短赤灼热,心烦口渴,或渴不欲饮,面赤口疮,或见大便秘结,舌红,苔黄腻,脉滑数。

湿热内盛,下注膀胱,膀胱湿热内蕴,热伤血络,络伤血泄。

3. 肝肾阴虚

小便短赤带血,血色淡红或鲜红,反复不已,头晕耳鸣,潮热盗汗,虚烦不寐,腰膝酸软,舌红,少苔,脉细数。素体肝肾阴虚,或久病及肾致肝肾阴虚,阴虚火旺,火灼血络,络伤血泄。

4. 脾肾两虚

久病尿血,血色淡红,反复不愈,或兼见衄血、吐血、便血,面色不华,体倦乏力,头晕气短,黄疸,腰膝酸软,畏寒肢冷,舌淡,苔薄或腻,脉沉细弱。脾肾亏虚,气血阴精俱虚,统摄血液无权,血不循经,或阴虚及阳。

5. 瘀血内停

尿血色暗,或伴有血块,少腹刺痛拒按,或可触及积块,午后低热,舌质紫暗有瘀点、瘀斑,脉细涩或沉细。久病入络,或宿疾癥积,瘀血阻络,络伤血泄。

四、诊断

小便中混有血液或血块,小便呈淡红色、鲜红色或酱油色,部分患者无肉眼血尿;小便常规示镜下血尿阳性,血常规、网织红细胞、出凝血及骨髓检查等,在不同血液病中有相应的阳性发现。

五、治疗

(一)治疗原则

1. 急则治其标

出血期发病急者应以止血为先,出血量多伴有重度贫血应及时输血。

2. 缓则治其本

出血缓慢者,应针对原发病结合尿血的辨证施治治疗。

(二)辨证论治

1. 风热伤络

证候:分主症、兼症、形证。

主症:起病较急,尿血色鲜红,或兼见衄血。

兼症:见恶寒轻,发热重,咽痛咽痒,或兼见关节红肿。

形证:舌红,苔薄黄,脉浮数。

治法:疏风清热,凉血止血。

方药:银翘散(《温病条辨》)加减。金银花15g,荆芥10g,连翘15g,豆豉10g,牛蒡子10g,薄荷5g$^{(后下)}$,桔梗10g,鲜芦根30g,小蓟15g,茜草15g,白茅根15g,蒲公英15g,生甘草10g。

备选方:加减葳蕤汤(《通俗伤寒论》)。用于素体阴虚,感受外邪者。

加减:若小便黄赤显著可加清热解毒利湿之品,如蛇莓、木通、泽泻、车前草、苦参、黄柏等;若兼关节红肿者加木瓜、忍冬藤、丝瓜络。

临证事宜:本证见于各种出血性疾病初期或慢性期复加外感者,应以祛邪解表,宁络止血为原则,但应祛邪而不伤正。

2.膀胱湿热

证候:分主症、兼症、形证。

主症:尿血鲜红。

兼症:小便短赤灼热,或见刺痛,心烦口渴,面赤口疮。

形证:舌红,苔黄腻,脉滑数。

治法:清利湿热,凉血止血。

方药:小蓟饮子(《济生方》)加减。小蓟 30g,生地 15g,藕节 15g,炒蒲黄 15g,栀子 10g,木通 5g,竹叶 10g,当归 10g,炙甘草 5g,黄柏 15g。

备选方:八正散(《和剂局方》)。该方清热泻火,利水通淋,惟凉血止血之力较逊。

加减:若小便灼热刺痛可加蛇莓、蒲公英、苦参、木通、金钱草以清热利湿解毒。

临证事宜:本证治疗中应防利湿伤阴、助热动血。

3.肝肾阴虚

证候:分主症、兼症、形证。

主症:小便短赤带血,血色淡红或鲜红,反复不已。

兼症:头晕耳鸣,潮热盗汗,虚烦不寐,腰膝酸软。

形证:舌红,少苔,脉细数。

治法:滋阴柔肝,凉血止血。

方药:知柏地黄丸(《医宗金鉴》)加减。知母 10g,黄柏 10g,熟地 15g,山药 15g,山茱萸 10g,丹皮 10g,茯苓 15g,泽泻 15g,大、小蓟各 15g,白茅根 15g。

备选方:一贯煎(《柳州医话》)。本方滋阴疏肝,用于肝肾阴虚,血燥气郁者。

加减:有低热盗汗者加地骨皮、鳖甲、银柴胡;虚烦不寐者加酸枣仁、远志、夜交藤、五味子。

临证事宜:本证见于出血性疾病的后期,阴虚难疗,病多缠绵不愈,尤应兼顾脾胃,防养阴药滋腻碍胃。

4.脾肾两虚

证候:分主症、兼症、形证。

主症久病尿血,血色淡红。

兼症:面色不华,乏力气短,黄疸,腰膝酸软。

形证:舌淡胖,苔薄或腻,脉沉细弱。

治法:补益脾肾,摄血止血。

方药:无比山药丸(《备急千金要方》)加减。熟地 15g,山药 30g,山茱萸 15g,五味子 10g,淮牛膝 15g,菟丝子 15g,杜仲 15g,巴戟天 15g,肉苁蓉 15g,赤石脂 10g,炙甘草 10g。

备选方:附子理中汤(《阎氏小儿方论》)。若以脾肾阳虚为主者选用本方。

加减:若见脾虚气陷,乏力气短,小腹坠胀者可加黄芪、升麻、柴胡健脾益气升阳;若见纳呆食少可加白术、焦三仙以健脾消食。

临证事宜:本证见于各种出血性疾病后期,应在补益脾肾的同时,适当配合调畅肝胃气机之品,以防虚不受补。

5.瘀血内停

证候:分主症、兼症、形证。

主症:尿血色暗,或伴有血块。

兼症:少腹刺痛拒按,或可触及积块,午后低热。

形证:舌质紫暗有瘀点、瘀斑,脉细涩或沉细。

治法:活血化瘀止血。

方药:血府逐瘀汤(《医林改错》)加减。桃仁10g,红花5g,生地15g,柴胡5g,赤芍药10g,川芎10g,当归15g,益母草15g,鸡血藤15g,丹参15g,牛膝15g,桔梗5g,生甘草10g。

备选方:少腹逐瘀汤(《医林改错》)。用于腹部有癥块者。

加减:若见腹部癥块可加莪术、蒲黄、䗪虫、水蛭以活血消癥;若兼见气虚者,加党参、黄芪、茯苓、灵芝以扶正固本。

临证事宜:本证多见血液系统恶性疾病,应中西医结合治疗,同时兼顾扶正与祛邪的关系,防止活血祛邪而伤正。

(杨扬)

第六节　紫斑病证

一、概述

是由外感或内伤诸病因导致血液不循常道溢出于肌肤表现青紫瘀点、紫癜或斑块的病证,称紫斑。

二、病因病机

(一)病因

1.感受外邪

感受四时不正之气,尤以风热、风温为主,正邪交争,内犯营血,与气血相搏,气血逆乱,血液不循常道,溢出于脉外,留著于肌肤之间;邪毒与气血相搏,邪郁化热,损伤脉络,血液不循常道,溢出于脉络之外,留著于肌肤之间。

2.饮食所伤

平素嗜食辛辣、肥甘、醇酒厚味,致伤脾胃,脾胃亏虚,运化失司,痰湿内生,阴火内盛,扰乱气血,气血不循常道。

3.情志所伤

忧思、郁怒,导致肝气郁结,气郁化火,气滞血瘀,气血不循常道。

4.先、后天不足

素体禀赋不足,或后天失养,致脾肾两亏,气血生化乏源,气虚血亏,血脉瘀阻,血液不循常道;或肝肾阴虚,虚火内盛,灼伤血络,络伤血溢。

5.感受邪毒

感受漆毒、苯、药毒等有害毒物，邪毒内蕴，与气血相搏，气血逆乱；邪毒内盛，损伤气血，气血两亏；邪毒内蕴，又损伤肝脾肾等脏腑，脾肾两亏，气血生化乏源，统摄血液无权；肝肾俱损，阴虚火旺，灼伤血络，络伤血溢。

（二）病机

1.发病

本证发病或急或缓，发病之初，或因感受外邪而初发，或因正气亏虚，复感外邪而诱发；发病之前或如常人，或先有头晕乏力，四肢倦怠，面色苍白，或有胁下癥积等症。

2.病位

初期邪在肺胃，多与营血同病，也有邪热直入营血，病在肺胃心肝，或初病即见病及脾肾；久病以肝脾肾亏损为主，五脏气血俱虚，脏腑阴阳失调。

3.病性

本证为本虚标实之证，而以正气亏虚为主，以虚证、热证为多；正气亏虚包括脾肾气虚，精血亏损，病邪性质以热毒为主。初期以邪气盛实为主，正气不虚或正虚不甚，以邪热实证为主；后期为正虚邪盛、寒热夹杂之证，以寒证、虚证为多。

4.病势

本证因其病因及疾病性质不同，病势缓急不一，缓则缠绵难愈，急则病情危重。

5.病机转化

本证初期感受外邪，多见肺卫表证，或邪入营血，肺卫与营血同病，或病邪直中脏腑，气血脏腑俱虚，后期邪深入里，气血脏腑亏虚更甚，阴阳失调，终致阴阳俱虚，精气俱竭。气血逆乱，气滞血瘀贯穿始终，四时不正之气，邪毒干于气血，俱可致气血逆乱；气虚、血虚、气滞、邪毒、阴火内盛以及久病入络，均可致血瘀，血瘀又可致气滞，瘀血不去新血不生，脉络受损，血液不循常道，溢出于肌肤之间。

三、辨证

（一）中心证候特征

1.紫癜

四肢或全身肌肤见有瘀点、紫癜、青紫瘀斑，紫癜或多或少，或可兼见其他出血如衄血，甚至吐血、便血、尿血。

2.血虚

紫癜出现之前或之后，可出现头晕目眩，面色苍白，爪甲、口唇苍白，四肢无力，心慌气短。

3.积块

紫癜出现之前或可见有腹中积块，位于两胁之下，触之疼痛。

（二）分类症候特征

1.风热伤络

起病急骤，发热微恶风寒，紫癜多发于四肢、躯干，或以下肢为甚，斑色鲜红，呈疹点状，或为青紫斑片状，或布于全身，或兼有衄血，或伴有腹痛，关节肿痛等症，舌红，苔薄黄，脉浮数。感受风热之邪，肺卫受邪，肺与皮毛相表里，风热伤络，热邪迫血妄行，溢于肌肤之间。

2.邪毒内蕴

发病较急,壮热口渴,肌肤瘀点,或见大片青紫瘀斑,或月经过多,甚至可见吐血等,咽干舌燥,大便干结,舌质红绛,苔黄燥,脉滑数。邪毒内盛,迫血妄行,血不循经,邪毒干于脏腑,则见吐衄等症;邪毒又可耗伤阴液,致脏腑失于濡养。

3.阴虚火旺

起病缓慢,病程较长,病程中、后期,肌肤紫癜时轻时重,紫癜散在,或伴有衄血,头晕耳鸣,身倦乏力。心烦不宁,手足心热,潮热盗汗,口渴不欲饮,舌质红,无苔或花剥,脉细数。素体阴虚或热病、久病,或过用辛温耗伤阴液,致阴虚火旺,虚火迫血妄行,血不循经,外溢肌肤。

4.脾肾两虚

起病缓慢,紫斑色紫暗淡,多散在出现,时隐时现,反复发作,过劳则加重,精神萎靡,面色无华,头晕心悸,腰膝酸软,四肢倦怠,纳差食少,腹胀便溏,或有便血,舌质淡,苔薄白,脉细弱。宿疾久病损伤脾肾,或紫癜反复发作,致脾肾亏虚,统摄血液无权,血不循经。

5.瘀血阻络

瘀斑色紫而暗,月经夹有血块,面色黧黑,毛发枯黄,或伴有胸闷胁痛,舌质紫暗,有瘀点、瘀斑,脉弦或涩。

久病气血亏虚,气虚血虚血瘀,或热毒煎熬血液,耗伤阴液致血瘀,或久病入络,瘀血阻络,血不循常道,溢于脉外。

四、诊断

全身或四肢可见点状或斑块状出血,不高出皮肤,反复发作,或斑点略高出皮肤,色鲜红或暗红,微痒,或伴腹痛或关节肿痛等症。可伴有低热、齿衄、鼻衄、月经过多,严重者可出现头痛、昏迷、便血、尿血。

血小板计数大多低于正常,出血时间延长,血块收缩不良,束臂试验阳性,或骨髓象中巨核细胞数量正常或增多或分类异常,血小板相关抗体阳性,或造血细胞减少、脂肪及纤维细胞增多等骨髓异常可确定紫癜的疾病性质。

五、治疗

(一)治疗原则

1.急则治其标,缓则治其本

需区别紫癜急性发作期与慢性缓解期及是否兼有其他出血证,紫斑发作时,兼有脏腑出血证,应以止血为要,当降气、降火为首务,必要时当结合西医西药以急救;缓解期治疗当以培补气血,补益脾肾为主。

2.病因治疗

本证病因复杂,治疗当结合审因辨证,需参考现代医学实验室检查,针对疾病的病因进行治疗。

3.顾护正气为本

本证本质上为本虚标实之证,故治疗中当标本兼顾时时顾护其本,用药务使不伤其正气。

(二)辨证论治

1.风热伤络

证候:分主症、兼症、形证。

主症:起病急骤,发热微恶风寒,紫癜以下肢为甚,或布于全身,或兼有衄血。

兼症:或伴有腹痛,关节肿痛等。

形证:舌红,苔薄黄,脉浮数。

治法:疏风清热,凉血止血。

方药:银翘散(《温病条辨》)加减。金银花15g,连翘15g,豆豉10g,牛蒡子10g,桔梗10g,鲜芦根30g,竹叶5g,薄荷5g,蒲公英15g,荆芥10g,防风10g,桑叶5g,生地12g,当归10g,赤芍药10g,丹皮10g,大、小蓟各15g,白茅根15g,茜草根15g,生甘草10g。

备选方:荆防败毒散(《摄生众妙方》)。用于外感风寒之邪者。

加减:若见咽喉肿痛,加马勃、大青叶、蛇莓;若见鼻塞流涕加辛夷、白芷、黄芩。

临证事宜:本证见于各种出血性疾病的初期,或见于慢性期复加外感者,治疗应以祛邪为主,使邪去正安。

2. 邪毒内蕴

证候:分主症、兼症、形证。

主症:发病较急,壮热口渴,肌肤瘀点,或见大片青紫瘀斑,常伴有衄血,或月经过多,甚至吐血。

兼症:咽干舌燥,大便干结。

形证:舌质红绛,苔黄燥,脉滑数。

治法:清热解毒,凉血化瘀。

方药:清瘟败毒饮(《疫疹一得》)加减。

水牛角30g,生地30g,玄参15g,丹皮10g,紫草15g,小蓟15g,仙鹤草15g,生石膏30g(先煎),黄连5g,黄柏5g,黄芩10g,知母10g,连翘15g,桔梗5g,赤芍药15g,生甘草10g。

备选方:清营汤(《温病条辨》)。该方清营泻热,养阴活血,适用于邪热伤阴者。

加减:大便干结可加大黄、枳实顺气通腑;若见气虚乏力气短,可加党参、黄芪、茯苓、白术等以扶正祛邪。

临证事宜:本证见于血液系统的各种疾病,若兼见其他出血,参见其他出血的处理,兼见大衄参见急症处理。

3. 阴虚火旺

证候:分主症、兼症、形证。

主症:起病缓慢,病程较长,肌肤紫斑时轻时重,或伴有衄血。

兼症:头晕耳鸣,心烦不宁,手足心热,潮热盗汗。

形证:舌质红,无苔或花剥,脉细数。

治法:滋阴清热,凉血止血。

方药:茜根散(《丹溪心法》)加减。

茜草根15g,侧柏叶15g,生地15g,山茱萸10g,丹皮10g,玄参15g,女贞子15g,知母10g,黄柏5g,黄芩10g,龟板10g,旱莲草15g,阿胶10g,生甘草10g。

备选方:小蓟饮子(《济生方》)。该方凉血止血而不留瘀,以下焦瘀热为主者选用。

加减:若见心烦失眠可加阿胶、鸡子黄、夜交藤、远志、五味子;若见盗汗甚加白芍药、五味子、龙骨、牡蛎、鳖甲、地骨皮以养阴敛汗;若兼见气阴两虚,可加党参、黄芪、白术、茯苓、灵芝以益气扶正。

临证事宜：本证见于出血性疾病的中、后期，患者正气亏虚，病多缠绵不愈，治疗应以扶正为主，阴虚而内热不著应配合补气药，以助益气化阴之功，同时兼顾祛邪，使祛邪而不伤正。

4. 脾肾两虚

证候：分主症、兼症、形证。

主症：起病缓慢，紫斑色紫暗淡，多散在出现，时隐时现，或有便血。

兼症：头晕心悸，腰膝酸软，四肢倦怠，食少便溏。

形证：舌质淡，苔薄白，脉细弱。

治法：健脾益肾，摄血止血。

方药：归脾汤（《济生方》）加减。

党参15g，黄芪20g，白术15g，当归15g，炙甘草10g，茯苓10g，远志10g，酸枣仁15g，木香5g，龙眼肉15g，淫羊藿15g，熟地15g，阿胶10g（烊化），补骨脂15g，肉桂5g。

备选方：附子理中汤（《阎氏小儿方论》）。该方用于脾肾阳虚者。

加减：若见纳呆食少可加焦三仙、鸡内金以消食健脾；若兼见咳嗽鼻塞，发热等复加外感时，可加柴胡、荆芥、防风、蛇莓。

临证事宜：本证见于出血性疾病的后期，正虚难复，治疗应以扶正为主，调理脾肾，平衡阴阳，兼顾祛邪，缓缓图治。

5. 瘀血阻络

证候：分主症、兼症、形证。

主症：瘀斑色紫而暗，月经夹有血块。兼症：面色黧黑，毛发枯黄，胸闷胁痛。形证：舌质紫暗，有瘀点、瘀斑，脉弦或涩。

治法：活血通络，理气止血。

方药：血府逐瘀汤（《医林改错》）加减。

桃仁10g，红花5g，当归15g，赤芍药15g，白芍药10g，柴胡5g，川芎5g、生地15g，丹皮10g，丹参15g，桔梗5g，怀牛膝10g，枳壳10g。

备选方：复元活血汤（《医学发明》）。若胁下有癥块者宜用本方，适当加入活血止血之品。

加减：若见腹中癥块，可加三棱、莪术；兼见面色少华，气短乏力等正气亏虚，可加入参、黄芪、白术、灵芝、茯苓等以扶正固本。

临证事宜：本证多见于血液系统的恶性疾病，治疗较为困难，尤其在出血发作期当严格掌握血瘀证的指征，以及活血与止血的辨证关系，使止血而不留瘀，活血而不动血。

（杨扬）

第十一章　癌症

第一节　原发性脑肿瘤

原发性脑肿瘤是指原发于脑组织的肿瘤,全球发病率为男性 3.7/10 万,女性 2.6/10 万,近 20 年来的发病率呈上升趋势。该病在发达国家发病率更高,如美国每年约有 5 万例新发脑肿瘤,其中胶质母细胞瘤约 1 万例。原发性脑肿瘤发病率占全身肿瘤发病率的 1.5%～3%。该病在儿童中发病率较高,仅次于白血病居第二位。发病年龄有 2 个高峰,第一高峰在 15 岁以下,第二高峰在 30 岁到 40 岁之间。原发性脑肿瘤中的 60% 为脑胶质瘤,每年新发病例 10 万例左右。

一、病因病理

（一）发病因素

本病的发病原因尚无定论,可能的相关因素有:①职业和环境因素。如石油化工工人发病率明显升高。有研究报道,某些化学因素与脑瘤的发病关系密切。②电离辐射。接受电流辐射的患者发病率显著增加,接受过预防性全脑照射且长期存活的急性白血病患儿的原发性脑肿瘤发病率高达 2.3%,比正常儿童高 22 倍。尽管使用手机与脑肿瘤发病的关系尚存在争议,但最近有报道,在手机累计使用时间大于 2000 小时的人群中,脑肿瘤患病风险显著增高。③与某些遗传性疾病因素和胚胎残留有关,如 1 型和 2 型神经纤维病、VonHippel－Lindau 病、Li－Fraumeni 综合征等。

（二）病理

脑肿瘤的发病部位,在成人以小脑幕上为多见,如大脑半球额叶胶质瘤、额顶叶脑膜瘤、垂体腺瘤及听神经瘤;在儿童以小脑幕下为多见,如小脑星形细胞瘤、小脑中线的髓母细胞瘤、第四脑室的室管膜瘤、蝶鞍部颅咽管瘤。

其病理形态主要有三种生长方式:①扩张型:肿瘤生长活跃,瘤细胞常集结成块。脑膜瘤及部分生长较快的胶质瘤常属于这种类型。②浸润型:肿瘤生长无明显分界,常循神经纤维延伸浸润。大多数胶质瘤属于此型。③弥散或多灶型:肿瘤细胞同时或先后多发生长,形成多个孤立的病灶。多发性脑膜瘤、多发性视网膜母细胞瘤、多发性神经纤维瘤及继发性肿瘤皆属于此型。

在脑肿瘤的组织类型中,最常见的是各种胶质瘤,占半数以上;其次是脑膜瘤,约占 17%;再次是神经鞘瘤（89% 为听神经瘤）、垂体瘤和颅咽管瘤（最常见的颅内先天性肿瘤）。

神经胶质瘤的分类方法很多,常用的有两种,一种是 WHO 分类系统,另一种是 Kerno-han 分类系统。常见胶质瘤包括星形细胞瘤（约占胶质瘤的 50%）、分化良好的星形细胞瘤、脑干胶质瘤、纤维型星形细胞瘤、多形性黄色星形细胞瘤、间变性（分化不良型）星形细胞瘤、多形性胶质母细胞瘤、少突胶质细胞瘤、室管膜瘤、脉络丛乳头状瘤及髓母细胞瘤等。按国际标准,脑胶质瘤分为四级:Ⅰ级为毛细胞星形细胞瘤、室管膜下巨细胞星形细胞瘤,Ⅱ级为毛黏液型星形细胞瘤、多形性黄瘤细胞瘤、弥漫性星形细胞瘤,Ⅲ级为间变型星形细胞瘤、大脑胶质瘤病,Ⅳ级为胶质母细胞瘤。

除以上神经胶质瘤外,大多数为偏良性肿瘤,但由于肿瘤位于中枢系统,故都有恶性行为。在胶质瘤中,多形性胶质母细胞瘤恶性程度最高,具有高度侵袭性,治疗困难,中位生存期小于12个月。

二、临床表现

主要有全脑性、局部性和癫痫发作的症状。

(一)全脑性症状

主要是颅内压增高引起的症状。恶性胶质瘤的恶性程度高、生长快、占位效应明显,易引起颅内压增高。如肿瘤伴坏死出血或囊性变则症状加剧,出现呕吐和视神经乳头水肿。低度恶性星形细胞瘤表现为渐进性头痛、呕吐等占位症状。

(二)局部性症状

取决于肿瘤所在部位,如大脑、小脑及脑干等不同,其损害症状和体征不同。低度恶性星形细胞瘤可有肌力下降、视力和感觉丧失、语言障碍、性格改变等症状,这些症状常在诊断前数月或数年出现。

(三)癫痫发作症状

可见全身癫痫、局限性癫痫及癫痫小发作症状。20%～60%的小脑幕上的恶性胶质瘤出现癫痫症状,且肿瘤位于脑表面者易发生。癫痫成为1/3的胶质瘤患者的首发症状。额叶病变多为大发作,中央区及顶叶病变多为局灶性发作,颞叶病变则为精神运动性发作。低度恶性星形细胞瘤中有2/3的患者发生癫痫,且多为年轻患者,以精神运动性发作常见。有癫痫症状者常有较长生存期。

三、辨证论治

中医认为"脑为髓海",主宰思维、精神、行为、机体及四肢活动,脑肿瘤的发生与肝肾脏腑不足、痰浊邪热相关。

(一)病因病机

1.正气虚损

《灵枢·海论》曰:"脑为髓之海……髓海有余,则轻劲多力,自过其度;髓海不足,则脑转耳鸣,胫酸眩冒,目无所视,懈怠安卧。"所以脑肿瘤的主要病机为髓海不足,而髓海的盛弱与肝、肾密切相关。肾为先天之本,脑肿瘤的发生可能与先天遗传、胚胎残余有关。《素问》认为"肾主骨,肾藏精,精生髓","肝者,将军之官","肝属木,主条达","肝主筋",肝郁化火,风痰上扰,则动风抽搐。所以正气不足,肝肾虚损是脑肿瘤的发病基础。

2.六淫邪实

如毒、湿、火、风、热等病邪,感染、油烟、烟草等因素,侵袭髓海,痹阻脑络,而成脑瘤。

3.养生失调

长期嗜好烟酒,恣食膏脂,起居无常,懒于运动,或工作紧张,熬夜少息,劳逸失调,以致损伤脾胃,脾失健运,痰浊内生。

4.精神情志失调

长期精神紧张、情志郁闷等因素,导致肝失疏泄,气血运行不畅,气滞血凝,痰瘀互结。

（二）论治要点

辨证治疗主要针对"虚""痰""热""瘀"四方面，其中"虚"与"痰"是核心，治疗重点应是"补虚"和"化痰"。

1. 扶正，突出益气养阴

脑肿瘤的病位虽然在脑，但与正气虚弱，肝、肾、脾等不足密切关联，患者常表现为气阴不足的证候，因此常采用益气养阴治法。而且本病确诊后还需要经过放疗、化疗等过程，会进一步损伤正气，所以应采取"扶正祛邪"的治疗策略。早期以祛邪为主，晚期则正气更虚、邪气更盛，主要给予扶正及对症治疗。

2. 祛邪，突出化痰治法

依据临床所见，患者痰证表现突出，病期愈晚，痰证愈盛，所以治疗应不离"治痰"之法。脑肿瘤常有颅内压增高症状，CT 见病灶周围有脑水肿表现，根据中医水湿—痰饮的转化理论，可配合使用较大剂量的利湿、利水、化痰之品。

3. 必要时结合"以毒攻毒"

脑肿瘤毒根深结，而人体存在血脑屏障，阻碍药物进入脑络。有学者认为可使用虫类和有毒之品，因为该类药物能够通络人脑，有可能获得较好的效果。

中医中药疗法是综合治疗的组成部分，配合手术、放化疗可以在协同改善症状、提高患者生活质量、降低复发转移率等方面起到一定作用，尤其在晚期脑瘤治疗中收益颇多。

（三）分证论治

1. 痰湿内阻证

症状：头痛头重，头昏头闷，恶心呕吐，胸闷痰鸣，白色黏痰，视力障碍，半身不遂，舌强语謇，神昏肢强，口溢痰沫。舌质淡胖大，苔白腻，脉弦滑。

治法：燥湿化痰。

方剂：星夏涤痰丸合清气化痰丸加减。

药物：法半夏 12g，胆南星 10g，陈皮 6g，橘红 10g，茯苓 10g，竹茹 10g，石菖蒲 10g，枳实 6g，杏仁 10g，瓜蒌仁 10g，天竺黄 10g，山慈菇 10g，远志 10g，白术 10g，贝母 10g，天麻 10g。

2. 气滞痰瘀证

症状：头痛，多为刺痛，固定不移，夜间痛甚，神瘀健忘，口唇紫暗，抽搐癫狂或项强肢麻，胸胁胀满，咽中痰鸣。舌质紫暗或有瘀斑，舌下络脉紫暗，苔腻，脉涩或沉细。

治法：化瘀涤痰。

方剂：通窍活血汤合二陈汤加减。

药物：桃仁 10g，红花 10g，丹皮 10g，丹参 10g，当归 10g，川芎 6g，桔梗 6g，地龙 10g，僵蚕 6g，郁金 6g，蜈蚣 6g，陈皮 6g，法半夏 10g，远志 10g，赤芍 10g，牛膝 10g，石菖蒲 10g。

3. 实火痰蕴证

症状：头痛剧烈，烘热昏胀，恶心呕吐，痰多浓厚，不易咳出，喉间痰鸣，大便干结，小便黄赤，发热口渴。舌质红，苔黄腻，脉弦滑数。

治法：泻火化痰。

方剂：龙胆泻肝汤合礞石滚痰丸加减。

药物：龙胆草 6g，夏枯草 10g，青礞石 20g，胆南星 10g，大黄 10g，黄芩 10g，木香 6g，陈皮 6g，生牡蛎 30g，山慈菇 10g，珍珠母 30g，石决明 15g，郁金 6g，石菖蒲 10g，知母 10g，车前子

15g,泽泻 20g,天花粉 10g,瓜蒌仁 15g。

4.风痰阻络证

症状:癫痫发作,意识丧失,口吐痰涎,四肢抽搐,严重者强直阵挛,头痛头昏,精神淡漠,反应迟钝,肢体麻木,咽部有痰。舌质淡,苔白腻,脉滑濡数。

治法:息风化痰。

方剂:半夏白术天麻汤合羚角钩藤汤加减。

药物:天麻 10g,胆南星 12g,法半夏 10g,陈皮 6g,生牡蛎 30g,生鳖甲 12g,生龟板 12g,郁金 6g,菖蒲 10g,钩藤 10g,白僵蚕 6g,贝母 10g,全瓜蒌 20g,茯苓 10g,羚羊角(先煎)1.2g,竹沥 15g。

5.阴虚痰热证

症状:头痛头晕,耳鸣目眩,健忘失眠,心烦低热,视力减退,咽中有痰,痰稠难出,乏力腿软,潮热盗汗。舌质红,苔薄少,脉弦细数。

治法:滋阴化痰。

方剂:沙参麦冬汤合杞菊地黄丸加减。

药物:南沙参 10g,北沙参 10g,天门冬 10g,麦门冬 10g,枸杞子 10g,龟板 10g,生地黄10g,熟地黄 10g,菊花 10g,山药 10g,丹参 10g,泽泻 20g,山萸肉 10g,石菖蒲 10g,远志 10g,郁金 6g,贝母 10g,牛膝 10g,刺蒺藜 10g。

(彭小菊)

第二节　鼻咽癌

鼻咽癌是指原发于鼻咽部的肿瘤,在世界大部分地区的发病率较低,而我国较多见,主要集中在南方五省,尤其以广东省发病率最高,约占当地恶性肿瘤的 31.8%。发病年龄以 30~59 岁居多,男性多于女性。

一、病因病理

(一)发病因素

鼻咽癌较为确定的致病因素有 EB 病毒,其他有化学致癌因素、环境因素等,有种族易感性和家族高发倾向。

(二)病理

本病的好发部位为鼻咽顶部,其次是侧壁,前部及底部少见。

病理形态主要有四种类型:①结节型,是最常见的类型,肿瘤呈结节状或肿块状。②菜花型,肿瘤呈菜花状,因鼻部血管丰富而易出血。③溃疡型,瘤灶中央坏死,四周边缘隆起。④黏膜下浸润型,肿瘤向腔内突起,但表面常为正常黏膜组织所覆盖。

2003 年 WHO 将鼻咽癌病理类型分为角化型鳞状细胞癌、非角化型癌(又分为分化型和未分化型两个亚型)及基底细胞癌 3 种类型。其他类型癌较少见,如腺癌、腺样囊性癌、黏液表皮样癌,以及恶性多型性腺瘤。

低分化癌以颈淋巴结转移多见(下行型),多数对放疗敏感,尤其是其中的特殊类型——泡状核细胞癌;高分化癌以颅底浸润多见(上行型),对放疗较抗拒,局部控制较困难;未分化癌的颈淋巴结及远处转移均较多见,对放疗敏感。

二、临床表现

鼻咽癌临床表现常见"七大症状"(鼻塞、血涕、耳鸣、耳聋、复视、头痛、面麻)和"三大体征"(鼻咽部肿块、颈部肿块和颅神经损害)。

(一)原发病灶引起的症状

血涕、鼻塞、耳鸣、耳聋、复视、头痛、面麻、张口困难、软腭麻痹,以及颅底受侵引起的颅神经麻痹综合征:如眶上裂综合征、眶尖综合征、垂体蝶窦综合征、岩蝶综合征、颈静脉孔综合征、舌下神经孔症状等。

鼻咽癌出血,多为回吸性血涕,或擤鼻时涕中带血。晚期出血较多。

鼻咽癌头痛,可成为首发症状或唯一症状,约占 68.6%。早期头痛部位不固定、呈间歇性。晚期则为持续性偏头痛,部位固定。

鼻咽癌面麻,常表现为耳郭前、颞部、面颊部、下唇和颏部皮肤麻木感或感觉异常,约占 10%～27%。

(二)鼻咽部肿块

好发部位是鼻咽顶部后壁,其次是侧壁,前部及底部少见。在间接鼻咽镜或纤维鼻咽镜下,早期表现为局部黏膜粗糙不平、血管扩张,并有小结节及肉芽状肿物;晚期发展成菜花状、结节状、溃疡状及黏膜下浸润状态。

(三)颅神经损害

鼻咽癌侵犯周围组织或侵入颅内,累及神经,可出现相应症状。如直接侵犯或淋巴转移至茎突后、舌下神经管,使舌下神经受损,可引起伸舌偏向病侧或伴病侧舌肌萎缩;肿瘤侵犯动眼神经,可导致眼睑下垂、眼球固定;侵犯视神经或眶锥,可使视力减退或消失;侵犯外展神经,可引起向外视呈双影;侵犯滑车神经,可引起内斜视、复视(常同时伴有三叉神经受损)。鼻咽癌侵入蝶窦和垂体,还可出现停经症状。

(四)淋巴转移引起的症状

鼻咽癌容易引起颈淋巴结转移。淋巴结转移常成为首发症状(占 23.9%～75%),初起肿大淋巴结多位于一侧乳突尖下方或胸锁乳突肌上段前缘深处,继而发展为双侧,肿大的淋巴结不痛、质硬、活动度差,可融合成巨大肿块。可出现颈部肿块压迫症状,如搏动性头痛、面颈胀痛、颈静脉窦过敏综合征、Homer 征等。纵隔淋巴结转移可引起胸闷及通气不畅;腹膜淋巴结转移可出现持续性发热但白细胞不增高,抗炎治疗无效。

(五)血行转移引起的症状

可出现肝、肺、胸腔、骨等处转移病灶的症状,尤其以骨转移为多见。

三、辨证论治

中医认为"肺主气",鼻咽为肺所系,为肺气呼吸出入之门户。鼻咽癌的主要病机与肺虚、邪毒、痰热相关。

(一)病因病机

1.肺气不足

"肺者,气之本","开窍于鼻",鼻咽癌的发生主要是肺气虚损所致。其病因既有先天不足及遗传因素,也包括后天失调,以致肺气虚损,或气阴亏损,易感外邪。

2.复受外邪

六淫及烟雾之毒等病邪侵袭,导致肺失清肃,阻塞鼻窍,鼻咽门户首先受邪。发病以东南地区处湿热环境者居多。

3.内伤情志

情志失调,肝失疏泄,肝木乘脾,运化失健,痰浊内生,气血瘀滞,阻塞鼻窍,上入颅颡,乃生肿块;郁久化火,耗伤气阴,恶疾日重。

(二)论治要点

重视清肺化痰和清热养阴两方面,同时兼顾散风化湿、活血化瘀等治法。

1.祛邪,以清肺化痰解毒为主

鼻咽癌虽是多因素致病,但EB病毒在癌变过程中起到重要作用,所以清热解毒是不可或缺的治疗方法之一,而解毒又可以增强清热化痰的效果。

2.扶正,以清热养阴益气为要

鼻咽癌诊断明确后需要放疗,或再联合化疗,使得热毒伤阴耗津十分明显,而且损耗正气,故除清热养阴外,益气养阴是重要的治疗方法。

辨证论治配合放化疗可以明显提高疗效,尤其是对放疗之后的康复治疗作用显著,对放射性口腔炎、放射性口腔干燥症独具疗效,可改善患者症状,提高患者生活质量,降低复发转移率。

(三)分证论治

1.肺热痰毒证

症状:鼻腔壅塞,脓涕恶臭,或带血迹,鼻咽干燥,颈部肿块,坚硬如石,咳嗽黄痰,或伴发热头痛。舌苔黄或腻,舌质红,脉滑数。

治法:清肺化痰。

方剂:清肺汤合鼻渊散加减。

药物:黄芩10g,鱼腥草30g,升麻6g,麦门冬10g,杏仁10g,知母10g,丹皮10g,石膏30g,枇杷叶10g,辛夷10g,苍耳子10g,夏枯草10g,山慈菇10g,郁金6g,桔梗6g。

2.肝热火旺证

症状:头痛鼻塞,脓性血涕,耳鸣耳聋,耳内流脓,面麻复视,颈项疼痛,口苦口干,心烦易怒,便干溲黄,或伴发热。舌苔黄或腻,舌质红,脉弦滑数。

治法:疏肝泻火。

方剂:龙胆泻肝汤合藿胆丸加减。

药物:龙胆草10g,木通6g,泽泻10g,丹皮10g,黄芩10g,柴胡6g,栀子10g,野菊花10g,藿香10g,佩兰10g,大黄10g,车前子10g,生地10g,当归10g,薄荷3g。

3瘀痰互结证

症状:鼻塞稠涕,涕中多血,咽部痰多,颈部肿块,鼻翼肿胀,持续头痛,两耳鸣响。舌苔黄腻,舌质暗有瘀点,脉滑。

治法:化痰行瘀。

方剂:涤痰汤合桃红活血汤加减。

药物:桃仁6g,红花6g,当归10g,郁金6g,赤芍10g,丹参10g,丹皮10g,辛夷10g,石菖蒲

10g,山慈菇 10g,陈皮 6g,法半夏 10g,胆南星 10g,沙参 10g,蜂房 10g,黄芩 10g,白茅根 30g,蒲黄 10g。

4. 热盛阴亏证

症状:口鼻干燥,放疗之后饮水频频,甚者吞咽困难,鼻干燥热或黄涕多痰,通气不畅,耳鸣头痛,低烧内热,消瘦体弱。舌苔黄腻或苔光,舌质红,脉弦数。

治法:养阴清热。

方剂:沙参麦冬汤合黄芩汤加减。

药物:南北沙参各 10g,天麦冬各 10g,玄参 10g,黄芩 10g,知母 10g,鱼腥草 30g,郁金 6g,石斛 10g,玉竹 10g,天花粉 10g,山慈菇 10g,丹皮 10g,丹参 10g,黄苗 30g,太子参 10g,黄精 10g。

(彭小菊)

第三节 甲状腺癌

甲状腺癌是指原发于甲状腺的一种常见恶性肿瘤,发病率占头颈部肿瘤的首位,占全身恶性肿瘤的 1%,近年来发病率有上升趋势,NCI 的流行病学与最后结果监视(SEER)数据库资料显示,1975 年甲状腺癌的发病率为 4.85/12 万,2007 年发病率增至 11.99/10 万,甲状腺癌的死亡率从 1975 年的 0.55/10 万略降至 2007 年的 0.47/10 万。近年的数据尚不知晓,估计 2010 年约有 44670 名患者被诊断为甲状腺癌。其中女性多见,男女之比为 1∶3。

一、病因病理

(一)发病因素

虽然甲状腺癌的发病原因尚不清楚,但是相关因素很多。①甲状腺癌的发生与放射线因素相关,尤其在儿童时期,这是目前唯一明确的病因。大量研究已经发现了不同的暴露时间与甲状腺癌发病率的相关关系,如切尔诺贝利(Chernobyl)、核武器试验点与甲状腺癌发病率之间的关联。②与遗传学及家族史相关。近 20 年家族性乳头状甲状腺癌的发病率有所增加。③碘摄量也可能影响甲状腺癌的发生。④甲状腺癌发生的潜在影响因素包括环境、用药、食物、衣着及儿童广泛接触的其他东西。⑤可能与某些癌基因的突变或缺失有关,如 ptc、H−ras、K−ras、N−ras、c−myc 等基因。⑥甲状腺的生长主要受促甲状腺素(TSH)支配,它对甲状腺癌的发生具有促进作用,在甲状腺及其肿瘤组织中,均可查见 TSH 受体。⑦雌激素也可影响甲状腺的生长。在甲状腺乳头状癌组织中有高含量雌激素受体存在。⑧某些甲状腺增生性疾病,如腺瘤样甲状腺肿和功能亢进性甲状腺肿,这些多年的甲状腺瘤偶可发生癌变。

(二)病理

甲状腺癌中除髓样癌外,绝大部分起源于滤泡上皮细胞。

甲状腺癌主要有 4 种组织病理类型:乳头状甲状腺癌(包括乳头状癌的滤泡型)、滤泡甲状腺癌(包括 Hurthle 细胞肿瘤)、髓样癌、未分化(间变)癌。其中前两种类型统称为分化型甲状腺癌(DTC)。

二、临床表现

(一)颈前肿块

甲状腺癌患者一般在无意中发现颈前区肿块,随吞咽而上下移动,质地硬,单发,一部分患者有咽喉不适。2009 年发表于 Thyroid 杂志的《美国甲状腺协会(ATA)修订的甲状腺结节及分化型甲状腺癌诊疗指南》建议,对大多数经超声波检查直径超过 1cm 及部分存在癌症高危因素的 6~10mm 的结节进行穿刺活检。

(二)压迫症状

随着肿瘤生长,会出现压迫症状,常可压迫气管,使气管移位,并伴有不同程度的呼吸障碍,当肿瘤侵犯气管,可产生呼吸困难或咯血;当肿瘤压迫食管,可引起吞咽困难;当肿瘤侵犯喉返神经可引起声音嘶哑;当肿瘤压迫交感颈干神经可出现霍纳氏综合征。

(三)转移症状

如侵犯颈部淋巴结,则颈部淋巴结增生肿大,颈部出现多个结节,该处可摸到肿大淋巴结,最常见的是颈深上、中、下淋巴结。如侵犯邻近器官或远处转移至肺、骨、脑等处,则可产生相应症状。

(四)病理组织类型不同,可导致不同的发病状况、临床表现和病理特点

1.乳头状癌

最为多见,占甲状腺癌的 60%~89%,多见于 40 岁左右的青壮年,且女性多于男性,男女之比为 1:(1.5~3)。儿童时期的甲状腺恶性肿瘤 90% 以上为本类型。根据病变侵犯范围大体可分为隐性、腺内型及腺外型。本病虽属分化型癌,但颇多发生淋巴结转移,包膜内型淋巴结转移率为 3.6%~7.8%,腺内型约为 69.5%,腺外型约为 76.5%。甲状腺肿块多数为单发,少数为多发,或伴有结节性甲状腺肿、腺瘤,质地硬而不规则,活动性差。肿瘤大于 3cm 时大多伴有部分囊性改变,易误诊为囊肿。本类型预后较好,病程较长,平均病程约 5 年。肿瘤的大小和是否有远处转移均与生存率相关,而是否有局部淋巴结转移似与生存率无关。

乳头状癌常见颈淋巴结转移,血行转移较少见,仅为 4%~8%。

2.滤泡癌

较乳头状癌少见,占 11.6%~15%,以女性多见,男女之比为 1:3。发病年龄为 17~65岁,平均发病年龄为 40.2 岁。部位以右侧多见。一般病程较长,常缺乏明显的局部恶性表现,大多为单发结节,少数为多发或双侧结节,肿块较大,实性,质地韧,边界不清,可随吞咽活动。

本类型淋巴结转移较少,约为 15% 左右,血行转移相对较多,为 15%~19%,还可转移至肺、骨、脑等处。

3.髓样癌

较少见,占 3%~10%,发生于甲状腺滤泡旁细胞,亦称 C 细胞的恶性肿瘤。C 细胞为神经内分泌细胞(亦属 ADUD 系细胞),主要特征是分泌降钙素及产生淀粉样物。髓样癌多见于中青年,男女发病无明显差异。肿块生长缓慢,质地较硬,多局限于一侧腺叶。此型还可呈家族性,家族性占该病的 5%~19%,常累及双侧腺叶,可同时伴有内分泌疾病,如嗜铬细胞瘤、甲状腺瘤、多发性黏膜神经瘤等。髓样癌细胞分泌血清降钙素,但临床上不出现低钙血症,可能是由于甲状旁腺代偿的结果。本类型患者有 20%~30% 出现顽固性腹泻,呈水样便,

每日数次或十余次不等,癌灶切除后则腹泻消失,如复发或转移则腹泻又可重现。腹泻可伴有面色潮红,与类癌综合征相似。

本类型易发生区域淋巴结转移,血行转移也不少见,还可远处转移至肺等部位。

4. 未分化癌

又称间变癌,较少见,占 5%～14%,发病年龄较大,60 岁以下者仅占 25%。恶性程度较高的癌均归入此类,主要有大细胞癌、小细胞癌和其他类型癌,其中以大细胞癌最多见。患者常有甲状腺肿块或甲状腺结节多年,肿块在短期内可急骤增大,弥漫性生长,迅速发展,很快形成双侧甲状腺或颈部巨大肿块,质地坚硬固定,侵犯邻近器官,引起声音嘶哑、呼吸困难、进食障碍等。大多数患者在 1 年内死亡(平均生存期仅 4 个月),5 年存活率为 5%。

本类型淋巴结转移约为 40%,以颈淋巴结转移率最高。

三、辨证论治

根据甲状腺癌临床表现,属于"瘿瘤""石瘿"的病证范畴,其主要发病机理与痰郁气滞,气阴虚损等有关。

(一)病因病机

1. 情志内伤

恼怒伤肝,气滞血瘀,郁火内生,累及脾土,痰湿内结。

2. 饮食失调

饮食失调,或久居高山,水土不宜,以致脾失健运,痰湿内聚。

3. 体质差异或外邪侵袭

先天不足,后天失调;放射伤害,或虚损正气,或郁火伤阴。

诸种病因导致"气""痰""瘀"三者互结而成本病,痰气郁久则化热,火热则又耗气伤阴,以至病变更为突出,终成恶疾。

(二)论治要点

辨证治疗应分清主次、攻补兼施,攻邪以平肝理气、化痰软坚为主,扶正以益气养阴、滋肾补血为主。

中医药治疗是甲状腺癌治疗的重要组成部分,配合手术等治疗可起到促进康复、巩固疗效的作用,对晚期患者有缓解症状、提高生活质量的作用。

(三)分证论治

1. 肝郁痰结证

症状:颈部单发瘿肿结节,质地较硬,活动度差,疼痛不著,胸闷或吞咽时颈部作憋。舌淡苔薄白而腻,脉弦而滑。

治法:消瘿化痰。

方剂:二陈藻夏汤加减。

药物:陈皮 6g,法半夏 10g,夏枯草 15g,柴胡 6g,郁金 10g,黄药子 10g,半枝莲 30g,土贝母 10g,草河车 15g,猫爪草 30g,山慈菇 10g,石菖蒲 10g。

2. 阴虚肝旺证

症状:颈部肿块随神志变化而加重,烦躁易怒,胸闷乳胀疼痛,声音嘶哑,口干欲饮。舌红苔薄黄,脉弦或弦数。

治法:养阴平肝。

方剂:二至丸合一贯煎加减。

药物:女贞子 10g,旱莲草 15g,生地 10g,玄参 10g,浙贝母 10g,南沙参 10g,麦冬 10g,丹皮 10g,山药 10g,夏枯草 10g,黄药子 10g,茯苓 10g,茯神 10g,远志 10g,杞子 10g。

3.痰凝气阻证

症状:颈部肿块骤然肿大,压迫气道,呼吸喘急,难以平卧,声音嘶哑,颈部有珍珠样结节,咳嗽剧烈,痰声辘辘,痰多色白,咳吐不已,头面肿胀,胸闷心慌,头昏作晕。舌淡苔白腻或黏滞厚腻,脉濡数滑。

治法:化痰行气。

方剂:半夏化痰汤合射干麻黄汤合葶苈大枣泻肺汤加减。

药物:法半夏 10g,陈皮 6g,郁金 10g,胆南星 12g,姜黄 10g,葶苈子 10g,麻黄 10g,杏仁 10g,甘草 6g,射干 10g,桑白皮 10g,冬葵子 10g,干姜 6g,地龙 10g,壁虎 5g,地鳖虫 10g,水牛角 15g。

4.气血双亏证

症状:颈部瘿瘤肿大固定疼痛,牵及耳、枕、肩部疼痛,肢倦无力,形体消瘦,精神不振,吞咽困难,纳食减少。舌淡苔薄白,脉沉细弦。

治法:扶正解毒。

方剂:补中益气汤加减。

药物:太子参 10g,黄芪 30g,当归 10g,柴胡 6g,白术 10g,赤白芍各 10g,夏枯草 15g,玄参 10g,郁金 6g,醋延胡索 10g,草河车 15g,白花 10g,鹿角霜 10g,石菖蒲 10g,陈皮 6g,法半夏 10g。

(彭小菊)

第四节　肺癌

原发性支气管肺癌是指原发于支气管黏膜、腺体、肺泡上皮的恶性肿瘤,是世界上发病率和死亡率最高的恶性肿瘤,并且发病率呈上升趋势,全球每年约有 1.18 万人死于肺癌。在我国,近 20 年来肺癌发病率以每年 11% 的速度递增,每年新增肺癌患者有 21 万之多。在城市,男性肺癌死亡人数占恶性肿瘤死亡人数由 38.06%,女性占 16.1%,高居各种恶性肿瘤之首。我国是名副其实的"肺癌大国"。形成这种局面的根源在于控烟不到位及肺癌的治疗效果不佳,肺癌 5 年生存率仅为 15% 左右。虽然所有年龄组都可能患肺癌,但以 50～70 岁年龄组多见。

一、病因病理

(一)发病因素

肺癌的危险因素包括烟草、石棉、柴油废气和其他致癌化学物,吸烟是肺癌的主要危险因素。近年来随着禁烟教育的普及,发达国家肺癌的发病率已有下降势头。2011 年新版《NCCN 指南》在预防部分进一步指出吸烟的危害:吸烟与引发第二原发肿瘤、影响治疗并发症、降低生活质量、缩短生存期相关。在非小细胞肺癌基线评估中强调戒烟,不单只是有关戒烟的咨询,还要有切实的建议,乃至药物治疗,这将有利于后续的肺癌治疗。10%~15%的肺癌患者并不吸烟,这表明肺癌的易感性存在个体差异,即肺癌具有遗传易感性。目前研究表明,肺癌的遗传性主要与代谢酶基因多态性、DNA修复机制异常和癌基因、抑癌基因突变有关。

(二)病理

肺癌的病理形态主要有五种类型:管内型、管壁浸润型、球型、块型和弥漫浸润型。其中以球型、块型为多见,两者共占80%以上。

1. 根据组织病理学分类主要有四种类型:

(1)腺癌高、中、低分化。腺癌是肺癌最常见的类型,占肺癌的40%左右,以女性为多见。常为两肺弥漫性结节状或肺炎样浸润改变。

(2)鳞状细胞癌(上皮样癌)高、中、低分化。鳞癌占肺癌的30%左右,以男性及吸烟者为多见。

(3)小细胞癌又分为淋巴细胞样(燕麦细胞型)、中间细胞型(棱形或多角形及其他)。小细胞癌占肺癌的15%~20%。广泛转移发生早,可伴有副瘤综合征。

(4)大细胞癌伴有黏液分泌,具有多层结构,分为巨细胞癌和透明细胞癌。大细胞癌占肺癌的10.5%~15%。易发生转移。

2. 常用分类

临床上常将肺癌分为两大类:非小细胞肺癌(NSCLC)和小细胞肺癌(SCLC),其中75%~80%为NSCLC。该分类大体上反映了这两种肿瘤的组织学差异和临床表现。NSCLC在诊断时,有半数以上为局灶病变或局部晚期,治疗方式为手术切除,或合并综合治疗,或不切除的综合治疗;而SCLC在诊断时,有80%的病例已发生远处转移,即使是局限于一侧,亦体现出SCLC病程中趋于远处转移的特性,所以治疗原则为系统治疗。低于10%的SCLC可在很早期发现,此时可予以手术切除和辅助化疗。

按解剖学部位分,肺癌有中央型、周围型及弥漫型三大类。生长在段以上的支气管、位于肺门附近的肺癌称为中央型肺癌,约占75%,以鳞癌和未分化小细胞癌为多见。生长在段支气管及其分支以下的肺癌称为周围型肺癌,约占30%,以腺癌为较常见。发生于细支气管及肺泡,弥漫分布两肺的称为弥漫型肺癌。另外,将生长在气管或气管分叉的肺癌称为气管癌。

2012. V. 2版《NCCN指南》强调,肺癌分类要避免使用NSCLC独立诊断术语,尽量减少使用未分类NSCLC术语,应尽可能明确组织分型(鳞癌、腺癌或大细胞癌)以及多种亚型。对低分化癌小活检或细胞学标本,可通过免疫组化染色明确"NSCLC鳞状细胞为主型"或"NSCLC腺癌细胞为主型"的诊断。

支气管肺泡细胞癌是属于肺腺癌中的一个亚型,组织来源尚不完全清楚,可能为肺泡2型上皮细胞或Clam细胞,临床少见,约占原发性肺癌的5%以上。相比于其他肺腺癌,肺泡细胞癌有着独特的临床病理表现、影像学特征及预后。早期患者的主要治疗手段是手术切除,传统认为该病对化疗不敏感,但近年来认为化疗是值得考虑的,以DOC+DDP方案为常用。支气管肺泡细胞癌的化疗疗效低于其他类型的NSCLC,但生存期却长于后者。

二、临床表现

临床表现取决于原发病灶和侵犯转移病灶的状况,一般中央型肺癌出现呼吸道症状较早,周围型肺癌早期可以没有任何症状。5%~19%的肺癌可无任何症状,往往在胸部X线检查时发现肺部占位病灶,甚至还有胸部 X 线检查也是阴性,仅痰细胞学检查阳性提示肺癌存在。

(一)呼吸道症状

是肺癌常见的症状,主要为咳嗽、咳痰、咯血、胸痛、发热,其他为气促、气喘、胸闷、乏力等。如患者既往有慢支及肺气肿病史则呼吸道症状更为明显。

1.咳嗽

肿瘤刺激支气管引起咳嗽,咳嗽是肺癌最常见的症状,约有 70％的患者主诉咳嗽。肺癌咳嗽主要是刺激性咳嗽,痰液多少不定。咳嗽显著,治疗 2 周后无好转或加重,应警惕肺癌的可能性。

2.咯血

肿瘤溃破可引起咯血,约有 50％的患者痰中带有血丝或小血块,咯血量较少,持续时间不等。大口咯鲜血者少见,但随着肿瘤的发展,肿瘤组织侵蚀大血管,可发生大咯血,咯血量达500mL～1000mL。

3.胸痛

肿瘤累及壁层胸膜而引起疼痛,有 30％～50％的患者出现肺性疼痛,但老年患者痛觉感受力差,故胸痛出现较晚。一般为间歇性钝痛,常伴胸闷,有时也呈剧痛,且呈持续性固定痛。当肺尖 Pancost 瘤压迫臂丛神经并入侵颈交感神经时,不但出现上肢剧烈疼痛,而且可出现Horner 综合征。

4.发热

肿瘤阻塞支气管,使之引流不畅,发生肺不张和肺炎,从而引起发热。如果肿瘤体积较大,并有坏死和毒素吸收,也可能出现高热。周围型孤立性肺癌有时也有高热,这可能是所谓的"癌性热"。这种高热经反复抗炎治疗而不消退,有时出现弛张热并达多日至数月之久,一旦肿瘤切除,体温即恢复正常。因此,对肺癌高热者不能只考虑肺炎,也可能是瘤体本身引起的癌性热。

(二)转移病灶症状

如肿瘤累及纵隔神经、血管等部位时则出现相应症状,如声音嘶哑、吞咽困难、胸腔积液、上腔静脉综合征、心律失常等。如肿瘤转移至淋巴结、脑、肝、腹部及骨骼等,则出现相关症状。

(三)副肿瘤综合征及其他

肺癌还可出现一种或数种副肿瘤综合征的表现,如杵状指、黑棘皮病、骨关节增生病变、高钙血症、重症肌无力、皮肌炎、自主神经功能亢进、男性乳房增生肥大、内分泌紊乱等。

三、辨证论治

中医认为"肺为娇脏","肺者,气之本"。《素问·咳论》曰:"皮毛者,肺之合也,皮毛先受邪气,邪气以从其合也。"肺癌的主要发病机理与肺气虚弱,痰热瘀毒等有关。

(一)病因病机

1.正气不足,肺脾肾虚损

《外证医编》指出:"正气虚则成岩……肺者,气之本。"肺癌发病内因主要为肺之虚,以肺气虚、肺阴虚或气阴两虚者为多见。脾主气血生化,肾主元气,故脾气虚弱或肾气虚弱亦与本病的发病相关。

2.六淫邪毒,侵袭肺脏

"肺为娇脏",如风、寒、温、热、暑、湿、燥、火诸邪,尤其是烟草毒雾,长期侵袭肺脏,邪毒结聚,日久不散,不但损伤肺气,而且耗伤肺阴,形成气阴两伤、痰浊内生的病理变化。

3.情志内伤,痰热瘀阻

七情太过或不及,郁结胸中,肺气受损,宣降失司,气滞痰凝,瘀阻经脉,久而成块。

(二)论治要点

辨证治疗当遵循扶正祛邪的原则。

1.扶正以补肺养阴为主,但勿忘益气,气阴双补则相得益彰,尤其对放疗后和晚期患者更应重视益气养阴治法。

2.祛邪应分辨寒、热、瘀、痰诸邪,辨而治之。晚期患者胸腔、心包腔积液,是为痰饮内聚,治疗应消痰化饮、泻肺利水。

中医中药在肺癌治疗中具有重要地位。对于化疗能否延长生存期,多年来仍无明确定论,尤其是Ⅲ、Ⅳ期患者。我院应用中医中药治疗肺癌,疗效明显提高,配合化疗时有效率可提高10%,单纯用中医中药治疗亦能显著延长生存期,明显改善诸多症状如咳嗽、咳痰、疲乏、纳差等及体质状况,还可以减轻化疗毒副反应,提高患者生活质量。此外,我院以益气养阴为主辨证治疗放射性肺炎也有很好的疗效,能明显减轻咳嗽症状,促进病灶的吸收。

(三)分证论治

1.气虚痰湿证

症状:喘咳气促,久咳不愈,痰黏色白,咳声低微,体虚无力,动则气急,神疲乏力,少气懒言,自汗恶风,易于感冒,或痰带血迹,或纳减便溏。舌质淡,苔白腻,脉濡滑。

治法:益气化瘀。

方剂:四君子汤合星夏蒌半汤加减。

药物:党参10g,黄芪30g,炒白术10g,猪苓10g,茯苓10g,陈皮6g,法半夏10g,郁金6g,制南星10g,制百部10g,紫菀10g,前胡10g,皂角10g,杏仁10g,半枝莲20g,贝母10g,全瓜蒌20g。

2.阴虚血热证

症状:低热乏力,咳嗽少痰或干咳无痰,或痰中带血,胸痛气短,或潮热盗汗,咽干声哑。舌有瘀点,舌苔少或薄黄,脉细数。

治法:养阴清热。

方剂:沙参麦冬汤合百合固金汤加减。

药物:南沙参10g,北沙参10g,麦冬10g,天冬10g,玉竹10g,百合10g,生地10g,玄参10g,贝母10g,桔梗6g,白芍10g,地骨皮10g,鳖甲10g,丹皮6g,黄芩10g,女贞子10g,旱莲草10g,紫草10g。

3.气滞血瘀证

症状:咳嗽不畅,气促胸痛,如锥如刺,痰血暗红,唇色暗紫,口干便秘。舌质绛,或有暗斑,苔薄黄,脉弦或细涩。

治法:理气化瘀。

方剂:桃红四物汤合枳梗化瘀汤加减。

药物:桃仁 10g,红花 10g,赤芍 10g,丹参 10g,三七粉(冲服)3g,枳壳 10g,桔梗 6g,降香 6g,紫草 10g,杏仁 10g,大贝母 10g,石见穿 30g,茜草根 15g,干蟾皮 6g,铁树叶 10g,猫爪草 30g,全瓜蒌 20g。

4.肺肾两虚证

症状:咳嗽气短,动则气喘,咳痰无力,面色苍白,胸闷腹胀,腰膝酸软,身倦乏力,肢凉怕冷。舌质淡,苔白或腻,脉沉细无力。

治法:补肺益肾。

方剂:陈夏六君子汤合金匮肾气丸加减。

药物:党参 15g,茯苓 10g,白术 10g,陈皮 6g,法半夏 10g,补骨脂 10g,熟地 10g,仙灵脾 10g,制附子 6g,肉桂 3g,山萸肉 10g,枸杞子 10g,杏仁 10g,炙麻黄 10g,紫菀 10g,款冬花 10g。

5.气血双亏证

症状:面色无华,头昏肢倦,神疲懒言,动则自汗,气短心悸,食欲不振。舌质淡白,苔少,舌体胖大,脉细弱。

治法:益气生血。

方剂:补中益气汤合四物汤加减。

药物:黄芪 30g,太子参 10g,茯苓 10g,当归 10g,白芍 10g,熟地 10g,薏苡仁 30g,白术 10g,阿胶 10g,枸杞子 10g,桑寄生 10g,桑椹子 10g。

(彭小菊)

第五节　乳腺癌

乳腺癌是原发于乳腺的恶性肿瘤,是最常见的妇女恶性肿瘤,全球范围内女性乳腺癌新发和死亡人数均位居女性恶性肿瘤的第一位,占女性癌症总病例的 23％及癌症死亡人数的 14％。近 10 年来,我国女性乳腺癌发病率正以每年 3％～4％的增长率急剧上升,而沿海大城市尤为突出,其中上海最高,发病率超过 50/10 万。

乳腺癌的发病率随年龄的增长而增高,20 岁以前少见,35 岁以后发病率呈上升趋势,45～50 岁发病率较高,绝经期以后发病率继续上升。

男性乳腺癌占全部乳腺癌的 1％,约为男性恶性肿瘤的 0.1％。男性发病年龄中位数高于女性 10 年,为 64～71 岁。男性乳腺癌的临床过程和转移方式与女性乳腺癌相似,但有不同特点:有 90％PR(孕激素受体)阳性和 75％ER(雌激素受体)阳性,更具有激素依赖性;就诊时局部晚期多见,30％以上有乳头溃疡、血性分泌物、乳头回缩等;由于晚期患者较多,总生存率较女性差。

一、病因病理

(一)发病因素

乳腺癌的发病原因尚不清楚,但雌酮及雌二醇与乳腺癌的发病直接相关。最主要的危险因素有月经初潮早、第一次生育年龄晚、绝经年龄推迟和不育。遗传因素也是危险因素,如在一级亲属中有乳腺癌病史者的发病危险性是普通人群的 2～3 倍。此外,肥胖、营养过剩、脂肪饮食过多可增强或延长雌激素对乳腺上皮细胞的刺激,从而增加发病机会。因此,肥胖也被认为是导致乳腺癌的不良因素,也是绝经后乳腺癌的明确危险因素。环境因素及生活方式与乳腺癌的发病也有一定关系。

(二)病理

1. 根据病理主要分为三型

(1)非浸润性癌

包括导管内癌(癌细胞未突破导管基底膜)、小叶原位癌(癌细胞未突破末梢乳管或腺泡基底膜)及乳头湿疹样乳腺癌。此类型属早期,预后好。

(2)早期浸润癌

包括早期浸润性导管癌(癌细胞突破管壁基底膜,开始向间质浸润)、早期浸润性小叶癌(癌细胞突破末梢乳管或腺泡基底膜,开始向间质浸润,但仍局限于小叶内)。早期浸润是指癌的浸润成分小于10%。此型属于早期,预后较好。

(3)浸润性癌

此型又分为非特殊型癌和特殊型癌。

浸润性非特殊型癌,是乳腺癌中最常见的类型,其中又以浸润性导管癌最为多见,占浸润性癌的50%以上,其他还有硬癌、单纯癌、髓样癌(无大量淋巴细胞浸润)、腺癌等。此型一般分化较低,预后较上述类型差,其中硬癌的恶性程度高、侵袭性强、易转移。

浸润性特殊型癌,包括乳头状癌、髓样癌(伴有大量淋巴细胞浸润)、腺样囊性癌、黏液腺癌、大汗腺癌、乳头派杰病(Paget's病)、腺管样癌和鳞状细胞癌等。此型癌分化一般较高,较非特殊型癌预后好。

2. 乳腺癌的分子亚型

乳腺癌是一种异质性疾病,可以分为多种生物亚型,过去认为乳腺癌是一种病,现在的认识则是一类病。依据ER、PR、Her－2/neu及其他更多的分子谱,乳腺癌又被进一步分为3种、4种或5种亚型,其分型越来越细,还将继续修正和完善。目前,多数学者将乳腺癌分为Luminal、HER－2、Triplenegative3种分子亚型。不同的亚型有不同的生物学特性,对乳腺癌的治疗及预后的预测都有重要的意义。

(1)Luminal型乳腺癌

可分为LuminalA型、LuminalB型、LuminalC型(normal－like)3个亚型。该型为激素依赖性乳腺癌,约占全部乳腺癌的60%,老年患者多见,预后好。

LuminalA型[ER＋和(或)PR＋、HER－2]:通常对内分泌治疗有较高的反应性。LumirmLA型是比较惰性的肿瘤,发展比较慢,但对具有中、高危险因素的患者可在内分泌治疗的基础上加化疗。2008ASCO年会研究报道,对此类患者,化疗序贯内分泌治疗的疗效优于单纯内分泌治疗。

LuminalB型[ER＋和(或)PR＋、HER－2＋]:可使用内分泌治疗和针对HER－2的靶向药物治疗。关于乳腺癌ER、PR状态与临床治疗的关系已有大量文献报告,证实ER、PR阳性表达患者对内分泌治疗反应较佳、预后相对良好,且ER表达越高,内分泌治疗效果越好。ER阳性患者经抗雌激素治疗后33%~60%有效,阴性者约10%有效,故ER可以作为内分泌治疗的预测指标。PR是另一个与乳腺癌紧密相关的受体,ER和PR皆阳性者内分泌治疗的有效率可达77%以上,ER和PR均阴性者只有5%~10%对内分泌治疗有效。而ER状态是唯一与化疗疗效显著相关的因素,ER阴性患者的化疗临床受益高于ER阳性者。PR通常与 ER 的功能相关,两者联合检测可能是更好的判断预后的指标。

(2)HER－2 过表达型乳腺癌

20%～30%的乳腺癌患者 HER－2 呈阳性,通过点突变扩增或过度表达。Her－2/neu 是表皮生长因子之一,是具有酪氨酸激酶活性的跨膜蛋白。Her－2/neu 基因是一种原癌基因,位于染色体 17q21 点位,通过促进细胞分裂及蛋白水解酶的分泌,增强细胞的运动能力,从而促进肿瘤细胞的侵袭和转移。HER－2 是乳腺癌的重要标志物。

组织中 Her－2/neu 过表达与生存期短、肿瘤进展及转移有关,是乳腺癌不良预后因素。分别检测乳腺癌淋巴结转移阳性和阴性患者的 Her－2 基因表达,淋巴结阳性者 Her－2 扩增则提示预后不良、复发早、生存期短;淋巴结阴性者 Her－2 扩增则预示有转移的高比例。

在有淋巴结转移的乳腺癌患者中,HER－2 阳性者的预后差于 HER－2 阴性者,对化疗及内分泌三苯氧胺(TAM)治疗易产生抗药性,但对分子靶向药物曲妥珠单抗(Tmstuzumab)等治疗敏感。所以 HER－2 既是乳腺癌不良预后的独立因素,也是指导乳腺癌治疗、选择药物的重要指标之一。

第 6 版《美国癌症联合委员会(AJCC)癌症分期手册》中,将 HER－2 与肿瘤大小、淋巴结状态、组织分级和激素受体同时作为预后因子。

(3)三阴性乳腺癌(TNBC)

ER、PR、HER－2(cerbB－2)均为阴性的乳腺癌称为三阴性乳腺癌,是预后很差的一类乳腺癌,属于高危乳腺癌。在西方人群中,三阴性乳腺癌占全部乳腺癌的 10%～18%,尤以非洲裔群多见(超过 50%)。来自亚洲的报告显示,三阴性乳腺癌发病率为 7%～19%。其病理类型大部分为导管癌,具有组织学分级高、核分级较高、肿瘤体积较大、淋巴结转移多、侵袭性强、易于发生局部复发、内脏转移和脑转移发生率高等特点。其临床特点为发病年龄低,多见于 50 岁以下绝经前妇女,家族倾向明显,预后差,内脏转移是其预后不良的主要原因。患者 5 年生存率和总生存率明显低于非三阴性患者。由于 ER、PR 均为阴性,对内分泌治疗不敏感,HER－2(c－erbB－2)阴性导致分子靶向药物如曲妥珠单抗对其无效,所以 TNBC 的治疗成为近年来研究的热点和难点。

二、临床表现

主要临床表现分为局部表现和全身症状,局部表现有以下四方面的乳房局部症状,全身症状则是由转移扩散而引起的症状。

(一)乳房肿块

是多数乳腺癌患者的首发症状。肿块部位以外上方居多,约占 36.1%,全乳、内侧及下方发病率低。肿块大小不一,以单发居多,偶见 2 个以上;肿块形态多呈不规则的球块形、半球形或表面不平的结节状,边界多不清楚;肿块质地各异,但多为实质性肿块,或似石质硬,或似软橡皮样感;如侵及胸肌或胸壁则肿块活动度差或固定。

(二)乳头变化

乳腺癌患者可见乳头内陷,若癌瘤位于乳晕下方及其附近,浸及乳头大导管则明显内陷和固定。乳头瘙痒、脱屑、糜烂、破溃、结痂,偶伴乳头溢液,终至乳头改变,是 Paget's 病的表现。乳头溢液占 5%以上,可为乳汁样、水液样、浆液样、血性液样、脓血性样等性质,随病情的变化而有不同改变。

（三）乳房轮廓和皮肤改变

如出现乳房轮廓异常或缺损，则提示肿瘤侵犯皮肤 Copper 筋膜，有时是早期乳腺癌的表现。若瘤体小、部位深，则皮肤多为正常；如癌瘤面积较大、部位较浅，则皮肤粘连可呈现"酒窝征"改变。癌细胞阻塞皮下淋巴管时，则呈现"橘皮样"水肿；癌瘤侵入皮内淋巴管时，则在癌瘤周围形成小的癌灶，称之为"卫星结节"。如多数小结节连续成片状分布，则称之为"铠甲状癌"。晚期癌则皮肤完全固定或破溃糜烂。

（四）乳房疼痛

有 1/3 以上的乳腺癌患者伴有不同程度的疼痛，既可呈阵发性疼痛，也可呈持续性隐痛，或针刺样疼痛。有的为患侧上臂和肩部牵拉样疼痛，伴沉重不适感。

三、辨证论治

中医认为乳癌的发病与女性的生理特点息息相关。乳腺癌是一种激素依赖性肿瘤，雌激素增高是重要的刺激因素，从某种角度上说这与肾之阴阳失衡密切相关。

（一）病因病机

1. 肾阳肾阴，强弱失衡

乳腺癌的发病与女性的生理特点息息相关，尤其与肾的阴阳虚实变化密切相关，如女子当婚不婚、当孕不孕、不行哺乳、月经初潮过早、绝经过晚，致使肾气受损，进而肾阳虚损，肾阴过盛。

2. 七情内伤，肝郁气滞

乳头属足厥阴肝经，肝脉布络胸胁，如女子长期情志郁闷，则肝失疏泄，导致气血运行受阻，气滞血凝，聚痰为毒，相互搏结，积于乳络，日积月累则成乳癌。

3. 养生方式失调

如患者长期嗜食厚醇、高脂高糖，起居无常，懒于运动，喜静喜阴，滥服含雌性激素滋补品等不良生活方式，必然引起肾阳虚损，肾阴偏盛。

4. 六淫侵袭，邪毒积聚

乳癌发病与寒、热、湿、痰、瘀、毒等邪气侵袭密切相关，如寒邪侵袭，或湿热内侵，或瘀毒蕴滞等均可导致乳瘤形成。在诸邪之中，"痰"邪为患较为关键，以此可形成痰饮、痰核、痰瘀、痰湿、痰浊等病理产物，危害甚重，还可形成胸水、腹水及心包积液等变化。如诸邪郁久化热，则溃疡糜烂，渗液腐臭。若癌毒内攻，肝肺骨骼诸脏受累，则变证复杂。

所以乳腺癌是全身疾病的局部反应，病之表在乳腺，病之里在肝肾，为本虚标实之证。肾虚火弱为本，属下虚；肝郁痰积为实，属上实。

（二）论治要点

辨证论治应强调治本以益肾助阳为纲，兼以健脾益气；重视祛邪以疏肝化痰为要，兼以清热化瘀；同时，注重合理的养生方式。中医治疗在提高疗效、减少复发转移、延长生存期等方面具有优势。

（三）分证论治

1. 肝郁痰结证

症状：乳房作胀，乳内结块；颈腋等处结节，推之可移，皮色正常；咽部生痰，两胁作胀，情绪抑郁，心烦不安。舌质淡，苔薄腻，脉弦或弦滑。

治法:疏肝消痰。

方剂:柴胡疏肝散合化痰消核丸加减。

药物:柴胡 10g,白芍 10g,胆南星 10g,全瓜蒌 20g,陈皮 10g,法半夏 10g,橘核 10g,夏枯草 10g,贝母 10g,牡蛎 30g,八月札 10g,海藻 10g,郁金 6g,山慈菇 10g,莪术 10g,薏苡仁 20g。

2. **肾虚火弱证**

症状:形体肥胖,乳内结块,月经初潮过早,月经频短不调,绝经过晚,或婚后未孕,或产后不行哺乳,体虚怕冷,腰痛背酸。舌质淡,苔薄,脉细。

治法:益肾助火。

方剂:右归饮合二仙汤加减。

药物:熟地 18g,山萸肉 10g,仙灵脾 10g,仙茅 10g,鹿角片 10g,巴戟天 10g,补骨脂 10g,白术 10g,杞子 10g,杜仲 10g,党参 10g,黄芪 30g,茯苓 10g,肉桂 3g,制附子 6g,山药 10g。

3. **气滞血瘀证**

症状:乳内结块,深层粘连,质地坚硬,推之不移,乳房胀痛,痛引两胁;心情不适,精神忧郁,胸闷不舒,烦躁易怒;月经量少色暗有块,或伴痛经。舌质暗,舌下脉络紫暗,苔薄,脉涩或细涩。

治法:理气活血。

方剂:桃红四物汤合血府逐瘀汤加减。

药物:桃仁 6g,红花 6g,当归 10g,莪术 10g,柴胡 10g,白芍 10g,赤芍 10g,枳壳 6g,露蜂房 10g,郁金 10g,青皮 6g,陈皮 6g,三棱 10g,香附 10g,八月札 10g。

4. **热毒蕴结证**

症状:乳块肿大,状如堆粟,色紫痛剧,溃破渗液,血水淋漓,秽臭难闻,胁肋串痛,心烦易怒,面红目赤。舌质红,苔薄,脉弦滑数。

治法:解毒散瘤。

方剂:黄连解毒汤合银花甘草汤加减。

药物:黄连 6g,黄芩 10g,黄柏 10g,蒲公英 15g,金银花 10g,大黄 6g,草河车 15g,栀子 10g,丹皮 10g,薏苡仁 15g,土茯苓 15g,苦参 10g,蜂房 10g,当归 10g。

5. **正虚毒陷证**

症状:乳癌晚期,消瘦贫血,肿块累累,延及胸肋,肝脏颅脑骨骼转移,心悸气短,神疲多汗。舌质淡,苔白腻,脉沉细无力。

治法:扶正散结。

方剂:八珍汤合香贝养荣汤加减。

药物:太子参 10g,黄芪 30g,白术 10g,茯苓 10g,甘草 6g,当归 10g,熟地 10g,川芎 6g,白芍 10g,香附 10g,贝母 10g,薏苡仁 30g,南沙参 10g,麦门冬 10g,半枝莲 20g,白花蛇舌草 30g,山萸肉 10g。

(彭小菊)

第六节　肝癌

原发性肝癌为原发于肝细胞或肝内胆管细胞的恶性肿瘤,是人类最常见的恶性肿瘤之一,发病率居全球第六位,全球每年新发病例数为 50 万～100 万。

原发性肝细胞癌(HCC)在欧洲和美国的发病率正逐年上升。据估计,到 2020 年,HCC 患者将增加 81%,这主要是由于丙肝病毒(HCV)感染流行所致。尽管医疗技术有所进步,但在 1981—1998 年期间,HCC 的 5 年生存率仅提高了 3%,这可能是因为大多数 HCC 患者诊断时已属晚期,导致总体的 1 年生存率仅为 25%。其死亡率在消化系统恶性肿瘤中列第三位,仅次于胃癌和食管癌。

原发性肝内胆管细胞癌(ICC),近 30 年来在全球范围内发病率和死亡率均有上升趋势,但是针对 ICC 的系统大宗病例研究较少见。

中国肝癌患者占全世界的一半以上,主要是以乙型肝炎发展而成的病例居多。HCC 合并肝炎肝硬化占 85%～90%,大多数由乙型肝炎所致,近年丙型肝炎肝硬化也有上升趋势。我国是乙型肝炎和 HCC 大国,约有 1.2 亿人感染乙型肝炎病毒(HBV),且乙型肝炎表面抗原(HBsAg)阳性,其中约 3000 万人为慢性乙型肝炎患者。我国 HCC 患者占全球患者总人数的 45%～55%,每年 32.2 万～34.7 万人患病,严重威胁我国人民健康和生命。HCC 以东南沿海一带为主要发病地区,其中以江苏启东县发病率最高。

但值得指出的是,临床上还有近一半的患者 HBsAg 阳性,但并没有肝硬化改变,甚至是完全正常的肝组织。说明从 HBV 感染演变为肝癌,不一定要经过肝硬化,可能还存在着"肝炎—肝癌"和"正常肝组织—肝癌"的模式。

一、病因病理

(一)发病因素

原发性肝癌的发病虽被认为是多因素作用所致,但在我国,慢性肝炎和黄曲霉素(AFB)及饮水污染是主要的危险因素。在亚洲(除日本以外)和非洲,慢性乙型肝炎病毒感染是导致 HCC 的首要危险因素。在西方国家和日本,慢性丙型肝炎病毒感染是首要的危险因素。

HCC 患者中约 1/3 有慢性肝炎(乙型肝炎或丙型肝炎)病史,80% 的 HCC 病例是在肝硬化基础上发生,使得这一癌前病变成为 HCC 的最强诱因,HCC 在肝硬化患者中的年发病率为 2%～6%。酗酒也是 HCC 的诱发因素。某些代谢紊乱(如糖尿病、肥胖、脂肪肝、甲状腺功能低下等)在肝癌发病中的作用也已经引起关注。其他影响因素还有很多,包括微量元素、性激素、环境因素、遗传因素、机体因素及社会心理因素等,不同国家、地区的肝癌病因各有其特殊性,但共性是多因素、多步骤、多基因、多突变。

(二)病理

原发性肝癌统指起源于肝细胞和肝内胆管上皮细胞的恶性肿瘤,所以肝癌组织学分类主要分为肝细胞型、肝内胆管细胞型和混合型,肝细胞型约占 90%,肝内胆管细胞型约占 5%,混合型约占 5%。肝细胞癌以男性较为多见,胆管细胞癌男女发病比例相似。

1. 病理形态

主要有四种类型,即巨块型、结节型、弥漫型和小癌型,其中巨块型和结节型最为常见,约占 98.6%。

(1)结节型多见,癌结节直径一般不超过 5cm,大小不等,分布可遍及全肝,多数患者伴有严重的肝硬化。此型恶性程度高,预后较差。

(2)巨块型癌块直径往往超过 10cm,根据癌肿形态和数量,又分为单块状型、融合块状型和多块状型。

(3)弥漫型此型较少见,癌结节较小,有许多小结节,弥漫分布于整个肝脏,与肝硬化不易区别,病情发展快,预后极差。

(4)小肝癌型单个结节直径不超过 3cm,或相邻两个结节直径总和不超过 3cm。病理特点是包膜多完整,癌栓发生率低,癌细胞分化较好,合并肝硬化程度轻,故手术切除率高,预后好。

2.镜下病变

参照 WHO 等提出的肝癌病理学专著,显微镜下描述的主要改变有:

(1)常见的肝细胞癌组织类型有细梁型、粗梁型、假腺管型和团片型等。

(2)肝细胞癌的细胞形态,包括透明细胞型、富脂型、梭形细胞型和未分化型等多种细胞变异型。

(3)肝细胞癌的分化程度,可用高、中、低分化和未分化四级法表述,也可用 Edmondsos—Steiner 四级法表述。

(4)肝内胆管细胞癌以腺癌最为常见,但也可出现其他组织学和细胞学类型。

(5)肝细胞癌—胆管细胞癌混合型,即在一个肿瘤结节内同时存在肝细胞癌和胆管细胞癌两种成分。

(6)肿瘤生长方式,包括肿瘤边界、包膜侵犯、子灶形成、肝内转移和微血管癌栓形成等状况。

(7)周围肝组织的病变,如病毒性肝炎等情况的评估。

此外,近年提出的肝癌亚型—纤维板层型,占 HCC 的 1%～2%,特点是多发于青年人、肿瘤单发、生长较慢、很少伴有乙肝和肝硬化、AFP 升高的病例不到 10%、手术切除率高、预后好。

二、临床表现

由于肝癌起病较隐匿,早期乃至少数中晚期患者仍无明显临床症状,一旦出现症状则病情迅速进展。

(一)肝癌症状

最为常见的是肝区疼痛、腹部作胀、上腹包块、腹水、黄疸,其次为乏力、消瘦、发热、黑便等症。

1.肝区疼痛

是肝癌患者最常见的症状,约占 60%,多为持续性隐痛、胀痛,部分患者有间歇性加剧。如肿瘤位于表面,生长迅速,则痛势较甚;肿瘤部位较深,生长较慢,则呈胀痛,痛势较缓;肿瘤位于膈面,疼痛可向肩部放射。

2.消化道症状

腹部作胀、食欲减退、消化不良、恶心呕吐和腹泻等,但常因缺乏特异性而被忽视。

3.发热

肝癌患者有 30%～50% 的病例出现发热,多为低热,热型多不规则。

4.肝癌旁症

少数患者可有红细胞增多症、类白血病反应、高钙血症、高胆固醇、类癌综合征等表现。

5.其他

晚期肝癌患者或合并有严重肝硬化者,往往有出血倾向,如皮下紫癜、牙龈出血、鼻衄,以及出现消化道出血,如门静脉高压所致的食道—胃底静脉曲张破裂发生大出血,甚至出现DIC。转移病灶有肺、骨、肾上腺、胃、腹膜、胸膜、脑等处,并出现相应症状。

(二)肝癌体征

多数肝癌患者,特别是晚期患者常常具有四大阳性体征:

1.肝脏肿大

它是肝癌最常见的重要体征,高达91%～98%。肝脏往往质地较硬,表面不平,呈结节状或巨块状,边缘不规则,常有不同程度压痛。

2.腹水

它是晚期肝癌的常见体征,多呈草黄色,少数为血性。产生腹水的原因有肝硬化、门脉高压、低蛋白血症、腹膜转移、门静脉主干瘤栓阻塞及肿瘤压迫门静脉等。腹水患者预后差,生存期很少超过3个月。

3.黄疸

它也是晚期患者常见的体征,弥漫性肝癌或胆管细胞癌患者较容易出现黄疸,可因肝细胞损害而引起,也可由于癌块压迫或侵犯附近胆管,或癌组织和血块脱落引起胆道梗阻所致。

4.慢性肝病及转移灶体征

如患者有肝硬化,则具有全身虚弱、脾肿大、腹壁静脉怒张、肝掌、蜘蛛痣等体征。如肝癌发生淋巴结、肺、脑、骨、卵巢等处转移,则具有相应的体征。

三、辨证论治

中医认为肝癌的病机有"正虚""邪实"两方面,《医宗必读·积聚》谓:"积之成也,正气不足,而后邪气踞之。"肝癌病机可归纳为以下三点:其一为肝失条达,疏泄失司,气滞血瘀。其二为痰饮内停,郁而化热,湿热蕴结。其三为肝肾阴亏,脾胃损伤,正气亏虚。故瘀毒交结,正不胜邪,发为癌肿,久留难去,而成危重之疾。

(一)病因病机

1.饮食不节

尤其是长期酗酒,嗜食膏脂厚味,偏食腌腊、霉变食物,饮用污染之水等,以致湿热内盛,痰饮内生,成为致病的危险因素。

2.情志内伤

"肝者,将军之官","肝属木,主条达",若情志抑郁郁怒,心理压力过重,可导致肝失疏泄,气血郁滞,日久变生硬化,形成癥积。

3.病邪侵袭

感受湿、热、风、寒、暑等邪气,尤其是肝炎病毒侵袭,导致肝病慢疾,成为首要的致病因素。

4.正气虚损

先天不足或有遗传因素,后天失养,或有慢性肝病失于调治,或伴肥胖症、糖尿病、脂肪肝等疾病,耗伤正气,肝肾脾胃等脏腑虚弱,渐成恶变。

(二)论治要点

辨证施治应分清正邪虚实,攻补得当。攻邪以清利湿热、理气化瘀为主,扶正以健脾益气、护肝养阴为主。早中期以攻邪为主,兼以扶正;中晚期以扶正为主,或兼以祛邪。

中医中药治疗是肝癌综合治疗的重要组成部分,具有延长生存期、改善临床症状的效果。通过综合治疗,肝癌已由不治之症变为部分可治之症,生存期及生活质量均可获得显著改善。

(三)分证论治

1.肝郁脾虚证

症状:胸腹胀满,食后更甚,胁下胀痛,恶心纳差,体虚乏力,下肢水肿。舌质淡,舌苔腻或淡黄而腻,脉濡缓或弦细。

治法:疏肝健脾。

方剂:柴胡疏肝散合实脾饮加减。

药物:醋柴胡 6g,陈皮 6g,青皮 6g,白芍 10g,枳实 6g,郁金 6g,川楝子 10g,丹参 10g,太子参 10g,黄芪 30g,白术 10g,木香 6g,大腹皮 10g,薏苡仁 30g,猪苓 10g,茯苓 10g,当归 10g。

2.气滞血瘀证

症状:胁下积块,痞满胀痛,体倦乏力,面色黧黑,形体消瘦。舌质紫暗,舌背青筋显露,舌苔薄或腻,脉细涩或弦细。

治法:化瘀散结。

方剂:血府逐瘀汤合大黄䗪虫丸加减。

药物:桃仁 10g,红花 10g,当归 10g,川芎 10g,郁金 6g,丹参 10g,赤芍 10g,牛膝 10g,柴胡 6g,八月札 10g,鳖甲 10g,土鳖虫 10g,牡蛎 30g,莪术 10g,三棱 10g,石见穿 20g。

3.肝胆湿热证

症状:目睛肌肤黄疸,右胁痛剧,身热不扬,腹胀矢气,口干口苦,恶心呕吐,大便干结或便溏不爽,小便黄赤。舌质红赤,舌苔黄腻,脉滑数或弦数。

治法:清热利湿。

方剂:茵陈蒿汤合龙胆泻肝汤加减。

药物:茵陈 20g,栀子 10g,大黄 10g,龙胆草 10g,黄连 6g,薏苡仁 30g,郁金 6g,泽泻 20g,佩兰 10g,田基黄 15g,山豆根 5g,苦参 15g,猪苓 10g,茯苓 10g。

4.肝肾阴亏证

症状:五心烦热,口干少津,低热盗汗,消瘦纳差,神疲乏力,腰膝酸软,胸胁隐痛,腹胀有水,或有呕血便血。舌质红少苔,脉细数或无力。

治法:滋补肝肾。

方剂:一贯煎合六味地黄丸加减。

药物:生地 10g,熟地 10g,龟板 15g,山药 10g,茯苓 10g,猪苓 10g,泽泻 20g,薏苡仁 30g,南沙参 10g,枸杞子 10g,麦门冬 10g,五味子 10g,川楝子 10g,玄参 10g,知母 10g,当归 10g,鳖甲 15g。

5.脾肾阳虚证

症状:肝区隐痛,神倦怯寒,面色㿠白或萎黄,消瘦纳差,脘闷腹冷,下肢水肿,小便短少或不利,腹胀有水如鼓。舌胖色淡,边有齿痕,脉沉细无力。

治法:温补脾肾。

方剂:真武汤合实脾饮加减。

药物：制附子 8g，茯苓 10g，猪苓 10g，泽泻 20g，薏苡仁 30g，白芍 10g，生姜 6g，熟地 10g，山药 10g，砂仁 3g，车前子 10g，木瓜 10g，木香 6g，大腹皮 10g，甘草 6g，龙葵 15g。

（彭小菊）

第七节　食道癌

食管癌为原发于食管黏膜上皮或腺体的恶性肿瘤，位于下咽部到食管—胃结合部之间。食管癌的发病具有明显的地区性，高发区域和低发区域之间的发病率可相差 60 倍。在美国，食管癌占胃肠道肿瘤的比例为 5.5%，占全身恶性肿瘤的比例不到 2%。在北美洲和大部分西方国家，食管癌的流行病学已经发生很大变化，发病率快速增长。男性发病多于女性。

我国是世界上食管癌发病率和死亡率最高的国家，据估计，全世界约 53.8% 的食管癌患者在我国。食管癌占恶性肿瘤的 22.4%，仅次于胃癌。

一、病因病理

（一）发病因素

食管癌发病原因迄今尚未完全肯定，被认为是多因素作用所致。我国河南省林县因食管癌、贲门癌高发而知名。19 世纪 70 年代，我国病因学研究提示，多种维生素和矿物质缺乏及污染食物中的致癌物质是林县上消化道癌高发的最主要的可能原因。目前，化学因素中，亚硝胺被认为是我国食管癌发病的主要因素；生物因素包括真菌、乳头状瘤病毒；食物因素包括维生素 A、维生素 B、维生素 C 及微量元素钼、锌、铁、氟等不足；其他因素有饮酒、吸烟和情绪忧郁等。食管癌虽不属遗传性疾病，但具有较明显的家族聚集现象。

（二）病理

食管癌的好发部位为食道中段（约占 57%），下段次之（约占 29%），上段再次之（约占 13%）。部分食管下段癌肿由胃贲门癌延伸所致，在临床上与食道下段原位癌不易区别，故又称食管贲门癌。

1. 早期食管癌

早期食管癌又称表浅型食管癌，肿瘤累及黏膜及黏膜下层，未累及肌层，无淋巴结转移。病理形态主要有四种类型，即隐伏型、糜烂型、斑块型和乳头型。其中隐伏型较早，为原位癌；斑块型最为多见，占早期食管癌的 1/2，癌细胞分化较好；糜烂型占 1/3，癌细胞分化较差；乳头型病变相对较晚。

2. 中晚期食管癌

中晚期食管癌的病理形态主要有四种类型，即髓质型、蕈伞型、溃疡型、缩窄型，其中以髓质型、蕈伞型最为多见。髓质型占晚期食管癌的 60% 以上，恶性程度最高，可侵犯食管壁各层，并向腔外扩展，食管周围结缔组织可受累。蕈伞型占晚期食管癌的 1/5～1/6，呈圆形或卵圆形肿块，向腔内呈蕈伞状突起，可累及食管大部。溃疡型表面多有较深的溃疡，出血及转移较早。缩窄型呈环状生长，多累及食管全周，故较早出现梗阻。

食管癌的组织学分型主要分为鳞癌（高、中、低分化）、腺癌、小细胞未分化癌和癌肉瘤。鳞癌占 90% 以上，腺癌次之，占 5%～10%。食管鳞癌预后优于腺癌，小细胞未分化癌少见，但恶性程度高。

3. 胃食管结合部腺癌(OGJA)

近年来,OGJA 发病有增多趋势,目前关于 OGJA 的定义、归属、分期和最优治疗方案还是悬而未决的问题。我国正在逐渐规范食管癌的治疗,包括 OGJA 的治疗。

二、临床表现

(一)早期食管癌

症状食管癌的治疗效果取决于是否能早期发现和早期治疗,因此必须熟悉食管癌的早期症状。

1. 胸骨后轻微疼痛

吞咽食物时感到胸骨后灼烧样、针刺样或摩擦样轻微疼痛,尤其在进食粗糙、过热过快或刺激性食物时明显。

2. 食物下行缓慢

感觉食物下行有滞留感,或觉食管内有异物黏滞感。

3. 轻度吞咽哽噎感

感觉咽部有气有痰,进食时咽部有轻度作噎感。还有少数患者有咽喉干燥紧缩感,或胸骨后胀闷感。症状可时现时隐,可持续数月,也可长达 1～2 年,常在情绪波动时发生,易被误诊为功能性症状。

(二)中、晚期食管癌的症状

1. 进行性吞咽困难

是中、晚期食管癌最典型的症状,初始阶段不能进食普食,继而不能进食半流,再渐进连流汁也难以咽下。进展中或有短期缓解。

2. 呕吐黏痰

伴随哽噎症状的加重,呕吐泡沫黏痰量不断增多。

3. 胸背部疼痛

食管病变的溃疡炎或肿瘤的直接外侵,可引起胸骨后、背部或上腹部疼痛,如疼痛伴有发热,则应警惕发生穿孔。

4. 恶病质及其他

病情恶化形成恶病质,极度消瘦、脱水、贫血、全身无力。此外,肿瘤侵犯周围器官,可能发生食管-支气管瘘、纵隔脓肿、肺炎、出血、声音嘶哑等病症。

(三)食管癌体征

早期患者可无体征改变。中晚期患者双侧锁骨上窝出现淋巴结肿胀。晚期患者有恶病质,压迫气管引起呼吸气促或呼吸困难,侵犯喉返神经可引起声带麻痹,出现声音嘶哑。锁骨上窝是最为常见的淋巴结转移部位。

(四)X 线检查

食管吞钡 X 线双重对比法有助于显示黏膜结构和发现隆起或凹陷的微小病变。食管癌早期可表现为黏膜皱襞增粗、皱襞断裂、管壁僵硬、充盈缺损或龛影,晚期可见管腔狭窄、钡剂通过受阻,可见软组织影、食管气管或支气管瘘等。

(五)CT 检查

食管壁厚度一般为 3mm,当超过 5mm 时应当警惕食管癌的发生。当 CT 发现淋巴结大于 1cm 时,应考虑淋巴结转移。当食管与周围组织器官的脂肪间隙消失时,应考虑食管癌外侵。Moss 将食管癌 CT 检查分为 4 期:Ⅰ期是肿瘤局限于食管腔内,食管壁厚度≤5mm;Ⅱ期是肿瘤部位食管壁厚度≥5mm;Ⅲ期是肿瘤侵犯食管邻近组织;Ⅳ期是肿瘤已有远处转移。

（六）食管内镜检查

是诊断食管癌比较可靠的方法。镜下用甲苯胺蓝体内染色可提高早期癌的发现率,早期癌内镜下有 4 种基本形态:充血型、糜烂型、斑块型和乳头型。

三、辨证论治

噎膈的基本病变为气、痰、瘀三者交结,阻隔于食管、胃脘。病位在食管,为胃所主,并与肝、脾、肾相关。

（一）病因病机

1.饮食所伤

嗜好烟酒,进食腌卤霉变或被污染的食品,进食过快、过烫等,导致痰气瘀毒互结,积成膈热,损伤胃气,如再受寒热等其他病邪侵袭则发肿瘤,正如朱丹溪曰:"夫气之为病,或饮食不谨,内伤七情,或食味过厚,偏助阳气,积成膈热。"

2.七情内伤

《诸病源候论》中谓:"忧恚则气结,气结则不宣流,使噎。噎者,塞不通也。"认为精神忧郁,可致肝郁气滞,胃气梗噎,痰气互结,气滞血瘀等变化。

3.慢性胃病宿疾,脏腑亏虚

慢性食管病、胃病,导致胃气失和,气逆于上;脾失健运,聚湿为痰;肾虚不足,助脾无力;失于调治,渐成恶变。

4.先天不足

本病有明显的家族聚集性。自身肝肾不足,易感致病。

（二）论治要点

治疗应将胃虚、气滞、痰阻、血瘀四者作为辨证的关键。依据正邪偏盛,或祛邪为先,或扶正为先,或攻补兼施,同时重视饮食调治。

中医中药治疗是食管癌综合治疗的重要组成部分,可以提高临床疗效。我院在手术、放疗、化疗后配合中医中药治疗可以提高疗效达 10%,对改善患者症状如恶心、嗳气、进食哽噎感、呕吐黏痰等起到很好的作用,可改善患者体质和提高患者生活质量,尤其是对放疗产生的放射性食管炎、放射性肺炎作用显著。

（三）分证论治

1.痰气交阻证

症状:吞咽困难,胸膈痞满或伴疼痛,嗳气呃逆,恶心易呕,呕吐痰涎。舌质淡,舌苔白腻,脉濡滑。

治法:开郁化痰。

方剂:启膈散合二陈汤加减。

药物:法半夏 10g,陈皮 6g,茯苓 10g,丹参 10g,荷叶蒂 6g,郁金 6g,砂仁 3g,沙参 10g,川贝 10g,竹茹 10g,苏梗 6g,木香 6g,杵头糠 5g。

2.痰瘀互结证

症状：吞咽困难，胸骨后或剑突下疼痛，泛吐黏痰，面色晦暗，形体消瘦，肌肤甲错。舌质暗淡或伴瘀斑，舌苔腻，脉沉涩。

治法：化痰行瘀。

方剂：通幽汤合海藻玉壶汤加减。

药物：生地15g，当归10g，桃仁10g，红花6g，丹参10g，丹皮10g，升麻5g，急性子10g，郁金6g，川贝10g，昆布10g，海藻10g，八月札10g，海浮石12g，地鳖虫6g，五灵脂10g，田七10g，壁虎10g，蜣螂虫6g。

3.热盛阴伤证

症状：口干咽燥，吞咽哽痛，饮食难进，食后易吐，夹有黏痰，形体消瘦，胸背灼痛，五心烦热，潮热盗汗，便干尿黄。舌红少苔或有裂纹，脉细弦数。

治法：养阴清热。

方剂：沙参麦冬汤合清胃散加减。

药物：南沙参10g，北沙参10g，天门冬10g，麦门冬10g，太子参10g，白术10g，玉竹10g，黄连5g，天花粉10g，知母10g，石膏20g，丹皮10g，当归10g，白芍10g，升麻5g。

4.正虚气弱证

症状：吞咽困难，饮食不下，面色苍白，精神疲惫，神疲气短，泛吐涎沫，面足水肿，腹胀有水。舌体胖大，质淡苔腻，脉细沉弱。

治法：益气固阳。

方剂：补中益气汤加减。

药物：党参10g，黄芪30g，白术10g，猪苓10g，茯苓10g，陈皮6g，法半夏10g，代赭石30g，制附片10g，肉桂5g，甘草6g，木香6g，泽泻20g，郁金6g。

（彭小菊）

第八节　胃癌

胃癌是指原发于胃黏膜上皮的恶性肿瘤。胃癌是世界上最常见的肿瘤之一，居全球癌症死亡原因的第二位，高发地区主要集中在东亚，如日本、中国等国的发病率是西方国家的数倍。我国胃癌发病形势严峻，患者数占全世界患者数的42%，是世界上第二高发的国家。在我国，胃癌的发病率及死亡率均居各种恶性肿瘤之首，发病率占全部肿瘤的10.5%，居消化道肿瘤第一位，每年有17万人死于胃癌，男女发病比例为(3～4)∶1，40～50岁人群多见。

一、病因病理

（一）发病因素

胃癌发病原因迄今尚未肯定，被认为是多因素作用所致：①亚硝胺被认为是重要因素之一。②致癌物的污染，如食用熏鱼、熏羊肉、烤鱼等含有多环芳烃化合物的食物。③生物因素中HP(幽门螺杆菌)感染与胃癌的发生有很大相关性，1994年WHO下属的国际癌肿研究机构(IARC)宣布HP是人类胃癌的I类致癌原。④饮食因素中与高盐及盐渍食品摄入量过多有关。⑤饮酒、吸烟、食品霉菌污染以及情绪忧郁等。⑥胃慢性疾患，如慢性萎缩性胃炎、胃黏膜肠上皮化生、胃黏膜上皮异型性增生等。⑦其他因素，如煤矿、石棉、橡胶等的暴露等。

⑧胃癌虽不是遗传性疾病,但具有较明显的家族聚集现象。

(二)病理

在恶性肿瘤中,胃癌的异质性最为突出,由于发生部位、病理类型、分子特征不同以及患者的个体差异等导致对治疗反应不同,预后也完全不同。所以目前认为,胃癌不是一种疾病,而是一组疾病。

胃癌好发部位是胃窦部及胃小弯,占全部胃癌的 4/5 以上。

1.早期胃癌

不论范围大小,早期病变仅限于黏膜层和黏膜下层。

病理形态主要有三种类型,即隆起型(息肉型)、平坦型(胃炎型)和凹陷型(溃疡型)。早期胃癌中,直径在 5～10mm 统称为小胃癌,直径<5mm 者称微小胃癌。

2.进展期胃癌

又称中晚期胃癌,指病变超过黏膜下层,侵及肌层或全层,常有淋巴结转移、邻近组织器官的浸润,或远隔脏器的转移。

病理形态分型,常使用最经典的 Borrmann 分型法,共分为四型:

Borrmann Ⅰ 型又称肿块型或结节型。此型不多见,占进展期胃癌的 6%～8%。突入胃腔的癌肿外形似结节状、巨块状、菌伞状或菜花状,亦称为隆起型进展胃癌。癌肿具有明显的局限性,癌肿边界清楚。癌周浸润范围亦较小,镜下一般不超过 10mm。

Borrmann Ⅱ 型又称溃疡局限型。此型较常见,占进展期胃癌的 30%～40%。癌肿呈略隆起的溃疡型,癌周为环堤,呈局限型。癌肿基底与健胃界限很清楚。镜下见癌周围浸润范围不超过 20mm。

Borrmann Ⅲ 型又称溃疡浸润型。此型最为常见,占进展期胃癌的 45%～48%。癌中心为溃疡,癌周环堤有明显的癌组织向周围浸润,环堤为边缘不清的斜坡状。环堤基底与健胃界限不清楚。

Borrmann Ⅳ 型又称弥漫浸润型。此型少见,约占进展期胃癌的 15%。癌细胞与胃壁各层呈弥漫浸润生长,胃壁增厚,不向胃腔内隆起,亦不形成溃疡。肿瘤组织与健康胃界限不清楚,临床上很难确定。当肿瘤组织浸润累及全胃时,整个胃壁肥厚,胃腔缩小而僵硬,呈皮革状,称为皮革状胃癌(皮革胃)。该型胃癌恶性程度高,较早发生淋巴转移。

胃癌最常见的组织学类型为腺癌,占胃恶性肿瘤的 90% 以上,如乳头状腺癌、管状腺癌(高、中分化)、低分化腺癌、黏液腺癌、印戒细胞癌。少见类型有腺鳞癌、小细胞癌、未分化癌。

此外,Lmmrn 按肿瘤起源,将胃癌分为肠型和弥散型。肠型源于肠腺化生,肿瘤含有管状腺体;弥散型源于黏膜上皮细胞,与肠腺化生无关,无腺体结构,呈散在分布。弥散型常位于近侧胃,病变也常比位于远侧的肠型胃癌大,这对疾病的预后将有影响。

三、辨证论治

胃癌病机复杂,明代张景岳认为阳虚、气结是其主要病机。"阳虚"是指脾胃虚寒,运化失健,痰湿内生;"气结"是指气滞血瘀,继而痰瘀阻络,乃成瘤块。气滞日久化火,导致胃热伤阴,病情多变;由脾及肾以致呈现脾肾虚寒、气血双亏等恶病变化。尽管本病的临床表现复杂,但病机不外乎为本虚标实。

(一)病因病机

1.肝郁气滞

七情不遂,肝失疏泄,导致痰瘀气滞,肝木横逆,侵袭脾胃。

2.饮食不慎

偏食陈霉、腌腊、盐渍食物,嗜好烟酒,损伤胃气,聚生内热痰湿。

3.外邪侵袭

风、寒、湿、热邪等,乘虚内侵,久留不去,失于调治,渐成恶变。

4.素体虚损

先天不足,后天失调,或有慢性宿疾,长期胃弱,抗邪乏力。

(二)论治要点

治疗应扶正祛邪相结合,扶正重在健脾益胃、补益气血等;祛邪重在疏肝和胃,再按辨证结合化痰软坚、清热解毒、活血化瘀等治法,同时更应注重饮食调养。

中医中药治疗是综合治疗的重要组成部分。术后或化疗后配合中医中药治疗,具有提高免疫功能、降低复发和转移率的作用;晚期患者运用中医中药治疗能显著改善临床症状、提高生活质量、延长生存期。

(三)分证论治

1.肝胃不和证

症状:胃脘胀满疼痛,痛引两胁,情志不舒则逢痛加剧,嗳气酸腐,或呃逆呕吐,胃脘可有压痛,或可扪及肿块。舌淡苔薄黄,脉弦细。

治法:疏肝和胃。

方剂:柴胡疏肝散合旋覆代赭汤加减。

药物:柴胡 6g,郁金 10g,枳壳 10g,旋覆花 10g,白芍 10g,菊花 10g,代赭石 30g,法半夏 10g,香附 10g,吴茱萸 5g,仙鹤草 15g,白花蛇舌草 30g,甘草 6g,焦三仙各 10g。

2.痰湿蕴结证

症状:胸胀膈满,面黄虚胖,呕吐痰涎,腹胀便溏,颈胸部位痰核结节,腹内包块。舌质淡白,舌苔滑腻,脉滑或濡。

治法:健脾化瘀。

方剂:二陈汤合平胃散加减。

药物:陈皮 6g,法半夏 10g,郁金 6g,海藻 10g,全瓜蒌 15g,胆南星 10g,川贝 10g,菜菔子 10g,制川朴 10g,制苍术 10g,猪苓 10g,茯苓 10g,菖蒲 10g,百合 30g。

3.胃热阴虚证

症状:胃脘灼热疼痛,嘈杂不适,食后痛剧,口渴欲饮,五心烦热,大便干结,食欲不振。舌红少苔或苔黄少津,脉细弦数。

治法:清热养阴。

方剂:沙参麦冬汤合竹叶石膏汤加减。

药物:麦冬 10g,沙参 10g,玉竹 10g,石斛 10g,竹叶 10g,法半夏 10g,天花粉 10g,北沙参 10g,知母 10g,石膏 15g,薏苡仁 30g,茯苓 10g。

4.脾胃虚寒证

症状:胃脘隐痛,喜温喜按,腹内包块,朝食暮吐,或食后不化,复行吐出,面色淡白,神疲肢凉,便溏水肿。舌体淡胖,或有齿痕,苔薄白或滑,脉沉细或沉缓。

治法：温补脾胃。

方剂：黄芪建中汤合理中汤加减。

药物：党参 10g，黄芪 20g，干姜 10g，茯苓 10g，制附子 8g，白术 10g，薏苡仁 30g，砂仁 3g，竹茹 10g，吴茱萸 5g，陈皮 6g，法半夏 10g，泽泻 10g，车前子 30g，猪苓 10g。

5.瘀毒内阻证

症状：胃脘刺痛，心下痞块，按之压痛，食后作痛作胀，肌肤甲错。舌质紫暗，或有瘀斑，脉沉细涩。

治法：解毒祛瘀。

方剂：失笑散合膈下逐瘀汤加减.。

药物：蒲黄 10g，五灵脂 6g，红花 10g，当归 10g，郁金 6g，丹参 10g，赤芍 10g，炒枳壳 10g，八月札 10g，延胡索 10g，香附 10g，乌药 10g，地鳖虫 10g，甘草 5g，莪术 10g，石见穿 20g，水蛭 6g，九香虫 5g，姜黄 10g。

6.气血双亏证

症状：全身乏力，心悸气短，头晕目眩，面色无华，自汗盗汗，黑便出血，畏寒身冷，腹腔积水，体虚水肿。舌淡苔薄，脉细无力。

治法：补益气血。

方剂：十全大补汤加减。

药物：党参 10g，黄芪 30g，白术 10g，茯苓 10g，当归 10g，熟地 10g，阿胶 10g，白芍 10g，桑寄生 10g，桑椹子 10g，旱莲草 10g，女贞子 10g，仙鹤草 15g，地榆 10g，泽泻 10g，车前子 30g，大腹皮 10g，猪苓 10g。

（隋希文）

第九节　胰腺癌

胰腺癌是指原发于胰腺的恶性肿瘤，其发病率在世界范围内呈上升趋势，在美国是第二常见的胃肠道恶性肿瘤，也是目前已知的恶性程度最高的肿瘤之一，居成人肿瘤死亡原因的第五位，其发病和死亡人数之比约为 1∶0.95。胰腺癌在我国近 20 年的发病率增加约 6 倍，已进入常见消化道肿瘤之列，目前占恶性肿瘤死亡原因的第九位。发病率随年龄增长而增高，40 岁以上好发，高峰年龄为 50～60 岁。胰腺癌恶性程度高，病程短，死亡率高，不予治疗的胰腺癌中位生存期仅 3～4 个月。

胰腺癌一般分为外分泌型癌、内分泌型癌及壶腹癌。通常临床所说的胰腺癌，是指外分泌型胰腺癌，约占胰腺癌总数的 90%，肿瘤发生于产生消化酶（外分泌）的细胞。内分泌型及壶腹癌所占比例较小。也有部分著作不将壶腹癌列入胰腺癌的范围，而将壶腹癌另立章节。

一、病因病理

（一）发病因素

本病发病原因尚不清楚，但发现与吸烟、高脂和蛋白质饮食、糖尿病、慢性胰腺炎、胰管结石等有密切关系。近年来有许多研究探讨了糖尿病与胰腺癌的关系，一方面胰腺癌可引发糖尿病表现；另一方面糖尿病可能是胰腺癌发生的危险因素之一，新发糖尿病或长期接受胰岛素及胰岛素类似物治疗的患者发生胰腺癌风险最高,而长期患有糖尿病的患者发生胰腺癌的风险仅呈中等程度升高,但在接受二甲双胍治疗的糖尿病患者中,胰腺癌发生风险则明显降低。

（二）病理

胰腺癌发病部位以胰头部最为常见(约 60％),体部次之(约 25％),尾部较少(约 5％),弥漫性亦少见(约占 10％)。多数为实性肿瘤,部分为囊性肿瘤。

组织类型多属侵袭性导管腺癌,大多起源于腺管上皮细胞(约占 90％),其他为腺泡细胞癌、鳞癌、胰岛细胞癌及未分化癌等。

二、临床表现

胰腺癌起病隐匿,早期可无明显症状,但病变发展非常迅速,当病程进展至中、晚期,则失去最佳治疗时机。要提高胰腺癌疗效,就必须提高警惕,重视早期的不典型症状。

症状发生的早晚与肿瘤的发生部位、生长速度有关。①肿瘤发生于胰头部位,可压迫或浸润总胆管,导致胆道梗阻,早期即出现胆道内压力增高的症状,进而出现黄疸,呈"进行性无痛性黄疸"表现。②肿瘤离胰管较近,生长又较快,可以较早出现胰管梗阻症状。③肿瘤位于胰腺外围及胰腺尾部,则症状不明显或出现较晚。④肿瘤位于胰体、胰尾,可破坏胰岛组织产生糖尿病。

胰腺癌常见症状为黄疸、上腹部疼痛、消瘦虚弱等。

（一）黄疸

21％的胰头癌患者的首发症状为黄疸。发病初期黄疸不重,有 1/4 的患者表现为无痛性黄疸,随着胆道内压的不断增高,患者逐渐感到上腹部胀痛,皮肤黄染逐渐加深,甚则呈深暗灰黄色,并伴皮肤瘙痒。

（二）腹痛及腰背部疼痛难忍

胰腺癌主要症状为上腹部疼痛不适,或腹部疼痛,进食后尤甚。初期疼痛较轻、不规则,随着病情的进展,上腹疼痛不适症状日益加剧。胰体癌、胰尾癌疼痛部位位于中上腹,表现为持续隐痛或钝痛,夜晚加重,并向背部放射。当胰腺癌进展浸及周围组织、向区域淋巴结转移、浸润腹膜后神经丛和脊椎旁神经时,患者腹部由隐痛变化为钝痛,并向背部放射,不能平卧,坐、立、前倾体位时疼痛可减轻,故患者常采取被动体位,如胸膝位、侧卧位,并终日痛苦异常,无法休息和睡眠。

（三）消瘦

90％以上的胰腺癌患者在发病过程中出现消瘦和体重减轻症状,一方面是因为胆道梗阻,使胰、胆汁排泄受阻,影响消化和吸收,以致食欲减退;另一方面因黄疸、皮肤瘙痒、持续腹痛严重影响了患者的休息和食欲。

（四）其他

如发热、腹水、水肿、呼吸困难等症状。

胰腺癌主要体征为黄疸,肝脏、脾脏、胆囊肿大,以及中上腹部肿块。胰腺位置深在腹膜后,如瘤块较小,触诊时则不易触及,当肿瘤增大、身体消瘦时可在中上腹部触及胰腺肿块,表面呈结节状,边界多不规则,质地较硬,多数固定不能移动,该结节也可能是腹腔内转移的淋巴结。

三、辨证论治

胰腺癌凶险难治,死亡率极高,而且起病隐匿,早期可无征兆,但病变进展迅速。临床表现以肝胆郁滞和脾胃湿热证候居多。

(一)病因病机

1.湿浊邪盛

外感湿毒邪气,或素有慢性胰腺疾病,脾胃受损,运化失司,升降不和,以致湿浊内聚,渐成恶变。

2.饮食失宜

嗜食肥甘厚醇,高脂高糖,导致痰湿内生,损伤胰、脾、肝、胆等脏腑。

3.情志内伤

七情不畅,肝胆气机郁滞,痰瘀内结,终成积块。

4.正气虚弱

以上诸因导致痰湿内生,湿热内蕴,气机不畅,瘀血内结,聚结成积。本病病位虽在胰脏,但病变却与肝、胆、脾、胃功能失调密切相关。肝失条达、胆失疏泄、脾失健运,胃失和降,进而肝肾两虚,正气亏损,而成恶疾。

(二)论治要点

祛邪主要是疏肝利胆、清化湿热,结合行瘀化痰;扶正主要是健脾益气、滋补肝肾。

中医中药治疗配合化疗可改善症状,提高生活质量,延长生存期。我院采用中西医结合综合治疗胰腺癌,绝大多数患者生存期在1年以上。

(三)分证论治

1.肝胆湿热证

症状:脘胁胀痛,腹满拒按,面目黄疸,发热口干,恶心呕吐,嗳气食少,心烦易怒。舌苔黄腻,舌质红,脉弦数。

治法:清热利湿。

方剂:大柴胡汤合茵陈蒿汤加减。

药物:柴胡10g,黄芩10g,白芍10g,枳壳6g,大黄10g,郁金6g,茵陈20g,栀子10g,丹皮10g,丹参10g,木香6g,泽泻20g,青皮6g,陈皮6g。

2.气滞血瘀证

症状:腹中包块,疼痛难忍,腰背酸痛,胁腹作胀,食后胀甚,饮食减少,或有寒热,或有便溏,体虚乏力,形体消瘦。舌苔薄,舌质暗或有瘀斑,脉弦涩或弦滑。

治法:理气化瘀。

方剂:血府逐瘀汤合越鞠丸加减。

药物:桃仁10g,红花10g,当归10g,赤芍10g,郁金6g,丹皮10g,丹参10g,鸡血藤15g,木香6g,乌药10g,枳壳10g,香附10g,川楝子10g,鳖甲10g,虎杖20g,姜黄10g。

3.脾虚湿滞证

症状:胁腹作胀,腹部不适,食欲低下,食后作胀,伴有腹水,恶心欲吐,矢气便溏,或腹部隐痛,下肢水肿,体虚无力。舌苔腻,舌质淡,脉濡缓或滑。

治法:健脾化湿。

方剂:香砂六君子汤合实脾饮加减。

药物:党参 10g,黄芪 30g,白术 10g,猪苓 10g,茯苓 10g,法半夏 10g,陈皮 6g,车前子 15g,泽泻 20g,木香 6g,砂仁 3g,郁金 6g,竹茹 6g,大腹皮 10g,天台乌药 10g。

4.肝肾虚损证

症状:疾病晚期,五心烦热,口干盗汗,低烧潮热,口苦津少,消瘦贫血,精神萎靡,食少腹胀,或腰腹剧痛,或水肿腹水,或黄疸深黑。舌质红少苔,脉细数或无力。

治法:滋补肝肾。

方剂:一贯煎合鳖甲煎丸加减。

药物:沙参 10g,生地 10g,熟地 10g,龟板 15g,茯苓 10g,猪苓 10g,泽泻 30g,地骨皮 12g,枸杞子 10g,阿胶 12g,天花粉 10g,玄参 10g,知母 10g,当归 10g,鳖甲 10g,党参 15g,黄芪 30g,白术 10g,陈皮 6g,白芍 10g。

(隋希文)

第十节　结直肠癌

结直肠癌是指发生于结直肠的恶性肿瘤,是最常见的恶性肿瘤之一,其发病率及死亡率均居恶性肿瘤的第五位,且近年来呈上升趋势,尤以城市地区明显,已接近第 3 位。2007 年,全球结直肠癌新发病例接近 120 万,死亡病例达 63 万,分别比 2000 年增加 27% 和 28%,平均每年增长 3.9% 和 4%。

国外报道男女发病差别不大,在我国以男性多见,男女之比约为 2:1,但有研究报道,近年女性发病率有增加趋势,发病部位右移趋势。我国发病年龄多为 40~60 岁,发病高峰在 50 岁左右,但 30 岁以下的青年人也不少见。

一、病因病理

(一)发病因素

结直肠癌的发病原因尚不清楚。随着人民生活水平的提高,生活方式和饮食结构的改变,以及生化环境的恶化,结直肠癌发病率逐年增加。其发病被认为是多因素共同作用的结果,一般认为与摄取高脂肪、低纤维素有关。脂肪影响肠内胆汁、胆固醇的代谢和菌群的组成与活性。"纤维假说"认为结直肠癌的发生与饮食中富含精制糖类、缺乏饮食纤维有关。慢性肠道疾患如肠道息肉病、慢性腹泻、黏液血便、阑尾炎、阑尾切除、便秘、饮水不洁等,以及精神刺激、家族史等被视为危险因素。家族性息肉病为具有遗传因素的癌前病变。溃疡性结肠炎、结肠血吸虫病肉芽肿与结直肠癌的发病也有密切关系。

(二)病理

结直肠癌发病部位以直肠多见(约占 3/5),其次为右半结肠和左半结肠。

病理形态主要有四种类型:肿块型、溃疡型、浸润型及胶样型。

组织类型以管状腺癌最为多见(占 66%~80%,并分为高、中、低分化 3 级),其次是黏液腺癌(占 16%),再次为印戒细胞癌、鳞癌、腺鳞癌、未分化癌、小细胞癌和神经内分泌癌。

结直肠癌绝大多数为单个发生,少数病例可同时或先后有 1 个以上的病灶发生。所以手术前肠镜检查及全面检查十分必要。

临床病理分期:多数使用 Dukes 分期法,共分为 4 期:Dukes A 期(癌变局限于肠壁)、Dukes B 期(癌变穿透浆膜)、Dukes C 期(有局部淋巴结转移)、Dukes D 期(有远处转移)。我国又将 DukesA 期分为 A1 期(癌变局限于黏膜及黏膜下层)、A2 期(癌学侵入浅肌层)、A3 期(癌变侵入深肌层)。

目前公认的风险因子包括 T_4、肠穿孔、病理分子高、淋巴结数目少于 12 个等。

二、临床表现

一般早期无明显临床症状,患者首次主诉症状以便血居多(48.6%),其次为腹痛(21.8%),其他症状为大便习惯和大便性状改变、感觉腹腔内有包块、肠梗阻、腹胀、贫血、消瘦、发热、黄疸及腹水等,患者常因这些症状而就医。以横结肠的中点将结直肠分为右半结肠、左半结肠和直肠,根据发病部位的不同,而有不同的临床症状和体征。

(一)右半结肠癌

由于肠腔宽大又易扩张,肠腔内容物呈液态,所以很少出现肠梗阻。多数早期患者常在饭后出现右侧腹部隐痛、胀痛,类似阑尾炎、胆囊炎、十二指肠溃疡、消化不良等症状,活动后呈阵发性发作或加剧。中、晚期患者出现右腹部或回盲部肿块,有 80% 的患者以此作为首发症状而就诊。晚期也可出现穿孔、局限性脓肿。

(二)左半结肠癌

由于肠腔较狭窄,大便呈半固体状态。原发癌多为黏液癌,呈环形生长,由于大便秘结,肿瘤环形缩窄,较易引起完全性肠梗阻。临床症状为恶心呕吐、阵发性腹胀腹痛、肠鸣音高亢、无排便排气、无肠形等,有 30%～50% 患者常因肠梗阻而就诊,手术时才发现肿瘤。

(三)直肠癌

早期为位于黏膜层的小结节,常无临床症状,只有通过肛门指诊才能触及。当肿瘤增大,发生溃疡和感染时,便出现刺激症状。常见腹泻(占 67%)、便血(占 65%)、便频、黏液便、肛门坠痛、里急后重、腹痛等症状,亦有少数患者有便秘、肠梗阻、大出血等症状。如果伴有排尿困难或会阴部疼痛,常提示肿瘤已有外侵。约 1/3 的患者常见便血、肛门坠胀,常误认为痔疮而就诊。

三、辨证论治

中医对本病认识较全面,《素问》曰:"大肠者,传导之官,变化出焉。"正气虚弱,癌毒内袭,肠腑受损,血络损伤,湿热壅滞,恶气乃起,而成癌疾,正如《灵枢》所曰:"肠覃者,寒气客于肠外,与卫气相搏,气不得荣,因有所系,癖而内著,恶气乃起,息肉乃生。"临床表现及病机如《医宗金鉴·外科心法》所谓:"此证有内外、阴阳之别。发于外者,由醇酒厚味,勤劳辛苦,蕴注于肛门,两旁肿突,形如桃李,大便秘结……发于内者,兼阴虚湿热,下注肛门,内结壅肿,刺痛如锥,大便虚闭。"

(一)病因病机

1. 饮食不节

《素问》谓:"饮食自倍,肠胃乃伤。"《疮疡经验全书》谓:"多由饮食不节,醉饱无时,恣食肥腻……任情醉饱……遂致阴阳不和,关格壅塞,风热下冲乃生五痔。"患者嗜好醇酒厚味、高脂高糖、精细食物、腌腊食品、霉变食物、油炸食品、高盐食物、烧烤烟熏食品等,导致内生湿热,损伤肠胃之气。

2. 生活方式失调

患者除长期嗜好醇酒厚味、高脂高糖外，还有起居无常、懒于运动、喜静喜阴、少见阳光等不良生活方式，导致湿热内聚，损伤肠胃之气。

3. 感受外邪

六淫邪气侵袭肠道。如《疮疡经验全书》所言："严寒酷暑，或久坐湿地，恣意耽看，久忍大便……风热下冲乃生五痔。"

4. 情志内伤

七情不遂，或性格内向，导致肝失疏泄，痰瘀气滞，肝木横逆，乘克脾胃。

5. 慢性肠疾

长期脾胃虚弱，肠道功能失调，细菌感染，久留不去，失于调治。诸多外邪乘虚内侵，渐成恶变。

6. 正气虚损

《素问》谓"邪之所凑，其气必虚"，患者素来身体虚弱，或家族有肠癌发病史可视为危险因素。

癌肿恶疾，损伤正气，耗伤气血，进而必伤脾胃肝肾等脏腑之气。本病病位虽在大肠，但与脾、胃、肝、肾有关。

（二）论治要点

1. 清热解毒，清热利湿

早期以攻邪为主，针对热毒、湿热采用清热解毒、清热利湿之法。

2. 健脾益肾，养阴生血

晚期以补虚为主，如健脾益肠、温补脾肾、养阴生血等。

3. 合理运用活血化瘀法

大肠癌早期，即使病灶仅局限于黏膜层和黏膜下层，也有出血点，大便中带有微量出血，后期更易于发生肠出血，活血化瘀药物有促进血行播散之弊。

中医中药治疗是综合治疗的重要部分。中医中药配合手术、放化疗、免疫治疗等措施，可显著提高疗效和 5 年生存率，尤其是直肠癌的 5 年生存率可达到 60%～80%。对晚期患者能明显改善症状及生活质量。中医中药对放射性肠炎的治疗，独具特色，对减轻放疗毒副反应、改善肠功能有明显疗效。

（三）分证论治

1. 湿热积滞证

症状：腹痛阵作，胀气肠鸣，大便黏溏，便中带血，肛门灼热，里急后重，身热胸闷，或恶心欲呕。舌苔黄腻，舌质红，脉滑数。

治法：清热利湿。

方剂：白头翁汤合槐花地榆汤合葛根芩连汤加减。

药物：白头翁 10g，黄柏 10g，秦皮 10g，地榆 10g，槐花 10g，败酱草 10g，黄连 6g，木香 6g，葛根 10g，赤芍 10g，马齿苋 10g，黄芩 10g，甘草 6g。

2. 病毒蕴结证

症状：腹中积块，腹痛持续，作胀不适，烦热口渴，泻下脓血者，色紫量多，里急后重。舌苔薄,质暗或有瘀斑,脉细涩。

治法:化瘀解毒。

方剂:桃红四物汤加减。

药物:桃仁 6g,红花 6g,丹皮 10g,丹参 10g,栀子 10g,归尾 6g,生地 10g,红藤 20g,藤梨根 20g,龙葵 20g,赤芍 10g,薏苡仁 30g,半枝莲 20g,炮山甲 10g。

3.脾虚湿甚证

症状:大便泄泻,稀便溏泻,日行数次,完谷不化,或油脂漂浮,腹胀矢气,肛门作坠,饮食不香,神疲无力,面色少华。舌苔薄腻,舌质淡,脉细。

治法:健脾化湿。

方剂:参苓白术散加减。

药物:党参 10g,黄芪 30g,茯苓 10g,猪苓 10g,扁豆 10g,山药 10g,薏苡仁 30g,砂仁 3g,木香 6g,苍术 10g,法半夏 10g,陈皮 6g,鸡内金 10g,佩兰 10g,藿香 10g,焦三仙各 10g。

4.脾肾阳虚证

症状:面色淡白,身倦乏力,畏寒肢冷,腹泻频频,五更泄泻,或滑脱不禁,肠鸣隐痛。舌苔薄白,舌胖,脉细沉无力。

治法:温补脾肾。

方剂:理中汤合四神丸加减。

药物:党参 10g,炒白术 10g,干姜 6g,制附子 3g,茯苓 10g,薏苡仁 30g,补骨脂 10g,诃子 10g,吴茱萸 3g,肉豆蔻 3g,五味子 10g,陈皮 6g,山药 10g,甘草 6g。

5.阴虚血热证

症状:放疗之后,肛门灼热,下坠不适,便意频频,或伴疼痛,反复便血,甚则量多,或便溏带血,或便干带血,贫血外貌,身觉内热,消瘦体虚。舌苔少,舌质红,脉细数。

治法:养阴凉血。

方剂:黄连阿胶鸡子黄汤合二至丸等加减。

药物:黄连 6g,阿胶 10g,龟板胶 10g,女贞子 10g,旱莲草 10g,当归炭 10g,茜草炭 10g,白术 10g,白芍 10g,党参 10g,黄芪 30g,升麻 6g,木香 6g,地榆炭 15g,仙鹤草 30g,乌梅 10g,石榴皮 15g。

(隋希文)

第十一节　卵巢癌

在我国,卵巢癌非常常见,死亡率居妇科肿瘤的第一位,近年来发病率呈上升趋势,多见于晚婚、少生、少育的妇女,对我国妇女的健康构成严重威胁。此外,卵巢癌又是唯一一种既无法筛查,也无明显早期表现的肿瘤。因此,卵巢癌早期诊断比较困难,初诊即发现Ⅲ期病例者最为常见,约占全部病例的 58%,Ⅰ、Ⅱ期的病例仅为 25%。

一、病因病理

(一)发病因素

卵巢癌的发病原因尚不清楚,但与下列因素相关。

卵巢癌家族史被视为高危因素,即 1 名或多名直系亲属患有卵巢癌即为高危因素。在一般人群中,卵巢癌的终身患病风险约 1.6%,若有 1 名或多名直系亲属患病,卵巢癌的患病风险上升至 3%～7%。若家族中鉴定有基因突变,或基因连锁分析存在家族性综合征,其患病风险将接近 40%～50%(常染色体显性遗传有超过 80% 的外显率)。如乳腺癌易感基因 BRCA1 和 BRCA2 发生突变,则患病的危险率高达 50%,并随年龄增长而增加,如遗传性乳腺癌－卵巢癌综合征(HBOCS)。

卵巢癌其他危险因素还包括年龄的增长、未产或排卵年增加、促排卵药物的应用、摄取过多的动物脂肪、环境因素(如接触石棉、滑石粉)、青春期前后病毒感染等,以及有乳腺癌、结肠癌、子宫内膜癌病史等。

(二)病理

卵巢癌包含了一系列不同组织类型的肿瘤,病理类型十分繁多,这是由于卵巢组织结构复杂,卵泡变化较多及其在胚胎的增生改变等方面的特殊性。采用 WHO 的卵巢组织学类型分级,卵巢肿瘤有上皮性肿瘤、性索－间质肿瘤和生殖细胞肿瘤三种主要的组织学类型。其中每类又可分为良性、交界性和恶性三种。

临床最常见的卵巢恶性肿瘤是上皮性卵巢癌和恶性生殖细胞瘤。本章节主要讨论上皮性卵巢癌。卵巢上皮癌(EOC)俗称卵巢癌,占卵巢原发性肿瘤的 80%～90%。卵巢癌中又以浆液性癌和黏液性癌最为常见,其他还有内膜样腺癌、透明细胞癌、勃勒纳癌、混合性上皮肿瘤等,此外,还包括未分化癌及不能分类的上皮肿瘤。

卵巢癌依据病变程度分为低危和高危两类。低危患者具有以下特征:Ⅰ期,局限于一侧或两侧卵巢,卵巢表面无肿瘤,腹腔冲洗液细胞学检查阴性,无腹腔积液。高危患者至少具备下列情况之一:Ⅱ期或Ⅲ期、Ⅳ期,局限于盆腔但卵巢表面有肿瘤,或腹腔冲洗液细胞学检查阳性,或腹腔有积液,或有卵巢外病灶,或伴淋巴结转移。

有些原发于腹膜的腺癌,未累及卵巢或仅有卵巢表面微小浸润,其临床表现、手术治疗、化疗及预后与卵巢癌相似。即使有卵巢癌家族史的患者在行卵巢切除术后,仍有 1%～2% 患者可患腹膜腺癌,其病理组织学和临床表现类似于原发性卵巢癌。

二、临床表现

2007 年妇科癌症基金会、妇科肿瘤医师协会和美国癌症学会就卵巢癌(即使在癌症早期阶段)频发的四大症状发布了一份共识,这"四大症状"包括:腹胀、盆腹腔疼痛、进食困难或很快有饱胀感、尿频或尿急。若出现胃肠道症状者则可能处于疾病晚期,较表现妇科症状者可能需要更长时间才能得到确诊。

(一)早期症状

早期卵巢癌多无明显症状,有时可有腹胀不适、消化不良、食欲不振、嗳气等非特异性症状。对 40 岁以上的女性,如有上述症状时,必须提高警惕,仔细检查,因卵巢上皮性肿瘤的好发年龄多在 40～70 岁之间,而颗粒细胞癌则多发生于 40～50 岁近绝经期的妇女。

(二)腹部包块

它是卵巢癌最常有的症状。肿块较小时患者可以无任何自觉症状,仅在妇科检查或 B 超检查时才被发现腹内有包块。肿块较大时可产生诸多症状,如腹胀,腹腔或盆腔疼痛,膀胱直肠受压迫所致的尿频尿急、肠梗阻等,如发生肿瘤扭转、肿瘤破裂出血时,则出现急腹症表现。

（三）腹水

它也是卵巢癌的常见症状。肿瘤穿破包膜,在盆腔或腹腔内种植,产生恶性腹水。当腹水量大或腹水生长过快时,可引起腹部胀大、呼吸困难及脐疝;此外,还常见消化道症状,如恶心、呕吐、食欲不振、饱腹感或早饱感,即小胃综合征;还常伴有下肢水肿。另外也可同时伴有胸水,引起胸闷、气短、咳嗽等症。

（四）月经

改变大约 1/2 的卵巢癌患者出现月经不正常及阴道不规则出血,其他还有绝经后出血及男性化等症状。

（五）其他症状

如 50 岁以上的女性在过去 12 个月内出现肠易激综合征(IBS)的症状须警惕卵巢癌的可能。

此外,晚期患者可出现消瘦、体重下降、大便习惯改变、发热、恶病质等症状,亦可扪及锁骨上、腋下、腹股沟等处淋巴结肿大。

三、辨证论治

卵巢上皮癌和卵巢恶性生殖细胞肿瘤的发病与女性的生理特点息息相关,《内经》中的天癸学说详细地阐明了女子生育功能与肾的阴阳虚实变化密切相关。

（一）病因病机

1.肾虚,阴阳平秘失衡

本病发生与肾关系最为密切。肾为先天之本,藏有形之精,内寓肾阴肾阳,主繁衍生殖,有其自然的生理规律。如当婚不婚、当孕不孕、或滥用内分泌激素药物、或先天不足及遗传因素等,可致肾虚,肾阳虚损,肾阴过盛,再加上肝郁、外邪侵袭等因素,可造成卵巢的恶性病变。

2.肝郁,气血循行不畅

本病发生亦与肝相关。肝肾同居下焦,肝之经脉与冲、任、带脉及胞宫相系。女子以肝为先天,女子情志不遂则肝失调达,肝经带脉运行不畅,气血循行受阻,以致气滞血瘀,复受寒、热、痰、湿诸邪侵袭后,恶气乃生而成肿瘤。

3.邪气,寒、湿、热、痰、瘀等侵袭

如为寒气入侵,则血脉凝滞,而成肿块;或为湿热侵袭,或为瘀毒内聚,而成五色带下,恶臭难闻。在诸邪之中,以"痰"、"湿"相互为患最为突出,常常形成腹腔、胸腔、盆腔积液等变化,危害甚重。

（二）论治要点

首先宜扶正与祛邪相结合。扶正应强调益肾助火,辅以益气;其次注重疏肝理气,佐以活血;祛邪应予化湿,配以软坚,分辨清寒热诸邪,分而论治。

（三）分证论治

1.肝郁血瘀证

症状:情志忧郁,胸胁胀满,少腹包块,坚硬不移,隐隐作痛,夜间痛甚,面色黧黑,月经不调。舌质青紫或有瘀斑,舌苔薄,脉细涩或细弦。

治法:疏肝活血。

方剂:柴胡疏肝散合逍遥散加减。

药物:柴胡 10g,赤芍 10g,白芍 10g,当归 10g,郁金 6g,丹皮 10g,丹参 10g,香附 6g,乌药 10g,延胡索 10g,川楝子 6g,泽兰 10g,失笑散 10g,川芎 10g,桃仁 10g,红花 10g,三棱 6g,莪术 10g。

2. 水湿痰蕴证

症状:腹水膨胀,痞满隐痛,食后腹胀更甚,下腹包块,坚硬不移;或伴呕吐痰涎,面浮肢肿,神疲乏力。舌淡苔白或白腻,脉沉细或濡滑。

治法:利湿消痰。

方剂:实脾饮合瓜蒌半夏涤痰汤加减。

药物:党参 10g,猪苓 10g,茯苓 10g,木瓜 10g,白术 10g,苍术 10g,车前子 15g,木香 6g,大腹皮 10g,海藻 10g,郁金 10g,昆布 10g,山慈菇 10g,夏枯草 10g,泽泻 30g,瞿麦 15g,胆南星 12g,制半夏 10g,陈皮 10g,全瓜蒌 20g。

3. 湿热蕴结证

症状:少腹肿块,胀痛,腹部膨隆,或有腹水,大便干结,小便短赤,五色带下,恶臭难闻。舌质红,苔黄腻,脉弦滑。

治法:清化散结。

方剂:四妙丸合知柏地黄丸加减。

药物:生苡仁 30g,土茯苓 15g,黄柏 10g,知母 10g,苍术 10g,牛膝 10g,车前子 15g,龙葵 20g,泽兰 10g,泽泻 20g,青皮 6g,苦参 10g,椿根皮 15g,败酱草 15g,半枝莲 20g,大腹皮 10g,山药 10g,生地 10g。

4. 肾虚火弱证

症状:虚胖体弱,畏寒怕冷,头昏无力,腰膝酸软,腹部包块,腹胀有水,白带稀薄,或贫血消瘦。舌质淡,苔薄白,脉细无力。

治法:益肾助火。

方剂:右归饮合金匮肾气丸加减。

药物:熟地 10g,党参 10g,黄芪 30g,白术 10g,猪苓 10g,茯苓 10g,制附片 6g,肉桂 2g,山药 10g,山萸肉 10g,杜仲 10g,仙灵脾 10g,仙茅 10g,鹿角片 10g,泽泻 30g,车前子 15g,补骨脂 10g,泽兰 10g,大腹皮 10g,苍术 10g。

(隋希文)

第十二节　急性白血病

急性白血病(AL)是骨髓或造血组织中原始及幼稚血细胞(白血病细胞)大量异常急骤增生的恶性疾病,其特点是大量白血病细胞无限增殖,出现在骨髓,并进入外周血液中。急性白血病在我国发病率为 2.76/10 万,男女无明显差别,在儿童白血病及 35 岁以下的成人肿瘤中居第 1 位,在男性肿瘤中居第 6 位,在女性肿瘤中居第 8 位。

一、病因病理

(一)发病因素

AL 的发病原因尚不完全清楚,病毒、电离辐射、苯及其衍生物、抗肿瘤药物如烷化剂和

DNA 拓扑异构酶 II 抑制剂、治疗银屑病药物乙双吗啉、先天性疾病如 Fanconi 贫血及 Down 综合征等与某些类型白血病的发生有一定关系。骨髓增生性疾病如骨髓异常增生综合征（MDS）等也可转化为白血病。因此，大多数白血病都有染色体异常和基因突变。

（二）病理

根据 FAB 分型，AL 分为急性淋巴细胞白血病（ALL）和急性髓细胞白血病（AML）两大类。AML 又称急性非淋巴细胞白血病（ANLL）。

1. AML 分型

（1）M_0：急性髓细胞白血病微分化型骨髓原始细胞 I 型＋II 型在非红系细胞（NEC）中为 90%，原始细胞形态大多类似 ALL－L_2 的原始淋巴细胞、AML－M_1 原始细胞，或少部分似 AML－M_5 原始单核细胞，无嗜天青颗粒及 Auer 小体，常规细胞化学染色阴性。

（2）M_1：急性粒细胞白血病未分化型骨髓的原始细胞 I 型＋II 型在 NEC 中≥90%，≥3% 的原始细胞 POX 或 SBB 染色阳性。由于 SBB 的敏感性高于 POX，部分仅做 POX 染色阴性诊断为 M_0 的患者，SBB 染色可能诊断为 M_1，所以 M_0 患者应尽量做 SBB 染色。M_1 占 AML 的 15%～20%。

（3）M_2：急性粒细胞白血病部分分化型骨髓原始细胞 I 型＋II 型在 NEC 占 30%～89%，单核细胞<20%，其他粒细胞>10%。大多 M_2 细胞向中性粒细胞方向成熟，少数向嗜酸、嗜碱性粒细胞方向成熟，分别称为 M_2E_0 和 M_2Baso。M_2 占 AML 的 30%。

（4）M_3：急性早幼粒细胞白血"骨髓以颗粒增多的异常早幼粒细胞为主，在 NEC 中>30%；细胞中以细颗粒为主要形态，细胞似单核细胞者为变异型 M_3（M_3v）。如不仔细检查血、骨髓涂片，M_3v 易与 M_5b 相混。二者可通过细胞化学染色鉴别，M_1 细胞一般 POX 强阳性，而 M_5 细胞一般 POX 阴性或弱阳性，且 NSE 阳性，被氟化钠抑制。M_3 和 M_3v 通过染色体、荧光原位杂交或成分生物学检查可明确诊断。典型的早幼粒细胞可见特征性的柴捆状的 Auer 小体；而 M_3v 原始细胞常<30%；M_3 复发时颗粒较少，相反，M_3v 细胞培养后颗粒则显著增多。M_1 占 AML 的 5%～10%。

（5）M_4：急性粒－单细胞白血病骨髓原始细胞和幼稚单核细胞在 NEC 中>30%，各阶段粒细胞占 30%～79%，各阶段单核细胞≥20%。M_4 占 AML 的 15%～20%。

急性粒－单细胞白血病伴异常嗜酸粒细胞增多（M_4E_0），除骨髓象符合 M_4 外，嗜酸颗粒增多，粗大而圆，并有着色较深的嗜碱颗粒，在 NEC 中占 5%～30%。部分 M_4 细胞向嗜碱性粒细胞分化，称为 M_4Baso。

（6）M_5：急性单核细胞的白血病 M_5 又分为 M_5a（未分化型）和 M_5b（部分分化型）。M_5a：骨髓中原始单核细胞 I 型＋II 型在 NEC 中为 80%。M_5b：骨髓中原始单核细胞和幼稚细胞在 NEC 中为 30%，原始单核细胞<80%。此外，还有一种少见类型的急性单核细胞白血病（M_5c），具有类似巨噬细胞或组织细胞的形态学特征，可能被诊断为恶性组织细胞的白血病。M_5 占 AML 的 15%。

（7）M_6：急性红白血病骨髓中幼红细胞≥50%，且具有形态学异常，NEC 中原始细胞 I 型＋II 型为 30%。大多数 M_6 系 MDS 的白血病转化，具有特征性的三系病态造血。少数患者的白血病细胞形态学显示为未分化原始细胞，通过免疫分型或超微结构分析为原始红细胞，此类型为队变异型（M_6v）。M_6 占 AML 的 3%～4%。

（8）M_7：急性巨核细胞白血病骨髓中原始巨核细胞多 30%，可经细胞化学、电镜或单克隆抗体证实为巨核细胞系。

2. ALL 分型

(1)L₁型

原始和幼稚淋巴细胞以小细胞为主(直径在≤12μm),核染色质较粗。

(2)L₂型

原始和幼稚细胞以大细胞为主(直径>12μm),核染色质较疏松。

(3)L₃型

原始和幼稚细胞大小较一致,以大细胞为主,核染色质细点状均匀,胞浆量较多,深蓝色,空泡常明显,呈蜂窝状。因胞浆色极深蓝及胞浆中突出的多个空泡,镜下特征性的表现为透亮如满天星,亦称 Burkitt 白血病。

L₃细胞为成熟 B 细胞,新的 WHO 分型将有成熟 B 细胞免疫表型的 B 系 ALL 归入非霍奇金淋巴瘤(NHL)。L₃ 的识别容易,而 L₁、L₂ 分型相对困难,L₁、L₂ 的免疫表型和临床生物学特征无显著差异。

根据 WHO 分型,血液淋巴系统恶性肿瘤分为 4 大类,即髓细胞系、淋巴细胞系、组织细胞系和肥大细胞系肿瘤。在每类肿瘤中再依据细胞形态、免疫表型、分子遗传系、基因系谱和临床特点,进一步分为不同类型。

二、临床表现

AL 最常见的临床表现是发热、出血、贫血、淋巴结及肝脾肿大,其次有神经、口腔、皮肤、心脏和呼吸系统等多方面的表现。

(一)发热

约半数以上的患者以发热就医,体温>38.5℃常常是由感染引起,而感染也是急性白血病最常见的致死原因之一。

(二)出血

约 1/3 以上的患者起病时伴有出血倾向,在未并发 DIC 时出血发生率为 67%～75%,因出血死亡占 38%～44%。并发 DIC 患者,几乎全部有出血,其中因 DIC 而死亡者占 20%～25%。

(三)贫血

约 2/3 的患者在确诊时有中度贫血症状,某些患者在发病前数月或数年可先患有难治性贫血。

(四)淋巴结和肝脾肿大

50% 以上的患者有淋巴结肿大,常见浅表淋巴结肿大。60%～80% 的 T 细胞急性淋巴细胞白血病(T－ALL)有纵隔淋巴结肿大,但较少引起气管、颈静脉压迫症状。ALL 及 M₅ 发生淋巴结肿大多见。

(五)神经系统损害

主要是中枢神经系统白血病(CNL),以蛛网膜及硬脑膜的浸润最为多见,分别为 82% 及 78.6%,其次为脑实质(占 62%)、脉络丛(占 42%)及颅神经(占 22%)。神经系统损害可发生在白血病活动期或缓解期。

(六)口腔及皮肤症状

白血病细胞浸润口腔可引起齿龈肿胀或巨舌等,白血病齿龈炎常继发感染、出血,甚至继发口腔干燥症。AL 亦可首发为皮肤症状,皮肤浸润表现为白血病疹,结节、斑块和溃疡等。

（七）心脏和呼吸系统症状

白血病细胞浸润心肺往往为亚临床型症状。60％以上的严重白血病有肺部浸润,常表现为并发感染或白细胞淤滞,出现发热、咳嗽、咯痰等症。心肌或心包浸润,尸检报道占 37％,但临床仅有 5％出现心悸等症状。若累及心包可出现呼吸时胸痛加剧及心包摩擦音等。

（八）骨骼及关节症状

常见骨骼疼痛,尤其好发于儿童 ALL,易误诊为关节炎。

（九）性腺浸润浸润

性腺者占 4％～27％,约 2％的 ALL 初诊时为睾丸白血病。性腺浸润在 AML 的发生率少于 ALL,较多见于淋巴瘤的白血病期。

（十）其他症状

约 25％的患者在确诊白血病时胃肠道已有白血病细胞浸润,但临床症状较少见,可表现有腹痛、腹泻、胃肠道出血、阑尾炎、肠梗阻等。泌尿系统受累可见血尿和尿路感染。此外白血病细胞还可侵犯甲状腺、胰腺,并发高血糖或低血糖等。

三、辨证论治

急性白血病是发生于骨髓或造血系统的恶性疾病,表现为贫血、出血、血热、虚劳等症状。中医认为本病主要是正气亏虚,复感外邪,犯营入血,损伤骨髓所致。

（一）病因病机

1. 正气亏虚,先天内虚

白血病的病变部位在骨髓,先天内虚、内脏虚弱是发病的基础。

2. 后天失调,耗损正气

起居失常、劳倦内伤、饥饱不均、七情不遂、房事过度等等因素均可损伤正气,导致脏腑削弱,阴阳不和,气血损伤。

3. 复感外邪,乘虚入里

温热邪毒乘虚而入,由表入里或发为伏火,邪毒犯营入血,损伤骨髓,耗伤阴精气血,导致脾肾亏损,进而累及其他脏腑,最终形成骨髓恶性增殖病变。

（二）论治要点

治疗强调扶正祛邪。扶正以益气养血、滋补肝肾为主;祛邪则按卫气营血辨证,邪热炽盛则以泻火解毒为主,热入营血则以清营凉血为要。

中医中药治疗是白血病综合治疗的重要组成部分,如用三氧化二砷（As_2O_3）治疗 M_1 型则有较好的疗效。对其他类型的急性白血病,中医中药配合化疗治疗可以提高缓解率,延长缓解时间,减轻化疗毒副反应。

（三）分证论治

1. 邪热炽盛证

症状:急性发病,高热骤起,持续难平,汗出而热不退,口渴喜冷饮,烦躁不安,腰背酸痛,唇干少津,尿黄便干。舌红,苔黄或褐黑,脉洪数。

治法:泻火解毒。

方剂:白虎汤合黄连解毒汤加减。

药物:生石膏(先煎)30g,知母 10g,生甘草 6g,竹叶 10g,黄连 5g,黄芩 10g,黄柏 10g,山栀 10g,连翘 10g,玄参 10g,天花粉 10g,生苡仁 30g,野菊花 10g,金银花 10g,蒲公英 15g,生大黄 5g。

2.热入血分证

症状:壮热谵语,胸中烦闷,口干欲饮,咳血衄血,或吐血便血,或崩漏以及皮下出血。舌红绛,苔黄黑,脉弦数。

治法:清热凉血。

方剂:犀角地黄汤加减。

药物:水牛角 30g,生地 10g,赤芍 10g,丹皮 10g,玄参 10g,紫草 30g,青黛 3g,茜草 15g,仙鹤草 30g,白花蛇舌草 30g,石膏(先煎)30g,板蓝根 30g,白茅根 30g。

3.气阴两虚证

症状:肢软乏力,声音低微,自汗盗汗,口渴纳呆,手足心热,心烦少寐,鼻出血。舌红,苔黄或花剥,脉细数。

治法:益气养阴。

方剂:生脉散合沙参麦冬汤加减。

药物:党参 10g,天麦冬各 10g,南北沙参各 10g,生熟地各 10g,地骨皮 10g,黄芪 15g,丹皮 15g,枸杞子 10g,五味子 10g,玄参 10g,锻龙牡各 30g,龟板 10g,鳖甲 10g,知母 10g,白芍 10g。甘草 6g。

4.脾肾阳虚证

症状:气短乏力,形虚肢冷,消瘦纳呆,自汗便溏,四肢水肿,面色淡白,唇甲不荣,腰膝酸软。舌淡,苔白,脉细弱无力。

治法:温补脾肾。

方剂:右归丸加减。

药物:生熟地各 10g,当归 10g,菟丝子 10g,鹿角胶 10g,党参 10g,炒白术 10g,杜仲 10g,山萸肉 10g,怀山药 10g,枸杞子 10g,补骨脂 10g,锁阳 10g。

5.临证加减高热,可加安宫牛黄丸或牛黄至宝丹;低烧潮热,可加生地黄、玄参、地骨皮、知母、丹皮;手足抽搐,加羚羊粉、珍珠母、磁石;贫血明显,可加阿胶、鹿角胶、紫河车、补骨脂;咽喉肿痛,可加山豆根、玄参、桔梗;皮肤紫癜,加紫草、鲜芦根、墨旱莲、女贞子;齿鼻衄血,加生侧柏、鲜茅根;便血,加地榆炭、三七、槐花炭;体表肿块,可加山慈菇、贝母、猫爪草;自汗盗汗,加黄芪、五味子、糯稻根、牡蛎等。

(隋希文)

第十三节　慢性粒细胞白血病

慢性粒细胞白血病(CML)是一种起源于造血干细胞的恶性增殖性疾病,为单克隆起源,影响髓系、单核系、红系、巨核系、B 细胞系,有时也累及 T 细胞系,但不累及骨髓基质细胞。CML 在欧美各国较多见,在我国及亚洲其他地区较少见。在我国,CML 的发病占所有白血病的 20%,占慢性白血病的 95%。CML 发病男性多于女性,任何年龄都可以发生,但以成年人最常见,20岁以下年轻人和儿童少见。

一、病因病理

(一)发病因素

CML的病因尚不清楚,可能与遗传因素、染色体异常、某些免疫系统疾病、病毒感染、接触辐射或化学致癌剂或农药、饮酒吸烟以及情绪忧郁等有关。

二、临床表现

本病发生有稳定期、加速期和急变期三个变化过程。90%～95%的病例可有Ph染色体阳性和(或)BCR/ABL融合基因。

大部分患者起病缓慢,以脾大、白细胞特别是中晚幼粒细胞增多为特征。临床可见乏力、体力下降、消瘦低热、贫血或出血等表现。体征有淋巴结肿大(包括头颈部、腋窝、腹股沟)、肝、脾肿大。

(一)稳定期

又称慢性期,病情相对稳定,化疗有效,稳定者生存期可达数年以上。如未予治疗,在转化为侵袭阶段前的中位生存时间为3.5～5年。

此期有15%～40%的患者可无任何症状,仅在血常规检查时发现异常。最常见的症状是疲倦、左上腹疼痛或包块、体重减轻和脾肿大,少数患者可出现高黏滞综合征的表现。

(二)加速期

为CML稳定期和急变期的过渡阶段,病情常不稳定,对常规化疗耐药。此期通常有各种症状,包括发热、盗汗、体重减轻、贫血逐渐加重和进行性脾肿大等。

(三)急变期

又称原始细胞期,属于CML终末期。多数稳定期患者经过一段时间后逐渐转变成急变期,60%～80%的患者在急变期前常有加速期,也有少数患者可直接发生急性变。急变期患者通常在3～6个月内死亡。大约70%的患者急变为急性髓细胞白血病,25%急变为急性淋巴细胞白血病,5%急变为少见类型白血病(如未分化急性白血病、红白血病、巨核细胞白血病、单核细胞白血病)。

此期出现各种症状,常见脾肝明显肿大、发热持续不退、骨骼关节疼痛、体重减轻、盗汗、贫血、出血和感染等症状,亦可见皮下结节,或出血性疼痛性皮肤损害、淋巴结肿大和中枢神经系统白血病症状。

三、辨证论治

慢性粒细胞白血病是一种起源于造血干细胞的恶性疾病。中医认为其主要病机为"正虚邪实",其正虚,既有先天因素,也有后天因素;其邪实,为邪毒温热深入营血,损伤骨髓而形成恶性病变。

(一)病因病机

1.正气亏虚,先天内虚

先天不足、内脏虚弱,是本病发生的基本因素。慢性粒细胞白血病病变部位虽在骨髓,却是由于内脏虚弱,尤以肝肾脾不足,再复感瘟毒而发为骨髓恶性增殖病变,所以内虚是其发病的基础。

2.后天失调,损伤正气

起居失常、劳倦内伤、饥饱不均、七情不遂、房事过度等等因素,均可损伤精气,导致脏腑更加虚弱,阴阳不和,气血紊乱。

3.复感外邪,乘虚入里

温热邪毒乘虚而入,由表入里或成伏毒,内虚外毒相互搏结,而致邪毒深入营血,损伤骨髓,耗伤阴精气血,再致脾肾亏损,进而累及其他脏腑,最终形成恶性病变。

慢性粒细胞白血病经历的三个阶段病机变化过程:

稳定期,多是邪毒内伏,损伤气血;

加速期,多是瘀毒内阻,气滞痰郁;

急变期,多是邪毒炽盛,热入营血。

(二)论治要点

辨证治疗强调扶正祛邪。《医宗必读》云:"积之成也,正气不足,而后邪气踞之。"《活法机要》亦谓:"壮人无积,虚人则有之。"所以本病的治疗大法强调"扶正祛邪"。扶正以益气养血、滋补肝肾为主;祛邪则辨证施行,邪热炽盛则以泄火解毒为主,热入营血则以清营凉血为要。

中医中药对慢性粒细胞白血病有较好的疗效,是综合治疗的重要组成部分。如靛玉红是一种从中药青黛中分离出来的抗白血病的有效成分,具有消热解毒、抗肿瘤的功效,临床常用于慢性粒细胞白血病的治疗,对急性白血病也有一定疗效。中医中药配合化疗可以提高疾病的缓解率,延长缓解时间,减轻化疗的毒副反应。

(三)分证论治

1.瘀毒蕴结证

症状:脘腹胀满,胁下癥积,容貌晦暗,或面色紫暗,消瘦乏力。舌质紫暗,舌边瘀点,苔薄,脉细涩。

治法:化瘀解毒。

方剂:血府逐瘀汤合当归芦荟丸加减。

药物:当归10g,川芎6g,赤芍10g,白芍10g,青黛6g,芦荟10g,半枝莲15g,虎杖15g,黄柏10g,龙胆草6g,蒲黄10g,五灵脂10g,丹参10g,三七10g,莪术10g,蜂房10g,山慈菇10g,郁金10g。

2.阴虚痰瘀证

症状:腹部痞块,面色紫暗,头昏腰酸,潮热盗汗,心烦口渴,咽部有痰,食欲不振,消瘦无力,痰核结节,质地坚硬。舌质红暗,舌苔薄黄或黄腻,脉细弦数。

治法:滋阴化痰祛瘀。

方剂:六味地黄丸合黛蛤散合桃红四物汤加减。

药物:生地10g,山萸肉10g,枸杞子10g,茯苓10g,泽泻10g,玄参10g,牡蛎20g,夏枯草10g,山慈菇10g,青黛6g,鳖甲15g,石菖蒲10g,当归10g,川芎6g,红花6g,桃仁6g,赤芍10g,丹皮10g,丹参10g。

3.热入营血证

症状:慢性急变,壮热谵语,胸中烦闷,口干欲饮,咳血衄血,或吐血便血,或崩漏以及皮下出血。舌红绛,苔黄黑,脉弦数。

治法:清热凉血。

方剂:犀角地黄汤加减。

药物:水牛角30g,生地10g,赤芍10g,丹皮10g,玄参10g,紫草30g,青黛3g,茜草15g,仙鹤草30g,白花蛇舌草30g,石膏(先煎)30g,板蓝根30g,白茅根30g。

4.脾肾阳虚证

症状:气短乏力,形虚肢冷,消瘦纳呆,自汗便溏,四肢水肿,面色淡白,唇甲不荣,腰膝酸软。舌淡苔白,脉细弱无力。

治法:温补脾肾。

方剂:右归丸合十全大补汤加减。

药物:生熟地各10g,当归10g,菟丝子10g,鹿角胶10g,党参10g,炒白术10g,杜仲10g,山萸肉10g,怀山药10g,枸杞子10g,补骨脂10g,黄芪30g,茯苓10g,白芍10g,甘草6g。

(隋希文)

第十四节　肾癌

肾癌是泌尿系统常见的恶性肿瘤之一,发病率仅次于膀胱癌,居泌尿系统肿瘤的第二位,占肾脏原发性恶性肿瘤的85%~90%。肾癌以50~70岁人群发病率最高,偶见于儿童,男性多于女性,男女之比约为2:1。

在世界范围内,肾癌发病率最高与最低的国家相差40倍,发达国家发病率比发展中国家平均高10~15倍,约2/3的肾癌病例出现在欧美国家。我国肾癌的发病率、死亡率呈逐年上升趋势,各地区的发病率及死亡率差异很大,最高相差43倍,城市高于农村。据2006年流行病学资料显示,在一些经济发达的城市及地区,肾癌已经成为当地的十大常见肿瘤之一。

一、病因病理

(一)发病因素

肾癌的发病原因尚不清楚,流行病学调查显示,吸烟可使相对危险度增加30%~100%。肥胖是一个潜在危险因素,一些观点认为,患肾癌的相对风险随着体重指数的增加而升高。高血压、抗高血压药物、长期暴露于镉环境、滥用药物和长期血液透析等都与发病有关。

按照流行病学特征,肾癌可分为遗传性肾癌(或称家族性肾癌)和散发性肾癌,临床上诊断的肾癌绝大多数为散发性肾癌,遗传性肾癌仅占肾癌总数的4%。

遗传性肾癌多伴有一些遗传性综合征,目前至少明确了4种与肾癌有关的综合征,分别是VHL综合征、遗传性乳头状肾癌(HPRC)、遗传性平滑肌瘤病肾癌(HLRCC)、BHD综合征。它们都属于常染色体显性遗传病,但每种都由不同的遗传基因变异而形成。VHL综合征是由于3号染色体短臂上VHL基因失活;HPRC是因MET癌基因的激活突变造成的;HLRCC是1号染色体长臂的FH基因突变所致;BHD综合征是由于17号染色体短臂上的BHD基因失活。它们的发病具有明显的规律性。遗传性肾癌常常在40岁以前发病,且病灶多为双侧或多发;而散发性肾癌一般发病较晚,且多为单侧、单发。

(二)病理

肾癌可发生在肾脏的任何部位,以肾上极者居多。常在一侧肾脏发生,多数为单个生长、大小不等、快慢不一的瘤块，若间有坏死则质地较软如海绵，若钙化则质地较硬如石。

2004年WHO按组织病理学类型将肾癌分为：明细胞癌（占60%～85%）、乳头状肾细胞癌（Ⅰ型和Ⅱ型，占7%～14%）、嫌色肾细胞癌（4%～10%）、集合管肾癌（Bellini集合管癌和髓样癌，占1%～2%）及未分类肾细胞癌、多房囊性肾细胞癌、Xpll易位性肾癌、神经母细胞瘤伴发的癌、黏液性管状及梭形细胞癌等。

组织分级（G）：GxS分级不能确定，G_1为高分化，G_2为中分化，$G_{3\sim4}$为低或未分化。

2009年《NCCN指南》对肾盂和肾盏的移行细胞癌进行了轻微修订，将移行细胞癌的病理名称改为尿路上皮癌。

二、临床表现

约有20%的患者无任何症状，有1/3～2/3的患者在体检中经B超等检查时偶然发现病灶，还有少数患者首先表现转移癌的症状，如肺转移灶或腹部包块等，后经检查而发现原发病灶为肾癌。

肾癌常见"三大症状"：血尿、腰痛、肿块。若三者齐备则是肾癌晚期患者，出现其中任何一项症状，也都可能为肾癌。

（一）血尿

约70%的肾癌患者可出现血尿，多为骤然发生的肉眼全程血尿，"无痛性血尿"是其特点，不伴有其他症状。血尿的出现提示肿瘤侵入肾盏或肾盂，多数病变已非早期。血尿往往呈间歇性出现，可以自行停止，从而延误检查。如能在首次出现血尿时及时就医检查，尚有可能获得较好疗效。

（二）腰痛

约50%的肾癌患者可出现腰痛。肿瘤增大牵拉肾包膜，压迫周围神经、肌肉组织都可以引起疼痛，多为腰部或上腹部钝痛。偶有剧烈肾绞痛，此为血块从肾脏经输尿管下行排出而引起，易被误诊为肾或输尿管结石。肾盂癌伴肾结石并不少见，达5%～30%。

（三）腰部肿块

20%～30%的肾癌患者可出现腰部肿块，如体积较小则不易触及，肿块生长到相当大时，可从腰部或上腹部触及或见到包块。患者侧卧位时较易触及包块，随呼吸上下移动，若肿块与周围组织粘连，则肿瘤固定不能移动。

三、辨证论治

中医认为"肾为先天之本"，"肾与膀胱相表里"，《素问》曰："胞移热于膀胱，则癃，溺血。""少阴涩则病积溲血。"所以肾癌的发病机理主要是肾虚不足，其次是湿热下注。

（一）病因病机

1.先天不足

先天不足或家族遗传，肾亏脾虚。肾亏则主水失司，脾虚则失其健运，湿浊内聚，日久化热，湿热下注膀胱，灼伤经络，以致出现尿血等症。

2.后天失调

慢性肾脏疾病，久治不愈，或老年体弱，肾虚脾弱，功能失调，摄血乏力，故出现尿血等症。

3.外邪内袭

湿热诸邪,烟草气雾,入里蓄毒,气化不利,蕴结水道。

4.养生失调

过食肥甘厚味、嗜好烟酒、房事过度致肾精亏耗,脾气虚损。

中医辨证分虚、实两大证型。实证为心火移热小肠或下注膀胱,血瘀气滞,症见淋秘不通等;虚证为脾肾不足,不能摄血,或气血两亏,血无所统,症见无痛性血尿。病性为本虚标实,本虚为肾虚、脾虚、阴虚、阳虚,标实为湿热、毒邪、痰浊、瘀血。

(二)论治要点

按标本缓急分而施治,培本以补肾益脾为主,祛邪以清利湿热为主。再按辨证分别运用活血化瘀、养阴清热、益气助阳、化痰散结、活血止血等治疗方法。

肾癌为化疗抗拒性肿瘤,手术后或不能手术者,要依靠免疫治疗。另外,运用中医长期调理,可以达到提高患者的免疫功能、改善生活质量、减少转移和复发、巩固疗效的作用。

(三)分证论治

1.湿热蕴结证

症状:腰痛腰胀,尿血,时有低热,腰腹肿块,小便短赤,腰背坠胀不适。舌苔白腻或黄腻,脉滑数或濡数。

治法:清利湿热。

方剂:八正散合导赤散加减。

药物:木通10g,车前子15g,萹蓄15g,滑石15g,甘草梢6g,栀子10g,黄柏10g,生熟地各10g,黄芪30g,土茯苓15g,白花蛇舌草30g,瞿麦20g,大黄10g,草河车15g,薏苡仁30g,白茅根30g,生侧柏叶10g,紫草10g,仙鹤草30g。

2.瘀血内阻证

症状:面色晦暗,腰痛较剧,多为刺痛、钝痛,痛有定处,腰部或腹部肿块日益增大,血尿,或伴血块,或兼发热、口渴、纳差等。舌质紫暗或有瘀斑瘀点,苔薄白,脉弦或涩或结代。

治法:活血化瘀。

方剂:桃红四物汤加减。

药物:桃仁10g,红花10g,赤芍10g,丹皮10g,丹参10g,川芎10g,延胡索10g,木香6g,枳壳10g,香附10g,瞿麦20g,马鞭草30g,白花蛇舌草30g,草河车15g,白茅根30g。

3.阴虚内热证

症状:小便短赤带血,潮热盗汗,口燥咽干,腰膝酸软,眩晕耳鸣,腰痛,腹部肿块。舌质红,脉细数。

治法:滋阴清热。

方剂:知柏地黄丸合左归丸加减。

药物:知母10g,黄柏10g,丹皮10g,生地10g,茯苓10g,猪苓10g,山药10g,泽泻10g,枸杞子10g,女贞子10g,川牛膝10g,龟板15g,黄芪30g,当归10g,山萸肉10g,大蓟10g,小蓟10g,血余炭10g,生侧柏叶10g,瞿麦20g,白茅根30g。

4.脾肾两虚证

症状:腰痛酸胀,尿血,腰腹肿块,神疲乏力,自汗盗汗,纳差消瘦,恶心呕吐,虚弱贫血,或低热,病至晚期,远处转移。舌质淡暗,苔薄白,脉沉细无力或脉弱无力。

治法:健脾益肾。

方剂：八珍汤合右归丸加减。

药物：太子参 10g，黄芪 30g，白术 10g，茯苓 10g，猪苓 10g，当归 10g，熟地 10g，枸杞子 10g，杜仲 10g，陈皮 6g，赤芍 10g，白芍 10g，补骨脂 10g，山萸肉 10g，女贞子 10g。

（隋希文）

第十五节　膀胱癌

膀胱癌是指原发于膀胱的恶性肿瘤，是泌尿系统中最常见的恶性肿瘤。膀胱癌的发病以男性多见，是女性的 3～4 倍，其发病率占男性肿瘤的第七位，占女性肿瘤的第十位。膀胱癌可发生于任何年龄，其中 51～70 岁年龄段发病率最高，近年来发病率有上升趋势。

一、病因病理

（一）发病因素

发病原因尚不完全清楚，既有内在的遗传因素，也有外在的环境因素，其中较为明确的两大致病危险因素是吸烟和长期接触工业化学品。流行病学证据表明，长期接触化学致癌物是膀胱癌的致病因素，尤其是长期接触芳香胺类化合物，如广泛存在于烟草和各种化学工业中的 2—萘胺、4—氨基联苯。烟草的代谢产物经过尿液排出体外，尿液中的致癌成分可诱导膀胱上皮细胞癌变，因此其发病率与液体的摄入量成反比。

（二）病理

本病好发于膀胱三角区和输尿管口，侧壁次之，颈部、后壁、顶部及前壁较少见膀胱癌在发病早期的病理形态多为乳头状，约占 59%～70%，另外还有 13%～25% 为浸润性，3%～5% 为非乳头状和非浸润性（原位癌）。乳头状癌随肿瘤进展可形成乳头和浸润双向生长性癌（约 24%）。

膀胱癌的组织病理学类型以尿路上皮癌（移行细胞癌）最为多见，占 90% 以上，鳞癌占 5%～10%，腺癌占 2%～3%，此外，还有平滑肌肉瘤比较少见。20%～30% 的移行细胞癌有区域性鳞状和腺状化生，或两者均有化生而成为混合型癌。

膀胱癌的组织学分级常用两种方案，一是 Broder 提出的四级分法，按肿瘤内未分化细胞的百分率评估恶性程度。另一方案是 WHO 的三级分法，按移行上皮的分化程度可分为高、中、低分化。此外，还可以根据浸润程度进行分期，多采用 TNM 分期标准：T_{is} 为原位癌；T_a 为无浸润的乳头状癌；T_1 为肿瘤浸润未超过黏膜下层；T_2 为肿瘤浸润到达膀胱肌层；T_3 为肿瘤浸润到达膀胱周围脂肪；T_4 为肿瘤浸润到达盆腔或腹腔组织。

二、临床表现

早期膀胱癌无任何症状，出现症状时多已属中晚期，主要症状有以下三个方面。

（一）血尿

它是膀胱癌最主要的表现，约 70% 的患者为肉眼血尿，且多为全程血尿，亦有起始或末段血尿者。有时尿中伴有血块或腐烂组织。

（二）排尿困难、膀胱刺激症状

由于尿中血块或伴有感染，常常出现排尿困难、膀胱刺激症状，如尿频、尿急、尿痛等症。

（三）疼痛、包块及其他症状

较晚期患者可有腰骶部或会阴部疼痛，下腹部或髂窝部位可触及包块。此外，输尿管阻塞可引起肾脏积水。晚期患者有发热、消瘦、贫血等症状。

三、辨证论治

膀胱癌的主要症状为血尿、排尿困难、疼痛及包块等，属于中医"淋证""血淋"范畴。《金匮要略·五脏风寒积聚病脉证并治》称其为"淋秘"，认为病因为"热在下焦"，《诸病源候论·诸淋病候》指出："诸淋者，由肾虚而膀胱热故也。"这种以肾虚为本、膀胱热为标的思路，成为多数医家治疗"淋证""血淋"的共识。

（一）病因病机

1.脾肾亏虚

《灵枢·本输》曰："肾合膀胱，膀胱者，津液之府也。"老年肾虚体弱，或先天不足，或感受六淫邪气，或劳倦内伤，或七情所伤等，可导致脾肾不足，运化水湿乏力，统摄气血失司。

2.湿热瘀毒

湿热瘀毒积聚下焦，蕴结膀胱，热伤血络，瘀积膀胱，形成尿血或癃闭。如《景岳全书》指出："凡癃闭之证，其因有四……有因火邪结聚小肠膀胱者……有因热居肝肾者……有气实而闭者，有气虚而闭者。""小水不通是为癃闭，此最急证也……数日不通，则奔迫难堪，必致危殆。"

本病病位虽在膀胱，但与脾、肾、三焦密切关联。本病属本虚标实之证，本虚为肾亏脾虚，标实为湿热、痰瘀、风寒诸邪。

（二）论治要点

治疗宜标本兼顾，扶正祛邪。培本以补肾健脾为主，补肾还应分清滋养肾阴和温补肾阳。祛邪以清利下焦湿热为主，同时还需兼顾其他证候的治疗，配合凉血止血、活血化瘀、解毒散结等治法。

中医辨证治疗能明显改善症状，再配合手术、放化疗及局部治疗，可明显增加疗效，而且还能明显减少膀胱灌注、化疗及手术带来的毒副反应，尤其是对化学性膀胱炎有明显治疗作用。因此，中医中药治疗成为膀胱癌综合治疗的重要组成部分，起到提高生活质量、延长生存期的作用。

（三）分证论治

1.湿热下注证

症状：血尿，尿急，尿频，尿痛，尿少赤热，或排尿不畅，腰背酸痛，下肢水肿，心烦口渴，夜寐不安，口苦黏腻，大便不畅。舌质红，苔黄腻，脉滑数或弦数。治法：清利湿热。

方剂：八正散加减。

药物：木通6g，车前子15g，萹蓄15g，瞿麦15g，淡竹叶30g，滑石30g，生地10g，侧柏叶15g，艾叶15g，生苡仁30g，白茅根30g，仙鹤草15g，石韦10g，大蓟10g，小蓟10g。

2.脾肾两虚证

症状：肉眼血尿，间歇性血尿，腰酸腿软，神疲乏力，腹泻纳差，消瘦气短，面色无华。舌质淡，苔薄白，脉沉细无力。

治法：健脾滋肾。

方剂:金匮肾气丸合四君子汤加减。

药物:干地黄 15g,山药 15g,山萸肉 12g,茯苓 10g,猪苓 10g,泽泻 20g,丹皮炭 10g,炙桂枝 10g,炮附子 3g,血余炭 20g,白术 10g,补骨脂 10g,女贞子 10g,旱莲草 10g,党参 10g,黄芪 15g。

3.阴虚内热证

症状:小便短赤,五心烦热,腰酸背痛,口干或不欲饮,大便干,低热或骨蒸潮热,排尿不畅。舌质红,苔少或无苔,脉细数。

治法:滋阴清热。

方剂:六味地黄丸合左归丸加减。

药物:熟地 10g,茯苓 10g,猪苓 10g,泽泻 20g,山药 10g,丹皮 10g,山萸肉 10g,知母 10g,黄柏 10g,玄参 10g,龟板 10g,枸杞子 10g,女贞子 10g,黄精 15g,杜仲 10g,白茅根 30g,淡竹叶 30g,白芍 10g,麦冬 10g,五味子 10g,当归 10g。

4.瘀毒蕴结证

症状:尿中夹有血块,夹杂恶臭腐肉,排尿困难,少腹坠胀疼痛。舌质暗或有瘀斑或瘀点,脉弦湿。

治法:去瘀通淋。

方剂:逐瘀止血汤加减。

药物:当归炭 10g,丹皮炭 10g,大黄 6g,生地 10g,龟板 10g,参三七 6g,白芍 10g,草薢 10g,瞿麦 15g,六月雪 30g,白茅根 30g,蒲黄炭 10g,茜草炭 10g,甘草梢 6g,泽泻 20g。

(隋希文)

第十六节　前列腺癌

前列腺癌是指原发于前列腺的恶性肿瘤,是 50 岁以上男性最常见的恶性肿瘤之一。欧美国家发病率较高,在美国,前列腺癌是继肺癌之后排名第二的男性致死原因,美国男性中的发病率可高达 15%;亚洲和非洲国家发病率较低,但近年来,由于我国生活条件的改善和饮食结构的变化等原因,前列腺癌的发病率呈逐年上升的趋势,已成为严重威胁男性健康的重要疾病之一。本病主要发生于老年人,40 岁后发病率缓慢增加,发病高峰在 60~70 岁。前列腺特异性抗原(PSA)普查是早期诊断前列腺癌的有效方法。

一、病因病理

(一)发病因素

1.遗传

是已经明确的因素之一。如直系亲属中有前列腺癌,本人患前列腺癌的相对危险性增加 1 倍;如 2 个以上的直系亲属有前列腺癌,本人患前列腺癌的相对危险性增加 5~11 倍。

2.种族

中国的前列腺癌发病率为美国的 1/30,而美国黑人的发病率位居世界第一。

3.年龄

高龄是前列腺癌最主要的危险因素,50 岁以后,前列腺癌的发病率随年龄增长而迅速上升。

4.饮食

动物脂肪饮食是重要的危险因素,高脂肪饮食者发病率上升 1.6～1.9 倍。潜在因素有维生素 A、维生素 E、硒、木脂素、异黄酮等的摄入不足。

5.其他

如循环睾酮与前列腺癌的相关性及输精管结扎术等的影响尚不能肯定。

(二)病理

前列腺癌的发病部位:50%～70%都源于前列腺外周带,20% 为前列腺移行带,中央带只占 5%～10%;而前列腺良性增生常发生于移行带。

根据 Whitmore—Jewett 分期法,可以把前列腺癌分为四期:A 期为肿瘤隐匿于前列腺内,直肠指检不能触及;A_1 期为肿瘤集中一处,分为较好;A_2 期为肿瘤弥散在前列腺中,分化不良;B 期为直肠指检可触及结节,肿瘤局限于前列腺包膜内;B_1 期为结节大小不超过一叶($<2cm$);B_2 期为结节大小超过一叶($>2cm$);C 期为肿瘤已浸润或超出前列腺包膜,尚未发现淋巴或血行转移;C_1 期为未浸润精囊或膀胱颈部;C_2 期为已浸润精囊或膀胱颈部。D 期为发现远处转移;D_0 期为血清酸性磷酸酶持续升高,但淋巴结及骨骼未发现转移;D_1 期为盆腔淋巴结有转移,骨扫描阴性;D_2 期为已有骨骼或其他远处转移;D_1 期为 D_2 期肿瘤用内分泌治疗后又复发。

而前列腺癌的组织学分型以腺癌最为多见,占 95% 以上,其次为移行细胞癌,再次为神经内分泌癌,以及横纹肌肉瘤和平滑肌肉瘤。此外还有少见的特殊类型癌,如基底细胞癌。

组织学分级标准最常用的是 Gleason 评分和 MHO 评分。

根据直肠前列腺多点活检的病理学检查,按其复发危险程度可把患者分为:

局限期低危组(T_1～T_{2a},和 Gleason2～6 分,和 PSA<10ng/mL);局限期中危组(T_{2b}～T_{2c},和 Gleason7 分,或 PSA10～20ng/mL);局限期高危组(T_{3a},和 Gleason8～10 分,或 PSA>20ng/mL);局部晚期组(T_{3b}～T_4);转移组(N_1 或 M_1)。

2010 年版的《NCCN 前列腺癌临床实践指南》中还扩充了一项前列腺癌的复发危险等级,即极低危前列腺癌。极低危是从低危前列腺癌中划分出来的等级,这使得前列腺癌等级的划分更加细化。

二、临床表现

(一)排尿不适

最主要的症状是各种排尿不适感。前列腺癌早期也可无任何症状,当肿瘤发展引起膀胱颈或后尿道阻塞时,始有尿频、尿急、排尿缓慢、排尿不尽感等症状;进而排尿费力、尿线变细、排尿淋沥,乃至尿痛、尿潴留、尿血等症状。如年龄在 50 岁以上者出现排尿不适,应提高警惕,及时进行有关前列腺癌的检查。

(二)转移症状

晚期患者可发生骨转移、淋巴转移、肺转移、恶病质等,并出现相应的症状,因此,有相当多的患者是以转移癌的症状而就医的。

三、辨证论治

前列腺为男性的重要生殖官,其发病与男性的生理特点密切相关。《素问·上古天真论》曰:"丈夫八岁,肾气实,发长齿更;二八,肾气盛,天癸至,精气溢泻,阴阳和,故能有子……八八天癸竭,精少,肾脏衰,形体皆极,则齿发去。"阐明了男子生理变化与肾之阴阳虚实变化密切相关。

(一)病因病机

1. 先天不足

前列腺癌具有家族多发因素,先天不足,易感致病。

2. 饮食不节

过食五味,饮食厚醇高脂,"以酒为浆,以妄为常……以耗散其真",肝肾亏损,耗伤正气。

3. 邪毒侵袭

下焦湿热,气滞瘀毒,蕴结日久,而成肿块。

4. 肾虚不足

性乱不节或滥用壮阳之品,以致"壮火食气",内虚于肾,肾阴虚损,肾阳偏亢,阴阳失衡。

(二)论治要点

主要以益阴泻火为主,再配以清利下焦湿热、活血化瘀、消痰散结、清热解毒等治法。

中医中药治疗作用显著,往往可取得独特疗效。前列腺癌进展缓慢,在经历手术、放疗、化疗及内分泌治疗后,最终都会发展成为激素非依赖性、化疗抗拒性前列腺癌,因此更依赖中医中药的配合治疗。

(三)分证论治

1. 阴虚阳亢证

症状:腰痛腰酸,肢软乏力,头昏目眩,排尿淋沥不尽,尿线变细,尿频尿急,形体消瘦,口干心烦,失眠盗汗。舌红少苔,脉细弦或沉细数。

治法:滋阴泄阳。

方剂:知柏地黄丸合左归丸加减。

药物:生地10g,知母10g,黄柏10g,猪苓10g,茯苓10g,泽泻20g,车前子10g,黄精10g,龟板10g,党参10g,玄参10g,石韦10g,石菖蒲10g,鳖甲10g,丹皮10g,山药10g。

2. 湿热蕴结证

症状:尿频尿急,或有尿痛,排尿灼热,淋沥不畅。舌质红,舌苔白腻或黄腻,脉滑数。

治法:清利湿热。

方剂:八正散合龙胆泻肝汤加减。

药物:生地10g,萹蓄30g,瞿麦15g,白茅根30g,土茯苓30g,海金沙10g,石韦10g,石菖蒲10g,金钱草30g,泽泻20g,木通10g,地骨皮10g,龙胆草6g,半枝莲15g,滑石30g,车前子15g,栀子15g,大黄5g。

3. 下焦瘀毒证

症状:小腹坠胀疼痛,腰背疼痛,排尿困难,尿急尿频,尿血红赤。舌质紫暗,有瘀斑,脉沉弦。

治法:清热解毒。

方剂:五味消毒饮加减。

药物:白茅根30g,半枝莲30g,龙葵20g,蛇莓15g,泽泻20g,泽兰10g,黄柏10g,仙鹤草30g,苦参10g,郁金10g,茜草炭15g,当归炭10g,蒲黄炭10g,野菊花10g,冬葵子10g,土茯苓

15g,蒲公英 30g,大黄 5g。

4.气虚肾亏证

症状:消瘦无力,面色灰暗,食欲不振,排尿困难,中断无力,尿痛尿血,腰痛身疼。舌质淡苔薄,脉细沉无力。

治法:补气滋肾。

方剂:补中益气汤合知柏地黄汤加减。

药物:太子参10g,黄芪 30g,炒白术 10g,茯苓 10g,猪苓 10g,知母 10g,黄柏 10g,生地10g,山药 10g,泽泻 10g,当归 10g,枸杞子 10g,女贞子 10g,旱莲草 10g,龟板 10g。

(隋希文)

第十七节 软组织肉瘤

软组织位于表皮与脏器之间,包括运动器官及各种支持组织结构,但网状内皮组织及神经胶质并不包括在软组织范围中。

良性软组织肿瘤生长缓慢,有自限性,不发生远处转移,一般位于因肿瘤生长导致周围结缔组织受压而形成的致密纤维包膜内,手术切除可以达到根治目的。

软组织肉瘤是源于间叶组织及与其交织生长的外胚层神经组织的恶性肿瘤,包括除淋巴造血组织外的非上皮组织,即纤维组织、神经纤维、血管、脂肪、滑膜、平滑肌、横纹肌等软组织的恶性肿瘤。软组织肉瘤发病率较低,虽然仅占所有恶性肿瘤的 0.7%,但却占所有癌症相关死亡的 2%。软组织肉瘤占成人恶性肿瘤的 1%,占 15 岁以下青少年恶性肿瘤的 7%。软组织肉瘤可发生于任何年龄段,高发年龄是 40 岁左右,青少年多为横纹肌肉瘤,男性发病率略高于女性。软组织肉瘤可发生于身体任何部位,好发于躯干和四肢近心端,依次为下肢占40%,躯干和后腹部占 30%,头颈和上肢各占 15%。

一、病因病理

(一)发病因素

软组织肉瘤的病因尚不清楚,遗传倾向在临床上罕见,化疗药物与其发生相关,离子照射亦能增加发病风险。

(二)病理

软组织肉瘤主要特点为分布广、类型多、易形成假包膜而被误认为良性。软组织肉瘤目前有 19 个组织类型及 50 个以上的不同亚型。偶有软组织良性肿瘤转变为恶性肿瘤(恶性外周神经鞘瘤除外),发病罕见,肿瘤异质性强。

男性以血管肉瘤(大部分为 Kaposi 肉瘤)、纤维肉瘤、横纹肌肉瘤和脂肪肉瘤多见,女性以平滑肌肉瘤多见;儿童以横纹肌肉瘤多见,青少年以滑膜肉瘤多见;四肢以恶性纤维组织细胞瘤和脂肪肉瘤常见,腹膜后以平滑肌肉瘤和脂肪肉瘤多见。

软组织肉瘤的组织学类型表现复杂,一般分为梭形细胞型、小圆细胞型、上皮细胞型、多形细胞型、黏液样型、腺泡样型、骨或软骨样型、双相分化型及富于脉管型。需参考免疫组织化学、分子生物学及电镜技术等辅助检查来诊断各类肉瘤。临床上组织学分级比组织学起源对预后的影响更为重要。

软组织肉瘤病理大体分为3级：Ⅰ级为高分化、低度恶性，Ⅱ级为中分化、中度恶性，Ⅲ级为低分化、高度恶性；这种分级与预后有一定关系。近年有学者采用以有无坏死及其范围进行分级，这与肿瘤复发和转移有明显关系，也是分为3级：Ⅰ级为肿瘤细胞分化好，无多形性、无坏死；Ⅱ级为有轻度坏死；Ⅲ级为中等程度或明显坏死。

二、临床表现

(一)肿块

软组织肉瘤的临床表现缺乏特异性，最具特征性的表现是无痛性的、缓慢生长的组织肿块，肿块逐渐增大，可持续数月或1年以上。特别是肢体的肿块，多数软组织肿瘤部位深在且不容易触及，所以对深在、固定、质硬的肿块应当予以警惕。软组织肉瘤的大小不等、生长较快者则体积较大；如肿瘤生长较快、部位较深，则边界多不清楚；如肿瘤生长较慢、位于体表，则边界较清楚。当发生于肢体的软组织肿块直径大于5cm并位于深筋膜的深层时，应考虑恶性肿瘤的可能。

1. 硬度

软组织肿瘤的硬度因肿瘤组织成分和血供而异。如肿瘤中纤维、平滑肌成分较多者，则质地较硬；如血管、淋巴管及脂肪组织成分较多者，则质地较软。

2. 部位

软组织肿瘤虽遍及全身各部位，但不同的组织类型有不同的好发部位。如纤维源性肿瘤多发于皮肤和皮下组织；脂肪源性肿瘤多发于臀部、下肢及腹膜后；平滑肌源性肿瘤多发于腹腔及躯干部位；横纹肌源性肿瘤多发于肢体的肌层内，但胚胎型横纹肌肉瘤则多发于头颅、眼眶、鼻腔及外生殖器等部位；滑膜肉瘤多发于关节附近及筋膜等处。

3. 活动度

软组织肿瘤的活动度与病理类型、生长部位、病期长短有关。如良性或低度恶性、部位表浅者，则活动度较大；肿瘤浸润周围组织、部位较深者则活动度较差；如肿瘤位于肌层内，在肌肉松弛时可活动，肌肉收缩时较固定；肿瘤累及骨膜、侵及骨质，则肿块固定；肿瘤位于腹膜后则多为固定。

(二)疼痛

软组织肉瘤多为无痛性肿块，但肉瘤因生长较快，常伴有钝痛。如肿瘤累及邻近神经，则疼痛可成为首要症状。某些肿瘤因部位较深，往往是先感觉疼痛，后发现肿块。当肉瘤内出血时，可呈急性发作性疼痛。肿瘤广泛坏死，常表现为隐痛。恶性神经源肿瘤常表现为所支配神经区域的疼痛。肉瘤出现疼痛者预后多欠佳。

(三)温度

软组织肉瘤的血供丰富、代谢旺盛，局部温度可高于周围正常组织，良性或低度恶性肿瘤局部温度正常。

(四)区域淋巴结

软组织肉瘤可沿淋巴道转移。滑膜肉瘤、横纹肌肉瘤常有区域淋巴结肿大，有时融合成团。查体时要注意检查腹股沟及锁骨上淋巴结。

三、辨证论治

软组织肉瘤分布广、类型多，既有良性也有恶性，中医认为其基本病机相似。疾病初起以邪实为主,痰湿瘀毒居多,而正虚并不突出;中晚期则虚象明显,主要是脾肾不足。

(一)病因病机

1. 正气不足

先天不足,后天失养,正气虚损,脾肾虚弱。

2. 调理失常

生活起居无常,疲劳过度,情绪忧郁,气血不和。

3. 感受六淫

复感风、寒、湿、热、燥、火、毒诸邪。

4. 痰湿内聚

脾肾虚弱,运化失司,痰湿内聚,而成痰块。气血不和,则气滞血瘀,助痰成积。痰血积聚,化热腐溃,再成痰湿热毒之证。顽痰怪症,留滞难除,日久不尽,进而更伤正气。

(二)论治要点

辨证论治以扶正祛邪为原则。扶正以补益脾肾、滋养气血为主,祛邪以消痰散结为要。《丹溪心法》曰:"痰之为物,随气升降,无处不到。""凡人身上、中、下有块者,多是痰。"所以治疗以"治痰"为要,再兼以软坚散结、活血化瘀、清热解毒、化湿消肿等法。

由于软组织肉瘤分类复杂,化疗敏感性差,手术后也很容易复发,预后多不乐观,所以中医中药治疗在软组织肉瘤治疗中具有一定优势。中医中药治疗具有延缓病变发展、改善临床症状、提高患者生活质量等作用。

(三)分证论治

1. 痰湿凝聚证

症状:身体各部有单发或多发包块,面足虚浮,倦怠乏力,胸闷胁痛,呕恶或咳吐痰涎,胸水腹水。舌质淡,苔白腻,脉滑或濡。

治法:消痰化湿。

方剂:海藻玉壶汤合二陈汤加减。

药物:海藻30g,昆布30g,海带30g,法半夏10g,陈皮6g,青皮6g,胆南星10g,象贝10g,炒白术10g,茯苓10g,猪苓10g,白芥子10g,薏苡仁30g,生牡蛎30g,土茯苓15g,山慈菇10g,郁金6g,石菖蒲10g。

2. 瘀痰阻滞证

症状:四肢肩背或胸腹等处单发或多发肿块,固定疼痛,表面青紫(或毛细血管扩张),面色晦暗。舌质紫暗或有瘀斑瘀点,脉弦或细涩。

治法:消痰化瘀。

方剂:复元活血汤合涤痰汤加减。

药物:当归10g,桃仁10g,红花10g,赤芍10g,川芎10g,乳香6g,没药6g,昆布10g,海藻10g,制南星10g,法半夏10g,郁金10g,杏仁10g,瓜蒌仁10g,竹茹10g,石菖蒲10g,茯苓10g。

3. 热毒蕴结证

症状:身有一处或多处肿块,表面红肿灼热或破溃腐臭,发热,烦躁易怒,大便干结,小便短赤。舌质红,苔黄腻,脉弦数或滑数。

治法:清热解毒,消肿散结。

方剂:五味消毒饮加减。

药物：金银花 15g，紫地丁 30g，夏枯草 15g，丹皮 10g，蚤休 30g，白花蛇舌草 30g，黄连 6g，山慈菇 10g，蒲公英 10g，野菊花 10g，苦参 10g，栀子 10g。

4.气血双亏证

症状：肿块日益增大，淋巴结肿大转移，倦怠乏力，面色少华，心悸怔忡，消瘦低热。舌质淡，苔薄白，脉沉细。

治法：气血双补。

方剂：十全大补汤加减。

药物：党参 15g，生黄芪 30g，猪茯苓各 10g，炒白术 10g，生熟地各 10g，当归 10g，白芍 10g，川芎 10g，鸡血藤 30g，甘草 6g，丹皮 10g，丹参 10g，郁金 10g，桑寄生 10g，桑椹 10g，灵芝 30g，薏苡仁 30g。

（隋希文）

第十八节　皮肤癌

皮肤癌是发生于皮肤的恶性肿瘤，是人类最常见的肿瘤之一，好发于白色人种，罕见于黑种人，白种人发病率约是非白种人的 45 倍。澳大利亚皮肤癌的发病率居世界首位，高达 650/10 万。我国发病率不高，据上海市 1998 年统计，皮肤癌发病率为 1.53/10 万。皮肤癌好发于 50～60 岁人群，男性多于女性，发病率为(1.5～2)∶10 皮肤癌绝大多数发生于暴露在阳光下的皮肤，如头面、耳、颈部、手背、头皮(特别是秃顶的人)，四肢、躯干也可发生。

一、病因病理

(一)发病因素

皮肤癌常见病因为紫外线照射、电离辐射、化学致癌物质(如砷、焦油、沥青)以及某些癌前病变(如着色性干皮病、顽固性溃疡、白化病、烧伤瘢痕、经久不愈的瘘管及窦道等)。

(二)病理

皮肤癌以基底细胞癌和鳞状细胞癌为常见的组织类型。其他少见类型有皮肤原位癌(又称为 Bowen 病)、乳房外 Paget 病等。

1.基底细胞癌

按组织学形态分类：

(1)表浅溃疡型：常为多发性，癌巢呈实质性团块状、巢状或条索状，由基底向深层浸润，癌巢周围的细胞呈柱状或立方形，排列呈栅栏状态。

(2)表皮下基底细胞癌：结构与表浅溃疡型相似，表面皮肤可完整，亦可伴有溃疡。

(3)基底鳞形细胞癌：肿瘤由两种成分组成，即在基底细胞癌内有鳞状细胞癌癌巢和角化珠。

2.鳞状细胞癌

按分化程度分类：

Ⅰ级：分化成熟的鳞状细胞。具有细胞间桥和癌珠，癌珠为鳞状细胞癌的特征性结构，由同心性排列的角化癌细胞组成。

Ⅱ级：以棘细胞为主要成分。具有明显的异形性，细胞体积增大，核大小不等，核分裂多见,癌珠少,且中央有角化不全。

Ⅲ级:细胞分化差。表皮层多数细胞排列紊乱,细胞体积增大,核大且明显异形,核分裂多见,无癌珠,有个别细胞角化不良。病变在表皮内呈辐射状扩展,垂直浸润真皮层较晚。

Ⅳ级:为未分化型。无棘细胞,无细胞间桥和癌珠。癌细胞小,呈梭形,核细长,染色深,伴有坏死和假腺样结构。少数呈鳞状的癌细胞和角化细胞可作为诊断依据。

3.其他

Bowen 病多发生于头颈部位,属原位癌或表皮鳞状细胞癌。Paget 病多见于乳腺、阴茎、阴囊。Merkel 细胞癌具有神经内分泌功能,浸润性高,容易局部复发和远处转移。

二、临床表现

(一)基底细胞癌

男性多见,病程长,早期为淡黄色或粉红色略高出皮面的小结,表面光滑,伴毛细血管扩张,常无疼痛和压痛。如病灶部位较深则见皮肤略呈下陷,失去正常的皮肤色泽和纹理;如病灶进一步进展,皮肤表面出现鳞片状脱屑,之后反复结痂、脱屑,逐渐出现糜烂、渗血;当病灶再继续扩大,其中央形成表浅性溃疡,溃疡边缘参差不齐似虫蚀样。有部分基底细胞癌伴有黑色素沉着,易与恶性黑色素瘤混淆。还有极少数病变呈现硬斑病样形态。

基底细胞癌以表皮菲薄、富有皮脂腺,及经常受阳光暴晒的部位最为多见,头颈部占85%,身躯和四肢占 15%。

(二)鳞状细胞癌

男性多见,早期与基底细胞癌相似,一般为红斑样皮损,伴有不同程度的鳞屑和皮痂形成。病变进展则出现红色坚硬、高出皮面的结节;当表面角化层脱落后即出现糜烂面,伴有渗液渗血,初起糜烂面可愈合结痂,但不久皮痂脱落会再现糜烂面,如此反复,病灶不断进展;当病灶向深部浸润时则形成边缘略隆起的溃疡,基底高低不平,呈红色颗粒状,常伴有坏死组织及肉芽增生。肿瘤质脆,如继发感染则有恶臭的分泌物。部分鳞状细胞癌生长迅速且突出皮面,形成典型的菜花样肿块。部分鳞状细胞癌呈蕈样隆起或疣状突起,表面无溃疡形成,此称为乳头型鳞状细胞癌。

鳞状细胞癌以头颈部最多见(占 65%),其次为上肢(占 25%)、下肢(占 5%)、躯干(占 5%)。

三、辨证论治

皮肤癌发病病机主要有两方面:一是肺脾等脏腑不足;二是与湿热痰瘀等病邪相关。本病病变虽在皮肤,但如治疗不当或延误治疗,亦能发生内脏转移。所以临床上既要进行正确的局部治疗,也要重视全身治疗,内外结合方能取得满意效果。

(一)病因病机

1.脏腑虚弱,先天不足

主要责于肺、脾、肝、肾亏虚。"肺主气,外合皮毛",肺气虚弱则卫外失固,易受外邪侵袭;"脾为生化之源""脾主四肢肌肉",若脾气削弱则肌肤失养,运化失司,痰湿内生;"肝藏血""肾主水",肝肾不足则皮肤枯燥,脉络不荣。《外科枢要》曰:"翻花疮者,由疮疡溃后,肝火血燥生风所致。"脏腑虚弱,气血不调,与痰相结,而成痰瘀。

2.六淫之邪,乘虚侵袭

《诸病源候论》曰:"翻花疮者,由风毒相搏所为。"风邪携燥、热等外邪,侵袭留滞,损伤肌肤,搏于气血,交会痰瘀,变生恶疮。

3.慢性宿疾,皮肤癌变

慢性宿疾如着色性干皮病变、顽固溃疡、皮肤角化、烧伤瘢痕、陈腐瘘管经久不愈等,导致邪毒留恋,渐成恶疮。如再延误治疗或处治不当,则内耗气血,夺精灼液。

(二)论证要点

辨证施治应以"扶正祛邪"为核心。扶正以益肺健脾、滋养肝肾为主,祛邪以清热解毒、化痰燥湿、活血行瘀为要。

中医中药治疗为综合治疗的重要组成部分,既可增强患者的免疫功能,又可提高手术、放化疗的疗效。

(三)分证论治

1.血热湿毒证

症状:皮肤红斑样皮损,或糜烂潮红,伴有渗液渗血,散发恶臭,触之出血,溃破难收,发热心烦,口渴便秘,小便黄赤。舌红绛,苔黄,脉弦数。

治法:清热解毒。

方剂:五味消毒饮合萆薢渗湿汤加减。

药物:金银花30g,黄连6g,赤芍10g,夏枯草15g,连翘10g,天花粉10g,水牛角30g,丹皮10g,蒲公英15g,野菊花15g,紫花地丁15g,紫草15g,萆薢10g,薏苡仁30g,泽泻15g,滑石30g。

2.肝郁血热证

症状:皮肤丘疹或小结节,逐渐扩大,质地坚硬,边缘隆起,中心溃破,溃后难收,胸胁胀满,心烦易怒,失眠郁闷,嗳气吞酸,纳呆作胀,大便干结。舌红,苔薄黄,脉弦数。

治法:解郁清火。

方剂:丹栀逍遥散加减。

药物:柴胡6g,白芍10g,当归10g,栀子10g,川楝子10g,生地10g,天花粉10g,郁金10g,丹皮10g,夏枯草15g,玄参10g,枸杞子10g,南沙参10g。

3.痰瘀互结证

症状:起病缓慢,皮肤肿块,逐渐增大,形态多样,形成溃疡,渗液浸淫,肿块胀痛或刺痛,夜间加重,周围痰核肿大。舌质紫暗,见瘀点瘀斑,苔黏腻,脉弦涩。

治法:化痰活血。

方剂:桃红四物汤合失笑散合涤痰汤加减。

药物:桃仁10g,红花10g,赤芍10g,归尾10g,川芎10g,乳香6g,没药6g,制南星10g,法半夏10g,郁金10g,瓜蒌仁10g,茯苓10g,玄参20g,金银花30g,蒲黄10g,五灵脂10g,三七6g,姜黄10g。

4.正虚邪陷证

症状:晚期患者,肿块腐败,浸润破溃,渗液秽臭,触之出血,并有广泛转移,面色晦暗,纳呆食少,声低语怯。舌淡少苔,脉细无力。

治法:益气祛邪。

方剂:十全大补汤加减。

药物:太子参 15g,党参 10g,黄芪 30g,茯苓 10g,当归 10g,白芍 10g,炒白术 10g,生熟地各 10g,金银花 20g,蒲公英 15g,蚤休 15g,地榆 10g,蛇莓 15g,鹿角霜 6g。

（隋希文）

第十九节　肾上腺皮质癌

肾上腺皮质癌是原发于肾上腺皮质的恶性肿瘤,临床上较为罕见,发病率仅为 0.5/100 万~14/100 万,占全部恶性肿瘤的 0.02%,占肾上腺偶发瘤的 4.7%~14%。肾上腺皮质癌发病年龄呈双峰分布,第一个高峰是 5 岁以下,第二高峰在 40~50 岁,第二高峰是主要发病年龄。男女发病比例为 1:1.3。临床以车侧多见,双侧仅占 2%~6%。

肾上腺恶性肿瘤在临床上较少见,有原发性和转移性两类,原发性主要包括肾上腺皮质癌和嗜铬细胞瘤。肾上腺转移癌以肺癌最多,其次为乳腺癌、甲状腺癌、肾癌、黑色素瘤及淋巴瘤。非小细胞性肺癌似有肾上腺转移的偏好。

一、病因病理

(一)发病因素

目前,肾上腺皮质癌的确切发病机制还不清楚。近年来的研究结果显示,约有 50% 的肾上腺皮质癌有遗传背景,而且与多种遗传性肿瘤综合征相关。

(二)病理

由于肾上腺皮质肿瘤的形态学特征在良恶之间无明显界限,故组织病理学诊断较为困难。肾上腺皮质癌从肉眼来看,体积较大,呈侵袭性生长,境界不清,切面呈棕色或多色性,质较软,常有出血、坏死及囊性变。从镜下看,分化差者瘤细胞异型性大,常可见多核瘤巨细胞及核分裂象;分化好者似腺瘤。

二、临床表现

肾上腺皮质癌恶性程度高,侵袭性强,早期诊断困难。原发性肾上腺皮质癌可根据有无分泌功能和激素行为分为两类,即功能性肿瘤和非功能性肿瘤。

(一)功能性肾上腺皮质癌

功能性肾上腺皮质癌占 62%~79%,分泌大量的皮质酮、醛固酮、雄酮等,多为分化型癌。女性多于男性。临床表现以 Cushing 综合征居多,占 39.5%;女性男性化占 20%~30%;Cushing 综合征合并女性男性化占 24%;男性女性化占 6%;醛固酮增多症占 2.5%。功能性肾上腺皮质癌需注意如下几点:

1.女性男性化

尤其表现为多毛症和月经过少,常提示肾上腺皮质癌,但是这种情况需鉴别是肾上腺皮质癌还是肾上腺腺瘤引起的 Cushing 综合征。其中睾酮分泌型肾上腺肿瘤是一种少见类型,特点是尿 17—酮类固醇不升高,大多数为良性腺瘤,体积小于 6cm。女性男性化还需警惕卵巢病变。

2.男性女性化

典型表现为男子乳房发育,肿瘤体积通常巨大,为高度恶性,3年生存率小于20%。

3.醛固酮增多症的肾上腺皮质癌

多数同时或相继分泌糖皮质激素或雄激素,肿瘤体积常大于3cm,有出血和坏死,易厚部浸润和远处转移。

4.儿童肾上腺皮质癌的临床特点

其与成人大相径庭。男女发病比例为1:6.2。功能性肾上腺皮质癌高达90%,其中男性化最为常见,单纯雄激素分泌增高者占55%,混合皮质醇分泌占30%,而单纯高分泌皮质醇不到5%。儿童肾上腺皮质癌早期诊断率较高,Ⅰ、Ⅱ期占75%。儿童肾上腺皮质癌常伴有一些遗传性疾病,如p53突变引起的Li—Fraumeni综合征。

(二)非功能性肾上腺皮质癌

非功能性肾上腺皮质癌发生率低,多为未分化癌,男性发病多于女性。临床表现为肿瘤生长引起的腰痛或腹部包块、消瘦、乏力、发热、侵及邻近器官(如肝、肾、胰、膈肌),以及远处转移体征等。中位生存期约5个月。有些非功能性肾上腺皮质癌也可以转变为功能性肾上腺皮质癌。

肾上腺也是肿瘤转移的好发部位之一,肺癌引起的肾上腺转移癌占肾上腺肿瘤的5%,当考虑为非功能性肾上腺肿瘤时应排除肾上腺转移癌。

三、辨证论治

中医认为肾上腺为肾所属,肾上腺皮质癌临床上较为罕见,发病多见于儿童和中老年人群。本病的发生与肾之阴阳失衡相关,主要发病机理有以下几方面。

(一)病因病机

1.首先,与肾关系最为密切

人的生长发育、生育功能,与"肾"关系最为密切。如肾之阴阳平衡失调,肾火虚损、肾阴过盛,或肾火偏旺、肾阴不足,都可引起激素变化失调,功能紊乱,性征变化,导致男性女性化或女性男性化。

2.其次,与肝脾有关

肝属木,主疏泄,肝经运行不畅,则气血循行受阻,导致气滞血瘀。脾属土,主运化,脾气虚弱、脾运失司,则森湿内生,痰湿复又成致病因素。

3.与寒、热、痰、湿、瘀、毒等邪气有关

邪毒侵袭,气滞瘀毒,蕴结而成肿块。在诸邪之中以痰、湿相互为患较为突出。

(二)论治要点

治疗根据"壮水之主以制阳光,益火之源以消阴翳"的理论,针对肾火虚损、肾阴过盛,治法强调以益肾助火为主,辅以益气,再配以疏肝化湿、消痰软坚治之;针对肾火偏旺、肾阴不足,治法强调以益阴泻火为主,辅以清利,再配以清利下焦湿热、软坚散结等治法。

(三)分证论治

1.肾虚火弱证

症状:男性女性化,乳房发育,体虚怕冷,身体肥胖,腰痛背酸,或腹部包块。舌苔薄,舌质淡,脉细。

治法:益肾助火。

方剂:右归饮合二仙汤加减。

药物:熟地18g,山萸肉10g,仙灵脾10g,仙茅10g,鹿角片10g,肉苁蓉10g,巴戟天10g,补骨脂10g,白术10g,枸杞子10g,杜仲10g,党参10g,黄芪30g,茯苓10g,肉桂3g,制附子6g,山药10g。

2.阴虚阳亢证

症状:女性男性化,身体多毛,月经量少,腰痛不适,头昏目眩,形体改变,口干心烦,失眠盗汗,或腹部包块。舌苔少,舌质红,脉细弦或沉细数。

治法:滋阴泄阳。

方剂:知柏地黄丸或左归丸加减。

药物:生地10g,熟地10g,知母10g,黄柏10g,猪苓10g,茯苓10g,泽泻20g,山萸肉10g,黄精10g,龟板10g,党参10g,玄参10g,白芍10g,赤芍10g,当归10g,鳖甲10g,丹皮10g,山药10g。

3.肝郁痰结证

症状:乳房作胀,乳内结块,颈腋等处结节,推之可移,咽部生痰,腰胁作胀,情绪抑郁,心烦不安,或有腹内肿块。舌苔薄腻,舌质淡,脉弦或弦滑。

治法:疏肝消痰。

方剂:柴胡疏肝散合化痰消核丸加减。

药物:柴胡10g,白芍10g,胆南星10g,全瓜蒌20g,陈皮10g,法半夏10g,橘核10g,夏枯草10g,贝母10g,牡蛎30g,鳖甲10g,八月札10g,海藻10g,郁金6g,山慈菇10g,莪术10g,薏苡仁20g。

4.正虚毒陷证

症状:腰背疼痛,腹部包块,消瘦乏力,骨蒸发热,肝、肺、淋巴结、骨骼等远处转移,心悸气短,神疲多汗。舌苔白腻,舌质淡,脉沉细无力。

治法:扶正散结。

方剂:八珍汤合香贝养荣汤加减。

药物:太子参10g,黄芪30g,白术10g,茯苓10g,甘草6g,当归10g,熟地10g,川芎6g,白芍10g,香附10g,贝母10g,薏苡仁30g,南沙参10g,当归10g,半枝莲20g,白花蛇舌草30g,山萸肉10g。

(隋希文)

第二十节 恶性黑色素瘤

恶性黑色素瘤是发生于皮肤或内脏的恶性黑色素肿瘤,发病率占全部恶性肿瘤的1%～3%,主要发生于皮肤,居皮肤肿瘤的第三位,好发于浅肤色人种。近年发病率呈上升趋势,例如近25年在英国黑色素瘤是增长最快的癌症,每年新增病例1万,新增死亡人数2000。恶性黑色素瘤以15～34岁人群多发,女性发病率约是男性的2倍,男性好发于躯干,女性好发于四肢。发生于手掌肢端着色斑的恶性黑色素瘤有其特殊性,因为它的发生无人种特异性,也无阳光暴露史。

亚洲人的黑色素瘤发病特点与白种人存在明显差异,首先亚洲人肢端和黏膜黑色素瘤发病率高达 70%,而在白种人中仅占 5%;其次亚洲人原发黑色素瘤病灶明显较厚且多伴有溃疡;最后,亚洲人的基因变异主要集中于 C—kit 和 BRAF,而白种人更多表现为 BRAF 突变。

孙燕院士指出,虽然恶性黑色素瘤在亚洲人群中发病率较欧美低,但近年来也有明显增高的趋势。我国发病率不高,但近几年有上升趋势,是所有恶性肿瘤中发病率增长最快的。

一、病因病理

(一)发病因素

恶性黑色素瘤的发病原因尚不清楚。长期紫外线照射,有发育不良痣或家族史者危险性增高,慢性摩擦损害可能为恶变的原因。此外,遗传因素是近几年得到证实的一个致病因素,结构不良痣有遗传倾向,具有黑色素瘤家族史的患者,多有 9 号染色体的 p16 基因异常。

(二)病理

根据恶性黑色素瘤的发病部位,临床上分为皮肤型和内脏型。

原发于皮肤的病变居多,约占 90%,常发生于足底、小腿、指(趾)间、手掌、指甲下、甲沟、颈部和外阴部等,也可发生在躯干皮肤。

原发于内脏的病变,以直肠、肛门、食管和眼内等处多见。眼内病变多发生在球结膜、脉络膜、虹膜和睫状体,表现为视力减退、球结膜色素沉着、视网膜脱落等。

皮肤型恶性黑色素瘤病理大体分为三型:第一型为表皮扩散型,此型约占皮肤恶性黑素瘤的 70%,呈扁平放射生长。5 年生存率约为 70%。第二型为结节型,占 15%~30%,可直接向真皮穿透,5 年生存率约为 45%。第三型为雀斑型,此型不足 4%~10%,好发于老年妇女的头颈部,5 年生存率约为 95%。

二、临床表现

1. 色素痣边界模糊不清并逐渐扩大。

2. 色素痣的色素呈放射状、锯齿状变化,颜色不断加深。

3. 局部持续瘙痒、灼热、疼痛。

4. 表面呈橘皮样,原斑块病变出现隆起,伴有脱毛、出血、结痂、小溃疡,或有少量渗液,或出现卫星病灶。

5. 内脏型恶性黑色素瘤则有相应内脏的症状和体征。转移和扩散亦有相应的临床表现。

三、辨证论治

恶性黑色素瘤的主要病机为两方面,一为脏腑虚弱,二为外邪侵袭,如不及时诊治,则预后极差。

(一)病因病机

1. 先天不足,正气虚损

"肺主气,外合皮毛""脾主运化,主四肢肌肉",脾为后天之本,但也赖于先天之气的温煦蒸化,若先天不足,则后天基础不实,皮肤肌肉失养。脾肾虚弱则水液运化失司,湿聚痰凝。气血不调,易发气滞血瘀,而成痰瘀肿块。

2. 卫外失固,外邪侵入

例如烈日照射,皮肤慢疾,摩擦损伤,黑痣恶变,治疗不当等邪毒内攻。

3.延误治疗或处治不当

将所谓"黑痣""黑斑"误认为皮毛小疾,延误治疗,或处治不当随意外治,局部的刺激促使转移和播散,造成邪毒入血,内攻脏腑,而成顽痰瘤疾,脑肺诸脏继而传变,日久正损,气血更虚,预后黯淡。

(二)论治要点

辨证治疗当以"虚""痰"为辨证核心。"虚则补之",宜健脾益肾、滋养气血;"实则削之",宜化痰散结、化痰燥湿、清热解毒、活血行瘀。

(三)分证论治

1.热毒蕴结

症状:黑瘤迅速增长,肿块灼痛,溃破渗液,发热心烦,口渴便秘,小便黄赤。舌红绛,苔黄,脉弦数。

治法:清热解毒。

方剂:仙方活命饮合五味消毒饮加减。

药物:金银花30g,赤芍10g,龙葵20g,皂刺10g,天花粉10g,制乳香10g,制没药10g,蒲公英15g,野菊花15g,紫花地丁15g,紫草15g,白花蛇舌草30g,半枝莲20g,蛇莓15g,大黄10g。

2.痰湿互结证

症状:黑瘤肿块增大,发痒隐痛,破溃浸淫,黄色黏液,胸腹满闷,纳呆作胀。舌苔白腻,脉濡。

治法:燥湿化痰。

方剂:海藻玉壶汤加减。

药物:海藻30g,郁金10g,贝母10g,生牡蛎30g,茯苓10g,蚤休15g,法半夏12g,夏枯草15g,胆南星10g,山慈菇10g,皂刺10g,苦参10g,陈皮6g,菖蒲10g,僵蚕6g,地龙10g,蝉衣6g。

3.气滞血瘀证

症状:肿块胀痛,或时有刺痛,夜间加重,胸胁胀满,心烦失眠,嗳气吞酸,纳呆腹胀。舌质紫暗,瘀点瘀斑,苔薄白,脉弦涩。

治法:理气活血。

方剂:桃红四物汤。

药物:桃仁6g,红花10g,当归10g,赤芍15g,生地10g,川芎10g,刘寄奴15g,刀豆子15g,水红花子15g,石见穿20g,僵蚕6g,蒲黄10g,五灵脂10g,马鞭草10g,姜黄10g。

4.正虚邪陷证

症状:恶性黑色素瘤晚期,局部肿块,浸润破溃,渗液秽臭,广泛转移,面色晦暗,纳呆食少,声低语怯。舌淡少苔,脉细无力。

治法:益气祛邪。

方剂:十全大补汤合五味消毒饮加减。

药物:太子参15g,党参10g,茯苓10g,当归10g,白芍10g,炒白术10g,生熟地各10g,金银花20g,蒲公英15g,龙葵20g,墓头回20g,蛇莓15g,鹿角霜6g,黄芪30g。

(隋希文)

第二十一节　化疗所致腹泻

肿瘤化疗引起的腹泻,是化疗药物的消化系统不良反应中常见的症状之一。腹泻是指排便次数多于平时,粪便稀薄,含水量增加,有时脂肪增多,带有不化食物,或含有黏液脓血,甚至出现血性腹泻,严重者可造成脱水、电解质失衡、蛋白丢失,甚至威胁生命。

一、病因病理

(一)发病因素

肿瘤化疗引起腹泻的机理十分复杂,多数认为化疗药物能够刺激肠黏膜隐窝和绒毛上皮细胞,增加肠管蠕动,影响水分和营养的吸收。约30％的化疗药物可导致腹泻,甚至有因出现严重腹泻,而不得不中断化疗或减少药物剂量的情况。

癌症自身也可导致腹泻,例如胰腺癌中由于不适当的消化酶的存在引起的渗透性腹泻,甲状腺癌中因降钙素和前列腺素的过度生成,以及类癌综合征中前列腺素和5-羟色胺分泌的增加引起的分泌性腹泻。

腹泻的频率和程度取决于多个因素,具体包括药物的选择、药物的剂量和治疗方案,其他如化疗期间的肠道感染、饮食不洁、消化不良、情绪紧张以及感受风寒等因素均可以引起腹泻。平素有慢性结肠炎、慢性肠功能紊乱等病史者,经过放、化疗治疗后,更容易引起腹泻。小肠癌、结肠癌或肝胆肿瘤手术后的患者也容易出现腹泻。

二、临床表现

化疗药物所致的腹部不适,可出现在化疗当天或化疗后,严重者可引起血性腹泻,水、电解质和代谢紊乱,肾功能不全等。如果控制不佳,会延误治疗、增加费用,并给患者带来痛苦,甚至可危及生命。

病程不超过3周为急性腹泻,超过3周为慢性腹泻。

腹泻最常见于含抗代谢类药物的治疗方案中,其中又以5-Fu最为常见。新型的抗代谢药物(如CTP-11、TPT)可引发严重腹泻。其他常见的引起腹泻的药物有OXP、Xeloda、Ara-c,ACTD、MTX等。腹泻也是分子靶向药物吉非替尼、埃罗替尼的常见不良反应。

CTP-11:有20％的患者可出现严重腹泻。CTP-11所致腹泻可分为早发性腹泻和迟发性腹泻。早发性腹泻的发生与胆碱能神经的兴奋性增高有关,一般症状相对较轻,对症治疗有效。迟发性腹泻(用药24小时后发生)为该药的剂量限制性毒性反应,发生时间与用药方案相关,3周方案平均第5天发生,每周方案平均第11天发生。CTP-11迟发性腹泻多为严重的腹泻,甚至可威胁患者生命,其严重程度与CTP-11的代谢产物SN38的血浆峰值相关。针对结直肠转移癌患者的临床试验显示,CTP-11相关的早发性腹泻,51％为Ⅰ～Ⅳ级腹泻,8％为Ⅲ～Ⅳ级;而CTP-11相关的迟发性腹泻,88％为Ⅰ～Ⅳ级腹泻,31％为Ⅲ～Ⅳ级腹泻。

中等剂量强度的5-Fu联合CTP-11方案腹泻发生率为40％～80％,其中Ⅰ～Ⅳ级腹泻＞30％。高剂量强度的5-Fu(如静脉推注联合CF)和联合化疗方案(如CTP-11联合5-Fu+CF)具有更高的腹泻发生率,尤其在CTP-11联合静脉推注5-Fu+CF(IFL)方案治疗结肠癌时,化疗相关腹泻率明显高于其他常用化疗方案。5－Fu 与 OXP 联合时腹泻发生率也很明显。

TAX 有 39％发生轻度腹泻。Xeloda 有 28％出现腹泻,其中包括有Ⅱ级或Ⅱ级以上的腹泻。CPT－11 有 32％为Ⅰ～Ⅳ级腹泻,4％为Ⅲ～Ⅳ级腹泻。GEM 有 8％发生腹泻。Flu 有 13％～15％发生腹泻。E－ADM 有低于 25％的患者可发生不同程度的腹泻。

三、辨证论治

化疗引起的腹泻属于中医"泄泻""下痢""腹泻"等病证范畴。化疗导致的腹泻,病位虽在肠道,但与脾、胃、肝、肾等脏腑有关。病机为药毒伤害,损伤脾、肾、肝、胃,脏腑失调,肠腑传导失司,以致湿邪内聚、湿热壅滞。

（一）病因病机

1.药毒损伤脾胃

化疗药毒既直接损伤肠腑,又损伤全身正气,尤其是脾胃之气受伤,导致运化失司,肠道功能失调。

2.肠道旧疾

平素有慢性结肠炎、慢性肠功能紊乱等病史者,或既往有消化道手术、放疗病史者,或年老体弱者,再经化疗,更容易引起腹泻。某些肿瘤如胰腺癌、类癌、小肠癌、结肠癌或肝胆肿瘤,手术后患者也容易出现腹泻。

3.感染外邪

正气虚弱易受风、寒、暑、湿、热等邪侵袭,其中以湿邪最为多见,湿邪困乏脾土,导致运化失常,清浊不分,引起腹泻。

4.饮食所伤

化疗期间,饮食调理不当,过补或过食生冷等,起居失慎,饮食不洁,导致肠胃积滞,损伤肠胃。

5.情志内伤

肿瘤患者情志失调、情绪紧张、对化疗药物的恐惧等都可以导致肝脾不和,肠道功能失调。

（二）论治要点

1.重在健脾化湿

健脾化湿为本病的主要治法。肿瘤化疗引起的腹泻,往往表现为严重的脾虚湿盛证候,所以健脾运湿是治疗的关键所在。腹泻不止,则脾虚及肾,导致脾肾两虚,此时治疗应温补脾肾。严重腹泻还可引起血性腹泻,此时则应结合止血补血治法。

2.结合祛邪

根据湿热和寒湿的不同,分别采用清热利湿和温化寒湿之法;如有血热便血则使用凉血止血之法;如有瘀毒蕴结证则结合化瘀解毒之法。

应用中西医结合治疗,对减轻化疗毒副反应、改善肠功能,特别是对化疗后的慢性腹泻具有显著疗效。

（三）分证论治

1.脾虚湿盛证

症状:稀便溏泻,日行数次,完谷不化,或油脂漂浮,腹胀矢气,肛门作坠,饮食不香,神疲无力,面色少华。舌苔薄腻,舌质淡,脉细。

治法:健脾化湿。

方剂:参苓白术散加减。

药物:党参10g,黄芪30g,茯苓10g,猪苓10g,扁豆10g,山药10g,薏苡仁30g,砂仁3g,木香6g,苍术10g,法半夏10g,陈皮6g,鸡内金10g,佩兰10g,藿香10g,焦三仙各10g。

2.脾肾阳虚证

症状:面色淡白,身倦乏力,畏寒肢冷,腹泻频频,五更泄泻,肠鸣隐痛。舌苔薄白,舌质淡,舌体胖,脉细沉无力。

治法:温补脾肾。

方剂:理中汤合四神丸加减。

药物:党参10g,炒白术10g,干姜6g,制附子3g,茯苓10g,薏苡仁30g,补骨脂10g,吴茱萸3g,肉豆蔻3g,五味子10g,陈皮6g,山药10g,甘草6g。

3.湿热积滞证

症状:腹痛阵作,胀气肠鸣,大便黏溏,便中带血,肛门灼热,里急后重,身热胸闷,或恶心欲呕。舌苔黄腻,舌质红,脉滑数。

治法:清热利湿。

方剂:白头翁汤合葛根芩连汤加减。

药物:白头翁10g,黄柏10g,秦皮10g,地榆10g,槐花10g,败酱草10g,黄连6g,木香6g,葛根10g,赤芍10g,马齿苋10g,黄芩10g,甘草6g。

4.瘀毒互结证

症状:腹中积块,腹痛持续,作胀不适,烦热口渴,泻下脓血,色紫量多,里急后重。舌苔薄,质暗或有瘀斑,脉细涩。

治法:化瘀解毒。

方剂:桃红四物汤加减。

药物:桃仁6g,红花6g,丹皮10g,丹参10g,栀子10g,红藤20g,藤梨根20g,赤芍10g,薏苡仁30g,半枝莲20g。

5.阴虚血热证

症状:肛门灼热,下坠不适,便意频频,或伴疼痛,反复便血,或便溏带血,或便干带血,甚则量多,贫血外貌,身觉内热,消瘦体虚。舌苔少,舌质红,脉细数。

治法:养阴凉血。

方剂:黄连阿胶鸡子黄汤合二至丸加减。

药物:黄连6g,阿胶10g,龟板胶10g,女贞子10g,旱莲草10g,诃子10g,当归炭10g,茜草炭10g,白术10g,白芍10g,党参10g,黄芪30g,升麻6g,木香6g,地榆炭15g,侧柏炭10g,仙鹤草30g,乌梅10g,石榴皮15g。

(隋希文)

第二十二节　恶性胸腔积液

恶性胸腔积液又称癌性胸膜炎,按病因可分为胸膜的原发肿瘤和转移性肿瘤两大类。恶性胸腔积液占胸腔积液的 25%～39%,约有 50%的癌症患者在病程中可发生恶性胸腔积液。老年患者的胸腔积液约有 90%为恶性,中年人约为 60%,青年人仅为 2%左右。

恶性胸腔积液常为晚期恶性肿瘤的并发症之一:有时甚至是患者的首发症状。引起恶性胸腔积液最常见的肿瘤是肺癌、乳腺癌和淋巴瘤,三者共占 75%,其次是卵巢癌、胃癌、肉瘤、结肠癌,有 7%～15%的恶性胸腔积液患者无法明确原发病灶。

一、病因病理

(一)发病因素

胸膜腔是胸膜脏层和壁层之间的密闭间隙。胸腔积液通常由胸膜表面的液体渗出和重吸收的平衡被破坏所引起。在正常情况下,胸腔中可含有 10～20mL 液体,然而每天进入胸腔的液体总量多达 500mL,其中 80%～90%被肺静脉毛细血管和胸膜表面重吸收,余下的 10%～20%被淋巴系统吸收。

产生恶性胸腔积液的原因较多,主要有三方面:①肿瘤累及胸膜表面引起通透性增加,进入胸腔的液体和蛋白增加,产生渗出性胸腔积液;②肿瘤分泌的调节物质使血管通透性增高;③纵隔淋巴结转移、肿瘤转移造成胸膜淋巴管阻塞,使胸膜淋巴引流减少,也可形成胸腔积液。恶性肿瘤引起的胸腔积液也可与肿瘤的胸膜转移无直接关系,如有支气管阻塞和肺不张,则可导致胸腔内负压增加,使液体渗出增加而形成胸腔积液;如恶性肿瘤阻塞胸导管,引起胸腔淋巴回流障碍,产生乳糜胸水;肺栓塞、上腔静脉压迫综合征,以及手术、化疗、放疗并发症等均可产生胸腔积液;恶性肿瘤的慢性消耗、低蛋白血症,亦可引起漏出性胸腔积液。

二、临床表现

由于恶性胸腔积液的病因及积液速度不同,其发病可呈隐匿或暴发性表现。

(一)咳嗽、气喘

呼吸系统症状为主要的临床症状,干咳和气喘是最常见的两类症状。

(二)胸痛、胸闷

某些患者可出现胸部钝性酸痛、胸膜炎样疼痛、胸闷、疲乏等。

(三)呼吸困难

少量胸水可以无明显症状,胸水量产生愈多愈快则症状愈重,甚则可出现呼吸困难、端坐呼吸、紫绀等。

(四)全身症状

疾病后期可出现虚弱、汗出、胸痛、全身不适或伴有发热等症状。

(五)影像学改变

前后位和侧位胸片可证实胸腔有无积液,卧位片有助于明确胸水是否移动或有无分隔。若怀疑存在分隔,可进行胸部 CT 扫描或 B 超检查以明确分隔部位。胸水量＞50mL 时胸片检查敏感性可达 100%。对于少量或存在分隔的胸腔积液实施 B 超检查可提高检出率和胸腔穿刺成功率。而与胸片、B超相比较,CT扫描可灵敏地鉴别出胸膜增厚与胸腔积液。

三、辨证论治

恶性胸腔积液虽然多为肿瘤转移所致,但从证候分析,仍属于中医的"胸痹""胸痛""痰饮""悬饮""支饮""溢饮"等病证范围。

(一)病因病机

1.肺、脾、肾等内脏虚弱

胸腔为肺所属,与肺共同完成"主气""司呼吸""通调水道"等功能。多数肿瘤患者经历手术、放疗及多周期化疗等治疗后,正气更虚,抗邪乏力。发生恶性胸腔积液的原发肿瘤以肺癌、乳腺癌和淋巴瘤三者居多,这是因为它们脏腑相邻,血脉相连,淋巴相通,所以癌毒深入,首先发生胸腔转移,导致肺虚显著。

癌症久病,正气虚损,不但肺虚明显,而且伤及脾肾,以至肺、脾、肾三脏功能失调,三焦气化不利,水饮停聚。肺主通调水道,脾主水湿,肾为水脏。肺虚则水失输布,脾虚则生水湿,肾虚则水湿泛滥。肾与膀胱相表里,肾气虚弱则膀胱气化乏力,水湿排出不利。

2.癌毒猖獗,痰饮为首

在正气不足、脏腑功能失调的因素下,癌毒猖獗,痰饮、水湿内蕴于肺,积于胸腔,并与痰热、气滞、血瘀等交杂为病。

(二)论治要点

1.扶正

注重健补脾、肺、肾。恶性胸腔积液的内在病因为正气虚弱,肺、脾、肾等脏器功能失司,所以治疗注重健补肺、脾、肾。此处扶正的含义有两方面,一是扶正固本,增强体质;二是扶正制邪,除痰利水。治疗上往往与化痰除饮、利水化湿、泻下逐水等治法结合运用。

2.祛邪

根据病位,病势的轻重、缓急采用不同治法。恶性胸腔积液的治疗宜用化痰除饮、利水化湿法;体实病急者可考虑使用泻下逐水法,并与扶正相结合,以发挥协同作用增加疗效,达到祛邪不伤正的目的。对伴有瘀毒、邪热、气滞等证候者,再结合清热解毒、行气化瘀的治法。如痰饮热结证宜用清化痰热法,气滞血瘀证宜用行气化瘀法。

辨证论治需明察虚实轻重、分清标本缓急,在应用泻肺逐水治法时,如使用控涎丹、十枣汤等峻猛之剂,应遵循"衰其大半即止"的原则,不可过度,以防损及元气,同时应注意观察毒副反应。

(三)分证论治

1.肺热气滞,痰饮内结证

症状:胸部胀闷,持续疼痛,呼吸气促,咳嗽痰多,发热口苦,腹胀纳呆。舌质红,舌苔黄腻,脉滑数。

治法:清化痰热。

方剂:清气化痰丸合半夏甘遂汤加减。

药物:胆南星10g,黄芩10g,瓜蒌仁20g,陈皮6g,杏仁10g,枳实6g,延胡索10g,郁金6g,刺猬皮15g,山慈菇10g,白花蛇舌草30g,虎杖20g,葶苈子10g,桑白皮10g,泽泻20g,法半夏10g,白芍10g,甘遂3g,芫花3g,大戟3g,大枣5枚。

2.肺脾两虚,痰饮停聚证

症状:面色淡白,身乏无力,胸闷气急,咳嗽频频,痰白量多,饮食减少,食后胀满,或伴四肢水肿,或面部轻浮,或大便稀薄,或小便量少。舌质淡,舌苔白腻,脉虚、数、濡。

治法:益气健脾,解毒逐水。

方剂:椒目瓜蒌汤合十枣汤加减。

药物:黄芪30g,生地30g,熟地30g,猪苓10g,茯苓10,薏苡仁30g,泽泻30g,川椒目3g,瓜蒌皮15g,桑白皮15g,苏子10g,白芥子10g,车前子15g,葶苈子15g,大戟2g,龙葵15g,白花蛇舌草30g,壁虎6g,十枣散(送服)3g,冬虫夏草(研末冲服)3g。

3.痰瘀毒聚,水道不利证

症状:咳嗽频频,痰白量多,痰中带血,胸闷气急,呼吸不畅,胸胁隐痛,或肩背疼痛。舌质暗淡或有瘀斑,舌苔白腻,脉细涩。

治法:化痰逐瘀,泻肺利水。

方剂:控涎丹合三子养亲汤加减。

药物:法半夏10g,胆南星12g,石菖蒲10g,山慈菇10g,全瓜蒌15g,水牛角15g,龙葵20g,白花蛇舌草30g,地鳖虫10g,苏子10g,葶苈子10g,白芥子10g,菜菔子10g,车前子15g,泽泻30g,丹皮10g,莪术10g,白术10g,商陆6g,穿山甲10g,郁金6g,冬虫夏草(研末冲服)4g。

4.脾肾两虚,湿滞饮停证

症状:咳嗽频频,痰涎壅盛,胸闷心慌,动则喘甚,面色少华,形寒怕冷,小便量少。舌质淡白,舌苔白或腻,脉细无力。

治法:温补脾肾,利水逐饮。

方剂:保元汤合苓桂术甘汤加减。

药物:肉桂2g,细辛3g,制附片6g,杜仲10g,当归20g,赤白芍各10g,川椒炭6g,炮姜6g,党参10g,猪苓15g,茯苓15g,龙葵20g,白术10g,黄芪30g,土茯苓30g,大腹皮10g。十枣散3g送服。

(隋希文)

第二十三节　恶性腹水

恶性腹水又称癌性腹水,是晚期肿瘤患者常见的严重的并发症。腹水患者中有10%的患者的原发病为恶性肿瘤。

恶性腹水见于多种恶性肿瘤,最常见于卵巢癌和消化道肿瘤(包括结肠癌、胃癌、肝癌、胰腺癌),约占所有恶性腹水的80%,其次为子宫内膜癌、腹腔间皮瘤、乳腺癌、恶性淋巴瘤、恶性黑色素瘤,以及各种癌症的腹膜转移。

恶性腹水为渗出液,组织类型以腺癌最为多见。

一、病因病理

(一)发病因素

恶性腹水产生的主要原因有:①肿瘤浸润腹膜,腹膜癌性结节使液体渗出增加;②恶性肿瘤慢性消耗,导致严重低蛋白血症;③肿瘤压迫或阻塞淋巴管,导致腹腔液体回吸收障碍;④淋巴管引流障碍、淋巴液漏出;⑤肿瘤种植、癌栓阻塞或肿块压迫使门静脉或肝静脉血循环障碍;⑥伴癌综合征、腹腔间皮瘤及腹腔假黏液瘤等因素,都可以引起恶性腹水。

原发性肝癌的患者,往往有乙肝、肝硬化、门静脉高压的背景,亦能出现肝硬化腹水,应当注意鉴别。EASL(欧洲肝脏病研究会)提出的《肝硬化腹水处理指南》中强调,血清腹水白蛋白浓度梯度{SAAG,计算公式为血清白蛋白浓度(g/L)－腹水白蛋白浓度(g/L)}在腹水鉴别诊断中的意义,如果SAAG≥11g/L,则诊断门脉高血压性腹水的准确性可达到97%。

二、临床表现

恶性腹水既可迅速发生,也可缓慢发生,但进展均较快,初期可无症状,B超检查可偶然发现,之后方陆续出现一系列症状。

(一)腹胀

患者常自觉腹部胀大、腹围改变或伴轻微腹痛。

(二)腹水

也可以成为首发症状。腹水量大或腹水生长过快,可引起进行性腹胀、腹痛、呼吸困难及脐疝。可根据B超检查估计腹水量,少于500mL为轻度腹水;500～2000mL为中度腹水;大于2000mL为重度腹水。

(三)消化道症状

常伴有恶心、呕吐、食欲不振、胃食管反流、饱腹感或早饱感,即小胃综合征的症状。

(四)水肿

常伴有下肢足踝水肿,或四肢、腹部水肿,无足踝部水肿的男性,几乎不存在发生腹水的可能。如同时出现尿少、血压降低,常是病危的征象。

三、辨证论治

恶性腹水虽然多为肿瘤转移所致,但从证候分析,可归属于中医"蛊胀""水鼓""蜘蛛蛊""鼓胀"等病证范畴。

(一)病因病机

1.本虚

恶性腹水的发生机制主要有两方面,首先正气不足,而后邪气扩散。正虚是其本,主要表现为肾、脾、肺三脏虚损,以致功能失调,三焦气化不利,水饮停聚。肾虚则水湿泛滥,脾虚则内生水湿,肺虚则水失输布。肾与膀胱相表里,肾气虚弱则膀胱气化乏力,水湿排出不利。

2.邪实

癌毒猖獗,侵袭腹膜。恶性腹水最常见于卵巢癌和消化道肿瘤。消化系统为脾所属,结肠、胃、胰等皆位居腹腔之内;卵巢、子宫为肾所属,亦居腹腔之内。故癌毒猖獗,必然侵犯腹膜,气血瘀滞,水饮内聚,而成恶性腹水。

恶性腹水多为虚实相杂之证,早期大多以实证为主,晚期以虚证居多,或虚中有实。

(二)论治要点

1.扶正,注重健补肾脾肺

恶性腹水的发生与发展,是一个正邪相争的过程,多呈现邪盛正虚的状态。所以运用扶正培本法治疗恶性腹水,是中医的一大特色。恶性腹水的内因为正气虚弱,主要是肾、脾、肺等脏器功能失司。所以治疗注重健补肾脾肺。

2. 祛邪,注重利水除湿

治疗恶性腹水宜在健补肾脾肺的基础上,使用利水除湿之法,并针对原发肿瘤的病理,结合清热、解毒、化瘀、行气、化积等治法。在治疗中需审察虚实之轻重,分清攻补之主次,发挥协同作用增加疗效,达到祛邪不伤正的目的。

《素问》曰:"中满者泄之于内……下则胀已。"体实病急者,临床可用攻逐之剂,其代表方剂为舟车丸、控涎丹、十枣汤等,这类方剂虽有显著攻邪逐水之效,但亦有攻伐伤正之弊,应用时应权衡虚实,酌情使用,恪守"衰其大半而已"的原则,不可过度,以防伤及元气,使用中还应注意观察毒副反应,如出现严重呕吐、腹痛、腹泻、头晕等症状,立即停药,并采取相应的抢救措施。

(三)分证论治

1. 中焦气滞,水湿内停证

症状:腹大胀满,胀而不坚,胁下痞胀,食后作胀,或觉胀痛,或伴嗳气,大便溏薄,小便短少。舌质淡白,舌苔腻,脉细或濡。

治法:理气祛湿。

方剂:柴胡疏肝散合平胃散加减。

药物:制川朴10g,制苍术10g,猪苓10g,茯苓10g,石菖蒲10g,车前子15g,泽泻30g,柴胡6g,郁金10g,枳壳10g,白芍10g,陈皮6g,法半夏10g,大腹皮10g,薏苡仁30g,木香6g。

2. 肝脾失和,湿热蕴结证

症状:腹大坚满,脘腹拒按,胁下痞胀,烦热口苦,渴而不欲饮,食后作胀,或伴嗳气,面目皮肤发黄,小便黄赤,大便溏垢或秘结。舌质红,舌苔黄腻,脉滑数。

治法:清热利湿。

方剂:中满分消丸合茵陈蒿汤加减。

药物:党参10g,白术6g,猪苓10g,茯苓10g,制川朴10g,黄芩10g,枳实6g,黄连6g,陈皮6g,法半夏10g,泽泻30g,姜黄10g,白芍10g,茵陈蒿20g,车前子15g,郁金6g,柴胡6g,大腹皮10g,薏苡仁30g。

3. 中气亏损,瘀毒水停证

症状:脘腹作胀,腹大有水,青筋暴怒,饮食减少,食后胀满,甚则气急心慌,或伴腹痛,四肢水肿,小便量少。舌质淡暗,舌背色暗,舌苔薄白腻,脉细弦或涩濡。

治法:健脾行水,化瘀散结。

方剂:萆薢渗湿汤合疏凿饮子加减。

药物:萆薢15g,猪茯苓苓各15g,车前子15g,商陆6g,莪术10g,白术10g,黄芪30g,莱菔子15g,制川朴10g,赤白芍各10g,龙葵20g,半枝莲20g,防己6g,丹参10g,地鳖虫10g,茯苓皮10g,泽泻30g,郁金6g。

4. 脾肾阳虚,水湿停聚证

症状:面色淡白,形寒怕冷,四肢发凉,心慌气急,动则气喘,饮食减少,恶心呕吐,食后胀急,四肢水肿,面部亦肿,小便量少。舌质淡白,舌苔白或腻,脉细软数,重按无力。

治法:温补脾肾,化气利水。

方剂:济生肾气丸合五苓散加减。

药物:干地黄 20g,杜仲 10g,补骨脂 10g,桑寄生 10g,炒白术 10g,猪苓 10g,茯苓 10g,泽泻 30g,薏苡仁 30g,炮附子 10g,山药 10g,山萸肉 10g,大腹皮 10g,草豆蔻 5g,炮姜 6g,制川朴 10g,黄苗 30g,党参 10g,车前子 15g,炙桂枝 10g,木香 6g,肉桂 3g。

5.肝肾阴虚,毒瘀水聚证

症状:面色紫黑,形体消瘦,或有潮热低热,胸闷心慌,动则气喘,腹大有水,腹筋怒张,肋下痞块,或脘腹包块,或伴腹痛,四肢水肿,小便量少。舌质暗红,舌苔薄或少苔,脉细数。

治法:滋补肝肾,化瘀利水。

方剂:调营饮合金水六君煎加减。

药物:生熟地各 10g,山萸肉 10g,枸杞子 10g,当归 10g,女贞子 10g,猪茯苓各 10g,补骨脂 10g,泽泻 30g,车前子 15g,陈皮 6g,法半夏 10g,泽兰 10g,菜菔子 10g,金钱草 30g,龙葵 20g,蜣螂虫 10g,地鳖虫 10g,丹皮 10g。

(隋希文)

第二十四节　癌性恶病质

癌性恶病质是指由癌症引起的恶病质,是一种多因素综合征,以不能被常规营养支持治疗完全逆转的进行性骨骼肌减少(包括或不包括脂肪量减少),进而出现进行性功能障碍为特征的综合征。其病理生理学特点是由于食物摄入减少和异常代谢导致的负氮平衡及负能量平衡。

癌性恶病质是晚期恶性肿瘤,尤其是消化道肿瘤患者最常见的临床综合征之一,也是导致癌症患者体质虚弱和高死亡率的一个重要因素。据统计,约有 50% 的肿瘤和 80% 的终末期肿瘤患者发生恶病质。恶病质是诸多肿瘤并发症发生的基础,出现恶病质的肿瘤患者,不仅对化疗、放疗的反应差,手术并发症增加,而且生活质量差,是导致癌症患者死亡的主要原因,致死率高达 80%。

一、病因病理

(一)发病因素

癌性恶病质发生的确切机制尚不完全清楚。引起癌症患者食欲下降,摄入不足的原因有放疗、化疗的毒副作用,癌性疼痛,精神紧张及情绪低落等因素造成的精神压力增大,消化道梗阻导致的食物摄取困难等。食欲是外周和中枢神经传入腹侧下丘脑而引起的一种复杂功能。宿主免疫系统产生致炎细胞因子($TNF-\alpha$、$IL-1$、$IL-6$、$CNT-F$、$IFN-\gamma$)、体循环中肿瘤产生的分解代谢因子[脂肪动员因子(LMF)、蛋白质水解诱导因子(PIF)]等均可对食欲起到抑制作用。

1.癌性恶病质的发生与机体代谢异常有关

(1)糖代谢紊乱:肿瘤患者处于相对缺氧状态,糖利用差,能量来源主要依靠糖酵解产生,因此体内产生大量乳酸,而乳酸循环活性的增高和患者体重的下降存在相关性。同时肿瘤患者机体对葡萄糖的不耐受及对胰岛素的敏感性下降,导致外周正常组织对葡萄糖利用减少,最终被肿瘤所摄取,以致出现癌性恶病质。

(2)脂肪代谢紊乱:肿瘤患者脂肪分解增加,而合成减少。有研究表明,伴有体重消耗的患者甘油和游离脂肪酸(FFA)更新速度较快,FFA的周转速度在体重下降之前加快明显。有研究推测肿瘤内有活性的脂蛋白酶(LPL)促使低密度脂蛋白(LDL)降解,为肿瘤提供能量。

(3)蛋白质代谢紊乱:主要为蛋白质合成减少、分解增加,造成全身总蛋白减少。蛋白质分解可能是癌性恶病质肌肉分解的决定性因素,是肌肉萎缩、体重下降、全身无力及活动能力下降的重要原因。蛋白质消耗与死亡率高度相关,血清白蛋白每下降1g,死亡率约增加37%,瘦体组织(骨骼肌和内脏蛋白)丢失35%~40%的蛋白质或严重缺乏其他特殊营养物质时,足以致命。

2.癌性恶病质的发生与宿主免疫系统产生致炎细胞因子有关

(1)肿瘤坏死因子—α(TNF—α):TNF—α是第一个被确定为恶病质介导因素的细胞因子,TNF—α可引起癌症患者食欲下降、脂肪和蛋白质的合成减少和降解增加。TNF—α通过氧化应激和NO合成,使肌凝蛋白、肌酸磷酸激酶活性下降,从而消耗骨骼肌。TNF—α还可诱导肿瘤细胞产生胰岛素抵抗,干扰组织对葡萄糖的摄取和利用。而TNF的高低与癌性恶病质的发展之间的关系还存在较大争论。

(2)白细胞介素—1(IL—1):TL—1也是免疫细胞合成、分泌的恶病质因子,它能通过血脑屏障,直接作用于下丘脑饱食中枢及周围部位,引起摄食减少,或通过抑制促皮质激素释放激素抑制摄食。

(3)白细胞介素—6(IL—6):它和TNF—α、IL—1一样,同样可以抑制癌性恶病质患者的食欲,刺激急性期反应蛋白合成,并能抑制脂蛋白酯酶的活性,促进恶病质的发生,但不能单独诱导癌性恶病质。

(4)其他:癌性恶病质的发生还与干扰素—γ(IFN—γ)、肿瘤细胞分解代谢因子、脂肪代谢因子(LMF)、3—羟色胺、鲑皮素及人体内分泌的瘦素等其他物质有关。

二、临床表现

(一)体重减轻

体重减轻是癌性恶病质的标志性体征。目前通常认为,体重较发病前降低10%,即必须给予干预,或者在短期内体重迅速下降,亦是重要的治疗指标。严重体重减轻的类别包括:1周内体重减轻>2%;1月内体重减轻>5%;3个月内体重减轻>7.5%;6个月内体重减轻>10%。体重减轻也是提示肿瘤患者预后不良的指标之一。

(二)厌食症状

癌性恶病质患者厌食症状突出,同时还伴有其他消化道症状,如早饱、恶心、呕吐、便秘、腹泻、腹部膨胀、腹部痉挛或黏膜炎的表现等。

(三)虚弱症状

癌性恶病质体重减轻的患者通常还伴有虚弱、乏力、头昏、营养不良、贫血、水肿、肌肉群进行性消耗、骨骼肌疼痛、形体改变、甚至失去生活自理能力等情况。

(四)心理障碍

癌性恶病质患者还可伴有心理障碍的表现,如抑郁、失眠、焦虑、恐惧等症状,有少数患者会丧失生存信心。这也是影响患者食欲的因素之一。

（五）其他

癌性恶病质患者同时还承受着原发肿瘤和转移病灶的痛苦。

以上诸多因素导致患者消化功能下降、脂肪吸收不良、营养不良、贫血、低蛋白血症、免疫功能下降和脏器功能损害等一系列临床表现。

三、辨证论治

中医没有"恶病质"这一病名，但从恶病质的症状、病程变化来分析，可归属于中医的"虚劳"范畴。《素问·玉机真脏论》曰："大骨枯槁，大肉陷下，胸中气满，喘息不便，其气动形，期六月死。"《难经·十四难》曰："损脉从上下也……一损损于皮毛，皮聚而毛落；二损损于血脉，血脉虚少，不能荣于五脏六腑；三损损于肌肉，肌肉消瘦，饮食不能为肌肤；四损损于筋，筋缓不能自收持；五损损于骨，骨痿不能起于床。"上述文献中阐明了五脏削损的演变过程，创立了"五损"学说。张仲景《金匮要略》中则有专篇论述"虚劳病"，认为"虚劳"是以五脏气血阴阳虚损为发病机理，并提出了补益脾肾是治疗虚劳的重要措施，较详细地论述了虚劳的基本表现。

（一）病因病机

1.脾胃虚弱

《内经》曰："平人之常气禀于胃，胃者，平人之常气也。人无胃气曰逆，逆者死。"又曰："人以水谷为本，故人绝水谷则死，脉无胃气亦死。""脾气虚则四肢不用，五脏不安。"脾为后天之本，气血生化之源，李东垣的《脾胃论》中，重视脾胃，长于甘温补中，创立了治疗虚劳的新理论。

2.肾虚亏损

《内经》曰："肾者，主势，封藏之本，精之处也，其华在发，其充在骨。"又曰："精气夺则虚。"肾为先天之本，是藏精之所，精气乃人体生命的动力，所以肾虚不足、精气亏虚是虚劳的根本原因，肾脏虚损，则病情危重。《难经·十四难》创立了"五损"学说，强调了肾在虚损病情演变中的重要性。

3.气血不足，阴阳虚损

恶性癌病，尤其进展晚期，加之手术、放疗、反复化疗及其他多种治疗，必然导致气血损伤，阴阳皆虚。《医宗金鉴·虚劳总论》曰："虚者，阴阳、气血、荣卫、精神、骨髓、精液不足是也。损者，外而皮、脉、肉筋、骨，内而肺、心、脾、肝、肾消损是也。成劳者，谓虚损日久，留连不愈，而成五劳、七伤、六极也。"

虚劳病变部位在五脏，尤以肾脾虚弱为主；病变性质是气血阴阳亏损。李东垣认为"水为万物之父，土为万物之母，二脏安和，一身皆治，百病不生，张介宾认为"夫人之虚损，有先天不足者，有后天不足者"。肾主藏精，内寓阴阳，为先天之本；脾主运化，为气血生化之源，为后天之本。脾肾虚弱则气血阴阳皆虚。

（二）论治要点

本病以虚劳为主，全身正气不足、食欲缺乏是其核心所在。

1.健补脾肾，增进食欲为先

"得胃气者昌，无胃气者亡"，所以补脾益胃，扶助胃气，增进食欲成为治疗的首要任务，常以参苓白术散、香砂六君子汤等加减。温补脾肾，方选右归丸等加减。

2.滋养气血，调补阴阳为重

补益气血以八珍汤、归脾汤等加减;气阴两虚则拟益气养阴法,常选沙参麦冬汤、左归丸等加减;补肾益气常选右归丸、参茸丸等加减。

3.重视对原发肿瘤及其他并发症的治疗

在扶持正气的前提下,要重视对原发肿瘤的治疗,注意对疼痛、感染、出血、瘀血、水肿、腹水、胸水、肝肾功能损害等并发症的辨证治疗。重视中西医结合,加强支持治疗。

(三)分证论治

1.脾胃虚弱证

症状:精神疲软,面色少华,体倦乏力,气短懒言,面色萎黄,食少纳呆,腹胀矢气,饮食不香,或恶心呕吐,或腹泻便溏,或水肿身重。舌苔薄或腻,舌质淡,脉细。

治法:补脾益胃。

方剂:参苓白术散加减。

药物:党参10g,黄芪30g,茯苓10g,猪苓10g,山药10g,薏苡仁30g,砂仁3g,木香6g,苍术10g,法半夏10g,陈皮6g,当归10g,白芍10g,甘草6g,鸡内金10g,焦三仙各10g。

2.脾肾阳虚证

症状:气短乏力,形虚肢冷,消瘦纳呆,自汗便溏,四肢水肿,面色淡白,唇甲不荣,腰膝酸软。舌苔白,舌质淡,脉细弱无力。

治法:温补脾肾。

方剂:右归丸加减。

药物:生熟地各10g,当归10g,菟丝子10g,鹿角胶10g,党参10g,炒白术10g,杜仲10g,山萸肉10g,怀山药10g,枸杞子10g,补骨脂10g,锁阳10g。

3.气血不足证

症状:面色苍白,贫血外貌,全身无力,饮食减少,头昏头晕,或易汗出,或伴水肿。舌苔薄,舌质淡白,脉细,重按无力。

治法:补益气血。

方剂:八珍汤合归脾汤加减。

药物:太子参10g,黄芪30g,当归10g,熟地10g,白芍10g,川芎6g,桑寄生10g,桑椹子10g,阿胶(烊化)10g,刘寄奴10g,丹参10g,鸡血藤15g,白术10g,茯苓10g,甘草6g,紫河车10g。

4.气阴两虚证

症状:肢软乏力,声音低微,自汗盗汗,口渴纳呆,手足心热,心烦少寐,鼻衄出血。舌苔黄或花剥,舌质红,脉细数。

治法:益气养阴。

方剂:沙参麦冬汤或增液汤加减

药物:党参10g,麦冬10g,南、北沙参各10g,生、熟地各10g,地骨皮10g,黄芪15g,丹皮15g,枸杞子10g,五味子10g,玄参10g,锻龙牡各30g,龟板10g,鳖甲10g,知母10g,白芍10g。甘草6g。

5.阳虚气弱证

症状:身体虚弱,畏寒怕冷,腰膝酸软,面色无华,头昏头晕,食欲不振,或易自汗。舌苔薄,舌质淡,脉细数软。

治法:补肾益气。

方剂:右归丸合参茸丸加减。

药物:肉桂 3g,山萸肉 10g,熟地 10g,山药 10g,枸杞子 10g,太子参 10g,黄苗 30g,当归 10g,白芍 10g,杜仲 10g,鹿角胶 10g,补骨脂 10g,肉苁蓉 10g,甘草 6g。

(隋希文)

第二十五节　恶心呕吐

化疗相关性恶心呕吐(CINV)是肿瘤化疗中最常见的不良反应,也是很多患者恐惧化疗的原因之一。如果没有镇吐治疗,有 70%~80% 的化疗患者都会出现恶心呕吐。

严重的恶心呕吐可导致营养不良、脱水和电解质失衡,还会降低患者对化疗的依从性,拒绝进一步化疗。因此有效地预防化疗引起的恶心呕吐,对提高患者的生活质量和保证化疗顺利进行具有重要意义。NCCN 公布的 2011 年版的《止吐指南》推进了对 CINV 治疗的规范化和个体化。

一、病因病理

(一)发病因素

1.CINV 的发生机制

其机制非常复杂,至今仍未完全清楚,目前认为 CINV 主要有以下几个机制:

(1)化疗药物直接刺激胃肠道,肠嗜铬细胞释放神经递质,与相应的受体结合,由迷走神经和交感神经传入呕吐中枢而导致呕吐。近年来发现 5-羟色胺(5-HT)和 P 物质在 CINV 中具有重要的作用。5-HT 通过结合 5-HT,受体而致吐;P 物质通过结合神经肽-1(NK-1)受体,刺激催吐化学感受器(CTZ)和中枢而致吐。

(2)化疗药物及其代谢产物直接作用于呕吐中枢,刺激化学感受器,引发呕吐。

(3)心理、感觉、精神因素等,直接刺激大脑皮层通路导致呕吐,此类多见于预期性呕吐。

发生呕吐的其他相关因素还包括脑肿瘤、电解质失衡、肠梗阻等。

2.CINV 分类

根据呕吐出现的时间和程度可将呕吐分为 5 类。

(1)急性 CINV:指给予化疗药物后 24 小时内发生的恶心呕吐。通常在治疗后 5~6 小时内达到高峰,可持续 18 个小时以上,之后呕吐停止或转为慢性呕吐。该类型恶心呕吐的程度最为严重。其机制主要与肠嗜铬细胞释放 5-HT 有关。急性 CINV 若不能及时有效地控制,则会增加迟发性 CINV 的发生率。

(2)迟发性 CINV:指在给予化疗药物 24 小时后出现的恶心呕吐,其中 40%~50% 发生于 24~48 小时内,有时可持续 5~7 天,其严重程度较急性呕吐轻,但往往持续时间较长。其发生机制不太清楚,可能与多种因素有关,包括 P 物质介导、血脑屏障破坏、胃肠动力破坏和肾上腺激素分泌等因素。

(3)预期性 CINV:为条件反射所致,常见于既往 CINV 控制不良的患者,其特点是恶心呕吐发生于化疗前,在看到或听到该化疗药物的名称或嗅到该药物的气味即可诱发恶心呕吐。

精神心理因素是预期性 CINV 的主要原因,CINV 的程度受多种因素影响,与化疗药物的种类及其致吐作用的强弱、剂量、用法，既往化疗时镇吐治疗是否合理，以及年龄、性别、情绪等有关。

（4）爆发性 CINV：是指尽管已对患者进行了预防性处理，但是仍然发生严重的恶心呕吐，须按挽救性止吐治疗进行处理。

（5）难治性 CINV：是指既往预防性和挽救性止吐的治疗失败之后再次出现的呕吐。

3. CINV 风险分度

根据 2006 年版《NCCN 指南》，常用化疗药物引起 CINV 的副作用强度分为高度、中度、低度、极低度 4 个级别。

所有含顺铂的化疗方案均被认为是致吐的高危因素，接受此类方案治疗有 99% 以上的患者出现呕吐。对于无顺铂药物的化疗方案，如有 30%～90% 的患者出现呕吐，亦属于高危组；有 10%～30% 的患者出现呕吐则属于中危组；10% 以下的患者出现呕吐则属于低危组。

二、辨证论治

化疗引起的恶心呕吐，属于中医"呕吐"的病证范畴，是指胃失和降，气逆于上，迫使胃中食物呕吐而出的一种病证。中医认为有物有声谓之呕，有物无声谓之吐，无物有声谓之干呕。临床上因化疗药物引起的恶心、呕吐常常同时发生。

（一）病因病机

1. 药毒伤胃

主要病因为化疗药毒，或是化疗药物的代谢产物，侵犯胃腑，使胃失和降，水谷食物随逆气呕吐而出。

2. 饮食不节

化疗期间，饮食调理不当，过补或过冷过生等，皆可损伤脾胃，食滞不化，致胃气失和，上逆而为呕吐。

3. 情志失调

患者对化疗的恐惧心理，特别是曾经有化疗致呕吐的经历者，易发生预期性呕吐。癌症患病，心情抑郁，肝胃不和，胃失和降，亦易于发生呕吐。

4. 慢性胃病

患者平素脾胃虚弱，患有慢性胃疾，或本身患消化道肿瘤，再加之化疗，更伤中气，胃虚不能盛受水谷，上逆而吐。

（二）论治要点

主要病机为药毒伤胃，胃气上逆，主要原则为和胃止呕，再根据辨证，针对不同的证候结合疏肝和胃、温胃化痰、益胃养阴等治法，同时注重中西医结合使用镇吐药，以达到控制呕吐的目的。常用的止呕吐治法例举如下：

1. 疏肝和胃

患者抑郁恐惧，七情不遂导致肝郁气滞，肝木克土，胃失和降等一系列变化，症见胃脘胀满不适、呃逆呕吐、嗳气胸闷。患者若心情舒畅则症状减轻，故疏肝和胃是常用治法之一。常用四七汤、柴胡疏肝散等加减。

2. 辛开苦降

《内经》曰："诸逆冲上，皆属于火，诸呕吐酸，皆属于热。"所以常采用辛开苦降的治法，寒温并用,以苦寒之品清泻郁火,以辛开之品降逆止呕。常用左金丸、半夏泻心汤等加减。

3.化饮除湿

患者常见呕吐清水痰涎,胸闷腹胀,头眩心悸,脉滑,舌苔白腻等。常用化饮除湿法,以二陈汤、小半夏汤、苓桂术甘汤等加减。

4.温胃止呕

若症见胃脘怕冷,时作呕吐,遇寒则甚,得温则减,食后不化,复行吐出,面色淡白等,属脾胃虚寒证,治以温中散寒、和胃止呕法,常用理中汤等加减。

(三)分证论治

1.肝胃不和证

症状:胃脘胀满,呃逆作嗝,脘胁隐痛,恶心嗳气,呕吐频繁,情绪忧郁,胸闷或有咽部异物感。舌苔薄,舌质淡,脉弦细。

治法:疏肝和胃止呕。

方剂:柴胡疏肝散加减。

药物:醋柴胡6g,白芍10g,当归10g,茯苓10g,白术10g,姜半夏10g,郁金6g,青皮6g,陈皮6g,枳壳6g,川芎6g,制香附10g。

2.胃寒痰滞证

症状:恶心呕吐,痰黏,畏寒怕冷,脘腹喜暖,或有脘腹冷痛,食欲不振。舌苔白腻,舌质淡,脉滑濡紧。

治法:温胃化痰止呕。

方剂:良附丸加减。

药物:高良姜3g,制附子6g,党参10g,炒白术10g,干姜6g,陈皮6g,姜半夏10g,吴茱萸3g,茯苓10g,木香6g,生姜3g,甘草3g。

3.胃热气逆证

症状:胃脘作胀,灼热疼痛,口中异味,嗳气酸腐,或口干欲饮,或矢气异臭,或腹部胀气。舌苔黄或黄腻,舌质红,脉数。

治法:清胃降气止呕。

方剂:橘皮竹茹汤加减。

药物:橘皮6g,竹茹10g,党参10g,姜半夏10g,枇杷叶10g,茯苓10g,黄连6g,吴茱萸2g,代赭石30g,旋覆花10g,甘草3g。

4.胃阴虚损证

症状:胃脘灼热,隐隐作痛,食后痛剧,心中嘈杂,心烦口渴,五心烦热,或有盗汗,或有低热,大便干结。舌苔少,或舌裂起刺少津,舌质红,脉细弦数。

治法:益胃养阴止呕。

方剂:沙参麦冬汤合益胃汤加减。

药物:南沙参10g,北沙参10g,麦冬10g,天冬10g,玉竹10g,桑叶10g,白扁豆10g,青皮6g,当归10g,陈皮6g,枇杷叶10g,法半夏10g,甘草3g。

(隋希文)

第二十六节　中医治疗肿瘤的十大内治法及外治诸法

中医治疗肿瘤的方法十分丰富,通常来讲有"汗、吐、下、清、温、和、消、补"八法,但由于疾病变化多端,所以治疗方法实际上远远超过八法,如清代《医方集解》总结了二十二法。本章总结了临床上治疗肿瘤较常用的内治十法。当然,根据辨证论治的需要也常使用其他治法,如解表法、和解法、安神法、开窍法、平肝息风法等。此外,临床还有外治、针灸、推拿、穴位注射等诸多治疗方法。

一、内治十法

(一)扶正培本法

1.定义

扶正培本法是根据"虚则补之""损则益之"的治疗原则,针对肿瘤患者正气虚弱、脏腑虚损等证候而拟定的治疗法则,属于治疗"八法"中的补法。

2.病机

《内经》曰"邪之所凑,其气必虚","正气存内,邪不可干",肿瘤发病都有正虚邪实的病机变化。正如古人所云:"积之成也,正气不足,而后邪气踞之。"《活法机要》亦谓:"壮人无积,虚人则有之。"正气虚是癌症发生的重要因素,癌症的发生发展是一个邪正相争的过程,特别是晚期肿瘤患者正虚更著、邪气更甚。扶正培本法治疗肿瘤是中医学的一大特色。

3.临床应用

(1)补虚培本:在恶性肿瘤的发生发展过程中可出现一系列正虚证候,如气虚、血虚、阴虚、阳虚及脏腑虚弱等。到了晚期出现癌症恶病质表现时,虚弱之象更甚。根据治病求本、虚则补之、损则益之的原则,扶正培本法又分为补气、补血、补阳、补阴及补脏腑等治疗方法,内容十分丰富。

(2)平衡调节:扶正培本法并不是单纯应用补益强壮的方药,而是通过扶持正气、培植本元的方法来调节人体阴阳平衡及气血、脏腑、经络功能。中医的"补之、调之、和之、益之"等法都属于校正范畴,通过调整机体内环境,增强免疫功能,加强抵御和祛除病邪的能力,从而抑制癌细胞的生长,为进一步治疗创造条件。正如中医所言,"养正积自除"。

(3)与祛邪的关系:肿瘤发生发展过程中可出现邪毒、瘀血、痰凝等病理产物,表现为"本虚标实"之证。在临床治疗中应注意"扶正与祛邪"的治疗策略,分清轻重、缓急、先后,或兼合并重等以决定治疗次序,根据正虚和邪实的偏颇,予以祛邪为主兼以扶正,或扶正祛邪并重,或扶正为主兼以祛邪的治疗方法。从广义来说,扶正还应包括祛邪以安正的含义在内,切实掌握邪正虚实的关系,应做到扶正不留邪,祛邪不伤正。

(4)调整机能:如肿瘤患者脾胃功能不足,食欲低下,慢性腹泻,可通过补益脾胃恢复功能;再如经过放疗、化疗后肾气损伤,性功能减退,可通过补益肾气促使性功能恢复。

(5)保健强体,"治未病":肿瘤患者病后体虚,为预防复发转移,可通过有针对性的扶正补益,达到"治未病"的作用。如肺癌病后通过药疗配合食疗的办法补肺益气,减少复发;又如胃气虚弱,慢性胃炎、上皮高度异常增生的患者,可通过药疗或食疗补益胃气,结合辨证治疗,以减少胃癌的发生率。

　　扶正培本治法在防治肿瘤并发症、配合放化疗等方面具有广泛的应用价值,可以明显提高治疗效果,增强治疗耐受性,减轻放疗、化疗的毒副反应。特别在晚期肿瘤的治疗中,采用扶正培本法具有延长生存期、提高生活质量、减少患者痛苦等作用,甚至可以使患者较长时间带瘤生存,这种效果是现代医学的营养支持疗法所无法比拟的,而两者相结合则相得益彰,效果更好。

　　4.常用药物

　　常用的补气类方剂有四君子汤、补中益气汤、生脉散等,补血类方剂有四物汤、当归补血汤等,气血双补类方剂有八珍汤、归脾汤等,补阴类方剂有六味地黄丸、大补阴丸等,补阳类方剂有金匮肾气丸、右归丸等。

　　常用的补气药有人参、黄芪、党参、白术、山药、茯苓、甘草等,补血药有当归、阿胶、白芍、鸡血藤、熟地、桑椹、枸杞子、紫河车等,补阴药有生地、龟板、鳖甲、旱莲草、女贞子、天冬、麦冬、沙参等,补阳药有附子、肉桂、杜仲、淫羊藿、补骨脂、肉苁蓉、仙茅、巴戟天等。

　　(二)清热解毒法

　　1.定义

　　清热解毒法是根据"热者寒之""温者清之"的治疗原则,针对肿瘤患者的热毒、温热、火毒、血热等证候而拟定的治疗方法,具有清热、解毒、泻火、凉血等功效,属于"八法"中的清法。

　　2.病机

　　"热毒"既是恶性肿瘤的主要病因之一,也是肿瘤侵袭变化的病机表现之一,辨证属于"里热"证候,可分为实热、虚热,气分热、营分热、血分热,脏腑偏胜之热(如肺热、肝热、胃热、下焦热、膀胱热等)以及经络之热等证。

　　热毒还可与多种病邪结合为患,形成痰热、湿热、暑热、瘀热等;热毒炽盛则可伤气、伤阴、伤津、伤脏腑、伤筋骨,共同造成肿瘤病机和病情变化的复杂性。故在具体运用清热解毒法时,应辨证配合益气、养阴、祛风、通络等治法,方能获得良好的治疗效果。

　　肿瘤中晚期或有并发症的患者,临床常有发热、疼痛、肿块增大、局部灼热疼痛、口渴、便秘、尿黄、脉数等症状,表现为毒热内蕴或邪热瘀毒证候,故应以清热解毒法治疗。清热解毒药能清除或控制肿瘤周围的炎症和感染,减轻临床症状。同时清热解毒药又具有较强的抗肿瘤活性,所以清热解毒法是恶性肿瘤治疗中较常用的方法之一。

　　3.临床应用

　　(1)祛除邪热:清热解毒法的核心作用就是清除热邪,诸如实热、虚热,气分热、营分热、血分热,肺热、肝热、胃热、下焦热、膀胱热以及经络之热等。

　　(2)协同祛邪:热邪与其他邪气交杂(如暑、风、痰、瘀等病邪)时,应选择不同的清热解毒药物和治疗变法。如热盛迫血妄行时,应与凉血止血药合用;瘀血久蕴发为瘀热,则应与凉血活血药合用。此外,清热解毒药物常与清暑、疏风、化痰、除湿等药物同时应用。辨证的应用清热解毒药,可以在肿瘤治疗中更好地发挥"祛邪"作用。

　　(3)祛邪扶正:肿瘤患者一般体质较差,邪热更易损伤正气,除邪则有利于正气的恢复。如热邪炽盛,耗损津液,则清热解毒药与养阴生津药合用;如热邪伤气,则清热解毒药与益气扶正药合用。

　　(4)辨证选药:根据毒热蕴结的不同部位和不同表现,选择恰当的清热解毒药物,如黄芩清上焦热、黄连清中焦热、黄柏清下焦热、山栀清三焦热、龙胆草泻肝胆之湿热、大黄泻肠胃之腑热等。

4.常用药物

治疗肿瘤常用的清热解毒药物有金银花、连翘、白花蛇舌草、半枝莲、半边莲、龙葵、七叶一枝花、山豆根、板蓝根、大青叶、虎杖、紫草、紫花地丁、蒲公英、鱼腥草、夏枯草、败酱草、穿心莲、黄芩、黄柏、知母、黄连、栀子、丹皮、苦参、龙胆草、石上柏、土茯苓、马齿苋、鸦胆子、牛黄、羚羊角、水牛角等。

目前通过药理研究和临床筛选，证明大多数清热解毒药物均有较强的抗癌活性，并可从中分离提取出有效的疗癌成分，如喜树碱、山豆根生物碱、长春新碱、长春花碱、穿心莲内酯等。

(三)活血化瘀法

1.定义

活血化瘀法是根据"结者散之""留者攻之""逸者行之"的治疗原则，针对肿瘤瘀血留滞、血行不畅的血瘀证候而拟定的治法，以达到通畅血行、祛除瘀滞的目的。

2.病机

瘀血既是恶性肿瘤的主要病因之一，也是肿瘤病邪深入侵袭的后果。

实体肿瘤为有形肿块，历代医家认为，癥积、石瘕、痞癖、噎膈以及肚腹结块等均与瘀血有关。在病因上，气滞可以形成血瘀，气虚也能引起血瘀；外邪入侵，伤脉伤络，亦可在经脉、脏腑组织之间形成瘀血肿块。《医林改错》曰："肚腹结块，必有形之血。"说明腹内有形的包块肿物多由瘀血所致。临床观察证明，大多数肿瘤患者存在血瘀证候，如体内或体表肿块经久不消、坚硬如石或凹凸不平、唇舌青紫或舌体、舌边及舌下有青紫点或静脉曲张、皮肤黯黑、肌肤甲错、局部疼痛、痛有定处、日轻夜重、脉涩等。

非实体肿瘤如白血病等，既有出血的症状，也存在瘀血的病因、病机变化，所以治疗上常常需要使用活血化瘀法。

3.临床应用

(1)行血活血化瘀法的核心作用就是消除瘀血肿块、疏通凝滞血脉、恢复正常气血运行。本法可用于多种情况：肢体、肺、心、脑、肝、脾、肠等脏腑血瘀病证；外伤损伤、血脉置管、手术外伤、放疗辐射及肿瘤压迫血脉等因素导致瘀血滞留；药物毒性、抗癌药物的毒性反应，导致血液黏滞、瘀血栓塞；病邪深入，侵袭内脏，内脏痹塞，如肺栓塞、脑梗死、心脉梗死、肠膜栓塞等。

(2)疏通活血化瘀法同时还具有疏通经络、破瘀散结、祛瘀生新、活血止痛等治疗功能。现代医学认为，癌症往往伴有血液黏稠度的升高，为肿瘤转移创造了条件，而活血化瘀药有抗凝、抗纤溶、降低血液黏稠度的作用，对防止或减少癌栓的形成和转移具有重要作用。活血化瘀药配合放、化疗可增效增敏，改善血液流变学异常，消除微循环障碍，提高免疫功能。

(3)协同祛邪：血瘀证常常同时存在气滞，血滞则气亦滞，气行则血亦行，故活血化瘀药往往与理气行气药合用；治疗蓄血证往往是逐瘀药与荡涤邪热药配伍；瘀阻血络，往往是化瘀药与舒经通络药配伍；治疗癥积血块往往是化瘀药与消癥散结药配伍。

(4)注意细节：根据瘀血的部位不同，常辅以不同的引经药物，以直达病所、祛除病邪。活血化瘀法总体属于攻击病邪的治法，应用时注意勿使过度、勿伤正气，体虚者往往需要与扶正补益法合用。

活血化瘀法虽然有抗肿瘤的作用，但运用时也有促使肿瘤血行播散的可能，如无明显血瘀征象，则无需使用活血化瘀法，特别是在有可能发生肺咯血、肠出血、胃出血、肝硬化出血等情况下，更不应使用活血化瘀法。在进行介入栓塞治疗时亦不可使用活血化瘀药物。

4.常用药物

治疗肿瘤常用的活血化瘀药物有丹参、丹皮、赤芍、桃仁、川芎、红花、郁金、延胡索、乳香、没药、五灵脂、王不留行、蒲黄、斑蝥、水红花子、石见穿、当归、虎杖、血竭、穿山甲、水蛭、蜂房等。

（四）化痰除饮法

1.定义

化痰除饮法是针对肿瘤"痰""饮"的病证而拟定的治法。

2.病机

"痰"与"饮"既是机体的病理产物，又是致病因素，是肿瘤的基本病机之一，古代医家有"顽疾怪症多属痰"之论。朱丹溪曾曰："凡人身上中下有块者，多是痰。"因此，对于肿瘤的治疗，化痰除饮法具有重要意义。化痰除饮法不仅可以减轻肿瘤患者的症状，而且可使某些肿瘤得到控制。

3.临床应用

（1）作用广阔："痰"与"饮"是肿瘤患者常见的证候，范围甚广，变化复杂，往往与气、瘀、毒、湿、火、风、寒、热等病邪合而为病，形成痰饮、痰核、痰瘀、痰湿、痰浊、寒痰、热痰、风痰、痰毒等病理变化，危害甚重。例如痰饮与水、湿相互为患，形成胸水、腹水及心包积液等变化；痰饮癌毒内攻，乳房、卵巢、骨骼诸脏受累，诸邪郁久化热，溃疡糜烂，渗液腐臭，变证复杂。

临床常见的脑肿瘤、鼻咽癌、甲状腺癌、肺癌、食管癌、乳腺癌、纵隔肿瘤、淋巴瘤、骨肉瘤、卵巢癌等肿瘤，以及肿瘤淋巴结转移皆可见痰饮病邪所致的证候，所以在肿瘤治疗中以"痰"论治者较多。

（2）协同祛邪：辨证运用化痰除饮之剂时应注意根据不同伴随证候使用不同的治法，如行瘀化痰、理气化痰、祛风化痰、泻火化痰、燥湿化痰、化痰软坚等。顽痰怪症，留滞难除，日久不尽，进而更伤正气，所以在运用化痰除饮之剂时往往配伍扶正之品，如养阴化痰、益气化痰、补肺化痰、健脾化痰等。

4.常用药物

临床常用的化痰药物有半夏、陈皮、胆南星、瓜蒌、山慈菇、象贝母、葶苈子、海浮石、前胡、杏仁、橘红、百部、紫菀、桔梗、白前、远志、石菖蒲、竹茹等。

（五）利水化湿法

1.定义

利水化湿法是针对肿瘤水湿之证而拟定的治法。

2.病机

"水湿"之邪既是恶性肿瘤的病理产物，又是致病因素。在诸多肿瘤中都常常伴有水肿、淋浊、水饮、泄泻、癃闭等病证，所以水湿为患也是肿瘤的基本病机之一。

湿与水，异名同类，湿为水之渐，水为湿之积。水湿之邪与肺、脾、肾三脏关系密切，肾为水脏，脾主运化水湿，肺主通调水道。肾虚则水湿泛滥，脾虚则生水湿，肺气虚则水失输布。所以运用化湿利水法时，应从肺、脾、肾三脏着手，温肾则能行水，健脾则能化湿，宣肃肺气则能通调水道。水湿之邪除与肺、脾、肾三脏关系密切外,还与膀胱之府相关,肾与膀胱相表里,《素问·灵兰秘典论》曰:"膀胱者,州都之官,津液藏焉,气化则能出矣。"如患者内有水湿,外有风寒,膀胱气化不利,水蓄下焦,则治应通畅三焦之机,化气利水,使水湿之邪去有出路。

3. 临床应用

(1)辨明水湿之所:肿瘤疾病所见的水湿之证范围很广,证型亦多,既有实证也有虚证。实证有肝胆湿热黄疸、肠道湿热泄泻、下焦湿热带下、膀胱湿热淋浊、湿浊内阻中焦、风湿内着筋骨等病理变化,证候复杂,危害甚重,故辨证治疗时应分别使用不同治法,如清热利湿、清热燥湿、利水通淋、芳香化湿、祛风胜湿等。

(2)注重扶正祛邪:水湿也有因虚所致之证,如前所述脾虚、肾虚、肺虚等,尤其在疾病晚期,营养不良呈现恶病质时,治疗时更应注重扶助正气。

4. 常用药物

临床中常用的化湿利水药物有薏苡仁、黄芪、茯苓、茯苓皮、猪苓、泽泻、车前子、大腹皮、瞿麦、滑石、萹蓄、桑白皮、萆薢、玉米须、白茅根、苍术、藿香、佩兰、羌活、防风、川牛膝、赤小豆、木瓜、通草、茵陈蒿、厚朴等。

(六)理气消滞法

1. 定义

理气消滞法是根据"结者散之"的治疗原则,针对肿瘤气机郁结、积滞内停的证候而拟定的治法。

2. 病机

气机郁滞既是恶性肿瘤的病因之一,也是肿瘤最基本的病理变化。中医学认为肿瘤的发生与气机运行失调关系极为密切,《医宗金鉴》曰:"乳癌由肝脾两伤,气郁凝结而成。"《丹溪心法》亦云:"厥阴之气不行,故窍不得通而不得出,以生乳癌。"气机不畅则津液血运代谢障碍,积而成块,以生肿瘤。气机郁滞在乳腺癌、肺癌、食管癌、胃癌、肝癌、胆囊癌、胰腺癌、结肠癌等肿瘤,以及胸腔、腹腔等处的转移瘤都十分常见,因此,理气消滞法在肿瘤治疗中有十分重要的作用。

3. 临床应用

(1)明辨气机郁结之因:气机郁滞多与脏腑功能障碍有关。临床上常有脾胃气滞、胃气上逆、肠胃积滞、肝气郁结、肺气上逆等病证,所以治疗上应分别采用调脾和胃、降气止呕、理气消积、疏肝解郁、降气平喘等治法。

对气机郁结、积滞内停之证,在辨证上应当注意区分寒热,如寒凝气滞、热郁气滞的证候,治疗上应分别采用逐寒散结、清热理气治法。

(2)协同运用:气机郁结、积滞内停之证还常常与其他病邪如痰、湿、火、瘀、食等合而为病,形成气滞痰凝、气郁夹火、气滞血瘀、气滞食积等变化。对此,亦当采取不同的治疗方法,如理气化痰、清火散结、理气活血、消导理气等法。

4. 常用药物

临床常用的理气消滞药物有八月札、橘叶、苏叶、苏子、橘皮、枳壳、香附、郁金、川楝子、延胡索、乌药、砂仁、木香、小茴香、降香、沉香、丁香、檀香、柿蒂、大腹皮、佛手、青皮、玫瑰花、九香虫、绿萼梅、厚朴、枳实、瓜蒌、薤白、旋覆花、六曲、山楂、莱菔子、麦芽、槟榔等。

(七)泻下逐水法

1. 定义

泻下逐水法是根据"泄可去闭"的治疗原则,针对肿瘤患者具有的积滞壅结、实热内盛、水饮停积、寒痰郁结等证候而拟定的治法,属于"八法"中的下法。

2. 病机

肿瘤患者患病日久,更经历手术、放疗、化疗等各种治疗,导致正气不足,肺、脾、肾三脏虚损,水液代谢、输布异常,停聚于内,加之癌毒猖獗,邪无去处,水湿与其他病理因素如痰、热、瘀、气等相结则形成积滞壅结、实热内盛、寒积痰阻等各种变证,需攻下病邪。

3. 临床应用

(1)荡涤实邪:泻下逐水法在于攻逐里实之邪,用于清除肠胃积滞,荡涤实热,攻逐水饮,祛除寒痰等,可迅速获得显著效果,但对部分疾患效果不能持久,只是治标之举,还需加用针对性治疗。

(2)注意保护正气:泻下逐水药物往往药性峻猛,反应激烈,易于损伤正气,常用于肿瘤伴有肠梗阻、大便干结以及多种肿瘤引起的胸腹腔积液、心包积液等实证患者。泻下逐水法在于攻逐里实之邪,有表证者不宜使用;年老体虚、新产之后、妇女经期、病后津伤、失血者慎用,必要时攻补兼施或先攻后补;孕妇禁用。

(3)辨证善用:由于患者体质有寒热虚实的不同,证候有热结、寒结、燥结、水结等区分,因此立法、选方、择药亦应随之不同,可分为寒下、温下、润下、逐水,以及攻补兼施或先攻后补等不同治法。辨证论治时需要明察虚实之轻重、分清标本之缓急,勿犯虚虚实实之戒。在应用泻下逐水剂时,应掌握"中病即止""得效即止"的原则。如果选控涎丹、十枣汤、舟车丸等峻猛之剂,应遵循"衰其大半即止"的原则,不可过度,以防损及元气。

4. 常用药物

临床常用的泻下逐水药物有大黄、厚朴、枳实、芒硝、防己、椒目、葶苈子、白芥子、大戟、芫花、壁虎、续随子、商陆、陈葫芦、河白草、牵牛子等。

(八)软坚散结法

1. 定义

软坚散结法是根据"坚者削之""结者散之"的治疗原则,针对癌肿坚硬、病邪聚结的病证而拟定的治法。

2. 病机

肿瘤又称"石瘕""石疽""岩""疳"等,多为有形之物,坚硬如石。起病原因诸多,与痰气相结、痰瘀积滞、气血瘀积、邪毒内结等关系密切。所以在肿瘤治疗中,常配合使用软坚散结法,起到促使肿块软化、消散的作用。

临床上常见的甲状腺癌、乳腺癌、食管癌、肝癌、恶性淋巴瘤、腹腔肿瘤、软组织肿瘤、骨肿瘤等,以及肿瘤皮下转移结块、淋巴结转移等,均可使用软坚散结的方法进行治疗。

3. 临床应用

(1)软坚散结:软坚散结法主要是针对癌肿坚硬、病邪聚结病证的治法,多数还是属于配合之举。辨证应用时,还应针对产生聚结的原因、病机变化,分别采用不同的方法,如解毒散结、消痰散结、理气散结、温寒散结、化瘀散结、消导散结等法。

(2)辨证祛邪:如治疗痰结,常用化痰散结的药物,如瓜蒌、海浮石、川贝、白芥子、半夏、南星、薏苡仁、皂角刺、山慈菇、黄药子、天竺黄、杏仁等;治疗气结,常用理气散结的药物,如八月札、木香、乌药、沉香、降香、丁香、陈皮、青皮、砂仁、枳壳、香附等；治疗寒结，常用温通散结的药物，如干姜、高良姜、吴茱萸、艾叶、荔枝核、小茴香、川椒、铁树叶等。

4.常用药物

常用的软坚散结药物有硇砂、硼砂、牡蛎、鳖甲、龟板、地鳖虫、瓦楞子、海藻、昆布、海螵蛸、海浮石、青黛、地龙、五倍子、夏枯草、猫爪草、穿山甲等。

（九）固涩收敛法

1.定义

固涩收敛法是根据"涩可固脱"的治疗原则，针对肿瘤患者正气内虚、耗散滑脱的病证而拟定的治法。固涩收敛法所用的药物具有敛汗、固脱、止泻、涩精、止遗、止带等作用。

2.病机

肿瘤患者气血受损，精气内耗，诸多脏腑功能失调或衰退，加之经历手术、化疗、放疗之后正气进一步损伤，或同时存在放化疗所致的脏腑功能损伤与衰退的后遗症，以致引起一系列耗散滑脱的病理变化，出现自汗、盗汗、慢性泄泻、带下淋沥、夜尿频数、遗尿失控、遗精滑泄、精神耗散等证候。老年及晚期肿瘤患者的耗散滑脱诸症更甚。

3.临床应用

（1）明辨不同证候：临床常见的耗散滑脱病证有自汗盗汗、泻利日久、遗精滑泄、小便不禁、崩中漏下等，应通过辨证，分清不同的耗散滑脱证候，相应使用敛汗固表、涩肠止泻、涩精止遗、固崩止带等不同治法。

（2）协同使用：固涩收敛法基本上是一种治标之法，所以除用固涩收敛药物外，还应根据辨证分清寒热、阴阳、气血、脏腑、津精等盛衰，采用不同治法。如伴有感染邪热者，应当以清热祛邪为主；对于化疗引起的腹泻，放疗导致的放射性肠炎、放射性膀胱炎等病证，还应采取有针对性的防治措施。

（3）扶正补虚：肿瘤患者多数经历手术、化疗、放疗等治疗，气血受损，精气内耗，诸多脏腑功能失调，或同时存在放化疗的并发症和后遗症，在使用固表敛汗、健脾止泻、益肺平喘、补肾涩精、养血止带等治疗方法时应同时注重扶持正气。

4.常用药物

临床常用的固涩收敛药物有补骨脂、五味子、白芍、肉豆蔻、诃子、罂粟壳、石榴皮、黄芪、牡蛎、瘪桃干、糯稻根、麻黄根、芡实、莲子肉、龙骨、桑螵蛸、赤石脂、浮小麦等。

（十）以毒攻毒法

1.定义

以毒攻毒法是针对恶性肿瘤患者癌邪亢盛、毒根深结的病证而拟定的治法，即运用药性峻猛有毒之品，攻克癌毒病邪的一种治疗方法。

2.病机

肿瘤恶疾之证，不论是气滞血瘀，痰凝湿聚，还是热毒内蕴，或阴寒内聚，久之均能导致癌毒内聚。癌毒结于体内也是肿瘤的根本病因之一。邪毒与正气相搏，表现为肿瘤患者的各种证候，导致癌症病情变化的错综复杂。由于肿瘤形成缓慢，毒邪深居，所以临床常用有毒之品，意在大力杀伤癌细胞，即所谓"以毒攻毒"法。金元四大家之一的张子和善用"攻"法，曰："夫病之一物，非人身素有之也；或自外而入，或由内而生，皆邪气也。邪气加诸身，速攻之可也，速去之可也。"此处所说的邪当为实邪。肿瘤是邪毒瘀积于内，多数表现为阴邪之毒，因此攻毒祛邪多用辛温大热有毒之品,取开结拔毒之效。

3.临床应用

(1)所使用的药物是"有毒之品":中医临床使用的有毒之品有蟾蜍、蜈蚣、全蝎、红娘子、马钱子等。临床应用常见心、肝、肾、脑、神经、血液及胃肠道等毒性反应,严重者可致死。

(2)有毒之品对肿瘤细胞有显著的毒杀作用:实验研究证明,中药中的有毒药物大多对癌细胞有直接的细胞毒作用,确有"以毒攻毒"的效果。长春花碱、苦参碱、靛玉红等药物已经应用于临床,近年使用砒石(三氧化二砷)治疗白血病也已获得良好疗效。1999年10月,我国批准三氧化二砷注射液作为国家D类新药治疗白血病;2000年9月,美国FDA亦批准美国公司生产的三氧化二砷注射液上市作为白血病复发后的二线治疗药物。

(3)"善用"有毒之品:"善用治病,滥用致命",运用有毒之药时要严格掌握适应证,必须是"邪实正亦实"时方可使用,并严格控制剂量及遵循煎服方法。应用有毒药物具有一定危险性,医者往往有些顾忌,而许多晚期患者恨病吃药,常自己试服,缺乏正确指导,极有可能导致中毒。一部分以毒攻毒的药物确有攻坚蚀疮、破瘀散结、消肿除块之效,但在使用时,应遵循"中病即止""得效即止"的原则,严密观察毒副反应,切不可过量,一旦出现不良反应时,须立即停药并采取积极的解毒措施。

4.常用药物

临床常用的毒性药物有蜈蚣、斑蝥、蜂房、全蝎、壁虎、蟾蜍、地鳖虫、狼毒、硫黄、藤黄、蜣螂、常山、生半夏、生南星、马钱子、巴豆、干漆、洋金花、乌头、生附子、雄黄、砒石、轻粉、蓖麻、独角莲等。

二、外治诸法

中医的外治法十分丰富,用于治疗肿瘤的也很多,临床常用的方法有以下几种。

1.膏药外贴

外贴肿瘤局部或肿瘤对应部位,以发挥活血化瘀、祛痰散结、消肿止痛等作用。

2.围敷法

将新鲜药用植物捣烂,或用干燥中药研成细末,加水或醋、麻油、蜂蜜、猪胆汁等调和,制成糊剂、软膏等剂型,直接外敷于肿瘤局部,并定时换药,起到消肿、止痛、散结等作用。

3.腐蚀法

选用硇砂、火硝、降丹、明矾、烧碱、生石灰等具有祛腐生新解毒功效的中药,制成散剂、药条、膏剂、敷剂等剂型,直接用于体表或肛管、阴道等肿瘤部位,直接腐蚀瘤体,达到祛腐除瘤、生新疗疮的作用,但应注意防止药物中毒和损伤血管黏膜。

4.熏洗法

煎煮中药,外洗、浸泡肛门、外阴、手足及其他部位,利用热蒸汽进行熏蒸、淋洗、浸浴等,起到疏通腠理、活血舒筋、解毒消肿、生肌祛风等作用。

5.吸入法

将药物形成雾化水气,从鼻腔、口腔吸入,或直接喷射进入口腔、鼻腔,以治疗口腔、鼻腔、肺部病变,起到抑癌消肿、润喉化痰、清咽疗疮等作用。

6.灌肠法

中药液体制剂行保留灌肠,发挥中药在肠道局部及药物吸收后的药理作用,起到清热解毒、消肿抑癌、散结止痛等作用。

7. 塞法

将药用植物捣烂，或研成细末，制成相应栓剂，塞于肛门、阴道、鼻腔等管腔内，起到腐蚀肿瘤、消肿止痛、止血疗疮等作用。

8. 熨法

将炒热的药物用布包，熨于疼痛部位或相应的体表部位，起到活血止痛、散结消肿等作用。

其他外治法如结扎枯瘤、穴位贴敷、腹脐敷药等，可依据病情及治疗经验选择使用。

（隋希文）

第十二章　中医针灸疗法

第一节　原发性高血压针灸治疗

一、概述

高血压病是一种以动脉血压升高为特征,可伴有心脏、血管、脑和肾等器官功能性或器质性改变的全身性疾病。高血压病是最常见的心血管疾病之一。据卫生部门统计,近年我国35~74岁的人群中,仅此年龄段的高血压患者就有约1.3亿。这个数字还在不断增长之中。

中医古文献中无高血压病的名称,但有关高血压病症状的记载,散见于"眩晕"、"头痛"、"肝阳"、"肝风"、"中风"等论述中。

在我国的古医籍中,记载应用针灸之法治疗与高血压病相类似证候的条文,最早见于《内经》。如《灵枢·寒热病》提到"阳迎头痛,胸满不得息,取之人迎"。现代,人迎穴仍是治疗高血压病的重要穴位之一。晋代的《针灸甲乙经》也有类似的记载,症状描述较《内经》细致,以单穴为主。至宋代,对这类证候的治疗开始用多穴组方。到了明代,随着传统针灸学的日趋成熟,在组方上从以局部取穴组方为主进而以远近取穴配伍为主。

针灸治疗高血压病的理论和实践基本上是最近50多年积累起来的。针灸治疗本病的现代报道,首见于1953年。至20世纪50年代中后期,就有包括针刺、艾灸、穴位注射、皮肤针多种穴位刺激法应用于高血压病的临床治疗,除了个案外,不少是多病例观察资料。而且对针刺入迎穴、艾灸百会的降压效果进行了较深入的观察。从20世纪60—70年代,一些新的穴位刺激法不断加入防治高血压病的队伍,并且逐步总结出一批在调整血压上有相对特异性的穴位,如人迎、曲池、足三里等;也提炼出一些有可重复性的有效穴方。从20世纪80年代迄今的近30年,是针灸治疗高血压病最富成效的时期。进行了更为客观的大样本多指标对照观察。同时,对具有降压作用的穴位、处方及针刺手法进行了不断的优化和筛选。

近60年来的工作表明,针灸对高血压病的效果是肯定的,主要表现在:针灸对高血压病各期患者的即时降压效果肯定,而且存在具有降压作用相对特异性的穴位(包括体穴和耳穴)。针灸降压的近期效果也令人满意。针灸更具有改善症状和良好的保护靶器官作用。首先,针灸能明显消除和改善高血压病患者的多种症状,诸如头痛、眩晕、记忆力减退、疲乏等。同时,早期应用针灸,能有效地保护脑、心、肾等靶器官,使其避免受损。

但目前,仍存在以下不足:针刺远期降压疗效不够确切;临床疗效判定标准不统一和取穴不一致;针刺降压的手法计量学研究不够深入等。

二、治疗

(一)体针

1.取穴

(1)主穴:①人迎、曲池、太冲、合谷、足三里;②百会、风池、悬钟、束骨、关元。

(2)配穴:头痛、眩晕加行间、阳辅;心悸、气短加内关、大陵;失眠、健忘加涌泉、神门;便秘、肢麻加二间、商丘。

2. 治法

主穴每次仅取一组,可单用一组,也可轮用。配穴据症而加。每一主穴操作如下。每次主穴均取,酌加1～2个配穴。治疗时患者最好取仰卧位,枕头略高,使颈部悬空,四肢舒展。

人迎:患者平卧,双侧均选。取准穴位,避开动脉,用0.22mm×40mm之不锈钢毫针,刺入1～1.5寸左右,针柄动摇如脉搏样,得气后略作小幅度提插捻转1分钟左右,留针。曲池:取双侧。用28号3寸毫针向小海穴方向直刺,根据患者胖瘦确定进针深度,一般为2～2.5寸,得气后施捻转提插手法,使针感上传至肩,下行于腕,运针1～2分钟后留针。合谷、太冲,直刺进针1寸。足三里,直刺使针感往足部放散。百会穴用2寸毫针刺入1.5寸,捻转200次/分钟,持续3分钟后静留。风池穴针尖向鼻尖斜刺,深度为0.8～1寸。束骨:取双侧。向小趾端斜刺0.5寸,得气后,施提插捻转泻法,留针。悬钟:取双侧。针刺前先静卧10分钟。以1.5寸毫针刺入穴内1.2寸左右,针刺得气后用平补平泻手法,留针。关元:针刺前嘱患者排尿,以免刺伤膀胱。取30号2寸毫针,根据患者身体胖瘦,针尖稍向下,垂直刺入1～1.5寸,行小幅度反复提插,促使针感传至外生殖器,并继续行针半分钟左右留针。手法上,除头部穴位施以捻转法外,余穴均施以提插捻转泻法,中等刺激,手法轻捻转加震颤,以患者有明显酸胀感,但可忍受为宜。尽可能激发感传向近心端放散,每次留针20～30分钟,留针期间每隔5～10分钟行针一次,持续30秒钟。隔日一次或每周2次。配穴可按常规针刺。留针时间30～40分钟,每10分钟行针1次。隔日一次或每周2次。

(二)艾灸

1. 取穴

(1)主穴:百会、涌泉、曲池。

(2)配穴:心、神门、肝、肾、内分泌(均为耳穴)。

2. 治法

以主穴为主,可独用其中一穴也可三穴轮用。主穴效不显时可加用或改用配穴。每次只选1～2个穴,双侧穴两侧均取。

灸百会时取坐位,行雀啄灸法:艾条点燃后,从远处向穴区接近,当患者感觉烫为1壮,然后将艾条提起,再从远端向百会穴接近,如此反复操作10次即可停,灸壮与壮之间应间隔片刻,以免起疱。其余穴位均为温和灸,可双侧同时进行。令患者取仰卧位,将点燃之艾条置于距穴2～3cm处施灸,以患者感温热而不灼烫为度。每次灸15～20分钟。上述灸法,均为每日1次,7～10次为一疗程。效不显者可加用配穴,以王不留行籽贴压,每4小时自行每穴按压1分钟,每次一侧耳,双耳交替,每周换贴1次。

(三)穴位敷贴

1. 取穴

主穴:神阙、涌泉。

2. 治法

敷药制备:有以下5种:

(1)脐疗粉:吴茱萸、川芎各等份,研成极细末,备用;

(2)脐疗膏:取附子、川芎、三棱等药适量,研末,制成膏药备用;

(3)吴茱萸研细末,备用;

(4)桃仁、杏仁各 12g,栀子 3g,胡椒 7 粒,糯米 14 粒,捣烂,备用;

(5)吴茱萸、川芎、牛膝各等份,混合研末,密贮备用。

每次选取一主穴。神阙穴,一般用第一、二敷方,其中,脐疗粉每次取 5～10g,纳入脐中,外用消毒敷料包扎;脐疗膏取适量,敷于脐中,以桑皮纸和医用胶布固定。上法,均为每周敷贴 2 次。涌泉穴,用第三、四、五敷方。均于每晚临睡前先用温水洗净足底部,再行敷贴,每次用一侧穴区,两足轮用。第三方,每次取 15g,用醋调后贴敷;第四方,取所述剂量,加入鸡蛋清 1 个,调成糊状后敷贴。第五方,取药粉 5g,加入适量白酒及米醋和匀,均用消毒敷料及医用胶布固定,至次日晨取下,每日 1 次。穴位敷贴,可以 10～15 次为一疗程。一般要求 3～5 个疗程。

（崔素芝）

第二节　肠易激惹综合征针灸治疗

一、概述

肠易激综合征是一组包括腹痛、腹胀、排便和大便性状异常的症候群,它们持续存在或间歇发作,临床上缺乏明显形态学和生化学的异常。该病病程可长达数年至数十年,常反复发作,症状时轻时重。它是功能性胃肠疾病中最常见的疾病之一。患者年龄多在 20～50 岁,女性多见,男女比例约为 1：2.6 倍。肠易激综合征的病因和发病机制尚不清楚。

肠易激综合征在中医学上属"泄泻"、"腹痛"、"便秘"等范畴。

针灸治疗"泄泻"、"腹痛"、"便秘"等病症,在古医籍中多有记载。而类似本病描述症状的治疗条文也有所见。如《针灸甲乙经·卷十一》洞泄、淋癃、大小便难,长强主之。"类似腹泻与便秘交替型肠易激综合征。而《太平圣惠方·卷一百》:"膀胱俞:腹中痛,大便难",则是针对腹痛便秘的取穴。虽然,古人的方法不一定切合本病,但其积累的经验还是有一定借鉴意义的。

现代针灸治疗本病。最早见于 20 世纪 50 年代初,虽未指明为本病,但证候颇为类似。而明确以本病病名的针灸治疗文献则出现于 90 年代初。近二十年来,有关临床资料的数量有不断上升的趋势,表明本病已受到针灸界的关注,成为新的有潜力的针灸病谱之一。目前在治疗方法上,体针、耳针、电针、艾灸、穴位贴敷、火针、腕踝针及皮肤针叩刺等,都有应用。疗效上,对由环境因素和精神情绪诱发者和某些食物原因导致者,针灸均有较好的效果;而遗传因素引起本病的,则相对较差。最近,有学者收集了 1978—2011 年有关针灸治疗本病的临床随机对照的文献,进行系统评价,Mata 分析显示针刺结合灸法治疗肠易激综合征优于常规西药治疗。

二、治疗

(一)体针

1. 取穴

(1)主穴:腹痛型:天枢、足三里、公孙;便秘型:大横、支沟、大肠俞、足三里、中脘、照海;腹泻型:中脘、上巨虚、阴陵泉、足三里、三阴交。

(2)配穴:湿热盛者加中极、上巨虚、阴陵泉、曲池,肝郁者加太冲、肝俞、阳陵泉,气虚者加气海,脾虚者加脾俞、胃俞、阴陵泉、神阙,心气虚者加关元、神门,肾阳虚者加肾俞、命门、大肠俞。

2. 治法

主穴据症型而选,配穴据证候而加。穴位局部常规消毒,选取0.30mm×40～50mm 毫针进针,得气后行平补平泻手法,留针 30 分钟。每天 1 次,10 次为一疗程,一般须连续治疗 3 个疗程。每个疗程之间休息 3～5 天。

(二)温针

1. 取穴

主穴:天枢、大肠俞、关元、足三里。

2. 治法

按常规消毒穴位,用直径 0.35mm、长 40mm 的不锈钢针灸针垂直刺入穴位,得气后行提插捻转手法,平补平泻,然后把一段长 1.5cm 的艾段插至针柄点燃,燃尽后移去灰烬。如觉太热在皮肤上垫以硬纸片。每次温针 3～5 壮,以热量渗入穴位内为度。每日 1 次,10 次为一疗程。

(三)针灸

1. 取穴

(1)主穴:①灸关元、神阙、天枢、中脘,针刺足三里、上巨虚、下巨虚、三阴交;②灸关元俞、命门、悬枢,针刺胃俞、脾俞、大肠俞、足三里。

(2)配穴:畏寒腹冷,大便稀薄者加阴陵泉;腹痛较明显者加合谷、行间;便秘者加支沟;焦虑失眠者加内关、神门、太冲。

2. 治法

主穴每次选一组,二组交替轮用。配穴据症而加,均针刺。穴位局部常规消毒,选0.25mm×40～50mm 毫针进针,得气后行平补平泻手法,中等强度刺激,留针 20 分钟。艾灸穴位可采用回旋灸或温和灸或非化脓直接灸,灸至皮肤潮红为度。隔日治疗 1 次,10 次为 1 个疗程。

(四)隔药饼灸

1. 取穴

(1)主穴:①中脘、气海、足三里;②天枢、大肠俞、上巨虚。

(2)配穴:脾虚肝郁型加肝俞、脾俞,湿热蕴结型加水分,脾胃虚弱型加脾俞,脾肾阳虚型加关元。

2. 治法

敷药制备:将附子、肉桂、黄连、木香、红花、丹参等中药碾成粉末,分别封闭储存待用。湿热蕴结型以黄连、丹参、红花为主药,配以适量木香粉。其他各型均以附子为主药,配以适量肉桂、红花、丹参、木香等药粉。将 2.5g 药粉加黄酒 3g 调拌成厚糊状,用模具按压成直径 2.3cm、厚度 0.5cm 大小的药饼。

主穴每次取一组,两组穴位交替使用。配穴据症酌加。先将药饼放在穴位上,再将艾炷(底径 2.1cm,高 2cm,重约 2g)放在药饼上,点燃。每穴各灸 2 壮。每日 1 次,12 次为一疗程,疗程间停治 3 天,共灸 5 个疗程。

（五）穴位敷贴

1. 取穴

主穴:神阙。

2. 治法

敷药制备:艾叶5g,吴茱萸5g,川椒15g,干姜5g,香附15g,细辛10g,肉桂5g,丁香15g,荜澄茄1.5g。将上述药物细研成粉末备用。

临用时,取适量药末,与少许独头蒜泥混合而呈膏状,敷于神阙穴上,并用麝香追风膏固定。一般1天换药1次,如敷后数小时即有痒痛等刺激感及局部有红肿者,可提前取下。10次为1个疗程。

（崔素芝）

第三节　面肌痉挛针灸治疗

一、概述

面肌痉挛,又称面肌抽搐。为一种半侧面部表情肌不自主抽搐的病症。抽搐呈阵发性且不规则,程度不等,可因疲倦、精神紧张及自主运动等而加重。起病多从眼轮匝肌开始,然后涉及整个面部。本病多在中年后发生,常见于女性。本病病因不明,现代西医学对此尚缺乏特效治法。

针灸治疗本病,在古籍中首见于《备急千金要方·卷三十》,提到"承泣主目润动与项口相引"。之后,在《针灸资生经》、《普济方》及《针灸大成》等书中都有提及。其中,《针灸资生经》描述甚为形象,指出其临床表现为"目润而叶叶动牵口眼",《普济方》则有多条条目涉及本病的针灸治疗。

现代用针灸治疗面肌痉挛的报道,至迟不晚于20世纪60年代中期。在1965年有人试用皮内针法获效。70年代,又做了进一步探索,如采用深刺久留针法,只针健侧不针患侧的缪刺法等。从20世纪80年代末至90年代初,面肌痉挛的治疗开始得到针灸界较广泛的重视,尽管文献量还不多,但观察例数明显增加。从90年代中期至今,针灸治疗本病的临床资料激增,统计显示,1995—2004年10年文献量就达到143篇之多,表明针灸已经积累了相当丰富的经验。统观近半个世纪的治疗实践,主要做了两方面工作,一是,为了验证针灸对本病的确切疗效,设计了较为严谨的对照观察,并发现针灸的疗效以早期的、部位较局限的面肌痉挛的疗效为佳,对病程长、面肌痉挛范围广者疗效较差。二是为了提高疗效,针灸工作者在穴位的选择上,特别是对刺灸法的运用进行了多方面探索,除临床常用的外,还发现和总结了一些比较独特的刺法和手法,如丛刺法、刺激面神经干法、浅刺皮部法及行气法等等。当应用传统的刺灸法难以取效时,选用上述刺法往往能奏效。

当然需要指出的是,面肌痉挛是一种顽固且易复发的疾病,要求患者耐心治疗,而医者也应在一种方法未取效时,及时改用另一种穴位刺激法。

二、治疗

（一）针灸拔罐

1. 取穴

(1)主穴：地仓(或阿是穴)、后溪、四白、风池、阳白、颧髎。

(2)配穴：百会、四神聪、迎香、水沟、承浆、颊车、神阙。

阿是穴位置：面肌抽动起点(下无特别注明者同)。

2. 治法

主穴为主，酌加配穴。患者仰卧位，皮肤常规消毒后，采用 0.22～0.25mm×40～75mm 毫针。面部用常规进针，针入皮肤后卧针，针尖指向止穴，慢慢推进。同时可用押手拇指或食指贴附皮肤上，感觉针尖和针身的位置、方向。面颊抽搐，从地仓或阿是穴向迎香穴方向直透至患侧内眼角，进针 2.5～3.0 寸；地仓向颊车或颧髎方向透刺 2～3 寸。口角抽搐从地仓透水沟，从地仓透承浆。后溪向三间透刺 1.5～2.5 寸，宜透过 3/4 手掌部分。百会、四神聪平刺进针 15～20 左右，再徐徐捻转(100 转/分钟)，行针 2～3 分钟。留针 1.5～2 小时，医者双手各持一根点燃艾条，在距透穴处 3～5cm 进行温和灸，以局部有温热感而无灼痛为佳。或用卫生香 3 灸针尾。神阙用隔盐灸 3～5 壮。

去针后，取口径为 0.6～1 寸的小玻璃火罐(或瓶)，用水和成之面团并搓成面条粘于罐口，再以投火法，将火罐吸拔于四白穴上，留罐 20～30 分钟。或取阿是穴采用闪罐法：穴位皮肤常规消毒后，用闪火法将小号玻璃罐吸附于阿是穴，立即起下，再拔再起，如此反复多次，直至皮肤潮红为度。也可应用刺络拔罐法：在患侧阳白、颧髎、四白、颊车中，酌选取 1～2 个穴位。于去针且将穴位消毒后，以三棱针快速点刺出血，然后用闪火法快速将消毒后之玻璃罐吸附于出血部位 2～3 分钟，取罐后用消毒棉球及纱布擦净创面，一般放血 1～2mL 左右。

上述方法，隔日一次，10 次为一疗程。

(二)体针

1. 取穴

(1)主穴：阿是穴。

(2)配穴：四白、鱼腰、攒竹、迎香、颊车、牵正。

(2)阿是穴：为筋结点。

2. 治法

首先，患者取端坐位，医者在面肌痉挛中心附近寻找"筋结点"。用毫针在肌肉痉挛中心点刺入，针尖向四周探查，当针下感觉有细小颗粒状硬结或头发丝状韧性索即是筋结点。第 2 步，用毫针提插此筋结点，针下感觉微有"咯吱"的阻滞感，当针下松利，阻滞感消失时，则筋结点得到松解，此时出针不留针。一般筋结点往往有数个，呈细网状联结，不宜 1 次松解多个点。每 2 天治疗 1 次，每次松解 1 个筋结点为宜。第 3 步，用丛刺法。方法为取 30～32 号毫针(0.5～1 寸长)15～30 枚。浅刺入阿是穴中心点上下左右各 5mm 处，采取密集排针，或散刺(其间隔为 0.5～1cm 宽)，进针深度约为 0.2 寸左右，应使针尖的皮肤突起，形成一个小丘，并使针体悬吊而不下落。配穴则在痉挛面肌附近取 2～3 个穴，亦宜同法浅刺，或采用"吊针"刺法，即在同一穴位上，三根毫针并在一起同时刺入穴位，针刺 1 分深，因其刺入皮肤内甚浅，针常呈下垂状，且随身动而摇动，故名"吊针"。留针 30～50 分钟，每日 1 次。本法针刺时，患者有轻微痛感，部分患者针刺部位有微微发热感，或皮肤充血发红，均属正常现象。配穴，上法每日或隔日一次，10 次为一疗程。

(三)神经干刺激

1. 取穴

(1)主穴：阿是穴。

(2)配穴：合谷，眼轮匝肌痉挛加鱼腰、四白，面肌痉挛加迎香、夹承浆。

(3)阿是穴位置：患侧耳垂前耳轮切迹与耳垂根连线之中点。或乳突尖前缘下 5mm 处。其下为面神经交叉点最近处，约在下颌支后缘后约 0.5cm。

2. 治法

每次仅取主穴和合谷穴，余穴据症酌选。先在阿是穴消毒并以 2％普鲁卡因局麻，取 28 号 2.5～4cm 左右长的毫针(1～1.5 寸)2 根，分别刺入阿是穴和合谷。阿是穴要求刺中面神经干。当刺中时，患者有强烈的触电感或耳深部疼痛，术者手中有韧性感。此时，将阿是穴和合谷穴接通电针仪，开始时电流不宜过大，频率不限，以食、拇指出现规律性抽动为宜。当采用提插手法或电针刺激使面神经损伤后，表情肌可出现松弛(面瘫)，其余配穴应使针下有酸胀或麻电感。每次针 20～30 分钟，每隔 5～7 日针刺 1 次。一般针 2～3 次。如损伤浅表血管，针后可能出现肿胀，数日消退。针后如出现眩晕、呕吐等并发症，休息 1～2 小时即恢复。

(四)穴位埋针

1. 取穴

(1)主穴：阿是穴。

(2)配穴：顶颞前斜线、顶颞后斜线下 2/5。

2. 治法

可单取主穴治疗，疗效不显时，加用配穴。主穴用埋针法。先将患侧面部做常规消毒，然后用皮肤针轻轻叩打该侧面部，自上至下，自左至右，反复仔细弹刺。当叩打至某部位，出现针尖一触，立发痉挛现象时，即在该处理撤针 1 支。3 日后取掉所埋撤针，继用前法，寻得阿是穴后再埋针。配穴用电针法。选面肌痉挛对侧顶颞前斜线、顶颞后斜线下 2/5 面部对应区。进针时向前斜刺入帽状腱膜，用拇、食指捻转至酸胀感，得气后接 G6805 型电针治疗仪，采用疏密波，电流强度以患者能耐受为度，每次 30 分钟。3 日 1 次，10 次为一疗程，疗程间隔 7 天。

(五)火针

1. 取穴

(1)主穴：阿是穴，太阳、攒竹、颧髎、地仓、翳风、下关。

(2)配穴：①翳明、风池；②太冲、照海。

2. 治法

每次取主穴 3～4 个，宜轮流取用。均取患侧穴。严格消毒，仰卧于床，确定穴位后，用蓝色水彩笔标记，然后用 0.30mm×40mm 毫针或用细火针，左手轻抚穴区周围，右手执针放在酒精灯上烧至红白，迅速对准标记处刺入约 5mm，针入即出，不留针，其中，阿是穴点刺 2～3下。操作过程中要求"稳、准、快"。

配穴，每次取一组。翳明、风池均取患侧。用电针法，常规消毒，垂直进针，针尖略向下，刺向对侧口唇处，进针深度约 1.0～1.5 寸，行抢转法，得气后接 G6805－1 电针治疗仪，正极在上，负极在下，采用疏波，电流强度从 0 慢慢加大至项部肌肉明显跳动而患者又能够耐受为度。太冲、照海，取双侧，用常规针法。均留针 30 分钟。隔日一次，10 次为一个疗程，两个疗程间停针 5 日。

(崔素芝)

第四节　面神经麻痹针灸治疗

一、概述

面神经麻痹，亦称 Bell 麻痹，是茎乳突孔内急性非化脓性炎症所引起的一种周围性面神经麻痹。其主要临床症状为一侧（极少可为双侧）面部表情肌突然瘫痪，前额皱纹消失，眼裂扩大，鼻唇沟平坦，口角下垂，面部被牵向健侧等。本病确切病因迄今未明。面神经麻痹虽有自愈倾向，但病情轻重程度和是否处理恰当及时对预后有重要的影响。西医学尚无特效药物治疗。

本病在中医学中称为"口僻"或"口眼㖞斜"。

针灸治疗口眼㖞斜，首见于《内经》。《针灸甲乙经》、《备急千金要方》等均有记载，宋、王执中在《针灸资生经》中，专辟"口眼㖞"一节，对口眼㖞斜的临床症状和取穴，有较详细的介绍。至明代《针灸大成》，无论对本病病因病机的认识，还是组方取穴，在传统水准上已趋于成熟。

近代用针灸治疗面神经麻痹的报道始于 20 世纪 20 年代，但大量发表则在 50 年代之后。特别是从 90 年代中期至今，更是激增。据有学者统计 1978—2005 年针灸治疗本病的临床有效文献达 1465 篇之多，是现代针灸病谱中文献量最多的两个病种之一（另一个是中风）。故被认为是针灸病谱中最重要的适应证之一。在治疗上，早期文献一般倾向于传统刺灸之法，近 60 多年来，各种新的穴位刺激之法逐步用于本病治疗。为提高疗效，往往多种穴位刺激法综合运用。当然，在所有方法之中，最主要的仍是针刺之法，为探讨最佳的选穴与手法，近年已做了不少工作。如对这些年来所报道的 4395 例患者进行分析之后发现，局部穴位采用透刺法比采用直刺法治愈率提高 30% 左右，而主穴采用远道穴比不采用者治愈率提高约 10%。一般主张，面部取单侧穴，以沿皮透刺为主。早期尚有炎症者，局部轻刺，病久面肌有萎缩者，宜针灸并用。最近，有学者通过大样本、多中心、随机、对照试验，指出针灸治疗 Bell 面瘫的最好介入时机是发病后 1～3 周，急性期、恢复期介入较静止期介入为好，且在医疗资源有限的情况下，本病急性期推荐使用单纯的毫针刺，而对恢复期则不推荐单纯毫针刺。

在疗效上，目前从报道的总体情况看，针灸治疗本病的总有效率约在 95% 左右。影响本病针灸疗效有以下几方面因素：

（一）时间因素

针灸治疗本病的病程，以两周到一个月最佳，1 个月以上疗效较差。

（二）病因因素

如果面瘫由感受风寒，单纯的血管痉挛所致，针灸疗效好；如果由细菌、病毒所致（如疱疹病毒所致的 Hum 面瘫）或外伤所致等疗效较差。

（三）损伤部位

茎乳突孔或以下部位受损者为单纯面神经炎，针灸疗效最佳；在面神经管内（茎乳突孔内），在面神经管中鼓索和镫骨肌神经之间受损者为 Bell 面瘫，针灸疗效次之；膝状神经节处受损及岩浅大神经受累为 Hum 面瘫，疗效最差。即面神经损伤平面越低，疗效越好，反之则越差。

（四）损伤程度

针灸治疗单纯性面神经炎疗效优于 Bell 面瘫，Bell 面瘫针灸疗效优于 Hunt 面瘫。面神经损伤程度对针灸疗效有重要影响，如果面神经仅仅是水肿状态，疗效好；如果面神经出现变性，疗效差，一般难以完全恢复。

值得一提的是，近年来大量的临床实践表明，为当今医学所束手的陈旧性面瘫，针灸多可使之获得不同程度的康复，据近 20 年的报道统计，其临床治愈率达到 60%～70%左右。总之，尽管本病有一定自愈倾向，但针灸具有提高痊愈率、缩短恢复期及防治后遗症的作用。因此，西医学的一些权威著作，如《实用内科学》，亦将针灸列为本病的主要治法之一。

二、治疗

（一）体针

1.取穴

（1）主穴：地仓、水沟、颧髎、四白、太阳、丝竹空、翳风、睛明。

（2）配穴：合谷、内庭。

2.治法

每次选主穴 4～5 穴，配穴 1 穴。面部穴可用透刺法，据透刺之两穴间距离选针。并以针尖到达止穴后再刺入 0.3 寸左右为宜。进针时，宜迅速点刺破皮，然后慢慢送针，不可提插捻转，针身与皮肤呈 10°～15°交角，针尖指向止穴。可用左手拇指或食指贴附在皮肤上，感觉针尖和针身的位置、方向和深浅。最佳者应将针身置于肌纤维之间，但不可过深。配穴宜直刺，用小幅度震颤法，使得气感明显后留针。均留针 20～30 分钟。在留针期间行针 1～2 次，施捻转法，平补平泻。每日或隔日一次，10 次为一疗程，疗程间隔 5～7 天。

（二）电针

1.取穴

（1）主穴：牵正、地仓、水沟、阳白、鱼腰、翳风、下关。

（2）配穴：合谷、行间、外关、后溪。

（3）牵正穴位置：耳垂前方 0.5 寸处。

2.治法

每次选 2～3 个主穴，配穴一般取 1～2 个穴，如为后遗症，则宜取 3～4 穴。针刺前，先用左手指腹或手掌在患侧面部由轻到重向耳根方向推拿数次。针刺方法如下：额纹消失或变浅，眼裂增大，宜针阳白向下透鱼腰，迎香向上刺至眶下；鼻唇沟变浅，口角低垂歪斜，针地仓透颊车；太阳穴深刺。证候明显部位，接负极；正极可接于太阳穴，如为面肌麻痹后遗症可接双下关穴。采用慢波，电流强度以面部轻度抽动为宜。电针治疗，据观察在发病后 15 天应用效果较好。如早期用电针，通电时间须控制在 5～10 分钟左右，病程超过半月者，通电时间可延长至 15 分钟。亦可在得病后先针刺 5～7 次，再加用电针，以利恢复。取针后，可加用红外线灯照射，灯与皮肤距离为 31～40cm 左右，照射时间约 15～20 分钟。为防止红外线损伤眼睛，照射前，宜以 3cm×3cm 纱布数层将患者双眼盖住。在照射过程中，要调整灯距，以免灼伤皮肤。亦可电针后，留针照射。照射完毕出针，再按摩 10～15 分钟。电针每日 1 次，10 次为一疗程，疗程间隔 3～5 天。

（三）穴位敷贴

1. 取穴

(1)主穴:分3组。①阳白、四白、牵正、地仓;②下关、翳风;③阿是穴。

(2)配穴:颊车、太阳、大椎、大迎、瞳子髎。

阿是穴位置:共9个刺激点。第1点在患侧内颊膜部咬合线上,相当于第二白齿相对区,在此点前后0.5cm处各为1刺激点,然后在咬合线上下约0.5cm的平行线上各选和前3点相对应的刺激点6个。

2. 治法

敷药制备:分两组。

(1)麝香2g,全蝎1.5g,白胡椒1.5g,白花蛇1g,蜈蚣1条。共研细末。

(2)川芎、当归各500g,黄连600g,植物油500g,同置煎枯去渣,炼至滴水成珠,加黄丹360g,搅匀,收膏,取膏用文火熔化后,加入天牛粉286g,搅匀,分摊于纸上,每贴膏重2g。

治疗时,第1组药物用于第1组穴位,每次取4个穴,主穴为主,酌加配穴。皮肤常规消毒后,医者捏起穴区皮肤,右手持经严密消毒之手术刀片,在穴位上轻割皮肤,成"×"型,并挤出少量血,然后将撒有药粉之小块伤湿止痛膏(或胶布)贴在穴位上。注意不可割划太深,每周1次,穴位轮换。

第2组穴采用第2组药物贴敷,每次取主穴1个,酌加配穴1个。贴时将膏药加温融化,5天一换,穴位轮用。

第3组穴为点刺加芥末贴敷。先将芥末粉10g(小儿及少女用5~7g),用温水调成糊状,摊在纱布上,面积约2~3cm²,厚0.5cm。先令患者以1.3%食盐水漱口,用消毒三棱针以雀琢式在阿是穴每个刺激点,迅速点刺10~20下,然后将芥末敷于面颊外侧相应部位,约相当于下关、颊车、地仓三穴的区域。

病情重者,可加敷太阳等穴。敷12~24小时后取下。局部红肿,起水疱,宜按烫伤处理。敷药后如出现局部热痛或流泪等,系正常现象,多在4小时左右停止。

上述方法,可单用一种,亦可轮用。第一、二组穴位,可以互相交替应用。

(三)针罐

1. 取穴

(1)主穴:分两组。①阿是穴;②地仓、颊车、太阳。

(2)配穴:睛明、承浆、听会、大迎、丝竹空。

(3)阿是穴位置:颧髎穴下后方1寸许。

2. 治法

主穴每次用1组,交替轮用。配穴为透针所到之止穴,据主穴需要而定。第一组阿是穴,以28或30号毫针进3针,分别自皮下透向睛明、地仓、颊车,施捻转手法,平补平泻,运针1~2分钟后,出针,然后在针处拔火罐10~15分钟。第二组,在患侧地仓进2针,沿皮透刺至承浆;再从颊车进针2支,沿皮透刺到听会和大迎穴;太阳进针2支,沿皮透刺至丝竹空和四白穴。均留针20分钟。上述两组均为隔日一次,15次为一疗程。平时嘱患者自行按摩患部。

(四)温针

1. 取穴

(1)主穴:下关。

(2)配穴:颊车、地仓、颧髎、太阳、四白、迎香、阳白、水沟、承浆、牵正。

2.治法

主穴必取,酌加配穴 3～4 个穴,交替轮用。下关穴取患侧,以 0.30mm×60mm 之毫针深刺得气后,针柄上置一 1 寸长之艾条段,距皮肤约 1 寸左右,点燃灸灼,以患者感温热为度,待艾段燃尽出针。备用穴采用针刺或透刺之法。下关穴温针,也可用 95％酒精中浸过之棉球,燃着后烧针,热度以患者能耐受为度。第一疗程每日 1 次,共针 10 次,停针 3～5 天,继续下一疗程,改为隔日一次。

（崔素芝）

第五节 慢性胃炎的针灸治疗

一、概述

慢性胃炎是指不同病因引起的胃黏膜慢性炎症或萎缩性病变。系常见病,其发病率居各种胃病之首。临床上分慢性浅表型胃炎、慢性萎缩型胃炎和特殊类型胃炎,针灸主要治疗前面两种。慢性胃炎缺乏特异性症状,大多数患者可无症状,或有程度不同的消化吸收不良症状,如中上腹部疼痛不适,食欲减退、饭后饱胀嗳气、反酸等。萎缩性胃炎可有贫血、消瘦、舌炎及腹泻等。本病病因至今尚未阐明,现代西医学尚无特效治疗药物。

慢性胃炎,中医学归属于"胃脘痛"、"痞满"范畴。

针灸治疗胃脘痛,早在《阴阳十一脉灸经》中就有记载。至《内经》记述更详,如《灵枢·邪气藏府病形》指出:"胃病者,腹膜胀,胃脘当心而痛,上支两胁……取之三里也。"之后,历代针灸典籍,如《脉经》、《针灸甲乙经》、《针经指南》、《针灸大全》、《神灸经纶》等,多有载述。虽然胃脘痛包括多种胃部疾病,但应含慢性胃炎在内。

针灸治疗慢性胃炎的现代报道,首见于 1954 年。由于一直未能探索到有效之法,这之后有关资料很少。至 20 世纪 70 年代,应用羊肠线穴位埋植治疗本病,获得一定的效果。大量开展慢性胃炎的针灸治疗则在 20 世纪 80 年代之后。在最近 30 年中,多种穴位刺激之法被应用于本病。应用较多的是穴位注射,也进行针刺、温针灸、针挑、火针、穴位埋植、经络电冲击及耳针等法的治疗。有人还以耳穴变化来诊断慢性胃炎。目前,据报道各种穴位刺激法治疗本病的有效率在 80％～90％之间。以单纯性浅表性胃炎疗效为佳。有学者应用循证医学的方法对针灸疗法治疗慢性浅表性胃炎进行 Meta 分析,结果显示,针灸较之药物治疗慢性浅表性胃炎在临床总有效率、增加胃黏膜血流量,改善胃脘痛、上腹胀、泛酸、纳呆食少等症状及其缓解时间上有优势;对慢性浅表性胃炎且胃镜下表现为中度患者疗效优于轻度及重度。

从古今已积累的经验看,针灸对慢性胃炎中的浅表性胃炎可以作为一种主要的治疗方法,而对萎缩性胃炎则是一种重要的辅助治疗之法。

二、治疗

(一)穴位注射

1.取穴

(1)主穴:阿是穴。

(2)配穴:中脘透上脘、梁门左透右、脾俞透胃俞、足三里、上巨虚。

(3)阿是穴位置：以拇指在腰脊部督脉、膀胱经,上腹部之胃经、肾经处,从上到下按压,压力要均匀,压痛最明显处即阿是穴。一般背部多位于胃俞、脾俞、肝俞、胆俞、至阳、胃仓等穴区;腹部多位于中脘、上脘、巨阙、梁门等穴区。

2.治法

先找阿是穴,如找不到阿是穴,即改取配穴。每次取腹背穴 1~2 对,下肢穴 1 对。腹背部穴施以皮肤缝合针埋植法:常规消毒及局麻后,以穿有 1 号肠线之大三角皮肤缝合针(肠线双折,线头对齐),穿过选定之穴位,并来回牵拉肠线,使局部产生酸麻胀感,再紧贴针眼,剪去表皮外两线头。下肢穴用 12 号腰穿针注入 2cm 左右长之肠线。针孔均盖以消毒敷料。一般为 20~30 天左右埋植 1 次,5 次为一疗程,疗程间隔 1 个月。

(三)体针

1.取穴

(1)主穴:足三里。

(2)配穴:脾胃不和型见脘腹胀满,痛连两胁、嗳气泛酸,或有恶心呕吐,睡眠欠佳,苔薄黄,脉沉弦,加期门、内关。脾胃虚弱型见胃脘隐痛,绵绵不已,喜按揉,得食腹胀,纳差乏力,面色苍白,大便先干后稀,苔薄白,舌边有齿痕,脉沉细,加脾俞、胃俞。胃阴不足型见胃脘隐有灼痛,口干欲饮,面色不华,大便干,舌红少苔,脉细数,加幽门、三阴交、章门。

另有脾胃虚寒,症情与脾胃虚弱大致相同,惟得热痛减,喜暖畏寒,取穴亦同。

2.治法

主穴每次必取,配穴据型选用。脾胃不和者,用捻转提插平补平泻法,留针 15~20 分钟。脾胃虚弱,先施以紧按慢提补法,然后在针柄上插以 2cm 长之艾条温针,留针约 30 分钟。脾胃虚寒者,行烧山火补法(即三进一退,徐进疾出,反复多次,直至产生热感,要求插针时重而快,提针时轻而慢),留针 15 分钟,再隔姜灸 3~7 壮;胃阴不足,施以平补平泻法,留针 30 分钟。每日或隔日一次,10 次为一疗程,疗程间隔 5~7 天。

(四)温针灸

1.取穴

(1)主穴:关元、气海、足三里。

(2)配穴:内关、中脘、膈俞、血海。

2.治法

主穴均取,用温针灸法,萎缩性胃炎酌加配穴。用直径 0.30mm,长为 25~40mm 的毫针。如取背部穴,可先令患者取俯卧位,以 40mm 长的针具斜向脊柱呈 45°角刺入,至得气后,用平补平泻手法运针 3 分钟,不留针;再取俯卧位,继针其余穴位。主穴针之得气后,用成品艾条切成 20mm 长艾段,点燃后插在针柄上。可连续施灸 2 个艾段。其他配穴,直刺至得气后,用补法或平补平泻法运针 1 分钟,所有穴位均留针 30 分钟。每日或隔日治疗一次,连续治疗 8 周为一个疗程。

(崔素芝)

第十二章　中医针灸疗法

第六节　胃下垂的针灸治疗

一、概述

胃下垂系一种胃位置异常所致的病症。指站立时，胃的下缘达盆腔，胃小弯弧线最低点降至髂嵴连线以下。以腹胀（食后加重、平卧减轻）、恶心、嗳气及胃痛（无周期性、节律性，疼痛性质与程度变化很大）等为主要临床表现。以30～50岁患者多见，女性多于男性。目前西医尚无特效疗法。

胃下垂归属中医"胃缓"范畴。

针灸治疗胃缓，在古籍文献中未见记载。但有关胃缓所出现的腹胀、嗳气等主要见症的针灸辨治，从晋之《针灸甲乙经》到清之《神灸经纶》，则多有载述，为近现代治疗本病提供了一定的依据。

现代最早明确提出以针灸治疗胃下垂的是承淡安所撰之《中国针灸学》（1955年）。临床报道，则直到20世纪60年代才陆续出现，强调针刺手法或配合中药。至70年代，针灸治疗胃下垂的报道大为增加，并采用芒针透刺、穴位埋植、穴位注射及电针等，使治疗效果不断提高。从20世纪80年代以来，随着实践的增多，已初步揭示了一些临床规律，表现在：穴位经筛选后，已由繁归简。目前，在处方配穴上，用穴范围不广，穴位配伍变化不多，多以常规主穴与辅穴配合，反复轮流（或分组）治疗，直至获得疗效；在刺灸方法上芒针法由于实践较多，疗效似更为肯定，近来灸法的探索也引起重视；针刺手法上，以透穴多、刺激量大、进针深为特点，强调综合治疗，如针灸配药物、针刺加共鸣火花穴位刺激、针刺加腰封、耳针与穴位注射等，使疗效趋于稳定。综合各地报道，针灸治疗胃下垂的有效率在85％以上。但评价的标准有待进一步厘定，确切的疗效特别是远期效果则需进一步证实。

从已积累的有关本病的临床经验看，针灸疗法可以作为中轻度胃下垂的主要治疗方法，对减轻重度胃下垂的体征和症状也有较为可靠的效果。但一般而言，本病的针灸治疗过程较长，且须戴胃托、多次少量进食及做适量增强腹肌的运动以提高疗效。

二、治疗

（一）芒针

1. 取穴

（1）主穴：巨阙透左肓俞、剑突下1寸、上反应点透下反应点。

配穴：承满（右）、鸠尾。

上反应点位置：在剑突下1～2cm，腹中线右侧旁开1～1.5cm。为进针点。

下反应点位置：平脐，腹中线左侧旁开1～1.5cm。为针尖到达点。

2. 治法

仅取常用2个穴，如主穴无效，则改用配穴。每次仅取1个穴。选28～32号7～8寸长之芒针。患者平卧，放松腹肌，调匀呼吸。巨阙穴刺法：局部常规消毒后，用28号7寸长的芒针，针尖快速刺入巨阙穴皮下，针体沿皮下缓缓向左侧肓俞穴横刺，待针尖刺至左侧肓俞穴下方时，医者手持针柄与皮肤呈30°角慢慢上提，以医者手下有重力感、患者脐周与下腹部有上

— 413 —

提感为好。提针 20 分钟后,卧床休息 10 分钟。提针过程中,医者若感到重力感消失或有脱落感时,须将针退出大半,然后再重复进针,皮下刺至左肓俞穴后稍捻转再慢慢提针。提针速度宜慢,第一次要求 20 分钟,以后可缩短为 3 分钟。剑突下 1 寸刺法:以 28 号 8 寸芒针,迅速入皮,与皮肤 30°角沿皮下刺至脐左侧 0.5 寸处,待出现上述针感后,改为 15°角,不做捻转,缓慢提针 40 分钟,出针前行抖动手法 10～15 次。针后均平卧 2 小时。上反应点透下反应点刺法:患者仰卧位,穴位常规消毒后,用 28～30 号 7～8 寸长芒针快速刺入皮下,左手中指摸到刺入反应点的针尖,食指轻压住进入皮肤的针体。右手捏住针体,慢慢将针在皮下向下反应点方向平刺。当针尖到达下反应点时,向顺时针方向捻转使之滞针,滞针后与皮肤呈 30°角提拉,力量要均匀,提拉 15 分钟左右。同时术者用左手托胃底部向上推(辅助手法),做 10～15 次后,当患者有上腹胀满感时,再用固定震颤手法,将针柄方向由原来角度抬高至 50～70°角,提拉 15～20 次之后出针。针刺后扎布带约束胃部。右承满穴刺法:28 号 7 寸芒针呈 45°角速刺至皮下,直透针至左侧天枢穴。待有沉胀感,先大幅度捻转 7～8 次,然后再向同一方向捻转,使针滞住。边退针,边提拉。患者有上腹部空虚、胃向上蠕动感。此时医者可用手压下腹部,往上推胃下极。退针时宜慢,每隔 5 分钟将滞针松开,退出全程之 1/3,再向同一方向捻转,使针滞住。如此,共分 3 次,将针退出,共提退 15 分钟。最后,将针柄提起呈 90°角,抖针 7～8 次后,出针。用胶布在髂嵴连线前后固定。嘱患者仰卧 30 分钟,再向右侧卧 20 分钟,最后复原位躺 2～3 小时。每周 1 次,共治 3 次。一般不超过 10 次。鸠尾穴刺法:先令患者卧于硬板床上,在脐左下方相当于胃下弯部位找到压痛明显处,作为止针点。以 32 号 8 寸芒针,从鸠尾穴速刺进针,沿皮下边捻针,边进针,直达止针点。之后,右手持针做逆时针方向捻转,当针柄现沉涩感时,将针缓缓退出,须使针下始终保持一定紧张度。同时,左手虎口托住胃下极,用力缓慢上推。患者可有胃上升感,当提至离皮下约 2mm 时,将针再做逆时针方向捻转,左手拇指按压住针尖,右手将针垂直抖提 3～5 次出针,针刺提退过程约 10～15 分钟。针后平卧 3 小时。上述方法,7～20 天左右治 1 次,3 次为一疗程。

(二)电针

1. 取穴

(1)主穴:中脘、胃上、提胃、气海。胃上穴位置:下脘穴旁开 4 寸。提胃穴位置:中脘穴旁开 4 寸。

(2)配穴:足三里、内关、脾俞。

2. 治法

以主穴为主,每次选 2～3 穴。年老体弱者加足三里、脾俞,恶心呕吐加内关。气海穴直刺 1～1.5 寸,中脘、胃上、提胃均向下呈 45°角斜刺 1.5～2 寸。接通间动电疗机,负极接中脘穴,正极分 5 叉,分别接双胃上、双提胃及气海,用疏密波,通电量以患者腹肌出现收缩和能耐受为宜,每次约持续刺激 20～30 分钟。如无间动电疗仪,可用一般市售电针仪,采用断续波或疏密波。为加强疗效,可用维生素 B_{12} 1mL(0.1mg/1mL)或苯丙酸诺龙 1/3 支(25mg/1mL),穴位注射足三里(上述系每穴用量)。电针每日 1 次,穴位注射可隔日一次。电针 12 次为一疗程(穴位注射 6 次),疗程间隔 3～7 日。

(三)体针

1. 取穴

(1)主穴:建里、中脘、天枢、气海、足三里、胃上、提胃。

配穴：上院、内关、梁门、公孙、脾俞、胃俞。

2.治法

主穴每次取 1～2 个穴,配穴 2～3 个穴。腹部穴采取仰卧位。建里穴宜双针同时刺入,进针直至得气,天枢穴用 4 寸毫针,针尖呈 15°角向气海穴方向斜刺,捻转进针。所有腹部穴位,一律采用由浅至深的三刺法:一刺法是针刺入 5 分左右,施雀啄术,促进经气流动,直至针下得气,然后再将针刺至 8 分左右,用同样手法,促使酸胀感强烈,并向上、下腹部扩散,然后三刺至所需深度(一般刺至 1.2～1.5 寸),手法同前,患者觉胃体有酸胀紧缩之感,再向左或右同一方向捻转 3～4 下,稍停半分钟,再捻转 1 次,针感强烈后出针。针背部穴时,患者俯卧,针尖斜向椎间孔方向进针 1～1.5 寸,采用补法。留针 30 分钟。四肢穴直刺,用补法,亦留针 20～30 分钟。每日或隔日一次。治疗后平卧 1～2 小时。10 次为一疗程,疗程间隔 5～7 天。

(四)穴位埋植

1.取穴

(1)主穴:分 2 组。①左肩井、脾俞、胃俞;②右肩井、胃上透天枢。

(2)配穴:提胃、气海、足三里、关元;气滞加肝俞,血瘀加膈俞。

2.治法

一般仅用主穴,每次一组,两组交替。疗效不显时可加配穴。均采用注线法,严格无菌操作,穴位皮肤消毒后,以 0/2 或 0 号肠线,预先剪成 2～2.5cm 长,穿入 12 号腰穿针内。刺入穴内,至得气后,注入肠线。注意,肩井穴不可太深,以防损伤肺尖,造成气胸。透穴时.肠线长度不够,宜做接力注线。对效差者,可改用埋线法,方法是用三角针穿入 2 号羊肠线,穿于肌层出针,沿皮剪断羊肠线,使双股线埋于穴位。不论用何种方法,肠线线头不可露出皮肤外,否则不易吸收,易感染。注线或埋线完毕,将针孔用小块消毒敷料覆盖。注线法 10～15 天 1 次。埋线法,30 天 1 次。

(五)穴位注射

1.取穴

(1)主穴:分二组。①膈俞、脾俞(或胃俞)、肾俞;②中院、气海、足三里。

(2)配穴:提胃。

2.治法

胃下垂 2～4cm 者,选双侧主穴,用维生素 B_1 2mL(100mg/2mL)加 10% 葡萄糖至 6mL,每穴注入 1mL(二组主穴交替)。胃下垂 4.5～6cm 者,用维生素 B_1 2mL(100mg/2mL)加胎盘组织液至 8mL,取主穴加配穴(均双侧),每穴注入 1mL。或均用黄芪注射液,每穴 1mL。针尖刺入得气后,回抽无血,速推入药液。每日 1 次,10 次为一疗程,疗程间隔 3～5 日。

(六)隔物灸

1.取穴

主穴:中脘

配穴:①神阙;②百会、气海。

2.治法

主穴均取,加第一组配穴,用隔药饼灸;加第二组配穴,用隔姜灸。

药饼制作:将附子、肉桂、丁香、党参、黄芪、白术均 6g,香附、陈皮、麦芽、桑寄生、升麻均

3g。上药共研细末,用鲜姜汁调和做成直径 2.5cm、厚 0.5cm 的圆形药饼两个,备用。用时取中脘、神阙穴,每穴放一药饼,上置大艾炷施灸,每穴灸 5 壮,每日灸治 1 次,10 次为一疗程。

隔姜灸法:取大小适宜的新鲜老生姜一块,用刀切成厚度为 2mm 的薄片,放置百会穴上,然后取艾绒一小撮放在姜片上点燃,嘱患者闭目静坐,做深吸气、慢呼气动作,灸完百会穴后,让患者仰卧位,继灸腹部两穴,操作方法同百会。每次灸 15 分钟。每日 1～2 次,15 天为一疗程。灸后可配合医疗体操:仰卧,足底踏着床面,做臀部抬起动作,头、两肩、两足着床,臀部抬起时,缩紧肛门,并维持 1 分钟左右落下,休息片刻再做.连续做 3～5 次,每天早晚各 1 次。

(崔素芝)

第七节　肥胖症的针灸治疗

一、概述

因体内脂肪增加使体重超过标准体重 20％或体重指数[BMI＝体重(kg)/(身高^2)(m^2)]大于 24 者称为肥胖症。肥胖症是一种常见的代谢性疾病。一般分单纯性、继发性二大类。单纯性肥胖症,指无明显病因可寻者,是肥胖症中最常见的一种。又分为体质性肥胖和获得性肥胖二种,后者又称成年起病型肥胖,多起病于 20～25 岁之后,以四肢肥胖为主。针灸减肥主要针对单纯性肥胖症,而以获得性肥胖效果为佳。

肥胖是多种严重危害人类健康疾病(如糖尿病、心脑血管疾病、高血压、高血脂等)的危险因子。据我国卫生部门统计,我国 13 亿人口中,有 7000 多万胖子,超重者已超过 2 亿。肥胖症的防治有十分重要的临床意义。目前,对肥胖症的治疗,现代西医学多采取食欲抑制剂和代谢刺激剂等,效果并不十分理想,且有较大副作用。

在中医学中有关于肥胖的记载最早见于《内经》,并认为肥胖与多种疾病有关。但针灸治疗肥胖在我国古代医籍中未查到记载。

现代针灸减肥约始于 20 世纪 70 年代初,首先风行于美国、日本。我国采用针刺治疗肥胖症的临床文献最早见于 1974 年,自 80 年代中期开始,临床报道逐年上升,特别是 2001 年之后,有关文献急剧增多。表明由于需求的增加,肥胖症已经成为了最重要的针灸病谱之一。关于针灸减肥的选穴与刺灸法的特点,有学者曾对针灸治疗肥胖症 281 篇共 22011 例患者,进行系统分析后发现,针灸减肥用穴达 205 穴之多,以足三里、天枢、三阴交、中脘、丰隆等体穴和内分泌穴等耳穴应用频次最高。在刺灸方法上,涉及近 20 种之多,并从以耳穴为主,逐步演变成以体穴为主。多采用二种或以上穴位刺激法结合的方式。从已积累的经验看,针灸减肥,一般要坚持长期多疗程治疗,并需配合低脂饮食和增加运动量。提倡少食多餐但不过分控制饮食,特别不主张采取饥饿疗法。只有持之以恒,才能取得满意的效果。

二、治疗

(一)耳针

1. 取穴

(1)主穴:肺、外鼻、口、三焦、内分泌、缘中、胃。

(2)配穴:脾、神门、心、交感、大肠、直肠下段。

2.治法

主穴每次取 3～4 个穴,配穴取 1～2 个穴,交替轮用。可用以下二法:一为压丸法:先以 75％酒精消毒所取的一侧耳郭,待其干燥,将王不留行籽或磁珠 1 粒,置于 0.7cm×0.7cm 的小方胶布上。在选定耳穴上寻得敏感点后,即贴敷其上,用食、拇指捻压至酸沉麻木或疼痛为得气,并嘱患者每日自行按压 3 次,以有上述感觉为宜。二为埋针法:耳穴选穴后做严密消毒.用图钉式皮内针在敏感点刺入,给以中等强度按压,并贴上胶布。3～5 天换贴 1 次,5～6 次为一疗程。

每次取一侧耳,两耳交替。每周贴敷或埋针 2 次,10 次为一疗程。疗程间隔 5～7 天。

(二)体针

1.取穴

(1)主穴:①关元、三阴交;②足三里、天枢。

(2)配穴:据辨证分型而取。

1)脾虚湿滞:形体肥胖,饮食不多,肢体困重,气短便溏,肌肉胖而松弛,舌淡而胖,脉濡缓无力。水分、天枢、丰隆、脾俞。

2)湿热内盛:饮食量多,便结溲黄,口臭难闻,血压时偏高,肌肉胖而结实,舌红苔腻,脉滑数或弦数。支沟、大横、内庭、腹结。

3)冲任失调:食眠一般,大便尚好,尿频腰酸,月经不调,腹臀胖如水囊,舌胖而淡,脉沉细或濡细。带脉、血海、肾俞、太溪。

2.治法

每次主穴必取,据症型酌加配穴 3～4 个。进针得气运用不同手法。脾虚湿滞,三阴交、列缺用补法,余用平补平泻法;湿热内盛,内庭、腹结用泻法,余用平补平泻法;冲任失调者,支沟、中注用平补平泻,余用补法。手法以提插补泻为主,略做小幅度捻转。每次均留针半小时,隔日一次,15 次为一疗程。疗程间隔 5 天。

(三)芒针

1.取穴

主穴:肩髃透曲池、梁丘透髀关、梁门透归来。

配穴:太乙透刺下脘,腹结透刺大巨。

2.治法

一般取主穴,如效不显,可加用或改用配穴。选 28 号长为 1～2 尺之芒针,每次上穴均取。局部皮肤消毒,右手持针,使针尖抵触穴位,然后左手配合,压抢、结合,快速进针,缓缓直透至另一穴。每 5 分钟行针 1 次,并做捻转泻法,运针,捻转幅度在 180°～360°之间,但不宜超过 360°。针感宜强,必须达到酸胀感觉。腹部穴可接 G6805 型电针仪,频率为 2Hz,刺激以患者最大耐受度为限。配穴透刺法,用 0.35mm×75～125mm 毫针刺入主穴 1cm 后,再沿皮下透刺到同一平面上的配穴。在腹结、太乙均双侧共 4 穴上连接 G6805 型治疗仪,采用连续波,频率 2.5Hz,强度以患者能耐受为度,治疗 30 分钟。留针 30 分钟,6 次为一疗程,间隔 1 日,再作下一疗程。

(四)穴位埋植

1.取穴

(1)主穴:①天枢、大横、水分、丰隆;②中脘、梁门、带脉、阴陵泉;③水道、关元、阿是穴、梁丘。

(2)配穴：神门、内分泌、饥点、肝、脾、胃、直肠下段、三焦(均耳穴)。

(3)阿是穴位置：天枢和髂前上棘连线的中点，左右各一。

2.治法

主穴每次选一组，均取，三组穴位轮用；耳穴每次选一侧耳。主穴用注线法；将0号羊肠线剪成1.5～2.0cm长若干段，浸泡于盛有0.9%生理盐水的弯盘中使其变软(注意时间不宜过长，否则羊肠线将软化，难以埋入穴内)，暴露穴位并用甲紫定位后，穴位处常规消毒，用1%利多卡因表皮局麻，将一段羊肠线放在穿刺针内前端，亦可采用一次性医用8号注射不锈钢针头作套管，用28号不锈钢毫针作针芯，剪取针尖，长25mm。沿局麻针孔刺入，快速刺入穴位内，稍做提插得气后边推针芯边退针管，将羊肠线留在六内，以埋在皮肤与肌肉之间为宜，一般为1.5～2cm深，查看针孔处无暴露羊肠线后用创可贴护孔，48小时后揭去。每15天埋线1次，3次为一疗程。埋线后1星期之内勿洗澡，初次埋线后针孔疼痛较重，个别患者有发热现象，1星期后埋线部位形成包块或硬结，这些症状均属正常反应，不必处理，可自行消失。

配穴采用耳压法：将王不留行籽或磁珠固定在边长0.6～0.8cm大小方形脱敏胶布上，粘贴于所选耳穴，每天按压3～4次，每次每穴按压2～3分钟，两耳交替进行，3～5天交换1次，至埋线疗程结束。

(五)拔罐

1.取穴

(1)主穴：①神阙八阵穴；神阙八阵穴位置：指以神阙穴为中宫，以神阙穴至关元穴长度为半径的圆周上，做8个等分的穴点。其中关元穴为下(地坤)，以关元穴相对应的腹中线圆周上的穴点为上(天乾)。②脐周八穴。脐周八穴位置：指滑肉门、天枢、外陵、水分、阴交。

(2)配穴：①督脉、足太阳膀胱经(背腰部段)；②饥点(外耳屏中点)、内分泌、脾、胃、肺、神门(耳穴)。

2.治法

一般仅取一组主穴，二组主穴可交替应用。配穴第二组可每次加用，第一组于疗效不显时加用。以拔罐为主，采用中号火罐，内径为4cm左右，以闪火法吸拔神阙八阵穴的8个穴点。采用沿顺时针方向，每穴多次，反复闪罐，直到腹部刺激部位潮红出汗为度。然后予脐周八穴涂润滑剂作为介质，反复推罐，顺时针方向，直至皮肤潮红为度，稍有疼痛感，视个人耐受程度而定。最后将火罐停留在脐周八穴10分钟。如疗效不够满意，可加用针刺之法。针刺操作：患者仰卧位，局部皮肤用75%酒精消毒，用直径0.30mm，长40～75mm的毫针针刺脐周八穴，得气后反复轻插重提，大幅度、快频率捻转，产生较强烈的针感后，接G6805电针仪，疏密波，强度以患者耐受为度，每次20～30分钟。每日治疗1次，1周治疗5次，20次为一疗程。

(崔素芝)

第十三章 中医理疗与康复学

第一节 康复运动治疗学及人体解剖基础

一、人体运动学概述

(一)运动学中的基本概念

1.运动平面和运动轴

人体的运动范围是通过座标系来描述的。参照人体解剖学姿势,它可分为三个面和三个轴。

三个面分别为:矢状面(正中面)—沿身体前后方向,将身体分为左右二部分的平面;额状面(冠状面)—沿人体左右方向,将人体分为前后二部分的平面;水平面(横切面)—将身体分为上下二部分并与地面平行的平面;三个面互相垂直。

三个轴分别为:额状轴(X轴)—垂直通过矢状面形成的左右侧向轴;矢状轴(Y轴)—垂直通过额状面形成的前后向轴;纵轴(Z轴)—垂直通过水平面形成的上下向垂直轴;三个轴相互垂直。

注意对于一个具体关节运动的描述和力学分析,常需建立局部座标系,其运动面和运动轴并不一定与上述标准面和轴一致。如踝关节,其运动面和轴相对于标准面和轴是倾斜的。

2.运动自由度

假如物体不受任何约束,可以在三维空间自由运动,这样物体可以在三个正交平面内有二种活动形式:平动和转动,共6个自由度(三个平移自由度和三个转动自由度)。物体一旦有约束时其自由度即减少,且不能产生平动,只能转动。当物体一点固定时其自由度为3个;如二点固定,其自由度为1个;如三点固定则自由度为0,不产生运动。人体关节大多以转动为主,且存在2个自由度的情况,依自由度可分三类:1个自由度的单轴关节,包括滑车关节如指关节和车轴关节如桡尺关节;2个自由度的双轴关节包括椭圆关节如桡腕关节和鞍状关节如第一腕掌关节;3个自由度的三轴关节,包括球窝关节如肩关节和平面关节如肩锁关节。

3.环节和运动链

环节是指绕关节运动轴进行运动的人体的某一部分(如上肢、下肢)或肢体的某一部分(如手、前臂、小腿)。通过关节连结的2个相邻环节组成运动偶,而相邻运动偶连结组成的复合链则称运动链。它又分为开放链和闭锁链,前者运动链的末端呈游离状态,它的某一关节固定,其他关节仍可自由运动,如臂在肩关节处固定,肘关节和腕关节仍可自由运动;后者运动链的末端固定或首尾相连形成闭合状态,如双脚站在地面,下肢与地面共同组成闭锁链。闭锁链中的一环节运动会引起另一环节运动。当身体开放链的游离端一旦有支撑点或握点,开放链即变成闭锁链。

4.关节的运动

关节运动可分为5种:屈伸、水平屈伸、内收外展、回旋(旋转)和环转。

屈伸—运动环节在矢状面内绕额状轴运动,向前为屈,向后为伸(膝关节和踝关节相反)。

水平屈伸—上臂(大腿)在肩关节(髋关节)外展90°后,向前运动为水平屈,向后运动为水平伸。

内收外展—运动环节在额状面绕矢状轴运动,靠近正中面为内收,远离正中面为外展。

回旋—运动环节在水平面内绕其本身垂直轴旋转,由前向内旋为旋内(旋前),由前向后旋为旋外(旋后)。

环转—具有额状轴和矢状轴的关节,环节可绕其中间轴作连续运动,运动环节末端描成一个圆锥体。

另外按关节运动方式还可分为,能单独进行活动的单动关节如肩关节和两个或两个以上结构独立的关节须共同活动才能完成一个动作的联合关节,如前臂桡尺近侧和远侧关节共同活动使前臂旋前或旋后。

(二)肌肉工作术语

1.肌拉力线

肌肉各部分纤维合力作用线称肌拉力线。肌拉力是一个矢量,具有一定大小、方向和作用点。合力大小和方向取决于肌纤维数量和排列方式。一般肌拉力线可从肌肉的动点中心到定点中心作一直线来表示。对象三角肌一类肌肉,肌束明显在肩关节处绕过骨突阻碍,它的拉力线可由动点中心到达骨突转弯处中心联线确定。肌肉向心收缩后产生的拉力使关节向何方向运动,取决于肌拉力线与关节运动轴的关系。一块肌肉拉力线如从关节额状轴前方通过,则使该关节屈,反之则伸。如肱二头肌使前臂在肘关节处屈,而肱三头肌使之伸;而肌拉力线如从关节矢状轴外侧或上方通过,则使关节外展,反之则内收。如三角肌使上臂在肩关节处外展,而胸大肌使之内收;肌拉力线如对一关节垂直轴的关系是顺时针方向(左侧肢体为逆时针方向)使关节旋外,反之为旋内。如右侧三角肌后部使上臂在肩关节处旋后,右侧胸大肌则使之旋内。注意三轴关节周围的肌肉在运动过程中,肌拉力线从关节轴的一侧移至另一侧时,该肌对关节的作用会发生变化。如胸大肌使上臂在肩关节处屈和内收,但当上臂外展超过90°时,其拉力线从肩关节矢状轴下方移至上方,这时它就产生辅助上臂外展的作用。

2.肌肉固定方式

骨骼肌两端通常分别附着在两块或两块以上的骨面上,其中只跨一个关节的肌肉为单关节肌,跨两个或两个以上的为多关节肌。肌肉收缩牵引骨杠杆运动时,多为一个骨位置相对固定,而另一个相对移动。收缩肌肉位于相对固定骨的附着点称定点,而位于移动骨的附着点则称动点。定点和动点不是恒定的,可以改变。根据骨的固定方式可分为以下三种情况。

近固定(近侧支撑)和远固定(远侧支撑)肌肉收缩时以近端为定点称近固定;以远端为定点称远固定。前者如持哑铃屈前臂肱肌收缩引起前臂向上运动,后者如单杠引体向上肱肌收缩引起上臂向前臂运动。

上固定(上支撑)和下固定(下支撑)用来分析附于躯干肌肉的工作。如仰卧举腿时腹直肌为上固定,而仰卧起坐时则为下固定。无固定(无支撑)肌肉工作时,两端都不固定,常见于腾空后的动作中。

(三)生物力学中的基本概念

人体动作的完成只有符合力学原理时才会产生最好效果。运动技能发育的一个重要变化就是使动作通过有效的符合力学原理的方式完成,如人体熟练的投掷动作各环节运动是有序的,以便使前一动作之后把力用在接下来的动作上加速物体。以下简要介绍一些力学中的基本概念。

1.力

力是一种作用,可改变被作用的物体静止或运动的状态。力是一个矢量,力的大小、方向和作用点构成力的三要素,改变其中任何一项,力的效应即发生改变。在动作分析中,常用内力和外力概念。在一个力学系统内部相互作用的力称内力,而这个力学系统与外部物体相互作用的力称外力。如把人作为一整体,则体内所有组织产生的力皆为内力,而重力、外界施加的力则为外力。

2.牛顿定律和稳定性法则

分别介绍如下。

牛顿第一定律即惯性定律,表明静止的物体运动必须施加外力。当投出一个物体时,为了增加施力,则应增加力作用的直线距离,如投掷时手臂有一个后伸准备动作即增加了力的作用距离。力缓冲时力分散的距离越远和面积越大,力就越被缓冲,如跳跃着地时屈曲双腿有助于缓冲。

牛顿第三定律即作用力和反作用力,表明有作用力就必有反作用力。如熟练行走方式表现为手臂和腿协调交叉摆动,这就是符合力学规律的运动方式。重心和支撑面是影响机体稳定性的二大因素。重心是重力的作用点,在人体,是身体各环节重力的合力点,在身体上仅是一个几何点。人体自然站立时总重心位于身体正中线上面第三骶椎上缘前方 7cm 处,男子重心约是身高的 56%,女子约是 55%。当改变人体姿势时,重心位置随环节移动而改变,有时甚至重心位置并不落在机体内部。当作用力通过物体重心时物体只有平动,当不通过时则除平动外还有转动。重心位置会影响机体的稳定性。当重心位置较高时,机体容易失去平衡。支撑面则是指支撑点的接触面积以及这些支撑点围成的空间。支撑面越大,稳定性越好。如人体站立时可通过把双脚分开增加身体支撑面。当然机体平衡也取决于重心是否落在支撑面内,当落在支撑面内机体就平衡,否则失去平衡。另外机体平衡还受到视觉、本体感觉和心理因素的影响。

3.杠杆原理

人体肌肉工作都符合杠杆原理。骨在肌拉力作用下绕关节运动或转动并克服阻力做功就是一根杠杆,又叫骨杠杆。任何杠杆皆有三个点:力点(F)、支点(O)、阻(重)力点(R)。力点－动力作用的点;支点－杠杆绕其转动的点;阻力点－阻力作用的点。在骨杠杆中,关节中心为支点,肌肉拉力为力点,运动环节的重力、对抗肌的张力、韧带的牵张力为阻力点。力(阻力)臂－从支点到动力(阻力)作用线的距离;力(阻力)距－力(阻力)和力(阻力)臂的乘积,它也是矢量。当作用于物体上的合力矩为零,物体保持平衡、静止或匀速状态。

根据杠杆上三个点的位置,杠杆可分成以下三种类型:平衡杠杆－支点在立点和阻力点之间;省力杠杆－阻力点在力点和支点之间;速度杠杆－力点在阻力点和支点之间。运动学中应用杠杆原理的主要作用是节省能量、获得速度及增强肌力。如在运动时移动屈肢比移动伸肢省力,因而做投掷准备动作时是先屈肘后伸肩。

二、关节软骨的生物力学特性

(一)关节软骨的结构与组成

关节软骨是组成活动关节面的有弹性的负重组织,可减小关节面反复滑动中的摩擦,具有润滑和耐磨的特性,并有吸收机械震荡、传导负荷至软骨下骨的作用。

关节软骨主要由大量的细胞外基质和散在分布的高度特异细胞(软骨细胞)组成,基质的主要成分是水、蛋白多糖和胶原,并有少量的糖蛋白和其他蛋白。这些成分构成了关节软骨独特而复杂的力学特性。从结构上看,关节软骨表层纤维致密,纤维束相互交叉且与表面呈平行排列,故软骨表层抗张强度最大,其抗纵向撕裂的强度大于抗水平剥离的强度,其深层强度则渐减。扫描电镜发现,正常关节软骨的表面是紧密的带微孔的表面编织结构,而变性的软骨表面常常出现撕裂和剥脱现象。关节软骨的表面有明显的不规则特性,这种特性有助于润滑,可显著影响关节软骨的摩擦和变性几率。

关节结构的变化会改变关节承载的力和传递方式,改变关节的润滑度,从而改变关节软骨的生理状态。

(二)关节的润滑

关节滑液是由滑膜分泌入关节腔的一种透明或微黄的高粘滞性液体,它是一种血浆透析液,不含凝血因子、红细胞和血红蛋白,但含有透明质酸盐、葡萄氨聚糖和具有润滑作用的糖蛋白。关节的润滑有两种基本形式:液膜润滑和边界润滑。液膜润滑的润滑剂是关节液。边界润滑模式包含一层吸附在两相向关节面上的润滑剂分子,当两关节面的粗糙部开始接触或当液膜被大载荷挤出时,边界润滑开始起作用。软骨内间隙液增压提供了混合润滑模式,这些间隙液承受了大部分的载荷,同时相互接触的胶原-蛋白多糖基质之间的边界润滑承担了剩余的载荷。混合润滑降低了关节的摩擦和磨损。在病理状态下,关节内的润滑机制将受到病变润滑特性和软骨特性改变的影响。

(三)软骨的生物力学特性

活动关节软骨要承受人一生中几十年的静态或动态的高负荷,其结构中的胶原、蛋白多糖与其他成分组成一种强大、耐疲劳、坚韧的固体基质来承担关节活动时产生的压力和张力。关节软骨有独特的生物力学特性。

1.渗透性

关节软骨中的胶原、蛋白多糖与其他分子组成强大、耐疲劳、坚韧的固体基质来承受负重时产生的压力和张力。水分占正常关节软骨总重量的65%~80%,可由压力梯度或基质的挤压在多孔-渗透性的固体中流动。当存在压力差时,压力使固体基质压缩,组织间压升高,促使水分从基质中流出,流出的速度由液流时产生的粘滞力所决定。液相和固相所分担的压力取决于组织的容积比、负重率、负重形式,每一相的承载能力由组织中每一点的摩擦力与弹力间的平衡所决定。如当水在硬的、渗透性高的固体基质中流动时,产生的摩擦力或液压力较小。相反,液体在渗透性很小、柔软的基质中流动所产生的摩擦力较大,此时液压成了承担载荷的主要形式,使固体的压力降至最小。在正常软骨中,这种效应保护了固体基质。关节软骨的渗透性与水分的含量呈正相关,与蛋白多糖的含量呈负相关。

2.黏弹性

关节软骨具有黏弹性,当持续均衡负重或变形时,表现出时间依赖性,压力不变,随时间的延长,其形变增加。同样,当组织形变后并保持一定的应变值时,随后发生应力松弛。此乃材料的蠕变特性。组织间隙中的液体压力产生于软骨承重、持续负重时,随着蠕变持续,承重相逐渐由液相转变为固相。对于正常软骨,典型的平衡过程需要 3.5h~6.0h。当到达平衡点时,液体压力消失,所有的负荷均由被挤压的胶原-蛋白多糖固体基质承担。正常的关节软骨固体基质的压缩弹性模量为0.4Mpa～1.5MPa。由于达到平衡所需要的时间很长,在生理状态下,关节软骨几乎总是处在动态负荷中,即使在睡眠中,关节也在活动,没有平衡态的出现。所以,液体压力总是存在。

人类骨性关节炎时软骨早期的变化是水分的增加与蛋白多糖的减少,这种变化增加了组织的渗透性,降低了软骨中液压的承载能力。同时,基质胶原—蛋白多糖载荷增加,降低了软骨的寿命。

3.剪切特性

关节软骨中层随机分布的胶原结构决定了其具有明显的剪切特性。由于随机分布胶原纤维的牵张与相牵其间的蛋白多糖分子的剪切历史的软骨具有剪切应力—应变反应。在关节活动中,关节软骨受力是十分复杂的,如对一软骨条块加压,其不仅在加压方向上受挤压,而且会横向扩展,这就是所谓的Poisson比效应,此时软骨与硬的骨性界面上就会产生剪切应力。压力过大,会导致软骨从骨上剥落。当受到压缩时,任何Poisson比大于0的材料都会发生横向伸展,说明材料产生了应力—应变。在关节软骨中,若应力—应变足够大时,会导致关节表面胶原纤维与网状结构的损害。

4.拉伸特性

当一块材料受到拉伸或压缩时,其容积总在变化。在拉伸实验中,无论是流体依赖性或非流体依赖性的黏弹性机制均在软骨对张力的反应中起作用。在应力—应变曲线中恒定的线性部分称为拉伸弹性模量,代表了在拉伸过程中胶原网状结构的刚性。关节软骨的拉伸弹性模量为5MPa～50MPa。由于关节软骨的表层胶原纤维含量较高,排列较一致,比中间层和深层的硬度大,所以退变时其拉伸刚性降低。

关节结构的破坏,如半月板和韧带的撕裂,都将改变关节表面应力的大小,与关节不稳和软骨的生化改变密切相关。在动物实验中,前交叉韧带切断或半月板切除后,关节软骨表面出现纤维化、蛋白多糖聚集的数和量下降、水合增加、关节囊增厚、骨赘形成。在组织学与生化成分改变的同时,力学特性也发生改变,如前交叉韧带切除后,拉伸与剪切弹性模量渐进性降低。关节不稳时,压缩弹性模量降低,液压渗透性增加,导致基质变形增加,生理负荷时液体流量增加,负重时液压减小,应力阻挡效应减弱。

三、关节的运动学

(一)关节的活动度和稳定性

人体的解剖形态与其功能是相适应的,这样就使人体结构能够在静态与动态时以最小的消耗得到最大的力学效能。关节的功能取决于其活动度、柔韧性和稳定性。稳定性大者活动度小,稳定性小者活动度大,如肩关节的活动度大而稳定性小,髋关节的稳定性较大而活动度相对较小。

(二)影响关节活动度和稳定性的因素

构成关节的两个关节面的弧度差、关节囊的厚薄与松紧度,关节韧带的强弱和关节周围肌肉的强弱及伸展性是影响关节活动度和稳定性的主要因素。其中,骨骼和韧带对关节的静态稳定性起重要作用,肌肉拉力对动态稳定性起重要作用。在关节损伤后的康复治疗中,进行关节周围肌肉的力量练习对恢复关节的稳定性具有重要作用。

(三)髋关节运动学

下面以髋关节为例,介绍关节的功能解剖、生物力学和运动生物力学的特点。髋关节为连接下肢和躯干的重要关节,它的最主要作用是支持体重,因此,这就决定了它是人体最稳定的关节之一。另外,人的行走、坐和蹲等活动又要求它有很大的活动度以及精确的对合与控制的能力。

为支持体重,双侧髋关节与骨盆组成了类似拱形的结构—最坚固的结构,在支持躯干和双上肢由腰椎传来的体重时,其支持力最大。由股骨头与髋臼所形成的髋关节非常精密,髋关节内外一系列结构使其难于脱位。

（四）球形关节

股骨头球形的关节面由软骨覆盖,轴线略下的凹陷处有股骨头韧带与髋臼相连,对其固定起一定的作用。股骨头关节面约为球形的 2/3,几乎全部纳入髋臼内。髋臼内衬月牙形软骨,其下缘由髋臼横韧带连接,使之与股骨头紧密贴合。髋臼周围有关节唇,使髋臼变深,以防止脱位。这一系列结构使髋关节内部形成负压。如去除髋关节周围肌肉、关节囊等,将股骨头从髋臼内拔开还需 22kg 的力。因此在大气压下,髋关节的结构是相当紧密的。

（五）髋关节周围韧带

髋关节周围有许多韧带,这些韧带很坚固,可限制髋关节运动的幅度,使其稳固。尽管髋关节为球形关节,有三个轴的运动,但其运动幅度远不及肩关节,同时能适应其支持、行走功能。

（六）股骨上端的结构及其作用力（Pauwels 理论）

（1）单足站立时,股骨头承重为体重的 4 倍。人单足站立支持体重时,可认为是一个杠杆股骨头为支点,由股骨头到大转子与外展肌连接处为力臂,从股骨头到骨盆侧力臂的比为1：3,所以两端承重比应为 3：1,即外展肌必须承受 3 倍于体重的重量。要保证平衡,需各方向的力大小相等,方向相反。因此,从承重方面来看,股骨头处承重约为体重的 4 倍。

（2）股骨头具有一定特征性的骨小梁,与其承重的功能相适应。在股骨上端顺颈作纵向切割,可发现股骨头上有多种特征性的骨小梁,主要分为 4 群:a. 主抗压骨小梁群,由股骨体内侧向股骨头上部走行;b. 主抗张骨小梁群,由股骨体外侧向股骨头内侧上行;c. 次抗压骨小梁群,由股骨体内侧向股骨大转子走行;d. 大转子骨小梁群,由股骨大转子下方向上方走行。这 4 群骨小梁的形成和走行是适应于股骨头承重功能需要的。更年期后及老年期发生骨质疏松时,机体为保证其承重的功能,骨小梁群消失的顺序是从最次要的骨小梁群开始的,即以d—c—b—a 的顺序而消失的。这易导致股骨颈骨折,因此这种骨折为老人最常见的骨折。

（3）行走时股骨头上产生的关节反应力的性别差异。当行走时外展肌收缩稳定骨盆时,在站立相股骨头上可产生两个顶峰力。在男性,一个顶峰是足跟着地时,达体重的 4 倍;在足离地以前出现的第二个顶峰,可达体重的 7 倍;在足放平及步行的摆动相时,关节反应力约与体重相等。在女性,力的模式基本相等,仅幅度略低,在第二个顶峰时,力的幅度为体重的 4 倍,这可能与女性骨盆较宽、股骨颈干角的倾斜度不同等有关。

（4）手杖与支具对髋关节反应力的作用。对一些髋关节疼痛或髋关节术后的患者,当行走使用手杖时,应将手杖用于疼痛或手术髋部的对侧,此时由于力臂长,手杖上只需用中度力就可大大减少外展肌力,从而减轻疼痛关节股骨头上的反应力。反之,如在痛侧使用手杖,力臂短,就要求加大手杖上的推动力,才能减少髋关节的反应力。

（杨宪章）

第二节　物理治疗

一、概述

物理治疗是运用运动、电、热、冷、声、光等物理因子进行预防、治疗、康复的方法。它是康复医学中重要的治疗手段之一。物理治疗师的主要任务是根据运动功能训练的要求,对患者进行功能评定和功能训练。

康复医学的主要对象是运动功能障碍,按照现代康复医学的观点,物理治疗以运动治疗为主要组成部分,电疗、冷疗、温热疗法、声疗、光疗等其他物理因子的治疗作为辅助手段。目前西方多数国家的物理治疗室中,运动疗法所用器械和场地占有相当大的空间(大约70%以上)。

运动治疗是使用器械、徒手手法或患者自身的力量,通过某些方式(主动或被动运动等)的运动,获得全身或局部的运动、感觉功能恢复的训练方法。

运动治疗主要采用"运动"对躯体的运动、感觉、平衡等功能进行训练。主要内容包括:关节活动度训练、肌力增强训练、耐力训练、呼吸训练、步态训练、轮椅训练、易化技术和医疗体操等。

人体为了保证正常的运动功能,需要三大系统(心肺血管系统、骨骼肌肉系统和神经系统)的共同协作。骨骼肌肉系统是运动的基础,心肺血管系统提供运动的能量,决定运动功能的容量,神经系统是运动控制系统。当上述三大系统因疾病而使其正常功能受到影响时,人体的运动功能受限,需要通过运动疗法进行康复。

二、肌力训练

(一)概念

肌力是指肌收缩所能产生的最大的力强度。

肌力增强训练是治疗各种原因引起的肌萎缩的有效方法,在康复医疗中应用广泛。可用于防治肢体制动以后的失用性肌萎缩,防治创伤、疼痛引起的反射性脊髓前角细胞抑制性肌萎缩,治疗神经损伤后的失神经性肌萎缩,促进肌病造成的肌舒缩功能的恢复,还可治疗脊柱疾病或手术后躯干肌的肌力减退、调整腹背肌的失衡、增强脊柱的稳定性,以治疗颈椎病和下腰痛等。

(二)肌力增强训练的机制

肌训练后出现一个疲劳和恢复的变化过程。训练后,肌纤维因反复收缩而疲劳,肌的收缩力和耐力下降,收缩速度减慢,同时肌内的能源物质、收缩蛋白、酶蛋白都有所消耗。在休息阶段中,这些物质消耗得到补充,生理功能逐渐恢复、上升,直至超过运动前水平,以后又再下降到运动前水平,即超量恢复规律。如果在超量恢复阶段不进行进一步的肌力训练,肌的物质含量和生理功能都会退回至原有水平。

应用肌的反复收缩后生理生化水平都超量恢复的规律,每次肌力训练的时间应选择在上次肌力训练后超量恢复阶段之内,使超量恢复巩固和叠加,实现肌形态和功能(如肌体积的增大,肌纤维的增粗,收缩蛋白、肌红蛋白、酶蛋白增加,ATP、热能含量和糖原储备增加,毛细血管密度增加,结缔组织量增多等)的逐步发展,达到增强肌力的目的。为了达到增强肌力的目标,运动训练计划至少持续 6 周。

(三)肌力增强训练的原则

肌力增强训练必须引起肌疲劳,如果训练中不出现肌疲劳现象,训练后就达不到超量恢复阶段;训练必须掌握适宜的频度和间隔,间隔太短加重肌疲劳,易引起肌损伤,不仅不能增长肌力,反而适得其反;间隔太长超量恢复已消退,下次训练又重新从原来的起点出发,增长的肌力得不到积累。肌力增强训练的强度与训练目标相关,如果以增强肌耐力为目标,应采用最大强度的 40% 进行训练,此时主要募集 I 型肌纤维。

(四)肌力训练方法的选择及处方

增强肌力的训练方法是根据肌功能的评测结果来选择的,多以徒手肌力检查结果为依据。

当肌力为 0 级时,可选用的方法有:电刺激、传递神经冲动的练习、被动运动;

当肌力为 1～2 级时,可选用电刺激、肌电生物反馈、助力运动和减重体位下的主动运动;

当肌力为 3 级及以上时,选用主动运动;

当肌力为 4 级及以上时,选用抗阻运动。

主要增强肌耐力时,肌力训练采用的强度为 40% 的最大强度,主要增强肌的爆发力时,训练强度可为次强收缩或最大收缩。

肌力训练的处方包括运动部位,运动方式,患者训练体位,运动范围,肌力收缩的强度,收缩重复次数,训练频度及持续时间。

(五)主要运动方式

1. 被动运动

是完全用外力(即由他人、器械或患者的健肢)进行身体某一部位运动的方式。被动运动应尽量在全关节活动范围内进行,需注意动作轻柔、缓慢,不要引起患者疼痛。

2. 助力运动,又称主动辅助运动

是在患者进行自发肌收缩的同时,由外力辅助完成的运动。外力可由治疗师、器具或患者健肢施加。为了达到良好的效果,在患者肌的主动收缩的基础上,逐渐增加主观用力的比例,减少施加外力的比例。注意事项同被动运动。

3. 主动运动

由患者自己进行的运动,运动需抗自身重力。治疗师可给予适当的指导和监督。

4. 抗阻运动

用器械或徒手施加与主动运动方向相反的外力,在对抗外力的条件下进行的主动运动。

5. 等长运动

是静力性运动,肌收缩时肌纤维长度不变,无关节活动,肌张力产生变化,适用于关节活动疼痛或肢体固定时,可在关节活动明显受限或存在关节损伤或炎症时应用。等长肌力训练的优点是无需特殊设备,操作简单,费用低,可在家进行,而且可通过主动肌与拮抗肌的共同收缩,达到促进关节稳定的作用。缺点是较难用客观指标衡量训练中用力的大小和肌力的增长程度,在训练中患者容易憋气而引起心血管不良反应。

6. 等张运动

是动力性运动,肌收缩时肌纤维长度改变,张力不变,产生关节活动。等张肌力训练可增加全关节活动范围的肌力,改善肌的神经控制,改善血液淋巴循环,改善关节软骨营养,可进行向心运动训练和离心运动训练。等张肌力训练不适于关节挛缩、关节内损伤、运动时疼痛的患者,不易进行不同速度的训练。在应用等张运动进行肌力训练时所选择的负荷只能为关节活动全范围中的最小阻力,训练效率不高。阻力可为徒手阻力或用砂袋、哑铃、拉力器等辅助器械施加。

7. 等速运动

是以设定的角速度在设定的关节活动范围内的运动。需要用专门仪器—等速训练器进行,仪器提供的阻力为顺应性阻力,肌在整个活动范围内始终承受最大阻力,在活动全过程每时每刻适宜的阻力,既保证足够的训练强度,又不会因过度负荷产生损伤,方法安全,可用于早期康复。等速运动可同时训练主动肌和拮抗肌,提供不同的训练速度,适应功能性活动速度的需要,可进行向心、离心训练。等速运动由于仪器昂贵,操作复杂,较难广泛开展。

8. 向心运动

肌纤维主动短缩产生的运动。如上楼梯时股四头肌的运动。

9. 离心运动

肌纤维主动伸展产生的运动。如下蹲时股四头肌的运动。离心运动比向心运动的效率高,即在相同负荷时,参与离心运动的运动单元较向心运动少,因此在恢复早期肌力较弱时,可先进行离心训练。

(六)常用的肌力增强训练方法

1. 短暂等长训练

等长运动,运动强度是最大肌力的 $60\%\sim80\%$,持续时间至少 6s,频度可为 1 次/1 天或 20 次/天。等长运动生理溢流范围是 $\pm10°$,可在整个关节运动幅度中每间隔 $20°\sim30°$ 做一组等长训练,以扩大等长训练的作用范围,增加不同角度的肌力,称为多角度等长练习。

2. 渐进抗阻训练

等张运动,先测定连续重复 10 次全幅度活动所能承受的最大负荷值,即 10RM,训练分三组进行,阻力负荷依次为 10RM 的 1/2,3/4 和 1 倍量,每组重复 10 次,组间休息 1 分钟,每日或隔日 1 次。最大负荷量每周重新测量 10RM 后进行调整。

3. 短暂最大负荷训练

等张运动与等长运动的结合,在等张抗阻运动的终末端,在最大负荷下维持等长运动 5s,重复 5 次。

4. 等速训练

训练参数多样可调,常用的速度谱练习方案的角速度分别是:$60°/s$、$90°/s$、$120°/s$、$150°/s$、$180°/s$、$180°/s$、$150°/s$、$120°/s$、$90°/s$、$60°/s$,共十种角速度从慢至快,又由快至慢,在每个角速度重复 10 次最大收缩运动,两种角速度间休息 30s。一个 VSRP 后休息 3min,酌情进行 1~3 个 VSRP,至第 10 组峰力矩比第一组下降 50% 为止。每周 3 次。

5. 离心向心复合训练

先进行高负荷的离心运动,紧接着高负荷的向心运动,形成肌的牵张—短缩循环。例如患者先站在平台上,跳下平台,再快速跳上平台,反复进行。要求负荷大,运动速度高,变换方向快,用于康复后期,以恢复从事高爆发力和协调性的运动为目标。

(七)肌力增强训练的注意事项

1.运动量与节奏

遵循疲劳和超量恢复的原理,判断超量恢复时间的参考:肌力增加,练习者主观感觉疲劳消除,对再次练习表现出较高的积极性和信心。

2.训练持续时间

因肌力增加的机理是不断在超量恢复的基础上重复训练,因此需要一定的训练持续时间才能累加达到肌力增强的目标,一般需要6周以上的连续肌力训练才能有明显的肌力进步。

3.无痛

疼痛为损伤信号,应避免。疼痛可反射性地抑制脊髓前角细胞,阻碍肌肉收缩。

4.适当动员解释训练目的,训练中给予鼓励。

5.避免不良反应

指导患者在用力过程中保持呼吸或计数,避免憋气。心血管疾病患者不进行中等以上强度的肌力练习。

三、关节活动度训练

(一)关节活动度训练

1.关节活动度训练概述

关节在人体运动中起"轴"的作用,关节活动范围的维持和改善是运动功能恢复的前提和关键,是恢复肌力、耐力、协调性、平衡等运动要素的基础,也是进行日常生活活动训练、职业训练,使用各种矫形器、假肢、轮椅的必需条件。关节活动范围下降的原因很多:关节部位发生病变、损伤,长期卧床或长期保持某一体位静止不动等原因均可引起关节周围的软组织、韧带和关节囊发生病变,限制关节的运动。皮肤瘢痕挛缩、肌肉痉挛、骨性强直及骨质增生,也会影响关节的活动范围。为预防以上变化的发生,在积极治疗伤病的前提下,应尽量缩小肢体制动的范围和时间,制动部位应保持于正确位置,非制动部位要定时作各方向运动。制动解除后,应及时进行适当的ROM训练。

2.ROM训练分类

主要分为主动性ROM、主动辅助ROM训练与被动性ROM训练。

(1)主动ROM训练:用于能进行主动运动的患者,包括徒手体操、自主软组织牵伸等。

(2)主动辅助ROM训练,又名助力训练:指当患肢主动运动不充分时,可借助器具如滑轮、肩轮、肩梯、踝关节训练器、体操棒、肋木、毛巾等进行;还可由治疗师辅助或患者的健侧肢体辅助进行ROM训练,并逐步减少辅助,过渡到主动性训练。如肩关节的主动辅助训练—使用滑轮、体操棒、毛巾和健肢的辅助训练;髋关节屈曲、伸展、外展的主动辅助ROM训练—借助滑轮、毛巾和架子辅助下肢做减重训练。

(3)被动ROM训练:是指根据关节生物力学特点,由治疗师、家属或利用器械所产生的外力,对不能完成主动运动的患肢关节进行各方向被动活动,以恢复或维持关节活动范围,预防关节挛缩。

3.训练原则

(1)按照各关节固有的各个轴(为三维的,即横轴、纵轴和矢状轴)进行各个关节的各种方向(一般为三个方向:屈曲—伸展、内收—外展、内旋—外旋)运动。每种运动每次做3~5遍,每日2次。

（2）缓慢、圆滑地尽可能地做大范围的活动，逐步增大活动范围，保证无痛，防止过度用力引起误用性合并症（由于训练方法不当造成的合并症），如关节周围出血等。

（3）采取正确的体位、肢位和手法，对患者（尤其是昏迷患者）的各个关节进行正确的运动训练，治疗师一手固定其近端关节以防止其他关节的代偿性运动，另一手尽量接近做运动的关节。如肩被动屈曲 ROM 训练：患者取仰卧位，治疗师一手固定其肘部，另一手握其腕部，使其举手向上过。

（4）针对关节活动度降低的原因，选择恰当的治疗技术，如：以疼痛为主，可配合使用物理因子治疗、封闭等；关节力学改变，可选用牵引、关节松动术等手法治疗；软组织痉挛或短缩，可选用温热疗法结合牵张、支具等。

（二）关节松动术

关节松动术是一种用于治疗骨关节疾患的手法治疗技术。有关这方面的学派颇多，且各具特色。常见的有 Maitland 法、McKenzie 法、Williams 法、Mulligan 法、Cyriax 法、Kaltenborn 法、Mennell 法等等。其中，在 20 世纪 60 年代初，由澳大利亚物理治疗师 GeoffreyMaitland 创立的 Maitland 关节松动术，以它安全高效的特点，已成为许多西方国家物理治疗师的必修课程。现将 Maitland 关节松动术简介如下。

关节松动术是指术者利用双手作用于患者的某一关节，对其进行推动、牵拉、旋转等被动活动，从而缓解疼痛，松解粘连，改善功能。这种被动活动具有一定的节律性，且患者可以对其进行控制或因疼痛产生抵抗。与此相反，另一种称为 manipulation 的关节被动活动手法，是在患者完全放松时，术者突然快速地扳动关节，类似于中医的扳法。该手法不属于关节松动术，在此不作介绍。在关节松动术中，根据关节活动的不同类型，分为生理性活动和附属性活动。所谓生理性活动是指患者可以主动完成的关节活动，如屈、伸、内收、外展、旋转等；而附属性活动则是指在关节解剖结构允许范围之内，但本人无法主动完成，需他人操作产生的关节活动，如两个椎体间的前后水平滑动等。

1. 作用机理

有关关节松动术的作用机理，目前认为主要有以下几方面：①使关节和椎间盘在解剖结构及生理功能上正常化。②使软组织最大限度地易于进行功能活动。③治疗时产生的机械性刺激传入脊髓，通过"闸门控制"理论而起到镇痛作用。④引起内啡肽释放，使痛阈提高，从而镇痛。⑤安慰作用。

2. 方法

关节松动术分为两大类，即四肢关节松动术和脊柱关节松动术。Maitland 关节松动术是一套系统且全面的骨关节疾患手法治疗技术，它包括检查方法和治疗技术。强调治疗技术的选择应根据病史、症状、体征等检查过程中的阳性发现，且针对问题的性质，比如：是疼痛还是关节活动僵硬，症状持续存在还是有波动；一天中症状的变化，什么因素可以加重或减轻症状，是活动还是持续体位可以诱发或加重症状等等。根据这些临床表现，从解剖学、生理学、生物力学、病理学等方面分析疾病的特性，在临床诊断的基础之上作出更细致的判断，从而选择最恰当的技术进行治疗。同时还强调治疗中应随时观察患者的反应，每次治疗后复查阳性表现，准确评估疗效，随着病情的变化及时调整治疗技术。

3. 检查

主观检查主要包括：①现病史，如发病原因、进展情况、症状的部位和特征等等；②既往史,如此前有无类似病史和其他病史,治疗情况;③个人嗜好、职业、一般社会经济情况等;④其他检查:X线、CT、MRI、电生理等。

客观检查主要包括:①望诊,观察动静态姿势、症状区域局部情况等;②演示受影响的功能运动;③关节主动运动检查,如屈、伸、侧屈、旋转等,必要时检查复合运动(包含两种以上的关节活动,如后伸同时旋转)、反复运动、持续体位,以及在某一体位对关节进行被动加压等;④关节被动活动检查,包括生理性和附属性活动;⑤静态抗阻收缩检查肌肉疼痛情况;⑥局部触诊;⑦神经系统检查,如皮肤感觉、肌力、反射等;⑧特殊检查,如椎动脉试验、被动屈颈试验、上肢紧张试验、直腿抬高试验、被动屈膝试验、Slump试验等;⑨邻近关节检查。

对于重要的症状和阳性体征应特别标注,以便作为评价疗效的指标。

4. 治疗技术

(1)强度分级:关节松动术分为Ⅰ~Ⅳ度。Ⅰ度:于关节活动范围的起始位进行小幅度的节律性被动活动;Ⅱ度:于关节活动全范围的前中部进行大幅度的节律性活动;Ⅲ度,达到关节活动全范围末端或受限处的大幅度的节律性活动;Ⅳ度:达到关节活动全范围末端或受限处的小幅度的节律性活动。

(2)技术种类:包括生理性关节松动术和附属性关节松动术。这里介绍几种常用技术。

生理性关节松动术:即术者按不同的强度分级对患者的关节进行被动的生理性活动。包括屈曲、伸展、内收、外展、侧屈、旋转及复合运动等,还有一些神经松动技术,如直腿抬高、Slump技术等。附属性关节松动术:①自后向前节律性推动关节骨端或椎体中央,简称中央PA,符号为+。②自前向后节律性推动关节骨端或椎体中央,简称中央AP,符号为+。③自后向前节律性推动椎体一侧,常于患侧横突,简称单侧PA,符号为Ⅰ,注明左右。④将关节或椎体的棘突向肢体或躯干的侧方推动,对于脊柱关节,常将棘突推向患侧。符号为一,注明向左或右侧。⑤沿躯干或肢体纵轴节律性推动或牵拉关节,符号为Ⅱ,头侧或尾侧。

(3)操作节律和时间:一般轻手法或大幅度活动时,节律约为每秒1次;强手法或小幅度活动时,节律约为每秒2次。一个部位每次治疗30~60s后,间歇1min左右,重复2~3次。然后进行重要阳性症状和体征的复查,评价疗效。通常再重复1~2遍上述治疗。若治疗后病情明显加重,则需调整治疗技术。次日治疗前复查主要阳性临床表现,评价效果,以此为依据进行治疗技术选择。关节松动术一般见效较快,若数天内治疗无效,则应考虑改用其他治疗手段。

(4)选择治疗技术的原则:①急性疼痛,激惹性强,则选择无痛性体位及无痛性手法强度。②慢性疼痛,关节僵硬,则选择引起疼痛的体位及治疗技术。③疼痛与僵硬同时存在时,则先治痛后治僵。④关节和神经均受累时,则先治关节后治神经。⑤Ⅰ度或Ⅱ度手法常用于治疗疼痛;Ⅲ度手法常用于治疗疼痛伴有僵硬;Ⅳ度手法常用于松解粘连,缓解僵硬。⑥当关节绞锁时,选择痛性体位和附属性技术,先Ⅳ度再Ⅲ度。⑦初次治疗,一般只选一种手法,以便判断手法选择的正确性。

(5)适应证:在排除禁忌证的情况下,适用于因力学因素所导致的关节功能障碍,包括:关节疼痛、可逆性关节活动受限等。

(6)禁忌证:①绝对禁忌证:a.骨关节恶性肿瘤;b.感染性炎症,如:骨髓炎、骨结核;c.脊髓受压;d.马尾受压;e.近期骨折;f.严重骨质疏松,尤其是肋骨。②相对禁忌证:a.椎动脉供血不全;b.强直陛脊柱炎、风湿性关节炎等疾病的急性期;c.脊椎前移,滑脱;d.稳定性差;e.

心理性疼痛,体征与症状不符;f. 未诊断的疼痛;g. 怀孕早期和后期(除非关节绞锁);h. 近期的挥鞭综合征(whiplash);i. 服抗凝药期间。需要慎重的指征:a. 严重性疼痛;b. 易激惹状态;c. 急性神经根痛;d. 治疗中出现或加重神经根压迫症状及体征;e. 神经根易激惹;f. 关节活动可引起远端症状;g. 一般状况差。

(三)麦肯基技术

McKenzie 力学诊断与治疗方法是由新西兰物理治疗师 RobinMcKenzie 先生创立的一整套集评测诊断、治疗和预防为一体的诊断治疗系统,适用于脊柱和周围关节的病变。为了该方法能够被准确地理解与应用,McKenzie 先生成立了 McKenzie 国际学院,学院在世界各国从事 McKenzie 力学诊断与治疗方法的教学与科研工作。为了保证教学质量,学院制订了标准的教案和严格的教师准入制度,只有经过 McKenzie 国际学院标准化课程学习并考核合格者方被认可有资格和有能力在临床应用该方法。

McKenzie 力学诊断与治疗方法的精髓是评测诊断。对于任何脊柱或周围关节病变的患者,在应用 McKenzie 方法治疗之前,首先必须按照 McKenzie 的评测方法进行诊断。评测内容包括患者的一般情况、现病史、既往史、相关检查结果、体格检查和运动功能评测。

与一般的问病史和体格检查不同的是,McKenzie 评测方法在现病史中尤其关注此次发病的原因和影响症状的各项细节,如时间因素、负重因素、活动因素和睡眠情况。在既往史中特别关注既往类似症状发作情况与治疗效果,关注各种可能的严重疾病的症状,如不明原因的体重的下降等;在体格检查中关注姿势、关注活动与症状变化的相关性。在运动功能检查中关注活动范围、活动方向与症状相关性,反复运动对症状与活动范围的影响。

通过 McKenzie 方法的评测,应回答的问题是:

(1)患者的疼痛等症状的原因是力学性的,还是非力学性的,或尚不能肯定如果患者的病理改变是非力学性的化学性变化,如各种炎症反应或感染过程,常见于急性类风湿关节炎、强直性脊椎炎、结核、各种细菌感染、各种创伤后反应等,应该采取药物等其他医疗方法进行治疗;如果患者的症状源于力学性失调,应用 McKenzie 治疗方法应该有较好效果;如果评测结果不能完全肯定病因,根据具体情况决定是尝试诊断性治疗,还是进一步做各项检查明确诊断。通过评测筛选,将各种可能存在的严重疾病,可能不适合进行 McKenzie 方法治疗的病理情况予以排除,以保证治疗的安全性。

(2)对于力学性失调的患者具体的治疗方案对于这一类患者应用各种姿势和各种运动的生物力学特点来改变机体组织之间的力学关系,促使患者的症状发生变化,但是在应用中需要治疗的具体细节和参数,包括治疗的体位是卧位、坐位还是站位;治疗的方法是静态的各种姿势还是动态的各种运动,是哪一项治疗技术;无论姿势还是运动,都需要具体的参数,包括治疗的频度、持续时间、反复次数、角度大小、力度大小等;治疗是否需要外力,如果需要,外力提供的方式是患者本人还或治疗师手法。上述种种治疗细节都是根据对每一位患者的个体化评测的结果而制订的。

四、有氧训练

(一)基本概念

1. 定义

有氧训练是指运动时体内代谢以有氧代谢为主的耐力性训练,能够增进心肺功能,提高身体耐力。

有氧运动指任何有节律性的运动强度中等或中等以下的运动,它不易疲劳,能持续较长时间(一般15min或以上),可使运动峰值摄氧量增加,呼吸功能、循环系统和自主神经调节改善,从而促进机体各组织器官的协调,使人体机能达到最佳状态。

2.运动处方及相关概念

(1)运动处方:由康复医疗人员、健身指导员等,根据个体的年龄、性别、健康状况、伤病诊断、心血管及运动器官功能评定结果、运动史等,为运动治疗的对象或健身参与者以处方形式制订的、包括运动内容、强度、时间、频率和注意事项等内容的训练计划,称为运动处方。

(2)最大耗氧量:是评价运动耐力(心肺适应性)最常用的指标,指运动负荷需竭尽全力时的每分钟摄入或消耗的氧量,是人体综合体力的重要指标。可以在运动达到稳定状态时通过气体代谢测得。

(3)梅脱,即代谢当量(MET):为评定心脏功能和运动强度的单位。MET=作业或运动时的代谢量/安静时的代谢量;1MET=耗氧 $3.5ml/(kg \cdot min)$。

(4)心脏有氧能力(FAC):又称心功能容量,是指在有氧运动的范围内,机体进行最大强度活动时的耗氧量,其单位常以 MET 值表示。

(5)运动能力:为进行增强心肺功能的康复训练时,应达到并保持的运动强度,其单位为 MET。

(6)靶心率:训练时所应达到和保持的目标心率范围。

3.适应证

心血管系统疾病、脑血管疾病、骨骼关节肌肉疾病和糖尿病等。

(二)有氧训练的方法

制订运动处方前要全面了解患者情况,包括病史和诊断;安静时心率、血压等物理检查;心电图等辅助检查;血尿常规、血液生化等化验检查;一般骨科检查;当前病情诊断及服用的药物等。还要对患者的心肺功能进行评定,包括以下几种。

1.递增负荷运动试验

是让患者利用定量准确的测功仪进行负荷递增的运动,同时测定血压、脉搏等,直至运动到患者出现预定的终止运动的指征为止,以测定患者心脏有氧能力的方法。

GXT 的绝对禁忌证:休息情况下的心电图新近有显著变化,疑有心肌梗死或其他急性心脏病患者;新近发生的有合并症的心肌梗死;不稳定心绞痛;不能控制的室性心律不齐;不能控制的、危及心功能的房性心律不齐;第三度房室传导阻滞;急性充血性心力衰竭;严重的主动脉狭窄;可疑或已知的夹层动脉瘤;活动性或可疑的心肌炎或心包炎;栓塞性静脉炎或心内血栓形成;新近的全身性或肺栓塞;急性感染;精神病。

GXT 的相对禁忌证:休息时舒张压>120mmHg(15.96kPa)或收缩压>200mmHg(26.60kPa);中度严重的瓣膜性心脏病;明显的电解质异常(低钾血症、低镁血症);固定心脏起搏器;频繁或复杂的室性期前收缩;室性动脉瘤;心肌病,含肥大性心肌病;不能控制的代谢病(糖尿病,甲状腺功能亢进等);慢性传染病(单核细胞增多症、肝炎等);运动可能使之加剧的神经肌疾病;恶性妊娠。

停止 GXT 的指征:进行性心绞痛;室性心动过速;随着运动负荷的增加,收缩压不上升或出现任何显著下降(20mmHg,2.66kPa);头晕、神志错乱、共济失调、苍白、发绀、恶心,或出现严重周围循环功能不全征；>4mm 的 ST 段水平或斜坡状下降或升高（在没有其他缺血指征的情况下）；出现第二度至第三度房室传导阻滞；室性异位节律增多，多形性室性期前收缩（prematureventricu－larcontraction,PVC)或 R 波落在 T 波上的 PVC；血压过度升高：收缩压(SBP)＞250mmHg(33.25kPa)；舒张压(DIP)＞120mmHg(15.96kPa)；变时性损伤；连续的室上性心动过速；运动引起的左束支传导阻滞；受试者要求停止；监控系统失灵。

2.递增负荷运动试验的基本方法

包括固定跑台测功、下肢踏车测功和登梯试验。

(1)固定跑台试验：又称活动平板，特点是容易掌握，因为步行是日常生活中熟悉的活动。活动平板是轮车上装有坚韧的橡皮履带，由马达带动。平板的运动方向与人的前进方向相反，受检者随着轮车的转动不断原地踏步，平板的倾斜度及转速可以调整，平板头端有扶手架，架上装有断电钮，按之平板会慢慢减速及停止，如监测过程中患者有任何不适均可按电钮随时中止试验。

(2)下肢踏车测功器：又称固定自行车或踏车试验，是有座、踏蹬、车把、前轮或飞轮的，固定在地面上的功率计。轮子与地面不接触，所以不会移动。通过对前轮或飞轮施加摩擦力的大小，控制踏车时所做的功，仪器上有功率计。

(3)登梯试验：又称二阶梯试验，阶梯每级高 23cm。试验时按年龄、性别、体重查出患者应登梯的次数，让患者按节拍器所示的速度从一侧登梯（如从右侧），并从对侧（左侧）下梯，转身后再从对侧登梯（左侧），下到右侧，如此往返，达到规定的次数。

(三)有氧训练的内容

有氧训练所制订的运动方案应该符合个人状况，应根据患者运动前进行的检查和自我评估情况选择相应的运动强度、运动时间、运动频率等。

1.运动强度

(1)定义

指单位时间内的运动量。掌握合适的运动强度是制订和执行有氧运动处方的主要内容，因为这与训练效果和患者的安全性有直接联系，强度过小，达不到训练效果；强度过大，可能诱发心脏病发作，甚至出现意外。运动强度一定要根据受试者实际情况控制在中、小强度范围，应注意患者的有氧训练不同于一般健身运动，必须在医生的指导下科学地进行，以免出现危险。

(2)监测方法主要包括心率监测法和主观感觉监测法。

1)心率监测法：国内外普遍采用靶心率作标准，不同人群的靶心率是不一样的，正常人应该为最高心率的 70%～85%，最高心率为(220-年龄)。康复患者的靶心率应该为最大心率的 40%～60%。

2)主观感觉监测法/自觉疲劳分级表：是用主观感觉来反映身体负荷强度的一种方法。RPE 不是对身体某一方面感觉的反映，而是对运动中个人的适应能力水平、外界环境影响、身体疲劳情况等的整体自我感觉。它是监测个体对运动负荷的一个有价值、可信赖的指标。经研究表明，RPE 与一些客观指标（心率）和运动负荷强度之间，有较好的相关性。

2.运动频率

指每周训练的次数。要取得运动效果并得以维持和积累，运动频度应为每周 3～5 次。老年人或身体状况差的患者应根据个体情况适当选择合适的间隔时间。重症患者频度不宜过高,轻症患者运动时间则可适当延长。在逐步适应的基础上逐渐增加活动时间。

3.运动时间

一般持续时间为20～60分/次,其中有15分钟以上的运动强度应保持在靶心率的范围之内。如果开始时不能持续完成,可穿插短暂休息,但计算运动量时要扣除休息的时间。每次活动至少在5分钟以上,累计达到上述总时间。

4.注意事项

(1)每次运动都要做充分的准备活动和及时的整理活动。通过准备活动,调动神经兴奋性,降低肌黏滞性,克服内脏惰性,增加协调性,防止骨折和肌拉伤等运动损伤。通过及时充分的整理活动,加速机体疲劳的恢复。

(2)选择全身性的体育活动,避免某一肢体或器官负荷过重,尽量避免过分用力,尤其对有动脉硬化的老人,应避免造成血压骤然升高的运动,如:头朝下、突然前倾、低头弯腰动作过猛等。

(3)经常了解活动后的脉搏、血压反应,记录运动前后以及晨起的脉搏和血压变化,食欲和睡眠情况等,以便自我评估。有条件者应当定期体检。

(4)运动要认真、持之以恒,只有持久规律的训练才可使身体结构和功能发生变化,增强体质。要劳逸结合,运动和休息安排适当,根据身体反应、外界环境和条件的变化不断调整。运动期间要遵守正常的生活制度,保证充足的睡眠,注意饮食和营养,饮食以易消化、含充足的蛋白质和维生素、低脂肪为主。要控制热量、糖和盐的摄入量。

五、平衡协调功能训练

(一)训练目的及原则

平衡协调功能包括坐、立、行三种状态的功能,即静态的稳定性和运动的协调性,同时还包括三种状态下抗干扰的能力。维持正常的平衡功能需要健全的骨骼系统、良好的肌张力、协调的肌力和正确的姿势反射系统等。人体可通过主动训练获得平衡反应,提高平衡控制能力。

平衡协调训练目的主要是进行卧位—坐位—坐到站—立位—行走的平衡协调训练,以及从静态平衡进展到动态平衡的负重平衡训练,将步行中的负重、迈步、平衡三要素有机分解并结合起来,促进正常模式的建立,同时能向脊髓腰段提供适当的本体感觉输入,以利于行走的恢复。通过一系列平衡训练,使躯干肌及患侧下肢的负重得到训练,有利于重心对称分布,提高步行的稳定性,而且可减轻肌萎缩,维持并增强肌力,有效训练患侧下肢的承重及步行能力,使患者因承重能力弱、重心转移和运动姿势维持困难所致的失衡状态得到不断的调整和修正。平衡协调功能训练的原则是从最稳定的体位开始,逐渐进展到不稳定的体位;从静态平衡进展到动态平衡,逐渐加大平衡难度,逐步缩小人体支撑面积和提高身体重心,在保持稳定的前提下逐步增加头颈、躯干和四肢的控制力;从睁眼状态活动过渡到闭眼状态。

(二)训练方法

目前用于平衡训练的疗法可分为两类:神经易化疗法和运动疗法。Bobath 等的易化技术通过利用正常的自动姿势反射和平衡反应调节肌张力,抑制肌痉挛和病理性运动模式,诱发正确动作。运动再学习技术训练是使患者重获主动性和信息搜索能力,重新获得每项功能所必需的动态成分,在完成动作的实践中动态性地掌握平衡。Frenkel 平衡体操训练是一种中枢神经系统再学习的训练技术,其训练的主要原则为先简单后复杂、先粗后细、先快后慢、从残疾较轻的一侧开始系统有序的训练。患者通过视、听、触觉等代偿强化反馈机制,反复学习和训练基本动作,一旦患者熟练掌握后,再逐渐练习复杂动作。以不同的协调运动模式控制重心变化,重新建立新的平衡。

1.卧位训练

患者取平卧位,头部枕起,能看到下肢的运动。双下肢交替于治疗台上伸展、屈曲、上举及保持悬空位,并沿床面滑动作各式屈曲运动,使患者足跟随治疗师手指运动。患者取膝手位,在治疗师的指导下向各个方向移动重心,并在保持躯体平衡的情况下,逐步抬起健侧上肢或下肢以增加训练难度,以后逐步过渡到进行垫上爬球、单双膝跪位及跪步行走等训练,以诱发患者骨盆带与躯体间产生反方向运动。

2.坐位训练

包括支撑坐位和无支撑坐位的静态平衡训练,诱发患者头部、躯干向正中线调整,以强化平衡反应,达到动态平衡。训练时,治疗师一手扶持患者倾斜侧的上肢或躯干,另一手则扶持患者肩部,向倾斜侧方向加力,以加强其头部的调整反应及健侧躯干的侧屈功能,并指导其进行动态平衡训练及骨盆控制训练。

3.起立训练

患者坐在椅子上,两手握住前面的肋术,两足后移,上身前屈,重心移到足上,练习起立、坐下及轮流用脚尖点击地面上所画点等。训练躯干在髋部前倾(伴随膝向前动),训练站起与坐下并逐渐增加难度。按治疗师的节奏,练习从不同高度椅子上起身和坐下。

4.立位训练

包括在平行杠内进行的骨盆前、后倾运动,双膝控制训练,患侧下肢负重训练及单腿站立平衡训练等。嘱患者用双下肢支撑体重,其双膝关节轻度屈曲(约 20°),两足分开及靠近,身体向左右和前后晃动,左右交替单足站立保持平衡,于平衡杠内双手抓握及不抓握左右晃动保持平衡。诱发股四头肌收缩,训练重心偏移时的姿势调整及增加复杂性。

5.步行训练

可根据患者的平衡障碍程度,由简单到复杂逐渐练习步行平衡训练。患者取立位,练习重心移动横走、前进、后退、原地转,以及双足轮流跨越障碍、向左右转弯行走、走横"8"字训练等。患者左右或前后分开双脚(与肩同宽)站立于平衡板上,治疗师则站于其患侧位以保证患者安全,同时缓慢踩动平衡板,随着平衡板的摇动,患者将自行调整姿势。

6.上肢训练

指导患者依次进行木插板训练、拔木钉、抓球等训练。上肢训练在患者能保持独立坐位时开始,并贯穿整个治疗过程。

7.负重训练

在患者四肢近端增加重量以增加躯干和近端的稳定性,可一定程度上提高患者对远端运动的控制能力。踝、腕关节或腰部负重可强化感觉,减轻运动失调。可用砂袋做重物,也可用弹力绷带固定四肢近端关节,以产生阻力感。负重训练可与其他训练同时进行。

8.利用平衡仪训练

利用视觉和听觉反馈信息来训练平衡功能,它可以逐项训练平衡的各个组成部分(对称性、静态稳定性、动态稳定性),也可以综合一起训练,同时还能起到训练患者反应能力、肌力、协调性等功能,实现平衡功能的全面提高。①静态平衡功能训练:在静态站立下通过监视器图像了解双下肢承重情况,治疗师用语言和触觉使患者维持姿势稳定和承重对称,根据患者具体情况在帮助和独立两种状态下完成双足、单足站立;②动态平衡功能训练:患者在指导下通过移动重心带动监视器上的标记按设定路线移动,借此实现对重心转移的控制,患者双下肢分别在前后和左右站立状态下完成上述训练;③平衡反应训练:训练软件提供,它要求患者改变现有的平衡状态之后再迅速恢复到新的平衡状态,难度可以逐渐加大和(或)频率逐渐加快。系统还能提供平衡评定、训练方案以及进行数据分析。除了视觉反馈之外,还可通过发出声音来提示训练中出现的错误。

六、易化技术

(一)易化技术

易化技术又称为神经发育疗法(NDT)或神经生理学疗法(NPT)。这是一类改善脑病损伤后运动控制障碍的治疗技术。它依据神经正常生理及发育过程,运用诱导或抑制的方法,使患者逐步学会以正常的运动方式去完成日常生活动作。在康复治疗中常用的易化技术包括:Bobath疗法、Brunnstrom疗法、本体感觉性神经肌肉促进法(PNF)、Rood疗法等。

1. Bobath疗法

(1)基本概念:Bobath疗法由英物理治疗师 BertaBobath 和 KarelBobath,夫妇共同创立,是针对脑瘫患儿与成人脑部损伤后的一种特殊评价与治疗方法,疗效较好,已被我国康复界广泛认可。其主要特点是:通过关键点的控制(KPC)、反射性抑制模式(RIP)和肢位的摆放,抑制肌痉挛和异常运动模式;利用正常的姿势反射活动和各种体位诱发平衡反应;训练主动的、小范围的、不引起联合反应和异常运动模式的主动运动;逐渐进行各种运动控制训练,再过渡到日常生活动作的训练。

(2)治疗原则:脑损伤后,高级中枢神经系统的控制调节作用减弱,正常的姿势反射受到破坏,出现异常姿势反射和肌张力,即原始反射和运动的释放症状,临床表现为患者缺乏自主的分离运动,称为动作发育的异常性,这种异常性在人类幼年正常发育中只短暂存在,以后很快消失,如果持续存在下去即异常,会影响正常姿势的出现。Bobath 认为,治疗时不应任其发展,应予以抑制,进而促进正常的姿势反应。

Bobath,强调让患者学习运动的感觉,认为运动感觉可通过后天的反复学习、训练而获得,强调患者学习基本姿势,基本运动模式。他认为每一种技能活动均是以姿势控制、翻正反应、平衡反应及其他保护性反应、抓握与放松等基本模式为基础发生的,应该按照运动发育顺序(从头到脚,由近及远的顺序)制订训练计划,在治疗中,注意顺序是头颈、躯干,最后是四肢的运动发展,他强调要将患者作为一个整体来训练,如在训练偏瘫患者下肢时要注意抑制上肢的痉挛。

(3)常用的治疗技术

1)关键点的控制:人体关键点可影响身体的其他部位或肢体的肌张力。常用关键点包括胸骨柄中下段、头颈部、躯干等。治疗师可通过在关键点的手法操作抑制异常的姿势反射和肢体的肌张力。例如,针对躯干肌痉挛的患者,可将胸骨柄作为中心关键点(CKP)挤压,来缓解躯干的肌张力。

2)利用反射性抑制模式(RIP)等对抗痉挛:①躯干抗痉挛模式:患者健侧卧位,治疗师一手扶其肩部,另一手扶住髋部,双手进行相反方向的牵拉动作,可缓解躯干肌的痉挛。②上下肢的抗痉挛模式:a.外展、外旋上肢,伸肘、前臂旋后,伸腕或指,拇指外展,可对抗上肢的屈曲痉挛模式。b.轻度屈髋、屈膝,内收、内旋下肢背屈踝、趾,可对抗下肢的伸肌痉挛。改善上肢过度肌张力,促进翻身动作的完成。

3)平衡反应及保护性反应:训练患者坐位、立位、跪立位平衡,引导患者的头颈和肢体运动,诱发平衡反应。

4)感觉刺激方法:牵拉及轻拍肌腹,或用手、毛刷、冰块等刺激皮肤,促使肌收缩。

5)运动控制的训练:①控制训练:将肢体的末端被动地移到关节活动范围的某一点上,让患者练习将肢体控制在该位置上不动。②定位放置训练:在肢体能控制后,训练患者主动将肢体定位在关节活动范围的各点上,由此向上和向下活动,再返回原处。

6)矫正异常步态:以坐立位时的下肢内收、内旋训练,迈步时的骨盆放松训练等矫正划圈步态。

2.Brunnstrom 疗法

(1)基本概念:SigneBrunnstrom 是瑞典物理治疗师,创立了一套脑病损伤后运动障碍的治疗方法,提出了偏瘫后"恢复六阶段"理论。即肌张力由低到高,联合反应、共同运动、痉挛逐渐增强,随着共同运动的完成,出现分离运动、精细运动,直至恢复正常。

(2)治疗原则:Brunnstrom 认为患者在偏瘫后早期出现共同运动、原始姿势反射及联合反应,是正常现象,其恢复肢体功能的过程,需经过六个阶段,其功能恢复特点各有不同。治疗的要点是利用原始、异常的反射和运动模式,诱发高级的运动模式出现。

(3)常用治疗技术

1)软瘫期(Ⅰ阶段):对患者健侧屈肘施加抵抗,诱发患侧上肢的屈肌收缩(联合反应);也可抵抗健侧下肢的踝背屈动作诱发患侧下肢的伸肌收缩。

2)痉挛期(Ⅱ阶段):应用共同运动、联合反应和反射活动促进恢复过程,使运动模式成为功能性运动。如指示患者头部转向患侧,促进面向侧肘伸展从而抑制屈肌痉挛;也可利用毛刷或手指尖刺激患足足背外侧皮肤,促进踝背屈。

3)恢复期(Ⅲ~Ⅵ阶段):应抑制共同运动,加强肢体的随意运动。如训练患者立位的躯干控制能力,治疗师可向各方向推动患者,以诱发其平衡反应;患者屈肘 90°保持在体侧,训练前臂的旋前,旋后动作;将患肢前臂旋后、腕掌屈,再将拇指外展离开手掌,使手指放松伸开。

3.本体感觉性神经肌肉促进法(PNF 法)

(1)基本概念:又称神经肌本体易化技术,由美国的神经生理学家 HermanKabat 于 20 世纪 40 年代创立,是一种利用运动觉、姿势觉等刺激,增强有关神经肌反应,促进相应肌收缩的训练方法。适用于多种神经疾患,以及骨关节病、软组织损伤等。

(2)基本原则:PNF 技术以正常的运动模式和运动发展为基础,按照正常的运动发育顺序,运用适当的感觉信息刺激本体感受器,使某些特定的运动模式中的肌群发生收缩,促进功能性运动的产生。

(3)操作技术

1)基本技术:①手法接触:用正确的手法接触患者是此技术成功的关键。治疗师用手接触患者的皮肤暴露部位,放在患手或足的掌面或背面,朝着运动方向摆放。②运动模式:是PNF 法的精髓,最常用的是对角线运动。此模式是日常生活动作的主要形式。它利用两个对角线方向的运动,使身体的强壮部位通过兴奋扩散带动身体较弱的部位。③快速牵张:在每一动作模式开始时,采用快速牵拉引起肌的牵张反射。④牵引:对关节进行牵引,增大关节间隙,刺激关节周围的屈肌收缩。⑤挤压:对关节进行挤压使关节间隙变窄,可激活关节周围伸肌收缩,使关节伸展,以达到促进关节稳定性与正常姿势反应的目的。⑥最大阻力:即治疗师给患者施加的阻力,应能使患者自身产生运动并顺利完成整个运动范围,最大阻力可以刺激肌产生自主运动。⑦治疗师体位:正确的站姿是前足与运动方向平行放置,膝微屈曲增加灵活性,后足与前足呈90°夹角放置,增强立位稳定性。

2)特殊技巧:①节律性稳定:主动肌和拮抗肌交替进行抗阻等长收缩,促进关节的稳定性。②缓慢逆转:先进行拮抗肌最大阻力的等张收缩,再进行主动肌的等张收缩,以促进较弱肌群的收缩。③慢逆转—挺住:拮抗肌等张收缩数次后,进行主动肌的等长收缩。④节律性启动:被动活动肢体数次,接着进行数次主动辅助运动,再进行主动运动数次。适用于意识低下或因僵硬导致运动不圆滑的患者。⑤重复收缩:主动肌进行反复的主动收缩,可增加运动模式中较弱肌群的肌力。⑥保持—放松:先进行拮抗肌的等长抗阻收缩,待主动肌痉挛缓解、松弛后,再进行主动肌的等长收缩。⑦收缩—放松:先进行拮抗肌的等张收缩,待主动肌痉挛缓解、松弛后,再进行主动肌的被动运动,反复多次后,再进行主动肌的等张收缩。

4. Rood 疗法

(1)基本概念:又称为多种感觉刺激治疗法或皮肤感觉输入法。由美国人 MargaretRood 提出,他认为按照个体的发育顺序,利用不同的感觉刺激促进或抑制运动性反应,可诱发较高级的运动模式的出现。其主要特征是在特定皮肤区域内施以温和、轻微的机械刺激或表皮温度刺激,激活传出神经,以改变该皮肤区域下的肌张力,促进其收缩。此疗法有坚实的神经生理基础,适用于任何有运动控制障碍的患者,例如偏瘫。

(2)治疗原则:使用适当感觉刺激使肌张力正常化;治疗方案应与患者的发育水平对应;选择的运动项目需有目的性;通过反复学习,获得各种运动觉。①首先诱导粗大运动:如头颈、躯干的动作及控制能力。②姿势控制训练:先固定远端肢体,再沿其固定方向的纵轴向下挤压。如训练坐位平衡时,治疗师可以对患者双肩向下挤压,诱导其腹肌、背肌同时收缩,达到维持坐位平衡的目的。③肢体控制能力的训练:先固定肢体末端,对末端上方肢体进行被动或主动活动。例如,手膝位时通过对患者的身体前后摆动施加阻力,使其近端的肩、髋部具有一定的控制能力。④促进肢体的自主运动:先固定近端关节,诱导远端肢体进行开链的自主运动,如爬行、行走、手的使用等。

(3)具体操作方法

1)利用感觉刺激的易化方法:①触觉刺激:用手指轻微触摸或用电动毛刷快速擦刷肢体表面的毛发或皮肤。被易化的肌应与髓节水平皮肤感觉区相同。②温度刺激:短时间冰块刺激。③利用肌腱、肌肉:快速、轻微牵伸肌;轻叩肌腱或肌腹;挤压肌腹。④利用关节:强力挤压关节。⑤特殊的感觉刺激:听觉、视觉刺激等。

2)利用感觉刺激来抑制肌反应的抑制方法:①轻微挤压关节:可减轻偏瘫患者因肩部肌痉挛所致的肩痛。②触觉刺激:头颈部的放松摇摆、轻微触摸刺激痉挛肌的拮抗肌、轻微挤压背侧脊神经区等。③温度刺激:冰水长时间浸泡肢体;或用棉毛毯、绒毛枕头或羊毛围巾将要抑制的部位包住保温 10～20min。④对肌腱止点处加压、叩打骨骼、持续牵伸肌腱等,如抑制腕和手指屈肌痉挛的方法。

（二）运动再学习

随着脑功能研究及人类运动力学研究的不断深入，"运动学习"相关理论和方法越来越广泛地被应用到各种运动功能障碍的康复治疗中，尤其是中枢神经系统损伤导致的运动功能障碍。

1. 基本概念

"运动学习"方法是根据对正常人习得运动技能过程的充分认识，通过分析与运动功能障碍相关的各种异常表现或缺失成分，针对性地设计并引导患者主动练习运动缺失成分和功能性活动，促进脑功能重建，获得尽可能接近正常的运动技能。80年代初澳大利亚学者 J. Carr和 R. Shepherd 所著的《卒中患者的运动再学习方案》一书问世，对传统的易化技术提出了挑战。它将成人脑卒中后运动功能的恢复训练视为一种再学习的过程。它主要以生物力学、运动学、神经学、行为学等为基础，在强调患者主动参与的前提下，以任务或功能为导向，按照科学的运动技能获得方法对患者进行再教育，以恢复其运动功能。"运动学习"方法的实施关键在于对产生运动的神经控制及生物力学相关机制的理解。

2. 上运动神经元损伤综合征

Carr 和 Shepherd 等学者根据近年来临床研究的进展，提出上运动神经元损害后出现阳性特征、阴性特征和适应性特征。认为神经系统、肌和其他软组织的适应性改变和适应性运动行为很可能是构成一些临床体征的基础。

阴性特征主要指急性期的"脊休克"表现、肌无力、缺乏运动控制、肌激活缓慢和丧失灵活性等。主要是由于对脊髓运动神经元的下行传导减少、运动单位募集数量减少、激活速度减慢及同步性减弱，加上制动和废用，导致肌对运动控制不能，这是运动功能障碍的主要原因。阳性特征主要指中枢神经系统损伤后所有夸大的释放现象，如：过高的腱反射和阵挛、过度的屈肌反射、伸肌和屈肌的痉挛及阳性病理征等等。痉挛被定义为速度依赖性牵张反射的反应性增高或反射亢进。而张力过高是指肌在被动牵伸时阻力增加，这不仅是由于神经机制，也与肌和软组织的物理特性改变有关，如制动可引起肌、肌腱和结缔组织的物理特性改变，造成肌挛缩、僵硬和张力过高，因此，张力过高也属于适应性特征。适应性特征主要指身体在上运动神经元损伤后所产生的解剖学、力学和功能学等的适应性变化，它可以发生在神经肌骨骼系统的所有水平上，包括：功能性运动单位的减少、肌纤维类型的改变、软组织长度变短和柔韧性降低、肌僵硬度的增加、关节腔脂肪组织增生、软骨萎缩、韧带连接点薄弱、骨质疏松、有氧运动能力减低、关节对线不佳等，而导致适应性行为出现。适应性行为是指病损后患者根据可能得到的最好功能而作出的代偿性反应。病损后运动模式的形成主要由于一些肌力弱而另一些肌过度使用所引起的肌力不平衡，另外，软组织的挛缩也限制了关节活动所需的某一特定范围，从而限制了正常运动模式的使用。

由此可见，康复治疗的重点应针对上述特征，进行：①强化肌力训练，包括尽早诱发肌的主动活动（必要时应用电刺激和肌电生物反馈治疗）、提高肌的协同控制能力、增强与功能有关的肌力和耐力；②软组织牵伸，保存其长度和柔韧性，包括良肢位摆放、合理应用支具和电疗等；③预防失用性肌萎缩和不良的适应性运动行为；④控制肌痉挛，严重者可采用肉毒素注射。

3. 运动再学习方法的特点

（1）主动性强调患者在治疗人员所设计的训练任务中进行主动练习，治疗人员起辅助和引导作用。

(2)科学性此方法在生物力学、运动学、神经学和行为学理论的指导下,针对脑卒中患者常见的运动障碍,从床边坐起、平衡控制、站起和坐下、行走以及上肢功能等方面,通过四步骤分析制订出一套科学的训练方案。四步骤包括:①分析患者运动功能障碍的异常表现及丧失成分;②指导并辅助患者强化训练运动功能障碍中的丧失成分;③将丧失成分融入整体活动训练中,并逐渐增加难度,优化技能;④促使运动技能训练向实际生活环境转移,指导患者自我监督和亲属参与,使训练逐渐贴近实际生活并尽可能长期坚持。

(3)针对性强调从患者现存功能出发,针对患者运动功能障碍中存在的主要问题进行有针对性的个体化训练。

(4)实用性运动技能的学习要与实际日常生活的功能活动紧密联系。

(5)系统性运动技能的学习不只是在治疗室进行,设计训练任务时要考虑逐渐向实际生活环境转移和长期坚持,要创造丰富和具有挑战性的学习环境,并要求亲属和有关人员参与。

4. 运动再学习方法的基本原则

(1)脑损伤后的恢复模式

脑卒中后及时有效的康复治疗可以减少患者因误用和失用导致的适应性改变,尽最大可能促进运动功能恢复。在异常代偿出现之前早期开始康复治疗和合理的环境设计对脑卒中预后至关重要。

(2)运动再学习方法的基本原则:①限制不必要的肌肉过强收缩,以免出现异常代偿模式以及兴奋在中枢神经系统中扩散。②反馈的应用对神经网络和运动控制程序的形成和优化极为重要,通过具体的目标、各种感觉的反馈和治疗人员的引导,促使患者学到有效的运动控制。③进行重心调整训练。人体姿势在准备发生变化前及变化中,其重心出现不断调整,即预备性和进行性体位调整,使身体各部分处于正确的对线关系,这时,肌肉以最低的耗能产生最高效的运动控制。因此,患者需要学习重心调整才能维持身体的平衡,而重心调整与功能性动作和环境有密切关系,训练任务和环境的设计对重心调整的学习极为重要。平衡不仅是一种防御性反应,也是一种与环境间相互作用的能力。④训练要点:a. 目标明确,难度合理,及时调整,逐步增加复杂性。b. 训练任务的设计要与实际功能密切相关,即任务导向性训练。c. 闭合性与开放性训练环境相结合。闭合性环境是指训练在一种固定不变的条件下进行,这种训练有助于早期患者对动作要领的尽快掌握;而开放性环境是指训练在不断变化的环境条件下进行,这种变化以患者能力为依据,引导患者提高灵活性,逐渐贴近实际生活环境。d. 运动丧失成分的强化训练应与完整的技能训练相结合,即部分和整体训练密切配合。e. 指令明确简练,以患者最易理解的方式发出。f. 按运动技能学习过程设计方案,引导患者通过认知期和联系期,最终达到自发期。g. 避免"习惯性弃用"和误用性训练,这很大程度上取决于治疗人员对运动控制和运动学习机制的理解。h. 教育患者及其家属积极参与。i. 训练具有计划性和持续性,患者应学会自我监测方法。⑤创造学习和促进恢复的环境。适宜的环境可以促进脑的功能重建,使者按照运动再学习的方法持续练习,确保训练从医院到日常生活的转移。良好的恢复环境因素包括:配备有经验的治疗人员,按运动再学习方法的需要设计环境,使患者得到有效的治疗,尽早开始康复治疗;针对患者主要问题制订个体化康复计划,它不仅包括运动,还应根据需要包括视力、认知、语言和体能等问题;治疗人员实施训练时应具有一致性。

七、其他新技术

(一)强制性使用运动疗法

1. 基础知识

(1)定义强制性：使用运动疗法是一种对卒中患者施行强制固定健肢，同时强迫性反复使患肢，从而促进患肢功能恢复的康复方法。可明显提高脑卒中慢性期患者患肢完成运动的质量，增加患肢的使用时间，有效提高卒中患者和其他神经系统损伤患者的运动功能。是近年来针对脑卒中后肢体(尤其上肢)运动功能障碍的一种新的康复技术。

(2)作用机制

1)强制性使用运动疗法改变了患肢的"习得性失用"现象：偏瘫患者的患侧肢体不能主动活动，多试图增加对健肢的依赖，以代偿患肢的使用障碍，从而使患肢失用，逐渐形成"习得性失用"。"习得性失用"一般开始于卒中后急性期后期和亚急性期早期，卒中后开始阶段暂时丧失患肢的使用主要是由于神经系统损伤导致运动或感觉功能的抑制，在脑卒中急性期和亚急性早期，患者多次使用患肢不成功，随着时间的延长，使用患肢出现疼痛、动作不协调，甚至跌倒，最终患肢尝试任何活动均易失败，即用健肢来处理日常活动，常能获得完全或部分成功。如果患者不使用患肢的倾向获得了足够的"鼓励"，"习得性失用"将长期存在，并无限期地掩盖患侧潜在运动能力的发挥。CIMT通过固定健肢并对患肢进行大量重塑训练，可有效克服这种"习得性失用"现象。

2)重复使用和强化训练引起控制患肢的对侧皮质代表区扩大和同侧皮质的募集，导致功能依赖性皮质重组 CIMT 和使用依赖性皮层功能重组有相关性。它提供患肢强化使用的机会，并通过限制健肢活动逆转"习得性失用"，使患肢的使用效果提高，包括持续、重复地对肢体进行功能训练，从而产生皮层功能区扩大、损伤区周围功能活跃ⅰ损伤区以外的初级运动区/次级运动区皮层代偿(同侧和对侧)，产生大脑结构的使用依赖性功能重组。这种重组可作为患肢使用永久性增加的神经基础。

2. 评定指标

分两部分：实验室运动功能评定和现实环境背景下的运动功能评定。前者包括：FIM 或 Barthel 指数、ROM 评定、Wolf 运动功能评定(WMFT)、上肢运动活动试验(AMAT)。后者包括：运动活动记录表(MAL)、家庭治疗日记、上肢实际使用量检查(AAUT)等。

3. 临床应用

(1)人选标准：①发病后时间超过 3 个月以上；②年龄>18 岁；③患侧腕关节伸展>20°，拇指和其余四指中二指的掌指关节和指间关节伸展>10°，且动作 1 分钟内可重复 3 次；④患侧肩屈曲和外展>90°、肩外旋>45°、肘伸展<30。前臂旋后和旋前>45°；⑤无严重的认知障碍，如失语症、注意力障碍、视觉障碍、记忆力或沟通问题；⑥无患肢的严重痉挛及疼痛；⑦无药物不能控制的严重疾病；⑧无明显平衡功能障碍：健肢戴强制性装置后能安全行走，有基本的平衡和安全保证；⑨坐到站及如厕、身体移动能独立进行，能维持静态站姿(可手扶东西)至少 2 分钟。

(2)治疗方案：标准的 CIMT 方案由 3 方面组成：

1)限制健侧肢体的使用：卒中患者的健侧穿戴固定手夹板或塞有填充料的手套限制健手使用，同时用吊带限制健侧上肢活动。治疗期间要求手夹板或手套应在患者 90% 的清醒时间使用,仅在睡觉和一些特殊状况,如:洗澡、穿衣、洗手、睡觉或为了安全平衡考虑,才可除去这些装备。手夹板或手套一般用易开启的尼龙搭扣固定,以便能让患者本人在紧急情况下(如摔倒后)自行解除。治疗期间要记录日常生活中患肢和强制装置的使用情况,并对患者的安全问题特别关注。

2)集中、重复、强化训练患侧上肢在限制健肢的同时,集中、重复、强化训练患侧上肢能有效克服脑卒中患者在功能恢复时形成的习得性失用。一般每天强化训练6小时,每周5天,连续2周,是最重要的治疗因素。

3)个体化的任务指向性塑形训练技术:塑形是一种行为训练方法,即训练时,让练习者用患肢连续地进行某项刚刚超过现有运动能力的动作或接近某一行为目标,需付出相当的努力才能达到目标,一旦患者完成后,再继续增加任务难度,逐步增加患肢的运动幅度,提高运动能力。塑形训练是在功能训练过程中为使患者获得日常生活活动能力而采用的一种康复训练方法。选择塑形训练任务主要依赖:①选定的动作能纠正最明显的关节运动缺陷;②所训练的关节运动有最大的提高潜力;③在几个有相似功能的任务中,要考虑患者的偏好。每一任务都有具体的动作描述、反馈变量、动作训练目的和潜在的难度增加方法。塑形训练时,患者即使取得微小进步也要给予明确的反馈。通过塑形训练,结合限制健肢使用,能最大限度地克服患者的习得性失用。总之,要根据每个患者功能缺损的情况,选择不同的塑形任务,制订个体化训练方案。

4)日常生活期间的任务训练:鼓励患者进行实际的功能任务练习,在强化治疗结束后,应为患者制订家庭训练计划。长期坚持的家庭训练对维持或进一步提高临床训练效果十分重要。

(二)减重步行训练

1.基础知识

(1)定义:减重步行训练(BWSTT)是近年来应用于神经康复领域,用于提高患者步行能力的一种新的康复治疗技术,它早期对患者进行以负重、迈步和平衡三要素相结合为特征的步行训练。通过在患者下肢尚无充分负重能力时即直接开始步行练习,使用悬吊装置给患者提供支撑,以减轻部分体重,并保持直立位,使患者能在康复早期还不具有足够承重和保持平衡能力的情况下,进行直立位步行训练,从而有效地利用病情稳定后早期最有恢复潜能的时期,在治疗师的辅助下进行步行周期全套动作的练习。

(2)适用证:BWSTT适用于各种神经及运动系统疾病引起的步行障碍。不仅适用于脊髓损伤和脑卒中患者,还可用于脑外伤、脑瘫、多发硬化、帕金森病、马尾神经损伤、格林—巴利综合征等各种上神经元性/下神经元性病变,以及下肢骨折、关节成形术后、截肢后安装假肢的患者。

(3)减重步行训练作用机制

1)脊髓中枢模式激动源(CPG)理论:脊髓的腹侧和中部的两侧存在CPG,之间有神经信号通讯,以颈膨大和腰膨大处最多,它接受特定的本体感觉输入,经过整合产生的节律性电活动可产生步行中屈肌和伸肌交替活动。在失去上位中枢的抑制后,一定时间内可激活CPG的中间神经元。BWSTT可影响脊髓内产生模式运动的步行CPG中间神经元相关的反射通路,使损伤水平以下的低位脊髓中枢发生可塑性,产生相应的节律运动。

2)神经系统可塑论与功能重组:成年人脑损伤后,在结构、功能上有重新组织的能力,以承担失去的功能,即功能重组,必须通过定向诱导才能逐步实现。步行训练正是一种有效的诱导方式,它将步行周期作为一个整体,反复练习,以期恢复良好的步行模式。

3)运动控制动力系统理论:步行训练可使大脑运动中枢重新学习对下肢运动的控制。在进行 BWSTT 时,从足底和髋关节传入的感觉在脊髓运动区被加强,传出冲动又在不同程度上被小脑和高级运动中枢下传复制系统放大,这种传入感觉可能会扩大皮层和皮层下运动区,加强高位运动中枢对运动的控制能力。

4)强制性使用理论:当运动平板不断向后转动时,可强制患者迈步,实际是一种强制性主动运动,这种强制达到一定的时程、频率和强度时,可有效地激活运动皮质和脊髓节律性运动中枢。

2.功能评定

BWSTT 能有效改善患者步行能力,可从步行能力、步态参数、表面肌电图、平衡、ADL 能力等方面进行评定。如:功能性步行分级(FAC)、Rivermead 运动评分、Fugl—Meyer 评分、Berg 平衡指数、10m 步行速度、Bar—thel 指数等。

3.临床应用

(1)训练器械的选择与使用:减重训练装置由电动活动平板和悬吊减重装置组成。前者用于减重患者的步行训练,可根据患者情况调节其运动速度;后者是头上方的钢架悬吊装置,通过可调节的固定带与上方钢架连接,使用时将固定带紧缚于患者腰臀部,固定带两端对称地固定在悬吊支撑架上,跑台两侧的护栏提供额外平衡保护。减重系统所承担的重量一般建议在患者体重的 10%～45%之间。

(2)训练方法:患者站在电动活动平板上,通过固定带对其身体减重,可调节减重的重量,并让下肢和上肢自由运动。在为偏瘫患者进行 BWSTT 时,开始需 2～3 名治疗师,帮助矫正患者的步态偏差。一名坐在活动平板旁帮助患者训练患腿摆动期,在足触地时使足跟开始接触地面,在摆动中期防止膝过伸,促进出现对称的步幅和支撑期。另一名站在患者身后,促进身体重心转移到支撑侧,同时使髋过伸、骨盆旋转和躯干直立,再通过手法延长步行支撑期的时间,如患者长期卧床未经训练,还需有第三名治疗师帮助摆动健侧下肢。脊髓损伤患者需两名治疗师:一名帮助下肢摆动,另一名帮助重心转移,控制双下肢的髋伸展及行走速度,同时帮助足位的放置,即能允许完全性截瘫的受试者迈步。

平板训练的速度根据患者的情况调节到合适的步频和步幅,一般从 0.07～0.11m/s 开始,经过一段时间的训练,可达到 0.12～0.23m/s。减重的幅度可从 10%～45%体重开始,随着步态的改善,逐步降低减重程度(即增加双下肢负重量),每次的调整须降低到使患者伸膝时膝屈曲不大于 15°。每次训练 15～30min,每周 3～5 次,连续进行 8～12 周。应尽可能多地在活动平板上行走,直至可连续行走 30min。

(3)注意事项:训练中,要保证患者的安全,并达到使患者满意的治疗效果。在患者选择时应注意其原发病病情是否稳定,还应排除体位性低血压、心力衰竭、下肢深静脉血栓、骶尾部等处的压疮、认知功能障碍、下肢关节挛缩影响站立等不利因素。训练应尽早开始;脊髓损伤患者因为存在体位性低血压、骨折、皮肤破损等并发症,训练开始时间可在伤后 8 周左右。

八、物理因子疗法

(一)电疗法

1. 直流电治疗法

应用直流电作用于人体以治疗疾病的方法称为直流电疗法。其治疗作用基于人体的导电性。在直流电的作用下，机体组织内不同电荷的离子朝向与自己电荷相反的方向移动，产生电解、电泳和电渗现象，导致离子浓度的变化，从而引起组织内的生理生化反应。

(1)治疗作用。

1)促进局部小血管扩张，改善局部营养和代谢。

2)对神经系统的影响：表现为阳极下组织兴奋性降低，阴极下组织兴奋性增高。

3)促进骨骼愈合。

4)促进静脉血栓溶解和退缩。

5)治癌作用等。

(2)治疗方法：最常用的方法是体表电极衬垫法，包括全身直流电疗法和局部直流电疗法。直流电的两个电极可相对放置于躯干或肢体的两侧，称为对置法，或放置于肢体的同侧，称为并置法。对置法作用范围较局限，适于局部和深部病灶的治疗；并置法作用范围较广泛，但作用浅，适于治疗周围神经病。电流刺激强度以电流密度为指标，成人常用的电流密度为 $0.03\sim0.1mA/cm^2$，儿童为 $0.02\sim0.08mA/cm^2$，一次治疗 15～25 分钟（儿童不超过 10～15 分钟/次），每日或隔日一次，10～15 次为一疗程。

(3)适应证：冠心病、癌症、营养不良性溃疡等。禁忌证：直流电过敏、心功能不全、高热、出血等。

2. 低频脉冲电疗法

应用频率 1000Hz 以下的脉冲电流治疗疾病的方法称为低频脉冲电疗法。脉冲电流是一种按一定规律从零电位或某一电位水平上瞬间出现或消失的电流，作用于人体能引起组织内的离子呈冲击式移动，离子浓度发生急剧改变，因而对神经肌有较强的刺激作用。脉冲电流形式多种，常用的有方波、三角波、正弦波、双相脉冲波、指数波、梯形波等。主要参数有脉冲宽度、脉冲间歇期、脉冲频率。

(1)治疗作用

1)对周围和中枢神经系统的刺激作用。

2)镇痛作用。

3)促进血液循环和代谢。

(2)治疗方法和种类

1)感应电疗法。

2)间动电疗法。

3)经皮神经电刺激。

4)神经肌电刺激疗法。

3. 感应电疗法

应用感应电治疗疾病的方法称为感应电疗法。感应电流是一种不对称的双相电流。正波波幅较高，波宽 1～2ms，为三角形脉冲；负波波幅较低平，持续时间较长，频率为 50～80Hz。

操作方法与直流电疗法基本相同。电极衬垫可稍薄，可采用对置法和并置法，还可用手柄间断电极、金属刷式电极等。治疗剂量一般分为强、中、弱三种。治疗时间为 20 分钟，每日

1～2 次,10～15 次为一疗程。

适应证:失用性肌萎缩、神经失用症、癔症性失语、术后尿潴留等。

禁忌证:急性化脓性炎症、肿瘤、出血性疾病、痉挛性麻痹等。

4. 间动电疗法

间动电流是将 50Hz 的正弦交流电整流后叠加在直流电之上的一种低频脉冲电流。应用间动电流作用于人体以治疗疾病的方法称为间动电疗法。间动电流经调制后可以连续或断续出现,可以半波或全波整流出现,或交替出现。间动电流为波宽 10ms 的正弦波,通过调制形成六种输出方式,即疏波、密波、问升波、疏密波、断续波、起伏波六种波形,六种波形作用各异。临床治疗时,根据需要选择一种或数种形式的间动电流,并叠加上小剂量的基础直流电,以形成协同治疗作用。

电极可用并置法或对置法。用于局部止痛时,可将阴极置于痛点上,阳极放在距阴极 2～3cm 处,或沿神经、血管走向,于交感神经节、关节等区放置电极。根据临床症状不同,选用不同波形,例如:止痛可选用疏波、密波、疏密波、间升波;神经肌电刺激选用断续波和起伏波;改善血液循环可用密波。治疗时先开直流电 1～3mA,再加入脉冲电流,达到患者耐受度,每次每部位治疗 3～6 分钟,每天 1～2 次。

适应证:软组织扭挫伤,关节痛,神经痛,周围神经麻痹等。

禁忌证:同感应电疗法。

5. 经皮神经电刺激疗法

经皮神经电刺激(TENS)是通过皮肤表面电极对神经进行电刺激以达到止痛目的的治疗方法。

(1)分类:①传统型:TENS 又称为高频、低强度 TENS。其频率为 100Hz,脉宽为 50～80μs,刺激时有蚁走感或针刺感。它以闸门控制学说为依据,常用于治疗疼痛。②针灸型:TENSEriksson 和 Sj61und(1976)根据针灸镇痛原理,结合闸门控制学说促进了针灸型 TENS 的使用。它采用低频(2～4Hz)、脉宽为 200μs 的电流。刺激强度为引起肌的可见收缩的高强度电流刺激,一般为感觉阈的 2～3 倍。刺激部位像针灸治疗一样,可以不在疼痛区域。③调制型:TENS 此型 TENS 很好地结合了上述两型 TENS 的特点,采用频率为 100Hz,调制频率为 1～2Hz;刺激强度输出以使患者感到舒适的肌收缩为宜。④强刺激型"此型采用频率较高(100～150Hz),脉宽较长(150～25％s),刺激强度较大的参数。适于治疗急性疼痛,如术后痛。

治疗时将两个电极对置或并置于痛息、穴位或相应神经节段,根据病情和个体差异选择电流强度,治疗时间 20～60 分钟,每日 1～2 次。

适应证:各种急慢性疼痛(如神经痛、关节痛、肌痛、中枢性疼痛等)、各种关节炎。

禁忌证:严禁刺激颈动脉窦,戴有心脏起搏器者禁用。

6. 神经肌肉电刺激疗法

以低频脉冲电流刺激神经肌肉以恢复其功能的方法称神经肌肉电刺激疗法(NMES),又称电体操。

一般采用三角波进行刺激,也可采用脉宽 0.3～0.6ms,频率为 3～100Hz 的方波。可采用运动点刺激法和双电极刺激法。用运动点刺激法时,点状阴极刺激病肌。使用双电极刺激法时,两个面积适当的电极同时置于病肌上,阴极放置被刺激肌的远端,此刺激方法多用于刺激整个肌群。治疗时间：部分失神经肌5～15分钟，完全失神经肌以每次引出3～5次收缩为度，连续治疗3～5遍。每日3～5次，随病情好转，可逐渐减少治疗次数。

适应证：各种类型的周围神经麻痹，失用性肌萎缩。对肌萎缩疗效显著。

禁忌证：急性化脓性炎症、出血性疾病、肿瘤等。

7. 功能性电刺激疗法

应用低频脉冲电流，按需编定程序，以一定强度作用于已丧失功能或功能异常的肢体下以其产生的即时效应来代替、矫正以重建器官或肢体的功能，称功能性电刺激疗法。

可用微机控制的多通道的或便携式仪器，采用表面或植入电极。取波宽0.3～0.6ms，频率3～100Hz，一般每次刺激10分钟，每日刺激数次，随着患者耐受度的提高，可逐渐延长刺激的时间。与运动疗法结合能取得更好的疗效。

按照FES的原理设计的"电子步行器"，依据正常步行周期中下肢各肌群收缩的顺序及偏瘫患者的具体情况，以不同的强度对下肢伸肌的运动点进行电刺激，使之收缩而产生肌力，带动骨骼进行步行，帮助患者逐渐学会以接近正常或正常的步态行走，适于下运动神经元通路完整，肌收缩性好，患侧腓神经应激性正常，无关节挛缩、畸形的偏瘫、脑外伤和脑瘫患者，对其步态、姿势及对运动的随意控制可起到持续性的效应，有助于运动的再学习和功能重组，是一种主动性的矫形措施，并可用于纠正足下垂。带心脏起搏器者禁用。

8. 中频电疗法

中频电疗法是用频率为1000～100000Hz的正弦或非正弦交流电疗法治疗疾病的方法。因为用的是交流电，对组织无电解作用，不会引起电解产物对皮肤的刺激。

组织电阻明显下降，作用较深。中频电流有等幅和调幅两大类型，前者包括音频电，后者包括干扰电与调制中频正弦电等。

(1)治疗作用

1)对神经肌组织有兴奋作用。

2)镇痛。

3)促进血液循环。

4)消炎作用。

5)软化瘢痕。

(2)治疗方法

1)音频电疗法。

2)干扰电疗法。

3)调制中频电疗法。

音频电疗法应用频率在声波范围内，多采用2000Hz电流治疗疾病的方法，称为音频电疗法。

电极由板状或条状金属薄片和绒布套组成。治疗时治疗部位位于两极之间，可用并置法或对置法，对表浅病灶常用并置法，每次20～30分钟，每日1次，10～20次为一疗程。

适应证：关节僵硬、瘢痕、术后粘连、术后尿潴留、腰肌劳损及各种神经病。

禁忌证：急性化脓性炎症、出血性疾病、肿瘤、带有心脏起搏器、有局部金属异物。

9. 干扰电疗法

利用干扰电流治疗疾病的方法称为干扰电疗法。治疗时用四个电极将两路频率相差0～

100Hz 的中频正弦电流交叉地输入人体,在交叉处发生干扰,产生由 0～100Hz 低频调制的中频电流,这种内生的低频调制中频电流含有中频成分,克服了低频电流不能深入组织内部的缺陷,而且可应用较大的电流强度,兼有低频和中频电疗的特点。由于干扰方式的不同,又可分为静态干扰电疗法、动态干扰电疗法和立体动态干扰电疗法。

采用四个电极或四联电极,使两路电极在病灶处交叉。包括固定法、移动法或吸附固定法。固定法适用于无需较强刺激的疾病;移动法适用于疼痛引起肌紧张;吸附法适用于神经肌和关节的疼痛等。电流输出强度一般以患者耐受量为宜,每次 20～30 分钟,每日 1 次,10～15 次为一疗程。

适应证:关节和软组织损伤、颈椎病、腰椎间盘突出症、肩周炎、周围神经损伤、肌萎缩、内脏平滑肌张力低下等。

禁忌证:同音频电疗法。

10. 调制中频电疗法

调制中频电疗法是调幅中频电疗法的一种,其中中频频率为 2000～－5000HZ,低频调制频率为 10～150Hz,用两个电极将电流输入人体以治疗疾病。通常有连调、断调、间调、变调四种波形。除兼有低、中频的特点外,由于四种波形和不同的调制频率,调制幅度又可交替出现,人体不易对其产生适应性。采用正弦调制中频电疗机,电极、衬垫与音频电疗相同。每次选用 2～3 波形,每种作用 3～8 分钟,10 次为一疗程,强度以受刺激部位出现明显振颤感为宜。

适应证和禁忌证:同干扰电疗法。

11. 高频电疗法

(1)短波疗法

应用频率为 3～30MHz、波长为 100～10m 的电波治疗疾病的方法称为短波疗法。常用的波长为 22.12m 或 11.06m,相应的频率为 13.56MHz 或 27.12MHz。输出电压有 100～150V 和 40～60V 两种;输出功率有 250～300W 和 40～70W 两种。短波疗法以电感场法(线圈场法)进行治疗,通过电磁效应在体内产生涡流,形成热效应。

有时以电容场法进行治疗,多采用 13.56MHz 电流。其输出形式有连续短波电流和脉冲短波电流。连续短波电流产生热效应,脉冲短波电流主要产生非热效应。

1)治疗作用:①使组织的小动脉及微血管扩张,改善血液循环,促进亚急性及慢性炎症的消散和吸收。②缓解骨骼肌和平滑肌痉挛,具有止痛作用。③作用于肾区,促进肾上腺皮质功能,促进血管扩张,血液增加,改善肾功能。④增强单核巨噬细胞的功能;增加肝脏的解毒能力,促进胆汁分泌。

2)治疗方法:①电缆法:适用于腰背、胸背等大面积的治疗,电缆应向同一方向盘绕,以避免磁场对消。按患者的温热感觉程度分为四级:Ⅰ级:无热量,在温热感觉阈之下,无温热感。Ⅱ级:微热量,有刚能感觉的温热感。Ⅲ级:温热量,有明显而舒适的温热感。Ⅳ级:热量,有刚能耐受的强烈热感。治疗时应调谐,使治疗机的输出谐振,减少振荡电路上的电能消耗,以达到最佳治疗效果。治疗一般为 10～20 分钟,每日或隔日一次,15～20 次为一疗程。②涡流电极法:电极内有线圈和电容,以单极法治疗。

3)适应证:扭挫伤、腰背肌筋膜炎、关节炎、颈椎病、肩周炎、肺炎、胃炎、肌炎、神经痛等。

禁忌证:妊娠、结核、出血倾向、心肺功能衰竭、带有心脏起搏器、局部金属异物、恶性肿瘤

（中小剂量时）。

（二）光疗法

1. 红外线疗法

应用波长为 760nm 至 1800mm 的红外线治疗疾病的方法，称为红外线疗法。根据生物特性又可分为短波红外线、长波红外线。红外线主要是由于辐射使组织产生热效应，从而达到治疗目的。

（1）治疗作用

1）扩张血管，使血流加速，改善血液循环；

2）增加代谢，促进局部渗出物的吸收，有消肿作用；

3）改善免疫功能；

4）降低神经兴奋性，镇静作用。

（2）治疗方法

1）红外线灯：台式，50W 以上；落地式，200～300W。治疗前患者取舒适体位，暴露治疗部位，红外线灯垂直照射，距离治疗部位约为 25cm，以舒适温热感为宜，每次治疗时间 15～30 分钟。

2）光浴器：按治疗要求选择局部或全身光浴器，使光浴器的温度加热到 40℃左右。患者暴露治疗部位，置于光浴器内。治疗时间 20～30 分钟，每日或隔日一次，10～20 次为一疗程。

（3）适应证：慢性软组织炎症、急慢性炎症、神经炎、神经痛、关节炎、腰肌劳损等。禁忌证：急性化脓性炎症、高热、出血性疾病、肿瘤等。

2. 紫外线疗法

利用波长为 180～400nm 紫外线治疗疾病的方法称为紫外线疗法。紫外线又可分为长波紫外线（320～400nm）、中波紫外线（280～320nm）和短波紫外线（180～280nm）。一定剂量的紫外线照射皮肤，可以出现皮肤红斑，又称紫外线红斑。紫外线红斑区血管会扩张，血液和淋巴循环增强，代谢加快，单核巨噬细胞等增多，从而加快炎症的吸收，促进组织的生长。紫外线照射后也会使皮肤出现色素沉着，停止照射后皮肤可自然恢复。

（1）治疗作用

1）促进局部血液循环。

2）止痛。

3）杀菌。

4）消炎。

5）促进伤口愈合。

6）抗骨软骨病。

7）脱敏。

（2）治疗方法

采用紫外线灯照射。分为落地式和手提式。

患者治疗前应进行生物剂量测定。测定时，将生物剂量测定仪（6 个照射野全部覆盖）放在裸露的皮肤上，一般为前臂内侧或腹两侧。将紫外光源置于照射野的垂直上方，灯距为 25～50cm，按每 5 秒暴露一个照射野，照射时间分别为 30 秒、25 秒、20 秒、15 秒、10 秒及 5 秒，移开光源。照射后 6～8 小时观察最弱红斑出现于第几照射野，该照射野为一个生物剂量，如最弱红斑出现在第六个照射野,即一个生物剂量为 5 秒。

决定患者的照射剂量,可按红斑反应的表现分为五级。

0 级红斑:1 个生物剂量以下,照射局部无红斑反应。

Ⅰ级红斑:1～3 个生物剂量,微弱红斑反应,淡红,界限明显,约 24 小时后消退。

Ⅱ级红斑:4～7 个生物剂量,皮呈鲜红色,轻度烧灼痛,皮肤微肿,约 2～3 日红斑可消退,伴轻度色素沉着。

Ⅲ级红斑:8～12 个生物剂量,皮肤呈暗红色,烧灼痛,皮肤水肿,4～5 日消退,伴色素沉着。

Ⅳ级红斑:10 个生物剂量以上,皮肤呈暗红色,剧烈烧灼痛,水肿,出现水泡,5～7 日消退,伴严重色素沉着。照射方法分为全身照射和局部照射。全身照射一般采用落地式大功率紫外线灯,灯距 50～100cm,成人分四区照射,光源中心前上区为胸骨剑突,前下区为膝前部、后上区为背部、后下区为腘窝。儿童分前后两区照射。局部照射法多采用手提式紫外线灯,光源垂直正对照射部位的中心,不需要照射的部位应遮盖好。

(3)适应证:各种类型的炎症、疼痛综合征、过敏性疾病、骨质疏松、周围性神经炎、银屑病等。

(4)禁忌证:紫外线过敏,高热,出血倾向,严重心、肺功能不全等。

3. 激光疗法

应用受激辐射发出的光作用于人体进行治疗的方法,称为激光疗法。激光通过在人体产生热效应、压力作用、光化学作用和电磁场作用从而改善血液循环、增加免疫力、降低神经兴奋性,进而达到治疗效果。

(1)治疗作用

1)消炎作用。

2)提高代谢,促进组织生长。

3)促进神经再生。

4)调节神经功能和免疫功能。

(2)治疗方法

1)氦氖激光治疗:氦氖激光器功率低,小于 20mW,是输出波长为 632.8cm 的红色激光。治疗时将激光光点准确对准需照射的病变部位、痛点或穴位上。照射距离一般为 30～100cm。每点照射 3～5 分钟,总治疗时间可达 20 分钟,每日 1 次,5～10 次为一疗程。

2)二氧化碳激光治疗:二氧化碳激光器功率为 10～100mW,是输出波长为 10.6cm 的远红外激光。可用做激光刀进行烧灼切割和气化,也可用于散焦照射,或距离为 50～100cm 的聚焦照射,每次治疗 15～20 分钟,每日 1 次,5～10 次为一疗程。

(3)适应证:周围神经麻痹、神经痛、关节炎、气管炎等。禁忌证:出血倾向、结核、高热、恶性肿瘤等。

(三)磁疗法

利用磁场治疗疾病的方法称磁疗法。磁场对人体内生物电泳方向、细胞内外离子分布状态、细胞膜的电位和通透性、细胞器和酶的功能产生影响,从而达到临床治疗作用。

1. 治疗作用

(1)调节、改善心功能,改善局部血管舒缩功能,使血管扩张,血流加速。

(2)镇痛。

(3)抑制中枢神经系统兴奋性,可安眠、降压和解痉。

(4)促进脂肪代谢,降低血脂。

(5)提高人体免疫功能。

2.治疗方法

(1)静磁场法:常用稀土永磁材料制成直径 0.5～2.0cm、厚 10mm 的磁片,其表面强度可达 0.2～0.3T。治疗时将磁片直接贴敷于病损或穴位,每日 1 次,每次 20～30 分钟,也可持续贴敷。

(2)动磁场法:磁场强度和方向随时间变化而改变的磁疗法。分为旋磁疗法和电磁疗法。旋磁疗法是将 2～8 片磁片嵌于微电机带动的固定片上,随电机转动,对局部进行治疗。电磁疗法是利用电流通过线圈使铁心产生的磁场进行治疗。动磁场法常用强度为 0.2～0.3T,局部治疗 20～30 分钟,每日 1 次,10～20 次为一疗程。穴位治疗时选穴位 3～5 个,治疗时间 1～5 分钟。

3.适应证

软组织损伤、关节炎、肌肉劳损、神经痛、神经炎、高血压、胃肠功能紊乱等。

4.禁忌证

高热,出血倾向,严重心、肺、肾疾病,恶性肿瘤等。

5.注意事项

(1)治疗前去除治疗区内的金属物品,以免被磁化。

(2)磁片可用 75％酒精消毒,禁高温、高压或煮沸,以防退磁。

(3)磁片要对准治疗部位,如有移动、松动等予以纠正。

(4)磁头通电时间不宜过长,防止皮肤烫伤。

(四)石蜡疗法

利用加热溶解的石蜡作为导热体将热能传至机体达到治疗作用的方法称为石蜡疗法。医用石蜡为白色半透明无水的固体,无臭、无味,比重 0.9,熔点 50～60℃,沸点 110～120℃,热容量大,导热系数小。加热的石蜡冷却时放出大量的热能,产生热效应;又因石蜡冷却后体积可缩小 10％～20％,紧贴于皮肤,产生机械压迫作用,提高皮肤的紧张度。

(杨宪章)

第三节　骨科常用作业治疗技术

作业治疗是通过进行有目的的作业活动,治疗躯体和精神疾病,恢复或改善生活自理、学习和职业工作能力,对永久性残障患者,则教会其使用各种器具,或调整家具和工作环境的条件,以弥补功能的不足,从而使患者日常生活各个方面的功能和独立性都达到尽可能的最高水平。在骨科患者恢复期中常被应用。作业疗法中的功能训练主要包括增强肌力训练、维持关节活动度训练、改善协调和灵巧度训练、平衡训练、增强全身耐久力训练和感觉训练,日常生活活动训练包括翻身、起坐、移动、进食、梳洗、更衣、入厕、步行和上下楼梯等训练及矫形器、其他辅助器具的使用等。

作业治疗的最终目标是提高患者的生活质量,训练患者成为生活中的主动角色,积极地进行必需的生活活动,而不是被动地成为他人的负担。作业治疗的基本成分是"教"与"学","教"是治疗师的任务,为患者的学习提供环境,用科学的方法设计学习的内容,并给予细致、有步骤、有计划的指导;"学"是源于患者自身内部的过程通过学习,患者改变以往看问题的眼光和对事物的领悟,把新的理念和知识变为习惯。"教"与"学"的过程就是解决问题的过程。分四个步骤:评估、制定计划、训练执行、反馈和终评。作业治疗的种类。

（一）按作业治疗方法分类

1.感觉运动训练

①治疗性练习;②神经生理学方法;③计算机辅助训练;④认知综合功能训练。

2.日常生活活动能力训练。

3.休闲及娱乐活动。

4.工作训练。

5.矫形器、假肢和自助具的使用。

（二）按作业名称分类

1.木工、金工、皮工等。

2.编织作业。

3.黏土作业。

4.制陶作业。

5.手工艺作业。

6.电器装配与维修。

7.认知作业。

8.书法、绘画。

9.园艺、盆栽。

10.日常生活活动。

二、作业治疗的作用

（一）增加躯体感觉和运动功能

通过感觉和运动功能的作业训练,结合神经生理学方法、治疗性锻炼以改善躯体的活动能力,如增加关节活动度,增强肌肉力量、耐力,改善身体协调性和平衡能力以及手指的精细功能等。

（二）改善认知和感知功能

通过认知和感知作业的训练,提高大脑的高级功能的能力,如定向力、注意力、认识力、记忆力、顺序排列、定义、概念、概括、归类、解决问题、安全保护意识等。

（三）提高生活活动自理能力

通过生活活动自理能力的训练,矫形器及自助器具的使用,提高患者自行活动能力、自我照料能力、适应环境能力及工具使用能力等。

（四）改善参与社会及心理能力

通过作业活动的训练,可以改善个体进入社会和处理情感的能力,如自我观念、价值、兴趣、介入社会、人际关系、自我表达、应对能力等,并且调动患者的情绪和积极性,增强战胜疾病的自信心,克服自卑、孤独、无助等心理,积极地参与到社会活动中去。

三、作业治疗的评定

（一）感觉运动功能

维持躯体运动和活动的基本要素。包括感觉、感知、肌力、肌张力、耐力、关节活动度、关节稳定性、姿势控制、腱反射、正常软组织结构、粗大运动、精细运动、手的活动等。

（二）日常生活活动能力

指日常生活中的功能性活动能力。

1. 基本日常生活活动

最基本的生存活动技能。包括活动（如床上活动、体位转换、转移、行走、上下楼梯等）和自理能力（如穿衣、吃饭、上厕所、修饰、洗澡等）。

2. 扩展性日常生活活动

需要更多的解决问题的能力、社会参与能力和有更复杂的环境因素介入。包括家务（做饭、洗衣、打扫卫生）、社会生活技巧（如购物、使用公共交通工具）、钱的处理（支付家庭帐单、处理银行帐户）、个人健康保健（就医、服药）、安全意识（对环境中危险因素的意识、打报警电话）、环境设施及工具的使用（如冰箱、微波炉）等。

（三）社会心理功能

是指进入社会和处理情感的能力。包括自我概念、价值、兴趣、介入社会、人际关系、自我表达、应对能力、时间安排、自我控制等。

（四）环境

指患者在其生活、工作、社会活动中周围环境条件是否对他造成一定的障碍，如对于坐轮椅的患者，是否有无障碍设施，因此对其所在环境设施进行评估，找出不利于患者活动的设施障碍，提出改造的可能。

四、作业治疗的功能训练方法

（一）治疗性练习

1. 增加肌力的练习

（1）被动牵拉可增加关节活动度。

（2）主动牵拉利用主动肌的力量牵拉拮抗肌。

（3）主动助力练习如上肢借助悬吊带进行一些活动。

（4）主动等张练习如举哑铃训练上肢肌力、捏橡皮泥训练手的力量。

（5）抗阻等张运动如抗阻的斜面磨砂板。

（6）抗阻等长练习用于肌力 2＋级或 3＋级的肌肉，任何需要保持姿势的动作均可作为此种练习，如抬高上肢绘画。

2. 增加关节活动度和灵活性的练习

被动运动和主动运动均可增加关节活动度与灵活性。

3. 增加耐力的练习

低负荷、重复多次的练习，可增加肌肉的耐力。

4. 增加心肺功能的练习

主要是有氧练习，要达到最大耗氧量的 50%～85%。

（二）日常生活活动的训练

可首先将日常某些生活动作分解成简单的运动方式，然后按实际生活情况进行训练，如肌力不足或缺乏协调性时，可先做一些准备训练；如加强手指肌力的训练（像捏橡皮胶圈等）。在某种情况下，可应用自助具作为辅助。进行饮食动作训练时，训练的基本动作由仰卧位变为坐位，保持坐位平衡。使用食具，送饮食入口。患者有时因把持能力、关节活动度和协调性差，不能很好完成进食动作，最初可不用任何食物，仅练习手指动作和模仿进食。经反复练习后，再摄取饮食。

运动治疗失败的原因，几乎都是由于伤病残者对自己各种生活活动能力缺乏信心。他们在伤残初期，从心理上总是认为自己将无所作为，因而感到悲观失望。如能从早期就对生活上的一些小动作进行训练，当患者自己能独立完成时，心里上会重建独立生活的信念，从而对康复医疗充满信心，最后取得治疗的成功。

（三）家务劳动能力的训练

家务劳动能力的训练在康复过程中，经常被人们所忽视，认为家务琐事无足轻重。事实上，这类训练对维持独立生活能力，有很大的现实意义。家务劳动包括洗衣、扫地、烹饪（洗菜、切菜、上灶、出盘）、刷碗、打扫室内外卫生、美化居室等。这些活动的训练，不应仅限于家庭妇女，还要包括身体病残的男性。如家庭成员都外出工作，老年人也有接受家务劳动训练的必要。青年人进行家务劳动训练也有好处，可通过家务劳动能力的发展，鼓励其自信心和独创性。家务劳动能力的训练，要考虑患者的活动范围，手的动作的协调性，能量消耗和安全性等。如何安排这方面的训练，应根据具体情况而定。

（四）创造性技能的训练

根据患者爱好和技能特长，从事编织、刺绣、泥塑、雕刻、园艺、绘画、书法以及制作各种工艺品等。从事这种创造性的劳动，能锻炼肌肉、关节功能和手的灵敏性，还能训练思维能力，唤起对生活的热爱，增强康复的信心。

（五）娱乐性活动

鼓励患者参加各种娱乐活动和力所能及的体育竞赛，如弹奏乐器、下棋、打桥牌、各种球类活动、踢毽子、跳绳、做游戏等。在活动中不仅使机体功能得到锻炼，还能帮助患者消除因长期卧床和脱离社会生活所产生的不良情绪，以利身心康复。游戏和体育竞赛在某种意义上是社会生活的模拟，伤残者参加这类活动，仿佛是他们证明自己的能力、重返社会生活的一种"演习"。

（六）职业性活动训练

此项训练是为患者恢复工作或更换新的工种做准备。根据患者功能恢复情况，考虑上班后恢复原工作或做适当调整。然后制定工作机能的训练计划。如木工、钳工需进行臂力训练；办公室工作人员要练习书写、打字等活动。通过职业性训练，使伤病者体力得到恢复。肢体及器官功能得到改善，上班后能较快地适应工作环境和社会生活的要求。

五、作业治疗训练仪器

（1）上肢肌能检测箱是判断患者上肢运动受限的程度，并能与正常人相比较，可分析、判断上肢活动受限的原因、部位等。

（2）认知智慧盒、几何图形板、长型几何盘、水果配对、几何积木筒、仿真水果、素菜、小木鞋、大迷宫、几何体阶梯可对认知的检查,辨别失认症状,对相应障碍进行训练等。

（3）五彩套圈主要针对颜色失认、上肢功能及共济失调的训练。

（4）升降式 OT 桌、作业疗法桌主要用于摆放上肢功能的训练仪器及训练。升降式桌可调节升降。

（5）磨砂板及磨具主要用于上肢的伸肌模式的诱发、ROM 及肌力的训练。

（6）滚筒主要用于诱发上肢的分离运动、扩大肩关节 ROM 等。

（7）橡筋手指练习器主要用于手部关节屈伸、肌力等训练。

（8）手指阶梯主要用于手指指间关节的分离训练等。

（9）手指分离板主要用于抑制痉挛、功能性牵引等。

（10）粘木主要用于肩手协调、手指肌力等训练。

（11）手部滑轮板主要用于肩肘腕关节的伸展诱发及控制的训练等。

（12）木板钉（大、中、小）主要用于上肢功能的训练等。

（13）铁棍插板主要用于精细手指功能及力量训练。

（14）上螺丝、上螺母主要用于手指功能的训练等。

（15）手功能操作板主要用于日常生活的操作训练等。

（16）智慧串珠架主要用于认知、手眼协调及手指精细动作的训练等。

（17）套圈（立式）主要用于上肢功能及手眼协调等训练。

（18）数字套圈主要用于认知及手眼协调等训练。

（19）腕关节诱导器主要用于诱导出腕关节各动作等。

（20）腕部功能练习器腕部功能的训练。

（21）肩手协调训练器肩手协调训练。

（22）电子握力计主要测试手的握力。

（23）手指捏力练习器主要用于手指捏力等方面的训练。

（刘金辉）

第四节　康复工程

康复工程是工程学在康复医学临床中的应用,是利用工程学的原理和手段,在对所丧失的功能进行全面的评定后,通过代替、代偿或补偿的方法来矫治畸形、弥补功能缺陷和预防功能进一步退化,使患者能最大限度的实现生活自理和回归社会。

一、矫形器

矫形器是用于四肢、躯干等部位,通过力的作用以预防、矫正畸形,治疗骨关节及神经肌肉疾病并补偿其功能的器械,用在躯干和下肢的亦称为支具,主要用于上肢的称为夹板。骨科疾病常需要使用矫形器。

（一）矫形器基本功能

1.稳定与支持

通过限制肢体或躯干关节的异常运动来保持关节的稳定性,恢复肢体的承重或运动能力。

2.代偿与助动功能

通过某些装置(橡皮筋、弹簧等)来代偿已经失去的肌肉功能,或对肌力较弱的肢体或躯干给予一定的助力来辅助肢体产生运动。

3.矫正功能

矫形器能预防、矫正肢体的畸形或防止畸形加重。

4.保护与免负荷

通过对病变肢体的固定和保护,促进病变痊愈。对一些承重的关节(如髋关节),可以减轻或免除肢体或躯干的长轴承重。

(二)矫形器的分类及命名

根据矫形器的安装部位可将其分为上肢矫形器、下肢矫形器和脊柱矫形器三大类。矫形器的命名已经统一使用 1972 年美国国家科学院假肢、矫形器教育委员会提出的命名方案。该方案规定以矫形器所包含关节的第一个英文字母组成矫形器的名称。每一种又可包括许多不同型号、不同功能的矫形器,而这些矫形器仍沿用其习惯名称,如腕背侧上翘夹板、腕休息夹板、对掌夹板、手屈曲铰链夹板等都属于腕手矫形器。

(三)不同部位矫形器应用特点

1.上肢矫形器

主要用于保持不稳定的肢体于功能位,提供牵引力以防止挛缩,预防或矫正肢体畸形以及补偿失去的肌力,帮助无力的肢体运动等。上肢矫形器按其功能分为固定性和功能性两大类。前者没有运动装置,用于固定、支持、制动。后者有运动装置,可允许机体活动,或能控制、帮助肢体运动,促进运动功能的恢复。

(1)主要用于支持和制动、预防畸形的矫形器:使用这类矫形器的目的是保持肢体和关节的良好位置(功能位或中立位),支持关节以缓解疼痛,预防畸形,也称为固定夹板。常需整天或整夜佩带,但应每天脱下数次进行轻柔的被动活动。

1)上臂吊带和肩吊带:能预防和治疗肩关节半脱位,用于臂丛损伤、脊髓损伤等。

2)轮椅臂托板:患者坐在轮椅上时,能支持腕、手,保持上肢的功能位。一般 10～12cm 宽,两边突起成水槽样。

3)掌侧腕上翘夹板:固定腕关节于功能位(背伸 20°～30°),允许手指活动。其长度为从远端掌横纹到前臂近 2/3 处。用于臂丛神经损伤等。

4)手休息夹板:固定腕、手指、拇指于功能位,有掌侧型和背侧型。

5)长/短对掌夹板:支持拇指到指间关节处,使拇指处于外展、对掌位,长对掌夹板同时支持腕关节。用于四肢瘫、臂丛神经损伤等。

6)手指固定夹板:用于固定指间关节,使其保持屈曲或伸直。用于四肢瘫、上肢神经损伤。

此外,还有手指外展夹板、拇指固定夹板、腕掌关节固定夹板等。

(2)矫正畸形夹板:矫正夹板在矫形外科中很常用,当骨科疾病并发软组织和关节挛缩时,也可用到。不管是静止性或动力性夹板,只要能产生柔和的、持续的牵拉力就可以。初次戴夹板时可能不适,随着忍耐力增加,穿戴时间逐渐延长。最好在晚上戴着睡觉,白天取下。

1)肩外展夹板:用于臂丛损伤等。有固定式和可动式。

2)肘伸展夹板:带有可调式铰链,用于矫正肘关节屈曲挛缩。还有一种 Wire－Foam 肘伸展夹板与此相似。

3)松紧螺旋扣夹板:在铰链侧方安装了一个松紧扣,产生向心性拉力或离心性推力。因此既可以矫正肘关节屈曲挛缩,也可以矫正伸展挛缩。

4)上翘夹板:可以牵拉腕屈肌,矫正腕屈曲挛缩。桡神经损伤等。

5)掌侧休息夹板:可同时牵拉腕屈肌和指屈肌。用于四肢瘫患者的手指及腕关节严重屈曲痉挛时。

6)腕伸展夹板:用于矫正腕屈曲挛缩。

7)指关节正向屈曲器和反向屈曲器:向掌侧或背侧牵拉掌指关节,适用于周围神经损伤、脊髓损伤。

8)手指指间关节矫正夹板:可以矫正指间关节的屈曲或伸展挛缩,适用于臂丛神经损伤、正中神经损伤、尺神经损伤等。

9)尺偏矫正夹板。

(3)用于恢复运动功能的动力性夹板:此类夹板能辅助无力的肌肉运动或替代已经丧失的运动,也称为功能性夹板。根据残余肌力的大小、使用时间的长短,又可分为临时性和永久性功能夹板。

1)临时性功能夹板:当肌力减弱时,夹板通过橡皮条、弹簧、钢丝线圈等辅助运动,增强力量。肌力恢复、能主动运动后,就不再需要夹板。每日戴的时间也不长,故称为临时性功能夹板。主要有辅助伸腕的长对掌夹板、功能性腕伸夹板、辅助屈指的上翘夹板、辅助掌指关节背伸的功能性腕手夹板、低托架背侧功能夹板等。

2)永久性功能夹板:用于上肢肌力在 1 级以下:功能永久性丧失或减弱,如不能伸手取物,不能抓、捏。此类夹板结构复杂,必须进行长时间的使用和操纵训练。用于中枢性瘫痪和周围神经损伤。使用最多的是屈指铰链夹板,它能利用残存肌的功能和外部动力使拇指、示指和中指产生捏合动作。休息时夹板能使拇指处于外展和对掌位(掌指关节和指间关节处于伸展位)、示指和中指处于半屈曲位、腕关节处于背伸 15°左右。

①指驱动屈指夹板:如果拇指、示指和中指肌肉瘫痪,利用环指和小指的屈指肌力,可驱动夹板,使拇指、示指和中指对捏。

②腕驱动屈指夹板:平面脊髓损伤患者腕伸肌肌力存在,可以利用来驱动夹板使手指捏合或屈曲形成"掌抓握"。伸腕力与其产生的抓握力之比可达 2∶1。

③外部动力驱动屈指夹板:用于完全性四肢瘫患者。外部动力有微型旋转发动机,气体[多为 CO_2,俗称人工肌肉],电刺激使瘫痪肌肉收缩(FES)。动力的触发和控制方式有语言、肌电信号、轻触开关、气体阀等。在正式使用前,必须进行操纵训练。这类夹板结构复杂,价格昂贵,日常检查和保养很重要。

④可动臂托:亦称为滚珠轴承前臂矫形器、平衡式前臂矫形器。通常安装在轮椅上,有时也安装在腰带上,利用轴承提供支持和运动。其前臂托能承受上肢的重力,可辅助无力的肩肘肌肉控制上肢运动,便于进食和进行一些日常生活活动。主要用于脊髓损伤和臂丛麻痹,但要求肩肘关节仍有 1~3 级肌力。

2.下肢矫形器

下肢的主要功能是负重和行走,因此下肢矫形器的主要作用是支撑体重、辅助或替代肢体的功能、预防和矫正畸形,限制下肢关节不必要的活动,保持下肢的稳定性,改善站立和步行时的姿态。近年来由于新材料和新工艺的应用,下肢矫形器增加了许多新品种。根据其结构和适用范围,下肢矫形器可分为用于神经肌肉疾病和用于骨关节功能障碍两大类。

用于神经肌肉疾病的矫形器包括踝足矫形器、膝踝足矫形器、髋膝踝足矫形器、膝关节矫形器、截瘫支具、髋关节矫形器等。其中踝足矫形器是使用最多的品种。某些下肢矫形器还有减轻或免除身体重量对下肢骨骼的负荷,促进骨折部位的骨痂形成,加快骨折愈合等作用。

(1)踝足矫形器(AFO):也称短下肢支具。用于辅助下垂足、马蹄内翻足的行走以及矫正其畸形。

1)热塑材料 AFO:可有可无踝铰链,根据其形状可分为 V 型、靴型、后方支条型、半螺旋型、全螺旋型等等。其优点是重量轻、美观、塑形好、穿戴和使用方便。但耐用性能和强度较金属 AFO 差,适宜用于痉挛和畸形不很严重的下垂内翻足。

2)金属支条、铰链组成的 AFO:最适合于脊髓损伤时的严重痉挛性足内翻下垂畸形和腓总神经麻痹的下垂足。由皮革后箍、支条、铰链和足套组成。

3)橡胶足吊带:适用于脊髓损伤以及周围神经麻痹所致的轻度内翻足和下垂足。

(2)膝踝足矫形器(KAFO):金属结构的 KAFO 是由 AFO 加上膝关节铰链和大腿部分的支条、皮箍组成,因此也叫长下肢支具。塑料结构的 KAFO 较为轻便,并能更好地控制压力分布。主要用于脊髓损伤或周围性瘫痪出现的下肢运动障碍,尤其是膝关节的不稳定。

(3)髋膝踝足矫形器(HKAFO):是在金属 KAFO 的基础上增加髋关节铰链、铰链锁、骨盆带而成,可以控制髋关节的运动。如能限制髋的内外旋和内收外展,防止髋关节屈曲挛缩和不随意运动。用于辅助截瘫患者(T_{10}以下的低位截瘫)站立和行走,矫治中枢性瘫痪导致的髋关节挛缩畸形。

(4)膝关节矫形器(KO):亦称为膝支具。用于只需控制膝关节运动而不需控制踝关节和足的运动时。常用的如下。

1)软式膝支具:由强力弹性织物制成。也可用硬支条增加强度。

2)塑料膝支具:用热塑材料制作,用于防止膝反屈和侧方不稳定。

3)框架型膝支具:结构很简单,由两边支条、上下皮箍和髌骨垫组成,无铰链。用于股四头肌无力时作临时固定。

4)传统式膝支具:相当于金属 KAFO 的之间部分,有铰链。

5)瑞典式膝反屈支具:专用于膝反屈。腘窝部的皮带可调节,用三点固定法使膝关节保持在伸直或微屈状态。

6)脊柱矫形器:主要用于固定和保护脊柱,矫正脊柱的异常力学关系,减轻躯干的局部疼痛,保护病变部位免受进一步的损伤,支持麻痹的肌肉,预防、矫正畸形,通过对躯干的支持、运动限制和对脊柱对线的再调整达到矫治脊柱疾病的目的。根据穿戴部位脊柱矫形器分为颈椎、胸腰椎和脊柱侧凸矫形器。

(四)矫形器应用程序

1.病情检查和诊断

检查的内容包括患者的一般情况、病史、体格检查、ROM、肌力、目前使用矫形器的情况。康复治疗组根据患者各方面的情况拟定康复治疗方案和矫形器处方。

2.矫形器处理

康复医师应掌握矫形器的基本知识和各种矫形器的结构原理及其适应证。根据患者的情况开具最合适的矫形器处方。处方要求明确,切实可行,要将目的、要求、品种、材料、固定范围、体位、作用力的分布、使用时间等写明。

3.矫形器装配前的治疗

主要用以增强肌力,改善关节活动范围和协调功能,消除水肿,为使用矫形器创造较好的条件。

4.矫形器制作

包括设计、测量、绘图、取模、制造、装配等程序。

5.试穿(初检)

了解矫形器是否达到处方要求、舒适性及对线是否正确、动力装置是否可靠,必要时进行调整。

6.矫形器使用训练

包括教会患者穿脱矫形器、穿上矫形器进行一些功能活动,根据不同的品种进行适当的训练,如用屈指铰链夹板进行抓握各种不同大小和形状的物体练习,熟练掌握外部动力夹板的操纵。

7.终检

由康复医师负责。检查矫形器的装配是否符合生物力学原理,是否达到预期的目的和效果,了解患者使用矫形器后的感觉和反应。矫形器合格后方可交付患者使用。

8.随访

对需长期使用矫形器的患者,应3个月或半年随访一次,以了解矫形器使用效果及病情变化,需要时应对矫形器做修改调整。

二、助行器

辅助人体支撑体重、保持平衡和行走的工具称为助行器。根据其结构和功能的不同,可将其分为三类:无动力式助行器、功能性电刺激助行器和动力式助行器。无动力式助行器结构简单,价格低廉,使用方便,是最常见的助行器,它主要包括各种拐杖和步行器,用于辅助下肢肌力衰弱者和行走能力损伤较轻的截瘫患者的站立和行走。

(一)拐杖

1.种类

根据拐杖的结构和使用方法,可将其分为手杖、前臂杖、腋杖和平台杖四大类。每一大类又包括若干种类。

2.拐杖的长度选择确定拐杖长度的最简单的方法是:身长减去41era的长度即为腋杖的长度。站立时大转子的高度即为把手的位置,也是手杖的长度及把手的位置。测定时患者应穿常穿的鞋站立。若患者的下肢或上肢有短缩畸形时,上述方法就不合适。正确的方法是:

(1)腋杖的长度:让患者穿上鞋或下肢支具仰卧,将拐杖轻轻贴近腋窝。在小趾前外侧15cm处与足底平齐处即为拐杖最适当的长度,肘关节屈曲150°,腕关节背伸时的掌面处即为把手部位。

(2)手杖的长度:让患者穿上鞋或下肢支具站立。肘关节屈曲150°,腕关节背伸,小趾前外侧15cm处至背伸手掌面的距离即为手杖的长度。

3.常用拐杖简介

(1)手杖：手杖为一只手扶持以助行走的工具。有以下几种。

1)T 形单足手杖：用木材或铝合金制成。适用于握力好、上肢支撑力强的患者。

2)三足手杖：由于三个足呈品字形，比以上两种均稳定。用于平衡能力稍欠佳而用单足手杖不安全的患者。

3)四足手杖：由于有四足，支撑面广而更为稳定。用于平稳能力欠佳的患者。高度可以调节，把手的形状以与支柱呈斜角、下有沟槽便于手指抓握的最方便。

(2)前臂杖：前臂杖亦称为洛氏拐。把手的位置和支柱的长度可以调节，夹住前臂的臂套为折叶式，有前开口和侧开口两种。此拐可单用也可双用，适用于握力差、前臂力较弱但又不必用腋杖者。其优点为轻便、美观，而且用拐手仍可自由活动：例如需用该手开门时，手可脱离手柄去转动门把，但却不用担心拐杖脱手，其原因是臂套仍把拐保持在前臂上，此拐缺点是稳定性不如腋杖。

(3)腋杖：腋杖可靠稳定，但笨重，外观不佳。此拐又分为以下几种。

1)固定式：即标准型。简便，但不能调整长度。

2)可调式：可以调节长度。

3)加拿大式：有臂套或支持片以加强作用，分为有肱三头肌支持片型、有前臂支持片型、有腕关节固定带型，分别适用于肱三头肌乏力者、肘关节稳定性差者和伸腕肌力弱，手腕难于固定者。腋杖用于截瘫或外伤较严重情况。

(4)平台杖：又称类风湿拐。有固定带，可将前臂固定在平台式前臂托上，前臂托前方有一把手。用于手关节损害严重的类风湿患者或手部有严重外伤、病变不宜负重者，因此改由前臂负重，把手起掌握方向作用。

(二)步行器

步行器也称助行架，周围有金属框架，可将患者保护在其中。有些带有脚轮。步行器可支持体重便于站立或步行，其支撑面积大，故稳定性好。主要的类型如下。

(1)交互型步行器：体积较小，无脚轮，可调节高度。使用时先向前移动一侧，然后再移动余下的一侧向前，如此来回交替移动前进。适用于立位平衡差，下肢肌力差的患者或老年人，其优点是上厕所也很方便。

(2)固定型：常用来减轻一侧下肢的负荷，如下肢损伤或骨折不允许负重时等，此时双手提起两侧扶手同时向前放于地面代替一足，然后健腿迈上。

(3)前方有轮型：用于上肢肌力差，单侧或整个提起步行器有困难者，此时前轮着地，提起步行器后脚向前推即可。

(4)老年人用步行车：此车与上三种不同，一是有四个轮，移动容易；二是不用手握操纵，而是将前臂平放于垫圈上前进。此车使用于步行不稳的老年人，但使用时要注意身体保持与地面垂直，否则易滑倒。

(5)腋窝支持型步行器：有两腋窝支持体重而步行，有四个脚轮，体积最大。用于上肢肌力差者。

(三)瘫痪患者选用助行器具的条件和方法

1.拐杖的选用和使用方法

(1)拐杖的选用：一般说来，手杖适用于脊髓损伤患者或单侧下肢瘫痪患者，前臂杖和腋杖适用于截瘫患者。

1)手杖：上肢和肩的肌力正常才能使用手杖，如下肢肌力较好的不完全性截瘫患者。握力好、上肢支撑力强的患者可选用单足手杖，如果平衡能力和协调能力较差，应选用三足或四足手杖。

2)前臂杖和腋杖：①双下肢完全瘫痪（T_{10}以下截瘫，必须穿长下肢支具），可使用两支腋杖步行；单侧下肢完全瘫痪，使用一侧腋杖步行。②下肢不完全瘫痪时，根据下肢残存肌力情况，选用腋杖、前臂杖。③一般先用标准型腋杖训练，如患者将腋杖立起，以手扶住把手亦能步行，则可选前臂杖。④上肢肌力减弱时：肱三头肌肌力减弱时，肘的支持力降低，选用肱三头肌支持片型腋杖；肘关节的稳定性较差时，选有前臂支持片的腋杖或前臂杖；腕关节伸肌肌力差、腕稳定性较差时，选有腕关节固定带的前臂杖或腋杖。⑤肘关节屈曲挛缩，不能伸直时，可选用平台杖。

(2)拐杖的使用方法：截瘫患者常需使用两支拐杖才能行走。

截瘫患者的拐杖步行：根据拐杖和脚移动的顺序不同，分为以下几种。

1)交替拖地步行，方法是伸出左拐杖—伸出右拐杖—两足同时拖地向前，到达拐杖附近。

2)同时拖地步行，即同时伸出两支拐杖—两足同时拖地向前，到达拐杖附近。

3)四点步行，方法为伸出左拐杖—迈出右脚—伸出右拐杖—迈出左脚。

4)三点步行，方法是先将肌力较差的一侧脚和两侧拐杖同时伸出—再将对侧足（肌力较好的一侧脚或健足）伸出。

5)两点步行，方法是一侧拐杖和对侧足同时伸出—余下的拐杖和足再同时伸出。

6)大、小步幅步行，方法与同时拖地步行相似，但双足不拖地，而是在空中摆向前，故步幅较大、速度快，患者的躯干和上肢控制力必须较好，否则容易跌倒。

2.步行器的选用和使用方法

步行器的支撑面积的大，较拐杖的稳定性高，但只能在室内使用。

(1)两上肢肌力差、不能充分支撑体重时，应选用腋窝支持型步行器。

(2)上肢肌力较差、提起步行器有困难者，可选有前方有轮型步行器。

(3)上肢肌力正常，平衡能力差的截瘫患者可选用交互型步行器。步行器的使用方法较简单，不在赘述。

(四)助行器具的应用范围

1.保持平衡

如老年人、非中枢性失调的下肢无力、下肢痉挛前伸不佳、重心移动不能的平衡障碍。

2.支持体重

如下肢无力、类风湿性关节炎及关节病等致负重而疼痛时、下肢骨折等。

3.增强肌力

拐杖对支撑上半身的上肢伸肌有增强肌力作用。

三、自助器具

残疾者功能已有丧失，不能独立地进行各种日常生活活动，为了解决他们的困难，需设计一些专门的器具或器械来加强其减弱的或代偿其已丧失的功能，这些器械统称为功能辅助性器械。根据其复杂程度又可分为技术性辅助装置和自助器具。

自助具本身简单，没有能源，离开人的操作不会自动工作。而技术性辅助器械往往复杂，需能源驱动,自动化程度较高,人在其中只起按动开关的触发和启动作用,其余动作由机械自动完成。

1. 进食类自助器

(1)直接操作的匙、叉、筷子类。

1)筷子上加装弹簧:松手后由弹簧的张力而自动分离,适用于手指伸肌无效或力弱不能自行释放筷子的患者。

2)加长叉、匙、把手:适用于上肢活动受限,达不到碟或碗的患者。

3)加粗叉、匙、刀把手:适用于指屈曲受限或握力不足的患者。把手加粗后即易于握持。

4)匙把向下弯的匙:适用于患者不能将匙勺放在碟上。

5)匙、叉把向一方弯曲的成角叉匙:适用于患者手功能受限,匙或叉与碟碗的角度无法正常,故改变叉匙的角度以满足需要。

(2)直接操作的刀类:手指力弱,不能以示指掌面下压刀背,切物时只好借助整个手和臂的力量来进行割切。

1)倒"T"形锯刀:利用垂直的大压力和呈锯状等优势来克服切割的困难。

2)"I"字形摇切刀:不仅可利用握力,而且可利用向两边摇动的刀进行切割。

3)"L"字形刀:亦可用手握进行摇切。

4)锯刀:可利用手和臂的力量以及刀呈锯状的优势,来克服切割的困难。

(3)碟盘和杯类

1)分隔凹陷式碟子:可将盘子中间的菜分开,其边缘深陷而接近垂直,这样用匙取食物时,食物不易被弄出碟外。对偏瘫等只能一手操匙进食的患者很有用。

2)配有碟档的碟子:其作用亦为防止食物被患者推出碟外。

3)有"C"形把的杯:适用于握力不足的患者,用时四指一起穿入"c"形的中空部分。

4)带吸管夹及吸管的杯子:若患者的手根本无法持杯时,可用长或长而弯的吸管插入杯中吸饮料。

2. 多功能 C 形夹及 ADL 套 C 形夹

有多种有的为宽型,其中带有 ADL 套,套口有一"V"形缺口,以便将叉、匙、刀、笔等把插入,C 形夹的开口从掌指关节示指的桡侧套入,直至包住示指至小指四指的背和掌面;有的为封闭型,无开口;还有的为开口型,带有可以转动的 ADL 套,可根据需要改变 ADL 套的方向。

3. C 形夹和长对掌支具的配合应用

当患者仅能屈肘,而腕的活动困难无分指动作时,单用 C 形夹也困难。为了防止垂腕畸形和加强腕的力量,常用长对掌支具或背腕夹板与 C 形夹合并应用,在颈 5～6 脊髓损伤的患者常需这种用具。

4. 梳洗修饰类自助器

延长和加粗梳子、镜子、牙刷的把手;带有 C 形把的电动剃须刀。

5. 穿着类自助器

有穿衣棒、扣纽扣器、拉锁环、穿袜自助器等。

6. 排便、排尿自助器。

7. 沐浴自助器如沐浴轮椅。

8. 阅读自助器。

9. 书写打字自助器。

10. 通讯自助器。

11. 取物自助器。

12. 文娱类自助器如扑克牌夹持器。

13. 厨房自助器。

14. 擦地自助器。

15. 开门自助器。

四、轮椅

轮椅是康复的重要工具,它不仅是肢体伤残者的代步工具,更重要的是使他们借助于轮椅进行身体锻炼和参与社会活动。步行功能减退或丧失者,如截瘫、下肢骨折未愈合、截肢、其他神经肌肉系统疾病引起的双下肢麻痹、严重的下肢关节炎症或疾病等都可使用轮椅。

(一)轮椅的种类

轮椅分为普通轮椅、电动轮椅和特形轮椅。特形轮椅是根据乘坐轮椅患者残存的肢体功能及使用目的从普通轮椅中派生出来的,常用的有站立式轮椅、躺式轮椅、上下楼梯轮椅、单侧驱动轮椅、竞技用轮椅、儿童轮椅等。

(二)轮椅的结构

1. 普通轮椅

一般由轮椅架、车轮、刹车装置及座靠四部分组成。下面简述轮椅各主要部件的功能。

(1)大车轮:承载主要的重量。轮的直径有 51、56、61、66cm 数种。除了少数使用环境要求而用实心轮胎外,多用充气轮胎。

(2)小车轮:直径有 12、15、18、20cm 数种,直径大的小轮易于越过小的障碍物和特殊的地毯。但直径太大使整个轮椅所占空间变大,行动不方便。正常小轮在大轮之前,但在下肢截瘫者用的轮椅,常将小轮放在大轮之后。操作中要注意的是小轮的方向最好可与大轮垂直,否则易倾倒。

(3)手轮圈:为轮椅所独有,直径一般比大轮圈小 5em。偏瘫用单手驱动时,再加一个直径更小者以供选择。手轮圈一般由患者直接推动,若功能不佳,为易于驱动,可有下列方式的改动:

1)在手轮圈表面加橡皮等以增加摩擦力。

2)沿手轮圈四周增加推动把手。推把有以下几种:①水平推把:用于 C5 脊柱损伤时。因此时,肱二头肌健全,手放在推把上,靠屈肘力可推车前进。若无水平推把,则无法推动。②垂直推把:用于类风湿性关节炎肩手关节活动受限时。因此时无法使用水平推把。③加粗推把:用于手指运动严重受限而不易握拳的患者,也适用于骨关节炎、心脏疾病或老年患者。

(4)轮胎:有实心的、有充气内胎和无内胎充气型三种。实心型在平地走较快且不易爆破,易推动,但在不平路上振动大,且卡人与轮胎同宽的沟内时不易拔出;有充气内胎的较难推,也易刺破,但振动比实心的小;无内胎充气型因无内胎不会刺破,而且内部也充气、坐起来舒服,但比实心者较难推。

(5)刹车:大轮应每轮均有刹车,当然像偏瘫者只能用一只手时,只好用单手刹车,但也可装延长杆,操纵两侧刹车。刹车有两种:

1)凹口式刹车:此刹车安全可靠,但较费力。调整后在斜坡上也能刹住,若调到1级在平地上不能刹住为失效。

2)肘节式刹车:利用杠杆原理,通过几个关节而后制动,其力学优点比凹口式刹车强,但失效较快。为加大患者的刹车力,常在刹车上加延长杆,但此杆易损伤,如不经常检查会影响安全。

(6)椅座:其高、深、宽取决于患者的体型,其材料质地也取决于病种。一般深为41、43cm,宽40、46cm,高45、50cm。

(7)座垫:为避免压疮,对垫子要高度注意,有可能尽量用蛋篓型或ROTo垫,这种垫由一块大塑料,上面有大量直径5cm左右的乳头状塑胶空心柱组成,每个柱都柔软易动,患者坐上后受压面变成大量的受压点,而且患者稍一移动,受压点随乳头的移动而改变,这样就可以不断地变换受压点,避免经常压迫同一部位造成压疮。如无上述垫子,则需用层型泡沫塑料,其厚度应有10cm,上层为0.5cm厚的高密度聚氯基甲酸酯泡沫塑料,下层为中密度的同样性质的塑料,高密度者支持性强,中密度者柔软舒适。在坐位时,坐骨结节承压很大,常超出正常毛细血管端压力的1.16倍,易于缺血形成压疮。为避免此处压力过大,常在相应处的垫子上挖去一块,让坐骨结节架空,挖时前方应在坐骨结节前2.5cm处,侧方应在该结节外侧2.5cm处,深度在7.5cm左右,挖后垫子呈凹字形,缺口在后,若采用上述垫子加上切口,可以相当有效地防止压疮的产生。

(8)脚托及腿托:腿托可为横跨两侧式,或两侧分开式,这两种托都以采用能摇摆到一边和可以拆卸的为最理想。必须注意脚托的高度。脚托过高,则屈髋角度过大,体重就更多地加在坐骨结节上,易引起该处压疮。

(9)靠背:靠背有高矮及可倾斜和不可倾斜之分。如患者对躯干的平衡和控制较好,可选用低靠背的轮椅,使患者有较大的活动度。反之,要选用高靠背轮椅。

(10)扶手或臂托:一般高出椅座面22.5～25cm,有些臂托可调节高度。还可在臂托上架上搭板(1apboard),供读书、用餐。

2.电动轮椅

电动轮椅用于患者的手功能很弱、不能驱动普通轮椅时,或虽然能驱动,但行动距离远,体力不能负担时,或身体衰弱根本不宜驱动时。如高位脊髓损伤患者等。电动轮椅的结构远较普通轮椅复杂,一些先进的电动轮椅大量应用了高新技术。它主要包括以下结构。

(1)驱动机构:由12V或24V蓄电池提供能源,有前轮驱动式和后轮驱动式。前轮驱动的易于跨越障碍物。

(2)变速机构:分有级变速和无级变速两种。

(3)刹车机构:大多采用马达反转的作用。

(4)蓄电池:用24V的汽车蓄电池,充一次电能连续使用3～6h。

(5)控制机构:有手控、头控、舌控、颊控、颏控、气控、声控等。除手控外,其余各种控制用于四肢瘫患者。C_4及以下损伤,呼吸肌仍有功能时尽量用气控,以上损伤,呼吸功能差,可选用头、舌、颊、颏、声控等控制形式,但以颏控为多。

(三)轮椅的选用

选用轮椅时最重要的考虑因素是轮椅的尺寸。乘坐轮椅者承受体重的主要部位为臀部坐骨结节周围、股骨周围、腘窝周围和肩胛骨周围。轮椅的尺寸,特别是座位宽窄、深浅与靠背的高度以及脚踏板到座垫的距离是否合适,都会使乘坐者有关着力部位的血液循环受影响,并发生皮肤磨损,甚至压疮。此外,还要考虑患者的安全性、操作能力、轮椅的重量、使用地点、外观等问题。

（四）轮椅的使用

1.平地前进驱动训练

正确地掌握驱动期和放松期,加强躯干的平衡训练和上肢、手指的肌力强化训练,是完成驱动轮椅的基本条件。

2.方向转换和旋转训练

一侧驱动,或一侧固定,另一侧驱动,或左右轮同时向相反方向驱动。

3.抬前轮训练

用于过障碍物,如过低台阶(2~3cm)。

4.上斜坡训练

要注意保持上身前倾,重心前移。

（于德清）

第五节　传统康复治疗

传统康复疗法是以中医学的理论为基础,以中医治疗方法为手段,如推拿、针刺、中草药以及各种类型的传统锻炼,来达到维持或改善功能,提高生活自理能力,进而提高生存质量。本节主要介绍推拿疗法和针灸疗法。

一、推拿疗法

推拿古称按摩、按跷,抚案。推拿是以中医基本理论为指导,研究推拿的理论、手法,用于防治疾病的一门学科。推拿是人类在长期与疾病做斗争过程中,逐步认识、总结发展出的一种最古老的医疗方法。就是说推拿是在中医理论指导下,用手或肢体的其他部分,按各种特定的技巧动作和规范化的动作,以力的形式在体表进行操作,用来治疗、预防疾病的方法,称推拿。

（一）推拿疗法的特点

推拿是一种治疗范围较广泛的物理疗法,属于中医的外治疗法之一,它不仅对骨伤科、内科、外科、妇科、儿科和五官科等各科的许多疾病有较好的治疗效果,更具有保健强身、预防疾病、祛病延年的作用,深受人们的喜爱;同时,它还无服药之不便、针刺之痛苦,经济、安全,故易为患者所接受,而且如果方法得当,长期推拿治疗没有不良反应。尽管如此,在临床上为了杜绝意外事故的发生,严格的掌握了推拿的治疗范围、禁忌证、注意事项、体位和介质等仍是十分重要的。

（二）治疗作用

中医认为推拿治疗的基本作用是:调整脏腑,疏通经络,行气活血,理筋整复。推拿治疗的作用机制是:通过推拿手法作用人体体表的经络、穴位、特定部位,以调节机体的生理、病理状况,来达到治疗目的。各种手法一方面在人体起着局部的治疗作用;另一方面可以转换成各种不同的能量和信息,通过神经、体液等系统,对人体的神经、循环、消化、泌尿、免疫、内分泌、运动等系统及镇痛机制都有一定的影响,从而治疗不同系统的疾病。根据我国科研人员的实验认为,推拿治疗作用有以下几个方面。

1. 调节神经功能

推拿作用于任何部位,均能刺激神经末稍,促使神经抑制或兴奋,如强而快的推拿可以兴奋神经,轻而缓慢的推拿可以抑制神经的兴奋性,从而通过反射引起机体的各种反应,使神经兴奋和抑制过程达到相对平衡而起到治疗作用。

2. 促进血液、淋巴液的循环

推拿时局部毛细血管扩张,加速静脉血及淋巴液的回流,促进局部血液循环,有利于组织水肿及代谢产物的吸收。实验证明,推拿治疗后能促使血液中的细胞总数增加,使吞噬能力提高,血管容积也有明显改变。

3. 促进血液中生物活性物质的改变

实验证明,慢性颈肩腰腿痛的患者,血清中内腓肽含量与全血中的5-羟色胺含量均低于正常人。而推拿后该类患者的上述两种物质均有增高,上升愈高,疼痛减轻愈明显。血浆中儿茶酚胺含量是反映交感神经奋的主要指标,它具有拮抗吗啡的镇痛作用。实验证明推拿后可降低血浆中儿茶酚胺含量,使交感神经处于相对抑制状态,从而缓解了疼痛。

4. 加速修复损伤的软组织

由于推拿治疗减轻了疼痛,局部血运得到了增强,因而促进了软组织的修复功能。

5. 提高机体的代谢功能

推拿治疗通过皮肤达到肌肉、韧带、关节囊等软组织,促使其代谢功能旺盛,以增加肌力改善韧带、关节囊的弹性,解除软组织粘连,促进软组织内水肿的吸收,达到对某些肌肉韧带,关节伤病的治疗作用。

6. 改善关节功能

推拿可以改善关节内部的位置关系,整复脱位的关节,回纳突出的椎间盘,理顺滑脱的肌腱。如对桡骨小头半脱位、骶髂关节半脱位等小关节脱位,通过推拿手法可以使其复位;对肱二头肌长头肌腱、腓骨长短肌腱的滑脱,通过推拿可以将其理顺;对损伤的膝关节进行按摩,可以促进关节滑液的分泌,改善软骨面的营养,并促使关节腔内渗出物的吸收。

7. 松解软组织粘连

对粘连的软组织实施按摩,可以松解粘连,解除或减轻挛缩。如跟腱手术后实施按摩,可以软化瘢痕,松解皮肤粘连,改善踝关节的活动范围。

(三)常用手法

推拿手法,是操作者用手或肢体其他部分刺激治疗部位和活动患者肢体的规范化技巧动作。由于刺激方式、强度、时间和活动肢体方式的不同,形成了许多动作和操作方法均不同的基本手法,并在此基础上由两个以上基本手法组合成复合手法(如按揉法、推摩法等),或由一连串动作组合而成、有其操作常规(或程序)的复式操作法等等。推拿的常用基本手法大致可分为按压类、摆动类、摩擦类、捏拿类、振动类和活动关节类等六大类。

1. 按压类手法

按压类手法是以按压的方式作用于机体的一类手法。根据治疗需要,按压的力量有强有弱,按压的面积有大有小,按压的时间有长有短。按压类手法能应用于全身各个部位,包括按法、压法、揉法、点法等。

(1)按法:术者将手指或掌面置于体表,逐渐用力下压的手法,称按法。用拇指或示指、中指、无名指指端或指腹面按压,称为"指按法",其中又以拇指按法较为常用;用掌根、鱼际或全掌按压,称为"掌按法",作用面较大,然而其局部刺激强度则弱于指按法。按法常可与其他手法结合使用,如与揉法结合,称为"按揉法"。

(2)压法:术者用手掌心或掌根进行按压。按压时也可在体表上缓慢滑动。掌压接触面较大,压力大而柔和,多施用于肩背、腰部,有缓解筋脉拘急的作用。

(3)揉法:术者用手指指腹或双掌紧贴在体表上,稍用力向下按压,然后带动肌肤作轻柔缓和的回旋转动。用掌根揉的,称为"掌揉法";用手掌大鱼际肌部揉的,称为"鱼际揉法";用手指揉的,称为"指揉法"。掌揉法施用于腰、背、臀部及四肢,鱼际揉法施用于头面及胸腹部,指揉法主要作用于穴位及压痛点上。

(4)点法:术者用手指的指峰或屈曲的近端指关节,或肘部尺骨鹰嘴突部按压或点击体表。点法接触面较小,刺激强度大,多用于穴位及压痛点上,止痛效果较好。

2.摆动类手法

摆动类手法是通过腕部有节奏的摆动,使压力轻重交替地呈脉冲式持续作用于机体的一类手法,包括有一指禅推法、衮法、缠法、滚法等。

(1)一指禅推法:术者将拇指的指端、指腹或桡侧偏峰置于体表,运用腕部的来回摆动带动拇指指间关节的屈伸,使压力轻重交替,持续不断地作用于治疗部位上。每分钟摆动一般为120~160次。本法接触面小,深透力强,可广泛应用于全身各部穴位上。

(2)滚法:将手部各掌指关节略为屈曲,以掌背近小指侧部贴于治疗部位上,然后有节奏地做腕关节屈伸和前臂旋转的协同动作,使贴于治疗部位上的掌背部分作来回滚动。每分钟摆动一般为120~160次。本法多用于颈项、腰背及四肢部。

(3)缠法:动作与一指禅推法相同,但摆动速度较快,每分钟达200次左右,有较强的消散作用。

(4)滚法:术者手握空拳,示指、中指、无名指、小指的近侧指间关节置于治疗部位上,腕关节作小幅度的屈伸,使接触治疗部位的指间关节来回滚动。滚动时要吸定住推拿的部位,用力要均匀。本法适用于除颜面部外的各个部位。

3.摩擦类手法

摩擦类手法是以在肌肤表面摩擦的方法进行治疗的一类手法。其中,有些手法是使之摩擦发热,有些手法是推动气血,有些手法则是以摩擦的形式揉搓肌肤。摩擦发热的手法,主要是擦法,适用于胸腹、四肢、腰背部;推动气血的手法有摩法、推法等,适用于头面、胸腹及四肢部;揉搓肌肤的手法有搓法、抹法等,适用于四肢或头面等部。

(1)擦法:术者将手掌紧贴于皮肤表面,稍用力作来回直线摩擦,使其局部发热。用全掌着力摩擦的,称为"掌擦法",适用于胸胁及腹部;用大鱼际着力摩擦的,称为"鱼际擦法",适用于四肢部;用小鱼际着力摩擦时,称为"侧擦法",适用于肩背、腰臀及下肢部。

(2)摩法:术者以手掌面或手指指腹置于体表上,作轻缓的盘旋摩动。用手掌面摩动的,称为"掌摩法";用手指指腹摩动的,称为"指摩法"。摩法主要适用于胸胁及腹部。

(3)推法:用手掌或手指指腹置于治疗部位上,向前作单方向移动。推法类似擦法,但擦法是用力来回摩擦,要求达到局发热;推法则是轻快柔和地单向推动,操作时虽连续不断,但在手返回推出起点时,不能在体表上摩擦,其意是推动气血行进,不要求局部发热。作直线推动的称"直推法"、"平推法",作回旋推动的称"旋推法"。有些小儿推拿书籍中所描述的"运法",如运太阳、运八卦,即是旋推法。推法适用于全身各个部位。

(4)搓法:用两手掌面挟住肢体,轻轻地作快速来回搓揉。适用于四肢及胁肋部。

(5)抹法:用拇指指腹或手掌面紧贴于体表上,略用力,缓慢地作上下、左右往返移动。多用于头部、颈项及胸腹部。

4.捏拿类手法

捏拿类手法是以挤压提捏肌肤的方法作用于机体的一类手法。这类手法有拿法、弹法、捻法、抓法等。捏拿类手法是刺激较强的手法。

(1)拿法:术者用拇指和示指、中指的指腹,或用拇指和其余四指的指腹,对合紧挟治疗部位并将其肌肤提起。适用于肩背及四肢部。

(2)弹法:即术者用力提捏肌肤后,迅速放开,使肌肤恢复原状,适用于肌肉丰厚处。另一种操作方法是将中指屈曲,中指甲置于拇指面成环状,然后将中指迅速弹出,击打患处,亦称弹法。

(3)捻法:用拇指的指腹及示指桡侧面挟住治疗部位,如捻线状来回捻揉。多施用于指、趾处。

(4)抓法:五指分开,满掌拿捏治疗部位,着力点在五指之端。常用于头顶部及肌肉丰厚处。以掌统握者,称为"擒法"。

5.振动类手法

捶振类手法是以拍击的方式作用于机体,或使机体产生振动感应的一类手法。常用的捶振法有拍、击、叩、劈啄、振、捣、抖等手法。

(1)拍法:术者手握空拳,以虚掌有节奏地拍打治疗部位。如用掌根或拳背部击打治疗部位,称为"击法";用桑枝棒进行击打,又称"棒击法";用空拳有节奏地击打治疗部位,称"捶法"(叩法);用手掌尺侧部击打,又称"劈法";用合拢的五指指端敲击治疗部位,称为"啄法";用屈曲的示指或中指的近侧指间关节的背面进行叩击,称为"捣法"。这些手法适用于肩背及四肢部。

(2)振法:又称"颤法"、"振颤法",用指端或手掌置于治疗部位上,使手臂发出的震颤波传递到机体。指振法,常用于头面及胸腹。掌振法主要用于胸腹。也可用一手手掌按在治疗部位上,另一手握空拳有节奏地叩击按在治疗部位上的手背,使其局部深层有振动感觉,称之为"振动法",常用于胸背部。

(3)抖法:术者用手握住患肢的远端,用力作上下抖动,使患者肢体呈波浪式抖动,有放松肌肉和关节等作用。

6.活动关节类手法

活动关节类手法是指对患者的肢体关节进行屈伸、内收、外展、旋转、牵拉等的一类手法,也称之为被动运动。其形式可根据关节的结构特点和病症治疗的需要选用。操作时患者肌肉要尽量放松,活动关节的幅度、力量要恰当。不可突然强力牵拉,以免加重肌痉挛和引起损伤。

(1)摇法:术者一手固定关节的一端,一手在关节的另一端对可动关节作顺时针或逆时针方向的摇动,亦称"运法"。应用于颈、腰及四肢关节部。

(2)拉法:又称"牵法"、"牵引法"、"引伸法"、"拨法"、"拽法"。术者固定肢体一端,并持续用力牵拉肢体的另一端。适用于四肢关节及颈、腰部。使用这类手法,应缓慢、持续地牵引,切忌用暴发力。

(3)背法:术者与患者背靠背站立,用双肘挽住患者的肘弯部,然后弯腰、屈膝、挺臀,将患者背起,使其双脚离地。同时,术者以臀部用力颠动,牵伸患者的脊柱腰段。背法的作用与拉法相同,使关节的间隙拉开,适用于腰部。

(4)扳法:又称"搬法",是施术者两手作相反方面的用力,使患者关节作屈伸及旋转活动的一种推拿手法。有扳颈、扳腰、扳肩、扳肘、扳腕(踝)等法之分。其扳动的幅度,须根据关节正常的生理活动范围及其病理状况而定,手法需轻巧柔和。

无论何种推拿手法,其操作的技术要求是"持久、有力、均匀、柔和"。在此基础上达到"深透"。所谓"持久",就是要求术者的手法操作能够维持在一定的时间内不走样,不虚乏;"有力"是指手法操作必须具有一定力量,并能根据患者体质、病情及施术部位的不同而加以调整;"均匀"是要求操作手法力度均衡,不可忽轻忽重,有些手法则应有鲜明的节奏性;"柔和"是要求动作柔缓协调稳健,不可生硬粗暴。"深透"是要使劲力透过皮肤深入到体内,作用到一定范围,不浮泛于体表。

(四)临床应用

1.在骨科康复中的应用

各种急、慢性脊柱、四肢、关节等部位的闭合性软组织损伤,骨质增生性疾病等。如各种扭挫伤、关节脱位、肌肉劳损、胸胁岔气、椎间盘突出症、颈椎病、风湿性关节炎、肩周炎、骨折后遗症等。

2.禁忌证

(1)开放性的软组织损伤。

(2)某些感染性的运动器官病症,如骨结核、丹毒、骨髓炎、化脓性关节炎等。

(3)某些急性传染病,如肝炎、肺结核等。

(4)各种出血病,如便血、尿血、外伤性出血等。

(5)皮肤病变的局部,如烫伤与溃疡性皮炎的局部。

(6)肿瘤、骨折早期、截瘫初期。

(7)孕妇的腰骶部、臀部、腹部。

(8)女性的经期不宜用或慎用推拿。

(9)年老体弱、久病体虚、过度疲劳、过饥过饱、醉酒之后、严重心脏病及病情危重者禁用或慎用推拿。

二、针灸疗法

针灸疗法是中医传统医学的重要组成部分,也是重要的传统康复疗法之一,针灸是针法和灸法的合称,属于中医的外治法,既是两种不同的治疗方法,也可合用。

(一)治疗原则

根据中医理论,疾病的变化是阴阳表里、寒热虚实八纲的变化,因此,针灸治疗是根据"四诊八纲"辨证来确立其治疗原则。

1.辨证论治

辨证论治是中医的特色和精华所在,在针灸疗法中具有特殊的运用形式,即以脏腑、气血证治为基础,以经络证治为核心,以八纲证治为纲领。因此,只要我们能掌握脏腑病证的发病规律和经络证候的表现形式,就容易明辨疾病的病因病机、病位病性,从而就能对疾病做出正确的诊断,进行恰当的治疗。在针灸临床实践中,分析疾病的病因病机,归纳疾病的病位病性,就是将八纲、脏腑、气血、经络的辨证方法紧密结合,融汇贯通。分析病性是属寒还是属热,是属虚还是属实,是属阴还是属阳。确定病位是在表还是在里,是在经还是在络,是在脏还是在腑。然后确定治疗大法,配穴处方,按方施术。或针或灸,或针灸并用;或补或泻,或补泻兼施。以通其经络,调其气血,使脏腑、气血、阴阳趋于调和,经络恢复平衡,从而达到"阴平阳秘,精神乃治"的目的。

2.补虚与泻实

虚实表示人体正气与邪气的状况。补虚即扶助正气,对虚症患者因其正气不足而采用补法。泻实是祛除邪气,对邪气亢盛的实证采取泻法。

3.清热与温寒

寒和热表示了疾病性质的两个对立面,任何疾病都会表现或寒或热的变化,而治疗上要逆其性质而治之。热性病证的治疗原则是浅刺疾出或点刺出血,手法直轻而快,可以不留针,且针用泻法,以清泻热毒。寒性病证的治疗原则是深刺而久留针,以达温经散寒的目的,因阳虚寒盛,针刺不易得气,故应留针候气,加艾施灸,更是助阳散寒的直接措施,使阳气得复,寒邪乃散,主要适用于风寒湿痹为患的肌肉、关节疼痛,以及寒邪入里之证。若寒邪在表,留于经络者,艾灸施治最为相宜。若寒邪在里,凝滞脏腑,则针刺应深而久留,或配合施行"烧山火"复式针刺手法,或加用文灸,以温针法最为适宜。

4.治标与治本

治标即为治疗疾病外在的症状,治本即治疗疾病的病因。针灸治病要分标本主次、轻重缓急。治病分标本缓急,就是要抓主要矛盾。标本是一个相对的概念,表示事物的现象与本质、原因与结果以及病变过程中正邪矛盾双方的主次关系。以机体组织和部位而言,脏腑为本,头面、躯干为标。以机体和疾病而言,机体为本,疾病为标。正气为本,邪气为标。以疾病本身而言,病因为本,症状为标;先病为本,后病为标;旧病为本,新病为标,缓症为本,急症为标。对于任何一种病证,是先治标,还是先治本,还是标本同治,要根据病证的轻重缓急而定。一般情况下,本是主要矛盾,治病当先治本;若标急于本,当先治标。

5.局部与整体

在病变部位附近取穴为局部治疗,根据辨证取有关脏腑经络的穴位为整体治疗。要善于处理局部与整体的关系,因为机体某一部分出现的局部病证,往往又是整体疾病的一部分。只有从整体观念出发,辨证施治,才不会出现头痛仅医头、脚痛仅医脚的片面倾向。

(二)治疗作用

1.调和阴阳

中医认为在正常情况下,人体中阴阳两方面处于相对平衡状态,保持人体中各组织、器官、脏腑的正常生理功能。若人体的阴阳失去平衡,发生偏盛或偏衰,就会发生疾病。针灸通过经络、脏腑、阴阳五行、腧穴配伍和针灸的手法操作等达到调整阴阳平衡而治疗疾病的目的。

2.扶正祛邪

针刺时不同强度的手法具有不同的功效,根据辨别虚实后采用补或泻的手法,通过扶助人体之正气,增强和提高机体抵抗疾病的能力,从而达到病除正安的目的。

3.疏通经络

经络具有运行气血、沟通机体表里上下、调节脏腑组织功能活动的作用,是针灸疗法的核心。针灸时通过作用于人体相应的腧穴、经络,从而调整气机,疏通淤滞,调和气血,以治疗疾病。

(三)针灸疗法种类

1.针法

包括体针、头针、水针、电针等。

(1)体针:临床应用最广,主要工具是毫针,一般腧穴均可使用毫针进行针刺。临床上根据部位不同而选择长短粗细不同型号的针具。

(2)头针:在头部的特定区域运用针刺防治疾病的方法。

(3)水针:又称穴位注射,将药水注入穴位内,通过针刺和药物对穴位的双重刺激作用而达到治疗疾病的作用。

(4)电针:是在针刺产生针感后,接上电针治疗仪,选择所需的波形、频率,调节刺激强度使患者出现酸、胀、麻、重的感觉。治疗范围广泛,常用于各种痛证和麻痹性疾病、神经功能损伤、瘫痪、软组织损伤等疾病。

2.灸法

常用有艾炷灸、艾条灸和温针灸等。

(1)艾炷灸:将纯净的艾绒放在平板上,用手指搓捏成圆锥形状,称为艾炷。每燃烧一个艾炷称为一壮。艾炷灸分为直接灸和间接灸两类。

1)直接灸:将艾炷直接放在皮肤上施灸称直接灸。分为瘢痕灸和无瘢痕焦。

2)间接灸:艾炷不直接放在皮肤上,而用药物与皮肤隔开,有隔姜灸、隔附子饼灸、隔盐灸等。

(2)艾条灸:艾条是取艾绒24g,平铺在26cm长,20cm宽,质地柔软疏松而又坚韧的桑皮纸上,将其卷成直径约1.5cm的圆柱形封口而成。也有在艾绒中掺入其他药物粉末的,称药条。药条处方:肉桂、干姜、丁香、木香、独活、细辛、白芷、雄黄、苍术、没药、乳香、川椒各等分,研为细末,每支药条在艾绒中掺药6g。艾条灸分温和灸、雀啄灸两类。

1)温和灸:将艾条的一端点燃,对准施灸处,约距0.5~1寸左右进行熏烤,使患者局部有温热感而无灼痛。一般每处灸3~5分钟,至皮肤稍起红晕为度。

2)雀啄灸:艾条燃着的一端,与施灸处不固定距离,而是象鸟雀啄食一样,上下移动或均匀地向左右方向移动或反复旋转施灸。

(3)温针灸:是针刺与艾灸结合使用的一种方法,适应于既需要留针又必须施灸的疾病,方法是,先针刺得气后,将毫针留在适当深度,再将艾绒捏在针柄上点燃直到艾绒燃完为止。或在针柄上穿置一段长约1~2厘米的艾条施灸,使热力通过针身传入体内,达到治疗目的。

(四)基本针刺手法

1.进针法

在针刺时,一般用右手持针操作,称"刺手",右手爪切按压所刺部位或辅助针身,称"押手"。具体方法有以下几种。

(1)指切进针法:又称爪切进针法,用左手拇指或示指端切按在腧穴位置旁,右手持针,紧靠左手指甲面将针刺入。此法适宜于短针的进针。

（2）夹持进针法：用左手拇、示二指持捏消毒干棉球，夹住针身下端，将针尖固定在腧穴表面，右手捻动针柄，将针刺入腧穴，此法适用于长针的进针。

（3）舒张进针法：用左手示、拇指将所刺腧穴部位的皮肤向两侧撑开，使皮肤绷紧，右手持针，使针从左手拇、示二指的中间刺入。此法主要用于皮肤松弛部位的腧穴。

（4）提捏进针法：用左手拇、示二指将针刺部位的皮肤捏起，右手持针，从捏起的上端将针刺入。此法主要用于皮肉薄部位的进针，如印堂等。

2. 行针法

行针手法分为基本手法和辅助手法两类。

（1）基本手法有以下两种

1）提插法：是将针刺入腧穴的一定深度后，使针在穴内进行上、下进退的操作方法。把针从浅层向下刺入深层为插；由深层向上退到浅层为提。

2）捻转法：是将针刺入腧穴的一定深度后，以右手拇指和中、示二指持住针柄，进行一前一后的来回旋转捻动的操作方法。

以上两种手法，既可单独应用，也可相互配合运用，可根据情况灵法运用。

（2）辅助手法

是针刺时用以辅助行针的操作方法，常用的有以下几种。

1）循法：是以左手或右手于所刺腧穴的四击或沿经脉的循行部位，进行徐和的循按或循摄的方法。此法在未得气时用之可通气活血，有行气、催气之功，若针下过于沉紧时，用之可宜散气血，使针下徐和。

2）刮柄法：是将针刺入二定深度后，用拇指或示指的指腹抵住针尾，用拇指、示指或中指爪甲，由下而上的频频刮动针柄的方法。此法在不得气时，用之可激发经气，促使得气。

3）弹针法：是将针刺入腧穴后，以手指轻轻弹针柄，使针身产生轻微的震动，而使经气速行。

4）搓柄法：是将针刺入后，以右手拇、示、中指持针柄单向捻转，如搓线状，每次搓2～3周或3～5周，但搓时应与提插法同时配合使用，以免针身缠绕肌肉纤维。此法有行气、催气和补虚泻实的作用。

5）摇柄法：是将针刺入后，手持针柄进行摇动，如摇檐或摇辘轳之状，可起行气作用。

6）震颤法：针刺入后，左手持针柄，用小幅度、快频度的提插捻转动作。使针身产生轻微的震颤，以促使得气或增强祛邪、扶正的作用。

（五）针灸处方原则

针灸配穴处方是在分析病因病机、明确辨证立法的基础上，选择适当的腧穴和刺灸、补泻方法组合而成的，是针灸治病的关键步骤。腧穴的选取是否恰当，处方的组成是否合理，直接关系到治疗效果。

1. 选穴原则

选穴原则是指选取腧穴的基本法则，它是配穴的基础、前提和先决条件。一般有局部近取、邻近选穴、循经远取和辨证选穴四种选穴方法。

（1）局部近取：局部近取的选穴原则即围绕病痛所在的肢体、脏腑、组织、器官就近取穴。

（2）邻近选穴：邻近选穴就是在距离病变部位比较接近的范围内选穴。例如，目疾、耳病取风池,牙痛取太阳或上关,鼻病取上星或通天,痔疮取次(骨髎)回或秩边等。

(3)循经远取:循经远取即在距离病变部位较远的部位选穴,《内经》中称之为"远道刺"。这种选穴方法紧密结合经脉的循行,体现了"经脉所通,主治所及"的治疗规律。特别适用于在四肢肘膝关节以下选穴,用于治疗头面、五官、躯干、内脏病症,在针灸临床上应用十分广泛。

(4)辨证选穴:临床上有许多病证,如发热、昏迷、虚脱、癫狂、失眠、健忘、嗜睡、多梦、高血压、月经不调等属于全身性病证,因无法辨位,不能应用上述分部选穴的方法。此时,就必须根据病证的性质,进行辨证分析,将病证归属于某一脏腑或经脉,然后按经选穴。

2.配穴方法

配穴,就是在选穴的基础上,将两个或两个以上主治作用类似的腧穴配伍应用。其目的在于加强腧穴之间的协同作用,相辅相成,提高疗效。具体配穴方法多种多样,从大的方面来讲,主要有按部配穴和按经配穴两大类。

(1)按部配穴:按部配穴是结合身体的一定部位进行配穴的一种形式,具体可分上下配穴法、前后配穴法、左右配穴法、三部配穴法等。

(2)按经配穴:按经配穴即按经脉的理论和经脉之间的联系配穴,常见的有本经配穴法、表里经配穴法、同名经配穴法、子母经配穴法、交会经配穴法五种方法。

(六)针灸应注意事项

(1)过度劳累、饥饿、精神紧张的患者,不宜立即针刺,需待其恢复后再治疗。

(2)体质虚弱的患者,刺激不宜过强,并尽量采用卧位。

(3)避开血管针刺,以防出血。有自发性出血倾向或因损伤后出血不止的患者,不宜针刺。

(4)皮肤之感染、溃疡、瘢痕部位,不宜针刺。

(5)进针时有触电感,疼痛明显或针尖触及坚硬组织时,应退针而不宜继续进针。

(6)眼区、项部、胸背部、胁肋部等部位穴位,应掌握好针刺的角度、方向和深度。

(7)孕妇3个月以内者,小腹及腰骶部穴位禁针;3个月以上者,上腹部及某些针感强烈的穴位(如合谷、三阴交等)也应禁针。有习惯性流产史者慎用针刺。月经期间如不是为了调经,也不宜用针。

(8)小儿囟门未闭合时,头项部腧穴一般不宜用针刺。此外,因小儿不能合作,针刺时宜采用速针法,不宜留针。

(七)针灸在康复中的应用及几种常见病的针刺取穴

针灸疗法具有调节脏腑功能的作用、镇痛作用、镇静作用、抗感染作用、止血作用,而这些作用又往往不是孤立的,而是互相联系的综合作用,故其适用范围极广泛,可用于康复医学的各科病症,就其中重点发展的几类疾病做重点介绍。

(1)运动系统疾病:颈椎病、肩关节周围炎、腰腿痛、风湿性关节炎、类风湿性关节炎、骨质增生性疾病、扭伤等,针灸治疗效果良好。

(2)神经系统疾病:脊髓损伤、神经性头痛、三叉神经痛、截肢后幻肢痛、股外侧皮神经炎、面神经麻痹、周围神经损伤、共济失调症、癫病、脑血管病、颈强直性综合征、自主神经系统疾病等,用针灸治疗者,有显著效果。

(3)针刺取穴

1)颈椎病:取颈夹脊、风池、天柱、大椎、臂臑、曲池、合谷、列缺、阿是穴等。

2)肩周炎:取肩三针、臂臑、天宗、阿是穴、曲池等穴。

3)腰腿痛:取肾俞、大肠俞、关元俞、小肠俞、腰椎华佗夹脊、秩边、环跳、承扶、殷门、风市、委中、承山、阳陵泉、昆仑。

4)脊髓损伤:取相应损伤部位的夹脊穴。上肢瘫加肩髃、臂臑、曲池、手三里、外关、合谷。下肢瘫加髀关、伏兔、梁丘、足三里、血海、解溪、三阴交、环跳、风市、阳陵泉、昆仑、殷门、委中、太溪。大小便失禁加肾俞、八髎、长强、膀胱俞、中极、天枢、支沟等穴。

（杨宪章）

第六节　截肢后的康复训练

一、心理康复

针对患者行截肢手术前后产生的不良心理进行相应的康复护理。

（一）紧张恐惧

在创伤早期,患者因为看到血肉模糊的患肢,并受到剧烈疼痛的折磨,情绪极度不稳定,经常会回忆受伤时的恐怖情景,心有余悸,产生恐惧心理。因此,在患者入院时应热情接待,使用安慰性语言,勿让患者直视重创流血的伤口,避免加重其恐惧感;并耐心向患者讲解治疗方案及预后,同时要开导患者家属,稳定其情绪,共同研究制定最佳治疗护理方案。

（二）焦虑

未来的不可预见性以及创伤性截肢患者内环境和生活环境发生急剧改变,导致心理状况严重失衡,产生焦虑情绪。而且,由于文化程度、职业、年龄和性别的不同,所产生的焦虑程度也不同。因此,应当了解患者产生焦虑的原因,有的放矢地进行个别的心理辅导。

（三）针对文化程度、职业、年龄和性别进行护理

因文化程度、职业、年龄和性别的差异导致对创伤的认识程度产生很大的差异,患者的焦虑程度也存在很大差异。文化程度和职业层次越高,对创伤后病情发展及预后的问题考虑越多,所产生的焦虑也越多。原因是知识层次越高,对未来所抱的期望值也就越高。而且因为看书较多,容易错误地对号入座,给自己增加不必要的心理压力。文化程度和职业层次较低的患者,因为担心预后的生活不稳定,缺乏保障,缺乏社会支持,也容易导致心理问题。年轻的患者因对生活的要求高,面对漫长的残缺的未来,容易心灰意冷;中年患者因为上有老、下有小,家庭负担重,对未来的生活感到特别无助而忧心忡忡;年老的患者却因早已知道来日不多,反而看得开。因此,护理人员应与患者进行更多的沟通,了解其文化程度、职业特点、年龄,鼓励其表达内心的感受,同时还应该懂得有关的法律法规,如工伤保险条例等,针对患者的不同情况进行开导,对其担忧的问题予以解释,并提供信息帮助减少其忧虑,正确面对现实,安心治疗。

（四）对经济条件差的患者的护理

医疗费的增加和医疗体制改革等社会因素的影响,给患者特别是民工等社会弱势群体造成一定的经济负担。而经济状况的高低也是影响患者心理的一个重要因素。经济条件好的不担心预后的生活质量,所以较少产生焦虑情绪;而经济条件差的,因担心治疗费用、将来的

生活出路等,较多产生焦虑情绪。因此,护理人员应区分不同经济条件的焦虑患者,提供不同标准的病房,合理安排床位减轻其经济负担,并且尽量避免在其面前谈论经济问题,对其表现出更多的关心。在条件许可的情况下,为其争取一定的社会支持。

(五)对创伤初期和康复期患者的护理

创伤作为一种应激源,由于创伤程度的不同,所产生的焦虑程度也不同。创伤程度越重,住院时间越长,所产生的焦虑程度就越高。在创伤早期,由于伤口疼痛,且休息不好,患者的情绪极不稳定,经常处于一种烦躁的状态。因此,护理人员应了解患者的痛苦,认真做好伤口处理及镇痛的护理,注意倾听患者的主诉,安慰开导患者减轻其心理负担。在康复期,伤口的疼痛已减轻,患者产生焦虑的主要原因是对未来生活的担忧。因此,护理人员要做好解释工作,让其恢复对生活的信心。

(六)抑郁悲观

部分患者因创伤性截肢造成极其严重的肢体残缺和功能障碍,严重地影响了生活质量,因而在病程中容易出现绝望心理,表现为绝食、拒绝治疗等。对这类患者,护理人员要采取有效的开导甚至强制措施,防止其因绝望而走上绝路做好家属的思想工作,同时要通过有关单位或媒体,使其遭遇不幸,而引起社会的广泛关注,充分发挥社会的支持作用,让其获得亲友、家庭和集体的真诚关爱。此外,请同病区的恢复病友及安装假肢的康复期患者现身说教,给患者以心理支持,使患者面对现实,消除悲观绝望情绪。

(七)角色强化

某些患者因受不健康心理因素的影响,病愈后很长时间仍然走不出过去的阴影,对别人产生很强的依赖心理,自理能力较差。对这类患者,护理人员应采取多种手段,激励其树立战胜困难的信心,并使用暗示方法,鼓励患者做一些力所能及的事情,争取早日能自理。在创伤早期,因病情和文化、教育程度、年龄以及社会地位的不同,患者的心理需求存在很大差异。但共同点是都希望得到及时的救治,降低伤残程度;而一旦面对残缺不全的患肢,患者的心理就变得格外敏感,主要是希望得到人格上的尊重、社会的支持、亲人的同情和帮助,更希望看到成功的病例。与康复者进行交流,树立信心,重返工作岗位,提高生活质量。现代医学模式强调社会心理因素在治疗护理中的作用,护理工作者应重视患者的心理状态,实施以患者为中心的整体护理,充分发挥健康教育及心理护理的优势,针对不同患者的心理特征,在常规护理的基础上采取有针对性的心理治疗,有效地提高护理质量,使患者树立正确的人生观,争取早日康复。

二、截肢康复评定

(一)截肢康复目的

截肢康复的最终目标是帮助截肢者发挥残肢最佳的代偿功能,回归社会,从事力所能及的工作。为了达到此目的,必须有专业人员自始至终地参与,在康复的不同时期,对每个环节认真地进行评定和处理,通过各种手段,解决截肢者存在的各种不利因素,以发挥假肢的最佳代偿功能。

(二)截肢康复流程

截肢者全面康复的理想流程,应该是从决定进行截肢手术或已截肢者残肢的评定开始,经过多环节工作,直到截肢者回归社会的全过程。整个流程是由康复协作组来完成的,评定工作贯穿于每个环节,在每个环节都要结合截肢者特点及康复的不同阶段有针对性地进行心理治疗。

1. 整个康复流程

决定截肢或非理想残肢→截肢手术或非理想残肢矫治手术→手术台上即装假肢→手术后康复治疗→残肢康复训练→安装临时假肢(试样、初检、调整)→穿戴临时假肢后的康复训练→安装永久性假肢→穿戴永久性假肢后的康复训练→职业前训练→回归社会。

2. 截肢康复的组织形式

截肢康复是以截肢康复协作组的形式进行工作的。它需要一组对截肢康复有各方面知识和技能的工作者,共同为截肢者服务。康复协作组的人员组成:①医生经过专科训练,掌握截肢理论和技能的外科医师或康复医师;②护士经过专科训练;③物理治疗师、作业治疗师;④假肢技师;⑤心理医师;⑥社会工作者。康复协作组应对康复流程中每个环节进行工作安排。对患者的服务不是一次性的,而是多次服务、终身服务。

3. 截肢者的康复评定

评定工作贯穿于康复流程的全过程,是康复的核心。评定的内容和范围比较广泛。

(1)全身状况评定:要注意截肢的原因,是否患有其他系统的疾病。目的是判断患者能否承受装配假肢后的康复训练和有无终身利用残肢活动的能力。

(2)其他肢体的评定:其他肢体的状况直接影响截肢后的康复过程,当其中一侧下肢功能障碍时就会严重影响对侧下肢假肢的安装。

(3)残肢的评定:残肢的状况对假肢的安装和假肢的代偿功能有直接影响。理想残肢穿戴假肢后,经过康复训练会得到良好的代偿功能,非理想残肢则不行。对残肢的评定应包括以下内容:①残肢外形以圆柱状为佳,而不是圆锥型;②关节活动度关节活动度受限会对假肢的代偿功能产生不良影响;③残肢畸形膝上截肢伴有屈髋外展畸形,膝下截肢伴有膝关节屈曲畸形或腓骨外展畸形,假肢的穿戴很困难;当小腿截肢伴有同侧股骨干骨折向侧方成角畸形愈合,将对假肢的动力对线造成影响;④皮肤情况的评定皮肤瘢痕、溃疡、窦道、游离植皮、残端皮肤松弛、臃肿、皱褶均影响假肢的穿戴。皮肤的血液循环状况和皮肤的神经营养状况更为重要。当残肢皮肤失去神经支配、感觉减弱甚至消失时,由于假肢对皮肤的压迫容易出现溃疡,影响假肢穿戴;⑤残肢长度残肢长度对假肢种类的选择,对假肢的控制能力、悬吊能力、稳定性、代偿功能均有影响;⑥肌力评定上肢肌力减弱可使对假手的控制减弱,臀大肌、臀中肌肌力减弱,可出现明显的步态异常;⑦残肢痛、幻肢痛皮肤瘢痕,残端骨刺形成,神经瘤形成,均是引起残端痛的原因,造成假肢穿戴困难。

4. 定量评定

(1)残端承受能力测试:使用"重心测试仪"进行残端的承受能力测试,同时可以进行单腿或双腿的静态负重训练。通过训练提高残端承受能力,为恢复平衡及行走功能建立良好的功能基础。

(2)平衡功能评定:平衡检查与治疗设备 EAB-100 集静动态平衡功能检查和治疗于一体,能够从动、静态两方面进行定量分析评价与治疗训练。可以根据重心的转移进行动态的平衡机能检查和评价,并可以在监视下进行身体重心移动及迈步的生物反馈训练,从而提高训练效果,为恢复平衡及行走功能建立良好的功能基础。

(3)红外热像检查:红外热像仪是用温度探测器对被测人体进行扫描,并将体表温度显示在屏幕上。它可提供皮肤表面任一点的温度数值,使临床医生了解血液循环状况,辅助临床诊断,协助制定手术治疗方案,如确定截肢平面。

(4)步态分析:应用步态分析将左右步时相对比测定,检查步态对称性及其程度,指导装配下肢假肢的康复训练及假肢的代偿功能评价。

5.穿戴临时假肢后的评定

(1)临时假肢接受腔适合度的评定:接受腔的松紧度是否适宜,是否全面接触,全面承重,有无压迫及疼痛。

(2)假肢悬吊能力的评定:假肢是否有上下松动,出现唧筒现象。

(3)假肢对线的评定:生理力线是否正常,站立时有无身体向前或向后倾倒的感觉。

(4)残肢情况的评定:皮肤有无红肿、硬结、破溃、皮炎及疼痛,残肢末端有无因与接受腔接触不良、腔内负压而造成的局部肿胀等。

(5)步态评定:观察行走时的各种异常步态,分析产生的原因,予以纠正。

(6)上肢假肢背带与控制系统是否合适。

(7)假手功能评定:假手位于身体不同位置时的不同功能,协调性、灵活性,尤其是日常生活的能力评定。

6.永久性假肢的评定

经穿戴临时假肢后的康复训练,残肢的周径在连续穿戴临时假肢3周不再改变时,可进行永久假肢更换。对永久假肢的评定内容,应强调的是:

(1)对上肢假肢主要是进一步日常生活活动能力的评定,对于一侧假手,主要是观察其辅助正常手动作的能力。

(2)下肢假肢代偿功能评定:①假肢接受腔的适合度、悬吊能力;②步行能力,以行走路程的千米数进行评定;③步态分析,主要指标为左右对称性指数;④残端承重能力测试、平衡功能测试。

(3)对假肢部件及整体质量进行评定,使患者能取得满意的、质量可靠的、代偿功能良好的假肢。

三、康复治疗

康复治疗贯穿于截肢手术的整个过程,包括全身的体力保持及局部残肢的功能锻炼。

(一)早期康复

截肢的康复应该从术后早期开始,术后早期的康复内容主要是促使伤口愈合、镇痛、恢复活动、残端皮肤准备、心理支持、日常生活活动练习、截肢适应和安装临时假肢等。通过锻炼达到保持关节的功能体位,加强残肢关节的活动训练,增加活动范围,防止残肢关节挛缩和畸形的目的。

如术后情况稳定,手术区疼痛减轻时就可开始床上活动及作床上保健操,内容包括健肢的运动、腹背肌练习和呼吸操,早期活动利于预防并发症。另外,还应保持适当姿位以防止关节挛缩。下肢截肢者单足站立、跳跃训练,有助于全身肌力协调、平衡功能和体力的恢复。有的残疾人截肢后皮肤绷得很紧,有的皮肤与骨骼有粘连,儿童残肢骨骼生长快而皮肤生长慢,因此,截肢者应当经常用手推移皮肤,向远端拉长皮肤,以防止穿戴假肢造成皮肤损伤;还应拍打或按摩局部皮肤增加其耐压强度。

残肢功能训练：术后即鼓励患者尽早做主动功能训练，如肌肉等长收缩、直腿抬举、伸展、举臂等，下肢功能锻炼以持续被动运动仪 CPM 为主要手段，同时辅以理疗、按摩。

（二）康复指导

开始强化功能锻炼时患者会感到疼痛，从而拒绝锻炼，可在锻炼前遵医嘱给予止痛药，鼓励其坚持完成规定锻炼内容。指导患者进行残肢内收运动，协助患者常翻身，指导患者及家属对残肢进行被动按摩。

功能锻炼指导：两手撑于床面，下肢伸直，锻炼将臀部及腿抬离床面，以强化手臂肌肉力量；指导患者利用床挡、护栏、椅子移动身体的方法；床上直抬腿、股四头肌等长收缩运动等。手术后 2 周，患者可下床步行 2 小时，可预防挛缩。练习拐杖、保持平衡的使用方法。如由坐姿改为站立，练习单腿站立，使用拐杖时穿平底鞋，协助患者在平坦干燥的地面上练习。指导患者进行四点步态、三点步态、两点步态、摇摆步态练习。

（三）假肢装配

对因非血管病变截肢的体力好、残肢长度合适的青年患者，可考虑安装即时假肢。其方法是在加强的石膏硬包扎外面安装杆状假肢。以手术台上进行的安装为例：术后一两天可开始在步行器内进行部分负重练习，也可先用假肢踩体重计，体会适当负重时的肢体感觉，从而掌握适当的负重量。步行器或平行杠内行走可逐步过渡到扶拐行走。也有学者认为应在术后 2 周、伤口基本愈合后安装即时假肢。安装即时假肢的优点在于它可有效地防止全身性的并发症和残肢的各种失用性变化，促进伤口愈合，形成良好残端，加速步行功能的重建，缩短康复周期，以及形成良好的心理影响。安装的不良反应有残端压迫性溃疡、滑囊炎和皮肤病等。

肿胀的残肢，在医生或假肢技师的指导下，运用弹力绷带缠绕，帮助残肢尽快定型。主要负责带假肢练习和穿脱假肢练习。假肢装配完毕后，先练习扶物及不扶物的坐下和站起，在平行杠内站立及前后左右移动重心，再练原地踏步，单足站立平衡，及学步车、平行杠内步行。如患者适应良好时，不必扶拐便可直接练习徒手步行，进而练习跨越障碍、上下台阶和斜坡、上下楼等。在此期间，可利用计算机平衡训练系统。假肢步行速度应和有氧能力相适应，太快能耗大，但过慢可增加肌肉的等长收缩，不利于惯性的利用，也能使能耗增加。因此应根据具体情况选择适当的步行速度。开始练习步行时还应注意步态。要求姿势自然，步幅和步速左右对称，躯干稳定地向前移动。另外，残端皮肤未经训练，角质化程度差，应采取用粗糙物摩擦残端的方法加快皮肤角质化。在 3 周适应后再装配永久性假肢，截肢安装假肢的最低要求是使其能获得进行日常生活活动的能力。

（刘金辉）

第七节　假肢的佩戴与康复

一、假肢制造

（一）对患者进行肢体测量和功能检查

通过肢体测量，确定残存肢体的确切长度，及与健侧肢体相比患肢缺如的长度。检查肢体残端残留肌肉和肌腱的肌力和功能，以便于假肢的设计和制作、检查肢体残端的皮肤及伤口愈合情况。如果肢体残端骨骼直接突出至皮下者,将会有肢体残端疼痛及皮肤磨破的危险,应再次手术对患肢残端重新进行修整,将骨骼残端包埋于残端肌肉之中。若残端有神经瘤形成或骨赘、骨刺形成者,应予以手术切除。

（二）设计和制作假肢

一般截肢术后 2～3 周,在残端伤口拆线后显示伤口愈合良好的情况下,可考虑安装临时性假肢,加强伤口模造,加快消除水肿,以加速残端肢体的定型,同时也可减轻患者失去肢体的心理创伤,增强对生活自理的信心。临时性假肢的结构简单,材料价廉,制作和安装均较容易。接受残肢的腔体可用石膏绷带、快速成形的聚乙烯材料与木块或塑料制成。通过 3 个月左右的临时性假肢与残端肢体的模造,肢体粗细、肌肉的厚薄程度及皮下脂肪的减少程度等都基本稳定下来,此即达到了残端定型的目的。在肢体残端定型后即可进行永久性假肢的设计、制作和安装。首先选择合适的材料,如上肢宜选择颜色美观、质地轻柔的高强度树脂,便于假性上肢的灵巧性操作;下肢宜选择质地坚韧、轻便、耐磨的碳纤复合结构制作关节部分,采用高强度树脂制作接纳残肢的腔体。然后根据测量结果,绘制肢体投影图,制取残肢石膏模具,借助模具制作假肢。

（三）让患者试穿做好的假肢

试穿期间经常作检查,根据试穿中出现的问题进一步修整,直至合适为止。也可根据患者提出的要求进行进一步调整。

（四）指导患者正确穿用假肢

装好临时性假肢后即可让患者尽早下地进行承重和行走训练活动,可尽早消除患者心理障碍和悲观情绪,增强患者恢复生活自理和工作能力的信心,发挥患者进行功能康复训练的主观能动性。早期穿用假肢时稍有不适,应注意残端皮肤的磨损,经换药皮肤溃破愈合后,再继续穿用假肢。教会患者自行穿脱假肢,使残肢的载重部位与接受腔体完全紧密接触,并进行正确的功能训练。首先让患者能保持自身站立平衡,早期行走步幅要小,节奏要稍慢,然后逐渐加大步幅,加快节奏,尽力保持身体两侧对称;尽量减小躯体左右摆动幅度;平路行走熟练后,方可练习上下楼梯、台阶及斜坡上的行走,使患者能正确、熟练地使用假肢;上肢假肢应先练习肩肘关节的活动、腕关节的掌屈和背伸,然后练习手的开合和抓握;最后在进行日常生活和工作的操作练习时,应由浅入深,由简单至复杂,以逐步适应不同的生活条件和工作环境。

根据穿戴使用情况复查的结果,如有不合适或破烂,可对假肢进行修整或修补,或更换新的假肢。

二、装配假肢的残肢条件

装配假肢前需对患者全身情况及残肢局部情况进行评估,以确定是否适合安装假肢,适合安装哪种类型的假肢才能防止出现危险情况和发挥最大功能。

（一）全身情况

（1）应注意患者的年龄、性别、家庭状况、职业工种、居住环境、生活条件及全身身体状况,以确定假肢类别、功能要求,及日后功能锻炼情况。

（2）注意患者安装假肢的原因,先天性肢体缺如者,应注意患者智力、生活自理能力、其他先天性疾病情况、残肢神经和肌肉的功能状况;因外伤、肢体肿瘤、感染或坏死等而造成的肢体截肢者,应注意患者有无心血管疾病、糖尿病、骨髓炎等疾病,以预防日后穿戴假肢时出现各种并发症。

(3)注意患者安装假肢的目的,是为了外观装饰,还是一般生活自理,或是为了工作等复杂的操作功能,以确定假肢类型。

(二)残肢局部情况

1.残肢长度

包括残肢骨骼和软组织的长度,下肢对残肢长度的测量精确度要求较高,它对于假肢的设计和安装非常重要,假肢过长或过短均会影响装配后的功能恢复。

下肢残肢长度的测量方法:小腿残肢从胫骨平台内侧开始,大腿残肢从坐骨结节开始。根据目前假肢技术的发展,全接触接受腔体的应用,截肢平面不再要求严格,残肢长度愈长愈好,以保证有足够的杠杆力和良好的肌肉控制能力。残肢长度不足,为了保持假肢的稳定而难以装配功能良好的假肢。

2.残端形状

残端的形状以丰厚的肌肉包埋骨骼残端,残端圆润、皮肤松紧适宜为佳。过去为了保留圆锥形残端,尤其在大腿中上段截肢时,部分肌肉横切面高于骨骼残端,仅缝合部分肌肉以包埋残端。这样骨端易突出至皮下,造成皮肤伤口破溃和感染,引起残端疼痛,也不适合目前全接触接受腔体假肢的安装。

3.残端皮肤

4.邻近关节的活动度

它直接影响着假肢安装后功能的发挥,注意观察其屈曲、伸直、外展、内收及旋转活动范围是否正常,以供假肢设计、制作和安装时的参考依据。

5.残肢肌力

要使假肢活动自如,随意到位,残肢必须有足够的肌力以带动假肢活动,一般残肢肌肉的肌力至少在三级以上才能满足装配假肢的需要。

6.残端疼痛度

残肢有疼痛时,应注意检查残端有无压痛肿块,并进一步确认压痛肿块是神经瘤、滑囊炎,还是增生的骨赘,这三者均应行手术切除治疗。若未发现压痛肿块,可让患者每天用手按压肢体残端,增加残肢的适应能力和皮肤的耐磨性,可逐渐减轻残肢疼痛。

7.残肢邻近持重部位情况

残肢的膝关节或髋关节应活动良好,无明显屈曲畸形,坐骨结节、股骨大转子及耻骨联合等主要负重部位无压痛。

三、假肢的适应证、禁忌证和并发症

装配假肢的目的是尽可能利用假肢来代偿缺损肢体的功能,以达到患者心理和生理上的康复。

(一)适应证

从理论上讲,所有先天性肢体缺如患者和因各种原因行截肢术后的患者均有装配假肢的适应证。但仍应注意以下几点:

(1)年龄在3岁以上,可穿戴假肢自行行走者。

(2)智力正常,有部分生活自理能力者。

(3)无中风偏瘫或截瘫等疾病者。

(4)患有糖尿病、精神病或血管疾病,但已得到控制者。

(二)禁忌证

(1)年龄在3岁以下,不能穿戴假肢自行行走者。

(2)年老体弱或智力极度低下,无生活自理能力者。

(3)严重的精神病未能得到控制者。

(4)中风偏瘫或外伤截瘫肢体功能无明显恢复者。

(5)患有糖尿病或血管疾病尚未得到控制者。

(6)残肢有窦道或皮肤溃疡未愈者。

(7)残端有神经瘤、骨赘增生、滑囊炎而疼痛者。

(三)并发症

所有患者一般在穿戴假肢后往往出现肢体残端疼痛,需要一段时间的适应过程,但要注意排除以下并发症:

(1)皮肤压迫溃疡。

(2)残端神经瘤形成。

(3)骨端骨质增生,骨赘形成。

(4)残端滑囊炎。

(5)骨端骨质炎症、慢性骨髓炎。

(6)皮炎,皮肤顽固性溃疡,反复糜烂。

(7)残端皮下血肿形成,肿胀,往往容易合并感染。

(8)幻肢痛,尤其是术前患肢剧烈疼痛的患者,术后幻觉患肢端仍然存在,原来的疼痛部位仍然疼痛。可用消炎止痛药物,局部封闭,理疗,或嘱患者自己用手按压残肢残端,以提醒患者患肢已经截除。

(9)残端痛。

(10)关节挛缩。

四、假肢与康复

(一)假肢师与外科手术医生的合作

在截肢手术之前即应开始相互合作,包括对截肢平面的确定、术中残端组织的处理、术后残肢的处理,均应考虑装配假肢的需要。一个呈圆柱状外形、皮肤松紧适宜、柔韧度好、无粘连性瘢痕、血液循环良好、无神经瘤、无滑囊炎、无骨赘增生的残肢,为装配假肢的理想条件。尽量避免术后残端血肿、感染、坏死、神经瘤、骨端突出至皮下、骨端骨赘增生、邻近关节的挛缩等并发症的出现,它们均妨碍患者早期安装假肢及早日康复。

1.对截肢平面的确定

最理想的假肢也不能完全替代自己原有的肢体,因此在满足截肢要求的前提下,应尽量争取保留尽可能长的残肢,切不可保留坏死组织,或挫伤严重、缺乏生机的组织,而影响残端伤口的愈合。对于血管栓塞性脉管炎所致的肢体坏死,应注意检查血运障碍的水平和部位,往往截肢后容易发生肢端再坏死。

2.术中残端组织的处理

包括残端筋膜、肌肉、肌腱、神经、血管、皮肤、骨膜和骨端等组织的处理。

(1)尽量切除坏死和血供不良的组织。挫伤严重的皮肤应毫不姑息地切除,血运丰富的肌肉、肌腱和皮肤应尽量保留,以达到尽量保留残肢长度的目的。

(2)筋膜是覆盖骨端的主要组织,可防止皮肤、肌肉与骨端粘连,应尽量不让其与皮肤分离,可防止皮下血肿。

(3)肌肉、肌腱应前后左右重叠缝合,覆盖、包埋骨端,起衬垫和活动假肢的作用。缝合肌肉时应注意检查骨端是否会从肌肉或肌腱间隙突出,并对此间隙加强缝合,直至骨端不能突出至皮下为止。

(4)神经切断后,残端增生肥厚往往形成大小不一的神经瘤。当较大的神经瘤被嵌夹于残端与假肢之间时,才会产生疼痛。因此,在切断神经时应尽量将神经干向远侧牵拉,在尽可能高的平面将神经切断。

(5)血管结扎应结实、充分,较大的血管应行双重结扎。血栓形成的血管截肢后虽暂时无出血,但安装假肢后摩擦导致血栓脱落后出现血肿或假性动脉瘤。因此需进行血管探查,并予以双重结扎。

(6)皮肤皮瓣的设计,应使缝合的切口尽量避开残肢载重面,尽量切除坏死、挫伤严重和无血运的皮肤,使残端皮肤松紧适宜,太紧易导致伤口愈合延迟甚至皮缘坏死,过松易出现皮下积血,产生感染和皮肤坏死。皮瓣设计上肢前后左右皮瓣等长均可,下肢皮瓣一般为后长前短的鱼口状切口,但有时为了尽可能保留残肢的长度,可以选择非典型的皮瓣设计。

(7)骨端截断面胫骨干前方要削成斜面,并用肌肉或肌腱覆盖和包埋,以减少对胫骨前方皮肤的压迫;腓骨则应在较胫骨截面近侧2cm处截断;前臂截肢时,尺骨和桡骨可在同一平面截断。截断骨干后用刮匙刮除髓腔内骨髓,用骨蜡填塞并封闭骨端髓腔,用骨锉锉去其锐利的边缘,清除骨端棱角。清洗伤口后,先缝合骨膜包绕骨端,再重叠缝合肌肉和肌腱覆盖、包埋骨端。

3.术后残肢的处理

(1)术后患肢抬高,减轻残肢肿胀。2~3天后开始活动邻近关节。

(2)术后48~72小时拔除引流条或负压引流管,2周后伤口拆线,先间断拆线,检查伤口愈合良好后,将缝线完全拆除。若伤口愈合欠佳,可延期拆线。

(3)残端用弹力绷带包扎1~2个月,减少肿胀,保证伤口愈合,促进残端成形与定型,以利于早日安装临时性假肢。

(4)鼓励患者活动残肢邻近关节,防止关节挛缩和肌萎缩,增强康复信心。

(5)术后继续对截肢病因进行治疗,包括对肿瘤、糖尿病、血栓闭塞性脉管炎等疾病的继续治疗。

(二)假肢师与康复师的合作

假肢师与康复师的合作应从截肢术前开始,包括术前心理康复、术前康复训练、术后心理康复和残肢康复训练。

1.术前康复训练

如果患者全身及局部情况允许,截肢方案一旦确定,就应开始进行针对性训练,包括患肢邻近关节的活动、肌力的增加、拐杖的使用。

(1)活动患肢邻近关节:包括被动活动和主动活动两种,逐渐加大关节活动范围,争取达到最大的活动度。

(2)增加肌力:健侧和患侧肢体均应进行肢体平举负重训练、拉力训练、肢体抵抗训练和站立平衡训练,增强肌力,以利于安装假肢后早日下地行走。

(3)使用拐杖:要分别教会患者使用单拐和双拐行走的方法。

2. 术后残肢康复训练

可促进肿胀消退,减轻肌肉萎缩,预防关节挛缩和僵硬。

(1)弹力绷带包扎,阻止残肢血肿形成,预防残肢水肿的发生,促进伤口早日愈合。

(2)在敷料和绷带外面手法按摩、捏压残肢末端,可帮助消除幻肢痛和幻觉痛;可促进残端的皮肤模造,增加皮肤及伤口承受压力和摩擦力的能力。

(3)上肢残肢康复训练应注意恢复肩、肘、前臂、腕、手指各关节的正常活动范围。

1)肩关节活动范围:中立位(0°)是上肢下垂,肘窝向前,外展 90°至内收 45°,前屈 135°至后伸 45°,内旋 135°至外旋 45°。

2)肘关节活动范围:肘关节完全伸直为中立位,肘窝向前。无外展及内收活动,前屈 150°至后伸 5°。

3)前臂活动范围:两上臂紧贴胸侧,屈肘 90°,两手各握一短筷,拇指向上为中立位,旋前 80°至旋后 10°。

4)腕关节活动范围:手的第 3 掌骨与前臂纵轴呈直线,且无背伸。掌屈时为腕关节中立位,背伸 7°至掌屈 80°。

5)手指各关节活动范围:手指各关节完全伸直、并拢为中立位,背伸 0°。屈曲:拇指掌指关节 45°,指间关节 90°,2~5 指掌指关节 90°,近侧指间关节 120°,远侧指间关节 60°~80°,拇指外展 80°~90°。

(4)下肢残肢康复训练应注意恢复髋、膝、踝关节的正常活动范围。

1)髋关节活动范围:髋、膝关节伸直,髌骨向上为中立位。后伸 15°至屈曲 90°,屈膝时可屈髋 135°,内收 30°至外展 45°,内旋 40°至外旋 60°。

2)膝关节活动范围:膝关节伸直为中立位,伸 10°至屈曲 135°。膝关节伸直时无内收、外展及旋转活动,屈膝时小腿内旋 45°至外旋 35°。

3)踝关节活动范围:足的外缘与小腿垂直为中立位,背伸 25°至跖屈 45°,内收 30°至外展 35°。

(5)在下肢安装临时假肢后,应对患者进行站立平衡和行走训练,先扶墙壁或由人搀扶行走,再慢慢练习独立步行,上下阶梯,上坡下坡,先跨越低障碍物至高障碍物,并同时练习坐式站立和蹲式站立,及搬运重物。

(6)在上肢安装假肢后,练习手的抓握、刷牙、洗脸、开启物品、拨电话号码、用筷子吃饭、夹玻璃球等。

(三)假肢师与理疗师的合作

理疗包括电疗、超声、光疗、水疗、磁疗和蜡疗等,通过这些物理因子的直接和间接作用,改善局部血液循环,消炎止痛,促进和加快组织的修复,可辅助治疗残肢端血肿、伤口感染、皮肤顽固性溃疡、慢性骨髓炎。

(四)假肢师与推拿按摩师的合作

按摩推拿对于消除肌肉疲劳,改善局部肌肉功能,行气活血,疏通经络,防止关节挛缩和僵硬,促进残端皮肤摩擦有很大作用,每日坚持进行,可早期安装和穿用假肢。

(1)摩法:用手掌部在残端用力均匀地慢慢作往返直线抚摸和按压,尤其穿用假肢时的承重部位和易遭受摩擦的部位,更应多加按摩。

(2)持法:用手掌自患肢近侧至远侧反复来回推压,使皮肤和肌肉产生牵拉感,尤其是穿用假肢时启动假肢的肌肉和韧带,应反复多加推压。

(3)擦法:用手掌大小鱼际在残端皮肤上反复摩擦,使皮肤产生灼热感。

(4)揉法:拇指与四指相对抓握患肢局部,捻动皮肤与肌肉作相对方向的揉动,手指不可在皮肤表面滑动,使肌肉产生酸痛或酸胀感。

(5)拿捏:将拇指与其他四指作相对挤压用力,以挤拿、卡捏肌肉、韧带和脂肪等软组织。

(6)屈伸:一手固定关节近端,一手掌握肢体远端,缓慢作关节的屈伸活动,屈伸范围由小至大,逐渐增加关节活动速度和范围。

(7)旋转:一手固定关节近端,一手握住肢体远端,先作顺时针旋转,再作反时针旋转,旋转幅度由小到大,逐渐增加旋转速度和幅度。

(五)假肢师与心理康复师的合作

1. 术前心理康复

因各种原因需行截肢术的患者及其家属,事先均无思想准备,心理上均要承受一次沉痛的打击,他们心理多是焦虑、恐慌、害怕、悲观和痛苦。开始患者、家属、其所在单位及肇事单位往往不能接受这一现实,他们反复地苦苦央求医师要想尽一切办法保留肢体,常常延误手术时机。因此应做好心理康复工作,向患者及其家属和单位领导反复强调并讲解以下几点,以积极配合治疗。

(1)对患肢进行截肢的必要性和紧迫性,以保障患者生命,避免病变进一步加重。

(2)截肢后会造成肢体一定的残疾,但只有积极配合医师完成截肢手术,保留适当的残肢长度,才有利于安装假肢,以恢复一定的生活自理和工作能力。

(3)截肢水平的高度,手术及麻醉的危险性,预防和处理方法,消除恐慌情绪。

(4)术后可能发生的并发症,预防和处理方法,消除焦虑情绪。

(5)如何安装和穿用假肢,穿用假肢后的生活自理及能否继续工作的情况,增强他们继续生活和工作的勇气,消除悲观和痛苦情绪。

2. 术后心理康复

(1)动员家属协助心理治疗:术后患者多有怕疼和忧虑心理,往往沉陷于今后的家庭、婚姻、工作和生活问题的苦苦忧虑之中。患者家属及单位领导的安慰,往往起着极大作用,因此应先做好他们的思想工作,动员他们协助做好患者的心理康复治疗。

(2)借助原来截肢后治愈患者穿用假肢恢复生活和工作的照片,或以现身说法,打消患者顾虑,鼓励患者配合治疗,以尽早恢复健康,回归社会,恢复新的生活和工作。

(3)经常指出患者身体恢复的每一点进展和进步,表扬患者不怕痛、不怕苦、刻苦训练的顽强精神,增强患者康复训练的信心和决心。

(4)要告知患者功能康复训练不可操之过急,功能康复有一个逐渐恢复、过渡的过程,要坚持不断,持之以恒,方能"功到自然成"。

（于德清）

第八节　脑卒中的康复

脑卒中是一组急性脑血管病的总称,包括缺血性的脑血栓形成、脑栓塞、腔隙性脑梗死和出血性的脑出血和蛛网膜下隙出血。其常见的病因为高血压、动脉硬化、心脏病、血液成分及血液流变学改变、先天性血管病等。脑卒中是我国的多发病,死亡率和致残率高。幸存者中约70%～80%残留有不同程度的残疾,近一半患者生活不能完全自理,为此,开展脑卒中康复,改善患者的功能,提高其生活理能力和生活质量,使其最大限度地回归社会具有重要的意义。不同类型的脑卒中患者的临床特点、药物治疗等有所不同,但针对其各种障碍所进行的康复治疗措施大致相同,故通常把这些急性脑血管病的康复统称为脑卒中康复。

一、主要障碍

(一)身体功能和结构方面

1. 脑卒中直接引起的障碍

运动障碍(如瘫痪、不随意运动、肌张力异常、协调运动异常、平衡功能障碍等);感觉障碍;言语障碍(失语症及构音障碍);失认症和失用症;智力和精神障碍;二便障碍,吞咽功能障碍,偏盲及意识障碍等。

2. 病后处理不当而继发的障碍

失用综合征是患者较长时间卧床、活动量不足引起的。如局部活动减少引起的褥疮、肺感染、关节挛缩、肌萎缩、肌力及肌耐力下降、骨质疏松、深静脉血栓等;全身活动减少引起的心肺功能下降,易疲劳,食欲减退及便秘等;卧位低重心引起的体位性低血压、血液浓缩等;感觉运动刺激不足引起的智力下降、反应迟钝、自主神经不稳定、平衡及协调功能下降等。

误用及过用综合征是病后治疗或自主活动方法不当引起的。如肌肉及韧带损伤、骨折、异位背化、肩痛及髋关节痛、肩关节半脱位、肩手综合征、膝过伸、痉挛加重、异常痉挛模式加重(优势肌和非优势肌肌张力不平衡加剧)、异常步态及尖足内翻加重与习惯化等。

3. 伴发障碍营养不良、伴发病(如肌肉骨关节疾患、心肺疾患等)引起的障碍。

(二)活动能力方面

因存在上述功能障碍,患者多不同程度地丧失了生活自理、交流等能力。

(三)社会参与方面

因存在功能和活动能力的障碍,限制或阻碍了患者参与家庭和社会活动,降低了生活质量。

二、康复评定

脑卒中康复评定的目的是确定患者的障碍类型及程度,以便拟定治疗目标、治疗方案,确定治疗效果及进行预后预测等。脑卒中急性期和恢复早期患者病情变化较快,评定次数应适当增加,恢复后期可适当减少。全面评定之间应视情况多次进行简便的针对性单项评定。

(一)功能评定

瘫痪评定常采用 Brunnstrom 评测法及 Fugl－Meyer 评测法,肌张力评定多采用改良的 Ashworth 评定法。失语症评定可采用波士顿诊断性失语检查(BDAE)、西方失语成套测验

（WAB）、汉语失语成套测验（ABC）。构音障碍评定可用 Frenchay 构音障碍评定。吞咽障碍评定可采用饮水试验、咽唾液试验及视频荧光造影检查等。失认症和失用症评定尚无成熟的成套测验方法，多采用单项评定，如 Albert 试验、线性二等分试验、空心十字试验等。意识障碍评定多采用 Glasgow 昏迷评分。智力评定常采用简明精神状态检查（MMSE）。抑郁评定可采用美国流行病学调查中心的抑郁量表（CES−D）。

（二）活动能力评定

多采用 Barthel 指数（BI）和功能独立性评定（FIM）。

（三）社会参与评定

可采用生活满意度或生活质量评定，如简明健康调查表（SF−36）。

（四）影响康复和预后的因素评定

如伴发病、社会背景、环境及资源、脑卒中和冠心病危险因素等。

具体评定方法请参考有关章节，在此不再赘述。

三、康复措施

脑卒中康复的目标是通过以运动疗法、作业疗法为主的综合措施，最大限度地促进功能障碍的恢复，防治失用和误用综合征，减轻后遗症；充分强化和发挥残余功能，通过代偿和使用辅助工具等，提高患者生活自理能力；通过生活环境改造，精神心理再适应等使患者最大限度地回归家庭和社会。

（一）脑卒中康复治疗的原则

1. 脑卒中康复的适应证和禁忌证

它们多是相对的。对于可以完全自然恢复的轻症患者（短暂性脑缺血发作和可逆性缺血性神经功能缺失）一般无需康复治疗，但高龄体弱者在卧床输液期间，应该进行一些简单的康复治疗如关节被动活动等，以防止出现失用性并发症。对于重度痴呆、植物状态等重症患者，重点是加强护理，防治并发症。介于两者之间的患者才是康复治疗的适应证。一般认为病情过于严重或不稳定（如意识障碍、严重的精神症状、病情进展期或生命体征尚未稳定等）者，或伴有严重合并症或并发症（如严重感染、急性心肌梗死、重度失代偿性心功能不全、不稳定型心绞痛、急性肾功能不全等）者，由于不能耐受、配合康复治疗或有可能加重病情等，不宜进行主动性康复训练，但抗痉挛体位、体位变换和关节被动运动等预防性康复手段，只要不影响抢救，所有患者均可进行。一旦病情稳定、得到控制或好转，则多又成为主动康复的适应证。

2. 康复治疗

它是一个从急性期至后遗症期的连续过程，既要注意急性期预防性康复，恢复期促进恢复的康复，又要注意后遗症期的维持和适应性康复。应该充分利用社区资源进行社区康复。

3. 由有经验的、多学科康复组实施康复以确保最佳的康复效果。采用标准化的评价方法和有效的评价工具。采取目标指向性治疗，在充分进行预后预测的基础上，由患者、家属和专业人员共同制订实用可行的家庭和社会回归目标。以证据为基础的干预应以功能目标为出发点。

4. 由于脑卒中患者障碍的复杂性及单一治疗效果的局限性，应采用综合的治疗和刺激手段。治疗环境应尽可能与家庭及社区的环境相近。治疗小组成员之间应加强交流与协作，避免脱节与相互矛盾。康复过程由学习和适应构成，宜让患者反复练习不同难度分级的各种任务,以便其学会(重获)丧失的技能。患者要与环境相互适应,必要时采取适当的补偿策略。应及时纠正心理障碍,激发患者的康复欲望(动机)和康复训练的兴趣等。对患者和家属进行有针对性的教育和培训,使家属积极参与康复计划。

5.康复评价和干预应从急性期开始,一旦患者神志清楚,病情稳定,就应该开始主动性康复训练,以便尽可能地减轻失用综合征(包括健侧)。某些误用综合征很难纠正,故早期正确的训练非常重要。应首先着眼于患侧的恢复性训练,防止习得性失用,不宜过早地应用代偿手段。康复训练要达到足够的量才能取得最佳效果,但宜从小量开始,在不引起或加重异常运动反应的前提下,逐渐增加活动量,可采取少量多次的方法,以免患者过度疲劳或引起危险。

6.进行伴发病和危险因素的管理对确保康复效果和患者生存至关重要。

(二)急性期的康复治疗

急性期是指病情尚未稳定的时期。因严重合并症或并发症不能耐受主动康复训练者及因严重精神症状、意识障碍等不能配合康复训练者,康复处理基本同此期。此期应积极处理原发病和合并症,以便尽可能挽救生命,减轻脑损伤,使病情尽早稳定并苏醒;制订并实施脑卒中危险因素管理计划,预防脑卒中复发。本期康复的目的主要是预防失用性和误用性并发症。

1.保持抗痉挛体位

其目的是预防或减轻以后易出现的痉挛模式。取仰卧位时,头枕枕头,不要有过伸、过屈和侧屈。患肩垫起防止肩后缩,患侧上肢伸展稍外展,前臂旋后,拇指指向外方。患髋垫起以防止后缩,患腿股外侧热枕头以防止大腿外旋。本体位是护理上最容易采取的体位,但容易引起紧张性迷路反射及紧张性颈反射所致的异常反射活动。取健侧侧卧位时,头用枕头支撑,不使其向后扭转;躯干大致垂直,患侧肩胛带充分前伸,肩屈曲 90°~130°,肘和腕伸展,上肢置于前面的枕头上;患侧髋、膝屈曲似踏出一步置于身体前面的枕头上,足不要悬空。取患侧侧卧位时,头部用枕头舒适地支撑,躯干稍后仰,后方垫枕头,避免患肩被直接压于身体下,患侧肩胛带充分前伸,肩屈曲 90°~130°,患肘伸展,前臂旋后,手自然地呈背屈位。患髋伸展,膝轻度屈曲。健肢上肢置于体上或稍后方,健腿屈曲置于前面的枕头上。注意足底不放任何支撑物,手不握任何物品。

2.体位变换

主要目的是预防褥疮和肺感染,另外由于仰卧位强化伸肌优势,健侧侧卧位强化患侧屈肌优势,患侧侧卧位强化患侧伸肌优势,不断变换体位可使肢体的伸屈肌张力达到平衡,预防痉挛模式出现。一般每 60~120min 变换体位一次。

3.关节被动运动

主要是为了预防关节活动受限(挛缩),另外可能有促进肢体血液循环和增加感觉输入的作用。先从健侧开始,然后参照健侧关节活动范围进行患侧被动活动。一般按从肢体近端到肢体远端的顺序进行,动作要轻柔缓慢。重点进行肩关节外旋、外展和屈曲,肘关节伸展,腕和手指伸展,髋关节外展和伸展,膝关节伸展,足背屈和外翻。在急性期每天做两次,每次每个关节做 3~5 遍,以后视肌张力情况确定被动运动次数,肌张力越高被动关节运动次数应越多。较长时间卧床者尤其要注意进行此项活动。

4.饮食管理

有意识障碍和吞咽障碍者经口进食易发生吸入性肺炎,通常需靠静脉补充营养,如三天后仍不能安全足量地经口进食,可鼻饲营养。另外要加强口腔护理。

5.二便管理

此期患者易出现尿潴留、失禁及便秘,必要时可给予导尿,应用开塞露、缓泻剂等。注意预防泌尿系统感染和褥疮。

6.加强呼吸管理

防治呼吸系统并发症、静脉血栓等;积极处理妨碍康复的伴发疾病。

7.开始二级预防

预防脑卒中复发、冠状动脉事件、冠心病导致的死亡。

8.对家属进行脑卒中及其护理和康复知识的宣教和培训。

由于翻身和关节被动运动只能预防褥疮、肺炎和关节挛缩,并不能预防失用性肌萎缩等其他失用综合征,也没有明显促进功能恢复的作用,所以要尽早地开始下一阶段的主动训练。

(三)恢复期的康复治疗

恢复期是指病情已稳定,功能开始恢复的时期。一般而言,患者意识清楚、生命体征稳定且无进行性加重表现后1~2天,就应该开始主动性康复训练。对于不伴有意识障碍的轻症脑卒中患者,病后第二天就可在严密观察下开始主动训练,但开始活动量要小。由于蛛网膜下隙出血和脑栓塞近期再发的可能性大,在未接受手术治疗的蛛网膜下隙出血患者,要观察1个月左右才谨慎地开始康复训练。在脑栓塞患者康复训练前要查明栓子来源并给予相应处理,在向患者及家属交代有关事项后再开始训练比较稳妥。

主动性康复训练应遵循瘫痪恢复的规律,先从躯干、肩胛带和骨盆带开始,按坐位、站位和步行,以及肢体近端至远端的顺序进行。一般把多种训练在一天内交替进行,有所偏重。此期要应用各种偏瘫康复技术促进功能的恢复。关于患侧肢体训练,在软瘫期要设法促进肌张力和主动运动的出现;在出现明显痉挛后要降低痉挛程度,促进分离运动的恢复,改善运动的速度、精细程度和耐力等。要注意非瘫痪侧的肌力维持和强化。

1.床上翻身训练

这是最基本的躯干功能训练之一。患者双手手指交叉在一起,上肢伸展,先练习前方上举,并练习伸向侧方。在翻身时,交叉的双手伸向翻身侧,头和躯干翻转,至侧卧位,然后返回仰卧位,再向另一侧翻身。每日进行多次,必要时训练者给予帮助或利用床栏练习。注意翻身时头一定要先转向该侧。向患侧翻身较容易,很快就可独立完成。

2.桥式运动

目的是训练腰背肌群和伸髋的臀大肌,为站立作准备。患者取仰卧位,双腿屈曲,足踏床,慢慢地抬起臀部,维持一段时间后慢慢放下(双桥式运动);在患者能较容易地完成双桥式运动后,让患者悬空健腿,仅患腿屈曲,足踏床抬臀(单桥式运动)。如能很好地完成本动作,那么就可有效地防止站位时因髋关节不能充分伸展而出现的臀部后突。训练早期多需训练者帮助固定下肢并叩打刺激臀大肌收缩。

3.坐位训练

坐位是患者最容易完成的动作之一,也是预防体位性低血压,站立、行走和一些日常生活活动所必需的。在上述训练开始的同时就应进行。

由于老年人和较长时间卧床者易出现体位性低血压,故在首次取坐位时,不宜马上取直立(90°)坐位。可用起立平台或靠背架,依次取 30°、45°、60°、80°坐位(或平台直立位),如前一种体位能坚持 30min 且无明显体位性低血压表现,可过渡到下一项,如已能取 80°坐位 30min,则以后取坐位和站位时可不考虑体位性低血压问题。理论上应避免床上半坐位,以免强化下肢伸肌优势。

坐位训练包括坐位平衡训练和耐力训练。在平衡训练的同时耐力也随之得以改善。进行坐位训练时,要求患者双足踏地或踏在支持台上,这对顶防尖足内翻非常必要。另外,一定要在无支撑或无扶助下练习,否则难以取得好的效果。

静态平衡训练要求患者在无支撑下取床边或椅子上静坐位,髋关节、膝关节和踝关节均屈曲 90°,足踏地或支持台,双足分开与肩同宽,双手置于膝上。训练者协助患者调整躯干和头至中间位,当感到双手已不再用力时松开双手,此时患者可保持在该位置数秒,然后慢慢地倒向一侧。随后训练者要求患者自己调整身体至原位,必要时给予帮助。静态坐位平衡在大多数患者很快就可完成,然后让患者双手手指交叉在一起,伸向前、后、左、右、上和下方并伴有重心相应的移动,此称为自动态坐位平衡训练,当患者在受到突然的推拉外力仍能保持平衡时(被动态平衡),就可认为已完成坐位平衡训练。此后坐位训练主要是耐力训练。

在坐位训练的同时,要练习坐位和卧位的转换训练。从健侧坐起时,先向健侧翻身,健侧上肢屈曲置于身体双腿远端垂于床边后,头向患侧(上方)侧屈,健侧上肢支撑慢慢坐起。从患侧坐起时,稍困难些,也要用健侧上肢支撑坐起,不过要求躯干较大程度地旋转至半俯卧位。由坐位到卧位的动作相反。

4. 站位训练

一般在进行自动态坐位平衡训练的同时开始站位训练。对一般情况较差、早期进行此训练有困难者,可先练习站起立平台训练;躯干功能较好、下肢功能较差者可用长下肢支具;也可利用部分减重支持装置进行站位平衡训练。

起立训练要求患者双足分开与肩同宽,双手手指交叉,上肢前伸,双腿均匀持重,慢慢站起。此时训练者坐在患者前面,用双膝支撑患者的患侧膝部,双手置于患者臀部两侧帮助患者重心前移,伸展髋关节并挺直躯干。坐下时动作相反。要注意防止仅用健腿支撑站起的现象。

静态站位平衡训练是在患者站起后,让患者松开双手,上肢垂于体侧,训练者逐渐除去支撑,让患者保持站位。注意站位时不能有膝过伸。患者能独自保持静态站位后,让患者重心逐渐移向患侧,训练患腿的持重能力。同时让患者双手交叉,上肢(或仅用健侧上肢)伸向各个方向,并伴随躯干(重心)的相应摆动,训练自动态站位平衡。如在受到突发外力的推拉时仍能保持平衡,说明已达到被动态站位平衡。患者可独立站立片刻后就可练习床椅转移。

5. 步行训练

一般在患者达到自动态站位平衡、患腿持重达体重的一半以上,并可向前迈步时才开始步行训练。但由于老年人易出现失用综合征,有的患者靠静态站立持重改善缓慢,故某些患者步行训练可适当提早进行,必要时使用下肢支具。不过步行训练量早期要小,以不致使患者过度费力而出现足内翻和尖足畸形并加重全身痉挛为度。对多数患者而言,不宜过早地使用手杖,以免影响患侧训练。

在步行训练前,先练习双腿交替前后迈步和重心的转移。多数患者不必经过平行杠内步行训练期,可直接进行监视下或少许扶持下步行训练。步行训练早期常有膝过伸和膝打软

(膝突然屈曲)现象,应进行有针对性的膝控制训练。如出现患侧骨盆上提的划圈步态,说明髋屈曲、膝屈曲或踝背屈差。在可独立步行后,进一步练习上下楼梯(健腿先上,患腿先下)、走直线,绕圈,跨越障碍,上下斜坡及实际生活环境下的实用步行训练。

近年提倡利用部分减重支持装置提早进行步行训练,认为在步行能力和行走速度恢复方时均有较好的效果。

6.作业治疗

一般在患者能取坐位姿势后开始。内容包括①日常生活活动能力训练:如吃饭、个人卫生、穿衣、移动、洗澡及家务活动等,掌握一定的技巧,单手多可完成。必要时可应用生活辅助具,如粗柄勺子、带套圈的筷子、有吸盘固定且把手加长的指甲刀、穿袜器、四脚手杖和助行器等。从训练的角度出发,应尽量使用患手。②工艺活动:如用斜面磨砂板训练上肢粗大的运动,用编织、剪纸等训练两手的协同操作,用垒积木、书写、拧螺丝、拾小物品等训练患手的精细活动。经过一段时间的训练后,如预测瘫痪的利手恢复差,应开始利手转换训练。在患手达一定功能的慢性(发病6个月以上)脑卒中患者可试用强制性使用运动疗法(CIMT或CIT),一部分患者可取得明显效果。

7.物理治疗和针灸治疗

功能性电刺激、生物反馈及针灸治疗等对增加感觉输入、促进功能恢复与运动控制等有一定的作用。

8.对失语、构音障碍、认知功能障碍等也需进行针对性训练

结合患者情况应尽早地实施出院计划。在患者出院前,可先回家住几日,以适应家庭环境,发现问题并给予相应的指导和训练。为使患者适应社会环境,出院前可带患者参加集体购物、社区活动等。

(四)后遗症期康复治疗

后遗症期是患者功能恢复已达平台期,但通过技巧学习、使用辅助器具及与环境相互适应等仍可有一定的能力恢复的时期。经积极训练一般在发病3~6个月后进入后遗症期,对于早期活动少或较长时间卧床者,运动功能恢复可持续更长的时间。此期患者的运动耐力和日常生活活动能力仍可进一步提高。

此期在出院回家的患者,由于活动空间限制、家属照顾过多或无暇顾及、患者主动性差等原因,在老年人和移动能力较差者易出现功能和能力的退化,甚至造成卧床不起,故参照原先的训练方案进行维持性训练是非常必要的。即使那些经训练仍不能恢复步行者,也至少应每日练习翻身和坐位,甚至是被动的坐位,这种最低限度的活动可明显地减少褥疮、肺炎等合并症,减少护理工作量。相当一部分患者可通过上下楼梯、远距离步行等,使运动耐力不断提高,活动空间不断扩大,活动种类逐渐增多,使生活质量得以提高。但要注意,所有的活动均要在安全的前提下进行,活动量也应逐渐增加,不可冒进。

对不能适应原来生活环境的患者,可进行必要的环境改造,如尽量住平房或楼房底层,去除门槛,台阶改为坡道或两侧安装扶手,厕所改为坐式并加扶手,地面不宜太滑或太粗糙,所有用品要方便取放和使用等。

患者要定期到医院或社区康复机构接受再评价和指导,并力争恢复一定的工作。

四、常见合并症与并发症的防治

（一）痉挛

痉挛是上运动神经元损伤后的特征性表现，在偏瘫侧肌肉均有不同程度的痉挛，优势肌更明显。痉挛有两重性，其有限制关节运动、影响运动模式、运动速度、精细活动和日常生活活动能力，引起挛缩、关节畸形和疼痛不适，不利于清洁护理等不利影响；但在某些患者可能起到有利于循环、下肢支撑及保持某种姿势的作用。因降低痉挛不一定都有利于功能改善，有时甚至有害，故在进行治疗之前，首先应明确治疗的必要性和目的。

（二）肌肉痉挛的处理

1. 去除加重痉挛的诱因

去除尿道感染、褥疮、深静脉血栓、疼痛、膀胱过度充盈、骨折、内生脚趾甲等；精神紧张因素（如焦虑、抑郁）；过度用力、疲劳等伤害性刺激。

2. 运动疗法与物理疗法

如姿势控制和各种抗痉挛体位、肌肉牵张、冷疗法、振动、支具、夹板、针灸推拿、肌电生物反馈与功能性电刺激、功能再训练等。

3. 药物治疗

包括口服巴氯芬、地西泮、丹曲林钠及替扎尼定等抗痉挛药物，局部注射肉毒毒素、苯酚水溶液及乙醇等药物以及鞘内注射巴氯芬（巴氯芬泵）等。口服抗痉挛药物适用于全身多部位的肌肉痉挛且局部治疗效果不佳者，其中巴氯芬应用最为广泛。口服抗痉挛药物常见的不良反应有嗜睡、困倦、乏力、头晕、恶心等。局部注射抗痉挛药物适用于局部肌肉痉挛且物理治疗等效果不佳者，其中肉毒毒素应用最为广泛，一次注射疗效一般可维持 2～6 个月。巴氯芬泵适用于口服抗痉挛药物效果不佳或不能耐受其不良反应者，植入泵手术的并发症包括伤口感染和泵的腐蚀，鞘内泵入巴氯芬的不良反应主要有体位性低血压、嗜睡和阳痿。

4. 外科方法

对尖足内翻合并明显挛缩，且难以佩戴短下肢支具而影响步行能力者，可采用跟腱延长术和肌腱移行术等。

（三）肩痛

多在脑卒中后 1～2 个月时出现。其原因可能主要是在肩关节正常运动机制受损的基础上，不恰当地活动患肩造成局部损伤和炎症反应。起初表现为肩关节活动度终末时局限性疼痛，随着症状加重，范围可越来越广泛，可涉及整个患肩，甚至上臂和前臂。多为运动痛，重者表现为休息痛。严重影响患者的休息和训练。

（四）预防和治疗

1. 预防

包括合理的体位摆放；电刺激改善肩外旋；应用肩吊带；避免使用定滑轮活动肩关节；进行预防偏瘫肩损伤的宣教等。

2. 抗痉挛，恢复正常肩肱节律

正常情况下，当上肢外展时，肩胛骨的旋转和盂肱关节运动之间是 1：2 的运动关系。上肢外展超过 90°角时，肱骨外旋是必要的，以便允许肱骨大结节在肩峰突起后方通过，否则两者撞击就会造成局部挤压损伤。在偏瘫患者，由于肌痉挛，当被动外展患侧上肢时，肩胛骨的旋转落后于肱骨的外展,肩峰突起及喙肩韧带和肱骨头之间的局部组织被机械地挤在前两者和肱骨头之间而受到损伤。在帮助和训练患者使患肩外展时,如不及时使上臂外旋,也会造成同样的损伤。降低肩胛骨周围肌的肌张力的方法见"肩关节半脱位的预防和治疗"。

3.增加关节活动范围

进行主动和被动活动以增加关节活动范围。注意被动活动要缓慢,外展至 90°时肱骨要外旋。

4.其他

可应用类固醇、抗痉挛药物口服和局部注射,局部理疗。对于后遗症期伴有严重挛缩且肩胛骨固定的肩痛患者可行手术松解。

（五）肩手综合征(SHS)

肩手综合征又称反射性交感神经营养不良(reflex sympathetic dystrophy,RSD)。其发生机制尚不清楚。可突然发生,亦可发展缓慢、隐蔽。据估计在脑卒中患者中发生率为12.5%～70%。较典型的表现是肩痛、手水肿和疼痛(被动屈曲手指时尤为剧烈)、皮温升高,部分伴有足水肿。重症者晚期可出现手部肌肉萎缩,甚至挛缩畸形。

五、预防与治疗

尽可能地防止引起肩手综合征的原因,避免患者上肢尤其是手的外伤(即使是小损伤)、疼痛、过度牵张及长时间垂悬和腕部屈曲。在卧位时,患侧上肢可适当抬高。已有水肿者应避免在患侧静脉输液。治疗的主要目标是尽快地减轻水肿,然后是治疗疼痛和僵硬。

（一）冷疗

把肿胀的患手反复地浸泡在冰水中,可逐渐减轻水肿。

（二）主动活动和被动运动

可防治肩痛,维持各个关节的活动度,并能够增加静脉回流。

（三）药物治疗

星状交感神经节阻滞对早期 SHS 多非常有效,似对后期患者效果欠佳。可口服或于肩关节腔及手部腱鞘注射类固醇制剂,对肩手痛有较好的效果。对水肿明显者可间断口服利尿剂。消炎镇痛药物多无效。

（四）肩关节半脱位

肩关节半脱位在偏瘫患者很常见,其原因有:①以冈上肌为主的肩关节周围肌肉功能低下;②肩关节囊、韧带松弛、破坏及长期牵拉所致的延长;③肩胛骨周围肌肉瘫痪、痉挛及脊柱直立肌的影响等所致的肩胛骨下旋,表现为在放松坐位下可在患侧肱骨头和肩峰间触及明显的凹陷,X 线下可见肱骨头和肩关节盂之间的间隙增宽,在患侧上肢活动、全身用力或站起时可减轻或消失。

（五）预防和治疗

1.预防肩关节囊及韧带的松弛、延长

软瘫期维持肩关节于正常位置的唯一组织是关节囊和韧带,在上肢重力的牵拉下,尤其是外力的牵拉下易延长、松弛,甚至破坏而出现肩关节半脱位,应加以保护。在上肢 Brunstrom 分级 2 级以下者,取直立位时患侧上肢应给予支撑,如放在前面的小桌上、使用吊带、取Bobath 姿势(坐位时)、他人扶持等。护理和治疗时应避免牵拉肩关节。卧位时注意防止肩胛骨后缩。

2.纠正肩胛骨的位置

通过纠正肩胛骨的位置,进而纠正关节盂的位置,以恢复肩部的自然绞锁机制。关键是抑制使肩胛骨内收、后伸和向下旋转的诸肌的肌张力,如手法活动肩胛骨、坐位上肢支撑、卧位防止肩胛骨后缩等。

3.刺激肩关节周围起稳定作用的肌肉

即用徒手和电刺激等方法增加肩关节周围起稳定作用的肌肉的肌张力。

4.维持全关节活动度的无痛性被动运动

进行关节被动运动和自助被动运动,防止出现肩痛和关节挛缩。在治疗中注意避免牵拉损伤而引起肩痛和半脱位。

(刘金辉)

第九节　脊髓损伤的康复

脊髓损伤(sSCI)是指由于各种原因引起的脊髓结构/功能损害,造成损伤水平以下四肢、躯干的瘫痪,同时合并膀胱直肠等功能障碍。可造成患者终生残疾,给家庭和社会造成沉重负担,是康复医学的主要病种之一。

SCT 根据损伤的水平分为四肢瘫、截瘫,根据损伤的程度分为不完全性损伤、完全性损伤。依损伤的原因分外伤性和非外伤性损伤,本节主要介绍外伤性 SCI 的康复。

外伤性 SCI 的主要原因是交通事故、高处坠落、砸伤、跌倒、运动损伤、暴力伤等,2002 年北京市脊髓损伤流行病学调查显示脊髓损伤年发病率为 60/100 万,患者以青壮年男性为主,男女比率为 3.11:1。

一、主要障碍

(一)运动功能障碍

分为截瘫或四肢瘫。胸段以下 SCI 造成躯干及下肢瘫痪,称截瘫;颈段 SCI 除下肢瘫痪外上肢也有瘫痪,称为四肢瘫。

(二)感觉功能障碍

为损伤平面以下的浅感觉(痛、温、触觉)及深感觉(压觉、本体感觉)的障碍。因病损部位、程度不同,感觉障碍表现也不同。

(三)膀胱直肠功能障碍

尿潴留或失禁,便秘或大便失禁。

(四)自主神经功能障碍

出汗异常、体温调节异常等。

(五)其他障碍

如呼吸系统、泌尿系统、性和生殖系统功能障碍等并发症。

(六)心理障碍

长期的残疾使生活、职业、经济能力和家庭关系受到影响,有些患者会出现焦虑、抑郁,甚至自杀。

二、躯体功能评定

(一)损伤平面和程度评定

1.损伤平面评定

神经损伤平面(NLI)是指身体双侧有正常运动和感觉功能的最低脊髓节段,该平面以上感觉、运动功能正常。SCI神经平面主要以运动损伤平面(运动平面)为依据,但 $T_2 \sim L_1$ 节段,运动平面难以确定,故主要以感觉平面来确定。运动平面以身体两侧各10个关键肌的肌力来确定,该平面关键肌的肌力必须≥3级,该平面以上关键肌肌力必须正常。感觉平面通过身体两侧各28个感觉关键点的检查结果确定,将身体两侧具有正常针刺觉(锐/钝区分)和轻触觉的最低脊髓节段定为感觉平面。运动平面和感觉平面在身体左右两侧可以不同,必须评定身体两侧结果,并分别记录(右—运动、左—运动、右—感觉、左—感觉)。

2.感觉平面确定

检查身体两侧各28个皮节的感觉关键点($C_2 \sim S_{4\sim5}$)。每个关键点检查针刺觉(锐/钝区分)和轻触觉,并按3个等级分别评定打分:①0=感觉缺失;②1=感觉改变(受损或部分感知,包括感觉过敏);③2=正常或完整(与面颊部感觉类似);④NT=无法检查。正常时一侧感觉总分是:轻触觉56分,针刺觉56分,两侧总分224分。

3.运动平面确定

采用MMT,按0~5级评分,检查10对肌节($C_5 \sim T_1$,$L_2 \sim S_1$)对应肌肉的肌力大小。对无法检查的肌群用NT表示。正常时每侧满分为25分,两侧满分为50分。

4.损伤程度评定

损伤是否是完全性,需在脊髓休克结束后判定。以最低骶节($S_{4\sim5}$)有无残留功能(鞍区保留)为准。残留感觉功能时,身体两侧肛门皮肤黏膜交界处感觉(轻触觉或针刺觉)或肛门深部压觉保留;残留运动功能时,肛门指诊有肛门括约肌自主收缩。完全性脊髓损伤:$S_{4\sim5}$ 既无感觉功能也无运动功能。不完全性脊髓损伤:$S_{4\sim5}$ 有感觉或运动功能。

临床上尚存在一些不完全性脊髓损伤综合征,包括:①中央束综合征:颈髓中央束损伤,上肢功能障碍重于下肢。②半切综合征:脊髓半侧损伤造成同侧运动和本体感觉丧失,对侧痛温觉丧失。③前束综合征:前束损伤造成不同程度的运动和痛温觉丧失,本体觉存在。④后束综合征:损伤平面以下本体感觉丧失,运动和痛温觉存在。⑤圆锥综合征:脊髓圆锥损伤所致膀胱、肠道运动功能障碍,鞍区感觉丧失,勃起功能障碍,球—肛门反射消失,下肢运动与感觉功能存在。⑥马尾综合征:相应节段的弛缓性瘫痪及不同程度的膀胱、直肠及勃起功能障碍,球—肛门反射消失/减弱。⑦脊髓震荡:是脊髓的功能性损害,是由于脊髓神经细胞受到强烈刺激发生超限抑制,造成脊髓的暂时性功能障碍。

5.脊髓休克的评定

球海绵体反射是评定指征之一,即刺激男性龟头或女性阴蒂时引起肛门括约肌反射性收缩,反射消失提示脊髓休克,反射出现提示脊髓休克结束。有极少数正常人不出现该反射,圆锥损伤时也不出现。另外,损伤水平以下出现任何感觉运动或肌张力升高和痉挛也提示脊髓休克结束。

6.脊髓功能的部分保留区域

完全性SCI患者在SCI水平以下大约1~3个脊髓节段中仍有可能保留部分感觉或运动

功能,损伤平面与运动、感觉完全消失的平面之间的脊髓节段称为脊髓功能的部分保留区域(ZPP)。

（二）ADL 评定

截瘫患者可采用改良 Barthel 指数来评定,四肢瘫患者采用四肢瘫功能指数（QIF）来评定。

（三）功能预后

对完全性 SCI 患者,可根据其损伤平面来预测其功能预后,而不完全性 SCI 者,则应根据残存肌力功能情况修正上述康复目标。

社区功能性步行:终日佩戴矫形器能耐受,能上下楼和独立进行 ADL,能连续行走900m。家庭功能性步行:能完成上述活动,但行走距离达不到 900m。治疗性步行:上述要求均达不到,但可借助矫形器短暂步行,以防止并发症,满足心理要求。

三、康复措施

SCI 急救运送:正确急救运送可防止脊髓损伤加重和并发症发生。怀疑 SCI 时应立即制动,固定脊柱损伤部,再行移动。制动体位有两种:保持受伤时姿势,防止体位变动再次损伤脊髓;保持平卧,头颈躯干伸直。搬运时保持脊柱轴线稳定,平抬平放,决不可使脊柱屈曲/扭转,切忌一人背送或一人抱肩、一人抱腿的方法。转送医院途中避免颠簸,避免硬物压迫发生褥疮。

SCI 的康复治疗,急性期着重预防并发症,恢复期着重改善功能障碍。完全性 SCI,一经发生,结局基本确定,残疾伴随终生,康复主要目的是维持或增强肌、关节的功能,通过轮椅辅具的使用,提高 ADL 能力,重返家庭和社会。不完全性 SCI 程度不同,结局各异,主要加强残存肌的肌力训练,最大程度发挥其潜在功能。

（一）急性期康复

"急性期"是指 SCI 发生后到骨科情况允许患者伤区脊柱适当负重的时期。期间,注意脊柱制动,翻身、训练时要保护损伤区,避免妨碍脊柱稳定性的动作。SCI 后,经骨科处理脊柱稳定性恢复,应尽早进行康复训练,以防止失用综合征,及时处理并发症,为以后的康复治疗创造条件。

1.呼吸训练

高位 SCI 使用呼吸机/气管切开,应用腹式呼吸、深呼吸,间歇性正压通气,振动、叩击、体位排痰,辅助咳嗽技术等,训练呼吸肌肌力,提高呼吸功能,预防肺部感染。

2.体位训练

卧位时保持肢体功能位摆放,并鼓励/帮助患者仰卧、侧卧及俯卧位变换,每 2h 一次。如病情允许应逐步增加俯卧位时间及耐力,可使髋伸展,膝、踝屈曲 90°,可有效预防身体后部的褥疮及髋、膝屈肌紧张的产生,并促进膀胱排空。

3.主/被动关节活动

对正常/瘫痪肢体均需进行主动/被动 ROM 训练,是预防关节挛缩的重要措施。1～2 次天,于全关节活动范围内轻柔、缓慢活动。

4.选择性肌力训练

肌力训练对 SCI 极其重要,应贯穿其恢复的各个时期。早期强调双侧上肢肌训练,避免脊柱的不对称、旋转对骨折部位的影响，方法为：①双侧徒手抗阻活动；②双侧本位感觉性神经肌肉促进法（PNF）模式；③使用砂袋及哑铃的渐进性抗阻训练。

四肢瘫患者肌力训练重点放在三角肌前部、肱二头肌、斜方肌下部，如有主动活动，桡侧腕伸肌、肱三头肌、胸大肌也应训练，这些肌肉在改善功能性能力方面将起重要作用。截瘫患者，则所有上肢肌肉训练，重点放在肱三头肌、背阔肌等在转移/行走时起重要作用的肌肉。对采用低靠背轮椅者，还要进行腰背肌的训练。肌力训练的目标是使肌力达 3 级以上。

5. 坐起训练

伤后或术后 1 周左右，脊柱稳定性良好者，可佩戴颈托或胸、腰围，开始坐位训练。克服体位性低血压是首要条件。训练时，床头抬高 15°～30°，停留 5min，放平，反复进行，以提高心血管调节血压能力。每个角度（15°）停留半小时，如无体位性低血压等不良反应，可将床头再升高 15°，一直到 90°。如有体位性低血压发生，退回到前一角度继续训练。

6. 起立床训练

早期训练主要目的之一是克服站立体位性低血压。训练时佩戴颈托或胸、腰围以保持脊柱的稳定性，方法同坐起训练。如体位性低血压难以克服，双下肢可使用弹性绷带/弹力袜，加速下肢静脉淋巴回流。

7. 膀胱直肠功能训练

早期治疗较多，需留置导尿。当入量相对恒定时，开始膀胱训练及间歇清洁导尿（参看"并发症的防治"部分）。定时排大便，可用按摩、润肠剂、灌肠等方法解决便秘。

（二）恢复期康复

恢复期是指患者生命体征平稳、骨折部位稳定、神经损害或压迫部位稳定的时期。训练重点是获得姿势控制和平衡能力，改善转移、步行能力，提高 ADL 能力等。

1. 四肢瘫患者功能训练

除不完全损伤外，很难恢复站和行走功能，主要进行以下功能训练。

（1）卧床训练：以手部活动如捏物、握物及力量训练为主，还需充分训练屈肘及伸肘等未瘫上肢及背部肌的肌力，进而练习依靠自己臂力独立完成屈曲上肢及翻身、上下轮椅等。

（2）坐位练习：基本同卧位练习内容，但强调：①依靠上肢肌力，完成撑起动作（床上伸膝坐位双手撑起，臀部离床后提起）和起坐动作；②基本 ADL 训练，如穿脱衣服，系纽扣，洗脸，刷牙，吃饭等；③根据患者颈髓损伤水平和手部功能进行轮椅驱动训练。

（3）矫形器使用：如颈托、万能袖带、颈胸矫形器的使用。

2. 截瘫患者功能训练

（1）肌力训练：见急性期康复中的"选择性肌力训练"。

（2）床上/垫上训练：从简单的训练开始，如：翻身训练以利于翻身、减压、穿脱裤；牵伸腘绳肌以实现"长腿坐位（屈髋伸膝）"；牵伸内收肌以便清洁会阴部；牵伸跟腱防止跟腱挛缩，以站立/步行；训练长腿坐位和短腿坐位（屈髋屈膝）技能，利于穿衣、转移、轮椅等活动；四点位和跪位训练是由卧位转换为立位的重要环节。

（3）转移训练：转移技能对于 SCI 患者的功能独立至关重要，分为帮助转移和独立转移。在转移时可借助滑板等辅助具。内容包括床椅转移、轮椅与坐便器/与汽车之间的转移等。

（4）轮椅训练：包括上下轮椅和驱动轮椅。患者可独立坐 15min 以上，之后开始轮椅训练。上下轮椅要学会调整轮椅的位置，使用刹车、扶手、脚踏，放置下肢及臀部等。驱动轮椅包括在不同路面的训练。

(5)步行训练:训练前要学习穿脱矫形器、坐一站转移、站立平衡训练。训练分为平行杠内和拐杖步行训练。包括叫点步、摆至步、摆过步、拖至步,逐步过渡到平衡训练和持双拐行走训练。依据损伤水平和程度获得治疗性、家庭功能性、社区功能性步行。还要进行过障碍、上下台阶、摔倒、地面站起等训练。

(6)矫形器的使用:使用合适的下肢矫形器是很多截瘫患者站立步行所必需的。如:交互式步行矫形器(RGO)、截瘫行走器、膝踝足矫形器、踝足矫形器等。

(7)物理因子治疗:①功能性电刺激:可兴奋截瘫肢体的神经或肌肉,起到促进下肢功能性活动(站立、行走)的作用。②伴有关节疼痛肿胀等,可选用超声波、电疗、蜡疗等。

(8)作业治疗:SCI后会影响患者完成ADL。其训练需要借助适应性技术、辅助器具甚至高科技辅助工具完成,并帮助其恢复职业能力。

(9)心理康复:包括承受和战胜残疾;性心理康复;帮助患者协调医患、家庭和社会关系,促进其参与社会。

四、并发症的防治

SCI后主要并发症包括以下几种。

(一)褥疮

指局部皮肤长时间受压或受摩擦力、剪切力作用后,受力部位出现血液循环障碍,引起局部皮肤和皮下组织缺血、坏死。控制身体姿势能力的丧失或减弱,营养不良如低蛋白血症、贫血,局部皮肤过度潮湿,老龄等均为褥疮的危险因素。骶部坐骨结节部、股骨大转子、足跟、背部是褥疮的好发部位。

即使在发达国家,褥疮也是SCI的易发合并症之一,大/深度褥疮引起的败血症和脓毒血症仍是患者的主要死因之一。

1.褥疮预防

卧床患者每2h翻身一次,翻身时避免拖移患者以致组织受到剪压应力损伤,选择适合的轮椅和坐热。应用轮椅或采取坐姿时注意每隔30min左右用上肢撑住扶手,抬起躯干使臀部离开椅面减压一次,以免坐骨结节等处形成褥疮。教育患者每天用镜子检查好发部位,一旦出现红斑即采取不使该部位受压的体位,直至其消失。注意保持皮肤清洁、干燥及温暖,纠正营养不良。

2.褥疮治疗

包括全身和局部两方面。前者为酌情补充白蛋白,纠正贫血,控制感染等。后者主要是解除压迫,保护创面,促进愈合。根据褥疮的不同时期,选择合适的疗法:①物理治疗:红外线或紫外线、超短波局部应用;②创面换药:可使用生理盐水、磺胺嘧啶银、重组入表皮生长因子等进行局部处理;③外科手术:适用于面积较大、组织坏死较深的褥疮。

(二)神经源性膀胱

是指控制膀胱的中枢或周围神经损伤引起的排尿功能障碍。常合并尿路感染,严重影响患者生存质量,引发的肾衰竭是SCI的主要死因。

处理的总体目标是使患者能规律排尿,以便减少残余尿量,防止感染、尿液反流、肾积水和肾功能下降,并能正常从事日常活动,使夜间睡眠不受干扰。

正常成人膀胱容量为 350~450mL,膀胱安全压力上限是 40cmH$_2$O。膀胱内不超过安全压力时的最大容量被称为安全容量。正常残余尿量小于 50mL,残余尿量＞100mL 时,需要导尿。

间歇清洁导尿是防治神经源性膀胱的首选方法,是指在清洁的条件下,患者定时将导尿管经尿道插入膀胱内,使膀胱能够有规律排空尿液,导管使用后用清水冲洗的方法。该方法简单有效,已被广泛认可。根据简易膀胱容量及压力测定评估,每次导尿量以不超过患者的最大安全容量为宜,控制在 300~500mL。导尿间隔时间一般为 4~6h,每日不超过 6 次。每日饮水量控制在 1500~2000mL。残余尿量小于 100mL,或只有膀胱容量的 10%~20%时即认为膀胱功能达到平衡,可停止导尿。

其他膀胱训练方法还有耻骨上区轻叩法、屏气法(Valsalva 动作)、扳机点法(如牵拉阴毛)、电/磁刺激法等。患者需终身随访和坚持排尿控制训练。

（三）深静脉血栓形成

又称血栓性深静脉炎,多发于各种手术后、慢性病长期卧床及因多种原因造成肢体活动受限的人群,可导致肺栓塞和突然死亡。

深静脉血栓重在预防,如抬高下肢、踝泵训练、空气压力波治疗等促进下肢静脉回流。临床上出现瘫痪肢体肿胀,或伴有原因不明的发热及白细胞计数增高,应高度疑有静脉血栓。通过肢体深静脉造影/血管彩色超声检查可明确诊断。一旦血栓形成应禁止剧烈活动,防止血栓脱落引起肺栓塞猝死。并报据情况给予抗凝、溶栓、手术取栓或静脉滤器置入等处理。

（四）异位骨化

指在软组织中形成骨组织机制不明,好发于髋、膝、肘关节,一般在伤后 1~4 个月发生。早期局部明显肿痛,晚期骨组织形成,导致关节活动受到限制。临床生化检查有碱性磷酸酶升高,骨扫描有助于早期诊断。一旦发生,原则上应避免早期对局部进行热疗、超声波等,可采用冷敷、渐进性运动练常用非甾体抗炎药抑制早期反应,同时给予缓慢、柔和的 ROM 练习预防挛缩,若骨化限制关节活动可在骨化静止后予以手术切除。

此外,还有呼吸系统/泌尿系统感染、肌痉挛、关节挛缩、骨质疏松、心血管系统并发症、疼痛、感觉异常、自主神经反射异常等并发症,不一一赘述。

（李松林）

第十节　骨折的康复

一、概述

背或骨小梁的完整性或连续性发生中断称为骨折。骨折是常见病、多发病,以四肢及脊柱骨折多见,多伴有肌、肌腱、韧带、血管、神经、关节囊、滑囊、滑膜、皮肤软组织的损伤。

骨折愈合是指骨的连续性恢复,重新获得骨结构的强度,是骨再生的过程。骨折愈合可分四期:血肿机化期、原始血痂形成期、成熟骨板期、骨痂塑形期。

对骨关节损伤的处理,要有良好的复位;持续而可靠的固定,包括内、外固定;要保持和恢复功能。治疗的三大原则是整复、固定和功能训练。整复与固定为骨折、脱位后的愈合创造条件,是功能训练的基础;功能训练可加速创伤愈合、促进功能恢复。

二、主要障碍

骨折后由于局部失去原有的骨架支撑作用,再加上组织、血管神经损伤和制动等多种因素,会引起以下功能障碍。

(一)关节稳定性减弱

制动使关节韧带强度降低,部分肌萎缩、肌力下降,吸收及缓冲应力的能力减弱,使韧带失上保护和支持,容易继发损伤。

(二)关节活动障碍

制动后引起的局部挛缩及粘连导致关节主动、被动活动受限,明显影响关节的 ROM。非外伤部位的关节也可因为长时间制动而僵硬。

(三)局部肌萎缩和肌力下降

肢体制动后肌收缩大为减少,神经对肌的营养作用及制动时局部组织血流的减少导致肌的失用性萎缩很快发生。

(四)骨强度降低

制动使骨丧失了应力负荷的刺激,骨的血液循环也受到影响,导致骨代谢障碍,骨无机盐流失,骨质疏松。

(五)肢体肿胀

骨折后局部组织受到损害,并有出血和血管内血栓形成,局部组织充血、渗出增加等,引起肢体肿胀。

(六)整体功能下降

骨折后因多种原因如下肢/脊柱骨折、年老体弱、长时间卧床休息,对整体功能会产生不利影响,容易产生多种并发症。

(七)日常生活活动能力下降

制动、卧床休息、肌力下降等使患者 ADL 受到明显影响。

(八)心理障碍

有以上相关问题,康复治疗后功能障碍仍较明显的患者可出现各种心理问题。

三、康复评定

(一)一般评定

与临床相关的评定有:疼痛和压痛,局部肿胀,畸形与功能障碍。

(二)肢体长度和周径测量

采用无伸缩带尺,以骨性标志为定点测量肢体长度(上肢全长度是测量肩峰至中指尖端距离,下肢全长度是测量髂前上棘到内踝间距)和周径(下肢取髌上 10cm,小腿取髌下 10cm 处测周径),并应与健侧对应位置作对比测量。

(三)肌力及 ROM 评定

骨折后,由于肿胀、肌萎缩、制动、关节挛缩和粘连等因素,而导致肌力下降和 ROM 异常。

(四)ADL 能力评定

骨折后影响日常生活的患者,应对其进行 ADL 能力评定。

（五）步态分析

对于下肢骨折的患者，可对其进行步态分析，判断下肢功能障碍情况。

（六）必要时进行肌电图、运动诱发电位等检查。

四、四肢骨折后的康复

四肢骨折后的康复治疗分为两个阶段：第一阶段为骨折未愈合、固定未解除时，相当于骨折后的 1、2 期，称为愈合期；第二阶段为骨折已愈合、外固定解除相当于骨折后的 3、4 期，称为恢复期。

（一）愈合期

骨折经复位、固定或牵引 3 天损伤反应开始消退，肿胀与疼痛减轻，可开始康复治疗。

早期指损伤后 1～2 周内。此期伤肢肿胀、疼痛、骨折断端不稳定，未进行内固定者容易再移位。此期训练的目的是促进患肢的血液循环，消肿和固定。主要是进行伤肢肌肉的等长收缩，以预防肌萎缩或粘连，如前臂骨折时进行握拳和手指屈伸活动。注意除骨折处上下关节不运动外，身体的其他部位均应进行正常的活动。

中期指伤后 2 周至骨折的临床愈合。此期伤肢肿胀逐渐消退，疼痛减轻。稳定性骨折断端有纤维连接并逐渐形成骨痂，骨折处日趋稳定，不稳定骨折多进行内固定。此期除继续进行伤肢肌肉的收缩训练外，可在医护人员或健肢的帮助下，逐渐恢复骨折部位近端、远端未固定关节的活动，并逐渐由被动活动转为主动活动。

伤后 5～6 周，骨折处有足够的骨痂形成，可进一步扩大活动的范围和力量，由一个关节到多个关节逐渐增加主动的关节屈伸活动，防止肌萎缩、关节僵硬及挛缩的发生。

1. 运动疗法

（1）伤肢近端和远端未被固定关的主动运动：应包括这些关节在所有轴位上的运动，逐步达到正常活动幅度，必要时应给予助力，以防止关节挛缩。上肢应注重肩外展、外旋和肘关节的屈伸，前臂的旋转，掌指关节的屈曲训练，以更快地恢复手的功能；应保持下肢各关节的稳定，特别注意踝背曲练习，防止足下垂，以便恢复下肢负重和行走等主要功能。中老年人关节挛缩倾向较大，尤其应该重视。

（2）固定肢体的等长收缩练习，以防止失用性肌萎缩，并使骨折断端靠近而有利于骨折愈合。该练习以不影响伤区的稳定性为前提。

（3）为维持机体生理功能于正常水平，预防并发症，应每日进行保健体操。

（4）在骨折涉及关节面时，用外固定 2～3 周后，应每日取下固定物进行受累关节不负重的主动运动，运动后再固定。开始时动作重复次数要少，活动幅度应小，以后逐步增加，以不引起疼痛为度，由医务人员协助进行。关节不负重的主动运动对使关节软骨受到温和的挤压与摩擦，良好的应力刺激，可促进关节软骨的化生与修复，防止或减轻关节内粘连。

（5）持续被动训练法（CPM）：关节内骨折术后早期采用 CPM 治疗，对改善关节活动范围、减少术后并发症有良好效果。采用 CPM 治疗时应注意：内固定要牢固；术后 2～3 天即可开始；活动关节的幅度宜先小后大，逐渐加大；活动的次数逐渐增加。

（6）使用中医小夹板外固定时，除了上述措施外，伤后数天即可对伤区关节进行主动运动。运动应在夹板许可的范围内进行，避免可能引起移位的运动。

2. 物理因子治疗

为改善血液循环、消炎消肿、减轻疼痛、减少粘连、防止肌萎缩及促进骨折愈合,应及时、合理地采取物理因子治疗。无热量超短波、微波,可促使骨再生区代谢活动增强,使纤维细胞和成骨细胞出现早,有利于骨折愈合;低频率电磁场更适合软组织较薄部位的骨折;用直流电钙离子导入和电治疗骨愈合迟缓和骨不连;用低中频电刺激防止肌挛缩;可选用红外线、白炽灯、短波等改善局部血液循环,促进渗液吸收;用音频、超声波等减少瘢痕与粘连。

3. 预防并发症的发生

健侧肢体与躯干应尽可能维持其正常活动,以改善全身状况,防止并发症。对上肢骨折,如全身状况允许,原则上不卧床休息;下肢骨折应尽量缩短卧床时间,卧床时每日必须做床上功能训练体操,以维持整体功能。

(二)恢复期

骨折基本愈合,外固定上除后开始进入恢复期。此期康复治疗目的是最大限度地恢复受累肢体的运动功能(ROM 和肌力),并进一步恢复 ADL 能力和工作能力。

1. 恢复 ROM 的训练

运动疗法是恢复关节活动度的基本治疗措施,有松解关节内外粘连、挛缩的组织,恢复 ROM 和肌力的作用,方法以牵伸受累关节内外挛缩与粘连的纤维组织为主,关节各轴位依次进行运动。

(1)主动运动:①摆动练习:常用肩、腕、髋和膝关节等;②徒手的主动运动:要求逐步扩大运动幅度,多采用中慢速度进行;③利用肢体重力和肌力的协同作用进行练习:如仰卧位练习肩上举、俯卧位练习伸膝、坐位小腿下垂练习屈膝等。

(2)被动运动:最好由医务人员进行,运动应包括关节的各个运动轴向,动作应平稳缓和,不引起明显的疼痛和肌痉挛,切忌使用暴力,以免引起新的损伤或骨化性肌炎等并发症。

(3)助力运动:可由患者的健肢协助,由医务人员协助,和用器械进行自助运动。常用体操棒、挂在滑轮上的吊环和其他器材进行上肢、腕关节、踝关节的自助运动。

(4)关节牵引:在固定器械上利用自身体重进行被动的关节牵伸。方法有:将肘及前臂放在助木上,下蹲或向前弯腰以扩大患侧肩关作外展及外旋活动度;手握助木,身体前俯或后仰以帮助肘关节屈或伸;跪在体操垫上增加膝关节的屈曲活动度;手握助木,前脚掌站在楔形木板上,足跟放松下沉,增加踝关节背伸活动度;利用器械、支架、滑轮、沙袋等进行关节功能牵引,每次牵引持续 10~20min,每日 1~2 次;间歇性固定,在两次功能训练的间歇期可用夹板固定患肢,以减少纤维组织弹性回缩,加强牵伸效果,夹板材料可选用低温热塑高分子材料。

(5)物理因子治疗:为止痛、消肿,促进骨质愈合,可进行局部紫外线治疗等;为改善局部血液循环,促进渗液吸收可选用红外线、白炽灯、短波等;为软化瘢痕、松解粘连可用碘离子导入、音频治疗等。在进行功能训练前,先进行物理因子治疗,有助于训练的进行,如在给予关节功能牵引的同时热疗,可明显的提高牵引疗效。推拿、中草药外用可根据病情选择应用。

2. 恢复肌力的训练

肌力练习是恢复和增强肌功能的唯一途径。进行肌力训练前,首先应确定主要受损和次要受损的肌群,及该肌群现有的功能水平,可进行肌功能测试,再根据功能检查状况,制定切实可行的肌力练习方案。

3. 恢复 ADL 能力及工作能力的练习

可通过进行各种日常生活活动的训练(如进食、更衣、如厕、个人卫生及家务活动等),作业治疗(如木工、钳工、编织、缝纫、装配等)和健身活动来改善动作技巧、提高身体素质、恢复ADL 能力和工作能力。

五、脊柱骨折后的康复

脊柱骨折中颈椎骨折与胸腰椎骨折约各占一半。胸腰椎骨折中下胸椎和上腰椎($T_{12} \sim L_2$)骨折多见,以单纯性椎体压缩性骨折最为多见。脊柱骨折后由于创伤及固定的影响,易引起脊柱周围肌发生失用性萎缩,影响脊柱的稳定性,易引起脊柱周围组织的劳损,往往遗留慢性疼痛。康复治疗的目的是消除长期卧床对机体的不利影响,增强脊柱周围的肌力,恢复脊柱的稳定性和柔韧性,促进骨折愈合,防止慢性疼痛。目前脊柱骨折根据骨折的类型不同可采用保守疗法和手术内固定疗法,不稳定的爆裂骨折、骨折脱位等多需手术切开复位内固定。对单纯腰椎压缩骨折患者的康复治疗可分两期进行。

(一)愈合期

1. 无需石膏固定者,伤后应仰卧硬板床,并在骨折部垫约 10cm 高的枕头,使脊柱处于过伸位,以利用前纵韧带的张力维持,使骨折稳定。骨科处理 3～5 天后开始做卧位保健体操,包括四肢运动、呼吸练习、背肌练习等,以维持腰、腹肌的平衡,增强脊柱的稳定性,练习中避免脊柱前屈及旋转。可通过下肢直腿抬高运动来训练腹肌,以维持腰、腹肌平衡,增强脊柱的稳定性。练习时,动作应平稳、缓慢,以不引起明显疼痛为度。

2. 需胸腰骶支具固定者,一般以过伸位固定,可在卧位时进行背肌等拉收缩练习,2～3 周后可床旁站立或下地行走,但应无痛,活动要适度。可增加颈部活动、上肢活动以及腿后伸、足尖站立运动,并逐步增加头顶重物的背肌等长收缩练习。3～4 周后可增加翻身练习。翻身时,腰部维持伸展位,注意肩骨盆同步翻转。翻身后进行俯卧位的背肌练—逐渐加强腰背肌的训练训练过程中负荷位逐渐增加,常用的腰背肌锻炼方法为:①挺胸:仰卧位,双肘支撑床面,抬起胸部和肩部。②"半桥":仰卧位,双腿屈曲,抬臀同时挺胸、挺腰。③俯卧撑,尽量使头抬起后伸。④"燕式":俯卧位,两手和臂后伸,躯干和下肢都同时用力后伸,两膝伸直,使之成为反弓状,每一动作重复 6～20 次,开始时重复次数宜少,以后酌情渐增。同时应加强腹肌的训练,常用的腹肌锻炼方法有:①抬头:仰卧位,双上肢平伸,上身和头部尽量抬起。②下肢抬起:仰卧位,下肢并拢,抬下肢离开床面。以上姿势维持 1～10s,重复 4～10 次。

(二)恢复期

应进一步加强腰背肌和腹肌训练,以进一步改善脊柱的柔韧性与稳定性,恢复脊柱的活动范围,防止慢性腰痛的发生。脊柱活动范围训练取坐位,以防止髋关节代替腰部活动,腰背肌的训练应与腹肌训练配合进行,保持肌力的平衡,可预防慢性腰痛的复发。训练前进行热疗或按摩,以减轻疼痛、防止肌痉挛。陈旧性胸腰椎骨折伴有慢性腰痛者,可采用按摩、针灸、理疗和恢复脊柱活动度及增强背肌的练习,伴有椎板骨折或关节突借折的小稳定性骨折者,须待骨折愈合后方可进行脊柱的功能训练。

六、脊柱的融合、内固定术后的康复

脊柱不稳定性骨折常采用手术复位及脊柱融合内固定术。胸腰段骨折内固定术后卧床 2～4 周,卧床期间可做床上保健操,从术后第一周开始。

(一)卧位训练

术后 2～3 天即可进行：①卧位，屈膝屈髋 10 次，膝尽量靠近胸腹部；②仰卧位双膝屈曲后分开进行髋外展、外旋 10 次；③俯卧位向后直腿抬高 10 次。

（二）支撑立位训练

术后 1 周开始，可佩戴腰封或支具，于躯干伸直位下平起，借助起、床或墙壁支撑站立，时间以患者能耐受为宜。训练有：①支撑立位原地踏步；②支撑立位髋外展；③支撑立位交替屈一侧膝，足踩在矮凳上后，伸膝；④躯干支撑靠墙双膝半蹲，躯干沿墙壁上下滑动 10 次；⑤支撑立位下跐脚或翘足 10 次。

（三）立位训练

上述活动 8～9 天后，逐渐过渡到立位训练：①双臂上举过头 10 次；②向前、向后环肩运动 10 次；③双手触肩肘关节画圈运动 10 次；④双上肢交替外展、侧上举过头，各 10 次；⑤一侧上肢上举过头，对侧上肢沿同侧腿侧缘尽量下滑，交替 10 次。

七、骨折并发症的康复

骨折后可能出现一系列的并发症。外伤性骨折多由较大的暴力所致，常伴有较严重的其他组织和器官损伤，还有骨折引起的一些全身情况，这些都可能危及患者的生命，或者影响对患者的治疗结果，这些情况称为骨折的早期并发症。如较长时间的外固定产生的肌萎缩、骨化性肌炎、骨质疏松等，称为骨折的晚期并发症。骨折的晚期并发症有因长期卧床引起的坠积性肺炎、褥疮、尿路感染、下肢深静脉血栓；有导致肢体功能障碍的关节僵硬、缺血性肌萎缩、骨化性肌炎、创伤性关节炎、缺血性骨坏死、急性骨萎缩；还有感染、骨质疏松等。

（一）骨化性肌炎

由于骨折和关节损伤，导致关节围骨膜下出血，之后血肿机化、骨化，从而引起局部疼痛和关节活动障碍。常发生于肘关节，髋关节也不少见。康复措施有以下几点。①在骨与关节损伤即使在恢复期也应严禁剧烈的被动活动和粗暴的按摩。②应用放射治疗：尤其切除骨化块后为预防术后复发更可应用，术后 3～4 天后进行，总量 20Gy（2000rad），分 10 次，放射治疗抑制间叶细胞演变能力，但放射治疗可促使骨骺早闭，因此骨骺未闭者禁用。③药物：吲哚美辛（消炎痛）等非甾体抗炎药可起到消炎镇痛的作用，具有预防、治疗的双重效果。④物理因子治疗：如磁场可使局部血液循环加强，组织通透性改善，有利于渗出物的吸收，具打消肿作用，磁场还能使内细胞活跃、吞噬能力增强而达到消炎作用。⑤中药治疗：根据舒筋活血、散瘀止痛、温经通络、软坚散结的治疗原则，可采用内服、熏洗和外敷等不同方式的中药治疗。

（二）缺血性肌挛缩

多为骨筋膜室综合征处理不当的严重后果，是骨折最严重的并发症之一，它可由骨折和软组织损伤所致，或因骨折处理不当造成，特别是外固定过紧。常致严重残疾。尤其多发生于前臂掌侧肌群，最早症状是剧痛，在早期被动伸直手指时更为明显，桡动脉搏动减弱或消失，手指发绀、发凉、麻木。缺血性肌挛缩形成后，治疗困难，应早期诊断和预防，治疗应首先控制创面感染，促进伤口愈合可采取超短波、紫外线、换药等综合处理。恢复期康复措施有以下几点。

1. 物理治疗

采用超短波、蜡疗、低中频电疗、超声波治疗等，可减少、防止肌萎缩，促进神经恢复，软化瘢痕，松解粘连。

2. 运动疗法

可牵拉伸展挛缩的肌和韧带关节囊,增加胶原纤维弹性,使残存的肌细胞恢复活力和功。可保持关节 ROM,防止肌萎缩。主动,被动运动可促进淋巴、静脉回流,消肿,增强肌力,软化瘢痕、松解粘连。

3. 作业疗法

训练手指的灵活性和协调性。

4. 重度缺血性肌挛缩可采用手术治疗。

(三)骨质疏松症

与骨折有关的骨质疏松症属于继发性骨质疏松症。骨折后,以下三个因素可导致其发生:①长期的石膏外固定造成患肢的失用性萎缩,尤其是骨萎缩(局部的骨质疏松);②骨折后长期卧床,食欲差导致营养不良,易发生骨质疏松;③骨折内固定手术,钢板的应力遮挡可致局部的骨质疏松。应重在预防,治疗则需根据不同病因实施针对性处理。骨折后应尽早地进行功能训练,缩短外固定时间,并尽可能少采用外固定,多用内固定。长期卧床患者除功能训练外,还需给予防治药物。具体康复措施有以下几点。

1. 药物治疗

一般选用抑制骨吸收、促进骨形成的药物。

2. 营养调理

补充钙、镁、锌、铜、锰、维生素 C、维生素 D 和蛋白质等营养,骨质疏松症患者最缺乏的是钙和维生素 D,应多食含钙及蛋白质丰富的食物及蔬菜、水果,如牛奶、豆制品等。

3. 运动疗法

运动具有防和治疗的双重作用,根据骨折部位和固定方式选用不同的运动形式和强度。

4. 物理治疗

根据骨折后固定的方式和内固定材料的不同,可选用超短波、微波、直流电、中频电疗、磁疗、蜡疗等。

(于德清)

第十一节　手外伤的康复

手是人类运动的器官,在日常生活中起着重要的作用,其功能包括运动、感觉、表达等。由于与外界接触频繁,手极易受到损伤,据统计手外伤约占总创伤的 30%～50%,甚至更高。

手外伤的康复是指各种因素导致手部的肌、韧带、骨骼、肌腱等损伤,形成瘢痕、挛缩、粘连、肿胀、关关节僵硬、肌萎缩、感觉丧失或异常等,造成手的功能障碍,应根据其功能障碍特点采用相应的物理治疗、运动疗法、作业疗法以及手夹板、辅助器具等手段,最大程度恢复其功能,改善 ADL 能力。

手外伤包括手部骨折、肌腱损伤、神经损伤及多发伤等。

一、功能障碍

(一)关节僵硬

手外伤后导致的软组织水肿,渗出液不能及时吸收,引起组织粘连,再加上术后制动,缺少主动运动,肢体末端向心回流受限,使关节僵硬,关节活动受限。

(二)感觉障碍

手部的神经末梢极为丰富,切割伤或挤压伤易导致神经损伤,产生各种感觉异常,如感觉过敏、减退、消失等。

(三)运动障碍

神经和肌腱的损伤、水肿、粘连、瘢痕、肌力下降等,均可导致不同程度的手运动功能障碍,表现为手的提物、夹捏、平持、抓握等能力下降,严重影响其日常生活活动,也是手外伤后最常见的功能障碍。

(四)心理障碍

手功能减退或遗留残疾,严里影响患者的作业活动、职业功能及社会活动,进而令患者感到自卑,不能适应社会。

二、康复评定

手的基本动作有提物、夹物、平持、掐捏、握圆柱、拧圆盘等,其功能取决于完好的皮肤、正常的神经支配、有力的骨骼支撑及肌和肌腱功能的完善,故评定应围绕上述内容进行。

(一)皮肤的评定

包括颜色、湿润度,是否有水肿、瘢痕及皮肤病损等。正常手掌皮肤厚,移动性差,表面不规则,潮湿红润;手背皮肤薄,松弛,移动性好。手背是水肿的好发部位,发生水肿,会影响手的屈伸功能。手外伤及术后形成的瘢痕,会随着其挛缩及肥厚使手的功能受限。

(二)手部肌肉功能的评定

1. 手外在肌的评定

(1)拇长屈肌:嘱患者屈曲拇指关节,通过抗阻力运动,评定拇长屈肌的功能。

(2)屈指深肌:控制患者近侧指间关节于伸直位,主动屈曲末节,评定屈指深肌的功能。

(3)屈指浅肌:将中指、环指及小指中的两指控制于伸直位,令另外一根手指屈曲,该指近侧指间关节能屈曲为该肌功能正常。

(4)尺侧腕屈肌、桡侧腕屈肌及掌长肌:令患者屈腕,检查者可触及二根肌腱的张力,如果令患者拇指与小指对指,掌长肌肌腱更加明显。

(5)拇长展肌及拇短伸肌:令患者张开虎口,可触腕背最桡侧肌腱隆起,并进入拇指,或令患者将手平放于桌面上,令其向背侧抬起拇指,可见拇长展肌肌腱绷起。

(6)桡侧腕长伸肌及桡侧腕短伸肌:握拳用力伸腕,可触及肌腱。

(7)伸指总肌、小指固有伸肌及小指固有伸肌:检查伸指总肌功能时,患者伸直手指,可以观察到拿指关节伸直;检查示指固有伸肌及小指固有伸肌时,令患者握拳,伸直示指或小指,可以伸直所属的掌指关节。

(8)尺侧腕伸肌:患者握笔,抗阻力伸腕并尺偏,可触及该肌腱张力。

2. 手内在肌评定

(1)大鱼际肌:包括拇短展肌、拇短屈肌和拇对掌肌。检查者令患者拇指与小指指尖互相碰触,并使指中互相平行;或令患者手背平放于桌面上,拇指竖起,与手掌呈 90°角,触摸大鱼际是否收缩。

(2)拇收肌:令患者拇指和食指近节桡侧用力夹持一张纸条,检查者牵拉纸条的另一端,如果该肌肌力弱,拇指指间关节将屈曲。

(3)骨间肌和蚓状肌:由尺神经支配,其功能是屈曲掌指关节,伸指间关节;骨间肌还能使手指外展和内收:检查者令患者伸直手指,并做分指动作,触摸第一骨间肌是否有收缩,或将手掌平放在桌子上,在保持手指伸直的情况下将中指掌指关节背伸,并做尺偏、桡偏的动作。

(4)小鱼际肌:令患者伸直手指并拢,然后单独将小指外展,触摸小鱼际是否有收缩。

3.肌腱的评定

主要是判断是否存在肌腱粘连、粘连的部位。肌腱粘连后手指的屈伸功能障碍,表现为主动屈伸功能受限、被动屈伸功能正常、被动活动范围不一致,被动活动范围远大于主动活动范围。有肌腱粘连处,当主动屈伸时,瘢痕和粘连皮肤有移动现象,同时也可触及紧张绷起的肌腱,如果肌腱损伤范围大,瘢痕多,或肌腱与深部组织如骨膜或腱鞘粘连,这种现象变得不明显。粘连常发生在损伤部位。

(三)神经功能评定

手部由正中神经、尺神经和桡神经三大神经支配,手外伤兼有上肢骨折累及神经时,导致支配手的神经功能障碍,表现为:

1.尺神经麻痹

肱骨内上髁及尺骨鹰嘴骨折累及尺神经,表现为屈腕、手向桡侧偏斜,各指不能分开或合并,小指不能运动,拇指不能内收,手的精细动作障碍,骨间肌、小鱼际及部分大鱼际肌肉萎缩,掌指关节过伸而远端指间关节屈曲呈"爪形手"、手掌、手背尺侧、小指及环指的尺侧半边感觉功能障碍。

2.桡神经麻痹

肱骨中段骨折、睡眠中或拐杖直接压迫腋窝可损伤桡神经,表现为不能伸肘、伸腕(悬垂腕)、伸指,拇指背侧及第一、第二掌骨间隙背侧皮肤感觉障碍。

3.正中神经麻痹

外伤、脱臼或骨折、腋和腕受压累及正中神经,表现为拇指运动障碍,桡侧三指及环指桡侧的感觉异常,甚至大鱼际肌萎缩,拇指外展及对掌功能受损。

(四)手部血液循环的评定

手部血液由桡动脉和尺动脉供应,可通过 Allen 试验检查尺桡动脉通畅情况。令患者握拳,检查者用双拇指分别按压腕部尺桡动脉,再嘱患者伸开手指到功能位,正常时全手苍白,检查者先松开压迫桡动脉的手指,如被检查者手由白迅速变红,时间小于 5s,说明桡动脉是通畅的,用同样方法也可检测尺动脉是否通畅。

(五)感觉功能评定

1.痛觉及触觉

患者闭目,检查者用大头针轻刺指腹,要求力量均匀,令患者回答"痛"或"不痛",以及疼痛的轻重程度,触觉检查时用棉花或软色刷轻触、轻刷指腹,询问患者的感觉。

2.温度觉

患者闭目,检查者用两个分别盛有 40~45℃热水和 5~10℃的冷水试管分别测试,测试各持续 2~3s,要求患者辨别冷和热的感觉。

3.两点辨别觉

用圆规的两针尖沿指腹一侧纵向测试,两点之间距离从大到小,直到不能分辨为止,正常分辨距离为 2～3mm，两点测试距离超过 1cm 时，表明神经恢复较差。

（六）手整体功能评定

1. 肌力评定

（1）握力：可用握力计评定，握力指数＝手的握力（kg）/体重（kg）×100，正常值应大于 50，测试 2～3 次，取最大值。

（2）捏力：用握力计或捏力计评定，包括分别捏力、同时捏力、侧捏力，分别评定拇指与其他四指的指腹对的力量，其值相当于握力的 30%。

2. 关于活动度的评定

用总活动度（TAM）表示，即掌指关节（MP）、近端指间关节（PIP），远端指间关节（DIP）屈曲度数之和减去伸直受限度数之和，正常值总活动范围＞220°，可较全面反映手指肌腱功能情况。

$$TAM=(MP_1+PIP_1+DIP_1)-(MP_2+PIP_2+DIP_2)$$

评价标准：

优：TAM＞220° 为屈曲活动正常；

良：TAM200°～220° 为健侧功能 75% 以上；

中：TAM180°～200° 为健侧功能 50% 以上；

差：TAM＜80° 为健侧功能 50% 以下；

极差：结果不如术前。

3. 手灵活度的评定

手的灵巧性及协调性有赖于感觉、运动及视觉功能的健全，采用九孔插板进行评定，即将 9 根插棒分别插入木板孔中，再分别拔出来，计算需要的时间，先测定利手再测定非利手。

4. 手的精细功能评定

（1）撕纸试验：检查者在白纸上画一条直线，令患者沿直线将纸撕开。

（2）专用评定工具：可选用 Jebsen 手功能评定系统、Purdue 钉板试验、Crawford 手小件灵活性评定系统，针对被检者的实际情况选择相应的评定工具。

三、康复措施

（一）手部骨折的康复

骨折康复分固定期及骨折愈合期康复两部分，原则为准确的复位、有效的固定及合理的功能训练目标是控制水肿和疼痛，维持未受累关节的活动范围，最大程度地恢复手的功能，其康复方法有以下几种。

1. 抬高肢体

将患手频繁举过头顶，控制水肿。

2. 主动运动

是消除水肿最有效的方法。

（1）进行患侧上肢未被固定关节的各个运动轴上的主动活动，必要时给予助力，10 分/次，每日 3～5 次。

（2）等长收缩练习：必须是骨折复位稳定、软组织基本愈合后，进行固定部位肌肉的等长收缩练习，10 分/次，每日 3～5 次。

(3)关节内骨折一般在固定 2～3 周,进行关节的主动或被动运动。

3. 物理因子治疗

(1)超短波:适用于无金属内固定的患者,局部炎性反应重时采用,无热域,10～15 分/次,1 次/日。

(2)紫外线:亚红斑量或 1 个生物剂量,1 次/日,可以消炎,促进维生素 D 的合成,预防钙质的流失。

(3)超声波:促进水肿的吸收及骨折的愈合。

(4)石蜡疗法:适用于骨折愈合后,软化瘢痕组织,改善局部血液循环,20～30 分/次,1 次/日。

(5)压力疗法:弹力袖套 45min,压力 66mmHg,加压 30s,间歇 30s,促进静脉和淋巴回流,消除肿胀。

(二)指屈肌腱术后的康复

目的是促进肌腱滑动及减少瘢痕粘连形成,其康复方法有以下几种。

1. 物理治疗

同骨折后的康复,主要是消炎、消肿、缓解瘢痕及粘连。

2. 动力支具

术后当天佩戴,使修复肌腱按新的应力排列,保持肌腱滑动减少粘连,是手功能恢复的重要方法。动力支具要求腕关节屈曲 30°～45°,MP 屈曲 45°～60°,指间关节伸直,随肌腱的愈合,逐渐减少腕关节及 MP 的屈曲角度。

3. 关节活动度练习

(1)术后 1 周:患者戴动力支具以被动屈曲、主动伸展练习,5 次/小时,治疗师再为患者进行单关节的被动屈伸练习,但禁止主动屈指间关节及被动伸指间关节练习。

(2)术后 2～3 周:先进行单关节练习,再进行双关节的充分伸展练习,逐步增加指屈肌腱活动范围。

(3)术后 4～5 周:治疗师固定近节手指,使 MP 保持在伸直位,患指片动完成 PIP 及 DIP 的轻微屈指练习,每 2 小时 5 次。

(4)术后 6～8 周:可进行轻度功能活动练习,维持手的抓握功能及灵活性练习。

(5)术后 9～12 周:采用橡皮筋手指练习器,强化抗阻力指屈练习。

4. 注意事项

(1)术后 2 周内,肌腱处于软化状态,抗张力能力低,支具动力不足则患指关节不能充分屈曲,肌腱处于紧张状态,而动力太大不利于患指充分伸展,易发生指间关节挛缩。

(2)患指功能恢复需要患者密切配合及定期调节支具。

(3)骨折内固定部位在训练时要确保有外在的固定力,使其不过度活动影响骨折的愈合。

(于德清)

第十二节　类风湿关节炎的康复

类风湿关节炎(RA)是一种以慢性、侵蚀性、对称性、进行性多关节炎为主要临床表现的慢性结缔组织疾病,是全身性自身免疫性疾病的局部表现。

1987 年美国风湿病协会修订的类风湿关节炎的诊断标准是：①晨起关节僵硬至少 1h（病程≥6 周）；②3 个以上的关节肿胀或积液（病程≥6 周）：③腕、掌指或近端指间关节中，至少有一个关节肿胀（病程≥6 周）；④两侧相同关节同时受累（病程≥6 周）；⑤有皮下结节；⑥手和腕 X 线片显示有骨侵蚀或有明确的骨质疏松；⑦类风湿因子阳性。以上 7 项中有 4 项或 4 项以上即可诊断为类风湿关节炎。

一、功能障碍与临床表现

（一）关节疼痛、肿胀

类风湿关节炎最早的关节障碍表现为关节疼痛，常见双手关节，以近端指间关节及掌指关节明显，其次为腕关节，趾、膝、肘、踝、肩等关节。关节肿胀时可伴有皮温增高。关节的痛与肿胀多为对称性。

（二）晨僵

病损的关节在夜间休息不活动后出现较长时间的僵硬，多达 1h 以上，晨僵是 RA 患者的常见症状。

（三）关节畸形

晚期出现不同程度的关节畸形和功能丧失，受累关节以近端指间关节，掌指关节，腕、肘、肩、膝和足趾关节最多见。腕关节多表现为掌侧半脱位。手指的畸形多为"天鹅颈"畸形，膝、肘多固定在屈位，肩、髋关节受累时于各方向活动均可受限。颞颌关节受累时可表现为张口疼痛或受限，颈椎受累时患者出现颈痛和活动受限，有 I°脱位时可出现脊髓受压症状。

二、康复评定

类风湿关节炎活动期和稳定期的评估包括以下几个方面。

（一）类风湿关节炎活动期的指标

①晨僵持续 1h 以上；②6 个关节以上有压痛或活动时有疼痛；③3 个以上关节有肿胀；④发热 1 周以上，体温高于 37.5°；⑤握力，男＜187.5mmHg（25kPa），女＜142.5mmHg（19kPa）；⑥红细胞沉降率（血沉）＞27mm/h；⑦类风湿因子测定 1：40 以上（免疫乳胶法）。以上指标中，前 5 项中有 3 项及后 2 项中 1 项为阳性可确定为活动期。

（二）关节活动度的评估

由于关节炎症、肿胀、疼痛、积液、粘连，关节周围组织挛缩、肌痉挛，关节畸形和强直等原因影响关节活动度。当关节活动度减少到一定程度，日常生活活动就会受到影响。对关节活动度的评估可以了解患者功能障碍程度、病变关节是否达到功能性运动的最低要求。关节活动度受限，应进行主动 ROM 评估和被动 ROM 评估。

（三）肌力评定

肌力反映受累关节周围肌肉的状态。RA 患者的肌力评定一般采用徒手肌力测定法，对手的肌力测定一般采用握力计法，由于一般握力计难以准确显示手指畸形的肌力，常采用血压计预先充气测定，其方法是将水银血压计的袖带卷皱充气，使水银汞柱保持在 30mmHg（4kPa）处，让患者用力握充气之袖带，握测 2～3 次，取其平均值。在关节有明显疼痛、肿胀或关节活动度明显受限、关节明显畸形时不进行肌力测定。

（四）疼痛评定

关节疼痛的评定可以采用 VAS 评分法(视觉模拟评定法)来了解疼痛的程度,0 分为无痛,10 分为最大程度的疼痛,患者自行评分。可用 McGill 疼痛问卷调查了解疼痛的性质。疼痛评定时注意治疗前后的对比。

(五)关节功能障碍的分类

关节肿痛和结构破坏都引起关节的活动障碍,美国风湿病协会将因本病而影响生活的程度分为四级:

1 级:能照常进行日常生活和各项工作。

2 级:可进行一般的日常生活和某种职业工作,但参与其他项目活动受限。

3 级:可进行一般的日常生活,但参与某种职业工作或其他项目活动受限。

4 级:日常生活的自理和参与工作的能力均受限。

(六)步态评定

下肢关节受累的患者会出现异常步态,包括疼痛步态、肌无力步态、关节挛缩步态等。①疼痛步态:主要表现为患肢的支撑肢缩短,健肢摆动速度加快,步长缩小。②肌无力步态:如股四头肌无力时,患肢在支撑肢不能充分伸膝,需以手扶膝帮助,同时身体前倾。③关节活动受限步态:髋关节活动受限步态表现为步幅减小,步态拘谨。④关节挛缩步态:如踝关节挛缩,患肢出现马蹄足,行走时患肢在摆动相过度屈髋、屈膝以替代屈踝不能或出现类似偏瘫患者的划圈步态;膝关节挛缩多为屈曲挛缩,患者步态表现为短肢步态。

(七)ADL 评估

主要进行更衣、进食、洗澡、梳洗和如厕等的评估。

(八)生存质量评定

对 RA 患者生存质量的评定包括了生理、心理、社会生活 3 个方面,采用问卷形式进行。包括生存质量问卷、健康评价量表等。

三、康复措施

RA 前尚无特效疗法,治疗的目的在于控制炎症,消除关节肿胀,减轻症状,延缓病情发展,保持关节功能和防止畸形。积极治疗慢性感染,及时清除感染病灶。

(一)活动期

治疗目的是减轻疾病症状和改善患者的全身健康状况。急性期康复治疗主要是休息、药物治疗、夹板固定和受累关节的适当运动。

1.卧床休息

活动期的患者需卧床休息,卧床休息只适用于急性期、发热、内脏受累的患者。注意保持良好体位,避免畸形发生。急性炎症期,关节应保持于功能位,在关节有一定活动度时,应力争将关节活动度保持在满足最低功能的范围内。

2.药物治疗

治疗类风湿关节炎的药物大致有两大类:非特异性的对症治疗药,改变病情的药物或慢作用药。

3.运动疗法

鼓励患者在微痛下进行主动运动或助动运动练习,如运动后疼痛和痉挛时间超过 1h,意味着运动过度,在下次治疗时必须减少运动强度,疼痛严重者则暂不进行运动疗法。

4.物理因子治疗

冷疗可以镇痛,缓解肌肉痉挛,降低肌张力,减少炎性渗出,抑制滑膜中的胶原酶活性等;红斑量紫外线照射能提高防御能力,防止局部炎症扩散;超短波疗法(板状电极对置法),无热量,时间 15mm,每日一次,20 次为一疗程;He-Ne 激光多部位照射,每部位 8~10min。

5.康复工程

目的在减少炎症,使肢体处于最佳功能位。

(二)稳定期

稳定期治疗重点采用物理因子治疗来缓解肌痉挛和疼痛,改善局部症状,要改善关节功能,尽可能增加关节 ROM,增加肌力、耐力,注意饮食营养,摄入足量的蛋白质和维生素以配合功能训练进而改善全身状态。

1.物理治疗

温热疗法可镇痛,消除肌痉挛,增加组织伸展性,常采用蜡疗、温热疗法。超短波疗法深部透热,可促进血液循环。人关节采用移动法,1.5~2.5W/cm,15 分/次,每日 1 次。小关节采用水下法,用密闭超声头,侵入除气后的水中,距离 1~2cm,1.5~2W/cm,每日 1 次,每次 10min,治疗后进行功能训练,还可采用水疗法、低频脉冲电疗法、中频脉冲电疗法等。

2.运动疗法

①增加关节活动度训练、牵张训练、等张肌力训练、有氧训练和娱乐性运动等。在患者练习前,可先进行热疗,以使肌肉等软组织松弛和增加患部的血液供应。训练中控制运动适量是非常重要的,如果过度训练会产生疼痛、疲劳,使运动失去控制而产生关节损伤。②训练中注意保护关节,避免同一姿势长时间负重,保持舒适的体位,活动的强度不应加重或产生疼痛,适当使用辅助具。

3.作业治疗

主要是进行维持日常生活活动的训练。包括进食、梳洗、更衣、写字、家务劳动等的训练。对日常生活活动困难的患者,可使用自助器改善。下肢作业应包括站立、行走、蹲下、上下台阶等。

4.康复工程

对已出现关节畸形者,采用矫形器维持功能位。上肢矫形器包括制动夹板、功能性腕夹板、功能性指柱式夹板、小环形夹板等。

5.健康教育

有关疾病的基本知识、疾病的诱发因素、疾病可能对生活方式或工作的影响、预防功能障碍的措施,并进行日常生活方式指导,鼓励患者主动参与治疗。

6.其他治疗

心理疗法、中医中药及针灸推拿、手术治疗。

四、预后

经积极、正确的治疗,80%以上的类风湿关节炎患者能达到病情缓解,只有少数最终致残。该病死亡率较低,主要原因为感染、血管炎、肺间质纤维化。康复的早期介入,可以缓解急性期的症状,延缓关节畸形的发生,改善功能。

(于德清)

第十三节 心脏病的康复

心脏病是我国疾病谱中死亡和致残的重要原因之一。心脏康复是指通过患者自身的活动提高心脏的功能和运用各种康复治疗手段,缓解或减轻体力活动时引起的症状,减少虚弱感,预防和减轻功能性残疾,使之尽可能在身体上、心理上和社会上都达到与其功能能力相适应的最佳状态,恢复和保持其在社会生活中的满意角色。

在临床康复中,最常见的是冠状动脉粥样硬化性心脏病的康复问题。在发达国家,冠心病的康复是心脏康复中开展最早、应用最广的,也是康复医学中研究最多的心脏疾患。心脏残疾的二级预防和康复已经成为 WHO 为控制心血管疾病所制定策略的一部分。心脏的康复训练、心脏康复的教育咨询和健康行为的建立是心脏康复的主要内容。目前,冠心病已是我国最常见、危害最大的心脏病,因此心脏康复医疗具有十分积极的意义。基础和临床研究都已证实:心脏康复虽然不是"治愈"心脏病,却可以明显改善患者的功能;急性心肌梗死(AMI)后适当地运动,不但安全,而且可降低死亡率和心脏事件的复发率,会使患者的活动和社会参与能力有很大的改进,生活质量大大提高。而冠心病中 AMI 的康复是最难解决的问题,这里重点进行介绍。

一、急性心肌梗死的康复

(一)主要功能障碍

心前区疼痛、呼吸困难、疲乏虚弱、脑部缺血等左右心功能不全的征象是 AMI 的主要功能障碍。据此进行心脏功能的分级和治疗的分级。冠状动脉造影、放射性核素显像和超声心动图是确定诊断的依据之一,AMI 是急性发作性疾病,死亡率高,患者多有心功能障碍,稍一活动症状就会加重,许多患者长期卧床或难以活动,生活需要他人照顾,出现心理焦虑和抑郁,更难以恢复工作和参与社会,其生活质量一般很低。

(二)心肌梗死的康复医疗

AMI 的康复医疗原则是:①选择恰当的适应证:病情稳定(包括原发病和合并症、并发症),患者有一定体力接受康复性训练。②康复性训练宜早开始:一般病情稳定 24h～48h 即可开始。③按照一定的程序或计划进行:借鉴前人成功的经验。④强调个体化:根据每个人的个体情况修订计划。⑤进行全面的康复:不仅考虑住院期间,而且考虑到社区、家庭以后,患者的社会参与。

康复计划分三期进行:第一个阶段是住院期(第Ⅰ期),指心肌梗死后入院到出院的期间,包括早期活动。第二个阶段是恢复阶段(第Ⅱ期),早期治疗结束后就开始,主要以患者强化教育以及有氧训练为主,辅助以抗阻训练等,以期达到运动训练所需要的结果及二级预防知识的落实。第三个阶段是最后阶段(第Ⅲ期),是通过维持常规的训练计划,来巩固和保持第二阶段的有氧训练的获益。

在康复训练程序全过程中,应该对危险因素的控制进行不断的教育和强调。

1. 第 1 期(住院期)心脏康复

为住院期的心肌梗死患者提供康复和预防服务。康复目的:①早期开始身体活动,以保持现有的功能水平,防止"废用"出现,解除焦虑和抑郁,以安全过渡到 ADL 自理,避免卧床带来的不利影响(如运动耐量减退、低血容量、血栓栓塞性并发症);②评估心脏和身体对活动和运动的反应;③对患者和家属进行宣教并接受咨询,为出院后的康复打好基础。

主要内容包括:

(1)患者早期评估:确定疾病的诊断,了解其目前的症状及药物治疗情况;明确冠心病的危险因素,以便制订干预计划,确定心脏事件复发的危险和合并症。

(2)患者教育:为患者分析发病诱因,从而避免再次发病。让患者了解冠心病相关知识,避免不必要的紧张、焦虑情绪,控制冠心病危险因素,对患者家属也进行教育。本期宣传教育重点还有生存急救教育和戒烟,可以通过发给患者及家属宣传册、录像和类似的材料辅助其学习。

(3)运动康复及日常生活指导:目的是帮助患者恢复体力及日常生活能力,出院时达到生活基本自理。早期运动康复计划因人而异,病情重、预后差的患者运动康复的进展宜缓慢,反之,可适度加快进程。一般来说,患者一旦脱离急性危险期,病情处于稳定状态,即可开始运动康复。

以下情况可以定为稳定状态:①过去8h内没有新发或再发胸痛;②心肌损伤标志物水平即肌酸激酶同工酶(CKMB)和肌钙蛋白没有进一步升高;③无明显心力衰竭失代偿征兆(静息时呼吸困难伴湿啰音);④过去8h内没有新发严重心律失常或心电图改变。

通常康复干预于入院24h内开始,如果病情不稳定,应延迟至稳定后进行。运动康复应循序渐进,从卧床休息开始,逐步过渡到坐位、床旁站立、床旁行走、病室内步行以及上1层楼梯或固定踏车训练。

这个时期的患者运动康复和恢复日常活动的指导必须在心电、血压监护下进行,运动量宜控制在静息心率增加20次左右,同时患者感觉不大费力(自觉疲劳程度分级为中等,十五级评分<12分)。

由于现在住院时间明显缩短,国际指南将活动进展计划规定为4天完成。结合我国国情定位4步,可以每1~2天完成一步,如出现不良反应则要终止当前所进行的项目。不良反应为:舒张压≥110mmHg,收缩压下降>10mmHg,明显的室性、房性心律失常,二度或三度房室传导阻滞,不能耐受的症状和体征(包括心绞痛、明显气短、心电图上缺血表现)。

(4)出院计划:给予出院后的日常生活及运动康复的指导,告诉患者出院后应该做什么和不应该做什么;评估出院前功能状态,如病情允许,建议出院前行心电图负荷试验或6min步行试验,客观评估患者的运动能力,为指导日常生活或进一步运动康复计划提供客观依据;并告知患者复诊时间,重点推荐患者参加院外早期心脏康复计划(第Ⅱ期康复)。

出院回家后的患者于回医院进行正规第Ⅱ期康复前的过渡阶段可以按出院前康复小组的建议进行低强度的运动和活动,如步行和柔软性运动,尽快恢复体力和状态,开始健康的生活方式,注意危险因素的控制。在家恢复2~6周后,准备回医院进行第Ⅱ期康复治疗。

2.第Ⅱ期(院外早期或门诊)康复

一般在出院后1~6个月内进行。AMI后常规2~6周内进行。与第Ⅰ期康复不同,除了患者评估、教育、日常活动指导、心理支持外,这期康复计划增加了每周3~4次中等强度运动,即有氧运动、抗阻运动、柔韧性训练等。每次30~90min,共持续3个月左右,推荐运动康复次数为36次,不低于25次。因目前我国AMI患者住院时间控制在平均7人左右,因此第Ⅰ期康复时间有限,第Ⅱ期康复为康复的核心阶段,既是第Ⅰ期康复的延续,也是第Ⅲ期康复的基础。

(1)患者评估和危险分层：综合患者既往史,本次发病情况,冠心病的危险因素,平常的生活方式和运动习惯以及常规辅助检查,如心肌损伤标志物、超声心动图(判断有无心脏扩大、左室射血分数)、心脏负荷试验或心肺运动试验以及心理评估等对患者进行评定及危险分层。

(2)纠正不良的生活方式：对患者和家属进行健康教育,包括饮食和营养指导,改变不良习惯(戒烟、限酒),及如何控制体重等。

(3)常规运动康复程序：根据患者的评估及危险分层,给予有指导性的运动方案。其中运动处方的制订是关键。尤其是每个心肌梗死患者的运动康复方案都必须根据其实际情况量身定制,即个体化原则,对所有人都适用的运动方案是不存在的,且运动处方在应用过程中还需调整。每节运动康复课都包括如下三步：

第一步准备活动(热身运动)：多采用低水平有氧运动和伸展运动等,持续5～10min,目的是放松和伸展肌肉、提高ROM和心血管的适应性,预防运动诱发的心脏不良事件及损伤。

第二步运动训练阶段：包含有氧运动、抗阻运动、柔韧性训练三项训练,总时间30～90min。其中,有氧运动是基础和主要运动,抗阻运动和柔韧性训练是补充,总时间可以从20～30min开始,逐渐增加到90min。

第三步放松运动：有利于运动系统的血液缓慢回到心脏,避免心脏负荷突然增加诱发心脏事件的发生,是运动训练必不可少的一部分。放松方式可以是慢节奏有氧运动的延续或是柔韧性训练,根据患者的病情可持续5～10min,病情越重放松运动的持续时间应越长。

(4)运动训练方法

1)有氧运动：常用的有氧训练方式有行走、慢跑、骑自行车、游泳、爬楼梯,及在器械上完成行走、踏车、划船等,每次运动时间为20～40min。建议初始从20min开始,根据患者的运动能力逐步增加运动时间运动频率3～5次/周；运动强度为最大运动强度的50%～80%(体能差的患者设为50%,随着体能改善再逐步增加,体能好的患者应设为80%)。常用的确定有氧运动强度的方法有：靶心率法、无氧阈法、自觉疲劳程度分级法(RPE)。其中,前两种方法需要心电图负荷试验或心肺运动负荷试验获得相关参数。推荐上述方法联合应用,尤其是应结合RPE法。简述如①靶心率法：以运动时达到目标心率来控制强度,不受药物(β受体阻滞剂等)的影响,在临床上最常用。目标心率＝(最大心率－静息心率)×运动强度%＋静息心率。最大心率可通过年龄计算或者运动试验获得。例如,患者最大心率160次/分,静息心率70次/分,选择的运动强度为60%,目标心率＝(160－70)×60%＋70＝124次/分。②无氧阈法：无氧阈水平的运动是冠心病患者最佳的运动强度,此参数需通过运动心肺试验或血乳酸阈值来获得,需要一定设备和熟练的技术人员。运动时不得超过无氧阈运动量。③自觉疲劳程度分级法(RPE)：多采用其十五级评分表(6～20分),通常建议患者在12～16分范围内运动。

2)抗阻运动：近年来对心脏病抗阻运动训练的研究增多,也肯定了其对心血管病患者的益处,但是要注意选择开始训练时间和量的调整,规避风险,获得益处,与有氧运动比较,抗阻运动引起的心率反应性较低,主要增加心脏的压力负荷,从而增加心内膜下血流灌注,获得较好的心肌氧供需平衡。其他益处：增加骨骼肌的质量,提高基础代谢率；增强肌力和耐力,改善运动耐力,帮助患者重返日常生活和工作；其他慢性病包括腰痛、骨质疏松、肥胖、糖尿病等也能从抗阻运动中获益。证据表明：抗阻运动对于血压已得控制的高血压患者是安全的,对心力衰竭患者亦主张进行。

冠心病的抗阻运动形式多为循环抗阻力量训练，即一系列中等负荷、持续、缓慢、大肌群、多次重复的抗阻力量训练，常用的方法包括利用自身体重（如俯卧撑）、哑铃或杠铃、运动器械及弹力带。每次训练 8～10 组肌群，躯体上部和下部肌群可交替训练，每周 2～3 次，初始推荐强度为：上肢为一次最大负荷（one repetition maximum，1－RM）的 30%～40%，下肢为 1－RM 的 50%～60%；RPE 十五级评分为 11～13 分。1－RM 即在保持正确的方法且没有疲劳感的情况下，一个人仅一次重复能举起的最大重量。应注意训练前必须有 5～10min 的有氧运动热身，最大运动强度不超过 50%～80%，切记运动过程中用力时呼气，放松时吸气，不要憋气，避免深吸气后屏气，再力做呼气动作。

抗阻运动的时期选择：心肌梗死后至少 5 周，且应在连续 4 周有监护的有氧训练之后进行；注意 CABG 后 3 个月内不应进行中到高强度的上肢力量训练，以免影响胸骨的稳定性和胸骨伤口的愈合。

3）柔韧性训练：骨骼肌的最佳功能需要患者的关节活动维持在应有的范围内。保持躯干上部和下部、颈部和臀部的灵活性和柔韧性尤其重要，如果这些区域缺乏柔韧性，会增加慢性颈肩腰背痛的危险。老年人普遍柔韧性差，使 ADL 能力降低。因此，该训练对老年人也很重要。训练原则应以缓慢、可控制的方式进行，并逐渐加大活动范围。

训练方法：每一个部位拉伸时间 6～15s，逐渐增加到 30s，如果可以耐受可增加到 90s，期间正常呼吸，强度为有牵拉感觉同时不感觉疼痛，每个动作重复 3～5 次，总时间 10min 左右，每周 2～3 次。

4）太极拳、八段锦等中医传统康复方法也有利于心肌梗死患者的康复。

（5）注意事项：安全的运动康复除制订正确的运动处方和医务人员指导外，还需要医学监护，如运动中的心电图及血压监护。一般而言，低危患者进行运动康复时无需监护，中危患者可以间断监护，高危患者必须在医院于严格连续监护下进行运动训练。对于部分低、中危患者，可以酌情使用心率表监护心率。同时应密切观察患者运动中的表现，在患者出现不适反应时能正确判断并及时处理，并教会患者识别可能的危险信号。运动中有如下症状时应马上停止运动，如胸痛，有放射至臂部、耳部、颌部、背部的疼痛，头昏目眩，过度劳累，气短，出汗过多，恶心、呕吐，脉搏不规则。如果停止运动，上述症状依然存在，特别是停止运动后 5～6min 后，心率仍然增加，应进一步观察和处理。如果感觉到有任何关节或肌肉的不寻常疼痛，可能存在骨骼及肌肉的损伤，也应立即停止运动。

有些伴随疾病未控制好时不宜进行运动训练，如Ⅰ型糖尿病、病态肥胖、严重肺疾病、神经和骨关节功能障碍。此外有以下情况时不能进行运动训练：①不稳定型心绞痛；②未控制的心律失常；③心力衰竭失代偿；④重度或有症状的主动脉瓣狭窄；⑤梗阻性肥厚型心肌病；⑥重度肺动脉高压；⑦其他可能由于运动而加重的情况：如安静时收缩压≥200mmHg 或者舒张压≥110mmHg；已知或者可疑的心肌炎、心包炎、主动脉夹层、血栓性静脉炎、近期体循环或肺栓塞。

3. 第Ⅲ期（院外长期）康复

也称社区或家庭康复期。为心血管事件 1 年后的院外患者提供预防和康复服务，为第Ⅱ期康复的延续。这个时期，部分患者已经恢复到可以重新工作和恢复日常活动的状态。为了减少心脏病发作或其他心血管疾病的风险，强化生活方式的改变，进一步的运动康复是很有必要的。

此期的关键是维持已形成的健康生活方式和运动习惯。另外运动的指导应注意因人而异，低危患者的运动康复无需医学监护，但中危甚至高危患者的运动康复中仍需要医学监护。因此对患者的评估十分重要，纠正危险因素和心理社会支持仍需要继续。

二、冠心病介入治疗和冠状动脉旁路移植术后的康复

冠心病的介入治疗常用的是经皮腔内冠状动脉成形术（PTCA），包括冠状动脉内支架置入术。PTCA 和冠状动脉旁路移植术（CABG）是冠心病治疗的重要手段。其后也应该进行康复。方法可参考 AMI 康复方案。无并发症的冠心病患者在完成了介入治疗或 CABG、回家以后，可以直接进入第Ⅱ期和第Ⅲ期康复。

三、慢性冠心病的康复

大量研究已经证实：恰当的身体活动可以减低慢性冠心病患者的死亡率和猝死率，明显改善症状，减少疲劳感，减少心绞痛的发作，改善情绪和睡眠，提高体力活动容量，使患者的生活质量明显提高。加上危险因素控制和生活方式的改善，常会使其受益很大。

康复方法可参考 AMI 康复方案。要强调个体化、循序渐进、坚持系统性和长期性，并特别注意培养兴趣，使患者能长期遵从医生的运动处方坚持下去，这是取得良好效果的关键。

（于德清）

第十四节　慢性疼痛的康复

一、概述

疼痛（pain）是医学的难题。有关疼痛的研究是现代科学的前沿之一。近年来，严重的慢性疼痛对患者生活质量的影响引起人们的注意。慢性疼痛已被列为康复医学的主要病种之一。在发达国家及部分发展中国家广泛建立了疼痛门诊，缓解疼痛卓有成效，提高了复工率，减轻了社会负担。

我国近年来也出现了以现代康复治疗技术来调整感觉输入，纠正肌、骨骼、关节生物力学关系的失衡，调节心理，配合药物、介入性疗法等与国际接轨的综合疗法来治疗慢性疼痛的趋势。

（一）定义

1994 年，国际疼痛学会（IASP）将疼痛定义为一种与组织损伤或潜在的损伤相关的不愉快的主观感觉和情感体验。

疼痛是一种复合感觉，涉及机体的感觉识别、情绪感受、认知评价、运动与自主性反应等方面，常伴有生理、心理和行为学的改变。疼痛作为一种主观感觉，更容易受情绪环境和过去经验的影响，属于知觉范畴，发生在脑的高级中枢，尤其是大脑，个体差异大。

（二）疼痛相关概念

1.痛阈

是受试者首次报告引起痛觉的最小刺激量，是体现疼痛感觉成分的指标。它相对稳定，

有可重复性。

2.痛耐受阈

或称耐痛阈,是受试者由于疼痛将刺激除掉或要求停止刺激时的最小刺激量,是忍耐疼痛的最大限度,是体现疼痛情绪成分的指标。它具有很大的变异性,与性格和环境密切相关。

3.痛过敏

对伤害性刺激产生的过强疼痛反应。分为原发性痛过敏和继发性痛过敏。

4.痛超敏

指对非伤害性刺激产生的痛觉。

5.诱发痛

由可见的刺激诱发的疼痛,包括了痛过敏和痛超敏。

6.自发痛

指在没有可见的刺激条件下产生的疼痛。

7.神经源性疼痛

由中枢或外周神经系统的伤病引起的疼痛综合征,通常包括自发痛和诱发痛。

8.中枢性疼痛(CP)

指由于中枢神经系统伤病造成的自发痛和对于外加刺激的过度疼痛反应,包括一种不愉快的触物感痛。

(三)疼痛分类

主要分为伤害性痛和病理性痛两大类。前者是由伤害性刺激直接兴奋伤害性感受器所引起,是机体的一种保护性机制(生理性痛),警告机体及时避免伤害、寻找病因、减轻病痛,损伤轻微者只有瞬时的感觉,如损伤重,其修复后痛觉自行消失,持续时间短,只是一个症状,称"急性疼痛(acute pain)"。后者由病因的不同分为炎症性痛、神经病理性痛和功能性痛三类,是一种疾病—病理性的慢性疼痛综合征,称为"慢性疼痛"。它影响患者的日常生活,病灶修复后疼痛依然存在,可长达数月、数年甚至终身,使患者受尽折磨、致残,甚至痛不欲生,是对患者、家属的严重威胁,对医务人员的巨大挑战。

慢性疼痛的主要类别有:慢性腰腿痛、下背痛、颈肩痛;肌筋膜痛;纤维肌痛;神经痛(如三叉神经痛、带状疱疹后痛、周围神经损伤后痛等偏头痛;灼痛;患肢痛;丘脑痛、脊髓损伤(SCI)后中枢性疼痛;晚期癌性疼痛等。

二、功能障碍

1.运动功能障碍:长期的弥漫性剧痛造成患者形成特定的减痛姿势、关节 ROM 受限、肌力下降、不能做某些动作,甚至被迫卧床/活动范围受限和致残。

2.ADL 能力下降:如穿衣、盥洗、如厕、入浴等动作受限。

3.继发的功能障碍:由误用支具、围领、步行器造成。

4.误用、滥用、过量用药和药物成瘾。

5.心理障碍焦虑、抑郁,甚至自杀,出现对医院和家庭的过度依赖。

6.残疾程度大大超出现实存在的病理情况。

三、康复措施

(一)康复治疗目标

1. 减少痛行为；

2. 提高活动水平和日常生活的独立性；

3. 避免/减少不必要的镇痛药；

4. 提高患者及其家庭的心理适应水平；

5. 使患者重新适应其所爱好的职业和业余活动，以重返社会。

（二）康复治疗原则

慢性疼痛的病因复杂，症状各异，患者对慢性疼痛的耐受程度和对治疗的反应个体差异大。其康复治疗需要个体化，很难界定统一的治疗标准。

目前，慢性疼痛的康复治疗原则有以下四条：

1. 诊治兼重、先诊后治

多年的临床实践已证明，保证疼痛的治疗效果关键是正确的诊断和准确的治疗。

2. 合理用药，以有效、安全为主

合理用药即"用药正确、保证疗效、剂量恰当、治疗期限合理，而且用药后产生的危害性极小"（WHO）。

3. 先简后繁，先无创后有创，对于组织先可逆性治疗后毁损

慢性疼痛的康复治疗方法很多，在保证安全和疗效相同的前提下，应首选简单、易行、无创或创伤小、患者容易接受的疗法，必要时根据需要再选用注射、神经阻滞乃至手术等有创、较复杂的治疗方法。

4. 相辅相成，综合治疗

慢性、顽固性疼痛常并存几种疾病及合并心理障碍，非一个专业医师、一种治疗方法能完成治疗的病症，经常需要几种治疗措施并用，以提高或巩固疗效。

（三）慢性疼痛的管理

由于慢性疼痛的机制学说尚不完善，其复杂性、多样性等特点，其治疗仍是医学上的一个难题，如何有效地医治慢性顽固性疼痛是人类梦寐以求的追寻。

目前，国内外提倡进行规范化的"疼痛治疗中心"的慢性疼痛的管理模式，重视多学科干预和团队的协作，注重对患者的健康宣教，提高主动控制疼痛的意识，增强其对疼痛的内控能力，对患者实施全方位规范化疼痛管理，成为现代疼痛医学发展的新趋势，南方医科大学附属珠江医院康复科创新性地提出，建立以信息化为基础的慢性疼痛的康复管理模式，充分利用信息化平台，实施工作数量和质量的动态监测和评估，引导卫生服务工作模式和运行机制的转变，实现预防－干预－康复的全程"无缝隙"关怀的良性循环。

（四）慢性疼痛的治疗

1. 药理学控制

药物治疗是疼痛治疗的重要组成部分，大多数慢性疼痛，通过药物治疗能得到一定程度的缓解。根据不同需要，可通过多种途径（如口服、经皮、经直肠、肌内注射、静脉、椎管内、黏膜及局部）给药。

疼痛的治疗倡导多模式镇痛，即以不同镇痛机制的药物相加和协同达到充分镇痛，并且可因药物剂量的减低而使副作用减少。应该不同时使用两种阿片类药物，也不同时使用两种非甾体抗炎药。

在用药原则上采取三阶梯用药，即先用非阿片类，再用弱阿片类药，最后用强阿片类药。

用阿片类药应开始即用够剂量,以减轻痛苦、防止耐受。

常用的镇痛药物有:

(1)阿片类药物:主要用于中到重度的疼痛治疗,对慢性持续性痛可明显镇痛。全身给药是最常用的方法,所有阿片类激动剂均可用等止痛剂量换算其作用强度。等止痛剂量产生相同的止痛作用,又由于个体间药动学和药效学可能有显著差异,对具体患者应滴定剂量。对阿片类药物,年龄对于药物剂镇的影响比体重更加明显。阿片类药物主要用于治疗急性疼痛和癌性疼痛。

(2)非甾体抗炎药:相对于糖皮质激素类甾体抗炎药(steroidal anti inflammatory drugs,SAIDs)而言,非甾体抗炎药(non一steroidal anti inflammatory drugs,NSAIDs)是一类具有退热和减轻外周慢性钝痛作用的药物,如阿司匹林、布洛芬等,对皮肤、肌、关节/骨骼疼痛疗效较好,是目前临床上应用最多的药物之一。

(3)局部麻醉药:局部麻醉药有悠久的历史,主要通过局部作用,阻断伤害性刺激的传入。局部麻醉药与神经纤维膜上的钠通道直接和(或)间接相互作用阻滞钠通道,可减弱神经元动作电位的形成和扩布。

(4)抗焦虑药物:慢性疼痛常伴有焦虑、烦躁、抑郁、失眠、食欲不振等症状,需联合使用辅助药物,如环类抗抑郁药、苯二氮䓬类抗焦虑药和镇静催眠药等可用于慢性神经病理性疼痛的患者,提升其痛觉阈值,提高睡眠质量。

(5)糖皮质激素:可减轻神经病变炎性反应,常用于慢性炎症性疼痛的治疗。局部用药多结合局部麻醉药注射,减轻局部神经病变,也可全身用药。长期应用可能出现医源性库欣综合征表现。消化道溃疡、糖尿病等患者慎用,作有感染的患者禁用。

2.电刺激镇痛方法

(1)经皮神经电刺激(TENS):以特定的低频脉冲电作用于皮肤,是治疗慢性疼痛的有效方法。刺激电极放于疼痛局部/邻近部位,或神经干/丛的投影区上,刺激参数为波宽$100\sim500\mu s$,频率$2\sim160Hz$,波形常用同向或双向不对称方波,多用连续脉冲。其镇痛作用发生快,后作用持续时间较短,有舒适感,使疼痛区域获得有效镇痛,但不引起局部肌肉明显收缩。

(2)干扰电疗法:治疗慢性疼痛一般频率小于$10Hz$,急性亚急性疼痛一般频率大于$100Hz$。可应用于坐骨神经痛、关节炎、肩周炎、扭挫伤、肌筋膜炎、骨折延迟愈合等。

(3)等幅中频电疗法:可用于血肿机化、关节纤维性强直、肩周炎、狭窄性腱鞘炎、神经痛等。

(4)调制中频电疗法:可应用于颈椎病、腰肌劳损、肩周炎、关节炎、腰背肌筋膜炎及神经痛等疼痛性疾病。

(5)其他电刺激:①脊髓电刺激疗法(SCS)是将脊髓刺激器的电极置于脊柱椎管内硬膜外腔后部,通过电流刺激脊髓后柱的传导束和后角感觉神经元,从而治疗疼痛的方法,主要治疗灼痛。②深部脑刺激(deep brain stimulation,DBS),将电极植入中枢神经系统的深部核团,连续不断地传送刺激脉冲到深部脑区,以缓解疼痛。临床实践证实,DBS能够有效缓解多种顽固性疼痛,但是,对安全性的怀疑影响了其在临床治疗中的应用。③间动电、超短波、微波及药物离子导入等方法。

3.疼痛的微创治疗

"微创治疗"采用穿刺方法实施,创伤微小。穿刺到达病变部位后,退出针芯,送入不同器具或注入不同药物,即可实施不同的微创技术。其特点是创伤小,疗效确切,术后恢复快,患者痛苦少,是医学进步的一个标志。微创技术在慢性疼痛治疗中的应用,明显提高了疼痛治疗效果。

(1)局部神经阻滞:采取喷雾、神经干/神经节注射、硬膜外注射局部麻醉药,及埋藏导管连续给予短效局部麻醉药的方法,后者可镇痛几天至几十天,发现并发症须立即终止。

(2)射频热凝靶点消融术:是利用电极之间的电压差,产生频率在100MHZ以下的高频电流,使组织中离子往返运动而产热,热量作用于邻近的神经节、神经根、神经干及筋膜和肌肉等组织,使蛋白质凝间变性,阻断痛觉传导的一种微创技术。20世纪60年代,Letcher证实,射频可以优先破坏无髓鞘的C纤维和有髓鞘的A8纤维,而不破坏本体感觉纤维和运动纤维。1977年,Vematsu证实经射频电热凝固术后,神经干、神经节及神经根的所有纤维均无区别地受到了破坏,对这一观点提出挑战。射频热凝疗法具有温度可控、时间可控、阻抗显示、神经辨别等诸多优点,使其不仅避免了高温对神经的热损伤,而且不影响神经信号的传导,具有更安全的优点,为疼痛治疗开辟了广阔的应用前景。

(3)臭氧疗法(ozone therapy,OT):臭氧(O_3)是一种淡蓝色有浓烈特殊臭味的气体,极不稳定,在空气和人体组织中易分解为氧,常温下半衰期约为20min。氧原子非常活跃,因而臭氧具有很强的氧化能力,该作用在瞬间完成,没有永久性残留。臭氧治疗疼痛的机制,主要体现在三方面:①氧化作用:臭氧注入椎间盘后能迅速氧化髓核内的蛋白多糖,髓核细胞膜和细胞内结构被破坏,造成细胞变性坏死、细胞合成和分泌蛋白多糖的功能下降或丧失,使髓核渗透压降低,从而导致水分丢失,髓核体积缩小。臭氧治疗椎间盘突出症的方法称为臭氧溶核术。②抗炎作用:臭氧可刺激氧化酶过度表达,中和炎症反应中过量产生的反应性氧化产物,拮抗炎症反应中的免疫因子释放,扩张血管,改善回流,减轻神经根周围的水肿。③镇痛作用:臭氧注射后可直接作用于神经末梢,刺激抑制性中间神经元释放脑啡肽等物质,而达到镇痛作用,这是臭氧治疗软组织疼痛的依据。

4.针刺、按摩

针刺的镇痛效果已被公认,目前美国、澳大利亚、瑞典等发达国家建立了多处针灸诊所,疼痛是患者主要就诊原因之一。按摩使用不同强度手法的按压,兴奋或抑制感觉传入,可结合冰袋/冰块按摩以及超强刺激组织的冷疗/冰疗,进行急性痛的治疗,疗效良好。

5.运动疗法和手法治疗

一些骨骼肌的慢性疼痛主要是由于反复进行某一动作造成局部慢性劳损或长期维持某一不良姿势使骨骼肌的生物力学关系失衡所致。PT中的运动疗法主要是采用主动运动(如McKenzle颈椎自我复位法)、医疗体操(如Williams前屈肌训练),以及手法纠正这种紊乱关系以止痛。对颈、肩、腰、腿痛的手法治疗主要是关节松动术(见第四章物理治疗),待有一定恢复后教给患者专门的医疗体操,以达到镇痛的目的。

多项研究均表明,在慢性疼痛的治疗中,患者主动参与的治疗效果优于被动疗法。

6.心理学控制

应采用以下各种疗法的综合治疗。

(1)生物反馈和放松疗法:其核心是放松,分散注意力,降低神经系统的敏感化。前者由仪器显示视、听觉信号,指导患者使肌电图、皮温接近目标,减少痛感受;后者配合音乐和指导语,指导患者依次放松各部位的肌肉,以提高控制疼痛的能力,对紧张性头痛、背痛有效。

（2）操作性条件技术：忽略患者对疼痛的诉说等行为，以微笑、赞扬和物质奖励来鼓励患者增加活动，减少药量，以减轻痛行为和药物成瘾；并进行放松训练和支持性心理治疗。

（3）催眠术。

（4）认知技术。

7. 传统外科学途径

可采用化学药品永久性地阻断/破坏周围神经、脊神经根、交感神经系统；但大多在术后疼痛短期缓解后，出现反复，现在总的趋势倾向于选择电刺激镇痛。

总之，在慢性疼痛明确诊断后，一般是根据患者情况，从以上疗法中选出最佳疗法合理组合，设计出有针对性的综合治疗方案进行治疗，以争取在最短的时间内使疼痛缓解，并随时按患者的反应调整方案。

（五）慢性疼痛的综合疗法举例

脊髓损伤（SCI）后慢性疼痛的康复是一个比较典型的综合疗法的实例。

SCI后慢性疼痛，为发生于损伤平面以下的顽固性疼痛，发生率为11％～94％，严重者占5％～30％，影响睡眠、进食和活动，造成患者对药物的依赖，抑郁，甚至自杀，成为康复医学界一个棘手的难题。

1. 病因

Melzack提出"模式发生机制"学说：将脊髓背角细胞及与颅神经联系的同源作用系统、感觉传入系统、脊髓及马尾损伤水平以上的多种神经元称为"神经元池"，提出SCI后感觉传入的缺失促使脑干下行系统的抑制作用减弱，使多种感觉传入系统传来的非伤害性刺激触发神经元池的延时放电，传入皮质引起痛觉。该学说已为系列实验所证实。还有报道：其兴奋性增高部位包括脊髓上中枢；其传导通路可能主要是非特异性传导系统上传所致，称为受体的"脱痛觉超敏"现象。

2. 临床症状

①多在SCI后迟发。②疼痛呈弥漫性，自发痛剧烈：在感觉平面以下的麻痹部位经常变化，多发于下肢及会阴部；自发痛是患者最大的痛苦。③疼痛的性质、程度、频率变化多端：多数患者为兼具三种或两种自发痛的"ABC"型和"AB"型，无"A"型痛者少见。④对常规止痛措施无反应或反应甚微，对药物易耐受成瘾，手术后易复发，并更为顽固。⑤疼痛的发作、间隔时间多不固定。中老年患者多随病程的延长趋于加重。自发痛可分为三类。

A类自发持续痛；B类自发间断痛；C类连续反复发作的痛。

3. 鉴别诊断

以X线片排除骨关节痛，以钡餐、胃镜等检查排除消化性溃疡痛，注意在确定损伤平面后，要排除感觉平面以上的其他疼痛。

4. 综合疗法

戴红等采用①耳压疗法（用神门、心、肾、皮质下、枕、脑点等镇静穴位）：降低中枢兴奋性；②肌电生物反馈：以放松肌来放松心情、镇静安神；③经皮神经电刺激（TENS）电动按摩器：在感觉减退平面以上、脊柱两侧行低频电刺激以调节感觉输入的综合疗法，取得较显著疗效（$P<0.05$）。TENS刺激频率：对急性患者用15HZ、100Hz各一周后再序贯进行；对陈旧性患者用150Hz两周后用15Hz、100Hz各一周再序贯进行；连续和间断刺激交替，电压以患者感到舒适为宜。

慢性疼痛的治疗取得了一定的进展。如用 TENS、针灸、运动治疗可以控制大多数腰背痛、神经痛；持续脊髓灌注吗啡控制急慢性疼痛；采用患者自控式止痛（patient－controlled analgesia，PCA）法、认知疗法、微创疗法等治疗术后痛、顽固性疼痛和癌性疼痛；综合疗法治疗慢性疼痛的疗效得到公认等。尽管如此，有些顽固的难治性疼痛仍在侵袭着患者，有待于继续努力奋斗。

（于德清）

第十五节　常用康复护理技术

一、常用体位

体位一般指人的身体位置，在临床上通常指的是根据治疗、护理和康复的需要所采取并保持的身体姿势和位置。实施康复护理治疗时，针对疾病的特点选取合适的体位，有利于患者功能的康复。

（一）良肢位

良肢位是指从康复治疗的角度出发而设计的一种临时性体位。这种专门的体位不仅使患者舒适，还有利于预防或对抗痉挛姿势的出现、保护关节及早期诱发肢体的分离活动。

1. 偏瘫患者良肢位

（1）患侧卧位

患侧在下，健侧在上。患侧肩前伸并避免受压，前臂旋后，肘、腕关节伸展，掌心向上，手指伸展。健侧上肢随意放置。患侧下肢在后，髋关节伸展，膝关节微屈。健侧下肢屈曲向前，膝关节屈曲置于支撑枕上，注意不要挤压患侧下肢。

（2）健侧卧位

健侧在下，患侧在上。患侧肩前伸，肘、腕、指关节保持伸展，置于胸前软枕头上，上肢向头顶方向上举约100°。

健侧上肢自然屈曲，放置于胸腹前。患侧髋、膝关节略屈曲置于另一软枕上，被动背屈踝关节。健侧下肢自然平放于床上，轻度伸髋屈膝。

（3）仰卧位

头部置于枕上，枕头不宜过高，患侧肩部垫软枕，使患肩前屈，防止患肩后缩，且肩关节外展45°，肘关节伸展，前臂旋后，整个上肢置于枕头上，腕关节和手指伸展，掌心向上。患侧臀部和大腿外侧放一支撑枕，髋关节稍向内旋，防止患腿外旋。膝关节稍弯曲（可垫一小枕）；足底避免接触任何支撑物。

2. 截瘫患者良肢位

（1）仰卧位

肩、上肢、膝、踝下及两腿间垫枕，肩放置于内收位、中立位或前伸位，伸肘，用毛巾卷将腕关节保持40°背伸位，指稍屈曲，拇指对掌。

（2）侧卧位

下方的上肢肩前伸，肘伸展，前臂旋后。上方的上肢肩前伸，稍屈肘，前臂旋前，胸前部和上肢间放一枕。双下肢稍屈髋，屈膝，踝背伸，双下肢间放两枕。背后用长枕靠住，保持侧卧位(行颅骨牵引时,侧卧 40°~60°)。

(二)体位转换

体位转换,又称体位转移,是指通过一定方式改变身体的姿势或位置的过程。定时变换体位,可促进血液循环,也能预防褥疮、深静脉炎、坠积性肺炎、尿路感染、肌肉萎缩、关节变形和挛缩等并发症。另外具备体位转换能力是人类进行各项活动的重要条件之一。在康复护理训练过程中,需要有体位转换的配合,才能达到康复训练的目的,实现康复治疗及康复护理的预期效果。

1.坐位训练

(1)床上坐位训练

1)初练坐位:只要患者病情允许,应尽早坐起。首次取坐位时,不宜取 90°坐位,可用起立平台或靠背架,依次取 30°、45°、60°、80°坐位(或平台直立位),如前一体位能坚持 30 分钟且无明显直立性低血压表现,可过渡到下一体位;如取 80°坐位坚持 30 分钟,则以后取坐位和站位时可不考虑直立性低血压问题。

2)床上最佳坐位:髋关节屈曲近 90°,脊柱伸展。用枕头牢固支持背部,以帮助患者达到直立坐位。头部无须支持,以便患者学会主动控制头的活动。亦可将上肢放在可调节的跨床小桌上,以抵抗躯干前屈,如屈力很大,可在肘部下方放一枕,以防肘受压。

3)床边坐位:以偏瘫患者为例。从患侧坐起时,患者将患腿置于床边外,膝关节屈曲,开始时护理人员给予帮助,或用健腿将患腿抬至床边,然后健侧上肢向前横过身体,同时旋转躯干,健手在患侧推床支撑上身,摆动健腿到床外,帮助完成床边坐位。从健侧坐起时,先向健侧翻身,健侧上肢屈曲缩至体下,双腿远端垂于床边,头向患侧(上方)侧屈,健侧上肢支撑慢慢坐起。患者由床边坐位躺下,动作程序与上述相反。

4)坐位平衡:患者支撑坐在床边,下肢屈曲 90°,双足踏地或支撑板且自然分开,双手放于膝上,护理人员协助调整躯干和头至中间位,当感到无须用力时松开双手,患者可保持数秒再慢慢侧向一边,然后调整身体回到原位,必要时护理人员予以帮助。静态平衡完成后,患者双手交叉相握,向各方向进行不同摆幅的摆动活动,此时即完成自动坐位平衡。前两轮训练后,患者取静坐位能抵抗外力推拉作用,仍保持体位平衡,则完成坐位三级(他动)动态平衡训练。

(2)身体重心向患侧转换训练

护理人员立于患者对面,一手伸入患侧腋下,协助患侧上肢肩胛带上提,肩关节外展、外旋,肘关节伸展,腕关节背伸,患手支撑于床上;护理人员另一手置于健侧躯干或患侧肩部,调整患者姿势,使患侧躯干伸展,身体重心向患侧转移,达到患侧坐位负重的目的。

2.站立训练

患者坐直,足尖与膝盖成一直线,双上肢握手伸肘,肩充分前伸,躯干前倾,髋关节尽量屈曲,重心从臀部慢慢移至双足上而站立;患者站起后,松开双手,上肢垂于身体两侧,逐渐去除支撑,让患者保持站立,站立时不能有膝过伸和髋后缩。在保持静态站立平衡后,让患者将重心移向患侧,同时双手交叉抓握伸向不同方向,并伴有躯干相应摆动,此时完成自动站立平衡训练;患者能抵抗外力,仍保持站立平衡,则完成三级站立平衡训练。

3.体位转换训练

(1)体位转换训练方式

根据体位转换过程中主动用力程度可分为以下三种方式。

1)自动体位转换:指患者不需任何外力帮助,按照自己的意志和生活活动的需要,或根据治疗、护理、康复的要求,以自己的能力变换体位并保持身体的姿势和位置。

2)助动体位转换:指患者在外力协助下,通过主动努力而完成体位变换的动作,并保持身体的姿势和位置。

3)被动体位转换:指患者完全依赖外力搬动变换体位,并利用支撑物保持身体的姿势和位置。

(2)体位转换训练要求

1)根据病情、康复治疗和护理的需要,选择适当的体位及转换的方式、方法和间隔时间,一般每2小时体位转换一次。

2)体位转换前,应向患者及家属说明体位转换的目的和要求,以取得理解和积极配合。

3)体位转换操作中,动作应协调轻稳,不可拖拉,鼓励患者尽可能发挥自己的残存能力,同时给予必要的协助和指导。对使用导尿管及各种引流管的患者,应该先固定好导管,预防脱落,并保持导管通畅。同时观察患者全身皮肤有无出血点或斑块,局部皮肤有无压红或破溃以及肢体血液循环等情况,发现异常及时处理。

4)体位转换后,要确保患者舒适、安全,并保持肢体于功能位。必要时使用软枕、海绵垫或其他辅助器具支撑。

(3)体位转换训练方法

体位转换的方法很多,如床上翻身法、床上移动法、从卧位到坐位、从坐位到站立位以及从床到轮椅等方法。

1)床上翻身法:①一人协助患者翻身法:a. 仰卧位到侧卧位:患者仰卧,两手放于腹上(或两手相握并上举),两腿屈曲,先将患者两下肢移向护士一侧床缘,再移动肩和臀部,协助翻身时护士将手扶于患者肩部、膝部,轻轻推患者转向对侧。此方法适用于体重较轻的患者。b.仰卧位到俯卧位:以偏瘫患者为例,患者仰卧,健手握住患手置于腹部,健腿放置在患侧腿下,呈交叉状,护理人员站在患者患侧,一手扶患侧肩部,另一只手托于下肢腘窝后,同时将患侧下肢稍抬起缓慢推患者转向健侧卧位,然后将上肢置于头的上方,转运身体到俯卧位,整理使其呈功能位。这种体位变换目的是改善患者脑血管功能状态,促进健侧、患侧协调功能的改善,帮助患者被动运动,防止关节挛缩及畸形。c. 俯卧位到仰卧位:以偏瘫患者为例,患者俯卧,健手握住患手上举于头上方,护理人员站于患者健侧,一手扶患侧肩部,另一只手扶于患侧髋部,嘱患者抬头缓慢向健侧转运,并尽力举手。护理人员缓慢移动患者肩和髋部,带动患者下肢转运至健侧卧位,再帮助患者转运身体成仰卧位,肢体整理成功能位。②二人协助患者翻身法:患者仰卧,双手置于腹上,两护理人员站立在床的同侧,一人托住患者颈肩部和腰部,另一人托住患者臀部和腘窝后,两人同时抬起患者移向自己,然后分别扶住肩、腰、臀、膝部,轻推患者转向对侧。

2)床上移动法:当病情允许,而患者仍被限制在床上时,即应进行床上撑起和左右、前后转移训练,以增强患者的肌力,提高患者平衡和协调能力。①床上横向移动:患者仰卧,双腿屈曲,双脚平放在床上。护理人员一手将患膝下压,并向床尾方向牵拉,另一手扶持患者髋部下方,嘱患者抬臀,并向一侧移动,然后患者移动肩部使身体成直线。②床上坐位向前后移动:患者取坐位,双手交叉前伸,在护理人员帮助下,将重心转移到一侧臀部,再到对侧臀部。一侧负重,对侧向前或向后移动,犹如患者用臀部行走。护理人员站在偏瘫侧,托住患侧大转子部位,帮助患者转移重心以促进"行走"动作。

3)仰卧位与坐位转移法:①仰卧位到平坐位:a.患者仰卧,双臂肘关节屈曲支撑于床面上;b.护理人员立于患者侧前方,双手扶托患者双肩并向上牵拉;c.指导患者利用双肘支撑上部躯干后,逐渐改用双手掌撑住床面,支撑身体坐起;d.调整坐姿,保持舒适。②平坐位到仰卧位:动作与上述相反。

4)椅坐位到站立位转移法:①患者取椅坐位,身体向前倾斜,双脚着地,力量较强的脚稍靠后;②护理人员面向患者站立,双下肢分开于患者双腿两侧,双膝夹紧患者双膝外侧以固定下肢,双手托住患者臀部或提拉腰带,将患者向前向上拉起;③患者双臂抱住护理人员颈部或双手放于护理人员肩胛部,与护理人员一起向前向上用力,完成抬臀、伸腿至站立;④调整重心,双下肢直立承重,维持站立平衡。

5)床到轮椅转移法:①站立式转移:a.轮椅与床呈30°~40°夹角,刹住车闸,翻起脚踏板;b.帮助患者坐于床边。双脚着地,躯干前倾;c.护理人员直背屈髋面向患者站立,双下肢分开于患者双膝两侧,夹紧患者双膝外侧并固定,双手托住患者臀部或提拉腰带,让患者双臂抱住护理人员的颈部,并将头放在护理人员靠近轮椅侧的肩上,护理人员挺直后背并后仰将患者拉起呈站立位;d.患者站稳后,护理人员以足为轴慢慢旋转躯干,使患者背部转向轮椅,臀部正对轮椅正面,然后使患者慢慢弯腰,平放使其坐到轮椅上;e.帮助患者坐好,翻下脚踏板,患者双脚放于踏板上。站立式转移适用于偏瘫及体位转移时能保持稳定站立的患者。②床上垂直转移:a.床到轮椅的转移:轮椅正面垂直紧靠床边,刹住车闸;帮助患者取床上坐位,背对轮椅,躯干前屈,臀部靠近床边,一手或双手向后伸抓住轮椅扶手,护理人员站在轮椅一边,一手扶住患者肩胛部,一手置于患者大腿根部;患者和护理人员同时用力,患者尽可能将躯体撑起并将臀部向后上方移动,最终患者臀部从床上移动到轮椅上;打开车闸,挪动轮椅离床,使患者足跟移至床边,刹住车闸,双脚放于脚踏板上。b.轮椅到床的转移,按床到轮椅转移步骤相反方向进行。

6)立位转移法:①独立行走:步行前,扶持患者站位,患腿前后摆动,注意防止骨盆后缩和倾斜,伸髋屈膝,健腿前后摆动,训练患腿负重和平衡能力;扶持步行时,护理人员站在患者患侧,一手握住患侧的手,另一手放在患者腰部,按照正确步行动作与患者一起缓慢向前行走。患者也可在平行杠内练习行走。先在平行杠内练习健肢与患肢交替支持体重、矫正步态、改善行走姿势等,再进行独立行走练习。②架拐行走:双拐站立:双拐置于足趾前外侧15~20cm,双肩下沉,双肘微屈,双手抓握拐杖横把,使上肢支撑力落于横把上。肌力不足者,可取三点位站立,即两拐杖置于足前外方20~25cm,此时患者的足、双拐杖三点支撑身体。架拐行走:根据患者的残疾及肌力情况,分别指导练习不同的步态,如迈越步、四点步、三点步、两点步。③上下楼梯:患者能够熟练地在平地行走后,可试着在坡道上行走,再进行上下楼梯训练。a.上楼梯:偏瘫患者健手扶栏,护理人员站在患者患侧后方,一手扶持健侧腰部,另一手控制患侧膝关节,协助重心转移至患侧,健足上第一个台阶;护理人员协助患者重心向前移动至健侧下肢,一手固定健侧骨盆,另一手从膝关节上方滑至小腿前面,协助患足放在第二个台阶上;患者健足再上台阶时,护理人员放于健侧的手不动,另一手上移至患侧大腿向下压,并向前拉膝部至足的前方。b.下楼梯:偏瘫患者健手扶栏,护理人员站在患侧,患足先下第一层台阶,护理人员一手置于患膝上方,使其稍向外展,另一手置于健侧骨盆处,用前臂保护患侧腰部,并将其身体重心向前方移动;健足下第二个台阶时,护理人员的手保持原位,继续将骨盆向前推移。

二、排痰训练

(一)体位排痰训练方法

对卧床患者,帮助其适当变换体位,稍抬高或放低上身,稍调整侧卧位的角度,以找到最佳位置排痰。不同的病变部位采用不同的引流体位,使该病变部位的肺段向主支气管垂直引流。引流频率视痰量多少而定,痰量多可每日引流 3～4 次,宜餐前进行,痰少则每日上、下午各引流 1 次,每次引流 1 个部位,时间由 5～10 分钟逐渐增至 15～30 分钟。

(二)辅助排痰训练方法

1. 胸部叩击

护理人员明确患者病变部位,宜用单层薄布保护胸廓部位,避免叩击引起皮肤发红,衣物不宜过厚,以免降低震荡效果。患者取侧卧位,如体力允许可取坐位。护理人员手指并拢,掌心成杯状,运用腕动力量在引流部位胸壁上双手迅速而有规律地叩击。从肺底到肺尖,由外向内,每肺叶叩击 1～3 分钟,嘱患者深呼吸、咳嗽、咳痰。叩击时间宜每日 2～3 次,每次 15～20 分钟,于餐后 2 小时或餐前 30 分钟进行。

2. 胸部震颤

护理人员双手重叠,置引流部位胸壁,嘱患者深呼吸,吸气时,手掌随胸部扩张而抬起,不施加任何压力;呼气时,手掌紧贴胸壁,施加一定压力,颤、摩、振动,以震荡患者胸壁,连续做 3～5 次,再叩击,如此重复 2～3 次,再嘱患者咳嗽排痰。

(三)特殊患者排痰方法

痰液黏稠、干结患者,可采用超声雾化疗法和超短波疗法。超声雾化疗法可选用生理盐水或用含糜蛋白酶的溶液行超声雾化吸入,以稀释痰液。每日 1 次,每次 20～30 分钟,7～10次为一疗程。超短波疗法每日 1 次,每次 10～15 分钟,15～20 次为一疗程。患者引流完毕漱口,记录排痰量及性质,必要时送检。

(四)排痰训练注意事项

1. 有明显呼吸困难伴发绀者,近 1～2 周内咯血者,患严重高血压、心率加快者,高龄患者,禁止体位引流。

2. 首先明确患者病变部位,选择合适体位和排痰方式。

3. 引流过程中,如有咯血、发绀、呼吸困难、出汗、疲劳等症状,应立即停止引流,给予临床处理。

4. 未经引流的气胸、肋骨骨折、咯血及低血压、肺水肿患者,禁用胸部叩击、震颤法。

三、膀胱功能训练

膀胱功能训练是针对因神经伤病所致的膀胱、尿道功能失调而实施的功能训练,其目的是恢复膀胱排尿功能,改善排尿症状,减少残余尿量,预防泌尿系统并发症的发生。神经性膀胱功能失调是控制膀胱的中枢或周围神经发生病变而引起的排尿功能障碍,主要表现为尿潴留和尿失禁,如不采取有效的膀胱训练措施,不仅会给患者带来痛苦,加重心理压力,还会延缓康复进程,降低生存质量,甚至造成严重并发症,以致死亡。

(一)膀胱功能评定

通过询问和观察患者现有的排尿功能情况,是否有尿失禁或尿潴留,以判断泌尿系统的功能,制订膀胱护理措施和训练方法。膀胱功能评定有以下主要内容:

1. 排尿量与次数

排尿量和次数有无增多或减少,是否受意识支配,有无排尿困难、排尿疼痛等。

2. 辅助排尿情况

有无间歇导尿、留置尿管等。

3. 排尿习惯患者排尿的体位姿势、间隔时间,如厕能否自理等。

4. 残余尿量测定

残余尿量>150mL,提示膀胱功能差;<80mL,提示膀胱功能满意;残余尿量在80～150mL,提示膀胱功能中等。

5. 辅助检查

常规尿液分析,必要时进行膀胱安全容量测定、膀胱镜检查、膀胱造影、B型超声检查等。

(二)膀胱功能训练方法

1. 尿潴留

膀胱内潴留大量尿液而不能自主排出,称为尿潴留。主要表现为患者下腹胀痛、排尿困难,体检可见耻骨上膨隆,扪及囊样包块,叩诊呈实音。护理与训练的目的是促使膀胱排空,减轻患者痛苦。

(1)调整体位和姿势:根据病情和残疾状况,尽量协助患者以习惯姿势排尿,如男性患者取站立位,女性患者取蹲姿;能够坐起者可扶助其取坐姿;只能卧位者,可摇起床头或助其抬高上身。

(2)激发诱导排尿:采用让患者听流水声,温水冲洗会阴,轻轻敲打耻骨上区,摩擦大腿内侧,牵拉阴毛,捏掐腹股沟等措施,诱导反射排尿。

(3)屏气法:病情允许时,让患者取坐位,身体前倾,快速呼吸3～4次,做1次深吸气,然后屏住呼吸,向下用力做排尿动作,促使尿液排出。

(4)手压法:先用指尖对膀胱区进行深部按摩,以增加膀胱张力,再用双手或者单手握拳,由脐部向耻骨方向推压,并改变加压方向,直至尿流停止。

(5)间歇性清洁导尿:此法能使膀胱周期性地扩张与排空,维持近似正常的生理状态,降低感染率,促使膀胱功能恢复,目前临床已推广应用。需要长期使用时,应耐心教会家属或患者本人行间歇性自行导尿术。

1)具体做法:用一次性导尿管,每隔4～6小时导尿1次,拔出导尿管后如反复使用,必须清洗消毒,并准确记录导尿时间和尿量。

2)操作要点:①每次导尿前,让患者试着自行排尿,一旦开始排尿,需测定残余尿量。两次导尿之间能自主排尿100mL以上、残余尿量300mL以上时,每6小时导尿1次;两次导尿之间能自主排尿200mL以上、残余尿量200～300mL时,每8小时导尿1次;残余尿量100～200mL时,每日导尿1～2次;当残余尿量少于100mL或为膀胱容量20%以下时,即停止导尿。②每日液体摄入量应严格限制在2000mL以内,即每小时在100～125mL,并均匀摄入。

(6)留置导尿:对无法接受间歇性清洁导尿的患者,如昏迷、泌尿系统疾病手术后、会阴部有损伤时,可留置导尿管持续导尿,但极易引起泌尿系统感染,要注意加强对留置导尿管的管理,如严格遵守无菌操作原则,尿道口每日消毒2次,贮尿袋每日更换1次,尿管每周更换1

次,并及时清倒尿液,保持引流管通畅,防止尿液逆流。

2.尿失禁

排尿失去控制而尿液不自主地流出,称为尿失禁。其护理与训练的目的是帮助患者解除痛苦,恢复膀胱功能,促使膀胱贮尿。

(1)心理护理:尿失禁患者因尿液刺激和尿液异味等问题常感到自卑和忧郁,心理压力大。因此应尊重、关心患者,给予理解和安慰,作好心理护理。

(2)尿意习惯训练:帮助患者建立规律性排尿习惯,每天规定特定的排尿时间,如餐前30分钟、晨起或睡前鼓励患者如厕排尿。一般白天每3小时排尿1次,夜间2次,并根据具体情况适当调整。对体能障碍或年老体弱无法如厕者,应提供便器,定向力差者给予如厕帮助。

(3)盆底肌肉锻炼:指导患者收缩耻骨、尾骨周围肌肉(会阴及肛门括约肌),每次持续10秒,重复10次,每日5～10次,以减少漏尿的发生。

(4)设法接尿:使用外部集尿器装置,男性用阴茎套型集尿装置,或用长颈尿壶置于外阴接取尿液;女性用固定于阴唇周围的乳胶制品或尿垫,亦可用女式尿壶紧贴外阴接取尿液。

(5)留置导尿:根据病情可给予留置导尿管持续导尿或定时放尿,一般每3～4小时放尿1次,现多用气囊导尿管,安装封闭式尿袋。应注意加强护理,预防感染。

(6)皮肤护理:保持皮肤清洁干燥,及时用温水清洗会阴部,被褥、衣服应勤洗勤换,以避免尿液刺激皮肤,去除不良异味,防止感染和褥疮的发生。

(三)膀胱功能训练注意事项

1.导尿操作须严格遵守无菌原则,用物须经消毒灭菌,随时进行尿常规、尿细菌学检查,以防尿路感染。

2.选择光滑和粗细适宜的导尿管,一般不应超过14号,防止因导尿管过粗使括约肌松弛,引起漏尿。

3.间歇导尿时,操作手法应轻柔、缓慢,并润滑导尿管,以免损伤尿道黏膜。

4.留置导尿后,应鼓励患者多饮水增加尿量,达到自行冲洗的目的。尿管未阻塞,勿常规进行膀胱冲洗,防止逆行感染。

5.训练前应进行尿流动力学检查,确认膀胱类型,确保安全,避免因训练方法不当引起膀胱输尿管反流等合并症。

6.观察患者,如出现突发性血压升高、皮肤潮红、出汗、头痛等反应,通常是因膀胱压力过高引起自主神经反射亢进所致,应及时排空膀胱。

四、褥疮护理

(一)概述

褥疮或压力性溃疡是身体局部组织长期受压、血液循环障碍、组织营养缺乏导致皮肤失去正常功能,而引起的组织破坏和坏死。褥疮具有发病率高、病程发展快、难以治愈和治愈后易复发的四大特点。久治不愈的褥疮还易并发骨髓炎、败血症和低蛋白血症等。这些并发症不仅使治疗更加困难,甚至因此而导致死亡。

1.褥疮的发生原因

(1)压力:长时间持续的机械压力由身体表面传至骨面,压力呈锥形分布,锥底为受压的身体表面,而骨骼上的组织承受最大的压力。因此最重的损伤常见于肌层而非皮肤。主要见于意识不清、感觉障碍或不能主动变换体位的患者。另外,使用石膏、夹板固定或所用支具、轮椅规格不适宜时,也易使局部组织受压。

(2)剪切力和摩擦力:当皮肤保持不动而其下的组织移动时会发生剪切情况,若皮肤在其承重面上移动则会产生摩擦力,最轻的摩擦引起皮肤撕裂,但破损限于表皮和真皮层。剪切力、摩擦力与骶部褥疮发生率高有关。若床头抬高,则骶骨部组织所受压力比床放平时更大,尽管骶尾部皮肤与床面附着在一起,但身体却滑向床尾,这就会使从下面的肌肉供应给皮肤的动脉受压,使皮肤缺血而引起基底面积广泛的剪切性溃疡。剪切力的常见原因包括痉挛、坐姿不良、卧姿不良、转移不当等。当合并有压力和剪切力时,摩擦力会进一步加重损害。

2.褥疮形成的继发性危险因素

(1)运动:控制身体姿势能力的丧失或减弱是褥疮最常见的危险因素。引起运动能力减弱的主要疾病有卒中、关节炎、多发性硬化、脊髓损伤、脑外伤、抑郁、躯体无力和精神错乱,应协助患者达到和保持尽可能高的运动水平,采取有效措施增加身体运动。

(2)营养状况:机体营养状况差、水肿、贫血、极度消瘦、恶病质,以及患有糖尿病、截瘫、持续性植物状态等疾病的患者,由于局部组织血液及氧气供应差,承受压力能力低,极易发生褥疮,而且产生褥疮后的恢复能力也较差。

(3)年龄:随着年龄增长,有效分配压力的能力被削弱,伴有胶原合成能力下降,导致组织弹力降低且僵硬程度增加,这些因素可使组织容易受损而修复能力减低。

(4)潮湿:潮湿是褥疮形成的一个重要促进因素,若不能有效控制会使皮肤软化。随着表皮组织的软化,张力降低;受压后给予较大摩擦力时皮肤极易破损。如大小便失禁或汗液、分泌物未及时清除,使局部皮肤浸泡于粪、尿、汗和分泌物中,导致皮肤抵抗力及对压力的耐受性降低,容易破损而诱发褥疮。

(二)褥疮的预防

褥疮的预防包括环境与设施的管理、预防措施及健康教育等。

1.环境与设施

①保持环境安静、清洁、通风;②床单位保持整洁,当床单被弄湿,应立即更换,使床单平整,避免起皱;③使用辅助器具减轻皮肤的压力,如轮椅坐垫、减压床垫及受压皮肤使用泡沫敷料等。

2.预防措施

①认真了解容易导致褥疮发生的潜在危险因素,如患者的精神状态、大小便控制能力、营养状况,以及皮肤的外观、张力和皮肤感觉是否正常等;②对褥疮高危患者制订康复护理计划,如使用睹喱垫、波浪床及泡沫垫等预防褥疮装置,每2小时内翻身、检查皮肤1次;③失禁患者要局部预防性使用药膏保护皮肤,如氧化锌等;④协助患者进行体位转移时要有足够人手,避免拖拉患者而产生摩擦;⑤改善患者营养状况,营养状态不佳者要多进食高蛋白、高碳水化合物食物及富含微量元素、维生素的食物,体重超标者要制订减肥计划。

3.健康教育

①对患者及家属做好相关的健康教育,让他们认识到褥疮的危害以及预防褥疮的重要性;②指导患者定时检查自己的皮肤,例如每日睡前或晨起时全面检查皮肤,如发现皮肤压红或破损应及时处理;③睡前及使用轮椅前,应检查床单、椅面有无异物,及时将异物清扫干净;④患者处于坐位时,髋关节、膝关节及足跟应保持直角,使体重平均分布于两侧臀部,截瘫患

者坐轮椅时,应每隔 30 分钟抬起臀部减压 1 次;⑤贴身衣物应质地柔软合体,无摺皱;⑥保持皮肤的卫生,定时沐浴,使用温和的沐浴用品,但避免过度搓揉皮肤;⑦鼓励患者尽量增加活动,以促进血液循环,减少血管栓塞的机会。

（三）褥疮治疗

褥疮的治疗包括全身治疗和局部治疗两方面。

1. 全身治疗

改善患者的营养状况是促进创面愈合的重要条件,因此褥疮患者应给予高蛋白、高热量、高纤维素饮食,还可按医嘱给予静脉滴注血浆、白蛋白、丙种球蛋白等增强全身抵抗力。同时使用敏感抗生素控制感染,防止感染扩散。

2. 局部治疗

局部治疗的原则主要是解除压迫、保护创面、促进愈合。根据褥疮的不同时期,选择合适的治疗方法。

（1）清洗伤口:①创面的清洗宜用生理盐水;②消毒剂应慎用,因为消毒剂虽然有杀菌效果,但是也对新生的细胞有毒性作用;③清洗伤口最好采用冲洗方式,以减少医用棉球或棉签上的棉絮掉落在伤口基部组织,影响伤口的愈合,若无法采用冲洗方式,必须将棉球或棉签完全浸湿再进行清洗消毒;④局部感染褥疮伤口可使用抗菌敷料或负压引流装置,褥疮伤口已造成败血症等严重并发症时,应使用全身性抗生素控制感染,抗生素的选择应依据创面的细菌培养和药物敏感试验结果而定;⑤护士应根据褥疮的具体情况确定换药的频率。

（2）清创:有坏死组织的褥疮,应先清除坏死组织。切除坏死组织可以缩短伤口的愈合过程。有坏死性创面的褥疮应该彻底地清洗,并通过酶性、机械性或自溶性清创方法进行清创。

（3）伤口敷料的选择:目前普遍认为,湿润的伤口环境可使上皮细胞增生加快,促进伤口的愈合。选择敷料的原则是保持褥疮组织的潮湿环境及周围完好皮肤的干燥。目前用于褥疮的敷料有多种。在临床上应根据褥疮的具体情况选择换药的敷料。伤口敷料分为内层、中层和外层:①内层敷料直接与褥疮伤口接触,应具备吸收伤口渗液、使伤口不过于潮湿的能力,而且保护伤口不受感染,也不会与伤口粘连,如油纱;②中层敷料的主要功能是吸收引流液并缓解外界的摩擦和碰撞,可用棉垫、纱布等;③外层敷料必须使中内层敷料紧密靠合固定,又能符合身体活动的要求而屈伸自如,让患者感到舒适,同时外层敷料还有加压伤口的作用,如绷带。

（4）负压引流:负压引流疗法是近年迅速发展起来的新的创面治疗技术,有助于刺激肉芽组织生长、充分引流、抑制细菌的生长、保持伤口湿润等。由于负压引流是封闭式引流,可减少异味,使患者感觉舒适,同时减少换药次数,减轻护士工作量。负压引流主要用于难愈合性、感染性伤口,不适用于有瘘管、血管暴露的伤口等。负压引流的具体操作步骤:①评估伤口的情况;②清洗伤口,有坏死组织的伤口应先进行清创;③适当剪裁伤口引流用的海绵,尽量做到与创面大小相符,使伤口创面均可接触到海绵;④覆盖透明薄膜,然后于密封的薄膜上剪出一个直径约 1.5cm 的空洞,将负压吸管口对准空洞,并做好固定;⑤打开负压,调节负压参数,观察并记录引流情况。

（5）物理治疗:不同时期的褥疮可根据创面的情况适当选用红外线、紫外线或超短波等物理治疗方法。

（张宁）

参考文献

[1]李铁君主编.中医肺系病临床实践[M].贵阳:贵州科技出版社,2004.
[2]杨培君编著.实用中医心血管病诊疗学[M].北京:中国中医药出版社,2008.
[3]屈松柏,李家庚主编.实用中医心血管病学[M].北京:科学技术文献出版社,2000.
[4]田维君编著.中医脾胃治法[M].南昌:江西科学技术出版社,2001.
[5]刘茂才主编.中医脑病临证证治[M].广州:广东人民出版社,2006.
[6]吴大真等主编.名中医脑血管科绝技良方[M].北京:科学技术文献出版社,2009.
[7]王齐亮著.中医针灸理论刍议[M].北京:中医古籍出版社,2012.
[8]彭荣琛,赵立岩主编.中医针灸临床实践[M].贵阳:贵州科技出版社,2001.
[9]沈庆法主编.中医肾脏病学[M].上海:上海中医药大学出版社,2007.
[10]王钢等主编.现代中医肾脏病学[M].北京:人民卫生出版社,2003.
[11]周宜强主编.实用中医肿瘤学[M].北京:中医古籍出版社,2006.
[12]陈锐深主编.现代中医肿瘤学[M].北京:人民卫生出版社,2003.
[13]周岱翰主编.中医肿瘤学[M].北京:中国中医药出版社,2011.
[14]黄岩松编著.中医康复保健[M].天津:天津大学出版社,2009.
[15]王承明等主编.老年病中医康复学[M].北京:中国科学技术出版社,2000.